医林求真

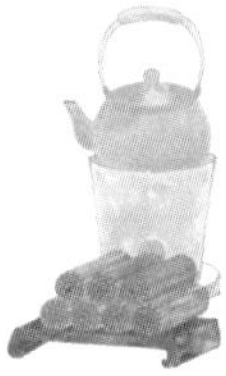

医案医话集

YILIN QIUZHEN YIAN YIHUA JI

邵金阶◎主编

長江出版傳媒 湖北科学技术出版社

图书在版编目（CIP）数据

医林求真医案医话集 / 邵金阶主编. -- 武汉 : 湖北科学技术出版社, 2025. 6. -- ISBN 978-7-5706-4300-4

Ⅰ. R249.7

中国国家版本馆 CIP 数据核字第 2025XN8340 号

责任编辑：王小芳　袁瑞旌
责任校对：陈横宇　　　　封面设计：曾雅明

出版发行：湖北科学技术出版社
地　　址：武汉市雄楚大街 268 号（湖北出版文化城 B 座 13—14 层）
电　　话：027-87679468　　　　邮　　编：430070

印　　刷：**武汉精艺彩广告印务有限公司**　　　　邮　　编：430048

---

787 毫米 ×1092 毫米　1/16　37.25 印张　800 千字
2025 年 6 月第 1 版　　　　2025 年 6 月第 1 次印刷
定　　价：260.00 元

（本书如有印装问题，可找本社市场部更换）

邵金阶简介

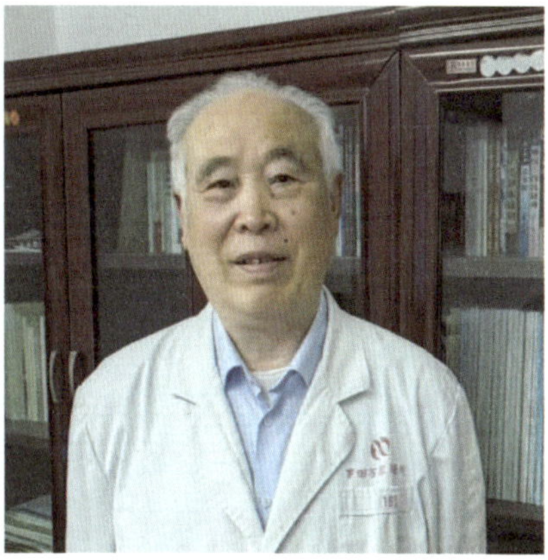

邵金阶，主任医师，第一批全国基层名老中医药专家传承工作室建设项目专家，第七批全国老中医药专家学术经验继承工作指导老师，第一批湖北省老中医药专家学术经验继承指导老师、湖北省知名中医、黄冈中医大师，从事中医临床、教学和科研工作60余年，现在罗田万密斋医院全国基层名老中医药专家邵金阶传承工作室工作。

曾任湖北省中医药学会理事、湖北省药膳食疗研究会理事、黄冈市中医药学会副理事长、罗田县中医药学会理事长。先后兼任《湖北中医杂志》《河北中医杂志》编委，分别在《中医杂志》《湖北中医杂志》《上海中医杂志》《河北中医杂志》《四川中医杂志》《新中医》《实用中医内科杂志》等发表论文60余篇。主编《邵金阶医疗经验撷菁》《邵金阶专辑》《万氏儿科精华》《万密斋学术研究》《万密斋医案选评》《万密斋医学全书》《万密斋研究集成》，主审《邵金阶临证医方》《三医集》《邵金阶临证实录》等著作，其中《万密斋研究集成》获第六届湖北省中医药科学技术奖著作二等奖，《万氏儿科精华》获黄冈市科技进步三等奖。主持的"增尔康糖浆""邵金阶治疗糖尿病的经验""消栓灵配合中医治疗血栓性疾病""活血化瘀片药物的临床应用研究"等科研项目分别获黄冈市科技进步三等奖。

《医林求真医案医话集》

编 委 会

自　　序

余自幼潜心岐黄之术，悬壶济世，迄今已逾六十春秋。每于临证之际，必详录病者之基本信息、病证、诊断及方药，日积月累，年复一年，近四十载所录病案，计5万余例，约千万言。初时，此录仅为日后参证备考，非为著书立说之念也。近岁，余蒙国家中医药管理局垂青，列为全国基层名老中医传承工作室建设项目专家，项目要求整理余之处方、笔记、论文及著作等。余虽自知才疏学浅，然深感不应抱残守缺，遂与项目组同仁群策群力，自数万病案中撷取内科医案，删其重复，取其精要，历经五载，数易其稿，终成此册。

此书集医案、医话于一体，然与传统医案、医话之形式略有不同。书中选取疗效显著或治愈之验案，以病证为纲，简要概述每一病证之概况，选录多例病案以佐证临床疗效。余之心得体会，或于篇首简述，或于篇末附以按语，冀望经验得以总结，学术得以弘扬，后学得以启迪。

疾病千变万化，医者治病，须精辨病因，谨守病机。余依据长期临床实践，遵循中医辨证施治之原则，提出若干不同于教材之病名及辨证分型方法。如感冒一证，按其病程分为初感风毒之邪、感冒失调、反复感冒、感冒后调治及易感冒等，分别施治；头痛则按其部位分为全头痛、额前痛、头两侧痛、头顶痛及后头痛，辨证施治；痹证亦不拘于传统之风寒湿痹与热痹，而依据部位分为颈项痹、背痹、肩痹、腰痹、膝痹及周身痹，并附录面部、上肢、髋部、下肢等痹痛及麻木、类风湿性关节炎、强直性脊椎炎等辨治之法。诸多临床常见病证，医书鲜有记载，如多唾证、燥证、厌食、食管损伤、胃内灼热、腹胀、便溏、寒热夹杂之慢性腹泻、肛门坠胀、夜尿频数、气滞血瘀腹痛（肠粘连）、疰夏等，余皆依据临证经验，辨证施治。此外，余于用药亦有心得，如重用川芎治头痛、鹿角治痹证，重用生白术治便秘，运用炭药治慢性腹泻，治呃逆方中加蜈蚣、全蝎，治咳嗽用南沙参与炙麻黄对药等。

书中方剂，或宗经方，或效法时方，亦有自拟经验方。如小柴胡汤加味治感冒失调、复感，大柴胡汤治右胁痛，半夏泻心汤治胃痞，甘麦大枣汤合百合地黄汤治不寐、肝郁、绝经期综合征，真武汤合葶苈大枣泻肺汤、生麦散治阳虚喘肿，桂枝加葛根汤治项痹，芍药甘草汤治多种疼痛等。自拟经验方，虽借鉴经方、时方，然自成一体，如保元地黄丸防治易感，益气健脾汤防治疰夏，青安甘桔汤治咽痒干咳，蝉麻镇咳汤治呛咳，清热化瘀汤治急性食管损伤，加味左金丸治嘈杂，芎芪桂葛汤治项痹，鹿角蜈蝎汤治腰腿痛等。

千方易得，一效难求。中医药之确切疗效，乃中医生存之基石，亦为传承与发展之支柱。书中医案，皆为临证之真实记录，其中方药亦经反复验证。然中医治病，重在辨证施治，若按图索骥，或有效，或无效，望后学者切记。此外，诊疗之际，亦当注重患者之心理状态、生活起居、家庭境遇及兼夹疾病等，且应重视综合治疗，如外贴、蒸洗、食疗、针灸、心理疏导等，以提升疗效。

余因接诊患者众多，记录或显简略，部分辨证恐欠精准。书中论述、按语，皆为经验之谈，尚属肤浅，若有谬误之处，敬请教正。余已届耄耋之年，欣逢盛世，为中医振兴，立本创新，故不揣简陋，献此拙作，冀望抛砖引玉，垂教于明哲。

邵金阶

2025 年 3 月

前　言

中医药学作为中华民族的伟大瑰宝，历经数千年传承发展，形成了独特的理论体系和丰富的诊疗经验。在当代中医药事业蓬勃发展的背景下，《医林求真医案医话集》的付梓问世，不仅是一位杏林大家六十载临床心得的集中呈现，更是基层中医经验传承的重要成果。本书的出版，对于推动中医药学术传承、丰富中医临床诊疗思路、提升基层中医药服务能力，都具有重要的现实意义。

邵金阶主任医师作为第七批全国老中医药专家学术经验继承指导老师、全国基层名老中医药专家传承工作室建设项目专家，在六十年的临床、科研、教学实践中，始终秉持"大医精诚"的职业操守，扎根基层，服务百姓，积累了丰富的诊疗经验。他勤求古训，博采众方，在继承传统中医理论的基础上，形成了独具特色的学术思想和诊疗风格。本书正是其学术思想和临床经验的系统总结，具有鲜明的实用性和学术价值。

本书的编纂体例独具匠心。全书以病为纲，以案为目，系统收录了感冒、咳嗽、头痛、胃痛、痹证等五十余种内科常见病、多发病的诊治经验。每一病证之下，先以精炼的文字概述其病因病机、辨证要点，再列精选医案，最后附以按语或心得体会。这种编排方式既体现了中医辨证论治的整体思维，又突出了临床实用的特色，使读者能够清晰地把握疾病的辨治规律。

在学术特色方面，邵老的临证经验主要体现在以下几个方面。

其一，辨证精准，重视病机。邵老临证特别强调"谨守病机"的重要性。如对感冒的辨治，他突破传统的风寒、风热二分法，创新性地提出"初感风毒之邪、感冒失调、反复感冒、感冒后调治、易感冒"的五型分类，并创制"青羌感冒汤"等系列方剂，临床疗效显著。这种基于长期临床观察的病机认识，体现了中医"辨证求因"的诊疗特色。

其二，用药精当，善用对药。邵老在数十年的临床实践中，形成了独具特色的用药经验。如治疗头痛善用川芎，治痹证喜用鹿角，疗便秘重用生白术，止泻痢多用炭药。特别是其创立的"南沙参与炙麻黄"药对，一润一宣，相得益彰，在治疗肺系疾病方面效果显著。这些用药经验既源于经典，又有所创新，具有很高的临床参考价值。

其三，方剂灵活，传承创新。邵老深谙经方精髓，又善于化裁创新。书中既有对小柴胡汤、半夏泻心汤、甘麦大枣汤等经方的灵活运用，又有青安甘桔汤、蝉麻镇咳汤、保元地黄丸等自拟验方。这些方剂或宗经方之旨，或法时方之妙，或出自临证心得，组方严谨，疗效确切，充分展现了“传承不泥古，创新不离宗”的学术理念。

其四，重视调护，综合治疗。邵老临证不仅注重药物疗法，还特别强调综合调治。他认为，疾病的康复需要药物治疗与生活调摄相结合，因此在诊疗中十分关注患者的心理状态、生活起居、家庭境遇等因素，并善用外贴、蒸洗、食疗、针灸、心理疏导等综合疗法。这种整体调治的理念，体现了中医“形神合一”的健康观。

本书的临床价值主要体现在三个方面：①为基层中医师提供了可资借鉴的诊疗范本。书中记载的病案多来自基层临床实践，诊疗方法简便有效，药物选择经济实惠，非常适合在基层医疗单位推广应用。②为中医教学提供了生动的案例教材。每个医案都完整呈现了辨证论治的思维过程，有助于培养学生的中医临床思维能力。③为中医科研提供了宝贵的研究素材。书中记载的独特诊疗经验和有效方药，值得进一步开展临床观察和机制研究。

本书的出版，得益于国家中医药管理局全国基层名老中医传承工作室建设项目的大力支持，也是邵老与项目组同道们群策群力、辛勤耕耘的成果。在整理过程中，编者本着“删其重复、撷其精要”的原则，对原始病案进行了系统梳理，力求内容翔实、条理清晰，既保留原案的质朴本色，又兼顾学术的严谨性。

希望本书能为中医临床工作者、科研人员和在校学生提供有益的借鉴，尤其对基层中医师而言，这些来自实践的经验或许能成为攻克疑难病症的钥匙。同时，我们也期待读者能从中感受到邵老“大医精诚”的济世情怀，以及中医学术“传承不泥古、创新不离宗”的永恒魅力。中医药的振兴离不开一代代医者的坚守与开拓。邵老以耄耋之年，仍笔耕不辍，将毕生心血汇集成册，实为抛砖引玉，冀望能够启迪后学，推动中医学术的传承与创新。

最后，需要说明的是，中医诊疗强调“因人、因时、因地”制宜，书中记载的诊疗方法和用药经验虽经反复验证，但读者在临床运用时仍需结合具体情况，辨证施治，不可生搬硬套。同时，由于编者水平有限，书中难免存在疏漏之处，恳请各位同仁批评指正。

邵迎新

2025 年 3 月

目录 Contents

1 感冒 / 1
2 咳嗽 / 16
3 喉痹 / 34
4 哮证 / 40
5 喘证 / 46
6 肺痨 / 63
7 咳血 / 69
8 心悸 / 74
9 胸痹 / 92
10 不寐 / 107
11 头痛 / 114
12 眩晕 / 137
13 中风 / 157
14 胃痛 / 165
15 胃痞 / 183
16 厌食 / 208
17 嘈杂 / 214
18 吐酸 / 221
19 胃内灼热 / 227
20 食管炎 / 233
21 呃逆 / 238
22 噎膈 / 244
23 呕吐（恶心、干呕） / 251
24 腹痛 / 256
25 腹胀 / 279
26 泄泻 / 290
27 便溏 / 303
28 便秘 / 310
29 肛门坠胀 / 317
30 口苦 / 322
31 黄疸 / 328
32 胁痛 / 339
33 乙型肝炎 / 353
34 鼓胀 / 366
35 水肿 / 379
36 淋证 / 395
37 夜间尿频 / 410
38 前列腺炎 / 415
39 阳痿（早泄、遗精） / 422
40 尿血 / 429
41 紫斑 / 436
42 消渴 / 441
43 自汗 / 448
44 内伤发热 / 453
45 燥证 / 460
46 虚劳 / 466
47 颤证 / 487
48 郁证 / 494
49 梅核气 / 501
50 痹证 / 507
51 癌病 / 556
52 多唾证 / 571
53 疰夏 / 576
后记 传承名医经验，弘扬中医精髓 / 583

1 感　冒

感冒，乃临床常见之外感疾病，多因风邪病毒侵袭人体而致病。其症初起，鼻咽部发痒、干燥不适，继则喷嚏、鼻塞、流涕，甚则恶寒发热、咽痛、头痛头昏、四肢酸楚、咳嗽等。此病四时皆有，因四季气候之变化与病邪之不同，或体质之强弱，感邪有轻重之别。故临床病情有轻重之分，轻者通称伤风，重者则为重伤风或时行感冒，具有较强的传染性，常可引发广泛流行。张景岳曾将其列为"时行病"之一，认为气候反常，"非其时而有其气"，时行之邪伤人致病，则"病无长少，率相近似"，明确指出本病具有传染流行之特征。

感冒虽为常见病、多发病，几乎人人皆患，然因其轻者可不药而愈，故常被视为"小病"，多不以为意。然若失治、误治，或调摄不当，轻则缠绵难愈，重则变生他病，甚则伤人性命，不可不慎。今将多年经验总结成文，分为初感风毒之邪、感冒失调、反复感冒、感冒后调治、易感冒等不同类型，详述其辨证施治之法，以飨同道。

一、初感风毒之邪

感冒初起，多为风邪病毒侵袭人体，证见恶寒发热、头痛头昏、四肢酸楚、鼻塞流涕、咽痛咳嗽等，此乃外邪风毒初犯，病在肺卫。风邪为六淫之首，常兼夹寒、热、湿、燥等邪气，侵袭人体，致肺卫失和，肺气失宣。故初感风毒之邪者，病情多急，症状较重，若不及时治疗，易致邪气内陷，变生他病。关键在于临床常见的初感风毒之邪者，并非都是典型的风热、风寒类型，而是多为寒温夹杂之证，证之临床，须用解毒清热药与辛温解表药组方，以清温并用、透表祛邪。

青羌感冒汤是治疗本证的自拟方，基础方为：大青叶、蒲公英各 20g，金银花 15g，羌活、荆芥、防风、柴胡、青蒿、桔梗、甘草各 10g。此方以大青叶、蒲公英、金银花清热解毒，现代药理研究证明，此三药具有抗菌、抗病毒之效，能有效抑制侵袭之外邪。羌活、防风、荆芥辛温解表，祛邪外出，与大青叶、蒲公英、金银花相伍，既能清热解毒，又能辛温发散，内外兼治。柴胡、青蒿清热透表，桔梗宣肺利咽，甘草调和诸药，共奏解毒祛邪、宣肺解表之功。若寒邪偏重，恶寒无汗者，加麻黄、苏叶以增强辛温发散之力；若热邪偏重，壮热汗出者，加石膏、知母以清热泻火，去羌活以防过温；若夹燥邪，口唇干燥者，加南沙参、玉竹、玄参以滋阴润燥；若夹暑湿，舌苔白腻、溲赤者，加六一散、佩兰叶以清暑化湿。此方临床证实清热解毒药与辛温解表药并用，以解毒祛邪，疗效颇佳，尤适用于初感风毒之邪之重型感冒。

青羌感冒汤乃余多年临证之心得，旨在清热解毒、辛温解表，驱邪外出，恢复肺卫之功能。

1. 杨某某，女，65岁，凤山镇。1981年2月14日初诊。

恶寒发热，体温38.4℃，头痛、身痛3天，腰痛、咳嗽白痰，口不渴，大便秘结，舌苔白薄中少苔，脉浮数。

诊断：感冒。

方药：大青叶20g，甘草10g，连翘10g，杏仁10g，白重楼15g，桔梗10g，苏叶10g，金银花10g，黄芩6g，薄荷10g，荆芥10g。4剂。药后汗出热退，精神转佳，调理数日而痊。

2. 杨某某，女，52岁，凤山镇。2010年10月30日初诊。

感冒5天，自购"感康"服用3天。现症：头昏肢软，口干，腰胀，咳嗽少痰，鼻塞、喷嚏，纳呆乏味，时形寒怕冷，舌苔白，脉缓。

诊断：感冒。

方药：苏叶10g，大青叶20g，羌活10g，防风10g，杏仁10g，桔梗10g，牛蒡子10g，柴胡10g，黄芩10g，白芷10g，甘草10g，蒲公英20g。3剂。

2010年11月2日诊，症状明显好转，前方去大青叶、羌活，加沙参15g，红枣5枚。3剂。

3. 雷某某，男，60岁，平湖。2008年8月20日初诊。

感冒5天。现症：形寒怕冷，头昏头痛，咳嗽白痰，纳呆食少，时欲呕，肢软乏力，舌苔白，脉缓。（宿患乙肝。）

诊断：感冒。

方药：柴胡10g，蒲公英30g，法半夏10g，款冬花10g，沙参18g，黄芩10g，甘草10g，大青叶20g，羌活10g，石膏30g，杏仁10g，桔梗10g。5剂。

2008年8月26日诊，恶寒发热退。现症：咳嗽白痰、上楼胸闷、肢软乏力、纳呆，前方去羌活、青蒿、石膏、大枣，加贝母10g、桑白皮10g、白重楼18g、神曲10g、红枣5枚。5剂。

4. 王某某，男，34岁，工商局。1984年1月2日初诊。

形寒怕冷，发热，头痛身痛，腰背酸痛，面部潮红，目亦红赤，腰无叩击痛，咽喉不适，时而咳嗽，少许白痰，舌苔白，脉浮稍数。

诊断：感冒。

方药：大青叶20g，白芷10g，荆芥10g，板蓝根18g，甘草10g，防风10g，羌活10g，蒲公英15g，金银花18g，连翘15g，藿香10g。3剂。

1984年1月6日诊，药后汗出热退，头身痛减，时咳嗽，以小柴胡汤加减，3剂调治而愈。

5. 毛某某，女，11岁，古庙河。2006年8月18日初诊。

患癫痫2年,坚持服药,已年余未作,昨始起恶寒,发热,头痛,微咳嗽,饮食稍减,舌苔薄黄,腋下体温38.5℃,扁桃体肥大。

诊断:感冒。

方药:金银花10g,黄芩10g,石膏20g,羌活5g,青蒿5g,荆芥5g,连翘15g,柴胡5g,葛根10g,甘草5g,桔梗5g,白重楼10g。3剂,水煎温服,汗出热退身凉。

6. 陈某某,女,34岁,凤山镇。2002年6月4日初诊。

感冒4天,已打吊针治疗。现症:发热恶寒,头昏闷痛,鼻不闻香臭,流涕白黄,四肢酸软,微咳,口干作渴,舌苔白,脉缓。

诊断:感冒。

方药:大青叶30g,白重楼18g,辛夷10g,防风10g,荆芥10g,连翘12g,蒲公英20g,羌活8g,青蒿10g,柴胡10g,甘草10g。3剂。

2002年6月8日诊,热退寒除,诸症减轻,以小柴胡汤加味,3剂告痊。

7. 方某某,女,40岁,凤山镇。2003年3月11日初诊。

前天开始觉恶寒发热,咳嗽少痰,头痛,头皮为甚,四肢酸痛不适,自服“感康”少效。现症:昨晚鼻塞,纳呆食少,脉数,咽红稍肿;血常规:白细胞$12.6\times10^9/L$。

诊断:感冒。

方药:荆芥10g,柴胡10g,防风10g,金银花18g,大青叶20g,白重楼18g,羌活10g,杏仁10g,桔梗10g,黄芩10g,白芷10g,川芎10g,延胡索10g。3剂。

8. 赵某某,男,17岁,凤山镇。2006年3月10日初诊。

昨起发热恶寒,头昏痛,四肢疲软乏力,咽喉不适,纳稍差,舌苔白薄。咽喉红,扁桃体肥大,咽壁滤泡增生。体温38.5℃。

诊断:感冒。

方药:大青叶20g,白重楼10g,荆芥10g,防风10g,杏仁10g,桔梗10g,蒲公英20g,白芷10g,僵蚕10g,牛蒡子10g,羌活10g。3剂。

2006年3月14日诊,热退,头身痛除,唯肢软乏力,纳差。饮食调理而愈。

9. 方某某,女,55岁,三里畈。2007年11月21日初诊。

原有心脏病史,2007年4月2日胃镜:十二指肠球部溃疡。心电图:完全性右束支传导阻滞、频发房早,短阵房速。2007年9月16日县医院B超:胆囊炎,二尖瓣关闭不全、三尖瓣关闭不全。又感冒3天,发热恶寒,头昏胀痛,咳嗽,肢软,饮食少,舌红苔白。

诊断:感冒。

方药:大青叶18g,杏仁10g,金银花18g,连翘18g,防风10g,荆芥10g,蒲公英20g,桔梗10g,柴胡10g,黄芩10g,沙参15g。3剂。药后热退寒除,精神转好,调养数日而痊。

10. 蔡某某,男,49岁,凤山镇。2009年9月23日初诊。

感冒3天,在当地医院输液治疗,症状稍减。现症:体温38.1℃,头痛,全身肌肉疼痛,鼻塞,仍形寒,纳差,口渴,尿黄,舌苔白厚,血压90/60mmHg。

诊断：感冒。

方药：大青叶20g，羌活10g，黄芩10g，蒲公英30g，白芷10g，川芎10g，荆芥10g，甘草10g，柴胡10g，青蒿10g，佩兰10g，藿香10g。3剂。

2009年9月27日诊，药后汗出身凉，头身痛除。现症：口干苦，肢倦乏力，方用小柴胡汤加味，3剂告愈。

二、感冒失调、反复感冒

感冒2周以上，持续症见形寒微热，头昏胀闷，鼻塞声重，口干，不思饮食，肢酸乏力，或兼咳嗽，舌质红或正常，苔薄白或微黄，脉弦或缓。经检查排除肺结核、肝炎等疾患，称之为感冒失调。

反复感冒：感冒未愈，又感外邪，加重病情，称之为复感，即反复感冒之谓也。方书多未载录，而临床却屡见不鲜。感冒多认为是小恙，失于调摄，原邪未尽，又感新邪，致病情加重，或缠绵难痊。

《伤寒论》393条："大病瘥后劳复者，枳实栀子汤主之。"此仲景言中风、伤寒等大病初愈的患者，邪虽去而正气虚，如不知节养，妄动作劳，导致前病复发。复感与劳复似是而非，前者为病未愈而复感外邪，后者为大病新瘥而强力作劳致复病。

感冒多为人体正气不足感受外邪而致。有人认为感冒是小恙，失治、误治屡见不鲜。不少人得病后不就医诊治，而自行购药服用，多为抗生素加感冒药；有人力求速效，多种同类感冒药同时服用；时行点滴吊瓶，大剂量注射抗生素；或不注意调摄，恣食肥甘，饮酒贪凉，不避风寒，持强劳作，以致正气愈虚或反复感邪而缠绵难愈。"伤风不醒便成痨"，谓病后失调或反复感邪，损伤正气，易并发多种疾病，不可不慎。《证治汇补·伤风》中指出："如虚人伤风，屡感屡发，形气病气俱虚，又当补中，而佐以和解，倘专泥发散，恐脾气益虚，腠理益疏，邪乘虚人，病反增剧也。"此类患者治宜扶正祛邪，和解表里，方用小柴胡汤加荆芥、青蒿、防风、秦艽加减。

基础方为：柴胡、荆芥、防风、青蒿、秦艽、党参、甘草、黄芩、法半夏各10g，大枣5枚，生姜5片。方中柴胡、荆芥、防风、青蒿解表以驱留恋不去之邪；黄芩清解郁热；党参、甘草益气和中、扶正祛邪。现代研究证明，柴胡、黄芩、党参、甘草四药配合，既能减轻机体对入侵病原体产生的反应，又能提高机体的抗病能力。生姜、半夏同用和胃降逆；大枣、生姜相伍，和营卫、调寒热。诸药共奏和里解表、扶正祛邪之功。

1. 范某某，女，75岁，凤山镇。2009年7月31日初诊。

素有高血压坚持口服药物控制，又感冒10余天。现症：头昏肢软乏力，胁肋胀痛，时欲呕，纳差，口干苦，血压140/80mmHg。

诊断:感冒失调。

方药:柴胡10g,黄芩10g,法半夏10g,党参10g,甘草10g,砂仁10g,枳壳8g,延胡索10g,川楝子10g,郁金10g,蒲公英15g。3剂。

2009年8月4日诊,饮食增加,仍头昏心悸,肢软乏力,前方加藿香10g、黄芪20g、生姜5片、红枣5枚、陈皮10g,去郁金、枳壳。5剂告愈。

2. 陈某某,女,40岁,凤山镇。2009年8月18日初诊。

感冒1周,输液6天。现症:头昏肢软乏力,肢体酸软,气短乏力,纳呆食少,口干苦,舌苔白。

诊断:感冒失调。

方药:柴胡10g,荆芥10g,防风10g,沙参15g,秦艽10g,青蒿10g,法半夏10g,甘草10g,黄芩10g,红枣5枚,生姜5片。4剂。

2009年8月24日诊,症状减轻,手指发热,睡差多梦。炙甘草10g,生地20g,酸枣仁30g,丹参20g,珍珠母50g,百合40g,合欢皮20g,红枣10枚,浮小麦50g,五味子10g,黄连10g,肉桂3g。6剂。

3. 廖某某,女,61岁,麻城市。2011年8月26日初诊。

农历初五开始恶寒,头身酸痛,当地服药少效,已20天。现症:头昏痛,肢软乏力,咳嗽少痰,白涎痰,纳呆食少,口时苦,脉弦。

诊断:感冒失调。

方药:柴胡10g,黄芩10g,沙参20g法半夏10g,杏仁10g,荆芥10g,防风10g,桔梗10g,贝母10g,蒲公英30g,款冬花10g,红枣5枚,生姜5片。5剂。

2011年9月2日诊,症状好转,仍咳嗽白痰,前方去荆芥、红枣、生姜、防风,加葶苈子10g、紫菀10g。6剂。

4. 汪某某,男,74岁,匡河。2015年8月27日初诊。

8月10日发热,头痛身痛,县医院检查为甲流。现症:头昏肢软乏力,饮食少,胸疼痛,口干苦,舌红苔白,脉弦(原患糖尿病,坚持注射胰岛素。)

诊断:感冒失调。

方药:柴胡10g,黄芩10g,北沙参10g,法半夏10g,荆芥10g,黄芪15g,防风10g,生姜5片,红枣3枚。5剂。

2015年9月11日诊,症状减轻,时咳嗽,时皮肤瘙痒。黄芪30g,乌梅20g,沙参30g,苍术10g,麦冬10g,生地20g,山栀10g,砂仁10g,厚朴10g,鸡内金10g,枳实10g,沉香曲5g。6剂。

5. 熊某某,女,68岁,三里桥。1990年4月1日初诊。

正月始起发热恶寒,经治疗症状稍减轻,现仍形寒微热,咳嗽胸窒塞,胃脘胀满,时有梗塞感,精神差,舌苔白,脉缓。

诊断:感冒失调。

方药:柴胡10g,沙参15g,红枣5枚,厚朴10g,枳实10g,生姜5片,黄芩10g,山楂

15g,茯苓 20g,法半夏 10g,神曲 10g,陈皮 6g。3 剂,药后微微汗出,寒热除,神爽肢轻,日渐康复。

6. 熊某某,女,33 岁,河东街。1991 年 3 月 26 日初诊。

感冒 10 余天,现仍形寒怕冷,头痛(眉棱骨)鼻塞,四肢软乏,咳嗽白痰,胸闷,纳呆食少,少腹胀痛,白带多,腰胀,肛门口处作胀,舌苔白,脉弦。

诊断:感冒失调。

方药:柴胡 10g,前胡 10g,法半夏 10g,茯苓 30g,荆芥 10g,沙参 15g,甘草 10g,杏仁 10g,苍耳 10g,川芎 8g,黄芩 10g,蒲公英 18g,红枣 5 枚。4 剂告愈。

7. 何某某,女,48 岁,三里畈。2012 年 5 月 11 日初诊。

感冒 20 天。现症:仍形寒发热,咳嗽,咳白痰,胸闷气促,肢软乏力,胁肋胀,时欲呕,心烦,口干苦,月经不调,舌苔白稍厚,脉弦,血压 100/60mmHg。

诊断:感冒失调。

方药:柴胡 10g,黄芩 10g,荆芥 10g,党参 10g,甘草 10g,法半夏 10g,杏仁 10g,蒲公英 30g,桔梗 10g,款冬花 10g,防风 10g,红枣 5 枚,生姜 5 片。5 剂。

2012 年 5 月 16 日诊,寒热退,咳嗽明显减轻,前方继服 3 剂。

8. 何某某,女,70 岁,浠水华桂。1980 年 12 月 18 日初诊。

10 余天前发热(高热)恶寒,经治疗后寒热减,现仍恶寒发热,咳嗽白痰,头昏心烦肢软,口干苦,不思饮食,时欲呕,舌苔薄黄,脉细弦。

诊断:感冒失调。

方药:柴胡 10g,青蒿 10g,红枣 3 枚,法半夏 10g,秦艽 10g,生姜 3 片,黄芩 10g,北沙参 15g,杏仁 10g,甘草 10g,陈皮 10g,贝母 10g,神曲 10g。4 剂。

1980 年 12 月 24 日诊,寒热退,精神转好,纳食增多,方用小柴胡汤加味。3 剂。

9. 蔡某某,女,16 岁,大崎。2017 年 5 月 29 日初诊。

感冒反复发作月余,在当地住院 1 周,症状减轻。现症:咳嗽,咳甚右侧胸部疼痛,少痰,饮食少,舌苔白。

诊断:感冒失调。

方药:柴胡 10g,桔梗 10g,甘草 10g,法半夏 10g,杏仁 10g,黄芩 10g,蒲公英 20g,紫菀 10g,僵蚕 10g,沙参 15g,贝母 10g。5 剂。

10. 彭某某,女,50 岁,骆驼坳。2017 年 6 月 1 日初诊。

反复感冒月余,常自购感冒药。现症:头昏肢软,咳嗽少许白痰,饮食一般,时手麻,舌苔白,脉缓。

诊断:感冒失调。

方药:柴胡 10g,党参 15g,法半夏 10g,砂仁 10g,菊花 10g,荆芥 10g,防风 10g,桔梗 10g,杏仁 10g,蒲公英 20g,生姜 5 片,红枣 5 枚,黄芩 10g。3 剂。

11. 徐某某,女,41 岁,凤山镇。2007 年 9 月 28 日初诊。

反复感冒月余。现症:微形寒,手足心发热,咳嗽绿色稠痰,量多,胸闷气促,伴头昏肢软乏力，纳呆食少，厌食油腻。全胸片：支气管炎。

诊断：反复感冒。

方药：柴胡10g，黄芩10g，蒲公英20g，法半夏10g，杏仁10g，沙参15g，青蒿10g，甘草10g，荆芥10g，红枣5枚，生姜5片，贝母10g。6剂。

2007年10月3日诊，症状稍减，仍肢软乏力，手足心发热，前方加白重楼15g、款冬花10g、延胡索10g、砂仁10g，去荆芥、青蒿。4剂。

12. 廖某某，男，70岁，凤山镇。2009年8月29日初诊。

感冒反复2个月余，经治疗少效。现症：流涕，喷嚏，微咳嗽，时形寒发热，肢软，头昏，纳呆食少，舌苔白，脉弦。血常规：正常。胸透：支气管炎。

诊断：反复感冒。

方药：柴胡10g，党参10g，法半夏10g，荆芥10g，防风10g，秦艽10g，黄芩10g，甘草10g，杏仁10g，红枣5枚，生姜5片，蒲公英30g。5剂。

2009年9月9日诊，不咳，饮食增多，仍肢软乏力，头昏。黄芪20g，党参10g，白术10g，陈皮10g，柴胡5g，当归10g，砂仁10g，甘草10g，红枣5枚，茯苓20g。5剂。

13. 王某某，女，32岁，凤山镇。2002年1月9日初诊。

感冒8天，县医院住院治疗好转出院，又复感冒。现症：头昏肢软无力，鼻塞，咳嗽少痰（体温37.4℃），脉弦。

诊断：反复感冒。

方药：柴胡10g，荆芥10g，防风10g，辛夷12g，黄芩10g，沙参12g，秦艽10g，甘草10g，白芷10g，大青叶10g，红枣5枚，生姜5片。3剂。

14. 徐某某，女，39岁，凤山镇。2003年1月24日初诊。

感冒反复数月，症状时轻时重，头昏肢软乏力，口中乏味，（正值经期）经前头痛，背形寒，舌苔白稍厚，脉缓细。

诊断：反复感冒。

方药：柴胡10g，太子参10g，黄芩8g，荆芥10g，砂仁10g，茯苓30g，甘草10g，黄芪20g，红枣5枚，生姜5片，秦艽10g，法半夏10g。3剂。

15. 瞿某某，女，67岁，浠水县。2005年5月27日初诊。

开年后反复感冒3次，又感冒10余天。现症：头昏肢软乏力，心慌，手心发热，口干苦，纳呆食少，舌苔白，脉细，咳少许痰，时胃胀。

诊断：反复感冒。

方药：柴胡10g，黄芩10g，法半夏10g，沙参15g，荆芥10g，菊花10g，陈皮10g，黄芪20g，麦芽20g，红枣5枚，生姜5片，当归10g。6剂。

16. 武某某，女，26岁，大河岸。2006年7月7日初诊。

2006年6月25日晚发热，头昏闷，打头孢类药物热退症减，30日又发热头昏痛，又打青霉素两天热退，但精神差，4日又发热头痛乏力，又打头孢3天，热退但头昏闷，肢软乏力，饮食少，舌苔白，中厚。

诊断：反复感冒。

方药：柴胡 10g，青蒿 10g，佩兰 10g，黄芩 10g，沙参 15g，白芷 10g，川芎 10g，法半夏 10g，红枣 5 枚，荆芥 10g，僵蚕 10g。3 剂。

17. 卢某某，女，50 岁，凤山镇。2007 年 3 月 9 日初诊。

感冒月余，经治时好时差。现症：时形寒发热（轻），头昏肢软乏力，咳嗽白痰时稠时稀，饮食少，时盗汗，舌苔白薄，脉细滑。血压 100/60mmHg，X 光片：支气管炎。

诊断：反复感冒。

方药：柴胡 10g，黄芩 10g，青蒿 10g，沙参 15g，法半夏 10g，贝母 10g，杏仁 10g，甘草 10g，陈皮 10g，荆芥 10g，防风 10g，红枣 5 枚，生姜 5 片。5 剂。

18. 姚某某，女，56 岁，凤山镇。2013 年 1 月 7 日初诊。

反复感冒月余，昨天又头痛，颈项酸痛，时欲呃，饮食差，肢软乏力，形寒怕冷，舌苔白薄，脉缓。血压 120/80mmHg。

诊断：反复感冒。

方药：柴胡 10g，川芎 20g，白芷 10g，甘草 10g，黄芩 10g，葛根 30g，荆芥 10g，防风 10g，羌活 10g，蒲公英 30g，红枣 5 枚，生姜 5 片，沙参 20g。5 剂。形寒、头痛、项酸等症消除，精神转好。

19. 罗某某，女，50 岁，叶家河。2016 年 7 月 21 日初诊。

反复感冒月余，经输液 9 天及服药均少效。现症：头昏肢软乏力，饮食少，咳嗽流涕、喷嚏。血检：肝肾功能正常；甲功三项正常。

诊断：反复感冒。

方药：柴胡 10g，黄芪 30g，防风 10g，党参 10g，法半夏 10g，甘草 10g，荆芥 10g，杏仁 10g，砂仁 10g，红枣 5 枚，生姜 5 片，白芷 10g。5 剂。诸症减，饮食增多。

20. 李某某，女，60 岁，保健院。2017 年 12 月 19 日初诊。

2017 年 11 月初感冒风寒，自服中成药症状时轻时重，又反复感冒。现症：头昏闷，鼻塞，流清鼻涕，时咳嗽咳痰白稠，纳食尚可，舌苔白，胸片未见明显异常。

诊断：反复感冒。

方药：柴胡 10g，法半夏 10g，荆芥 10g，黄芩 10g，党参 10g，辛夷 10g，白芷 10g，苍耳 10g，杏仁 10g，生姜 5 片，红枣 5 枚，川芎 10g。6 剂。

2017 年 12 月 27 日诊，诸症明显减轻，前方加黄芪 20g 继服 5 剂，告愈。

三、感冒后调治

感冒治疗及时，调护得当，均能如期康复。然而部分患者感冒虽愈，仍遗留头昏、心悸、肢软乏力、纳呆食少、短气自汗、盗汗等诸多症状，此乃正气未复，脾胃失调所致。特别是一些慢性疾病患者，感冒后易致兼证、变证，故感冒后调治尤为重要。感冒后调治主要是根据患者的体质辨证论治，中医将人体的体质分为阳虚、阴虚、痰湿、湿热、气虚、血瘀、气郁、特禀、平和等九种，其中气虚者最容易感冒，阳虚、阴虚者次之。气虚、阳虚、阴虚体质患者感冒愈后，仍然存在其他临床症状，如纳呆食少、肢软乏力、短气、头昏、心悸、自汗或盗汗等。其病机关键为正气亏虚、脾失健运，治宜益气健脾、和中健胃。

自拟方：黄芪20g，党参15g，白术10g，茯苓20g，甘草10g，藿香10g，谷芽、麦芽各15g，陈皮10g，五味子10g，麦冬10g。方中黄芪、党参、白术、茯苓益气健脾，扶正固本；甘草调和诸药，藿香化湿和中；谷芽、麦芽健脾开胃，促进消化；陈皮理气健脾，五味子、麦冬滋阴益气。全方共奏益气健脾、和中健胃之功，适用于感冒后正气未复、脾胃失调之患者。若阳虚者，可加肉桂、附子以温阳益气；若阴虚者，可加沙参、玉竹以滋阴润燥。

此方临床用之，疗效满意，尤适用于感冒后遗留头昏乏力、纳呆食少、短气自汗等症者。感冒后调治，重在扶正健脾，恢复机体功能。

1. 方某某，女，52岁，凤山镇。2005年8月12日初诊。

感冒20余天，经输液治疗，症状减轻。现症：头昏肢软，心烦欲呕，腰时胀痛，晚间盗汗，干咳少痰，纳呆食少，舌质暗，苔白稍厚。（子宫肌瘤手术3年。）

诊断：感冒后调治。

方药：柴胡10g，黄芩10g，黄芪20g，五味子10g，甘草10g，沙参15g，麦冬10g，法半夏10g，红枣5枚，生姜5片，白术10g，防风5g。5剂。

2005年8月20日诊，盗汗止，纳食增，前方续服5剂。

2. 瞿某某，女，49岁，三里畈。2009年8月31日初诊。

感冒10余天，经点滴及口服药物治疗症状减轻。现症：心慌，肢软，纳呆食少，饥则心悸增加，微咳，舌苔白、稍厚。2009年8月27日，本院检查，血常规：正常；血糖5.24mol/L；心电图：①窦性心动过缓；②左室肥厚；血压110/70mmHg。

诊断：感冒后调治。

方药：柴胡10g，黄芪20g，党参10g，黄芩10g，法半夏10g，甘草10g，当归10g，藿香10g，砂仁10g，红枣5枚，生姜5片，麦芽、谷芽各15g。5剂。

3. 熊某某，女，72岁，三里畈。2005年10月14日初诊。

复10月5日诊，口渴减，咳嗽除，下肢浮肿消退，但时而皮肤如火烧感，左手早晨发麻，纳食尚可，舌红少苔，血压140/80mmHg。

诊断：感冒后调治。

方药：北沙参15g，玉竹10g，石斛10g，五味子10g，丹皮10g，麦冬10g，红枣5枚，生地10g，甘草10g，黄柏10g，知母10g，枸杞子10g。5剂告痊。

4. 徐某某，女，71岁，白莲河。2012年8月14日初诊。

感冒半月，当地医院治疗症状好转。现症：头昏肢软乏力，心慌，纳呆食少，胸胁疼痛（时作），咳嗽少痰，舌苔白，脉缓。心电图：左室肥大、复极异常、中度左偏电轴。

诊断：感冒后调治。

方药：党参10g，黄芪15g，柴胡10g，黄芩10g，法半夏10g，砂仁10g，茯苓30g，甘草10g，陈皮10g，当归10g，五味子10g，麦冬10g。5剂。

2012年8月24日诊，心慌症状减轻，仍纳差，肢软乏力，舌苔白，前方加生姜5片、红枣5枚、黄芪为20g。6剂。

5. 何某某，女，68岁，三里畈。2003年3月3日初诊。

复2月25日诊，汗出、畏风基本消除。现症：鼻塞不适，发干，耳鸣，精神欠佳，纳食尚可，口干苦，苔白稍厚，脉细弦。

诊断：感冒后调治。

方药：白术10g，防风10g，辛夷10g，苍耳10g，川芎10g，白芷10g，黄芪20g，沙参18g，黄芩10g，薄荷10g，红枣5枚，生姜5片。4剂。

6. 袁某某，男，74岁，浠水。2007年5月14日初诊。

复5月2日诊，形寒怕冷、咳嗽消除。现症：口中乏味，饮食不多，时心慌，腰酸胀，二便正常，舌苔白，脉沉弦。

诊断：感冒后调治。

方药：党参10g，山楂18g，鸡内金10g，白术10g，砂仁10g，柴胡10g，黄芪10g，厚朴10g，茯苓30g，陈皮10g，红枣5枚，生姜5片。5剂。

7. 何某某，男，47岁，中行。2002年6月5日初诊。

感冒20余天。现症：肢软乏力，今晨心慌，口干，易于疲劳，纳食尚可，二便正常，舌苔白脉弦，血压105/70mmHg。

诊断：感冒后调治。

方药：北沙参18g，黄芪20g，柴胡10g，黄芩10g，甘草10g，茯苓30g，荆芥8g，菊花10g，红枣5枚，生姜5片，陈皮8g。4剂。

8. 晏某某，男，64岁，平湖乡。2011年7月7日初诊。

感冒在当地治疗稍好转。现症：时形寒，头昏肢软乏力，咳嗽，少许白痰，时右胸胀痛，欲呕，纳呆食少，舌红苔白，脉弦。

诊断：感冒后调治。

方药：柴胡10g，黄芩10g，杏仁10g，沙参15g，法半夏10g，甘草10g，荆芥10g，菊花10g，防风10g，蒲公英20g，红枣5枚，生姜5片，青蒿10g，桔梗5g。5剂。

2011年8月1日诊，咳止。现症：头昏肢软乏力，纳食尚可，大便干结，右胸微痛。

方药：黄芪30g，党参10g，白术10g，砂仁10g，柴胡10g，厚朴10g，鸡内金10g，法半夏10g，黄芩10g，枳壳10g，茯苓30g。6剂。

四、易感患者

易感患者，指每年感冒4次以上者，此类患者多因正气不足，卫外不固，易感外邪。现代医学认为，感冒多由病毒侵犯上呼吸道引起，病毒常发生抗原性变异，加之感冒多为呼吸道黏膜表面感染，免疫力不持久，故目前尚无特效治疗药物。

因此,增强机体免疫力,实为预防感冒之关键。中医认为,人体免疫力与“正气”相似,正气源于先天,充盛于后天。《素问·遗篇刺法论》云:“正气存内,邪不可干。”唯有正气充实,方能免于患病。正气包括元气与卫气,元气藏于肾,为生命之原动力,维持脏腑阴阳平衡;卫气温分肉、充皮肤、肥腠理、司开合,护卫肌表,抵御外邪。易感患者多为正气不足、气血亏虚、腠理疏懈、卫气不固所致。故此类患者的防治,当以扶正固本、增强正气为要。易感患者常用保元地黄丸加味制成蜜丸治疗,旨在补肾滋阴、益气固表,增强机体抗病能力。

保元地黄丸加味方:由保元汤合六味地黄丸加三七、肉苁蓉、巴戟天、淫羊藿、白术、枸杞子、砂仁等组成,共奏补肾益气、扶正固本之功。方中六味地黄丸配枸杞子,补肾滋阴,现代研究表明,此方能增强T细胞功能,提高淋巴细胞转化率,增强机体免疫力。保元汤由人参、黄芪、肉桂、甘草组成,实验证明,人参能提高机体代谢与免疫功能,增强免疫球蛋白含量,可使感冒、咽炎患病率降低;黄芪性味甘温,助卫固表,补中益气;菟丝子、巴戟天、肉苁蓉、肉桂、甘草补肾助阳;辅以补肾阴的六味地黄丸,使“阴得阳升而源泉不竭,阳得阴助而生化无穷”;三七活血补血,能促进人体的新陈代谢,提高机体的免疫能力。《本草纲目拾遗》记载:“人参补气第一,三七补血第一,味同而功亦同等,故称人参三七,为中药之最珍贵者。”在滋补药中配以三七活血,白术、砂仁健脾醒胃,可达补而不滞,滋而不腻的目的。全方合用既能补肾滋阴,又能益气固表,具有扶正固本、增强正气的作用。保元地黄丸加味制成蜜丸,早晚各服15g,每年11月中旬开始服药,服药时间不少于2个月,连续治疗2年。

《灵枢·百病始生篇》指出:“风雨寒热不得虚,邪不能独伤人。”所以增强人体正气,对易感患者进行预防性治疗,是防治疾病的关键所在,故而取得较好的效果。

1. 刘某某,男,48岁,凤山镇。2008年4月18日初诊。

易于感冒,每年10余次以上,常畏风形寒,背心发冷,肢软乏力,饮食尚可,夜尿4次,腰痛,舌苔白,脉细。

诊断:易感。

方药:黄芪30g,桂枝10g,白芍10g,白术10g,防风5g,甘草10g,党参10g,熟地20g,红枣5枚,生姜5片。6剂。

2. 郭某某,男,35岁,县政府。2005年10月31日初诊。

去年易于感冒,经服丸药后今年只感冒1次,纳食尚可,精神尚可(已做胆囊切除)为巩固疗效要求续服丸药。

诊断:易感。

方药:黄芪300g,熟地150g,山药50g,巴戟天50g,三七50g,枸杞子50g,阿胶、鹿胶、龟胶各50g,当归50g,丹皮50g,女贞子50g,黄精60g,白术60g,白芍60g,茯苓

100g，砂仁 50g，佛手 50g，鹿茸 30g，做小蜜丸。

3. 阖某某，女，41 岁，理工中专。2005 年 10 月 31 日初诊。

易于感冒，每年 10 余次，感冒后喷嚏、头痛，以额眉疼痛为主，甚则欲呕，伴头昏肢软乏力，纳呆食少，睡眠差，面部皮肤稍暗。月经 20～25 天一次，量多，经期多为 1 周，经期易于感冒，舌苔白薄。

诊断：易感。

方药：熟地 150g，太子参 100g，白术 80g，肉桂 30g，阿胶、鹿胶、龟胶各 50g，淫羊藿 50g，黄芪 250g，三七 60g，菟丝子、枸杞子、五味子、覆盆子、补骨脂各 50g，巴戟天 50g，川芎 80g，白芷 50g，甘草 10g，丹参 60g，丹皮 50g，砂仁 50g，佛手 50g，红参 100g，酸枣仁 50g，白芍 60g，龙齿 50g，大枣 50g，做小蜜丸。

4. 徐某某，女，32 岁，栗子坳。2005 年 11 月 21 日初诊。

复 2 月 18 日诊，服药后体重增加 5kg 余。现症：感冒次数较前减少，纳食尚可，大便时秘，面色稍黄。

诊断：易感。

方药：太子参 100g，熟地 150g，黄芪 250g，三七 60g，菟丝子、枸杞子、五味子、覆盆子、补骨脂各 50g，肉苁蓉 60g，巴戟天 60g，丹参 80g，阿胶、鹿胶、龟胶各 50g，山药 80g，枣皮 50g，淫羊藿 50g，红参 100g，砂仁 80g，佛手 50g，丹皮 50g，白术 50g，白芍 60g，甘草 50g，红花 80g，做小蜜丸。

5. 周某某，男，56 岁，凤山镇。2007 年 11 月 7 日初诊。

复 9 月 17 日诊，仍常感冒风寒，头痛背胀，背心恶冷，肢软乏力，饮食稍差，每日口服西药，不吃则不能入睡，舌苔白中厚，脉细。

诊断：易感。

方药：桂枝 10g，白芍 15g，黄芪 30g，熟地 20g，淫羊藿 10g，党参 10g，杜仲 10g，甘草 10g，白术 10g，砂仁 10g，红枣 5 枚，生姜 5 片。10 剂。

2007 年 12 月 14 日诊，症状明显减轻，时背胀痛，精神尚可，前方去杜仲，加鹿胶 15g，川芎 10g，白芍 20g。10 剂。

6. 何某某，男，61 岁，三里畈。2007 年 1 月 3 日初诊。

复 2006 年 1 月 18 日诊，服药后腰膝酸软明显好转。现症：易于感冒，不耐作劳，时头昏头痛，如冷风吹则头痛加剧，睡差多梦，饮食尚好，二便正常，血压 130/85mmHg，脉沉细。

诊断：易感。

方药：柴胡 100g，土茯苓 80g，苦参 80g，黄芪 300g，三七 50g，红参 100g，阿胶、龟胶、鹿胶各 50g，巴戟天 80g，鳖甲 100g，补骨脂 60g，菟丝子 80g，覆盆子 50g，熟地 180g，当归 50g，五味子 50g，丹参 80g，桃仁 50g，女贞子 60g，丹皮 52g，太子参 100g，砂仁 50g，枣皮 60g，板蓝根 100g，茵陈 50g，白花蛇舌草 50g，淫羊藿 300g，虎杖 80g，大黄 30g，山茱萸 50g，做小蜜丸。

7. 姚某某，女，53岁，凤山镇。2010年5月14日初诊。

易于感冒，几乎每月1次，今年加重，头昏闷，困倦乏力，时阵作烘热，后汗出，日3～4次，已月余，纳食尚可。2010年4月28日血检：肝肾功能正常，血糖正常；心电图示：窦性心动过缓；脑血流图示：右大脑主动脉痉挛、左大脑中主动脉痉挛。

诊断：易感。

方药：黄芪30g，炙甘草10g，丹参15g，仙茅10g，淫羊藿10g，熟地20g，黄柏10g，知母10g，枣皮10g，红枣10枚，浮小麦50g，生牡蛎50g。6剂。

8. 黄某某，男，54岁，白莲乡。2011年7月20日初诊。

体质差，易于感冒数年，每年感冒10余次，本月感冒了3次，近几天加重，感冒后肢软乏力，头昏，微恶寒，纳食不多，舌淡苔白，脉细。

诊断：易感。

方药：桂枝10g，黄芪30g，防风10g，白术10g 白芍10g，甘草10g，党参10g，茯苓30g，辛夷10g，苍耳10g，红枣5枚，生姜5片。6剂。

9. 张某某，女，36岁，凤山镇。2014年12月15日初诊。

近2个月，几乎1周感冒一次，感冒时恶寒微咳，自购药服后症状减轻。又感冒4天，时口干，饮食尚可，月经周期尚可，经量不多，舌淡苔白，脉缓。

诊断：易感。

方药：黄芪30g，桂枝10g，柴胡10g，白芍10g，甘草10g，防风10g，白术10g，荆芥10g，黄芩10g，党参10g，红枣5枚，生姜5片，桔梗10g。6剂。

10. 廖某某，男，27岁，凤山镇。2014年4月29日初诊。

易于感冒3年，每年15次以上，每次感冒形寒发热，常吊点滴、服药，稍遇寒又作，伴头昏肢软乏力。又感冒3天，昨出汗后症状减轻，饮食尚可，舌苔白。

诊断：易感。

方药：柴胡10g，荆芥10g，防风10g，黄芩10g，黄芪20g，白术10g，党参10g，甘草10g，桂枝10g，白芍10g，红枣5枚，生姜5片。6剂。

11. 晏某某，男，48岁，平湖。2008年8月15日初诊。

易于感冒，每年10余次，多为头痛流涕喷嚏肢软，咳嗽（少）。近又感冒3天，纳食尚可，睡眠差，舌苔白，脉缓。

诊断：易感。

方药：黄芪20g，柴胡10g，防风10g，辛夷10g，荆芥10g，白芷10g，白术10g，甘草10g，川芎10g，苍耳10g，生姜5片，红枣5枚。6剂。

2008年9月1日诊，感冒愈，遇灰尘易喷嚏。红参100g，阿胶、鹿胶、龟胶各50g，肉桂30g，淫羊藿50g，肉苁蓉60g，巴戟天60g，丹参80g，黄芪250g，三七60g，菟丝子50g，枸杞子50g，覆盆子50g，补骨脂50g，当归50g，川芎80g，白芍80g，防风30g，辛夷60g，乌梅50g，熟地150g，山茱萸50g，山药50g，丹皮50g，泽泻50g，茯苓50g，太子参100g，白术50g，甘草50g，砂仁50g，佛手50g，鸡内金50g，柴胡60g，做小蜜丸。

12. 丁某某,男,38岁,三里畈。2008年9月12日初诊。

易于感冒,曾每年服丸药(连服两年),感冒明显好转,几乎未作。现症:易疲劳,睡眠差,纳食尚可,舌苔白。

诊断:易感。

方药:红参100g,肉苁蓉60g,巴戟天60g,紫河车50g,阿胶、龟胶、鹿胶各60g,丹参60g,当归60g,白芍50g,肉桂30g,鸡内金50g,酸枣仁60g,龙齿50g,当归50g,熟地150g,山茱萸50g,山药50g,丹皮50g,泽泻50g,茯苓50g,黄芪250g,三七60g,菟丝子50g,枸杞子50g,覆盆子50g,补骨脂50g,太子参100g,白术50g,甘草50g,砂仁50g,佛手50g,川芎60g,做小蜜丸。

13. 王某某,男,76岁,县人大。2008年8月28日初诊。

易于感冒、感冒经久不愈,又感冒月余,经住院治疗,已愈5天。现症:精神差,肢软乏力、纳呆食少,舌苔白,脉结。(素有高血压,坚持服西药,今血压120/80mmHg。)

诊断:易感。

方药:黄芪250g,三七80g,丹参80g,砂仁80g,当归80g,红参100g,白芍80g,酸枣仁80g,淫羊藿50g,肉桂3g,白术80g,紫河车50g,甘草50g,熟地150g,枣皮80g,阿胶、龟胶、鹿胶各50g,茯苓100g,五味子50g,龙齿50g,巴戟天50g,肉苁蓉60g,做小蜜丸。

14. 高某某,女,35岁,桥南。2007年1月19日初诊。

面色萎黄,头昏睡眠差,肢软乏力,不耐作劳,易感冒,每年10次以上(一般为头昏,鼻塞,流鼻涕,肢软酸等症状),饮食尚可;月经24天左右一潮,每经期7~8天,量时多,白带夹黄,经期腰微痛。脉细沉,舌苔白。

诊断:易感。

方药:太子参100g,熟地150g,当归50g,白术50g,枣皮60g,酸枣仁80g,黄芪250g,三七60g,菟丝子50g,枸杞子50g,覆盆子50g,补骨脂50g,红参100g,阿胶、龟胶、鹿胶各50g,佛手50g,白芍50g,丹参80g,丹皮50g,炙甘草50g,黄精50g,做小蜜丸。

15. 田某某,男,58岁,麻城。2009年1月9日初诊。

2007年10月,因肠梗阻在本院手术治疗痊愈出院。现症:易于感冒,几乎每月感冒1次,时头昏肢软乏力,纳食一般,脐腹部作胀,大便日1次,舌红,脉细弦。

诊断:易感。

方药:红参100g,肉桂30g,淫羊藿50g,鸡内金60g,紫河车50g,广木香50g,厚朴60g,枳实60g,麦芽、谷芽各80g,巴戟天60g,阿胶、龟胶、鹿胶各50g,肉苁蓉50g,丹参80g,白芍60g,当归60g,莪术50g,白豆蔻20g,黄芪250g,三七60g,菟丝子50g,枸杞子50g,覆盆子50g,补骨脂50g,熟地150g,山茱萸50g,山药50g,丹皮50g,泽泻50g,茯苓50g,太子参100g,白术50g,甘草50g,砂仁50g,佛手50g,做小蜜丸。

16. 林某某,女,47岁,汉阳。2008年4月25日初诊。

头昏肢软乏力,睡差多梦,烦躁,易于感冒(自觉感冒肢体酸胀),纳食不多,常觉胸闷，自觉体重增加，手足发麻，月经2个月未来，血压140/90mmHg，舌苔白，脉缓。

诊断：易感。

方药：柴胡80g，丹参80g，阿胶、龟胶、鹿胶各50g，酸枣仁60g，白芍80g，当归50g，肉苁蓉50g，巴戟天60g，合欢皮60g，石菖蒲60g，鸡血藤80g，杜仲50g，郁金80g，红参50g，川芎50g，菟丝子50g，枸杞子50g，五味子50g，覆盆子50g，补骨脂50g，太子参100g，白术50g，甘草50g，砂仁50g，佛手50g，熟地150g，山茱萸50g，山药50g，丹皮50g，泽泻50g，茯苓50g，做小蜜丸。

【按语】 感冒一病，虽为常见之疾，若失治、误治，易生变证，不可轻视。初感风毒之邪者，多为外邪初犯，症见恶寒发热、头痛头昏、四肢酸楚、鼻塞流涕等，治宜清热解毒、辛温解表。感冒失调者，多为感冒日久，正气受损，症见形寒微热、头昏胀闷、鼻塞声重、口干不思饮食等，治宜扶正祛邪、和解表里。反复感冒者，多为感冒未愈，又感外邪，症见形寒发热、头昏肢软、咳嗽痰白等，治宜补正祛邪、调和营卫。感冒后调治者，多为感冒虽愈，然正气未复，症见头昏心悸、肢软乏力、纳呆食少等，治宜益气健脾、和中健胃。易感冒者，多为正气不足，卫外不固，症见形寒怕冷、肢软乏力、纳呆食少等，治宜补气固表、扶正祛邪。此五者，虽同为感冒，然病因病机各异，治则治法亦有所不同，临证当详辨之。

《素问·四气调神大论》云："圣人不治已病治未病，不治已乱治未乱，夫病已成而后药之，乱已成而后治之，譬犹渴而穿井，斗而铸兵，不亦晚乎？"中医强调"治未病"之学术思想，体现了"预防为主"之精神。今人生活节奏快，体力、脑力常处于紧张疲劳状态，加之饮食不节，导致人体正气不足，易感外邪。故余以为，治感冒者，当以扶正为本，祛邪为标，方能达到"正气存内，邪不可干"之境界。

2 咳　　嗽

咳嗽是指肺失宣降，肺气上逆，发出咳声，或咳吐痰液的一种肺系病证。咳嗽虽为常见之疾，然治疗颇为棘手，故俗有“诸病易疗，咳嗽难医”之说。肺为华盖，以覆诸脏，主宣发肃降。其为“娇脏”，易受内外邪气侵袭。外感六淫之邪，或内伤情志、饮食不节，皆可致肺气上逆，发为咳嗽。诚如《医学心悟》所云：“肺体属金，譬如钟然，钟非叩不鸣，风、寒、暑、湿、燥、火六淫之邪，自外击之则鸣；劳欲情志，饮食炙博之火自内攻之亦鸣。”咳嗽是肺系疾病的一个主要症状，又是具有独立性的一种疾患。《素问·咳论篇》曰：“五脏六腑皆令人咳，非独肺也。”强调了肺系受邪以及脏腑功能失调均能导致咳嗽的发生。咳嗽之治，首当辨明外感内伤，分清寒热虚实。外感咳嗽，宜宣肺散邪；内伤咳嗽，则需调理脏腑，兼顾脾胃。治咳之法，贵在辨证施治，不可一味止咳，反致闭门留寇。

一、感冒咳嗽

感冒咳嗽，多因外感风邪，侵袭肺卫所致。风邪犯肺，肺气失宣，故见咳嗽、咳痰等症。感冒经治，发热恶寒、头痛肢酸、鼻塞流涕等症状减轻或消除，而仍喉痒、咳嗽、咳痰清浠，舌苔白薄脉浮，此类感冒表证渐除而仍咳嗽者，为风邪犯肺，虽经发散，其邪未尽，故仍咳嗽。此时外邪十去八九，而肺气失于宣降，治之之法，重在理肺止咳，微加疏散之品。

止嗽散加减：桔梗、荆芥、紫菀、百部、白前、甘草、橘红、杏仁各10g，此方以荆芥辛平散风，以解未尽之邪，百部、白前、紫菀、杏仁苦温而润以降逆气，甘草、桔梗、橘红利气化痰，以利咽喉。

1. 吴某某，男，32岁，骆驼坳。2012年1月6日初诊。

感冒咳嗽1周，经治发热、恶寒、头身疼痛等症状消除，仍干咳少痰，咽中不适，微胸闷，舌苔白。

诊断：感冒咳嗽。

方药：苏叶10g，杏仁10g，百部10g，款冬花10g，紫菀10g，桔梗10g，甘草10g，贝母10g，黄芩10g，蒲公英30g，白前10g。5剂。

2012年1月11日诊，咳嗽明显好转，宗前方加法半夏10g。6剂告愈。

2. 徐某某，男，66岁，凤山镇。2006年3月15日初诊。

感冒后咳嗽5天，干咳少痰阵作，日轻夜重，双手颤抖，纳呆食少，伴头昏肢软乏力，舌苔白。

诊断：感冒咳嗽。

方药：白重楼15g，桔梗10g，甘草10g，贝母10g，玄参10g，杏仁10g，款冬花10g，百部10g，前胡10g，鱼腥草15g，枇杷叶15g。5剂。

2006年3月20日诊，发热退，咳嗽减轻，仍咽痒，咳少许白痰，舌苔白薄黄，纳呆食少，前方加僵蚕10g，荆芥5g，青果10g。5剂。告愈。

3. 王某某，女，56岁，土门坳。2013年2月27日初诊。

感冒10余天，已打5天吊针，仍咳嗽白痰，微胸闷，伴头昏肢软乏力，腰痛（腰椎病），饮食少（时吞吐酸水），舌苔白，脉弦。

诊断：感冒咳嗽。

方药：柴胡10g，法半夏10g，杏仁10g，款冬花10g，厚朴10g，蒲公英30g，黄芩10g，紫菀10g，防风10g，桔梗10g，沙参15g，白芷10g，川芎10g，生姜5片，红枣5枚。5剂。

4. 杨某某，女，24岁，宜林。2010年8月4日初诊。

产后3个月，感冒半月，当地打针服药少效。现症：咳嗽，痰少，色白，无胸闷，纳食尚可，舌苔白，脉缓。

诊断：感冒咳嗽。

方药：荆芥10g，杏仁10g，桔梗10g，紫菀10g，冬花10g，百部10g，甘草10g，黄芩10g，法半夏10g，蒲公英30g，贝母10g。5剂咳愈。

5. 胡某某，女，39岁，河铺镇。2008年5月28日初诊。

感冒咳嗽20余天，在当地打针，服药少效。现症：每下午发热、咳嗽，干咳少痰、咳白痰量少，肢软腰痛，纳呆食少，欲呕吐，舌苔白厚，脉弦。

诊断：感冒咳嗽。

方药：炙麻黄绒10g，白重楼18g，杏仁10g，僵蚕10g，地龙10g，贝母10g，蒲公英30g，沙参15g，蜈蚣1条，桔梗10g，款冬花10g，黄芩10g。5剂。

2008年6月3日诊，症状减轻，守前方加法半夏10g、炙枇杷叶15g。5剂。

6. 何某某，女，54岁，凤山镇。2017年12月8日初诊。

感冒咳嗽10余天，日轻夜重，干咳少痰，阵作胸闷，纳食一般，舌淡胖边有齿痕，脉缓。

诊断：感冒咳嗽。

方药：沙参30g，炙麻黄10g，桔梗10g，甘草10g，葶苈子10g，僵蚕10g，杏仁10g，款冬花10g，黄芩10g，蒲公英30g，胖大海5g，木蝴蝶10g。5剂。

2017年12月18日诊，咳嗽明显好转，咳嗽白痰，前方加茯苓30g。5剂告愈。

7. 何某某，女，22岁，财政局。1992年5月22日初诊。

感冒咳嗽10余天，发热退，仍干咳少痰，喉中作痒，经中西药治疗未效，症状无明显改善，纳食尚可，舌苔白，脉弦。

诊断：感冒咳嗽。

方药：荆芥 10g，胖大海 4 枚，杏仁 10g，甘草 10g，贝母 10g，法半夏 10g，桔梗 10g，前胡 10g，仙鹤草 12g，青果 10g，百部 10g，麻黄 5g。3 剂。

8. 李某某，男，16 岁，凤山镇。2006 年 4 月 3 日初诊。

咳嗽 20 余天，咳痰白稍稠，纳食尚可，不发热恶寒，咽喉稍红，舌苔白，脉缓。全胸正位拍片提示：右肺中叶节段性肺炎。

诊断：感冒咳嗽。

方药：荆芥 5g，杏仁 10g，百部 10g，白重楼 15g，贝母 10g，紫菀 10g，白前 10g，桔梗 10g，甘草 10g，款冬花 10g，法半夏 10g，鱼腥草 18g。4 剂。

9. 丁某某，女，39 岁，凤山镇。1981 年 11 月 15 日初诊。

感冒咳嗽半个月，夜甚，昨晚咳剧，呕吐痰涎，咳痰白稠，心慌头昏，肢软乏力，脉缓。

诊断：感冒咳嗽。

方药：法半夏 10g，百部 10g，款冬花 15g，杏仁 10g，紫菀 10g，白前 10g，茯苓 15g，甘草 10g，荆芥穗 6g，陈皮 10g，桔梗 10g，生姜 3 片。3 剂。

药后咳嗽轻微，诸证明显减轻，前方续服 3 剂，告愈。

10. 伍某某，女，42 岁，百货。1984 年 6 月 29 日初诊。

感冒咳嗽 20 天，干咳少痰，喉中发痒，不发热，纳呆食少，晚间为甚，影响睡眠，舌苔白。

诊断：感冒咳嗽。

方药：荆芥 10g，白重楼 18g，白前 10g，百部 10g，胖大海 4 枚，延胡索 10g，甘草 10g，青果 10g，贝母 10g，桔梗 12g，蒲公英 18g，法半夏 10g。3 剂。

1984 年 7 月 4 日诊，症状明显好转，继服 3 剂。

二、寒包热证咳嗽

寒包热证为风寒外袭，失治或误治，外寒不解，郁而化热；或因患者素痰热内蕴，又外感风寒而致外寒内热。寒包热证咳嗽，症见：恶寒发热，胸闷气促，咳嗽痰多，痰白质稠，或黄白相兼，舌苔黄腻，脉滑数。治宜宣肺散寒，清热化痰。

自拟习用方：麻黄 10g，南沙参 30g，桑白皮、款冬花、法半夏、甘草、黄芩、苏子、杏仁、白果(炒打)各 10g，仙鹤草、蒲公英各 20g。方中麻黄宣肺散寒，杏仁、桑白皮、苏子止咳祛痰，白果化痰止咳，蒲公英、黄芩清泻肺热，仙鹤草活血止咳，沙参甘凉润肺，甘草调和诸药。

1. 徐某某，女，64 岁，凤山镇。1978 年 5 月 5 日初诊。

咳嗽半月余，阵作连声，咳嗽白痰稍稠，咳甚欲呕，形寒微热，胸闷纳差，舌苔白，脉弦细。胸透：双下肺感染。

诊断：咳嗽(外寒内热)。

方药：麻黄绒 10g，白果 10 枚，黄芩 10g，白重楼 18g，法半夏 10g，杏仁 10g，桑白皮

10g，地龙 10g，款冬花 10g，桔梗 10g，苏子 12g，蒲公英 20g。4 剂。

1978 年 5 月 10 日诊，寒热退，纳食增多，咳嗽减轻，前方加鱼腥草。4 剂。

2. 王某某，女，43 岁，匡河。2009 年 12 月 10 日初诊。

咳嗽半月，胸闷气促，咳嗽白痰，早晚为甚，咳甚遗尿，纳食尚可，不发热，背心怕冷。胸片：心肺未见异常。

诊断：咳嗽（外寒内热）。

方药：炙麻黄 10g，沙参 18g，杏仁 10g，款冬花 10g，蒲公英 30g，地龙 10g，僵蚕 10g，石膏 30g，桔梗 10g，蜈蚣 1 条，黄芩 10g，苏子 15g。6 剂。

2009 年 12 月 21 日诊，咳嗽减轻，仍背心怕冷，宗前方加蝉蜕 6g，去苏子。6 剂。

3. 郭某某，女，23 岁，骆驼坳。2009 年 1 月 16 日初诊。

咳嗽反复年余，在福建做 CT：左下肺炎。现症：形寒微热，咽痒咳嗽，咳白痰，早晚为甚，纳食尚可，舌苔白。

诊断：咳嗽（外寒内热）。

方药：炙麻黄绒 10g，沙参 18g，仙鹤草 20g，杏仁 10g，白重楼 18g，贝母 10g，款冬花 10g，蜈蚣 1 条，蝉蜕 10g，蒲公英 30g，黄芩 10g，僵蚕 10g，葶苈子 10g。6 剂。

2009 年 1 月 20 日诊，咳嗽减轻，前方加红枣 5 枚。6 剂。

4. 何某某，男，54 岁，三里畈。2009 年 5 月 22 日初诊。

咳嗽胸闷，咳痰黄稠月余，口服药物治疗少效；5 月 10 日胸片：肺炎；经打针治疗 8 天仍疗效不显，伴形寒、头昏、肢软乏力，纳呆食少。

诊断：咳嗽（外寒内热）。

方药：炙麻黄 10g，地龙 10g，杏仁 10g，款冬花 10g，沙参 18g，蜈蚣 2 条，僵蚕 10g，桑白皮 10g，贝母 10g，黄芩 10g，桔梗 10g，蒲公英 30g，射干 10g。5 剂。

2009 年 5 月 27 日诊，症状减轻，前方加葶苈子 15g、红枣 5 枚，去射干。6 剂药后调理数日而痊。

5. 冯某某，男，66 岁，凤山镇。2012 年 7 月 7 日初诊。

咳嗽气喘 1 周，早晚为甚，咳痰黄稠，活动喘促加重，无发热，微畏寒，纳食稍差，舌苔白中厚。胸片：①支气管炎伴双肺感染；②右胸膜肥厚性粘连。

诊断：咳嗽（外寒内热）。

方药：炙麻黄 10g，沙参 20g，黄芩 10g，杏仁 10g，葶苈子 10g，款冬花 10g，桑白皮 10g，石膏 30g，桔梗 10g，法半夏 10g，前胡 10g，蒲公英 30g。5 剂。

2012 年 7 月 11 日诊，症状明显减轻，前方加白果 10 枚。5 剂。

6. 凡某某，女，50 岁，凤山镇。2017 年 12 月 28 日初诊。

咳嗽 1 周许，咳痰黄稠，胸闷欲呕，时形寒发热，肢软乏力，纳呆食少，舌苔白。胸片：支气管炎伴肺部感染。

诊断：咳嗽（外寒内热）。

方药：沙参 30g，炙麻黄 10g，杏仁 10g，葶苈子 10g，石膏 30g，黄芩 10g，桑白皮 10g，款冬花10g，桔梗10g，蒲公英30g，甘草10g。6剂。

2018年1月4日诊，药后寒热退，诸证明显好转，前方继服5剂告痊。

7. 杨某某，男，40岁，三里畈。2004年8月2日初诊。

发热恶寒3～4天，咳嗽黄稠痰，伴胸闷，头昏肢软。X线钡餐示：十二指肠球炎；X胸片示：考虑右中叶段肺炎；肝功能：总胆红素16.71μmol/L。

诊断：咳嗽（外寒内热）。

方药：麻黄10g，石膏40g，黄芩10g，白重楼15g，蒲公英30g，胆星6g，杏仁10g，沙参15g，甘草10g，桔梗10g，桑白皮10g，白果10g。5剂。

8. 潘某某，男，60岁，北丰。2002年8月19日初诊。

形寒怕冷，胸闷痛，咳嗽黄稠痰，咯血4次，易出汗，胸透正常。血常规正常；血沉76mm/h。

诊断：咳嗽（外寒内热）。

方药：炙麻绒10g，石膏30g，沙参18g，仙鹤草18g，葶苈子10g，桑白皮10g，红枣10枚，款冬花10g，白重楼8g，黄芩10g，法半夏10g，贝母10g。4剂。

2002年8月23日诊，诸证减轻，前方继服4剂。

9. 陈某某，男，77岁，七里牌。2003年1月18日初诊。

发热恶寒咳嗽10余天，白痰质稠，胸闷，纳呆食少，舌苔白脉缓。X胸片：支气管炎疾患。

诊断：咳嗽（外寒内热）。

方药：炙麻黄绒8g，地龙10g，黄芩10g，杏仁10g，白重楼18g，贝母10g，葶苈子10g，白果10枚，法半夏10g，沙参10g，款冬花10g，甘草10g，蒲公英20g。5剂寒热退，咳嗽减轻，前方续服5剂。告愈。

10. 胡某某，女，69岁，浠水。2008年8月8日初诊。

形寒发热，咳嗽月余，经当地治疗少效。现症：晚9点左右形寒发热，或盗汗，自汗，咳嗽胸闷，咳痰白或稀稠，气促活动加甚，饮食少，肢软乏力，舌质红苔白中厚，脉弦。胸片：支气管肺炎；血常规：正常；血压110/75mmHg。

诊断：咳嗽（外寒内热）。

方药：炙麻黄10g，沙参18g，白重楼18g，石膏30g，黄芩10g，桑白皮10g，白果10g，蒲公英30g，杏仁10g，款冬花10g，葶苈子10g，红枣5枚。5剂。

2008年8月15日诊，寒热除，咳嗽明显减轻，宗前方续服5剂。

三、肺热咳嗽

肺热咳嗽多为感受风温之邪而发病，即温病学所说“温邪上受，首先犯肺”。风温壅遏，痰热交阻于肺；或恣食酒酪、辛辣肥甘，湿热蕴结，炼液成痰，上蒸于肺，肺失清肃。症见：咳嗽气促，胸闷不舒，痰稠而黄，咳吐不爽，口苦咽干，舌红苔黄或黄腻，脉滑或数。治宜肃肺清热，化痰止咳。

自拟习用方：炙麻黄10g，南沙参30g，石膏30g，甘草10g，葶苈子10g，杏仁10g，蒲公英30g，黄芩10g，苇茎20g，桃仁10g，随症加减。方中炙麻黄宣肺平喘，石膏、黄芩清肺热，杏仁、葶苈子、蒲公英化痰止咳，沙参养阴润肺。

1. 范某某，男，65岁，三里畈。2016年2月19日初诊。

咳嗽3个月，咳黄稠痰，干咳少痰，胸闷气促，饮食尚可，睡眠差。X线片示：右下肺感染、占位性病变？

诊断：肺热咳嗽。

方药：沙参30g，炙麻黄10g，石膏40g，杏仁10g，款冬花10g，桔梗10g，葶苈子10g，海蛤10g，黄芩10g，苏子15g，桑白皮10g，蜈蚣2条。6剂。

2016年3月4日诊，病情稳定，前方加白花蛇舌草20g、贝母10g。10剂。

2016年4月1日诊，咳嗽黄稠痰，守前方5剂。

2. 王某某，男，41岁，凤山镇。2014年5月15日初诊。

间断咳嗽月余，原肺TB(X光片：左上肺TB钙化)。现症：咳嗽，微胸闷，咳黄稠痰，盗汗，饮食少，肢软乏力，舌苔白。X光片：支气管炎，双下肺感染。

诊断：肺热咳嗽。

方药：炙麻黄10g，黄芩10g，蒲公英30g，桔梗10g，法半夏10g，石膏40g，白果10枚，杏仁10g，桑白皮10g，葶苈子10g，紫菀10g，款冬花10g，沙参30g。5剂。

2014年5月22日诊，咳嗽减轻，前方去款冬花。5剂。

3. 贺某某，男，55岁，骆驼坳。2009年7月30日初诊。

胸前疼痛，咳嗽，咳黄痰，时带血丝伴头昏肢软乏力，纳呆食少，无潮热出汗。胸片：慢支肺气肿，双下肺感染。

诊断：肺热咳嗽。

方药：炙麻黄10g，沙参18g，杏仁10g，石膏40g，款冬花10g，甘草10g，栝蒌皮10g，栝蒌仁10g，蒲公英30g，贝母10g，薤白10g，桑白皮10g，仙鹤草20g，黄芩10g。6剂。

4. 石某某，女，56岁，古庙河。2003年7月14日初诊。

复7月7日诊，咳嗽减轻，咳痰少许，时而痰中带血，精神转好，下肢浮肿减退，脉弦细。今胸片示：肺炎。

诊断：肺热咳嗽。

方药：沙参20g，葶苈子15g，仙鹤草15g，石膏40g，炙麻黄绒8g，贝母10g，海浮石5g，栝蒌仁12g，鱼腥草20g，苇茎15g，黄芩15g，桃仁10g，桔梗10g，红枣5枚。5剂。

5. 叶某某，女，15岁，白莲。2007年5月28日初诊。

形体消瘦矮小，发热咳嗽10余天，当地医院打针未效。现症：咳嗽，头昏肢软乏力，舌苔白。胸片：支气管炎并双下肺感染性病变，右下大叶性肺炎。尿常规正常。

诊断：肺热咳嗽。

方药：炙麻黄5g，石膏30g，黄芩10g，杏仁10g，贝母10g，款冬花10g，桑白皮10g，芦根15g，甘草10g，蒲公英20g，葶苈子10g，红枣5枚。3剂。

6. 叶某某，女，59岁，白莲乡。2008年2月22日初诊。

咳嗽胸闷10余天，咳黄白痰，痰中带血二口，右胸上疼痛，伴形寒发热，时汗多。全胸片：右下肺炎。

诊断：肺热咳嗽。

方药：麻黄10g，石膏40g，桑白皮10g，杏仁10g，甘草10g，蒲公英30g，贝母10g，白重楼15g，沙参18g，葶苈子10g，红枣5枚。5剂。

7. 翁某某，男，25岁，凤山镇。1998年1月7日初诊。

咳嗽2年，时轻时重，加重3天，咳黄稠痰呈铁绿色，鼻塞，不发热，恶寒，纳食尚可。X光片：右下肺炎。

诊断：肺热咳嗽。

方药：炙麻黄10g，石膏40g，芦根12g，黄芩10g，葶苈子10g，杏仁10g，蒲公英30g，桔梗12g，甘草10g，鱼腥草18g，桃仁10g。7剂。

8. 盛某某，女，28岁，凤山镇。2000年6月27日初诊。

咳嗽4个月，咳嗽黄稠痰，微胸闷，咽痒，不恶寒发热，时或头痛，甚则呕吐，舌苔白，脉弦。X光片：支气管炎。

诊断：肺热咳嗽。

方药：麻黄10g，沙参15g，石膏40g，白重楼18g，白果12枚，款冬花10g，杏仁10g，法半夏10g，百部10g，黄芩10g，蒲公英20g，仙鹤草15g。4剂。

9. 陈某某，女，57岁，浠水。2007年7月18日初诊。

咳嗽10天，咳黄稠痰，咳甚欲呕，伴头昏肢软乏力，饮食少，胃脘胀塞，舌苔白厚。胸片：支气管炎并右下肺感染；胃镜：慢性胃炎，胃下垂2度。

诊断：肺热咳嗽。

方药：炙麻黄8g，白重楼15g，杏仁10g，砂仁10g，石膏30g，蒲公英20g，桑白皮10g，甘草10g，沙参15g，款冬花10g，贝母10g。5剂。

10. 瞿某某，男，48岁，白莲。2009年9月5日初诊。

肢软乏力，咳嗽白痰，下午发热(半月余)，纳呆食少，时胃脘部胀塞，口干苦，舌苔白稍厚。胸部CT：肺部感染性病变。

诊断：肺热咳嗽。

方药：炙麻黄10g，石膏40g，沙参15g，蒲公英30g，桔梗10g，葶苈子10g，杏仁10g，甘草10g，金银花15g，红枣5枚，白重楼10g，黄芩10g。5剂。

2009年9月14日诊，症状减轻，宗前方加款冬花10g。6剂。

四、喉源性咳嗽

喉源性咳嗽，多因邪热袭肺，上犯咽喉，宣降失司，咽喉不利所致。症见：咽喉发痒，咳嗽连声，干咳无痰或少许黄白稠痰，咳剧欲呕，早晚为甚，脉多弦、缓或略数，舌苔薄黄。治宜清肺利咽，兼顾化痰止咳。

青安甘桔汤(自拟习用方):青果、前胡、百部、杏仁、甘草、桔梗各10g,白重楼、蒲公英各15g,安南子(胖大海)5g。方中青果苦寒,“敛肺降火……治痰咳嗽喘急,确有减少痰涎及止咳作用”;安南子性味甘寒,清热宣肺,为感冒咳嗽有效药,也可用于慢性咳嗽,适用于“热嗽干咳无痰证”;蒲公英、白重楼苦寒清热;百部、杏仁润肺止咳;桔梗、甘草宣肺而利咽,前胡清肺热以化痰。诸药共奏清肺止咳之功。或加沙参,炙麻黄、木蝴蝶、僵蚕,可增疗效。

1. 丁某某,男,21岁,凤山镇。2009年7月30日初诊。

去年咳嗽反复发作3～4个月,今又咳作2周,咳痰少,咽喉滤泡增生。2009年5月4日县医院胸片:未见异常。

诊断:咳嗽(喉源性咳嗽)。

方药:炙麻黄8g,沙参18g,僵蚕10g,桔梗10g,甘草10g,青果10g,款冬花10g,贝母10g,胖大海5g,蒲公英30g,黄芩10g,牛蒡子10g。5剂。

2009年8月7日诊,咳嗽明显好转,宗前方加木蝴蝶10g、玄参10g,去款冬花。6剂。

2. 闵某某,男,44岁,凤山镇。2007年12月12日初诊。

咳嗽2个月余,咽痒少痰,白痰,遇冷风加重,饮食尚可,无胸闷感。

诊断:咳嗽(喉源性咳嗽)。

方药:贝母10g,白重楼15g,僵蚕10g,青果10g,胖大海5g,沙参15g,炙麻黄8g,蜈蚣1条,桔梗10g,玄参15g,地龙10g,石苇20g,蒲公英30g,木蝴蝶10g。6剂。

2008年1月7日诊,服药后症状减轻。现症:时咳嗽,胸闷,前方去胖大海,青果,木蝴蝶,加款冬花10g,桑白皮10g,全蝎5g。6剂。

2008年1月16日诊,间断咽痒干咳,宗前方加蝉蜕10g,贝母10g。6剂。告愈。

3. 刘某某,女,17岁,平湖。2008年2月20日初诊。

咳嗽反复发作3年,又咳嗽月余,咳嗽黄白痰,微胸闷,咽痒,常觉咽中有物梗,舌苔白,脉缓,咽喉壁滤泡增生。2008年2月20日全胸片:支气管炎。

诊断:咳嗽(喉源性咳嗽)。

方药:炙麻黄10g,沙参15g,杏仁10g,僵蚕10g,贝母10g,白重楼15g,黄芩10g,百部15g,桔梗10g,甘草10g,玄参15g,蒲公英20g,青果10g。5剂。

2008年3月1日诊,症状稍减,前方加全蝎5g、山豆根10g、蒲公英30g、胖大海5g,去杏仁、百部。6剂。

4. 熊某某,男,28岁,凤山镇。2009年12月7日初诊。

咽中不适,咳嗽月余,黄白稠痰(曾带血两次),日轻夜重,背冷加重,甚则阵作连声。2009年12月6日胸片:未见异常;血常规正常。

诊断:咳嗽(喉源性咳嗽)。

方药:炙麻黄绒10g,杏仁10g,甘草10g,黄芩10g,桔梗10g,贝母10g,蒲公英30g,青果10g,牛蒡子10g,木蝴蝶10g,沙参15g,僵蚕10g,玄参10g。6剂。

2009年12月28日诊，咳嗽明显好转，咳少许黄痰，宗前方加胖大海5枚，去木蝴蝶。6剂。

5. 徐某某，女，58岁，骆驼坳。2009年2月12日初诊。

素有咳嗽约10余年，咽痒干咳，少痰，纳食尚可，咳甚连声，咽喉部滤泡增生。

诊断：咳嗽(喉源性咳嗽)。

方药：青果10g，桔梗10g，僵蚕10g，款冬花10g，甘草10g，地龙10g，蒲公英30g，贝母10g，白重楼15g，胖大海5枚，木蝴蝶10g，百部10g。6剂。

2009年2月25日诊，咳嗽明显减轻，少痰，宗前方加炙麻黄8g、玄参15g，去木蝴蝶。6剂。

6. 戴某某，女，38岁，麻纺厂。2008年9月18日初诊。

咽中不适、咳嗽白稠痰3天，今声音变嘶哑，自购板蓝根、维C银翘片、金嗓子等少效，咽喉壁滤泡增生，哺乳期(小孩7月)。

诊断：咳嗽(喉源性咳嗽)。

方药：蒲公英30g，胖大海5g，青果10g，桔梗10g，甘草10g，玄参10g，僵蚕10g，朱砂10g，蝉蜕10g，贝母10g，白重楼15g，款冬花10g。4剂。

2008年9月23日诊，声音恢复，现咳嗽黄稠痰。方药：炙麻黄8g，石膏30g，蒲公英30g，白重楼15g，杏仁10g，贝母10g，款冬花10g，僵蚕10g，桔梗10g，桑白皮10g，沙参15g。4剂告愈。

7. 方某某，女，24岁，凤山镇。2010年10月4日初诊。

咳嗽持续1年余，咳痰白或黄，伴胸闷，咽痒，或阵作连声，如闻油烟味、煤烟加重，如背心冷易咳作，月经正常。全胸片示：支气管炎。

诊断：咳嗽(喉源性咳嗽)。

方药：炙麻黄绒10g，贝母10g，青果10g，桔梗10g，杏仁10g，僵蚕10g，冬花10g，蝉蜕10g，白重楼15g，木蝴蝶10g，沙参20g，葶苈子10g。6剂。

2010年10月11日诊，咳嗽减轻，前方加蜈蚣2条、红枣5枚、甘草10g、地龙10g，去木蝴蝶、牛蒡子、白重楼。6剂。

8. 瞿某某，女，44岁，黄冈。2012年3月8日初诊。

咳嗽2个月余，咽痒干咳无痰，纳食尚可，多食胃胀，咽喉壁滤泡增生，舌苔白。

诊断：咳嗽(喉源性咳嗽)。

方药：沙参30g，炙麻黄绒10g，贝母10g，桔梗10g，青果10g，甘草10g，胖大海5g，款冬花10g，玄参15g，僵蚕10g，木蝴蝶10g，蒲公英30g。6剂。

2012年3月16日诊，症状明显减轻，仍干咳少痰(轻)，前方加杏仁10g、牛蒡子10g，去玄参。6剂。

9. 徐某某，女，48岁，浠水。2012年4月16日初诊。

咳嗽2个月，经治疗少效。现症：干咳少痰，胸闷，纳食尚可，咽部暗红，舌苔白稍厚。现胸片：支气管炎。

诊断：咳嗽(喉源性咳嗽)。

方药：沙参30g，炙麻黄10g，杏仁10g，桔梗10g，青果10g，僵蚕10g，贝母10g，款冬花10g，胖大海5枚，木蝴蝶10g，甘草10g，蒲公英30g。6剂。

2012年4月27日诊，药后咳止，要求巩固疗效，前方加蜈蚣2条，地龙10g、黄芩10g，去胖大海、青果。6剂。

10. 王某某，男，16岁，浠水。2012年7月2日初诊。

咳嗽年余，咽痒即作，少许白痰，经治疗少效，咽喉壁滤泡增生。2012年6月25日，浠水县人民医院胸片：支气管炎；血常规：正常。

诊断：咳嗽(喉源性咳嗽)。

方药：炙麻黄10g，沙参30g，贝母10g，桔梗10g，甘草10g，玄参15g，僵蚕10g，青果10g，胖大海5枚，蒲公英30g，杏仁10g，木蝴蝶10g。6剂。

2012年7月12日诊，症状明显好转，守前方加牛蒡子10g。7剂。

五、呛咳(咳嗽变异性哮喘)

咳嗽变异性哮喘是指以慢性咳嗽为主要或唯一症状的一种特殊类型哮喘，虽然本病以顽固性干咳少痰为主要临床表现，但是其病理、生理改变与哮喘病一样，也是持续气道炎症反应与气道高反应性，所以一般的止咳化痰药物临床效果较差。患者就诊时多已经用过一段时间的抗生素和止咳化痰药治疗，但无效，而应用糖皮质激素则可缓解。咳嗽变异性哮喘是以咳嗽为唯一症状，缺乏临床特异性，易误诊为支气管炎，如果不及时治疗，部分患者可发展成为典型的哮喘。本病属中医内伤咳嗽中的“呛咳”“顽咳”范畴，是因脏腑功能失调、内邪犯肺，导致肺的宣发肃降功能失调而引起反复发作的顽固性咳嗽。临床主要表现为长期顽固性干咳，或呈持续、反复、阵发性呛咳，无痰或少量白黏痰，一般咳嗽比较厉害，夜间或凌晨咳嗽为甚，常伴咽痒、鼻塞、胸闷、气促等症状。治宜解痉平喘，止咳化痰。

蝉麻镇咳汤：蝉蜕、炙麻黄、僵蚕、川贝母、葶苈子、桔梗、百部、地龙、蜈蚣、南沙参、白重楼。方中蝉蜕、僵蚕、地龙、蜈蚣通络化痰，解痉平喘；久咳易伤肺阴，故重用南沙参润肺养阴，又兼制麻黄之温燥；炙麻黄宣肺平喘；百部、川贝母、桔梗化痰止咳；葶苈子、白重楼平喘化痰，诸药共奏解痉平喘，止咳化痰之效。

1. 丁某某，女，35岁，三里畈。2005年3月9日初诊。

咳嗽持续不断，时轻时重年余，白痰不多，甚则阵作连声，伴胸闷，纳食、精神尚可。X胸片示：支气管炎。

诊断：咳嗽(呛咳)。

方药：沙参18g，蜈蚣1条，全蝎5g，贝母10g，炙麻黄8g，蝉蜕10g，玄参15g，酸枣仁10g，葶苈子12g，大枣5枚，白重楼15g，僵蚕10g，款冬花10g。6剂。

2005年3月16日诊，症状减轻，前方去贝母、葶苈子、蝉蜕、大枣，加桑白皮10g，地龙10g,石苇20g,麻黄10g,侧柏叶10g。6剂。

2. 林某某,男,52岁,凤山镇。2006年10月20日初诊。

素有咳嗽,每年秋冬发作,间断发作20余年。现症:易于感冒,不耐作劳,常咳嗽,咽痒即做,闻异常气味多诱发,咳甚微喘,时肢软乏力,腰痛,饮食尚可,口干,舌体稍腻,边有点齿痕,苔白,脉弦细,血压120/80mmHg。

诊断:咳嗽(呛咳)。

方药:熟地150g,蛤蚧3对,贝母50g,沉香50g,胡桃仁50g,补骨脂50g,枣皮60g,款冬花50g,桑白皮50g,山药60g,茯苓80g,红参100g,丹皮50g,鹿胶80g,炙麻黄50g,地龙60g,蜈蚣30条,全蝎30g,僵蚕50g,五味子50g,桃仁50g,黄芪250g,三七60g,甘草50g,砂仁50g,佛手50g,做小蜜丸。

2018年2月20日诊,药后咳嗽未作,要求巩固疗效,宗前方仍作蜜丸继服。

3. 郑某某,女,50岁,凤山镇。2011年10月7日初诊。

咽痒干咳少痰,如遇煤烟、油烟易引作,甚则阵作,咽喉滤泡增生,纳食一般,停经3个月,血压140/80mmHg患高血压4年。

诊断:咳嗽(呛咳)。

方药:沙参20g,炙麻黄绒8g,贝母10g,黄芩10g,胖大海5枚,青果10g,杏仁10g,桔梗10g,僵蚕10g,蜈蚣1条,地龙10g,蒲公英30g,木蝴蝶10g。5剂。

2011年11月1日诊,咳嗽明显好转,前方加葶苈子10g,去木蝴蝶。6剂。

4. 郭某某,女,47岁,白莲河。2011年12月8日。

咳嗽2个月,咽痒即作,微胸闷,如闻及冷风、油烟等易发作,经治多次均少效。子宫息肉手术后,血仍未止。

诊断:咳嗽(呛咳)。

方药:沙参20g,麻黄绒10g,僵蚕10g,蜈蚣2条,贝母10g,款冬花10g,杏仁10g,桔梗10g,苏子15g,地龙10g,葶苈子10g,红枣5枚,仙鹤草20g。5剂。

2011年12月27日诊,咳喘止,现盗汗,方药:黄芪30g,防风10g,白术10g,生地20g,麦冬10g,煅牡蛎50g,五味子10g,黄芩10g,红枣10枚,浮小麦50g。5剂。

2012年3月7日诊,咳嗽,盗汗症状减轻,纳食不多,舌苔白厚,口苦。方药:蛤蚧2对,黄芪150g,三七50g,丹参50g,砂仁50g,茯苓50g,佛手50g,当归50g,白芍50g,生地50g,熟地50g,丹皮30g,枣皮50g,山药50g,阿胶、鹿胶、龟胶各50g,红枣100g,做小蜜丸。

5. 雷某某,女,43岁,大崎。2012年1月18日初诊。

咳嗽又作2个月(每年冬季后常发作),干咳少痰,日轻夜重,连声阵作,咽痒,闻油烟等易引发,经治疗无效。

诊断:咳嗽(呛咳)。

方药:炙麻黄绒10g,沙参20g,款冬花10g,僵蚕10g,蜈蚣2条,杏仁10g,贝母10g,桔梗10g,黄芩10g,葶苈子10g,蒲公英30g,甘草10g。6剂。

2012.01.31诊，症状减轻，前方加乌梅10g，青果10g，胖大海5g，去贝母。6剂。

6. 侯某某，男，21岁，北丰。2012年1月4日初诊。

咳嗽约2个月，现症：咽痒咳嗽，咳白稠痰，日轻夜重，咳声连作，纳食尚可，舌苔白。胸片：支气管炎。

诊断：咳嗽（呛咳）。

方药：沙参20g，炙麻黄10g，杏仁10g，僵蚕10g，蜈蚣2条，款冬花10g，黄芩10g，蒲公英30g，甘草10g，葶苈子10g，桔梗10g，贝母10g。6剂。

2012年1月11日诊，咳嗽明显好转，前方加法半夏10g。6剂。

7. 王某某，女，57岁，凤山镇。2014年6月23日初诊。

咳嗽2个月，晚间咳甚，咽中不适，痒即咳作，如闻油烟、煤烟等易作，胸闷，咳甚遗尿，舌苔白薄，脉弦。

诊断：咳嗽（呛咳）。

方药：沙参30g，炙麻黄绒10g，蝉蜕10g，蜈蚣2条，僵蚕10g，款冬花10g，地龙10g，葶苈子10g，黄芩10g，杏仁10g，胖大海5g，牛蒡子10g。5剂。

2014年7月3日诊，服前药后咳嗽明显好转，昨晚吃荔枝导致咳嗽，宗6月23日方服用6剂。

8. 朱某某，女，47岁，胜利街。2015年9月9日初诊。

咳嗽3～4个月，经治疗无效。现症：咽痒即作，咳嗽连声，咳甚呕吐白痰，如闻油烟等加重，1个月前CT、X光片、喉镜均未见异常，饮食尚可，舌苔白。

诊断：咳嗽（呛咳）。

方药：沙参30g，炙麻黄10g，蜈蚣2条，僵蚕10g，款冬花10g，葶苈子10g，黄芩10g，法半夏10g，苏子10g，芥子10g，桔梗10g，胖大海5g。6剂。

2015年9月15日诊，咳嗽减轻，肢软乏力，前方去苏子、芥子，加木蝴蝶10g、百部10g、贝母10g。6剂。

9. 杨某某，男，74岁，凤山镇。2016年6月6日初诊。

咳嗽反复发作30余年，今年4月29日中风。现症：呛咳，咳清稀泡沫涎痰，舌苔白。素有糖尿病。

诊断：咳嗽（呛咳）。

方药：沙参30g，炙麻黄10g，干姜5g，五味子10g，细辛3g，僵蚕10g，蜈蚣2条，蒲公英30g，苏子15g，葶苈子10g，款冬花10g，法半夏10g。6剂。

2016年6月13日诊，症状明显好转，前方继服6剂。

2016年6月20日诊，症状稳定，前方加海蛤粉12g。6剂。

10. 史某某，女，61岁，凤山镇。2017年8月2日初诊。

咳嗽胸闷气喘月余，2017年7月18日罗田县人民医院CT平扫：支气管炎合并双肺少许感染，经西药打针8天，症状稍减。现症：干咳连声阵作，甚则欲呕，少许白痰，无发热恶寒，日轻夜重，晚间连咳3～4小时，鼻不闻香臭，舌苔白。

诊断：咳嗽(呛咳)。

方药：沙参 30g，炙麻黄 10g，杏仁 10g，蜈蚣 3 条，地龙 10g，葶苈子 10g，海蛤粉 15g，款冬花 10g，黄芩 10g，僵蚕 10g，蒲公英 30g，蝉蜕 10g。6 剂。

2017 年 8 月 15 日诊，咳嗽明显减轻，现时胸闷嗅觉好转，前方加白重楼 15g。6 剂。

六、痰湿咳嗽

痰湿咳嗽，多因脾失健运，聚湿生痰，痰湿阻肺，肃降失司所致，若兼受寒邪，形成寒饮内停。症见：咳声重浊，咳嗽痰多，胸闷，咳白色泡沫清稀涎痰，舌淡苔白滑。“脾为生痰之源，肺为贮痰之器”，治宜健脾燥湿，温肺化痰。

自拟习用方：麻黄 10g，南沙参 30g，细辛 3g，干姜 6g，五味子、苏子、芥子、莱菔子、甘草、法半夏、杏仁各 10g，茯苓 30g，随证加减。方中麻黄宣肺散寒，细辛、干姜温肺化痰，五味子、苏子、芥子等药健脾燥湿。

1. 胡某某，男，58 岁，凤山镇。2015 年 10 月 19 日初诊。

咳嗽 4 年，治疗无效。现症：咳嗽胸闷，咳痰白清稀涎痰，动则气促，饮食尚可，时胃胀不适，舌质稍暗，苔白薄，脉缓。

诊断：痰湿咳嗽。

方药：沙参 30g，炙麻黄 10g，杏仁 10g，苏子 15g，芥子 15g，干姜 3g，五味子 10g，细辛 3g，法半夏 10g，葶苈子 10g，款冬花 10g，黄芩 10g，地龙 10g。6 剂。

2015 年 10 月 27 日诊，症状减轻，胃胀、咳喘，前方加牙皂 3g。6 剂。

2. 徐某某，男，54 岁，骆驼坳。2012 年 3 月 30 日初诊。

咳白痰 20 天，时胸闷，咳痰白稠，纳食差，时形寒发热。胸片：支气管炎。

诊断：痰湿咳嗽。

方药：炙麻黄 10g，干姜 5g，五味子 10g，细辛 3g，法半夏 10g，杏仁 10g，茯苓 30g，陈皮 10g，桔梗 10g，黄芩 10g，蒲公英 30g，莱菔子 15g，沙参 20g。5 剂。

2012 年 4 月 5 日诊，症状较前减轻，前方加苏子 15g、石膏 30g，去莱菔子、黄芩。5 剂。

3. 郝某某，女，73 岁，安徽。2016 年 1 月 15 日初诊。

咳嗽 3 年，咳白色泡沫痰，胸闷气促，活动加重，饮食尚可，舌苔白。去年 CT：胸肺未见异常。

诊断：痰湿咳嗽。

方药：炙麻黄 10g，杏仁 10g，干姜 5g，五味子 10g，细辛 3g，苏子 15g，僵蚕 10g，蜈蚣 2 条，葶苈子 10g，沙参 30g，百部 10g，芥子 15g，黄芩 10g。6 剂。

2016 年 2 月 1 日诊，症状减轻，前方去葶苈子，加白重楼 15g。6 剂。

2016 年 2 月 25 日诊，症状好转，宗 2 月 1 日方。7 剂。

2016 年 7 月 6 日诊，症状明显好转，精神好，饮食增。要求巩固疗效，做丸药缓调：

蛤蚧3对，鹿胶80g，苏子80g，芥子80g，葶苈子50g，炙麻黄50g，干姜30g，细辛20g，五味子50g，黄芪200g，熟地180g，枣皮60g，砂仁60g，款冬花60g，红枣100g，陈皮60g，做小蜜丸。

2016年10月14日诊，除偶尔感冒或咳嗽几天外，余无异常，其子特从安徽来罗田，要求仍做丸防治，宗前方加法半夏50g、桑白皮60g、茯苓80g、地龙50g，仍做小蜜丸。

2017年7月5日诊，要求巩固疗效，前方加法半夏50g、茯苓100g、厚朴50g、甘草50g，做小蜜丸续服。

4. 王某某，女，56岁，骆驼坳。2011年12月22日初诊。

咳嗽2个月，咳白清稀涎痰，胸闷活动气促，日轻夜重，如闻各种烟味等易作或加重，纳食尚可，易于感冒，舌苔白。

诊断：痰湿咳嗽。

方药：炙麻黄10g，沙参20g，细辛3g，五味子10g，干姜5g，僵蚕10g，地龙10g，苏子15g，葶苈子10g，蜈蚣2条，款冬花10g，杏仁10g，蒲公英30g。6剂。

2011年12月29日诊，咳嗽减轻，前方，加法半夏10g。6剂。

5. 蔡某某，女，53岁，凤山镇。2014年5月28日初诊。

咳嗽反复发作7～8年，咳痰多白涎痰（多次CT、X光片未见异常），咽痒，近几天咳黄白稠痰，胸闷，上坡或急走气促，饮食尚可。

诊断：痰湿咳嗽。

方药：沙参30g，炙麻黄10g，葶苈子10g，苏子15g，黄芩10g，芥子15g，杏仁10g，石膏40g，僵蚕10g，蜈蚣3条，干姜3g，五味子10g，细辛3g。6剂。

2014年6月4日诊，症状减轻，前方加蒲公英30g。6剂。

6. 秦某某，女，56岁，大河岸。2006年3月22日初诊。

咳嗽7年，加重3年。现症：咳嗽咽痒即作，闻油烟即作，咳嗽白痰涎沫，舌苔白。

诊断：痰湿咳嗽。

方药：炙麻黄10g，白重楼18g，地龙10g，蜈蚣1条，全蝎5g，石苇20g，干姜6g，细辛3g，五味子6g，射干10g，杏仁10g，沙参15g，石膏30g。6剂。

2006年4月10日诊，症状稍减，仍咳嗽白涎痰，前方加苏子15g、桑白皮10g，去石苇20g。5剂。

7. 李某某，男，71岁，白莲乡。2008年2月22日初诊。

咳嗽气喘，胸闷活动加重，咳嗽白清稀白泡沫痰月余，纳食尚可。全胸片：右上肺结核。

诊断：痰湿咳嗽。

方药：炙麻黄10g，干姜3g，细辛3g，杏仁10g，沙参18g，法半夏10g，白重楼15g，百部15g，茯苓30g，桔梗10g，五味子10g，地龙10g。5剂。

2008年2月28日诊，症状减轻，时心烦，前方加黄芪20g，麦冬10g。5剂。

8. 文某某，女，40岁，河铺。2009年2月7日初诊。

咳嗽4个月余，咽痒即咳，咳痰白清稀，时胸闷，纳食尚可，早晚为甚，舌苔白，脉弦。胸片：支气管周围炎。

诊断：痰湿咳嗽。

方药：炙麻黄绒10g，干姜5g，五味子10g，细辛3g，白重楼15g，法半夏10g，射干10g，杏仁10g，地龙10g，蜈蚣1条，沙参18g，款冬花10g，僵蚕10g。6剂。

2009年2月21日复诊，咳嗽减轻，咽干，宗前方：加茯苓30g，陈皮10g。6剂。

9. 江某某，男，52岁，叶家河。2010年1月28日初诊。

咳嗽3个月，日轻夜重，咳痰白或清稀痰涎，微胸闷，经西药治疗少效。现症：背心怕冷，咳嗽，咽痒，舌苔白，脉弦。

诊断：痰湿咳嗽。

方药：炙麻黄10g，杏仁10g，法半夏10g，沙参18g，桔梗10g，僵蚕10g，蜈蚣2条，冬花10g，蒲公英30g，甘草10g，细辛3g，五味子10g，干姜5g。5剂。

2010年3月1日诊，服药后咳止，昨又咳嗽，咳痰白清稀，咽痒，背心怕冷，宗前方加茯苓30g。5剂。

10. 毛某某，男，58岁，匡河。2012年8月23日初诊。

咳嗽3～4年，近2年日渐加重，活动稍剧则喘促胸闷，背心怕冷，早晨咳嗽为甚，咳白色泡沫痰涎，时胃脘部胀痛，舌苔白，脉沉滑。2012年4月19日罗田县人民医院胸片：支气管炎。

诊断：痰湿咳嗽。

方药：炙麻黄10g，沙参20g，干姜3g，五味子10g，细辛3g，杏仁10g，法半夏10g，苏子15g，芥子10g，款冬花10g，黄芩10g，蒲公英30g。6剂。

2012年9月25日诊，症状明显好转，守前方6剂。

七、肺燥咳嗽

肺燥咳嗽，多因燥邪伤肺，津液被烁，肺阴亏虚，肺失滋养所致。症见：久咳少痰，痰如线粉，不易咳出，或干咳无痰，口鼻干燥、咽干，舌红少苔，脉细数。治宜养阴清肺、化痰止咳，可用清燥救肺汤或沙参麦冬汤加减。

百花止咳汤：炙百合、炙款冬花、炙桑白皮、炙枇杷叶、川贝母、炒杏仁各10g，沙参、莱菔子（炒）各20g。水煎2次，共取药液300mL，加冰糖50～100g，文火熬冰糖熔化为度，分4次，徐徐咽服。方中沙参养阴润肺；炙百合、炙冬花润肺止咳；炙桑白皮、杏仁、枇杷叶、贝母、炒莱菔子利气、化痰、止咳；冰糖甘温，润肺生津。

1. 高某某，男，21岁。1979年10月4日初诊。

口唇鼻干燥，皮肤干燥，每日下午自觉发热，舌淡正常，咳而少痰，脉右稍滑左弦。

诊断：肺燥咳嗽。

方药：桑叶10g，麦冬10g，杏仁10g，栀皮6g，沙参12g，甘草10g，茯苓10g，砂壳6g，陈皮6g,贝母10g,红枣3枚。4剂。

1979年10月8日热退咳减,前方续服4剂。

2. 周某某,男,28岁,骆驼坳。2003年1月4日初诊。

咳嗽半月余,多为早晨阵作,咳痰稠黏少,时带血丝伴胸闷已3～4年,多次胸片未见异常。

诊断:肺燥咳嗽。

方药:沙参18g,玄参12g,杏仁10g,百部10g,前胡10g,桔梗10g,甘草10g,白重楼18g,地龙10g,僵蚕10g,桑叶8g,款冬花10g。4剂。

2003年1月9日诊,咳嗽减轻,续服4剂。

3. 刘某某,女,47岁,鞋业社。1980年12月22日初诊。

头部发热、发晕,口干咽喉干,唇干鼻燥,干咳少痰,四肢恶寒(足冷),脉缓细。

诊断:肺燥咳嗽。

方药:桑叶10g,山栀8g,玄参10g,杭菊10g,贝母10g,白前10g,沙参10g,甘草10g,百部10g,薄荷10g,桔梗10g,紫菀10g。2剂。

4. 徐某某,男,32岁,书店。1981年1月27日初诊。

咽中干痛10余天,鼻干唇干,舌苔白薄,脉缓。

诊断:肺燥咳嗽。

方药:沙参15g,桔梗10g,黄芩10g,麦冬10g,牛蒡子10g,陈皮10g,薄荷10g,生地15g,甘草10g,桑叶10g。3剂。

5. 胡某某,女,43岁。1979年8月21日初诊。

手足心发热,口干苦,咳嗽黄白痰,饮食少,时盗汗,肢软无力,舌苔白腻,脉缓。

诊断:肺燥咳嗽。

方药:沙参15g,麦冬10g,五味子10g,生地15g,丹参10g,青蒿10g,地骨皮10g,贝母10g,白前10g,茯苓18g,杏仁10g,胡黄连10g。5剂。

6. 鄂某某,女,46岁。1980年5月10日初诊。

咳嗽白痰,气喘,欲呕,口干苦,五心发热,头昏心慌,气短,不思饮食,神疲消瘦,舌淡,脉细。

诊断:肺燥咳嗽。

方药:北沙参15g,天冬10g,麦冬10g,五味子10g,生地10g,杏仁10g,枇杷叶10g,陈皮10g,紫菀10g,黄芪10g,麦芽15g,阿胶10g,炙百合15g。3剂。

7. 舒某某,男,46岁。1979年7月13日初诊。

自1958年起,一经感冒即咳嗽1个月以上,近年来加重,曾作肺结核治疗。现咳嗽3个月,黄稠痰,时而痰中带血,头昏肢软,饮食不佳,脉洪无力。

诊断:肺燥咳嗽。

方药:沙参15g,天冬10g,麦冬10g,贝母10g,海浮石6g,栝蒌皮10g,栝蒌仁10g,茯苓18g,枇杷叶10g,桑白皮10g,阿胶10g,杏仁10g,旱莲草15g,生地炭15g。5剂。

8. 姚某某,男,71岁,凤山镇。2012年6月14日初诊。

去年下半年发现肺结核口服抗结核药物半年。现症:盗汗(月余),咳嗽白稠痰,不易咳出,咽痒即作,纳食尚可。武汉胸部CT:①双侧肺结核伴感染;②右胸膜炎伴胸膜肥厚;③慢支肺气肿、肺大疱。

诊断:肺燥咳嗽。

方药:百合40g,生地20g,杏仁10g,沙参15g,款冬花10g,黄芪20g,白术10g,贝母10g,麦冬10g,五味子10g,桔梗10g,五倍子10g。6剂。

2012年6月28日诊,口服药物后症状减轻,守前方加煅牡蛎50g,乌梅10g。6剂。

9. 周某某,女,16岁,凤山镇。2007年11月19日初诊。

原有咳痰,多为冬天复作,今年又复作,形体消瘦,体重38kg,饮食稍差,面色稍暗黄,月经尚调。胸片CT:支气管炎伴肺部轻度感染。

诊断:肺燥咳嗽。

方药:沙参10g,贝母10g,黄芪20g,桑白皮10g,款冬花10g,丹参10g,茯苓30g,砂仁10g,白术10g,甘草10g,麦芽20g。6剂。

2007年11月28日诊,咳止,饮食尚可,前方去桑白皮、甘草,加百合20g,麦冬10g,鸡内金10g。6剂。

10. 胡某某,男,75岁,北丰。2006年7月19日初诊。

咳嗽咳白痰,头昏肢软乏力,饮食少,舌苔白。胸透:右下肺炎部分吸收消散。

诊断:肺燥咳嗽。

方药:炙麻黄5g,沙参15g,法半夏10g,地龙10g,石苇15g,黄芩10g,贝母10g,枇杷叶10g,白果10枚,款冬花10g,桑白皮10g,甘草10g,红枣5枚。5剂。

2006年8月2日诊,咳嗽明显好转,痰少,现头昏肢软乏力,饮食差。胸透,右下肺结性实变性成分消散吸收。沙参18g,麦冬10g,五味子10g,黄芪20g,甘草10g,砂仁10g,法半夏10g,柴胡10g,杏仁10g,茯苓30g,红枣5枚。

【按语】

(1)咳嗽的辨证施治,要辨明外感与内伤,治疗应分清邪正虚实。外感咳嗽多是新起之疾,为感受外邪,突然发生,常伴有鼻塞流涕、喷嚏、咽痒、头痛、肢酸等。外邪袭肺,肺气壅遏不宣,清肃之令失司,气道不利,肺气上逆,因而引起咳嗽,治宜宣通肺气,疏散外邪。需要注意的是,外感咳嗽,大忌敛肺止咳,或病起即予补涩,会反使肺气不畅,外邪内郁,痰浊不易排除而加重病情。

内伤咳嗽多是宿病,起病缓慢,常反复发作,迁延不已,治宜调理脏腑为主,如健脾化湿、养阴清肺、清热化痰、补益肺气等。

(2)临证时应注重辨咳、辨痰。辨咳嗽的时间、节律、性质、声音。咳声高扬者属实,咳声低弱者属虚。咳嗽白天多于夜晚,咳而急剧,声重者,多为外感咳嗽;咽痒干咳,咳声高亢,短促者为燥咳;早晨咳嗽,阵发加剧,连声重浊,痰出咳减,多为湿痰咳嗽;午后、黄昏咳嗽加重或夜间时有单声咳嗽,咳声轻微短促者,多为肺燥阴虚咳嗽；咳声重浊、连声、夜重日轻，咳浆黏痰，常兼喘促为脾肾亏虚咳嗽；咳嗽持续或反复发作超过1个月以上，阵发性呛咳，咳嗽少痰，伴胸闷，常因煤烟、炒菜油烟、灰尘、冷风刺激，咽喉作痒，随即出现剧烈咳嗽，难以克制，为呛咳（或称之为顽咳），类似现代医学所谓变异性哮喘。

对痰色、痰质、痰量的辨证。痰白而稀薄为寒痰（多为风寒）；痰由稀薄渐变白而黏稠为由寒化热之征；痰白稍稠，或带灰色，量多而易咯出者为湿痰；痰黄而稠属热痰；质白清稀透明，呈泡沫状或清稀涎痰为痰饮；痰少而黏或黏而连成丝、或痰中带血丝多为阴虚肺燥。

（3）咳嗽的证型鉴别尤为重要。证型是用药的重要依据，是疗效的关键所在。如寒包热证与肺热咳嗽证，二者均为肺有热邪的咳嗽，但前者为风寒外束，痰热内蕴，常见恶寒发热，咳白色或黄色稠痰，治宜宣肺散寒，清热化痰。常以定喘汤为基础方加减，使肺中风寒解散，壅塞能宣，痰热得清，咳嗽可止。后者多为风温外袭，邪热壅肺，或肺有伏火，痰热阻肺，症见咳嗽气急、胸闷不舒、痰黄而稠、咳痰不爽、身热口渴等，常用麻杏石甘汤、苇茎汤、葶苈子泻肺汤加减，清泻肺热，化痰止咳。其他如咽痒干咳与燥咳、喉源性咳嗽与呛咳（变异性哮喘）都有异同之处，当细心辨治。

（4）治咳嗽须活血化瘀。余提出“肺病多瘀”的学术观点。认为肺与心同居膈上，肺主一身之气，心主一身之血。肺主气，朝百脉，血液进行气体交换，依赖于肺的宣发和肃降，维持着人体正常新陈代谢的相对平衡。唐容川云：“载气者血也，而运血者气也。”心主血脉，血液之运行，必赖于肺气推运，诚如《直指方》所云：“气为血帅，气行则血行，气止则血止，气滑则血滑，气寒则血凝，气有一息之不通则血有一息之不行。”又如《灵枢·邪客篇》曰：“故宗气积于胸中，出于喉咙，以贯心脉，而行呼吸焉。”所以不管何种原因所致肺的宣降失司，均可影响百脉的畅达，皆可致瘀。咳嗽一症，在西医学中多见于急、慢性支气管炎、支气管扩张、肺炎等疾病，现代医学认为，细菌、病毒等致病因素侵入气管或肺部所致的炎症，其病理改变为气管黏膜或肺泡充血、水肿、渗出，导致局部血液循环障碍而发生血液瘀滞。活血化瘀，能改善血液循环和毛细血管的通透性，减少渗出，减轻或消除炎症反应。故治咳嗽方中加活血化瘀药，气行血畅，疗效尤佳。常用桃仁、丹参、仙鹤草、地龙、蜈蚣等既能化瘀，又可止咳，功兼两用之品。

（5）常用南沙参、炙麻黄对药。麻黄辛散苦泄，温通宣畅，有良好的宣肺、平喘、治咳之功。麻黄蜜炙虽减缓发汗之功，仍为辛温之品。南沙参，甘苦性凉，养阴清肺，化痰止咳。二药均入肺经，一温一凉，一燥一润，相伍为用，则沙参养阴可制约麻黄之温燥；炙麻黄宣肺又可防沙参滋腻，相得益彰。

3 喉痹

喉痹一证，古已有之，首见于《五十二病方》，后《素问》言："一阴一阳结谓之喉痹。"《诸病源候论》亦详述其状。此病多因外邪侵袭肺系，或脏腑虚损，咽喉失养所致。其症或咽痛，或咽部不适，或喉底颗粒突起，甚者咽干灼热，异物感明显，空咽时尤甚。西医所谓咽炎，与此病相类。然中医治之，非独消炎为务，当辨其虚实寒热，或疏风清热，或滋阴润燥，或化痰散结，务使气机通畅，咽喉得养，则痹痛自除。

临床以风热喉痹与虚火喉痹最为常见。风热者，多因外感风热之邪，壅遏肺系，咽喉红肿疼痛，治宜疏风清热，开结利咽；虚火者，常因肺肾阴虚，虚火上炎，咽干灼痛，滤泡增生，治当滋阴降火，清肺散结。然临证之际，须细察舌脉，辨其兼症，不可拘泥一法。如风热挟痰者，佐以化痰；阴虚挟瘀者，兼以活血。此皆随证施治，活法圆机也。

1. 李某某，男，36 岁，皮件厂。1988 年 1 月 23 日初诊。

咽部红，滤泡增生，干而疼痛年余，时而发痒，舌苔白，脉弦。

诊断：喉痹。

方药：青果 10g，桔梗 12g，丹参 15g，胖大海 4g，玄参 15g，僵蚕 10g，板蓝根 18g，麦冬 10g，白重楼 18g，甘草 10g，生地 15g，金银花 18g。6 剂。

1988 年 1 月 30 日诊，咽痛消失，多语则喉部发痒，纳食尚可，舌苔白，脉弦。

方药：青果 10g，桔梗 12g，丹参 15g，胖大海 4g，玄参 15g，僵蚕 10g，板蓝根 18g，麦冬 10g，白重楼 18g，甘草 10g，生地 15g，金银花 18g。5 剂。

2. 方某某，男，42 岁，石桥铺。2002 年 4 月 30 日初诊。

咽喉部发干，如有物梗，咳白痰，咽喉部发红，滤泡增生，纳食尚可，舌苔白。

诊断：喉痹。

方药：玄参 14g，青果 10g，甘草 10g，桔梗 10g，胖大海 5g，蒲公英 20g，黄芩 10g，金银花 12g，贝母 10g，防风 10g，法半夏 10g，枸杞子 10g。4 剂。

2002 年 6 月 7 日诊，咽喉部不适基本消失，近几天因饮酒、劳累，右侧颈项部有不适感，舌苔白，脉弦。

方药：僵蚕 10g，威灵仙 10g，玄参 12g，白重楼 18g，甘草 10g，桔梗 10g，胖大海 5g，蒲公英 20g，黄芩 10g，金银花 12g，贝母 10g，法半夏 10g，连翘 18g。5 剂。

2002 年 6 月 18 日诊，时咳少许白痰，右侧颈项部如筋抽痛，舌苔白，脉弦。

方药：僵蚕10g，白重楼18g，桔梗12g，威灵仙18g，白芍18g，甘草10g，蒲公英20g，玄参18g，延胡索15g，青果10枚，全蝎5g，贝母10g。5剂告愈。

3. 何某某，女，40岁，凤山镇。2002年6月12日初诊。

自觉咽喉如有物梗，胸闷部不适4～5年，咽部发干，咽部滤泡增生，月经规律，舌苔白，脉弦。

诊断：喉痹。

方药：沙参15g，全蝎6g，僵蚕10g，芥子18g，玄参18g，贝母10g，桔梗12g，法半夏10g，青果10g，海藻15g，茯苓30g，连翘18g。5剂。

2002年6月28日诊，症状好转，咽红、咽干减轻，月经规律，舌正常，脉细弦。

方药：沙参15g，全蝎6g，僵蚕10g，赤芍12g，玄参18g，贝母10g，桔梗12g，法半夏10g，青果10g，海藻15g，丹参10g，连翘18g。5剂。

4. 刘某某，女，43岁，浠水县。2004年11月22日初诊。

自觉咽喉部如有物梗，进食后稍有不适已5天，伴头昏，纳差。咽喉部充血，咽喉壁滤泡增生。钡餐：食管、胃、十二指肠无明显异常。

诊断：喉痹。

方药：牛蒡子10g，僵蚕10g，玄参15g，代赭石20g，旋覆花10g，沙参15g，法半夏10g，桔梗10g，甘草10g，青果10g，黄芩10g，蒲公英20g。5剂。

2004年12月1日诊，仍觉咽喉部如有物堵感，进食不碍，伴头昏心烦。

方药：苏叶10g，厚朴10g，法半夏10g，僵蚕10g，青果10g，玄参15g，茯苓30g，陈皮10g，桔梗10g，甘草10g，生姜5片，金银花15g。6剂。

2004年12月10日诊，症状明显减轻，纳食增多。

方药：苏叶10g，法半夏10g，厚朴10g，僵蚕10g，青果10g，玄参15g，茯苓30g，陈皮10g，桔梗10g，甘草10g，生姜5片，红枣5枚，金银花10g。6剂告愈。

5. 潘某某，男，39岁，白庙河。2004年12月13日初诊。

咽喉部有异物感4～5年，进食干食物有不适感，咽干，干咳少痰，咽喉部滤泡增生，舌苔白薄，脉弦。

诊断：喉痹。

方药：玄参15g，桔梗10g，甘草10g，僵蚕10g，全蝎5g，青果10g，连翘15g，牛蒡子10g，蒲公英20g，夏枯草10g，薄荷5g，赤芍10g，丹参15g。6剂。

2004年12月24日诊，症状减轻，咳嗽少许白痰，咽干不适，舌苔白。

方药：玄参15g，桔梗10g，僵蚕10g，全蝎5g，青果10g，连翘15g，牛蒡子10g，蒲公英20g，夏枯草10g，薄荷5g，海藻15g，胖大海10枚。6剂。

6. 余某某，女，48岁，骆驼坳。2004年5月5日初诊。

咳嗽月余，咽部干燥不适，如有物梗，咳白色痰，阵发性咳嗽，闻油烟加重，咽喉部滤泡增生、充血，时泛吐酸水，纳食尚可，时而感觉发热，汗出，舌苔白。血压100/70mmHg；B超示：肝稍大；食管钡餐：未见明显异常；血常规正常，血沉18mm/h；X胸片:支气管炎性疾患。

诊断:喉痹。

方药:炙麻黄10g,白重楼18g,葶苈子10g,僵蚕10g,桔梗10g,杏仁10g,玄参15g,贝母10g,蜈蚣1条,黄芩10g,红枣5枚,桑白皮10g。5剂。

2004年6月7日诊,咳嗽明显好转,时咳少许痰。

方药:桔梗15g,甘草10g,玄参10g,贝母10g,青果10g,桑白皮10g,僵蚕10g,黄芩10g,苏叶10g,法半夏10g,蒲公英30g,牛蒡子10g,红枣5枚,生姜5片。6剂。

2004年7月7日诊,咳嗽少许白痰,咽中不适,吃瘦肉时有梗塞感,舌苔白,脉弦。去年做子宫肌瘤切除术。

方药:桔梗12g,甘草10g,青果10g,僵蚕10g,贝母10g,旋覆花10g,代赭石20g,玄参15g,杏仁10g,牛蒡子15g,法半夏10g,黄芩10g。6剂。

2004年9月22日诊,咽中时有物梗不适,咽部干苦,呃气,纳食尚可,枕后发热,血压100/60mmHg,舌苔白薄。

方药:僵蚕10g,玄参15g,贝母10g,桔梗10g,甘草10g,青果10g,威灵仙15g,法半夏10g,苏叶20g,厚朴10g,牛蒡子10g。6剂。

2004年10月18日诊,咽中梗塞减轻,咽干,纳食尚可,头顶部发热,枕后胀痛不适。颈椎片示:颈椎退行性改变。血压110/70mmHg。

方药:玄参15g,生地15g,桔梗10g,甘草10g,僵蚕10g,青果10g,全蝎5g,法半夏10g,沙参15g,连翘15g,贝母10g,牡蛎30g。6剂。

7. 凃某某,女,53岁,三里畈。2009年4月20日初诊。

咽喉干伴疼痛,肢软乏力,手足心发热,纳食尚可,伴头昏,咽喉部滤泡增生充血,尿赤涩,舌苔白。

诊断:喉痹。

方药:生地20g,玄参15g,甘草10g,桔梗10g,金银花15g,蒲公英30g,木蝴蝶10g,贝母10g,荆芥10g,白芷10g,黄芩10g,虎杖10g。6剂。

2009年4月27日诊,症状减,口腔(下唇)黏膜溃疡,尿赤热,手足发热,前方加滑石30g、柴胡10g,去木蝴蝶,虎杖。6剂。

2009年5月4日诊,右侧咽部充血疼痛,宗前方加僵蚕10g、山豆根10g、连翘15g。6剂。

8. 方某某,女,32岁,平湖。2008年7月18日初诊。

咽喉部疼痛(以舌根为甚)月余,纳食尚可,大声说话则痛增。2008年7月2日中山市医院电子鼻咽喉镜报告:咽部黏膜慢性充血,舌根部淋巴滤泡增生,双侧声带黏膜慢性充血,声带活动正常,声门闭合欠佳,提示慢性咽喉炎。血压90/60mmHg。

诊断:喉痹。

方药:玄参15g,贝母10g,僵蚕10g,胖大海5g,蝉蜕10g,白重楼18g,生地20g,丹参15g,甘草10g,木蝴蝶10g,桔梗10g,青果10g,蒲公英30g。7剂。

2008年7月28日诊,症状减轻,前方加牛蒡子10g,山豆根10g。7剂渐愈。

9. 王某某,女,54岁,浠水。2008年6月6日诊。

复5月30日诊,咽中如有物梗、呃气减轻3天,口干唇干,纳食尚可,素有颈椎病、腰椎病,常右侧鼻出血,咽喉壁滤泡增生,血压120/80mmHg,舌苔白,脉弦。

诊断:喉痹。

方药:白重楼10g,桔梗10g,甘草10g,青果10g,厚朴10g,贝母10g,蒲公英30g,胖大海5g,生地20g,旱莲草15g,黄芩10g,法半夏10g。6剂。

2008年7月22日诊,鼻血止。现症:咽喉不适如有物梗,纳食尚佳,精神尚可,咽喉壁滤泡增生,舌薄苔厚白。素有"颈椎病、腰椎病"。CT扫描:①考虑左侧鼻癌,建议内窥镜检查;②鼻中隔偏曲。

方药:玄参15g,僵蚕10g,贝母10g,蒲公英30g,桔梗10g,甘草10g,栀子10g,熟地20g,青果10g,白重楼15g,牛蒡子10g。7剂。

10. 潘某某,男,12岁,白庙河。2005年1月26日初诊。

自觉咽中如有物梗半年,不碍进食,纳食尚可,咽喉滤泡增生,左甲状腺处有压痛,甲状腺B超未见异常。

诊断:喉痹。

方药:玄参15g,贝母10g,桔梗10g,甘草10g,僵蚕8g,茯苓30g,陈皮10g,青果10g,法半夏5g,金银花10g,厚朴5g,连翘10g,旋覆花8g。5剂。

2005年2月4日诊,症状减轻,咽喉滤泡增生,充血消退,喜唾,纳食尚可。

方药:桔梗10g,甘草5g,僵蚕6g,青果6g,玄参10g,胖大海5g,益智10g,法半夏10g,蒲公英10g,党参10g,芥子10g,苏叶5g。5剂。

2005年2月14日诊,时而喉中如有物梗,纳食尚可,精神亦佳。舌苔白薄,脉弦。

方药:僵蚕10g,玄参10g,贝母10g,益智10g,茯苓30g,桔梗10g,青果10g,苍术10g,陈皮5g,海藻10g,连翘15g,丹参15g,法半夏10g。6剂。

11. 王某某,男,20岁,石源河。2005年8月5日初诊。

易于感冒,每年7～8次,感冒则流涕,喷嚏,咽喉不适,时咳,甚则发热,咽喉滤泡增生,双侧扁桃体肥大。

诊断:喉痹。

方药:青果10g,僵蚕10g,全蝎5g,威灵仙15g,桃仁10g,桔梗10g,甘草10g,白重楼15g,牛蒡子10g,玄参15g,皂角刺15g,贝母10g。5剂。

2005年8月15日诊,咽中不适感减轻。现症:仍咽中如有物阻,咳嗽少痰,纳食尚可,舌苔薄稍厚。双扁桃体肿大,咽喉壁滤泡增生,暗红。

方药:僵蚕10g,全蝎5g,威灵仙15g,桃仁10g,玄参15g,皂角刺15g,贝母10g,桔梗10g,青果10g,蒲公英18g,丹参15g,天葵10g,连翘15g。6剂。

12. 潘某某,男,40岁,白庙河。2005年6月24日初诊。

咽中如有物梗4～5年,咳少许白痰,进食硬物似有哽塞,饮食正常,精神、睡眠尚可约年许。咽喉滤泡增生。

诊断：喉痹。

方药：贝母10g，玄参15g，桔梗10g，青果10g，僵蚕10g，威灵仙10g，桃仁10g，全蝎5g，蒲公英15g，麦冬10g。6剂。

2005年6月29日诊，症状稍减，仍咽喉部如有物梗，咳少许白涎痰，纳食、精神尚可，舌苔白。咽喉滤泡增生。

方药：玄参15g，桔梗10g，青果10g，甘草10g，僵蚕10g，全蝎5g，威灵仙10g，法半夏10g，贝母10g，连翘15g，桃仁10g。6剂。

13. 吕某某，女，36岁，凤山镇。2005年8月15日初诊。

咽喉部如有物梗2月余，微胸闷，纳食尚可，时头昏肢软乏力，睡差多梦，伴脱发。2005年7月25日钡餐示：胃、十二指肠未见异常。咽喉壁滤泡增生。

诊断：喉痹。

方药：玄参15g，苏叶8g，厚朴10g，法半夏10g，茯苓30g，青果10g，桔梗10g，甘草10g，僵蚕10g，威灵仙10g，生姜5片，红枣5枚。5剂。

2005年8月29日诊，诸症减轻，现仍脱发。

方药：黄芪30g，女贞子15g，旱莲草15g，丹参10g，枸杞子10g，生地20g，当归10g，党参15g，白芍、制首乌各20g，桑叶5g，牛蒡子10g。6剂。

14. 何某某，男，20岁，凤山镇。1982年11月22日初诊。

咽喉微痛，有火灼感、紧束感已2个月，不碍饮食，舌苔白，脉缓。

诊断：喉痹。

方药：荆芥10g，玄参10g，法半夏10g，防风10g，山豆根15g，牛蒡子10g，甘草10g，麦冬10g，连翘10g，僵蚕10g，桔梗10g。3剂。

1982年11月30日诊，喉中有灼热感，时有物阻喉中，饮食尚好，舌苔白，脉缓。

方药：防风10g，玄参10g，牛蒡子10g，甘草10g，山豆根15g，连翘10g，桔梗10g，丹参10g，僵蚕10g，法半夏10g，麦冬10g，野菊花10g。5剂。

1983年1月3日诊，咽中如有痰涎，吐之不出，时觉咽中如针刺感（微）喉中发干，咽喉发红，舌苔白，脉缓。

方药：甘草10g，山豆根15g，金银花20g，桔梗10g，僵蚕10g，连翘15g，玄参15g，法半夏10g，赤芍10g，麦冬10g，板蓝根18g，丹参15g。5剂。

15. 闫某某，女，37岁，肖家坳。2003年11月21日初诊。

咽喉不适半年之久，咽喉壁暗红，胃脘胀塞，背心痛胀，尿时赤涩，时泛吐酸水，月经周期规律，色黑，白带不多，大便秘结，3～5天一次，干结如羊粪，血压120/80mmHg，B超：胆囊炎。

诊断：喉痹。

方药：苏叶10g，僵蚕10g，蝉蜕10g，大黄8g，桔梗12g，甘草10g，柴胡10g，黄芩10g，玄参18g，蒲公英20g，红枣5枚，厚朴10g。5剂。

2003年12月1日诊，症状减轻，舌边有溃疡，咽干，时头鸣，大便日1次，舌暗苔白。

方药：蒲公英20g，沙参18g，生地12g，蝉蜕10g，僵蚕10g，桔梗10g，甘草10g，大黄8g，黄芩10g，玄参15g，麦冬10g，金银花15g。6剂。

【按语】 喉痹一证，与梅核气颇多相似，然二者病机迥异，治亦不同。喉痹者，咽中不适，或痛或痒，滤泡增生，多因外邪侵袭或脏腑虚损所致；梅核气者，咽中如有物梗，吞之不下，咳之不出，然检视咽喉，多无异常，此乃情志不舒，肝气郁结之候。今人每见咽中异物感，辄以喉痹论治，殊不知梅核气者，当疏肝解郁，理气化痰，若误用寒凉，反致气滞痰凝，病势缠绵。

观上述诸案，喉痹之治，贵在辨证精微。如李姓患者，咽红滤泡增生，干痛年余，此乃肺热阴伤，故以清热养阴、化痰散结收功；潘姓患者，咽中异物感数年，进食硬物不适，此痰气交阻，故以化痰理气、散结利咽为法。更有虚火上炎者，如涂氏妇人，咽干疼痛，手足心热，此阴虚火旺，投以滋阴降火之剂而效。可见喉痹之治，非独清热消炎，当究其本，或疏风，或养阴，或化痰，或散结，方能药到病除。

然今之世，环境污染、饮食不节、情志不调，皆可致咽喉不利。当嘱患者慎起居、节饮食、调情志，方能根除痼疾。至于现代检查之法，如喉镜可助明辨病灶，中医须兼收并蓄，守正创新，方能愈疾于当今也。

4 哮　证

哮证属痰鸣气喘之疾，发作时喉中哮鸣，呼吸急促，甚则喘息不能平卧，此乃痰饮伏肺，遇感触发之候。其病机多因痰饮留伏，结成窠臼，潜伏于内，偶因外感风寒、饮食不节或情志失调，引动伏痰，痰随气升，气因痰阻，相互搏结，壅塞气道，肺气宣降失常，发为哮证。

治哮之法，当分已发未发。已发时以邪实为主，治当攻邪治标，须辨其寒热。若冷哮者，痰白清稀，遇寒加重，治宜温化宣肺；热哮者，痰黄稠黏，遇热加剧，治宜清化肃肺。未发时以正虚为主，治当扶正固本，或补肺健脾，或益肾纳气，以冀减轻发作，控制病情。然久病多瘀，痰瘀互结者，常佐以虫类药如蜈蚣、僵蚕、地龙、全蝎等，以祛瘀化痰，平喘止哮；痰浊壅盛者，可加牙皂、石苇、侧柏叶、白重楼等，以涤痰消痰。

1. 匡某某，男，65岁，匡河。2005年3月23日初诊。

哮喘5年，反复发作，加重年余。现症：咳喘痰鸣，胸闷气短，动则尤甚，咳稠痰夹涎沫，黄白相间，纳呆食少，咳则遗尿，伴头昏肢软乏力，舌质暗。双肺可闻及湿性啰音。

诊断：哮证。

方药：炙麻黄10g，地龙10g，石苇18g，石膏40g，白重楼15g，杏仁10g，沙参18g，干姜5g，五味子6g，细辛3g，桃仁10g，僵蚕10g，蜈蚣1条。5剂。

2005年3月30日复诊，咳喘症状明显减轻。现症：咳嗽气促，动则喘甚，咳痰白稠或少许黄痰，口唇发绀减轻，舌质暗，苔白，脉细滑。

方药：炙麻黄10g，地龙10g，石苇20g，石膏40g，白重楼15g，沙参15g，干姜5g，细辛3g，桃仁10g，蜈蚣1条，僵蚕10g，射干10g，苏子15g。6剂，喘平哮止。

2. 项某某，女，21岁，大河岸。1990年3月20日初诊。

哮喘病20余年，反复发作，时轻时重，近2个月来呈持续状态，喉中痰鸣，痰涎夹黄，量多，活动则喘甚，纳食尚可，舌苔白，脉弦。

诊断：哮证。

方药：炙麻黄8g，细辛4g，茯苓18g，白重楼18g，甘草10g，侧柏叶10g，僵蚕10g，法半夏10g，地龙10g，全蝎3g，射干10g，苏子10g。5剂。

1990年3月29日诊，又增感冒，全身自觉畏冷，咳痰白夹少许黄痰，活动则喘甚，不甚作渴，舌苔白，脉弦。

方药：炙麻黄10g，射干10g，僵蚕10g，细辛3g，法半夏15g，苏子10g，白重楼18g，茯苓30g,芥子15g,牙皂3g,地龙10g,甘草10g。5剂。

1990年4月9日诊,诸症减轻,仍咳痰白夹少许黄痰,活动则喘甚,舌苔白,脉滑。

方药:炙麻黄绒10g,款冬花10g,僵蚕10g,细辛3g,法半夏10g,石苇10g,白重楼18g,牙皂3g,甘草10g,射干10g,地龙10g,侧柏叶10g。5剂。

3. 徐某某,男,62岁,凤山镇。2005年3月18日初诊。

咳嗽气喘10余年,加重年余。现症:咳嗽白痰夹涎痰,早晚为甚,活动气喘,纳食不多,舌质暗,苔白,脉弦细滑。

诊断:哮证。

方药:炙麻黄10g,地龙10g,石苇20g,蜈蚣1条,僵蚕10g,桑白皮10g,款冬花10g,法半夏10g,杏仁10g,沙参15g,白重楼15g,葶苈子10g,红枣10枚。5剂。

2005年3月28日诊,喘咳减轻,现咳痰易出,白痰稍稠,每日晚2点左右较甚,活动喘促加重,纳食尚可,舌苔白。

方药:炙麻黄10g,白重楼15g,石苇20g,地龙10g,杏仁10g,蜈蚣1条,僵蚕10g,桑白皮10g,法半夏10g,沙参15g,甘草10g,款冬花10g,射干10g。5剂。

4. 徐某某,女,26岁,浠水。1985年7月14日初诊。

咳喘20余年,时作时止,遇冷即作,近年加重,咳嗽气喘,咳黄稠痰,纳食尚可,舌苔白。

诊断:哮证。

方药:炙麻黄8g,僵蚕10g,法半夏10g,杏仁10g,地龙10g,茯苓10g,莱菔子10g,桑白皮10g,蒲公英28g,苏子10g,白果10枚,黄芩10g,天竺黄10g,芥子10g。5剂。

1985年7月24日诊,咳嗽气喘稍减轻,咳痰色白,量少,纳食尚好,舌苔白,脉弦。

方药:炙麻黄8g,僵蚕10g,法半夏10g,杏仁10g,地龙10g,茯苓10g,莱菔子10g,桑白皮10g,苏子10g,白果10枚,黄芩10g,芥子10g,厚朴10g。5剂告愈。

5. 汪某某,男,71岁,凤山镇。2003年3月17日初诊。

形寒低热,胸闷咳嗽(白稠痰),喉中痰鸣,胃脘部作胀,动则气喘加重,纳呆不渴,去年县医院诊断为支气管哮喘,舌苔白厚微黄。

诊断:哮证。

方药:炙麻黄绒8g,杏仁10g,葶苈子10g,沙参18g,白重楼18g,地龙10g,款冬花10g,桑白皮10g,法半夏10g,茯苓30g,黄芩10g,甘草10g,大枣5个。3剂。

2003年3月20日诊,服药后大便次数增多,日3～4次,稀溏便,咳嗽减轻,咳白痰,咽痒伴头昏肢软乏力,纳食差,胃脘部作胀,舌苔白厚,脉弦细滑。

方药:沙参10g,苏子8g,陈皮10g,法半夏10g,厚朴10g,神曲10g,茯苓50g,前胡10g,桔梗10g,炙麻黄绒6g,款冬花10g,麦芽30g,莱菔子20g。3剂。

2003年3月25日诊,症状减轻,仍咳嗽咽中不适,不易咳出,饮食欠佳,舌苔白稍厚。

方药:沙参18g,苏子8g,陈皮10g,法半夏10g,厚朴10g,神曲10g,前胡10g,桔梗10g,炙麻黄绒6g,款冬花10g,麦芽30g,桑白皮10g,僵蚕10g。5剂渐愈。

6. 徐某某，女，54岁，路口。2008年10月30日初诊。

哮喘气促反复发作10余年，受凉加重，伴头昏腰痛，肢软乏力，咳痰少，可平卧，饮食尚可，如闻异味喘促加重，左侧头痛，数十年，间断发作。

诊断：哮证。

方药：沙参15g，炙麻黄10g，僵蚕10g，地龙10g，全蝎5g，蜈蚣1条，款冬花10g，桑白皮10g，杏仁10g，白重楼15g，熟地20g，苏子15g。6剂。

2008年11月17日诊，症状好转明显，要求做丸药缓调，拟方：蛤蚧3对，核桃仁50g，炙麻黄50g，丹参50g，蜈蚣30条，全蝎30g，僵蚕50g，阿胶、鹿胶、龟胶各50g，白重楼60g，苏子60g，地龙60g，肉桂30g，紫河车50g，款冬花50g，红参100g，当归50g，黄芪250g，三七60g，菟丝子50g，枸杞子50g，覆盆子50g，补骨脂50g，熟地150g，山茱萸50g，山药50g，丹皮50g，泽泻50g，茯苓50g，太子参100g，白术50g，甘草50g，砂仁50g，佛手50g，桑白皮50g，芥子50g，做小蜜丸。

7. 王某某，男，58岁，浠水。2014年8月12日初诊。

患哮喘18年，于1998年开始服用泼尼松、氨茶碱，停则发作，近半个月加重。现症：咳喘胸闷，气促，咳白泡沫痰，舌苔白滑。

诊断：哮证。

方药：沙参30g，炙麻黄10g，干姜5g，细辛3g，五味子10g，法半夏10g，葶苈子10g，苏子15g，芥子15g，款冬花10g，蜈蚣2条，地龙16g。6剂。

2014年8月19日诊，痰稍易咳出，胸闷减轻。守前方加莱菔子15g。6剂。

2014年8月26日诊，咳嗽较爽快，痰稍稠，饮食尚可。守8月19日方。6剂。

2014年9月2日诊，可平卧咳喘稍减。宗8月19日方。6剂。

2014年9月12日诊，泼尼松已降至1片，症状稳定，前方加熟地20g，鹿胶10g，黄芪20g，去法半夏、芥子。6剂。

2014年9月30日诊，痰易咳出，宗9月12日方加芥子10g。7剂。

8. 徐某某，男，62岁，凤山镇。2005年3月18日初诊。

咳嗽气喘反复发作10余年，加重年余，又作2个月。现症：咳嗽白痰夹涎痰，气促痰鸣，早晚为甚，纳食不多，舌质暗，苔白，脉弦细滑。

诊断：哮证。

方药：炙麻黄10g，地龙10g，石苇20g，蜈蚣2条，僵蚕10g，桑白皮10g，款冬花10g，法半夏10g，杏仁10g，沙参15g，白重楼15g，葶苈子10g，红枣10枚。5剂。

2005年3月28日，复3月18日诊，喘咳减轻，现咳痰易出，白痰稍稠，每日晚2点左右较甚，活动喘促加重，纳食尚可，舌苔白。

方药：炙麻黄10g，白重楼15g，石苇20g，地龙10g，杏仁10g，蜈蚣2条，僵蚕10g，桑白皮10g，法半夏10g，沙参15g，甘草10g，款冬花10g，射干10g。5剂。

9. 徐某某，女，46岁，浠水。2007年8月10日初诊。

喘咳间断发作5年，如遇异味易引发。又因感冒1周，哮喘复发，咳喘胸闷，咳痰泡沫，喉中痰鸣，饮食少，舌苔白滑，脉沉滑。

诊断：哮证。

方药：炙麻黄5g，地龙10g，蜈蚣1条，石苇20g，射干10g，杏仁10g，沙参15g，僵蚕10g，款冬花10g，干姜3g，五味子5g，细辛3g，白重楼15g。5剂。

2007年8月17日复诊，服药后症状减轻。现症：每日早咳痰数口，白稠痰，不喘，时胸闷气促，饮食尚可，如闻异味易引发，月经尚可，舌苔正常，脉沉滑。

方药：炙麻黄5g，地龙10g，蜈蚣1条，射干10g，沙参15g，白重楼15g，石苇20g，僵蚕10g，款冬花10g，苏子15g，鹿胶15g。6剂。

10. 欧某某，女，60岁，大河岸。2010年2月25日初诊。

咳喘间断发作30年，又作20余天。现症：咳嗽、胸闷、喉中痰鸣，气促，动则尤甚，咳白清稀痰，纳食尚可，舌苔白。

诊断：哮证。

方药：麻黄10g，蜈蚣2条，地龙10g，干姜3g，五味子10g，细辛3g，法半夏10g，杏仁10g，僵蚕10g，射干10g，苏子15g，冬花10g，蒲公英30g。6剂。

2010年3月4日诊，症状减轻，宗前方加茯苓30g。6剂。

2010年3月15日诊，喘减，少痰，前方去射干。7剂。

11. 徐某某，女，67岁，栗子坳。2003年1月14日初诊。

素有哮喘宿疾，因感冒风寒，咳嗽胸闷气喘8天，咳黄白稠痰，动则喘甚，纳食稍差，舌苔白。

诊断：哮证。

方药：炙麻黄绒10g，白重楼18g，苏子18g，僵蚕10g，地龙10g，桑白皮10g，白果10枚，黄芩10g，法半夏10g，款冬花10g，甘草10g，沙参18g。4剂。

2003年1月20日复诊，症状明显好转，晚间不咳，纳食尚可，白稠痰，舌苔白稍厚。

方药：炙麻黄绒10g，白重楼18g，苏子18g，杏仁10g，僵蚕10g，地龙10g，黄芩10g，桑白皮10g，白果10枚，甘草10g，沙参18g，款冬花10g，法半夏10g。4剂。

12. 王某某，女，53岁，凤山镇。2003年5月29日初诊。

咳嗽胸闷，日轻夜重，活动则气喘喉鸣月余，伴头昏腰痛，肢软乏力，舌苔白，脉弦细。胸透：正常。

诊断：哮证。

方药：炙麻黄绒10g，地龙10g，杏仁10g，桑白皮10g，白重楼18g，蜈蚣1条，贝母10g，玄参12g，沙参18g，僵蚕10g，苏子12g，款冬花10g。4剂。

2003年6月2日复诊，症状减轻，仍胸闷喘咳，肢软乏力，少痰，纳差，口干少苔。

方药：炙麻黄绒8g，沙参18g，僵蚕10g，地龙10g，桑白皮10g，葶苈子12g，蜈蚣1条，玄参12g，石苇20g，白重楼18g，射干10g，红枣10枚。5剂。

13. 徐某某，男，81岁，凤山镇。2016年12月7日初诊。

咳嗽、气促、胸闷、喉中痰鸣，反复发作数年，又作月余，咳嗽白涎痰，少许白稠痰，饮食不多，舌苔白厚，脉滑。2016年12月26日全胸片示：慢性支气管炎并肺气肿；右下肺小圆形稍高密度影，建议CT复查。

诊断：哮证。

方药：沙参30g，炙麻黄10g，干姜3g，五味子10g，细辛3g，法半夏10g，苏子15g，芥子15g，杏仁10g，款冬花10g，海蛤12g，桑白皮10g，地龙10g。6剂。

2017年1月2日复诊，咳嗽气促症状减轻，仍咳嗽白色泡沫痰涎，饮食差，舌苔白，脉弦细。

14. 叶某某，男，41岁，电力局。1981年1月5日初诊。

素有哮喘，时而多发，咳嗽白痰，又发作7天，现稍好转，饮食尚好。

诊断：哮证。

方药：麻黄10g，苏子12g，地龙18g，射干10g，沉香10g，干姜6g，杏仁10g，贝母10g，五味子6g，僵蚕10g，白果10枚，陈皮10g，细辛3g。3剂。

1981年1月8日复诊，服药后痰易喘出，仍喘咳，饮食尚可，舌苔白稍厚，脉滑缓。

方药：麻黄10g，杏仁10g，沉香10g，僵蚕10g，白果10枚，苏子10g，细辛4g，射干10g，全蝎6g，地龙18g，贝母10g，胡桃10g。3剂。

15. 鲍某某，男，60岁，麻城市。2003年6月9日初诊。

复2月20诊，服药后喘止，近日又作。现症：咳喘胸闷，喉中痰鸣，纳食尚可，咳痰白少许黄痰，舌苔白。

诊断：哮证。

方药：甘草10g，法半夏10g，炙麻黄绒10g，沙参18g，白重楼18g，蜈蚣1条，地龙10g，僵蚕10g，石苇20g，射干10g，桑白皮10g，石膏30g，款冬花10g。5剂。

2003年7月23日复诊，服药后喘止月余，又作10余天，咳痰白，胸闷，发作甚时喉中有哮鸣，血压120/80mmHg。

方药：炙麻黄绒10g，沙参18g，蜈蚣1条，地龙10g，僵蚕10g，石苇20g，射干10g，苏子18g，桑白皮10g，石膏30g，法半夏10g，白重楼18g。7剂哮喘渐平。

【按语】 哮证一病，自古难治，盖因其病根深伏，反复发作。《景岳全书》云："喘有夙根，遇寒即发，或遇劳即发者，亦名哮喘。"此"夙根"之说，与现代医学所谓"变态反应素质"相类。凡具此素质者，或因外源如花粉、海鲜、煤烟、鱼虾、鸡蛋、寒冷等；或因内源如体内感染病灶，皆可引动伏痰，发为哮证。

观上述诸案，哮证之治，贵在辨其寒热虚实。如匡姓患者，咳喘痰鸣，胸闷气短，痰黄白相间，此痰热壅肺，故以清热化痰、平喘止哮为法；徐姓患者，咳喘遇冷即作，痰白清稀，此寒痰伏肺，故以温化宣肺、化痰平喘收功。更有久病痰瘀互结者，如王姓患者，哮喘18年，痰白泡沫，舌苔白滑，此痰瘀阻肺，故以化痰祛瘀、温肺平喘为治。可见哮证之治，非独化痰平喘，当究其本，或清热，或温化，或祛瘀，或扶正，方能药到病除。

今之世，环境污染日甚，饮食不节者众，情志失调者多，哮证之发，亦日益频繁。然哮证之防,尤重于治。吾常嘱患者,慎起居以避外邪,节饮食以杜内伤,调情志以和气血。至于现代医学所谓过敏原者,如煤烟、涂料、花粉、尘螨、生冷、海鲜等,亦当避之。若能如此,则哮证可缓,痼疾可除。

5 喘　证

喘证一病，自古为医家所重，属呼吸急促，甚则鼻翼翕动、张口抬肩、不能平卧之疾。此证可见于多种急慢性疾病中，病因复杂，病机多变。临证当辨其寒热虚实，方能施治得法。喘证之因，或外感风寒，内壅肺气；或表寒未解，肺热内蕴；或痰热郁肺，气机不利；或饮邪犯肺，肺失宣降；或久病肺虚，肾不纳气。其治当分虚实，实喘者以邪实为主，治当攻邪治标，或疏风散寒，或清热化痰，或温肺化饮；虚喘者以正虚为主，治当扶正固本，或补肺益气，或补肾纳气。临床常见喘证有风寒壅肺、表寒肺热、痰热郁肺、饮邪犯肺以及虚喘等五类。

一、风寒壅肺

风寒壅肺者，多因外感风寒，内壅肺气，肺失宣降，故见咳喘气促，痰白清稀，胸闷不舒。寒邪伤肺，气不布津，凝津成痰，故痰多清稀；风寒袭表，卫表不和，故恶寒发热，舌苔薄白，脉浮紧。治宜疏风散寒，宣肺平喘。常用麻黄、桂枝宣肺散寒，杏仁、苏子降气化痰，干姜温肺化饮，甘草调和诸药。临证之际，须细察舌脉，辨其兼症，不可拘泥一法。

1. 陶某某，女，60 岁，凤山镇。1980 年 10 月 22 日初诊。

恶寒发热，咳嗽气喘，白清稀痰，胸闷不舒，四肢酸痛，胃脘胀塞不舒，口渴（平时亦喜喝水）口干苦，脉缓。

诊断：喘证。

方药：桂枝 10g，厚朴 10g，法半夏 10g，白术 10g，干姜 8g，苏子 10g，茯苓 18g，细辛 3g，甘草 10g，陈皮 10g，五味子 6g，贝母 10g。3 剂。

1980 年 10 月 25 日诊，寒热退，身痛除，咳嗽减轻，仍白稀痰，尿黄。

方药：桂枝 10g，厚朴 10g，法半夏 10g，白术 10g，干姜 8g，半夏曲 12g，茯苓 18g，细辛 3g，甘草 10g，陈皮 10g，五味子 6g，杏仁 10g。5 剂告愈。

2. 彭某某，女，50 岁。1980 年 3 月 7 日初诊。

咳嗽、失声月余，痰白清稀，胸闷、气喘，不思饮食，微恶寒，咳甚腰痛，舌苔白，脉缓滑。

诊断：喘证。

方药：麻黄 10g，干姜 10g，五味子 10g，细辛 3g，白豆蔻 3g，法半夏 10g，茯苓 18g，杏仁 10g，陈皮 10g，莱菔子 10g，甘草 10g，山楂 18g。3 剂。

1980年4月1日诊，服前药后，失声好转，仍早晚咳嗽痰白清稀，心慌肢软，饮食增加，胸闷气喘，四肢酸痛，脉弦细滑，舌苔白。

方药：麻黄10g，干姜10g，五味子10g，细辛3g，白豆蔻3g，法半夏10g，茯苓8g，杏仁10g，青皮10g，莱菔子10g，甘草10g，山楂18g。5剂。渐愈。

3. 王某某，男，63岁，三里畈。1983年11月12日初诊。

形寒怕冷，咳嗽气喘，咳吐白清稀痰涎，左肩压伤疼痛约2周，腰痛，头昏，肢软无力，饮食不多，舌苔白，脉缓。（原有咳喘。）

诊断：喘证。

方药：麻黄10g，五味子8g，芥子15g，杏仁10g，细辛4g，茯苓18g，法半夏10g，僵蚕10g，陈皮10g，干姜10g，地龙10g，甘草10g。5剂。

1983年11月20日诊，气喘减轻，咳痰白稍稠，量多，舌苔白薄滑，脉滑。

方药：麻黄10g，细辛3g，茯苓10g，杏仁10g，地龙10g，干姜6g，射干10g，甘草10g，陈皮10g，五味子4g，贝母10g，莱菔子10g。5剂，咳喘止。

4. 金某某，男，68岁，凤山镇。1980年10月14日初诊。

素患慢性支气管炎，昨起自觉发热恶寒，腰胁疼痛，咳嗽气促胸闷，咳嗽白痰不稠，饮食尚可，脉缓稍紧。

诊断：喘证。

方药：杏仁10g，麻黄6g，茯苓18g，贝母10g，厚朴10g，苏子10g，甘草10g，法半夏10g，陈皮10g，桔梗10g，紫菀10g，栝蒌皮10g。3剂。

1980年10月18日诊，症状减轻。

方药：麻黄10g，杏仁10g，栝蒌皮10g，法半夏10g，陈皮10g，甘草10g，苏子10g，茯苓18g，黄芩6g，厚朴10g，莱菔子10g，地龙10g，5剂告愈。

5. 夏某某，男，47岁，财政局。1981年1月3日初诊。

素有喘疾，又感冒咳嗽气喘，咳痰白色，形寒发热，不思饮食，思睡，脉缓滑。

诊断：喘证。

方药：麻黄10g，地龙10g，杏仁10g，苏子10g，炙牙皂3g，干姜8g，白果10枚，陈皮10g，五味子8g，法半夏10g，细辛3g，茯苓18g。3剂。

1981年1月7日诊，咳嗽气喘好转，寒热减，痰白稠，头昏，口干，尿黄，脉缓滑。

方药：麻黄10g，陈皮10g，甘草10g，杏仁10g，白果10枚，栝蒌皮10g，栝蒌仁10g，黄芩10g，蒲公英15g，桑白皮10g，鱼腥草15g。5剂。

6. 王某某，女，26岁。1979年8月1日初诊。

7月26日感冒，发热恶寒身痛，腰痛，咳嗽气喘，咳嗽白清稀痰，胸闷，头昏肢软乏力，不思饮食，口干不欲饮。

诊断：喘证。

方药：桂枝10g，厚朴10g，杏仁10g，贝母10g，苏子10g，百部10g，甘草10g，陈皮10g，紫菀10g，栝蒌皮10g，红枣3枚，生姜3片。3剂。

1979年8月5日诊，咳嗽气喘减轻。

方药：桂枝10g，白术15g，茯苓18g，苏子10g，芥子10g，甘草10g，干姜8g，细辛3g，五味子6g，法半夏10g，党参12g，杏仁10g。5剂。

7. 瞿某某，男，64岁，骆驼坳。2012年7月31日初诊。

感冒5天，胸闷气促，咳嗽少痰，肢软乏力，纳呆食少，心慌，面部浮肿月余，当地口服药物治疗症状未减轻，舌苔白，脉缓。胸片：支气管炎；尿常规：正常。

诊断：喘证。

方药：炙麻黄10g，杏仁10g，茯苓30g，法半夏10g，甘草10g，蒲公英30g，款冬花10g，桔梗10g，沙参18g，苏子15g，砂仁10g，葛根30g。6剂。

2012年8月8日诊，症状减轻，仍纳差肢软，守前方加黄芩10g。6剂。

8. 秦某某，女，31岁，凤山镇。1981年9月23日初诊。

咳嗽气喘，咳吐痰涎，背恶寒，肢软纳呆，口干喜热饮，舌淡少苔，脉弦滑。

诊断：喘证。

方药：麻黄10g，白果10g，芥子10g，干姜6g，法半夏10g，莱菔子10g，五味子6g，桂枝6g，甘草10g，细辛3g，苏子10g，杏仁10g。3剂。

1981年9月27日诊，咳嗽气喘减轻，咳白稠痰，不发热，口干，不欲饮食，脉弦。

方药：苏子18g，葶苈子12g，大枣10枚，杏仁10g，地龙10g，沙参18g，炙麻黄绒5g，仙鹤草18g，法半夏10g，甘草10g，款冬花10g。5剂。

9. 郑某某，女，55岁，城关。1981年1月2日初诊。

原有高血压，咳嗽气喘3天，白色稀清痰，恶寒怕冷，脉细缓。

诊断：喘证。

方药：麻黄8g，苏子10g，地龙10g，杏仁8g，陈皮10g，黄芩8g，厚朴10g，白果10枚，甘草10g，法半夏10g，茯苓18g，桑白皮10g。3剂。

1981年1月6日诊，白色清稀痰，微喘背微恶寒，脉缓。

方药：麻黄8g，细辛3g，紫菀10g，杏仁10g，白芍8g，前胡10g，法半夏10g，甘草10g，五味子6g，桂枝6g，陈皮10g，干姜8g。4剂。

10. 胡某某，男，64岁，纤维板厂。1985年3月7日初诊。

咳嗽气闭半个月，咳嗽白痰清稀，早晚为甚，背心恶寒，咳喘自汗出，纳呆食少，口渴，舌苔白，脉缓。

诊断：喘证。

方药：麻黄10g，牙皂3g，甘草10g，干姜8g，僵蚕10g，厚朴10g，细辛3g，地龙10g，陈皮10g，五味子10g，杏仁10g，山楂15g。3剂。

1985年3月11日诊，现症：胸闷气喘、咳嗽，少痰，舌苔白，脉弦。

方药：炙麻黄绒8g，沙参18g，白重楼18g，杏仁10g，黄芩10g，地龙10g，僵蚕10g，桑白皮10g，葶苈子12g，红枣5枚，款冬花10g，蒲公英20g。5剂告愈。

二、表寒肺热

表寒肺热者，多因外感寒邪束表，肺有郁热；或表邪未解，内已化热，邪热袭肺，肺失宣降，故喘逆上气，息促鼻扇。痰热内蕴，肺气不利，故咳痰稠黏，咳而不爽；热伤肺络，故胸胀或痛；风寒在表，故恶寒发热，无汗，苔薄白；肺热伤津，故口渴，舌红苔黄，脉浮或滑。治宜解表清里，化痰平喘。常用麻杏石甘汤加味，麻黄宣肺解表，石膏清泻里热，杏仁降气化痰，甘草调和诸药。临证须辨其寒热轻重，随证加减。

1. 陈某某，男，62岁，骆驼坳。2005年11月28日初诊。

咳嗽气喘半月，早甚，咳嗽白稠痰，纳食尚可，时形寒，舌苔白，脉弦。胸片示：双下肺轻度感染性病变。

诊断：喘证。

方药：炙麻黄10g，黄芩10g，白重楼15g，地龙10g，石苇20g，杏仁10g，白果10枚，桑白皮10g，款冬花10g，沙参18g，石膏30g，蜈蚣1条，僵蚕10g。5剂。

2006年2月24日诊，服药后咳停喘止，又咳喘3天，咳白稠痰，不亦咳出，活动加重，胸口部有冷感，舌苔白，脉弦。

方药：炙麻黄10g，地龙10g，石膏30g，僵蚕10g，蜈蚣1条，白重楼18g，桑白皮10g，石苇20g，杏仁10g，沙参15g，款冬花10g，射干10g。5剂告愈。

2. 范某某，女，53岁，凤山镇。2007年3月30日初诊。

咳嗽年余，时轻时重，又感冒1周。现症：咳嗽胸闷气促，背心冷作痛，早晚咳甚，咳白清稀痰，饮食稍差，不知饥，舌苔白，脉细滑。胸部X片：未见异常。

诊断：喘证。

方药：炙麻黄10g，干姜3g，细辛3g，五味子10g，地龙10g，白重楼15g，法半夏10g，僵蚕10g，蜈蚣1条，沙参15g，桑白皮10g，苏子15g，蒲公英20g。6剂。

2007年4月6日诊，寒郁化热，咳黄稠痰，咳喘气促，动则甚，恶寒发热，纳呆食少，头昏肢软无力，口干，饮食不多，舌苔白，中厚黄，脉细滑。

方药：炙麻黄10g，石膏40g，桑白皮10g，沙参15g，地龙10g，杏仁10g，蒲公英20g，款冬花10g，桔梗10g，甘草10g，黄芩10g。3剂。

2007年4月11日诊，现症：胸闷咳嗽、恶寒发热减轻，时恶风，厌油，头部烘热，伴头昏肢软，口干饮不多，舌苔白，脉细滑沉。

方药：炙麻黄绒10g，僵蚕10g，地龙10g，白重楼15g，石膏30g，蒲公英20g，桑白皮10g，沙参15g，款冬花10g，白果10枚，杏仁10g，茯苓50g。5剂。

3. 彭某某，男，66岁，骆驼坳。2004年11月29日初诊。

素有咳喘，加重2天(受凉诱发)，咳黄稠痰，气促，昨日畏寒怕冷。胸透：慢性支气管炎；B超：肝稍大，脂肪肝。

诊断:喘证。

方药:炙麻黄 10g,白果 10 枚,法半夏 10g,黄芩 10g,桑白皮 10g,干姜 5g,五味子 5g,细辛 3g,石膏 30g,苏子 15g,款冬花 10g,杏仁 10g。5 剂。

2004 年 12 月 6 日诊,喘减,咳嗽白稠痰,背部恶寒,纳食尚可,舌苔白。

方药:炙麻黄 10g,白果 10 枚,法半夏 10g,黄芩 10g,桑白皮 10g,干姜 5g,五味子 5g,细辛 3g,石膏 30g,白重楼 18g,地龙 10g,蜈蚣 1 条,沙参 15g,款冬花 10g,杏仁 10g。5 剂。

4. 闻某某,男,60 岁,大地坳。2006 年 3 月 29 日初诊。

感冒 1 周,咳嗽又作。现症:发热恶寒,阵作咳喘,咳痰白稠,白天多为干咳,动则喘促加重,纳呆食少,舌苔白稍厚。

诊断:喘证。

方药:炙麻黄 10g,地龙 10g,石苇 20g,蜈蚣 1 条,僵蚕 10g,杏仁 10g,法半夏 10g,石膏 40g,干姜 5g,五味子 6g,细辛 3g,射干 10g,沙参 15g。6 剂。

2006 年 5 月 22 日诊,咳喘胸闷又作 20 余天,咳白泡沫痰夹少许黄痰,可以平卧,动则气喘加重,饮食尚可,发热恶寒,不口渴,二便调,舌苔白稍厚,脉弦。

方药:炙麻黄 10g,干姜 5g,细辛 3g,地龙 15g,石苇 20g,五味子 5g,法半夏 10g,僵蚕 10g,款冬花 10g,桑白皮 10g,白重楼 15g,沙参 15g,石膏 30g。6 剂。

5. 邓某某,男,69 岁,平湖。2015 年 9 月 23 日初诊。

咳嗽反复 40 余年(原肺 TB,经治愈),X 片:肺气肿。现症:上周感冒,形寒低烧,咳嗽气喘,胸闷,活动加重,咳痰白涎痰或夹黄痰,饮食稍差,昨又头昏,舌苔白稍厚。

诊断:喘证。

方药:沙参 30g,炙麻黄 10g,杏仁 10g,葶苈子 10g,苏子 15g,干姜 5g,五味子 10g,细辛 3g,石膏 40g,芥子 15g,款冬花 10g,地龙 10g。6 剂。

2015 年 10 月 15 日诊,症状减轻,黄痰减少,夜睡尚好,前方去干姜、细辛、五味子,加黄芩 10g,桑白皮 10g,蒲公英 30g。6 剂。

2015 年 11 月 20 日诊,又咳喘黄稠痰,痰中带血,10 月 15 日方加仙鹤草 30g,旱莲 10g,海浮石 6g,蒲公英 30g。6 剂。

2015 年 11 月 30 日诊,咳血止,仍咳白稠痰,上方加海蛤粉 12g,去海浮石、芥子、地龙。6 剂。药后饮食增多,精神转好。

2015 年 12 月 22 日诊,3 天前又感冒,咳血,右背胛疼痛。现症:咳嗽胸闷,咳白稠痰,饮食少,时下肢浮肿,舌苔白,脉浮滑(每晚自行输氧)。

方药:沙参 30g,炙麻黄 10g,栝蒌仁 10g,海蛤粉 12g,杏仁 10g,仙鹤草 30g,桃仁 10g,黄芩 10g,款冬花 10g,石膏 40g,葶苈子 10g,冬瓜子 15g,红枣 10 枚,6 剂,诸证明显好转。

6. 叶某某,女,63 岁,凤山镇。2002 年 12 月 15 日初诊。

咳喘 10 余年,加重年余。现症:因感冒而咳喘加重,咳痰黄稠,不易咳出,胸闷,形寒口干，纳食差。

诊断：喘证。

方药：炙麻黄绒 10g，黄芩 10g，杏仁 10g，蒲公英 30g，石膏 30g，桑白皮 12g，贝母 10g，地龙 10g，蜈蚣 1 条，葶苈子 10g，款冬花 10g，法半夏 10g，沙参 18g。5 剂。

2002 年 12 月 20 日诊，症状减轻，仍咳喘，白稠痰，夜咳甚出汗，口干，纳差，舌苔白。

方药：炙麻黄绒 10g，白果 10 枚，桑白皮 10g，沙参 18g，桃仁 10g，石膏 30g，葶苈子 12g，地龙 10g，款冬花 10g，甘草 10g，红枣 10 枚，杏仁 10g。3 剂。

7. 徐某某，男，68 岁，三港。2005 年 10 月 12 日初诊。

咳嗽间断发作 30 余年，去年腊月咳嗽加重。现症：咳喘，动则加重，不能平卧，心慌气短，咳黄稠痰，时而下肢浮肿，纳呆食少，舌淡苔白，脉结代。心电图示：快室率房颤、心电轴轻度右偏、部分导联 ST-T 段轻度改变。全胸片示：肺心病。

诊断：喘证。

方药：沙参 15g，葶苈子 15g，红枣 10 枚，茯苓 50g，丹参 15g，白术 10g，桑白皮 10g，黄芩 10g，地龙 10g，蒲公英 20g，茅根 20g。4 剂。

2005 年 10 月 21 日诊，症状减轻。现症：咳嗽气促，咳黄稠痰，易于咳出，纳食尚可，舌苔白薄黄。

方药：炙麻黄 5g，石膏 30g，桑白皮 10g，葶苈子 15g，茯苓 50g，地龙 10g，黄芩 10g，蒲公英 20g，苏子 15g，红枣 10 枚，杏仁 10g，沙参 15g。5 剂。

2006 年 7 月 26 日，复 2005 年 10 月 21 日诊，服药后，咳喘诸症明显好转，能正常参加田间劳动，8 天前，雨淋感冒又作。现症：形寒怕冷，咳嗽黄稠痰，胸闷气促，平卧加重，时心慌，伴足微肿。

方药：炙麻黄 6g，石膏 30g，葶苈子 15g，蒲公英 20g，地龙 10g，黄芩 10g，白重楼 15g，杏仁 10g，桑白皮 10g，甘草 10g，款冬花 10g，沙参 15g，大枣 10 枚。5 剂。

2006 年 9 月 25 日诊，服药后症状消失，又咳喘发作 5 天，咳黄绿稠痰，胸闷气促，口干喜饮，头昏肢软乏力，不浮肿，脉结。

方药：炙麻黄 5g，石膏 30g，葶苈子 15g，杏仁 10g，地龙 10g，石苇 15g，甘草 10g，桑白皮 10g，贝母 10g，黄芩 10g，红枣 10 枚，白重楼 15g。5 剂。

2006 年 10 月 13 日诊，喘咳减轻，仍咳黄绿痰，每下午发热，饮食尚可，前方加瓜蒌 20g，陈皮 20g，沙参 15g。5 剂。

8. 方某某，男，54 岁，团陂。2005 年 5 月 16 日初诊。

咳嗽白稠痰夹黄，伴气喘月余，活动喘甚，时形寒，伴心慌肢软乏力，纳差，咳痰量多，早甚，腰痛。舌淡苔白薄黄，脉滑。X 胸片示：慢支肺气肿改变。

诊断：喘证。

方药：炙麻黄 10g，石膏 40g，石苇 20g，地龙 10g，黄芩 10g，桑白皮 10g，杏仁 10g，白果 10 枚，沙参 15g，苏子 15g，法半夏 10g，白重楼 15g。5 剂。

2005 年 6 月 20 日诊，服药后症状消除，现症又咳嗽黄白稠痰，甚则气喘，伴头昏心慌肢软乏力，纳呆食少。原胸片示：慢支并肺气肿。

方药：炙麻黄10g，石膏40g，杏仁10g，法半夏10g，黄芩10g，地龙10g，石苇15g，桑白皮10g，沙参15g，款冬花10g，白重楼18g，甘草10g，白果10枚。6剂。

2005年10月21日诊，又咳喘月余，咳黄稠痰，量不多，纳食尚可，多食则右上腹胀塞不适，伴牙痛，右肩关节疼痛，右手不能平举过头，口干苦，舌苔白。

方药：炙麻黄10g，石膏40g，地龙10g，石苇20g，桑白皮10g，杏仁10g，白果10枚，白重楼18g，沙参15g，甘草10g，法半夏10g，款冬花10g。5剂。

9. 柴某某，女，71岁，浠水。2008年2月27日初诊。

咳嗽气喘间断发作10余年，加重1周。现症：咳喘胸闷气促，活动加甚，咳白涎痰，伴心慌肢软乏力，形寒，舌质暗苔白腐，脉弦。全胸片：双肺结核，双侧胸膜肥厚粘连；血常规：白细胞12.4×10^9/L，红细胞3.0×10^{12}/L，血红蛋白978/L，血小板178×10^9/L，血沉120mm/h。

诊断：喘证。

方药：炙麻黄绒8g，沙参15g，杏仁10g，黄芩10g，贝母10g，蒲公英20g，地龙10g，桑白皮10g，款冬花10g，百部10g，石膏15g，芦根20g，冬瓜子10g。5剂。

2008年4月9日诊，咳嗽、咳喘症状明显好转，纳食增加。现症：咳嗽气促，咳白痰，不甚稠，舌苔白，脉弦。胸片与前片比较：右下肺野病灶已吸收好转，余同前。

方药：炙麻黄10g，沙参15g，地龙10g，杏仁10g，贝母10g，百部10g，款冬花10g，桑白皮10g，法半夏10g，石膏20g，百合10g，茯苓30g。7剂。

10. 徐某某，女，67岁，栗子坳。2003年1月14日初诊。

素有咳喘宿疾，近又受凉诱发，形寒怕冷，咳嗽、胸闷、气喘八天，咳痰黄白稠痰，动则喘甚，纳食尚可，舌苔白。

诊断：喘证。

方药：炙麻黄绒10g，白重楼18g，苏子18g，僵蚕10g，地龙10g，桑白皮10g，白果10枚，黄芩10g，法半夏10g，款冬花10g，甘草10g，沙参18g。4剂。

2003年1月20日诊，症状明显好转，晚间不咳，白稠痰，舌苔白稍厚，带黄，纳食尚可。

方药：炙麻黄绒10g，白重楼18g，苏子18g，僵蚕10g，地龙10g，黄芩10g，桑白皮10g，白果10枚，甘草10g，沙参18g，款冬花10g，法半夏10g，杏仁10g。4剂。

三、痰热郁肺

痰热郁肺者，多因邪热壅肺，炼津成痰，阻遏肺气，肃降无权，故喘咳气涌，胸闷痰黄，黏稠不易咳出。痰热郁蒸于肺，故胸中烦闷，面赤；痰热伤津，故口渴喜冷饮，咽干尿赤，舌红苔黄腻，脉滑。治宜清热化痰，降气平喘。常用黄连、黄芩、桑白皮清泻肺热，贝母、杏仁、苏子降气化痰，陈皮健脾化痰。临证须辨其痰热轻重，随证加减。

1. 吴某某，男，70岁，骆驼坳。2006年6月2日初诊。

咳嗽气促间断发作10余年，又作月余，咳黄稠痰，口干喜饮，动则气促，饮食少，时早呕吐，或泛吐酸水，舌质淡，苔白。B超：肝稍大；胸片：慢性支气管炎并肺气肿，胃下垂(2～3cm)，胃窦炎。

诊断：喘证。

方药：炙麻黄5g，沙参15g，法半夏10g，黄连10g，吴茱萸5g，乌贼骨15g，杏仁10g，桑白皮10g，地龙15g，栝蒌皮10g，栝蒌仁10g，蒲公英20g，石膏20g，白重楼15g，黄芩10g。5剂。

2006年8月11日诊，服药后喘咳止，今又咳嗽气促胸闷，加重1周，咳痰白泡沫，早起为甚，咳甚呕吐，饮食尚可，口干，舌苔白薄。

方药：炙麻黄绒5g，沙参15g，地龙10g，石膏20g，白重楼15g，桑白皮10g，射干10g，僵蚕10g，法半夏10g，款冬花10g，苏子15g，黄芩10g。6剂。

2. 高某某，男，70岁，大地坳。2003年1月7日初诊。

咳喘6～7年，每晚4点左右咳甚，咳痰泡沫涎痰夹黄痰，动则喘甚，口不咳，舌苔淡白，脉弦滑。

诊断：喘证。

方药：款冬花10g，茯苓60g，牙皂3g，炙麻黄绒10g，沙参18g，白果10枚，法半夏10g，干姜8g，细辛3g，五味子10g，白术18g，苏子20g，地龙10g，石膏40g，桑白皮10g。5剂。

2003年4月12日诊，咳喘减轻，痰易出，活动则甚，纳食尚可，舌苔白。

方药：黄芩10g，白重楼18g，炙麻黄绒10g，沙参18g，干姜8g，五味子8g，细辛3g，苏子18g，法半夏10g，石膏30g，地龙10g，僵蚕10g，白果10枚。5剂。

2003年9月17日诊，咳喘胸闷，时轻时重，纳食尚可。

方药：炙麻黄绒18g，沙参18g，干姜6g，五味子6g，细辛3g，法半夏10g，白果10枚，地龙10g，白重楼18g，苏子10g，芥子10g，款冬花10g，熟地12g，桑白皮10g。6剂。

3. 张某某，男，74岁，石源河。2009年2月26日诊。

咳喘症状减轻，水肿全消，可平卧睡，活动稍剧，气促胸闷，咳嗽白痰，纳食尚可。

诊断：喘证。

方药：葶苈子15g，红枣10枚，茯苓50g，沙参15g，地龙10g，石膏30g，益母草30g，丹参10g，桑白皮10g，炙麻黄5g，白茅根20g，黄芩10g，地龙10g。6剂。

2009年5月14日诊，咳喘又作3天，气促胸闷，近两天不能入睡，咳嗽黄痰，舌苔白，血压170/100mmHg。

方药：葶苈子15g，红枣10枚，茯苓50g，沙参15g，地龙10g，丹参10g，桑白皮10g，款冬花10g，白重楼15g，炙麻黄8g，甘草10g，石膏30g。6剂渐愈。

4. 龚某某，女，62岁，凤山镇。2007年5月9日初诊。

咳嗽气喘30余年，反复发作，近8年来症状加重，几乎天天服平喘止咳药，不能停药，否则喘甚。现症：左侧胸痛，咳则痛作，不咳不痛，日轻夜重，咳痰黄稠量多，约2个月，舌质稍暗苔白，脉滑。胸片：慢性肺气肿。

诊断：喘证。

方药：炙麻黄10g，石膏40g，地龙10g，沙参15g，桑白皮10g，石苇20g，白重楼15g，甘草10g，桔梗10g，薤白10g，栝蒌皮10g，鱼腥草20g，黄芩10g。5剂。

2007年12月10日诊，因感冒又咳喘加重，咳黄稠痰，量多，形寒怕冷，饮食差，已打针服药稍减。舌苔白薄黄。

方药：炙麻黄10g，石膏30g，蒲公英30g，地龙10g，桑白皮10g，射干10g，款冬花10g，葶苈子15g，僵蚕10g，石苇20g，红枣5枚，黄芩10g，白重楼15g。5剂咳喘明显好转。

5. 江某某，男，66岁，安徽。2008年2月29日初诊。

咳嗽、胸闷、气促，动则加剧，咳黄痰已5个月，无恶寒发热盗汗等，纳食尚可，平卧腰痛。全胸片：支气管炎伴右肺感染(局限性肺气肿)。

诊断：喘证。

方药：炙麻黄绒10g，沙参15g，白重楼15g，贝母10g，杏仁10g，法半夏10g，蒲公英30g，胆星5g，桑白皮10g，黄芩15g，地龙10g，僵蚕10g，石膏30g。7剂。

2008年3月7日诊，服药后症状减轻，前方加石苇20g，莱菔子20g，去杏仁。7剂。

6. 史某某，男，59岁，三里畈。2004年11月1日初诊。

咳喘10余年，时作时止(平时仍气促)，又作10余天，咳嗽白黄稠痰，口苦作咳，脉滑。

诊断：喘证。

方药：炙麻黄10g，桑白皮10g，杏仁10g，法半夏10g，地龙10g，黄芩10g，石膏40g，僵蚕10g，白重楼18g，甘草10g，款冬花10g，白果10枚。5剂。

2004年11月15日诊，咳喘减轻，口干，舌红苔白少津，脉弦。

方药：炙麻黄绒10g，地龙10g，白术10g，黄芩10g，白重楼15g，僵蚕10g，石膏30g，酸枣仁10g，蒲公英20g，法半夏10g，桑白皮10g，款冬花10g，桔梗10g。5剂。

7. 张某某，女，63岁，北丰。2011年2月22日初诊。

胸闷咳喘，活动加重，咳黄痰，间断发作20余年，加重1年，甚则胸闷声嘶，多方检查未见异常。

诊断：喘证。

方药：炙麻黄10g，石膏30g，沙参20g，僵蚕10g，甘草10g，杏仁10g，贝母10g，地龙10g，黄芩10g，款冬花10g，桑白皮10g，青果10g，蒲公英30g，苏子15g。6剂。

2011年3月3日诊，症状减轻，前方加葶苈子10g，蜈蚣1条，去地龙、桑白皮、青果。6剂。2011年3月21日诊，症状好转，守前方加苏子15g。6剂。

8. 陈某某，女，16岁，栗子坳。2008年6月5日初诊。

5岁时患肺结核，经治已愈，此后间断发作咳喘。现症：咳嗽、胸闷、气促，甚则喉中痰鸣，咳痰稠，又作3天，月经尚调，白带夹黄。

诊断：喘证。

方药：炙麻黄绒8g，沙参15g，白重楼15g，杏仁10g，桑白皮10g，地龙10g，僵蚕10g，白果10g，蒲公英30g，黄芩10g，款冬花10g，法半夏10g，百部10g。5剂。

2008年6月12日诊，咳喘减轻。胸片：支气管炎伴感染（双下肺感染）。守前方加石膏30g，桔梗10g，去蒲公英、杏仁。6剂。

9. 闻某某，男，61岁，大地坳。2006年2月17日初诊。

咳嗽气喘4～5年，加重月余。现症：咳喘气促，胸闷，动则尤甚，咳痰不多，白痰质稠，伴心悸头昏肢软，纳食尚可。心电图：窦性心律不齐、心电轴正常。全胸正位片提示：慢性气管炎表现。

诊断：喘证。

方药：炙麻黄10g，白重楼15g，款冬花10g，射干10g，地龙10g，石苇20g，僵蚕10g，石膏50g，沙参15g，桑白皮10g，甘草10g，杏仁10g，葶苈子15g。6剂。

2006年3月13日诊，咳嗽明显减轻，活动仍喘促，纳食尚可，咳痰白稍稠，亦咳出，量少，舌苔白腐。

方药：炙麻黄10g，白重楼15g，款冬花10g，地龙10g，石苇20g，石膏30g，沙参15g，苏子15g，法半夏10g，僵蚕10g，葶苈子15g，大枣10枚，射干10g。6剂。

2006年4月28日诊，又近感冒，咳痰白稍稠，或黏痰，时腰痛，饮食尚可，舌苔滑。

方药：炙麻黄10g，石膏30g，杏仁10g，地龙10g，石苇2g，甘草10g，桑白皮10g，法半夏10g，茯苓30g，沙参18g，款冬花10g，白果10枚。6剂。

2006年12月6日诊，又咳嗽1周，喘促胸闷，咳白黏涎痰，不易咳出，早晚为甚，时背心有冷感，饮食稍减，舌红苔白厚稍腐，脉弦滑。

方药：炙麻黄绒8g，干姜3g，细辛3g，五味子5g，地龙10g，僵蚕10g，石苇20g，白重楼15g，蒲公英20g，蜈蚣1条，杏仁10g，沙参15g，苏子15g石膏30。5剂。

10. 汪某某，男，61岁，浠水县。2005年11月21日初诊。

感冒喘咳5天，咳白清稀痰，背心冷，素有喘咳（肺气肿），时头昏，纳食尚可，舌苔白薄，脉滑。

诊断：喘证。

方药：炙麻黄10g，杏仁10g，白重楼15g，地龙10g，法半夏10g，款冬花10g，沙参15g，干姜6g，细辛3g，五味子6g，茯苓30g，僵蚕10g，射干10g。6剂。

2005年12月2日诊，咳黄绿痰，量稍多，动则喘促，纳食一般，肢软乏力，舌苔白微滑，脉弦滑。

方药：炙麻黄10g，杏仁10g，石苇20g，地龙10g，白重楼15g，干姜5g，细辛3g，五味子8g，石膏40g，法半夏10g，沙参15g，僵蚕10g，射干10g。5剂，药后喘咳明显减轻，前方续服5剂。

四、饮邪犯肺

饮邪犯肺者，多因受凉饮冷，久咳致喘。饮邪犯肺，肺失宣降，故咳喘胸满，呼吸困难，不能平卧。水谷不化精微，聚而成饮，故痰白清稀或如泡沫状。治宜温肺化饮，降气平喘。常用小青龙汤为基本方，麻黄、桂枝宣肺散寒，干姜、细辛温肺化饮，五味子敛肺止咳。临证须辨其饮邪轻重，随证加减。

1. 周某某，男，57岁，河铺镇。2015年10月6日初诊。

素有咳喘10余年，间断发作，又作1周，咳嗽胸闷气促动则加重，咳白清稀痰，饮食尚可，舌苔白，脉缓。

诊断：喘证。

方药：沙参30g，炙麻黄10g，杏仁10g，苏子15g，款冬花10g，黄芩10g，蒲公英30g，僵蚕10g，干姜3g，细辛3g，五味子10g，桔梗10g，炙牙皂3g。6剂。

2015年11月2日复诊，仍咳嗽，胸闷咳嗽气促，活动加重，咳白色泡沫清稀痰，舌苔白滑，脉缓。

方药：炙麻黄10g，沙参30g，苏子10g，杏仁10g，芥子10g，款冬花10g，僵蚕10g，五味子10g，细辛3g，干姜3g，炙牙皂3g，蒲公英30g，黄芩10g，地龙10g。6剂。

2. 徐某某，男，52岁，浠水。2008年11月12日初诊。

咳喘3年，活动加重，冬甚于夏，咳泡沫白涎痰，早晚为甚，饮食尚可，口唇轻绀，舌质稍暗苔白。2007年6月18日胸片：慢支并肺气肿表现，左锁骨上区病变，考虑肺大疱可能；2008年10月17日华桂卫生院心电图检查：正常。

诊断：喘证。

方药：炙麻黄10g，沙参18g，射干10g，干姜5g，五味子10g，细辛3g，地龙10g，款冬花10g，僵蚕10g，桑白皮10g，白重楼15g，苏子15g。6剂。

2008年11月18日诊，症状减轻，咳痰不爽，前方加蜈蚣1条，6剂。

2008年11月25日诊，喘嗽明显减轻，前方去桑白皮，苏子，加蒲公英30g、黄芩10g。6剂。

3. 贺某某，男，41岁，农业局。1982年12月20日初诊。

原有喘咳，冬季加剧，近两个月咳嗽白清稀泡沫痰，气喘，早晚为甚，遇凉加剧，常形寒怕冷，口干不作渴，舌苔白，脉弦滑。

诊断：喘证。

方药：干姜10g，射干10g，法半夏10g，五味子8g，麻黄绒10g，茯苓15g，细辛4g，甘草10g，陈皮10g，牙皂4g，地龙10g，厚朴10g。3剂。

1982年12月23日诊，咳喘减轻，咳痰稠，量减少，形寒亦轻，口干欲饮，舌苔白，脉缓细。

方药：麻黄8g，五味子4g，法半夏10g，干姜6g，细辛3g，射干10g，地龙10g，牙皂

3g,陈皮 10g,甘草 6g,贝母 10g,厚朴 10g,天花粉 15g。5 剂。

4. 周某某,女,19 岁,三里桥。1983 年 12 月 1 日初诊。

咳喘七八年,遇冷即发,早晚咳甚,咳泡沫清稀痰,又发作六天,饮食尚好,脉缓滑。胸片:右下肺纹理增强,边缘模糊。

诊断:喘证。

方药:麻黄 10g,僵蚕 10g,款冬花 10g,杏仁 10g,地龙 10g,厚朴 10g,干姜 10g,五味子 10g,法半夏 10g,细辛 3g,甘草 10g,延胡索 10g。3 剂。

1983 年 12 月 6 日诊,喘减,晨起咳嗽少痰,口干饮少,舌苔白,脉缓。

方药:杏仁 10g,僵蚕 10g,枇杷叶 10g,桂枝 10g,款冬花 10g,陈皮 10g,厚朴 10g,百部 10g,茯苓 18g,地龙 10g,延胡索 10g,白重楼 15g。3 剂。

1983 年 12 月 21 日诊,喘咳轻,咳吐白涎泡沫,口干饮少,时形寒怕冷,晚间微热,头常出汗,舌苔白,脉滑。

方药:麻黄 10g,五味子 10g,茯苓 18g,干姜 10g,白重楼 10g,杏仁 10g,细辛 3g,僵蚕 10g,射干 12g,法半夏 10g,地龙 10g,甘草 10g。5 剂。

5. 蔡某某,女,47 岁,北丰。1983 年 2 月 6 日初诊。

8 年前右甲状腺结节做手术治疗,现伤口处疼痛,头昏、胸闷、喘嗽,咳白清痰,饮食少,口中作酸,右侧咽中辣痛感,舌苔白,脉缓,血压 160/90mmHg。

诊断:喘证。

方药:麻黄 10g,干姜 10g,细辛 3g,杏仁 10g,僵蚕 10g,五味子 6g,芥子 15g,地龙 10g,甘草 10g,法半夏 10g,茯苓 15g,陈皮 10g。3 剂。

1983 年 2 月 17 日诊,服前方后症稍轻,仍右侧颈项、咽中作痛似火辣感,咳白清痰,舌苔白,脉弦。

方药:麻黄 10g,干姜 10g,细辛 3g,杏仁 10g,僵蚕 10g,五味子 6g,芥子 15g,地龙 10g,甘草 10g,法半夏 10g,茯苓 15g,陈皮 10g。3 剂。

1983 年 2 月 27 日诊,昨又受凉复发,伤口仍微痛,咳白涎痰,脉滑。

方药:麻黄 10g,干姜 10g,细辛 3g,杏仁 10g,僵蚕 10g,五味子 6g,芥子 15g,地龙 10g,甘草 10g,法半夏 10g,茯苓 15g,陈皮 10g。3 剂。

1983 年 4 月 4 日诊,胃脘中塞胀,喉中有痰鸣,饮食尚好,舌苔白,脉缓。

方药:僵蚕 10g,茯苓 18g,细辛 3g,地龙 10g,杏仁 10g,甘草 10g,麻黄 10g,厚朴 10g,桔梗 10g,法半夏 12g,远志 10g,枳壳 10g。3 剂。

1983 年 10 月 21 日诊,咳喘又作,咳清稀白痰,胸背疼痛,面目浮肿,头痛昏、肢软无力,饮食少,形寒怕冷,舌苔白,脉缓。

方药:麻黄 10g,厚朴 10g,陈皮 10g,地龙 10g,干姜 8g,法半夏 10g,僵蚕 10g,五味子 6g,芥子 12g,甘草 10g,细辛 4g,杏仁 10g,蒲公英 15g。3 剂。

6. 欧某某,女,60 岁,大河岸。2010 年 2 月 25 日初诊。

咳喘间断发作 30 年,又作 20 余天。现症:咳嗽、胸闷、气促,动则尤甚,咳白清稀痰，纳食尚可，舌苔白。

诊断：喘证。

方药：麻黄 10g，蜈蚣 2 条，地龙 10g，干姜 3g，五味子 10g，细辛 3g，法半夏 10g，杏仁 10g，僵蚕 10g，射干 10g，苏子 15g，冬花 10g，蒲公英 30g。6 剂。

2010 年 3 月 4 日诊，症状减轻，守前方加茯苓 30g。6 剂。

2010 年 3 月 15 日诊，喘减，少痰，守前方去射干。7 剂。

7. 王某某，女，73 岁，三里畈。2011 年 1 月 17 日初诊。

咳喘数年，加重 1 年，咳痰色白清稀或稠，动则气促加重，纳食尚可，如闻油烟煤烟等易引发，阵作，舌质稍暗，舌苔白厚，脉弦。

诊断：喘证。

方药：炙麻黄绒 10g，沙参 20g，地龙 10g，僵蚕 10g，黄芩 10g，苏子 10g，芥子 10g，葶苈子 10g，莱菔子 20g，法半夏 10g，干姜 3g，细辛 3g，五味子 10g。5 剂。

2011 年 1 月 25 日诊，症状减轻前方加蒲公英 30g。6 剂。

8. 徐某某，男，65 岁，浠水华桂。2012 年 1 月 4 日初诊。

咳嗽反复发作 30 年，近年加重。现症：咳嗽气促胸闷，咳白色泡沫痰，纳食尚可，胸闷气促，活动加重，舌苔白，脉弦。

诊断：喘证。

方药：炙麻黄绒 10g，蒲公英 20g，款冬花 10g，葶苈子 10g，地龙 10g，干姜 5g，五味子 10g，细辛 3g，杏仁 10g，厚朴 10g，苏子 10g，黄芩 10g。6 剂。

2012 年 1 月 18 诊，咳喘基本消失，守前方 6 剂。

9. 汪某某，男，50 岁，骆驼坳。2012 年 2 月 1 日初诊。

咳嗽 20 余天。现症：咳嗽胸闷气促，咳痰清稀，日轻夜重，时咽痒，纳食尚可。X 光片：支气管炎。

诊断：喘证。

方药：炙麻黄 10g，杏仁 10g，法半夏 10g，干姜 5g，五味子 10g，细辛 3g，苏子 15g，芥子 15g，葶苈子 10g，款冬花 10g，僵蚕 10g，甘草 10g，地龙 10g。6 剂。

2012 年 2 月 7 日诊，症状减轻，前方加蜈蚣 2 条、沙参 20g，桔梗 10g，黄芩 10g，去芥子、苏子。6 剂。

10. 徐某某，男，81 岁，凤山镇。2016 年 12 月 7 日初诊。

咳嗽气促胸闷，活动加重，又作月余，咳嗽白涎痰，少许白稠痰，饮食不多，舌苔白厚，脉滑。2016 年 12 月 6 日全胸片示：慢性支气管炎并肺气肿；右下肺小圆形稍高密度影，建议 CT 复查。

诊断：喘证。

方药：沙参 30g，炙麻黄 10g，干姜 3g，五味子 10g，细辛 3g，法半夏 10g，苏子 15g，芥子 15g，杏仁 10g，款冬花 10g，海蛤 12g，桑白皮 10g，地龙 10g。6 剂。

2017 年 1 月 2 日诊，咳嗽气促症状减轻，仍咳嗽白色泡沫痰涎，饮食差，舌苔白，脉弦细。

方药：沙参 30g，炙麻黄 10g，干姜 3g，五味子 10g，细辛 3g，法半夏 10g，苏子 15g，芥子 15g，款冬花 10g，海蛤 10g，地龙 10g，蜈蚣 2 条，杏仁 10g，葶苈子 10g。7 剂。

五、虚喘

虚喘者，多由久病迁延，反复发作，久病肺虚及肾，肾不纳气，气不归元，故呼多吸少，气怯声低，气短不续。肺虚者操劳后则喘，肾虚者静息时亦气息喘促，动则尤甚。若肾阳衰弱，水无所主，水气上逆，凌心犯肺，致肺气上逆，心阳不振，喘咳心悸，倚息难以平卧，小便量少，面目肢体浮肿。治宜补肺益气，补肾纳气。若阳虚水逆，上凌心肺，宜温阳利水。常用熟地、鹿胶补肾纳气，麻黄、杏仁宣肺平喘，茯苓、白术健脾利水。临证之际，须辨其肺肾虚损轻重，随证加减。

1. 李某某，男，66 岁，浠水。1981 年 1 月 4 日初诊。

咳嗽气喘 10 余年(每年发作一两次)，近来加剧，心慌气短，腰痛，咳黄绿痰，质稠，怕冷，舌苔稍暗，脉细。

诊断：喘证。

方药：熟地 12g，麻黄 10g，苏子 15g，补骨脂 10g，附片 10g，当归 10g，五味子 10g，细辛 3g，杏仁 10g，法半夏 10g，甘草 10g，沉香 10g。5 剂。

1981 年 3 月 26 日诊，服前方症状明显好转，近又咳嗽、胸闷、心慌，咳痰白夹涎沫，动则喘甚，头部经常出汗。

方药：补骨脂 12g，当归 10g，苏子 10g，胡桃 10g，款冬花 10g，枇杷叶 10g，熟地 10g，五味子 10g，茯苓 15g，法半夏 12g，桑白皮 10g，远志 10g。5 剂。

2. 方某某，男，67 岁，匡河。2008 年 6 月 6 日初诊。

气喘活动加重 7 年。现症：咳嗽、气促胸闷气短，右胁下及腰疼痛 1 日，在当地医院治疗痛止，纳食尚可，肢软乏力，舌苔白，脉弦。

诊断：喘证。

方药：熟地 20g，炙麻黄 8g，苏子 10g，鹿胶 10g，芥子 10g，杏仁 10g，当归 10g，桑白皮 10g，地龙 10g，款冬花 10g，甘草 10g。5 剂。

2008 年 8 月 27 日诊，咳嗽白痰，气促，早起胸闷，活动稍剧气促，伴腰痛，夜尿多，每晚 7～8 次，纳食尚可，睡亦佳，舌苔白，脉细。

方药：炙麻黄 10g，鹿胶 15g，芥子 10g，熟地 20g，贝母 10g，甘草 10g，款冬花 10g，桑白皮 10g，当归 10g，杏仁 10g，地龙 10g，砂仁 10g。7 剂。

3. 汪某某，男，67 岁，石桥铺。2002 年 11 月 19 日初诊。

气喘胸闷少痰(喘有 10 余年)，动则喘甚，腰痛，头昏，双下肢浮肿，活动不利，尿频、尿急，余沥不尽，夜尿多，舌质暗红，苔白，血压 100/60mmHg。

诊断：喘证。

方药：麻黄绒 8g，熟地 15g，补骨脂 10g，菟丝子 10g，桃仁 10g，丹参 18g，桑白皮 10g，杜仲 10g，甘草 10g，黄芪 18g，地龙 10g，苏子 18g。4 剂。

2002 年 12 月 22 日诊，头昏浮肿基本消失，喘咳胸闷，舌苔白，脉细。

方药：白术 12g，桂枝 8g，茯苓 80g，甘草 10g，仙鹤草 20g，补骨脂 10g，五味子 8g，熟地 18g，地龙 10g，干姜 3g，细辛 3g，苏子 18g。4 剂。

4. 程某某，女，77 岁，北丰。2008 年 4 月 26 日初诊。

素有哮喘约 40 余年，发作时喉中痰鸣，白涎痰，胸闷气短，动则尤甚，纳食尚可(此时哮喘未作)。2007 年 11 月 8 日重庆医科大学彩色心脏 B 超：①左室增大；②升主动脉内径增宽；③室间隔增厚；④主动脉瓣关闭不全(轻)；⑤左室舒张功能减退。

诊断：喘证。

方药：熟地 20g，炙麻黄绒 8g，鹿胶 10g，地龙 10g，僵蚕 10g，杏仁 10g，款冬花 10g，桑白皮 10g，芥子 10g，沙参 15g，黄芪 18g，法半夏 10g。6 剂。

2008 年 5 月 7 日诊，咳嗽、气促明显减轻，早起胸闷，活动稍剧气促，伴腰痛，纳食尚可，睡亦佳，舌苔白，脉细。

方药：炙麻黄 10g，鹿胶 15g，芥子 10g，熟地 20g，贝母 10g，甘草 10g，款冬花 10g，桑白皮 10g，当归 10g，杏仁 10g，地龙 10g，砂仁 10g。7 剂。

5. 聂某某，女，56 岁，三里畈。2008 年 9 月 6 日初诊。

胸闷、咳嗽少痰，活动加重 7 个月，心慌气短，纳呆食少，下肢浮肿 10 余天。2008 年 6 月 3 日县人民医院 B 超：符合高冠心声像图改变，二尖瓣反流；心电图：正常；全胸片：心脏疾患，双肺清晰。血压 130/100mmHg。

诊断：喘证。

方药：炙麻黄绒 8g，沙参 18g，葶苈子 15g，茯苓 50g，地龙 10g，桑白皮 10g，杏仁 10g，僵蚕 10g，白重楼 15g，红枣 10 枚，黄芪 20g，丹参 10g。6 剂。

2008 年 9 月 22 日诊，症状减轻，守前方加熟地 20g、丹参 15g、白茅根 20g。6 剂。

6. 夏某某，男，69 岁，大地坳。2003 年 8 月 11 日初诊。

咳嗽气喘 10 余年，少痰，晚间平卧喘促胸闷为甚，活动亦喘增。昨中午曾痰中带少许血丝一口，纳食则胀，左肺下可闻及湿啰音。血常规正常，血沉 28mm/h；胸片：双肺中下纹理模糊，两侧肺门浓密，结构模糊，呈轻度肺淤血改变，结合临床考虑心肌病伴轻度心功能不全。

诊断：喘证。

方药：葶苈子 15g，红枣 10 枚，杏仁 10g，贝母 10g，甘草 10g，茯苓 50g，桑白皮 10g，白术 10g，炙麻黄 6g，南沙参 20g，款冬花 10g，桃仁 10g。4 剂。

2003 年 8 月 18 日复诊，症状减轻，微咳少痰。现症：微喘，头昏肢软乏力，纳食不多，时胃腹作胀，微呃，舌苔白薄滑。

方药：炙麻黄绒 6g，沙参 18g，葶苈子 15g，红枣 10 枚，茯苓 50g，桑白皮 10g，黄芪 15g，贝母 10g，杏仁 10g，厚朴 8g，白重楼 18g，地龙 10g。5 剂。

2003年8月29日诊，不喘。现症：肢软乏力头昏，吸气时或右侧胸痛，舌苔白。

方药：黄芪30g，太子参10g，白术10g，茯苓50g，丹参18g，陈皮10g，杏仁10g，甘草10g，红枣5枚，砂仁10g。5剂。

7. 汪某某，男，74岁，匡河。2017年10月23日初诊。

2015年12月在同济医院做主动脉夹层手术，并做心脏支架术。现症：气促胸闷、心慌，活动加重，双足胫浮肿，纳差食少，餐后胸闷气促加重，咳少许白痰，舌质稍暗。

诊断：喘证、心悸。

方药：沙参30g，炙麻黄8g，丹参10g，葶苈子10g，当归10g，桃仁10g，五味子10g，干姜3g，细辛3g，白术20g，黄芪30g，茯苓30g，红枣5枚。6剂。

2017年11月13日诊，病情稳定，守前方加海蛤粉10g、附片8g。6剂。

2017年11月27日诊，因感冒住院，症状又作，守11月13日药方6剂。

2017年12月7日诊，喘减肿消，前药方继服6剂。

8. 张某某，男，73岁，石源河。2008年4月30日初诊。

咳嗽反复发作50余年，近10年加重，2006年10月在县人民医院诊断为"肺气肿、肺心病"。现症：咳嗽气喘胸闷，活动加重，浮肿下肢为甚，按之凹陷，纳呆腹胀食少，舌苔白，脉沉弦，血压160/100mmHg。

诊断：喘证。

方药：炙麻黄8g，沙参15g，葶苈子15g，茯苓50g，蒲公英30g，桑白皮10g，地龙10g，附片8g，红枣10枚，杏仁10g，白重楼15g，丹参15g，益母草30g。5剂。

2008年5月7日诊，症状减轻，血压180/106mmg，守前方葶苈子改为10g，加白茅根30g、茯苓60g。6剂。

9. 詹某某，女，50岁，大河岸。2010年8月4日初诊。

喘咳数十年，加重5～6年，冬季为甚。现症：咳嗽，痰不多，咳少许白痰，胸闷气短，腰痛，纳食尚可，时足浮肿，舌淡苔白，脉缓。

诊断：喘证。

方药：炙麻黄8g，沙参20g，射干10g，杏仁10g，款冬花10g，地龙10g，僵蚕10g，蜈蚣2条，熟地20g，桑白皮10g，苏子15g，黄芩10g，丹参15g。6剂。

2010年8月11日诊，症状减轻，足肿消，守前方加甘草10g。7剂。

10. 何某某，男，66岁，三里畈。2012年7月3日初诊。

咳嗽气喘反复发作10余年，自去年症状加重。现症：咳嗽白稠痰，伴胸闷，活动气促加重，腰痛，纳食尚可，舌苔白。

诊断：喘证。

方药：熟地20g，炙麻黄10g，沙参20g，芥子15g，苏子15g，杏仁10g，葶苈子10g，地龙10g，款冬花10g，僵蚕10g，黄芩10g，桔梗10g。6剂。

2012年7月10日诊，症状减轻，舌质暗，苔白。

方药：补骨脂10g，菟丝子10g，炙麻黄绒10g，干姜8g，五味子8g，细辛3g，熟地

18g，甘草 10g，黄芪 20g，白术 10g，僵蚕 10g，地龙 10g。6 剂。

【按语】 喘证一病，自古难治，盖因其病因复杂，病机多变。《内经》云："喘出于肺，喘出于肾。"此言喘证之病位在肺肾，然其病因或外感，或内伤，或虚实夹杂，临证之际，须细辨其因，方能施治得法。

哮证与喘证都有呼吸急促的见证，但哮必兼喘，而喘未必兼哮。哮指声响言，喉中有哮鸣声，是一种反复发作的独立性疾病。喘指气息言，为呼吸气促困难，是多种急慢性疾病的一个症状。喘证与短气同为呼吸异常，但短气是指呼吸而气短，微弱而喘促，似喘而无声，语言无力，或短气不足以息，尚可平卧。

观上述诸案，喘证之治，贵在辨其寒热虚实。如风寒壅肺者，症见恶寒发热，咳喘痰白清稀，治宜疏风散寒、宣肺平喘；表寒肺热者，症见咳喘痰黄稠，胸闷烦热，治宜解表清里、化痰平喘；痰热郁肺者，症见咳喘痰黄稠，胸闷烦热，治宜清热化痰、降气平喘；饮邪犯肺者，症见咳喘痰白清稀，胸闷气短，治宜温肺化饮、降气平喘；虚喘者，症见气短声低，动则喘甚，治宜补肺益气、补肾纳气。

6 肺 痨

肺痨古称“虚劳”“虚损”，至宋代始以“肺瘵”定名。此病多因正气虚弱，感染痨虫，侵蚀肺脏所致，症见咳嗽、咯血、潮热、盗汗及身体逐渐消瘦，属慢性消耗性疾病，且具传染性。历代医家对此病认识颇深，如《丹溪心法》云：“劳瘵主乎阴虚。”强调阴虚为本，治当滋阴降火。明代《医学入门》更详述其症：“潮热、盗汗、咳嗽、见血，或遗精、便浊，或泄泻，轻者六症间作，重者六症兼作。”

肺痨治当以养阴润肺、清热杀虫为主，常用沙参、麦冬、生地、天冬滋阴润肺，百部、百合润肺止咳，贝母清热化痰，陈皮、法半夏理气调中，白芨收敛止血，杏仁止咳平喘。然肺痨之治，非独滋阴，须辨其兼症，或益气，或温阳，或化痰，方能奏效。

今西医抗结核药物疗效显著，然患者个体差异、药物副作用及兼夹他病者，常需中医辅助治疗。

1. 陈某某，男，31岁，副食品公司。1981年3月4日初诊。

1981年1月胸片发现左侧上肺有空洞，咳嗽白涎痰，动则气喘，头昏肢软，饮食一般，舌苔白滑，脉缓。

诊断：肺痨。

方药：桑白皮10g，款冬花10g，茯苓15g，枇杷叶10g，当归10g，杏仁10g，甘草10g，法半夏10g，百合10g，陈皮10g，贝母10g。5剂。

1981年3月19日诊，仍咳嗽气喘，咳白痰，下午为甚，睡眠近几天好转，脉细弦。

方药：陈皮15g，法半夏10g，茯苓10g，甘草6g，当归10g，五味子6g，桑白皮10g，贝母10g，酸枣仁15g，枇杷叶10g，枳壳10g。4剂。

1981年3月30日诊，喘气、咳嗽稍轻。

方药：炙百合15g，炒杏仁10g，炙款冬花10g，炒莱菔子10g，炙桑白皮12g，枇杷叶10g。10剂。

1981年7月20日诊，左侧胸部时觉胀闷，呃气后减轻，咳嗽不甚，痰白不多，舌苔白稍厚，脉缓滑。

方药：栝蒌皮12g，沙参15g，沉香6g，甘草10g，薤白8g，郁金10g，茯苓10g，杏仁10g，橘络6g，枇杷叶10g，枳壳10g。3剂。

1981年8月8日诊，咳嗽白痰涎沫较多，(乳下至胃部)胀闷不舒，时而背部亦胀，舌苔白，脉缓弦。

方药：沙参8g，贝母10g，郁金10g，麦冬10g，橘络6g，丹参10g，百部10g，薏苡仁15g，三七6g，海浮石6g，茯苓15g，栝蒌皮10g。3剂。

1981年9月19日诊，胃部胀塞减轻，饮食稍增、仍咳嗽少痰色黄，舌苔白涎沫减少，脉缓。

方药：党参10g，厚朴10g，茯苓18g，谷芽15g，麦芽15g，干姜6g，鸡内金10g，陈皮10g，黄连6g，法半夏10g，白豆蔻3g，黄芩6g，甘草6g，神曲10g。5剂。

2. 胡某某，女，36岁，浠水县。2005年7月18日初诊。

感冒后肢软乏力，纳呆食少，咳嗽黄白痰，胸闷不发热，间断盗汗20余天，前日咳血5～6口，舌苔白厚，脉弦细。7月4日胸片：双上肺浸润型肺结核。

诊断：肺痨。

方药：沙参15g，贝母10g，杏仁10g，生地15g，百部10g，栝蒌仁10g，甘草10g，五味子10g，蒲公英20g，桑白皮10g，款冬花10g，青果10g。6剂。

2005年8月5日诊，咳嗽明显好转，精神转佳，纳食正常，时而有胸闷感，舌苔白稍厚。

方药：沙参18g，生地15g，百部10g，麦冬10g，杏仁10g，贝母10g，五味子10g，甘草10g，桑白皮10g，款冬花10g，黄精10g，枇杷叶10g。10剂。

2005年12月9日诊，现症：仅时而喉中有不适感，精神、纳食尚可，舌苔白厚。

方药：沙参15g，黄芪30g，麦冬10g，五味子10g，白术10g，丹参10g，生地15g，甘草10g，茯苓30g，当归10g，砂仁10g。8剂。

2006年3月29日诊，服上方后无任何不适。近又感冒3天，自服感冒药后症状减轻，纳食尚可，月经多提前。肝功能：谷丙转氨酶6.33U/L，谷草转氨酶11.30U/L。

方药：黄芪20g，沙参15g，生地15g，麦冬10g，百部10g，五味子10g，白术10g，甘草10g，贝母10g，茯苓30g。6剂。

3. 史某某，女，32岁，三里桥。2001年10月25日初诊。

10月18日发热、畏寒、头痛，经口服药物后寒热退。现症：咳嗽，胸闷，咳痰黄白色，咳嗽胸痛，纳呆食少，易出汗。胸片：慢性纤维空洞型肺结核。

诊断：肺痨。

方药：沙参12g，白芨18g，贝母10g，黄芩10g，葶苈子10g，红枣5枚，杏仁10g，款冬花10g，生地12g，百部10g，桑白皮10g。7剂。

2001年11月26日复诊，饮食增加，精神转佳，咳嗽黄痰，不盗汗。

方药：沙参12g，白芨18g，贝母10g，黄芩10g，杏仁10g，麦冬10g，百部10g，款冬花10g，生地18g，葶苈子10g，大枣5枚，桑白皮10g。7剂。

4. 陈某某，女，27岁，河东街。1981年8月19日初诊。

咳嗽气喘，咳黄或白痰，发热、盗汗，饮食少，肢软乏力，脉细。胸部X片：肺结核。

诊断：肺痨。

方药：沙参15g，杏仁10g，枇杷叶10g，天冬10g，麦冬10g，贝母10g，陈皮8g，百部

10g，五味子 6g，地骨皮 10g，生地 15g，玉竹 10g，青蒿 10g。3 剂。

1981 年 9 月 14 日诊，咳嗽气喘明显好转，发热退，汗出少，头昏肢软，纳呆食少，脉细。

方药：沙参 15g，百部 10g，生地 10g，熟地 10g，五味子 10g，款冬花 10g，玄参 10g，天冬 10g，麦冬 10g，杏仁 10g，山药 10g，百合 10g，枇杷叶 10g，桑白皮 10g。7 剂。

5. 陈某某，女，29 岁，河东街。1983 年 4 月 9 日初诊。

产后 40 天，原有肺结核，咳嗽白稠痰，平卧喘气，日轻夜重，饮食少，每早晨出汗，舌苔白，脉缓。

诊断：肺痨。

方药：沙参 18g，百合 15g，杏仁 10g，麦冬 10g，款冬花 10g，枇杷叶 10g，法半夏 10g，贝母 10g，生地 10g，百部 10g，黄精 15g，牡蛎 30g。5 剂。

1983 年 7 月 25 日诊，现仍咳嗽，白黏痰，时有黄痰，气喘，常自汗出，手足心热，口渴喜饮，自觉胸中烦热，饮食少，舌红苔白，脉缓。

方药：沙参 8g，杏仁 10g，法半夏 10g，黄芪 15g，麦冬 10g，甘草 8g，五味子 6g，生地 12g，白芍 10g，丹参 10g，款冬花 10g，枇杷叶 10g。5 剂，诸症减轻，前方继服 7 剂。

6. 姚某某，女，52 岁，浠水华桂。2003 年 4 月 17 日初诊。

咳嗽 3 个月余，痰中带血约 14 天，下午形寒，五心烦热，头昏肢软乏力；血沉 105mm/h，全胸片示：左上肺结核。

诊断：肺痨。

方药：沙参 18g，麦冬 10g，白芨 20g，杏仁 10g，贝母 10g，仙鹤草 18g，生地 18g，旱莲草 18g，桑白皮 10g，百合 18g，海浮石 5g，栝蒌仁 10g。5 剂。

2003 年 6 月 2 日诊，诸症明显好转，自行停药约半月，现症咳嗽痰少，不发热恶寒，纳食增多，不盗汗，舌苔白脉细。

方药：沙参 15g，麦冬 15g，白芨 20g，杏仁 10g，贝母 10g，生地 18g，百合 10g，款冬花 10g，桑白皮 10g，栝蒌仁 10g，麦芽 30g，五味子 8g。8 剂。

7. 孙某某，男，37 岁。1980 年 4 月 14 日初诊。

1980 年 4 月 2 日发热恶寒，右侧胸痛，咳嗽脓痰味臭，痰中带血。4 月 5 日浠水人民县医院胸片检查：右上肺浸润性结核。现仍发热，肢软无力，饮食较少，脉缓。

诊断：肺痨。

方药：芦根 15g，鱼腥草 15g，甘草 10g，桔梗 10g，杏仁 10g，蒲公英 15g，贝母 10g，葶苈子 6g，连翘 10g，金银花 15g，瓜蒌 10g。8 剂。

1980 年 4 月 22 日诊，服前方后脓痰减少，味臭减轻，时而痰中有血，精神不好，时而微热，饮食较少（每餐 150g 左右），脉缓，舌苔白薄，舌稍红。

方药：鱼腥草 15g，蒲公英 15g，甘草 10g，桔梗 10g，栝蒌仁 10g，栝蒌皮 10g，金银花 10g，连翘 10g，葶苈子 6g，杏仁 10g，茯苓 18g。7 剂。

1980 年 5 月 1 日诊，发热退，其他诸证亦明显好转。

方药：北沙参15g，麦冬10g，黄芪15g，贝母10g，玉竹10g，当归10g，百合10g，白芨15g，鱼腥草15g，蒲公英15g后。6剂。

8. 陈某某，女，55岁，凤山镇。2002年5月20日初诊。

10岁起患“哮喘”，遇冷即作，开年后咳嗽、盗汗3个月余，下肢疼痛。5月1日X光片示：双侧浸润型肺结核、干酪性肺炎。

诊断：肺痨。

方药：沙参18g，百合18g，桑白皮10g，款冬花10g，葶苈子18g，红枣10枚，生地12g，贝母10g，陈皮10g，杏仁10g，苏子18g，百部10g。5剂。

2002年6月15日诊，手足心发热、盗汗症状减轻，仍咳嗽气喘，痰黄稠，纳食尚可，下肢疼痛除，舌苔白，脉弦。

方药：麻黄绒8g，石膏30g，沙参18g，葶苈子18g，贝母10g，杏仁10g，款冬花10g，百合10g，桑白皮10g，白果10g，红枣10枚，生地12g。5剂。

9. 肖某某，男，53岁，凤山镇。1981年12月4日初诊。

10月2日因肺结核住院35天，现胃痛、饮食少，晚间口苦较甚，口干不欲饮，肢软头昏乏力，舌质淡少苔，脉缓。

诊断：肺痨。

方药：沙参15g，黄连6g，麦冬10g，法半夏10g，陈皮8g，山药15g，玉竹10g，甘草10g，茯苓15g，麦芽14g。5剂。

1981年12月20日诊，口苦基本消失，口干甚微，微咳嗽，白痰，饮食尚可，仍头昏肢倦，舌淡少苔，脉缓。

方药：北沙参150g，百部100g，茯苓100g，玉竹100g，黄连30g，陈皮30g，麦冬100g，贝母80g，法半夏50g，生地100g，五味子30g，丹皮30g，百合100g，山药120g，甘草50g，红枣100g，共研细末水冲服，每日3次，每次10～12g。

10. 李某某，女，27岁，张家山。1990年9月6日初诊。

患肺结核2年，口服抗结核药至今未愈，现症：头昏肢软乏力，纳差，微咳，月经尚规律，舌胖边有齿印，脉细。

诊断：肺痨。

方药：沙参15g，黄芪15g，白芍10g，麦冬10g，陈皮10g，白术10g，甘草10g，丹参15g，红枣5枚，茯苓15g，当归10g。7剂。

1990年9月22日诊，服前方精神好转，纳食尚可，头昏，舌苔白。

方药：沙参15g，黄芪18g，黄精12g，麦冬10g，陈皮10g，白术10g，甘草10g，当归10g，红枣5枚，茯苓15g，白芍10g，麦芽18g。7剂。

11. 何某某，女，35岁，麻城市。2002年7月15日初诊。

农历二月感冒后咳嗽数月，消瘦，经治咳嗽好转。现症：头昏、心慌，肢软乏力，纳差；心电图：窦性心动过速，心肌轻度缺血；X胸片示：双上肺浸润型肺结核。

诊断：肺痨。

方药:沙参 15g,麦冬 10g,贝母 10g,生地 12g,酸枣仁 10g,甘草 10g,丹皮 10g,百部 10g,杏仁 10g,款冬花 10g,桑白皮 10g,百合 10g。5 剂。

2002 年 9 月 3 日诊,咳嗽止,纳食增多,仍头昏肢软乏力,不盗汗、发热,舌苔白,脉弦细。

方药:黄芪 30g,沙参 15g,麦冬 10g,五味子 10g,贝母 10g,甘草 10g,生地 18g,当归 10g,茯苓 30g,百部 12g,红枣 5 枚。8 剂。

12. 王某某,男,22 岁,浠水县。2004 年 7 月 28 日初诊。

7 月 24 日复诊,咳嗽明显好转,咯血止,纳食尚可。7 月 24 日胸片示:右上肺结核浸润型;X 线钡餐示:十二指肠球溃疡。

诊断:肺痨。

方药:沙参 15g,贝母 10g,甘草 10g,款冬花 10g,桑白皮 10g,仙鹤草 15g,黄芩 10g,旱莲草 15g,百部 10g,五味子 10g,丹皮 10g,桔梗 10g。6 剂。

2004 年 8 月 4 日诊,咯血止。现症:咽痒干咳,纳食正常。X 光片示:支气管炎,右上肺结核待排;血结核抗体(+)。

方药:沙参 18g,百部 10g,贝母 10g,酸枣仁 10g,桔梗 10g,款冬花 10g,桑白皮 10g,青果 10g,百合 10g,麦冬 10g,前胡 10g,生地 15g。6 剂。

13. 张某某,男,72 岁,平湖乡。2005 年 7 月 22 日初诊。

纳呆食少,乏力,咳嗽、气喘数月,今年 4 月发现"肺结核"服抗结核药,副作用大,乏力,不欲饮食,舌淡紫瘀斑,少苔,脉细滑。2005 年 5 月 29 日 CT 示:双肺 III 型肺结核、肺气肿、左侧包裹性胸腔积液积气。乙肝小三阳。

诊断:肺痨。

方药:沙参 20g,黄芪 18g,白术 10g,砂仁 10g,生地 15g,佛手 10g,麦芽 20g,甘草 10g,百部 10g,鸡内金 10g,丹参 10g。6 剂。

2005 年 8 月 12 日诊,病情稍有好转,前方加夏枯草 10g、胡黄连 5g。8 剂。

2005 年 10 月 14 日诊,咳嗽少,活动剧烈气促胸闷,精神转佳,纳食尚可,舌质紫暗,脉弦细。

方药:黄芪 30g,白术 10g,南沙参 20g,款冬花 10g,桑白皮 10g,胡黄连 8g,百部 10g,五味子 10g,麦芽 20g,甘草 10g,丹参 15g,苏子 15g,贝母 10g。10 剂。

14. 陈某某,女,36 岁,大崎。2005 年 5 月 27 日初诊。

发热咳嗽 20 余天,5 月 17 日县医院胸片示:双上肺结核(空洞形成)。服抗结核药后头昏肢软、心慌,近饮食减少,盗汗、潮热,舌苔白厚滑黄,脉细滑。

诊断:肺痨。

方药:沙参 18g,麦冬 10g,五味子 10g,黄芪 20g,生地 15g,甘草 10g,茯苓 30g,白术 10g,陈皮 10g,红枣 5 枚,白芨 20g。6 剂。

2005 年 6 月 10 日诊,咳嗽胸闷减轻,盗汗少,潮热退,饮食增加。今胸片提示:双中上肺浸润型肺结核,左中肺空洞形成。

方药：沙参15g，生地15g，麦冬10g，白芨20g，黄芪20g，甘草10g，百部15g，白术10g，贝母10g，杏仁10g，玉竹10g。8剂。

15. 李某某，女，58岁，白莲乡。2003年7月4日初诊。

咳嗽气喘10余天，咳嗽黄痰，时形寒，纳呆食少。X光片：①右侧肺炎；②右肺浸润型肺结核；血沉124mm/h。

诊断：肺痨。

方药：沙参15g，杏仁10g，黄芩10g，贝母10g，葶苈子10g，红枣5枚，百部10g，百合10g，白重楼18g，蒲公英20g，桑白皮10g。5剂。

2003年7月23日诊，咳嗽减轻，咳白痰质稠。现症：头昏肢软乏力，纳食稍增，手足心发热，不盗汗。X胸片：右侧肺炎吸收好转、肺结核。

方药：沙参15g，贝母10g，蒲公英20g，杏仁10g，茯苓30g，黄芪15g，百部10g，鱼腥草18g，麦冬10g，甘草10g，红枣5枚，麦芽30g。7剂。

【按语】 肺痨多属西医学诊断的肺结核，西医的抗结核药物有较好效果，但由于患者的个体差异、对药物的耐受能力、药物的毒副作用，或兼夹其他疾病的患者，常需求助中医治疗。中医治疗本病以补虚培元和抗结核杀虫为原则，培元补虚即调补脏腑，重点在调补肺、脾、肾。诚如《理虚元鉴》所云："治虚有三本，肺脾肾是也，肺为五脏之天，脾为百骸之母，肾为性命之根。治肺、治肾、治脾，治虚之道毕矣。"并强调注意脏腑的整体关系"清金保肺，无犯中州之土……培土生金不损至高之气……金行清化，不觉水自流长，乃合金水于一致也。三脏既治何虑水火乘时，乃统五脏以同归也。"

依据肺痨阴虚的病理特点，治肺痨当以滋阴润肺为主，兼顾气虚、阳虚、痰饮等兼症。如肺阴虚者，常用沙参、麦冬、生地、天冬滋阴润肺；气虚者，佐以黄芪、白术益气健脾；阳虚者，酌加附子、肉桂温阳散寒；痰饮者，配以陈皮、法半夏化痰理气。如此，方能标本兼治，疗效显著。

观上述诸案，肺痨之治，贵在辨证精微。如陈姓患者，咳嗽痰白，动则气喘，此肺气虚损，故以补肺益气、化痰止咳为法；胡姓患者，咳嗽黄痰，盗汗咯血，此阴虚火旺，故以滋阴降火、润肺止血收功。可见肺痨之治，非独滋阴，须辨其兼症，随证施治，方能药到病除。

7 咳血

咳血一证，古称嗽血、咯血，其病位在肺与气道。盖肺为华盖，娇脏也，喜润恶燥，清肃为要。若外感风邪燥热，或内伤肝火刑金，皆可扰动肺络，迫血妄行，随咳而出。其血色鲜红，或夹痰沫，或纯血相兼，此乃肺络受损之征。观今之西医所言，支气管扩张、肺痨、肺癌等疾，亦多见此候。然中医治之，非独止血为务，当究其本，或清金润燥，或平肝宁络，或凉血和营，务使气顺血宁，则咳血自止。常用沙参、麦冬养阴清肺；杏仁、贝母润燥化痰；仙鹤草、旱莲草凉血止血。若肝火炽盛，佐以丹皮、黄芩泻火；阴血亏虚，酌加阿胶、地黄炭以滋其源。此皆随证施治，活法圆机也。

1. 王某某，男，29 岁，大河岸。2008 年 11 月 29 日初诊。

咳嗽咯血，10 月 1 日县人民医院住院 20 天，诊断为“支扩”，症状好转。现症：咳嗽黄绿稠痰量多，痰中带血，时多时少，右胸闷胀，连及背心，不发热恶寒，舌红苔白，脉缓。

诊断：咳血。

方药：沙参 20g，仙鹤草 20g，贝母 10g，海浮石 6g，芦根 30g，旱莲草 15g，蒲公英 30g，栝蒌皮 10g，桃仁 10g，丹皮 10g，黄芩 10g，青黛 6g，白茅根。6 剂。

2008 年 12 月 6 日诊，咳痰减少，时而痰中带血，前方加款冬花 10g，冬瓜仁 15g，去栝蒌皮。6 剂。

2008 年 12 月 13 日诊，昨又咯血一口，咽喉不适，去丹皮。7 剂。

2008 年 12 月 22 日诊，咯血止，宗前方 12 月 6 日方，加白重楼 15g，鱼腥草 30g。7 剂。

2. 胡某某，女，48 岁，北丰。1986 年 5 月 19 日初诊。

咳血 3 天，纯血鲜红，或痰中夹血，下午为甚，伴头昏肢软乏力，口干纳呆，舌红苔白。

诊断：咳血。

方药：沙参 18g，生地 10g，大黄炭 10g，仙鹤草 15g，山栀 10g，丹皮 10g，麦冬 10g，黄芩 10g，旱莲草 18g，杏仁 10g。3 剂。

1986 年 5 月 23 日诊，咳血减轻，痰中有少许血，咳甚出鼻血，伴头昏肢软纳呆食少，脉缓。

方药：麦冬 10g，旱莲草 18g，蒲黄炭 10g，沙参 18g，仙鹤草 10g，丹皮 6g，生地 15g，杏仁 10g，荆芥炭 10g，大黄炭 10g，山栀 10g。5 剂，咳血止。

3. 方某某，女，54 岁，凤山镇。2002 年 10 月 4 日初诊。

如感冒咳嗽，或劳累过度易咯血，每年十余次，痰中带血数口，多则数十口，已20余年。又复作1周，烦躁，头面灼热、自汗出。血压140/80mmHg；胸片示：左下支扩可能性大。

诊断：咳血。

方药：沙参15g，栝蒌仁10g，海浮石3g，甘草10g，仙鹤草18g，旱莲草15g，黄芩10g，杏仁10g，山栀10g，青果10g，麦冬10g。5剂。

2002年11月26日诊，服前方后咳血止，面部发热等症减，舌苔白，脉缓。

方药：沙参12g，麦冬10g，生地12g，杏仁10g，丹皮10g，玄参10g，仙鹤草18g，旱莲草10g，甘草10g，贝母10g，茯苓30g。5剂。

4. 陈某某，女，26岁，凤山镇。2003年7月25日初诊。

去年起患肺结核，已服药9个月，盗汗、潮热等证消除，但时而咳血，6月20日咯血住院4天血止出院，昨又咯血3次，每次10余口，痰中带血，或纯鲜血，伴头昏肢软乏力，舌红苔薄黄。

诊断：咳血。

方药：生地18g，瓜蒌12g，海浮石6g，山栀10g，杏仁10g，青黛6g，大黄炭8g，丹皮10g，旱莲草18g，沙参18g，仙鹤草18g，蒲黄炭10g。3剂。

2003年7月28日诊，咳血明显减轻，头昏肢软乏力，纳呆食少，咳少许痰，舌苔白薄。

方药：沙参18g，生地10g，贝母10g，仙鹤草18g，旱莲草15g，丹皮10g，百部10g，海浮石6g，栝蒌仁10g，黄芩10g，青黛3g，麦芽30g。5剂。

5. 罗某某，女，47岁，团陂。2009年4月24日初诊。

去年6月咯血1次，经浠水医院诊断为“支气管扩张”，今又咳血，微咳嗽少痰，肢软乏力，头昏，纳差。

诊断：咳血。

方药：仙鹤草20g，旱莲草18g，贝母10g，款冬花10g，沙参15g，海浮石5g，青黛5g，杏仁10g，白芨15g，栝蒌皮10g，黄芩10g，大黄炭3g。5剂。

2009年5月4日诊，咳止血止。现症：头昏肢软乏力，口干。

方药：黄芪30g，沙参15g，白术10g，砂仁10g，甘草10g，麦冬10g，当归10g，红枣5枚，茯苓30g，陈皮10g，杏仁20g，丹参10g。6剂。

6. 赵某某，男，36岁，白庙河。2009年4月27日初诊。

咳嗽少痰，白痰稍稠，咽中及胸中不适，早起咳嗽，痰中带少许血丝，3～5口，在县医院胸片提示：支气管炎。无其他特殊临床症状，经治疗反复发作。

诊断：咳血。

方药：生地20g，旱莲草20g，沙参18g，麦冬10g，款冬花10g，仙鹤草20g，海浮石5g，丹参炭15g，玄参15g，僵蚕10g，桔梗10g，蒲公英30g，白茅根30g，黄芩10g。6剂。

2009年5月6日诊，咯血少许，早晨咳1～2口，前方去款冬花，海浮石，加青果

10g。6剂。

7. 赵某某，男，32岁，白庙河。2009年6月18日初诊。

咽喉不适，常如物梗，咳嗽少痰，痰中带血丝半年，在县人民医院及武汉同济医院检查为“支气管炎”，咽喉炎，二便调，口干，纳食尚可，舌苔白，咽喉部滤泡增生。

诊断：咳血。

方药：生地20g，沙参18g，僵蚕10g，旱莲草18g，桔梗10g，甘草10g，青果10g，仙鹤草20g，山栀10g，贝母10g，丹皮10g，白茅根30g。7剂。

2009年8月3日诊，咯血止，各种症状明显好转，昨又咯血数口中，宗前方加栝蒌皮10g，薤白10g。7剂。

8. 瞿某某，男，46岁，骆驼坳。2002年11月19日初诊。

咳嗽、气喘，咳白涎痰已月余，咯血20余天，X胸片示：支气管炎伴右中下支气管扩张。

诊断：咳血。

方药：海浮石5g，山栀10g，蒲黄炭10g，仙鹤草20g，贝母10g，桑白皮10g，丹皮10g，青黛6g，沙参12g，旱莲草12g，大黄炭8g，瓜蒌12g。4剂。

2002年11月26日诊，咳血止。现症：咳嗽气喘，动则为甚，少痰，纳食差，舌苔白。

方药：沙参18g，桑白皮10g，法半夏10g，款冬花10g，杏仁10g，贝母10g，苏子18g，地龙10g，僵蚕10g，当归10g，陈皮10g，白重楼18g。4剂。

9. 丁某某，女，54岁，麻城市。2006年4月19日初诊。

剑突下疼痛月余，每半年，或早晨吐血数口，鲜红夹块，微咳嗽，饮食差，伴头昏心慌肢软，泛吐酸水。全胸片：右侧支气管扩张可能性大。

诊断：咳血。

方药：仙鹤草20g，白芍20g，黄连10g，吴茱萸3g，旱莲草15g，蒲黄10g，沙参18g，海浮石6g，栝蒌仁10g，山栀10g，青黛5g，代赭石30g。5剂。

2006年4月24日诊，服药后症状减轻，今又咯血3口，头昏肢软，前方加三七10g，丹皮10g。5剂。

10. 段某某，男，62岁，浠水华桂。2013年10月29日初诊。

咳嗽，痰中带血，间断发作50天，经当地输液及口服药物治疗，时好时坏。2013年10月2日CT：慢支、肺气肿。现症：咳嗽，痰不多，咳痰中带血，每日4～5口，右侧胸痛，咽喉干痒痛，咳则有血，舌红苔白。

诊断：咳血。

方药：沙参30g，玄参15g，生地炭20g，仙鹤草30g，旱莲草20g，炙麻黄绒8g，蒲公英30g，蒲炭10g，黄芩10g，大黄炭8g，白茅根30g，藕节15g，青果10g。6剂。

2013年11月17日诊，药后咳嗽症状明显好转，咯血消失，时胸闷，喉痒，前方继服5剂。

11. 徐某某，男，57岁，骆驼坳。2015年3月12日初诊。

咳嗽2个月，在医院住院1个月，武汉诊断：支气管扩张并感染，治疗症状减轻，仍咳嗽，痰中带血，胸闷，咽中不适，舌苔白，脉缓。

诊断：咳血。

方药：南沙参30g，炙麻黄10g，杏仁10g，僵蚕10g，蜈蚣2条，桔梗10g，甘草10g，款冬花10g，蒲公英30g，黄芩10g，葶苈子10g，胖大海5g，青果10g。6剂。

2015年3月19日诊，症状减轻，前方加木蝴蝶10g，去蒲公英。6剂。

12. 汪某某，女，37岁，凤山镇。2005年5月20日诊。

复5月11日诊，现咳嗽、咳血次数，明显减少，晚间咳嗽亦明显好转，仍黄绿痰，量少，口不干，纳食不多。胸片示：支气管扩张伴感染。

诊断：咳血。

方药：炙麻黄10g，石膏40g，胆星10g，沙参15g，杏仁10g，鱼腥草15g，桃仁10g，款冬花10g，蜈蚣1条，僵蚕10g，桔梗15g，白重楼15g。5剂。

2005年6月1日诊，咳嗽、咯血基本消失，昨晚又咽痒，阵咳一次，不胸闷，纳呆食少，舌苔白。胸片示：左下支气管扩张伴感染。

方药：炙百合10g，炙款冬花10g，炒杏仁10g，炙桑白皮10g，炒莱菔子20g，青果10g，沙参15g，炙枇杷叶10g。4剂。

13. 黄某某，男，51岁，凤山镇。2003年4月10日初诊。

每早餐时或咳或唾血1～2口，已有3～4个月之久，武汉专科检查未见明显异常，精神，饮食正常，口时苦。

诊断：咳血。

方药：升麻5g，黄连10g，当归10g，生地20g，丹皮10g，石膏30g，仙鹤草20g，旱莲草15g，山栀10g，甘草10g，黄芩10g，玄参12g。5剂。

2003年4月17日诊，服中药咳、唾血症状消失。现症：今晨带少黄色唾液，口微干苦，大便正常，舌苔薄黄，脉弦。

方药：仙鹤草20g，旱莲草15g，丹皮10g，蒲黄炭10g，生地12g，黄芩10g，石膏30g，升麻8g，大黄炭5g，甘草10g，知母10g，玄参10g。5剂。

14. 程某某，男，76岁，河东街。2015年5月7日初诊。

咳嗽胸闷，咳白痰，或稀或稠，时痰中带血，时胸痛，饮食少，头昏，肢软乏力。2015年3月13日CT：慢支肺气肿伴肺大疱形成、左下肺占位。舌淡苔白稍厚。

诊断：咳血。

方药：仙鹤草30g，沙参30g，炙麻黄6g，杏仁10g，蒲公英30g，黄芩10g，蜈蚣2条，桔梗10g，旱莲草18g，海浮石6g，瓜蒌15g，贝母10g，白花蛇舌草30g。6剂。

2015年9月4日诊，服药后咳血止，症状好转，昨又胸闷痛，守前方加葶苈子10g，去仙鹤草。6剂。

15. 周某某，女，62岁，英山。2015年7月6日初诊。

2011年做右下肺癌手术切除后放疗4次，2014年又发作，继续放化疗治疗。现症：

咳嗽阵作，干咳少痰，痰带血丝，饮食不多，肢软乏力(武汉医院诊断为：放射性肺炎)，舌质稍暗，苔少，脉滑。

诊断：咳血。

方药：沙参 30g，炙麻黄 10g，杏仁 10g，仙鹤草 30g，款冬花 10g，僵蚕 10g，桔梗 10g，甘草 10g，百部 10g。6 剂。

2015 年 7 月 13 日诊，症状减轻，前方加黄芩 10g，白花蛇舌草 30g。6 剂。

【按语】 观上述诸案，咳血之因虽繁，不外虚实两端。实者多因燥火刑金、肝气横逆；虚者常责阴虚火旺、气不摄血。然临证之际，须细辨痰色、舌脉、兼症，不可拘泥一法。如王姓青年，痰稠带血，胸闷脉缓，此肺热挟瘀，故以清肺化痰佐凉血散瘀收功；胡氏妇人，咳血逢午后甚，头昏纳呆，乃阴虚火浮，投养阴清火之剂而效。更有肺癌术后咳血者，虽病势深重，仍以扶正祛邪兼顾，佐虫类药通络散结，可见中医之妙，贵在辨证精微，攻补得宜。

至若唾血与咳血之别，尤当明辨。咳血者，血随咳出，痰血相杂；唾血者，血混唾沫，不咳自出。此二者病机迥异，治亦不同。今人每见血证，辄用寒凉止血，殊不知过用则冰伏气机，反致血滞成瘀。吾辈行医，当遵“见血休止血”之训，首辨气血阴阳，次察脏腑虚实，方能药到病除。然亦不可讳言，现代影像之学，可助明辨病灶所在，中医须兼收并蓄，守正创新，方能愈疾于当今也。

8 心悸

心悸是指心慌气短、惊慌不安，甚则心中急剧跳动，不能自主为主要临床表现的一种病证。一般多呈阵发性，每因情绪波动或劳累而发作。常见于西医学中由各种原因引起的心律失常，如心动过速、心动过缓、期前收缩、心房颤动等，或心功能不全及神经官能症。中医认为多因禀赋不足，素体虚弱，或久病失养，劳欲过度，气血阴阳亏虚，以致心失所养，七情扰动，忤犯心神，心神动摇，不能自主而心悸。临床常见有心阳虚、心阴虚、心脾亏虚、水饮凌心等四种证型。

一、心阳虚

心阳虚证是心悸的常见证型之一。心阳不足，虚寒内生，是其主要病机。心阳受损，不能温煦肢体，故患者常表现为畏寒肢冷、胸闷胸痛、心悸不安、神疲乏力等症状。心阳虚的患者往往伴有寒凝经脉、心脉痹阻，舌淡胖苔白滑，脉象沉弱等虚寒之象。因此治疗时需以补心气、温心阳为主，常用桂枝、甘草、党参、黄芪等药物，辅以丹参、熟地、酸枣仁等养血安神之品。

1. 高某某，男，52 岁，马驿坳。1986 年 5 月 20 日初诊。

心悸，头昏，肢软乏力，形寒低热，纳呆食少，腰痛月余，舌苔白，脉弦细。

诊断：心悸。

方药：党参 15g，黄芪 18g，红枣 5 枚，杏仁 10g，五味子 8g，茯苓 30g，丹参 15g，牡蛎 30g，当归 8g，桂枝 10g，白芍 10g，制首乌 12g。4 剂。

1986 年 5 月 29 日诊，时有恐惧感，纳食尚可，睡眠差，气短，脉缓。心电图：窦性心律、电轴轻度左偏、左室肥厚。

方药：黄芪 30g，炙甘草 12g，红枣 10 枚，桂枝 10g，丹参 15g，五味子 8g，生牡蛎 30g，党参 12g，酸枣仁 10g，珍珠母 20g，白芍 10g。2 剂。

1986 年 6 月 10 日诊，心慌气短，胸部正中处胀闷，易惊易怒，伴头昏肢软乏力，口干，舌苔白薄，脉弦细。

方药：炙甘草 15g，桂枝 10g，五味子 8g，丹参 15g，牡蛎 30g，酸枣仁 10g，白芍 10g，龙齿 30g，夜交藤 10g，红枣 10 枚，党参 10g。3 剂。

1986 年 7 月 10 日诊，服前方后，诸证明显好转，因劳累又发作 3 天，舌苔白，脉缓细。

方药：炙甘草 10g，桂枝 8g，五味子 8g，丹参 15g，太子参 15g，酸枣仁 10g，白芍 10g，牡蛎30g,合欢皮10g,红枣5枚,龙齿10g,麦冬6g。5剂。

2. 吴某某,男,46岁,大地坳。1998年2月9日初诊。

心悸数年(原患高血压病)近年加重,阵性发作,伴头昏肢软乏力,腰痛,舌暗红,苔白。

诊断:心悸。

方药:黄芪30g,党参18g,玄参12g,炙甘草12g,白芍18g,茯苓30g,麦冬10g,五味子、生地、桂枝各10g,珍珠母50g,生牡蛎30g。5剂。

1998年2月18日诊,仍心悸胸闷气短,伴头昏肢软乏力,口干,脉缓。

方药:黄芪30g,桂枝10g,沙参18g,炙甘草12g,五味子10g,麦冬10g,生地15g,白芍10g,酸枣仁10g,丹参15g,红枣10枚,生牡蛎30g。5剂。

1998年2月28日诊,心悸日8～10次,每次数秒,胸闷头昏口干,纳食尚可,舌质暗,脉弦。

方药:黄芪20g,桂枝10g,酸枣仁10g,红枣5枚,炙甘草10g,丹参18g,阿胶10g,麦冬10g,五味子10g,龙齿10g,生地18g,白芍18g。5剂。

1998年3月11日诊,心悸日3～5次,胸闷,气短头昏,精神稍差,纳食尚可,口干苦,舌质暗。血压150/100mmHg。

方药:黄芪30g,桂枝10g,酸枣仁10g,炙甘草12g,苦参20g,五味子10g,阿胶10g,麦芽10g,龙齿10g,红枣10枚,生地12g,珍珠母50g,浮小麦30g。5剂。

1998年3月31日诊,心悸日2～3次,时间短,伴胸闷气短肢软,口干作渴,纳食尚可。血清总胆固醇4.4mmol/L,谷丙转氨酶32U/L。

方药:黄芪30g,生地20g,炙甘草10g,桂枝10g,阿胶10g,珍珠母50g,丹参10g,酸枣仁10g,麦冬10g,苦参10g,白芍10g,红枣5枚。4剂。

1998年7月14日诊,胸闷气短,口干渴,纳食尚可,舌苔白,脉弦细。

方药:黄芪30g,生地18g,炙甘草12g,桂枝10g,阿胶10g,丹参18g,苦参20g,赤芍18g,麦冬10g,酸枣仁10g,红枣5枚,桃仁10g。5剂。

3. 付某某,女,61岁,凤山镇。2003年5月28日初诊。

心慌气短,自汗,胸中不适阵作(如饥饿),多为早餐发作,易于感冒,血压190/100mmHg,舌红少黄,脉细弦。

诊断:心悸。

方药:黄芪30g,桂枝8g,白芍10g,甘草10g,太子参10g,生牡蛎30g,丹参10g,酸枣仁10g,五味子10g,麦冬10g,白术10g,红枣5枚。4剂。

2003年6月4日诊,症状较前有明显好转,血压180/100mmHg,舌苔白。

方药:黄芪30g,桂枝8g,白芍10g,甘草10g,太子参10g,生牡蛎30g,煅牡蛎30g,煅龙骨15g,酸枣仁10g,五味子10g,麦冬10g,白术10g,红枣5枚。4剂。

2003年6月16日诊,背部有恶风感,纳食尚可,血压190/100mmHg,舌红少苔,脉弦细。

方药：桂枝8g，白芍10g，甘草10g，黄芪20g，生地15g，五味子10g，北沙参10g，红枣5枚，茯苓50g，生姜5片，麦冬10g，生牡蛎50g。5剂。

4. 段某某，男，45岁，大河岸。2002年4月6日初诊。

胸闷，心慌气短，肢软乏力，烦躁不安，甚则自觉胸内烦热不舒，食欲不振，舌淡苔白，脉弦。

诊断：心悸。

方药：桂枝8g，薤白10g，栝蒌皮10g，当归10g，丹参18g，川芎10g，黄芪15g，太子参10g，茯苓30g，赤芍10g，甘草10g。4剂。

2002年4月18日诊，服药后心悸胸闷症状消失，昨又复发，心悸阵作，烦躁不适，纳呆食少，舌正常，脉弦细。

方药：桂枝8g，薤白10g，栝蒌皮10g，黄芪15g，丹参18g，川芎10g，赤芍10g，茯苓30g，北沙参10g，瓦楞子15g，白芨20g，甘草10g。4剂。

2002年4月26日诊，症状减轻，精神好转，纳食正常，呃气稍舒，舌苔白脉弦，血压100/70mmHg。

方药：黄芪20g，太子参12g，赤芍10g，白芨20g，瓦楞子15g，丹参18g，炙甘草10g，红枣10枚，法半夏10g，桂枝8g，薤白10g，栝蒌皮10g。4剂渐愈。

5. 毛某某，女，56岁，古河。2010年5月6日初诊。

心悸阵作，间断发作5～6年，睡眠差，纳食尚可，时腰骶部作痛。舌淡苔白，脉结。血压100/60mmHg，2010年4月22日心电图示：窦性心律伴频发房早，偶发心室性逸搏，左室肥大。

诊断：心悸。

方药：炙甘草10g，酸枣仁20g，黄芪30g，生牡蛎50g，龙齿30g，苦参15g，桂枝5g，白芍10g，丹参10g，红枣5枚，五味子10g，党参10g。6剂。

2010年6月11日诊，服药后症状消失半个月，又作5天，心慌、胃脘胀痛，宗前方去龙齿，加浮小麦50g。6剂。

2010年7月7日复诊。时心悸，精神尚可，睡亦安，纳食尚可，时腰痛。2010年4月22日心电图示：窦性心律伴频发房早、频发室早、左室肥大。

方药：炙甘草10g，丹参15g，酸枣仁20g，珍珠母50g，苦参15g，桂枝10g，白芍10g，红枣10枚，浮小麦50g，黄芪30g，五味子10g。7剂。

2010年8月31日诊，心悸减轻，血压140/90mmHg，颅脑CT未见异常。守前方加生地20g。7剂。

2010年11月2日症状好转，血压150/80mmHg，宗前方加柏子仁10g，生地20g。7剂。

2011年1月14日诊，前方7剂。

2011年3月14日心悸止，要求巩固疗效，守前方7剂。

6. 瞿某某，男，35岁，钢厂。1981年8月23日初诊。

面色萎黄，心慌胸闷，头昏，睡眠差，肢软乏力，纳呆食少3个月，舌苔薄白，脉迟缓。血压100/70mmHg。心电图窦性心动过缓。

诊断：心悸。

方药：桂枝10g，白术10g，党参15g，黄芪15g，炙甘草15g，薤白10g，酸枣仁15g，丹参15g，栝蒌皮10g，茯神15g。4剂。

1981年8月28日诊，心率60次/min，仍心悸胸闷，肢软乏力，脉迟。

方药：黄芪15g，酸枣仁15g，薤白10g，桂枝10g，茯神15g，姜皮10g，党参15g，炙甘草15g，枳壳10g，附片6g，白术10g，生姜3片。5剂。

1981年9月3日诊，心悸胸闷减轻，舌淡，脉迟。

方药：黄芪15g，酸枣仁15g，薤白10g，桂枝10g，甘草10g，党参15g，枸杞子10g，栝蒌皮10g，附片10g，五味子10g，枳壳10g，茯神15g。5剂。

1981年9月14日诊，心悸胸闷基本消失，心率58次/min，舌淡，脉迟。

方药：桂枝10g，甘草10g，栝蒌皮10g，党参15g，枸杞子10g，茯神15g，附片10g，五味子10g，白芍10g，酸枣仁15g，薤白10g，红枣5枚。5剂。

7. 张某某，男，67岁，三里畈。2007年8月15日诊。

复2006年11月29日诊，服药后心慌气短症状明显好转，又发作1周，心悸胸闷，头昏肢软乏力，时呃气稍舒，舌正常，脉沉细时结。血压150/80mmHg。2005年10月31日县医院24小时心电图：窦性心律伴房早。

诊断：心悸。

方药：黄芪30g，丹参18g，赤芍10g，炙甘草10g，紫石英20g，龙齿15g，苦参15g，桂枝10g，党参10g，红枣10枚，浮小麦30g，酸枣仁20g。6剂。

2007年8月24日诊，胸闷头昏肢软乏力，饮食尚可，脉结。

方药：黄芪30g，桂枝10g，龙齿15g，紫石英20g，苦参15g，生地20g，酸枣仁20g，党参10g，阿胶15g，生姜5片，大枣5枚，赤芍15g，丹参15g。6剂。

2007年9月5日诊，心悸减轻，时而有心跳停顿感，脉缓时结，肢软乏力，饮食尚可，睡尚可，四肢怕冷，舌苔白。

方药：炙甘草10g，酸枣仁20g，桂枝10g，党参10g，丹参10g，白芍10g，黄芪30g，龙齿20g，薤白10g，栝蒌皮10g，大枣10枚，生地10g，阿胶15g。6剂。

2007年9月14日诊，心悸时作，胸闷，呃气，饮食尚可，睡尚可，脉缓，肢软乏力。

方药：黄芪30g，桂枝10g，甘草10g，苦参15g，薤白10g，栝蒌皮10g，法半夏10g，代赭石20g，丹参15g，紫石英20g，龙齿15g，川芎10g。5剂。

2007年9月24日诊，心悸，胸闷心悸症状均减，仍时呃气(轻)，肢软乏力，舌苔白薄，脉缓。血压130/80mmHg。

方药：红参100g，太子参100g，黄芪250g，三七60g，菟丝子50g，枸杞子50g，覆盆子50g，补骨脂50g，龙齿50g，炙甘草60g，丹参80g，酸枣仁80g，白芍80g，阿胶、龟胶、鹿胶各50g，桃仁50g，当归50g，桂枝50g，熟地180g，枣皮50g，山药60g，砂仁50g，佛手

50g，川芎50g，桂圆肉60g，柏子仁50g，做小蜜丸。

2008年11月29日诊，时而偶发心悸，饮食尚佳，夜尿频，舌正常，脉细。要求继续调治。

方药：红参100g，阿胶、龟胶、鹿胶各60g，酸枣仁60g，丹参80g，龙齿50g，肉桂30g，淫羊藿50g，当归60g，白芍80g，川芎80g，紫河车50g，巴戟天50g，制首乌80g，肉苁蓉50g，太子参100g，白术50g，甘草50g，砂仁50g，佛手50g，菟丝子50g，枸杞子50g，五味子50g，覆盆子50g，补骨脂50g，熟地150g，山茱萸50g，山药50g，丹皮50g，泽泻50g，茯苓50g，做小蜜丸。

8. 潘某某，女，38岁，凤山镇。1980年10月12日初诊。

心悸，头昏闷不舒，短气无力，形寒怕冷，心中时有空虚感，甚则不能自控，饮食一般，脉寸滑而无力。

诊断：心悸。

方药：桂枝10g，龙骨30g，牡蛎30g，丹参10g，白芍10g，柏子仁10g，红枣5枚，酸枣仁15g，党参15g，生姜5片，甘草10g，茯神15g，附片10g。4剂。

1980年10月20日诊，心悸、头昏闷减轻，饮食一般，舌苔白稍厚，脉滑而无力。

方药：桂枝10g，龙骨30g，牡蛎30g，附片10g，白芍10g，党参15g，红枣5枚，酸枣仁15g，当归10g，生姜5片，甘草10g，茯神15g，五味子6g。3剂。

1980年10月23日诊，心悸止，饮食增多，头昏闷，脉细滑。

方药：桂枝10g，龙骨30g，牡蛎30g，五味子10g，白芍10g，党参15g，桂圆肉10g，酸枣仁15g，茯神15g，红枣5枚，甘草10g，附片10g，生姜5片。5剂告愈。

9. 徐某某，女，38岁，城关。1987年8月22日初诊。

头昏心悸，肢软乏力，时自汗出，手足发凉，纳呆食少，月经规律，量不多，舌苔白，脉弦细。

诊断：心悸。

方药：黄芪30g，丹参15g，桂枝8g，当归10g，红枣5枚，白芍10g，党参15g，生姜5片，炙甘草12g，酸枣仁10g，茯苓30g。4剂。

1987年8月29日诊，精神稍好转，此后月经前腰酸痛减轻，仍纳呆食少，胃脘胀塞，舌淡乏味，四肢软，手足微肿，困倦思睡，脉细。

方药：黄芪10g，丹参12g，党参15g，当归10g，桂枝8g，白芍10g，酸枣仁10g，白豆蔻3g，炙甘草12g，茯苓30g，红枣5枚。5剂。

10. 徐某某，女，56岁，河东街。1990年6月28日初诊。

头昏心烦，肢软乏力，纳呆食少，时胸闷，口苦，舌苔黄白，脉结。

诊断：心悸。

方药：黄芪30g，炙甘草10g，苦参18g，桂枝8g，麦冬10g，党参18g，酸枣仁15g，红枣5枚，丹参15g，五味子6g，白芍10g。4剂。

1990年7月10日诊，仍头昏肢软乏力，纳食稍多，时胸闷，脉结。

方药:桂枝10g,党参18g,炙甘草10g,龙齿15g,丹参15g,麦冬10g,黄芪30g,五味子10g,红枣5枚,苦参18g,白芍10g,川芎10g。5剂。

1990年11月12日诊,心悸心慌又作,时而胸闷,伴肢软乏力,纳食尚可,睡多,舌苔,脉结。

方药:桂枝10g,丹参18g,生龙齿18g,太子参18g,炙甘草12g,紫石英15g,苦参18g,神曲18g,当归10g,酸枣仁10g,黄芪20g,白芍10g,赤芍10g。3剂。

2011年12月21日诊,症状减轻,以前方6剂量加川芎80g,降香50g,赤芍30g,做小蜜丸。

11. 张某某,男,66岁,三里畈。2006年11月8日初诊。

头昏胸闷,心慌气短间断发作3年。现症:时作心慌胸闷不适,饮食尚可,睡尚可,肢软乏力。血压120/80mmHg。

诊断:心悸。

方药:黄芪30g,桂枝5g,酸枣仁15g,丹参15g,龙齿10g,茯苓15g,炙甘草10g,紫石英10g,党参10g,五味子10g,川芎10g,桃仁10g。6剂。

2006年11月17日诊,心慌减轻。现症:胸闷,有闷痛感,手足怕冷,嗳气稍舒,饮食睡眠尚可,时胃脘部胀痛,舌质稍暗,苔白,脉弦滑。

方药:桂枝10g,黄芪30g,丹参18g,赤芍10g,炙甘草10g,紫石英20g,酸枣仁10g,薤白10g,栝蒌皮10g,党参15g,阿胶12g,红枣5枚,龙齿15g。6剂。

12. 李某某,女,56岁,古河。2007年7月23日初诊。

心悸,如活动稍剧,肢软乏力,咽喉部有痛闷感,饮食尚可,舌苔白,脉结缓,患高血压7年,坚持服降压药,今血压140/80mmHg。心电图:窦性心律,心电轴正常。

诊断:心悸。

方药:黄芪30g,桂枝5g,赤芍15g,丹参15g,桃仁10g,酸枣仁15g,川芎10g,当归10g,枳实10g,龙齿15g,茯苓30g,党参10g。7剂。

2007年8月1日诊,症状减轻,仍时心悸胸闷,活动加重,饮食尚可,舌苔白,脉缓。心电图:窦性心律,心电轴正常。今血压130/80mmHg。

方药:黄芪30g,桂枝5g,赤芍15g,丹参15g,桃仁10g,酸枣仁15g,川芎12g,枳实10g,龙齿15g,茯苓30g,党参10g,红枣5枚。7剂。

13. 肖某某,男,60岁,凤山镇。1986年5月24日初诊。

心悸,气短胸闷,脚趾麻木,微发冷疼痛,纳呆食少,舌苔白,脉弦。

诊断:心悸。

方药:黄芪30g,白芍10g,桂枝10g,甘草8g,木通10g,细辛4g,当归尾10g,红枣5枚,牛膝12g,丹参15g,生姜5片,地龙10g,川芎12g。3剂。

1986年6月3日诊,心悸气短胸闷减轻,趾麻、小趾疼痛、冷感消失,仍纳呆食少,脉沉细无力。

方药:黄芪30g,白芍10g,赤芍10g,丹参15g,桂枝10g,甘草8g,鸡血藤18g,牛膝

12g，当归10g，红枣5枚，地龙10g，川芎12g，生姜5片。3剂。

14. 陈某某，男，30岁，县委办。1985年11月2日初诊。

心悸气短，肢软乏力，睡眠差，时而自汗，纳食尚可，舌淡苔白，脉迟而结。心率50次/min。

诊断：心悸。

方药：丹参15g，桂枝10g，五味子6g，花椒6g，炙甘草10g，当归8g，干姜8g，附片10g，白芍10g，赤芍10g，黄芪30g，党参15g，熟地10g。6剂。

1985年11月12日诊，心烦心悸症状明显好转，精神差，食睡尚好，脉结。心率52次/min。

方药：桂枝10g，炙甘草10g，五味子6g，附片10g，丹参15g，阿胶10g，党参18g，酸枣仁10g，白芍10g，熟地15g，山茱萸10g，黄芪30g，花椒4g，红枣10枚。5剂。

15. 徐某某，男，70岁，浠水县。2005年5月30日初诊。

左心前时而疼痛，每日1～2次，心慌头昏，气短疲软乏力，纳食尚可，食后胃脘胀塞不适，精神尚可，下午下肢浮肿，舌苔白厚，脉弦。5月2日B超示：胆囊炎；血常规：血红蛋白80g/L。

诊断：心悸。

方药：桂枝5g，川芎10g，桃仁10g，黄芪40g，当归10g，熟地15g，太子参10g，丹参10g，地龙10g，益母草20g，赤芍15g，茯苓50g，白茅根20g。6剂。

2005年7月25日诊，服前方后诸症明显好转，又作10余天，纳食尚可，下肢未肿，面色萎黄，眼睑苍白，舌淡苔白，稍腐，时胸骨疼痛。县人民医院检查：冠心病、二尖瓣反流、左室肥厚、胆囊炎。

方药：太子参15g，黄芪30g，川芎10g，桂枝5g，丹参15g，桃仁10g，赤芍10g，熟地15g，附片5g，白术10g，茯苓50g，甘草10g。6剂。

二、心阴虚

心阴虚证是心悸的另一重要证型。心阴不足，虚热内扰，是其主要病机。患者常表现为心悸不宁、心烦不寐、口燥咽干、手足心热，舌红少津，脉细数等为主要表现的虚热证候。治疗以滋阴养血，补心安神为主，常用酸枣仁、柏子仁、当归、门冬、麦冬、生地、人参、丹参、玄参、茯苓、五味子、远志组方，随证加减。

1. 肖某某，女，21岁，医院。1983年3月3日初诊。

感冒发热后，因心慌气短，某医院诊断为“心肌炎”，住院70天（出院已20天），仍心悸，饮食少，口干喜饮，睡差多梦，舌苔白薄，脉细滑数。

诊断：心悸。

方药：沙参18g，龙齿5g，玄参15g，五味子10g，牡蛎30g，柏子仁10g，丹参15g，酸枣仁15g，远志10g，天冬10g，麦冬10g，茯神18g，生地15g。3剂。

1983年3月9日诊，心悸减，仍口渴，睡梦多，舌苔白质淡，脉细数滑（心率120次/min）。

方药：沙参15g，酸枣仁15g，玄参15g，五味子10g，白芍15g，生地15g，丹参18g，甘草10g，远志10g，麦冬10g，茯神15g，红枣10枚。5剂。

2. 郭某某，男，18岁，城关。1986年2月13日初诊。

心悸2年，近2个月加重，西医检查未见异常。现心悸阵作，烦躁不安，难以入睡，纳食尚可，二便均调，舌苔白，脉弦。

诊断：心悸。

方药：炙甘草15g，五味子8g，莲米10g，丹参15g，沙参18g，当归10g，酸枣仁12g，白芍10g，麦冬10g，生牡蛎30g，红枣10枚，茯苓30g，生龙齿15g。3剂。

1986年2月18日诊，心悸稍减，多为夜作，精神转佳，纳食尚可，舌苔白，脉缓。

方药：炙甘草15g，丹参15g，当归10g，五味子9g，酸枣仁10g，麦冬10g，沙参15g，白芍10g，茯苓18g，生牡蛎30g，红枣10枚，莲米10g。3剂。

1986年2月22日诊，心悸，口干喜饮，纳食尚可，舌苔白，脉弦。

方药：沙参18g，丹参15g，当归10g，麦冬10g，酸枣仁10g，茯苓18g，红枣3枚，生地13g，白芍10g，柏子仁10g，炙甘草10g，玄参10，牡蛎30g。3剂。

1986年2月26日诊，夜间心悸为甚，晨起欲呕，口干苦喜饮，近又感冒，舌苔白腻。

方药：沙参15g，丹参15g，生牡蛎30g，法半夏12g，杏仁15g，龙齿10g，茯苓30g，五味子10g，甘草10g，天花粉18g，远志10g，枳实10g，红枣10枚。4剂。

1986年3月2日诊，心悸稍减，仍为晚间12点至3点左右发作，口干，晨欲呕，舌苔白腻，脉缓，心率79次/min。

方药：沙参18g，枳实10g，远志10g，法半夏12g，丹参15g，生牡蛎30g，茯苓30g，甘草10g，五味子8g，天花粉18g，红枣10枚，生姜5片。4剂。

1986年4月3日诊，仍晚间心悸阵作，舌苔白，脉缓。

方药：法半夏10g，远志10g，麦冬10g，枳实10g，炙甘草10g，红枣10枚，茯苓30g，丹参18g，生姜5片，生牡蛎30g，五味子8g，沙参18g。4剂。

1986年5月24日诊，心慌明显减轻，心电图检查未见异常，多梦头昏肢软，晨起欲呕，纳食尚好，心率76次/min，舌苔白，脉缓。

方药：法半夏12g，炙甘草15g，远志10g，枳实10g，五味子10g，红枣10枚，茯苓30g，生牡蛎30g，酸枣仁10g，丹参15g，珍珠母30g，白芍8g。5剂渐愈。

3. 郝某某，男，16岁，石桥铺。2002年3月27日初诊。

心慌阵作，发作心跳加快，伴肢软乏力，纳食尚可。心电图：窦性心动过速，异常心律心电图。

诊断：心悸。

方药：沙参18g，五味子10g，丹参18g，酸枣仁10g，生地20g，苦参18g，龙齿15g，炙甘草10g，红枣5枚，黄芪20g。4剂。

2002年10月16日诊，服药后症状减轻，近心慌发作一次，发作时左胸前有闷塞感，

10余分钟好转，纳食尚可，舌苔白薄脉细。血常规正常；心电图示：窦性心律不齐、不完全性右束支传导阻滞。

方药：北沙参10g，丹参10g，五味子10g，生地18g，酸枣仁10g，龙齿10g，炙甘草10g，栝蒌皮10g，赤芍18g，薤白10g，黄芪20g，红枣5枚。5剂。

4. 朱某某，女，43岁，白莲河。2002年4月6日初诊。

头昏心慌，易饥多食，消瘦，易烦躁出汗；血压110/70mmHg，心率100次/min。血栓：T3为3.13ng/ml，T4为284.20ng/ml，TSH为0.22ng/ml。舌苔白，脉数。

诊断：心悸。

方药：沙参18g，麦冬10g，生地18g，茯苓30g，丹皮10g，五味子10g，枸杞子10g，丹参18g，甘草10g，芥子18g，柴胡10g。4剂。

2002年4月27日诊，症状明显好转，纳食减少，心悸减轻，近几天面目浮肿，舌苔白薄脉数。

方药：茯苓50g，沙参18g，麦冬10g，酸枣仁10g，丹参18g，炙甘草10g，五味子10g，龙齿10g，夏枯草10g，玄参15g，生地10g，丹皮10g。5剂。

5. 廖某某，女，42岁，服装厂。1990年8月28日初诊。

头昏肢软，心悸心慌，纳食尚可，月经尚规律，心慌则睡眠差，精神不佳，口干饮亦不多；血压不稳定，血压130/90mmHg，舌红少苔，脉弦细。

诊断：心悸。

方药：沙参18g，炙甘草15g，麦冬10g，丹参18g，红枣5枚，五味子8g，龙齿18g，黄芪18g，茯苓20g，生牡蛎30g。5剂。

1990年9月4日诊，心悸减轻，纳食尚可，近几天睡眠差，胸闷，血压110/70mmHg，脉细。

方药：沙参18g，炙甘草15g，龙齿15g，麦冬10g，丹参15g，生牡蛎32g，五味子8g，酸枣仁15g，黄芪20g，茯苓20g，苦参18g，红枣10枚。5剂。

1990年10月5日诊，头昏心悸较前明显好转，手足时麻木，睡眠差，微胸闷，血压100/70mmHg，脉细。

方药：沙参18g，炙甘草10g，黄芪20g，麦冬10g，丹参15g，生牡蛎30g，五味子10g，酸枣仁15g，葛根10g，茯苓20g，苦参18g，白芍10g。5剂。

6. 郭某某，女，52岁，骆驼坳。2002年7月19日初诊。

7月4日突发恶寒发热，头昏，经治热退。现症：头昏心慌，肢软乏力，纳差，血压140/90mmHg，脉结。心电图：频发室性早搏。

诊断：心悸。

方药：沙参18g，酸枣仁10g，苦参10g，丹参10g，麦冬10g，五味子10g，生地18g，红枣5枚，生牡蛎30g，龙齿10g，茯苓30g。3剂。

2002年8月5日诊，昨又发作心慌、胸闷，饮食尚可，血压160/95mmHg，肢软乏力，口干，舌淡苔白。

方药:沙参18g,麦冬10g,苦参18g,杏仁10g,茯苓12g,五味子10g,黄芪15g,丹参18g,龙齿12g,牡蛎30g,红枣5枚。5剂。

7. 王某某,男,41岁,粮食。2004年11月19日初诊。

去年心慌阵作经住院治疗好转,又作1周,经县医院CT、心电图、肝功能等多方检查未见明显异常,睡眠差3年许,每晚只能入睡2～3小时,手心发热。

诊断:心悸。

方药:生地20g,黄连10g,肉桂3g,酸枣仁10g,丹参15g,合欢皮10g,百合15g,炙甘草10g,龙齿15g,五味子10g,琥珀10g,红枣10枚,浮小麦20g。6剂。

2004年11月29诊,心悸减轻,睡眠时间延长至4～5小时许,(原肝功能、CT、心电图均正常),舌苔白,脉细。

方药:生地80g,黄连50g,肉桂30g,酸枣仁50g,丹参50g,合欢皮50g,百合50g,炙甘草50g,龙齿50g,五味子50g,琥珀50g,浮小麦20g,黄芪250g,三七60g,肉苁蓉、巴戟天、熟地、山药、茯苓、泽泻、丹皮、枣皮各50g,砂仁50g,阿胶、鹿胶、龟胶各50g,佛手50g,伯仁50g,石菖蒲50g。做小蜜丸渐愈。

8. 江某某,女,40岁,凤山镇。2000年8月19日初诊。

头昏心悸,手足心发热,失眠肢倦乏力。纳呆食少,易出汗,月经尚规律,血压90/60mmHg,舌稍暗,脉数。

诊断:心悸。

方药:沙参18g,生地15g,酸枣仁10g,麦冬10g,苦参15g,炙甘草10g,柴胡10g,五味子10g,合欢皮10g,红枣10枚,生牡蛎30g,丹参12g。5剂。

2000年8月26日诊,症状减轻,现症:口干苦,胃脘作胀,睡眠差,饮食正常,脉弦。

方药:柴胡10g,生地18g,酸枣仁10g,五味子10g,黄芪20g,炙甘草12g,丹参18g,苦参20g,生牡蛎30g,沙参15g,当归10g,红枣10枚。5剂。

9. 郑某某,女,40岁,大河岸。2001年9月29日初诊。

心悸阵发4个月余,纳食睡眠尚可。胸透:正常;心电图:频发室性早搏。脉结。

诊断:心悸。

方药:炙甘草12g,苦参12g,五味子10g,酸枣仁10g,党参10g,生地10g,生龙齿15g,茯苓20g,黄芪18g,红枣5枚。4剂。

2001年10月6日诊,心悸减轻,血压100/80mmHg,舌苔白,脉结缓。

方药:炙甘草12g,苦参12g,五味子10g,酸枣仁10g,党参10g,生地10g,生龙齿15g,茯苓20g,黄芪18g,红枣5枚,柏子仁10g,浮小麦30g。5剂。

10. 贺某某,男,58岁,张山。2002年5月7日初诊。

心悸月余;心电图:电轴显著左偏,左前分支传导阻滞;血压180/90mmHg,脉弦。

诊断:心悸。

方药:沙参15g,酸枣仁10g,五味子10g,龙齿18g,丹参15g,生地20g,麦冬10g,红枣5枚,茯苓30g,柏子仁10g,炙甘草10g。4剂。

2002 年 5 月 17 日诊，症状减轻，血压 90/60mmHg，头昏肢软，舌苔白，脉弦。

方药：生地 20g，苦参 10g，沙参 18g，麦冬 10g，五味子 10g，龙齿 12g，生牡蛎 30g，酸枣仁 10g，丹参 12g，甘草 10g，红枣 5 枚。5 剂。

11. 赵某某，女，68 岁，凤山镇。2003 年 6 月 2 日初诊。

头昏，心悸肢软乏力，纳差睡差，气短，舌苔白，脉细弦。心电图检查：房颤。

诊断：心悸、头昏。

方药：沙参 18g，黄芪 20g，酸枣仁 10g，丹参 10g，龙齿 18g，五味子 10g，炙甘草 10g，茯神 18g，麦冬 10g，白芍 10g，红枣 5 枚。4 剂。

2003 年 6 月 18 日诊，症状明显好转。现症：早起口苦，头昏肢软，手心发热，纳食增多，舌苔白，脉弦细。

方药：北沙参 12g，黄芪 20g，酸枣仁 10g，麦冬 10g，五味子 10g，茯神 18g，炙甘草 10g，生地 12g，龙齿 18g，当归 8g，珍珠母 30g，红枣 5 枚。5 剂。

12. 李某某，男，33 岁，大河岸。2004 年 11 月 5 日初诊。

心慌阵作 5 个月余（曾在县人民医院住院治疗，时好时发），左侧胸部及肩部时作胀。2004 年 10 月 17 日县医院心电图：①窦性心律；②电轴显著右偏；③完全性右束支传导阻滞。

诊断：心悸。

方药：黄芪 18g，沙参 15g，麦冬 10g，五味子 10g，丹参 15g，苦参 10g，龙齿 15g，生地 15g，酸枣仁 10g，甘草 10g，茯苓 30g，红枣 10 枚，浮小麦 20g。5 剂。

2004 年 11 月 29 日诊，心慌等症状减轻，今心电图：①窦性心律；②完全性右束支传导阻滞。

方药：黄芪 20g，沙参 15g，麦冬 10g，五味子 10g，丹参 15g，苦参 10g，龙齿 15g，生地 15g，酸枣仁 10g，红枣 10 枚，浮小麦 20g，炙甘草 10g，桃仁 10g。6 剂。

13. 黄某某，女，51 岁，白庙河。2008 年 7 月 26 日初诊。

头昏心慌、气短乏力，纳呆食少月余，睡差失眠多梦，甚则通宵达旦，心悸甚则汗出，大便 2～3 日一次，不甚干结，月经不调，末次已净 3 天，经打针服药少效，血压 160/100mmHg。

诊断：心悸。

方药：黄芪 30g，沙参 15g，酸枣仁 20g，丹参 15g，炙甘草 10g，生地 20g，柴胡 10g，百合 40g，珍珠母 50g，红枣 5 枚，浮小麦 50g，合欢皮 20g，琥珀 8g（冲）。3 剂。

2008 年 7 月 28 日诊，肝功、肾功正常，HBsAg（—），血糖 6.73mmol/L，血压 130/80mmHg。守前方加五味子 10g。5 剂。

2009 年 3 月 25 日诊，近 1 周又头昏心慌，肢软乏力，血压 140/80mmHg，血糖 6.14mmol/L。

方药：黄芪 30g，酸枣仁 30g，生地 20g，百合 40g，黄连 10g，肉桂 3g，红枣 10 枚，炙甘草 10g，生牡蛎 50g，丹参 20g，五味子 10g，白芍 10g。6 剂。

14. 徐某某，女，38岁，浠水县华桂。2004年10月8日初诊。

心悸阵发10余年，前年又因宫外孕大出血手术治疗，心悸加重，心慌气短，睡差多梦，易出汗，肢软乏力，血压130/80mmHg。心电图：窦性心动过速。

诊断：心悸。

方药：玄参18g，酸枣仁10g，五味子10g，丹参15g，龙齿15g，牡蛎50g，炙甘草10g，苦参15g，生地20g，红枣10枚，麦冬10g，浮小麦30g。6剂。

2004年10月18日诊，心悸减轻，纳呆食少，胃脘部作胀，头昏肢软乏力，头顶部时疼痛。钡餐：未见异常；B超：胆囊炎，肝稍大。肝功能正常，HBsAg(－)。

方药：柴胡10g，黄芩10g，蒲公英20g，枳实10g，郁金15g，砂仁10g，当归10g，甘草10g，白芍10g，麦芽20g，法半夏10g，广木香10g，厚朴10g。5剂。

15. 许某某，男，51岁，凤山镇。1982年6月25日初诊。

心悸4个月，阵作加剧，手足心发热，口干苦，饮食少。

诊断：心悸。

方药：沙参15g，柏子仁10g，炙甘草15g，麦冬10g，茯神18g，龙齿15g，五味子10g，丹参15g，牡蛎30g，酸枣仁15g，白芍10g，红枣10枚。4剂。

1982年7月3日诊，症状减轻。

方药：生地20g，酸枣仁10g，茯神18g，白芍10g，牡蛎30g，红枣10枚，炙甘草15g，龙齿15g，桂圆肉10g，丹参15g，五味子8g，太子参15g。4剂。

三、心脾亏虚

心脾亏虚是指心脾两虚、气血虚弱的病证，心脾两虚、气血不足是其主要病机。患者常表现为心悸怔忡、失眠多梦、健忘、食少便溏、倦怠乏力、面色萎黄，舌质淡，苔薄白。治疗以益气补血，健脾养心为主。常用归脾汤加减，人参、黄芪、白术、甘草等甘温之品补脾益气以生血，使气旺而血生；当归、龙眼肉甘温补血养心；茯苓(茯神)、酸枣仁、远志宁心安神；木香辛香理气醒脾，随证加减。

1. 周某某，女，35岁，稀水。2001年12月26日初诊。

头昏心悸1年，月经量多，末次月经退后2个月，量中等，纳食尚可，面目浮肿。心电图：正常。血检：白细胞3.6×10^{12}/L，血红蛋白48g/L，血小板141×10^{9}/L。

诊断：心悸。

方药：黄芪40g，熟地15g，白术10g，党参10g，茯苓30g，白芨10g，甘草10g，五味子10g，酸枣仁10g，山药12g，当归8g，红枣5枚。5剂。

2002年1月24日诊，心悸，头昏肢软乏力好转。

方药：黄芪40g，熟地15g，白术10g，当归8g，茯苓30g，白芍10g，五味子12g，杏仁10g，党参18g，红枣5枚，甘草10g。5剂。

2. 詹某某，女，50岁，石桥铺。2008年5月19日初诊。

18年前因“风心病”做心脏手术。现症：头昏心慌，肢软乏力，纳呆食少，月经提前，量稍多，腰痛，面萎黄，舌淡脉细，时足肿。

诊断：心悸。

方药：黄芪30g，茯苓50g，丹参10g，白术10g，党参10g，葶苈子15g，大枣10枚，当归10g，附片6g，炙甘草10g，酸枣仁185g。6剂。

2008年6月26日诊，月经提前，经量多，头昏肢软乏力。

方药：黄芪40g，党参20g，当归10g，熟地20g，鸡血藤20g，白术10g，红枣10枚，丹参10g，砂仁10g，制首乌18g。6剂。

2008年12月30日诊，诸证减轻。

方药：红参100g，丹参50g，酸枣仁60g，阿胶、龟胶、鹿胶各50g，当归50g，白芍50g，龙齿50g，肉苁蓉50g，黄芪250g，三七60g，熟地150g，山茱萸50g，山药50g，丹皮50g，泽泻50g，茯苓50g，太子参100g，白术50g，甘草50g，砂仁50g，佛手50g，旱莲草80g，紫河车50g。做小蜜丸。

3. 方某某，男，54岁，凤山镇。1980年8月22日初诊。

心慌心悸，频繁发作，发甚自觉手颤，纳呆食少，舌淡苔白，脉细滑。

诊断：心悸。

方药：炙甘草15g，参须5g，茯神18g，丹参15g，党参10g，桂圆肉10g，酸枣仁15g，五味子10g，莲米10g，龙齿15g，麦冬10g，白芍10g。5剂。

1980年8月29日诊，心慌阵发，次数较少，较前轻微，饮食增加，舌红苔白，脉滑。

方药：党参10g，酸枣仁12g，人参须5g，甘草10g，茯神18g，麦冬10g，生地12g，五味子10g，桂圆肉10g，龙齿15g，莲米10g。5剂。

1980年9月3日诊，心慌阵发(每日4～5次)，饮食增加，睡眠尚可，舌红苔白稍厚，脉滑。

方药：参须5g，酸枣仁10g，党参12g，柏子仁10g，白芍10g，麦冬10g，茯神15g，丹参15g，五味子10g，桂圆肉10g，朱砂3g，龙齿30g，牡蛎30g，莲米10g。5剂。

1980年9月11日诊，心慌明显好转，饮食睡眠尚可，舌红苔白，脉缓虚无力。

方药：桂枝10g，酸枣仁15g，龙齿15g，党参15g，柏子仁10g，莲米10g，五味子g，白芍10g，参须10g，甘草12g，丹参10g，生姜5片。5剂。

4. 周某某，男，56岁，白莲河。2008年8月25日初诊。

胸闷、心慌、气短、乏力阵作3～4年，7月25日因“心脏传导阻滞”在县医院住院15天好转出院。现症：肢软疲乏，纳食一般，睡差目胀，舌苔白稍厚，脉细。

诊断：心悸。

方药：黄芪30g，炙甘草10g，酸枣仁20g，丹参15g，百合30g，生地20g，黄连10g，肉桂3g，龙齿20g，党参10g，红枣5枚，浮小麦30g。6剂。

2008年9月5日诊，症状减轻，心悸好转，守前方加川芎15g，珍珠母50g，去龙齿，红枣。6剂。

5. 徐某某，男，73岁。2009年4月11日初诊。

头昏心悸又作4天，耳聋(听力下降)，纳呆食少，血压140/90mmHg，脉弦滑。心电图：①窦性心动过速伴不齐；②心肌复极异常。

诊断：心悸。

方药：天麻10g，酸枣仁18g，丹参15g，黄芪20g，赤芍10g，甘草10g，柏子仁10g，生牡蛎50g，白术10g，五味子10g，苦参10g，生地10g，磁石30g。6剂。

2009年4月22日诊，症状减轻，活动加重，纳食尚可，守前方，去赤芍，苦参改为15g，加生地20g，浮小麦30g，红枣10枚。6剂。

6. 丁某某，女，76岁，浠水华桂。2012年3月27日初诊。

心慌气短，胸骨处疼痛(原心电图正常)肢软乏力，小腹部胀而不适，时疼痛，大便1～2日1次，如进食油腻则腹泻，舌苔中白厚；血压130/80mmHg。

诊断：心悸。

方药：黄芪30g，生龙齿30g，五味子10g，党参10g，白术10g，砂仁10g，茯苓30g，陈皮10g，甘草10g，厚朴10g，红枣5枚，广木香10g。6剂。

2012年6月25日诊，服前药后心慌气短明显减轻，近因饮食不节而腹泻，守前方去龙齿、广木香、五味子，加炮姜5g，山楂20g，石榴皮10g，扁豆10g。6剂告愈。

7. 童某某，男，82岁，凤山镇。2011年11月14日初诊。

安装心脏起搏器2年。现症：活动稍剧心慌，胸闷，纳食尚可，素有冠心病、高血压，坚持服药，舌苔白，脉滑。

诊断：心悸。

方药：红参100g，龙齿50g，丹参60g，酸枣仁50g，当归50g，茯神80g，砂仁50g，党参150g，赤芍50g，桃仁50g，佛手50g，阿胶60g，炙甘草50g，黄芪250g，三七50g，熟地150g，山药50g，枣皮50g，泽泻50g，茯苓50g，肉桂30g，淫羊藿50g，做小蜜丸。

2011年12月21日诊，症状减轻，守前方加川芎80g，降香50g，赤芍30g，做小蜜丸。

8. 匡某某，女，36岁，匡河。2002年10月4日初诊。

阵发性心悸，如疲劳、坐车、饥饿则作；心电图正常；舌苔白，脉细。

诊断：心悸。

方药：太子参10g，生地18g，苦参10g，酸枣仁10g，龙齿15g，生牡蛎30g，五味子10g，丹参18g，茯苓20g，黄芪20g，红枣10枚。5剂。

2002年11月26日诊，心悸已基本未作。现症：微头昏肢软乏力，舌苔白，脉细。

方药：黄芪30g，太子参10g，五味子10g，丹参10g，酸枣仁10g，生地15g，苦参15g，龙齿15g，牡蛎30g，甘草10g，红枣10枚。5剂渐愈。

9. 周某某，女，38岁，白庙河。2002年7月29日初诊。

心悸数年，时作时止，现症：心慌、气短，肢软无力，纳呆食少，舌淡红，薄白苔，脉细。

心电图示：频发室性早搏。

诊断：心悸。

方药：黄芪20g，酸枣仁10g，生地18g，炙甘草10g，丹参18g，龙齿10g，党参10g，苦参10g，红枣10枚，生牡蛎50g，五味子10g。6剂。

2002年8月5日9日诊，心悸、气短减轻，饮食增多；原心电图示：阵发性室性早搏；舌淡红，薄白苔，脉细。

方药：黄芪30g，酸枣仁10g，生地18g，炙甘草10g，丹参18g，龙齿10g，苦参15g，太子参10g，牡蛎30g，五味子10g，红枣5枚。10剂。

10. 汪某某，女，55岁，大河岸。2009年7月14日初诊。

头昏肢软乏力，心慌20余天，纳差食少，血压150/90mmHg，睡差多梦；心电图：窦性心律。

诊断：心悸。

方药：黄芪30g，酸枣仁15g，党参10g，炙甘草10g，五味子10g，丹参15g，茯苓30g，生牡蛎50g，当归10g，麦冬10g，红枣5枚。6剂。

2009年7月21日诊，心悸减轻，纳食增多。血压150/90mmHg。

方药：黄芪30g，五味子10g，麦冬10g，龙齿30g，炙甘草10g，柏子仁10g，酸枣仁10g，红枣5枚，党参10g，浮小麦50g，白术10g，丹参10g。6剂。

四、水饮凌心

水饮凌心是因阳虚不能化水，水饮内停，上凌于心，或饮溢肢体，或饮阻于中，清阳不升而致心悸眩晕，胸脘痞满，纳呆食少，形寒肢冷，面虚浮，下肢水肿，小便不利，甚则咳喘，不能平卧等。治宜振奋心阳，化气利水。常用真武汤合参麦散合、葶苈子大枣泻肺汤随证加减。

1. 吴某某，男，49岁，大地坳。2004年4月7日初诊。

心慌气促胸闷，活动加重，下肢凹陷性水肿2个月余；2004年县医院B超：心肌病，心包积液，心尖瓣狭窄，心功能不全；心电图：心房纤颤，完全性右束传导阻滞。皮肤血疹瘙痒7～8个月余，脉结，舌质暗淡紫。

诊断：心悸。

方药：葶苈子18g，红枣10枚，茯苓50g，甘草10g，丹参15g，黄芪15g，附片10g，白术10g，白芍10g，北沙参18g，桃仁10g。6剂。药后症状明显减轻。

2004年6月28日诊，近日因劳累，又头昏肢软乏力，上楼上坡气促心悸胸闷。心电图示：心房纤颤，完全性右束支传导阻滞。纳食尚可，舌质暗，苔薄。

方药：葶苈子15g，红枣10枚，茯苓50g，甘草10g，丹参15g，黄芪15g，附片10g，白术10g，白芍10g，沙参15g，桃仁10g，生姜5片。5剂。

2. 张某某，男，63岁，三里畈。2003年10月17日初诊。

头昏心慌，气短乏力，胸闷时下肢浮肿已2～3年，血压180/100mmHg。心电图：电轴左偏，不完全性右束支阻滞、右房肥大。

诊断：心悸。

方药：黄芪30g，太子参12g，丹参18g，当归8g，川芎10g，酸枣仁10g，五味子10g，桃仁10g，茯苓50g，附片10g，甘草10g，生姜5片。5剂。

2003年11月24日诊，服前方症状稍减。现症：头昏心慌，气短，纳食一般，时呃气，血压180/100mmHg。心电图：不完全性右束传导阻滞。

方药：黄芪30g，附片8g，党参10g，茯苓50g，五味子10g，杜仲12g，酸枣仁100g，丹参10g，桃仁10g，白术10g，甘草10g，当归8g。5剂。

3. 闻某某，男，59岁，九资河。2007年11月19日初诊。

心慌、胸闷、气促，活动加重又作2周，小腹部胀鼓，足胫浮肿，饮食少。2007年11月13日县医院住院治疗好转出院（胸透：心影增大；心电图：窦性心律，左室肥厚），舌苔白，脉细。

诊断：心悸。

方药：黄芪20g，附片10g，党参10g，炙甘草10g，赤芍10g，葶苈子10g，厚朴10g，白术10g，砂仁10g，酸枣仁10g，红枣10枚，茯苓50g。5剂。

2007年11月25日诊，心慌气短减轻，下肢浮肿已消，饮食增多，食后胀增，舌苔白，脉细。

方药：黄芪30g，党参10g，葶苈子15g，白术10g，茯苓50g，丹参15g，甘草10g，当归10g，红枣10枚，五味子10g，麦冬10g，白茅根20g。7剂。

4. 郑某某，男，43岁，大河岸。2006年4月3日初诊。

心悸气短，食后胃脘部胀塞不适，纳食尚可，活动有气促感，2月21日心脏B超示：风心联合瓣膜病，二尖瓣狭窄轻度反流、主动脉瓣轻度反流、左心血栓形成。心电图：心电轴正常、左室高电压。

诊断：心悸。

方药：沙参15g，葶苈子15g，麦冬10g，丹参15g，茯苓30g，甘草10g，生地20g，苦参15g，生牡蛎50g，红枣10枚，黄芪20g。6剂。

2006年4月10日诊，胸闷气促减轻，纳食尚可，食后胃脘作胀，活动稍剧气促，脉滑，苔白（原武汉医院诊断为风心病）。

方药：生地20g，沙参15g，葶苈子15g，麦冬10g，附片8g，丹参15g，茯苓50g，桃仁10g，炙甘草10g，苦参15g，黄芪30g，红枣10枚，白术10g。6剂。

2006年4月19日诊，症状减轻，守前方加当归10g、赤芍10g。6剂。

5. 张某某，男，65岁，浠水县胡河。2003年4月7日初诊。

心慌肢软，活动气促，平卧气闭，下肢浮肿。2003年3月30日胸片示：①陈旧性肺结核，胸膜增厚粘连；②肺心病伴心功能不全。心电图示：①快速型心房颤动伴室性频发早搏；②电轴中度左偏。因病情重推荐住院治疗，患者及家属执意服中药治疗。

诊断：心悸。

方药：黄芪 30g，葶苈子 15g，白术 10g，茯苓 80g，红枣 10 枚，附片 10g，五味子 10g，麦冬 10g，丹参 15g，太子参 18g，白芍 10g，甘草 10g，生地 15g。5 剂。

2003 年 4 月 21 日诊，症状较前有明显好转，下肢仍轻度浮肿，活动后气促加剧，纳食尚可，不渴，舌苔白，脉结。

方药：黄芪 30g，葶苈子 15g，白术 10g，茯苓 80g，红枣 10 枚，附片 10g，五味子 10g，麦冬 10g，丹参 15g，太子参 18g，白芍 10g，甘草 10g，生地 15g，车前子 12g。5 剂。

6. 辜某某，男，65 岁，三里畈。1986 年 5 月 15 日初诊。

心慌、胸闷、气闭，晚间加重，咳嗽少许白痰 20 天，心二尖瓣可闻及三级收缩期杂音，脉弦滑时结。胸片检查：右上肺结核、右下胸膜炎。

诊断：心悸。

方药：附片 15g，茯苓 30g，沙参 18g，甘草 10g，太子参 18g，葶苈子 10g，丹参 15g，麦冬 10g，白术 10g，五味子 6g，白芍 8g。3 剂。

1986 年 6 月 1 日诊，心悸气喘均减轻，纳食增多，仍咳嗽白痰，脉滑，血压 150/100mmHg。

方药：沙参 15g，白术 10g，杏仁 10g，天冬 10g，麦冬 10g，茯苓 30g，陈皮 10g，葶苈子 10g，甘草 10g，附片 8g，五味子 10g，丹参 15g。4 剂。

7. 汪某某，男，66 岁，石桥铺。2003 年 2 月 27 日初诊。

心悸、胸闷气喘半月，目足浮肿，血压 170/100mmHg。心电图示：心房颤动左室肥厚伴劳损。胸透示：心影呈“主动脉”型，以左心增大为主，主动脉结增宽，提示：冠心病可能。

诊断：心悸。

方药：太子参 18g，葶苈子 18g，红枣 10 枚，茯苓 50g，白术 10g，丹参 18g，甘草 10g，附片 10g，杏仁 10g，黄芪 15g，生姜 5 片，白芍 10g。4 剂。

2003 年 3 月 4 日诊，诸症明显减轻。现症：心悸纳差，微气喘，活动加重，血压 160/80mmHg，脉滑时结，口干。

方药：太子参 18g，葶苈子 18g，红枣 10 枚，茯苓 50g，白术 10g，丹参 18g，甘草 10g，附片 10g，酸枣仁 10g，黄芪 15g，生姜 5 片，白芍 10g，葛根 18g。5 剂。

2003 年 3 月 24 日诊，病情稳定，宗前方继服。方药：太子参 18g，葶苈子 18g，红枣 10 枚，茯苓 50g，白术 10g，厚朴 10g，甘草 10g，附片 10g，神曲 10g，黄芪 15g，砂仁 10g，山楂 18g。5 剂。

8. 樊某某，女，75 岁，白莲乡。2015 年 8 月 24 日初诊。

头昏心慌气短，活动加重，平卧气促，咳嗽时作，咳白痰，血压 150/90mmHg，双下肢水肿，饮食少，口唇青，舌质稍暗，脉细。

诊断：心悸。

方药：沙参 30g，炙麻黄 5g，附片 10g，葶苈子 10g，杏仁 10g，茯苓 30g，白术 10g，丹参 10g，黄芪 20g，红枣 10 枚，桑白皮 10g，五味子 10g，麦芽 16g。5 剂。

2015 年 8 月 28 日诊，症状减轻，前方加益母草 20g，车前子 20g，白茅根 20g，去麦芽、丹参。5 剂。

9. 朱某某，女，63 岁，三里畈。2008 年 3 月 21 日初诊。

素有高血压 6 年，坚持服西药治疗。现症：心慌肢软，头昏月余，下肢浮肿 10 余天，舌苔白，脉弦滑，血压 140/80mmHg，2008 年 2 月 13 日心脏 B 超：左心扩大。血常规正常。

诊断：心悸。

方药：黄芪 20g，丹参 10g，葶苈子 15g，茯苓 50g，附片 18g，白术 10g，车前子 15g，泽泻 10g，红枣 10 枚，甘草 10g。5 剂。

2008 年 3 月 28 日诊，服药后症状减轻。现症：头昏发软，小腿抽筋，纳差，下肢浮肿消退，不咳而气促，睡差失眠，舌苔白，脉弦细，血压 130/80mmHg。

方药：黄芪 30g，葶苈子 15g，白术 10g，丹参 15g，茯苓 50g，鸡内金 20g，附片 8g，杜仲 10g，牛膝 10g，红枣 10 枚，白芍 15g，甘草 10g。6 剂。

10. 王某某，男，65 岁，匡河乡。2006 年 7 月 21 日初诊。

心慌气促，活动加重月余，时形寒发热，饮食稍差，时而下肢浮肿。心脏 B 超：心律失常。血压 160/90mmHg，舌淡苔白稍厚。

诊断：心悸。

方药：桂枝 5g，丹参 15g，葶苈子 15g，大枣 10 枚，茯苓 50g，甘草 10g，桃仁 10g，党参 15g，黄芪 20g，白术 10g，黄芩 10g。5 剂。

2006 年 8 月 23 日诊，症状较前，明显好转。现症：时心慌，心悸肢软乏力，活动剧烈气促，饮食稍增，下肢不浮肿，舌质淡紫，苔白厚滑，脉细弦，血压 180/100mmHg。

方药：桂枝 5g，丹参 15g，葶苈子 15g，大枣 10 枚，茯苓 50g，甘草 10g，桃仁 10g，党参 10g，黄芪 20g，薏苡仁 20g，白术 10g，附片 8g。6 剂。

【按语】 心悸以心慌气短、心动不安为主要临床表现，是以症状命名的一种疾病，依据发作情况分为惊悸和怔忡。惊悸多与情绪有关，可由骤遇惊恐，烦劳恼怒所诱发，每为阵发性，病情较轻；怔忡多因久病体虚，心脏受损，虽外无所惊，自觉心中惶惶不安，稍劳即发。惊悸与怔忡联系密切，惊悸日久，可发展为怔忡。诚如《医学入门》所云："怔忡因惊悸日久而成。"

余治疗各类心悸常于方中佐以牡蛎、龙骨、龙齿、紫石英之辈的 1～2 味，取其重镇安神之效，以定悸宁心。若见气虚之象，必重用黄芪，补益心气，扶正固本。至于水饮凌心者，多因阳虚水泛，上犯心胸，此时非温阳化饮不可为功，真武汤合生脉散、葶苈子大枣泻肺汤皆为对症之方。然用药之际，须权衡轻重，不可过燥伤阴，亦不可过利耗气。

9 胸　痹

胸痹是由于年老体虚、饮食不当、情志失调、寒邪内侵、劳倦内伤等因素导致痰浊、淤血、气滞、寒凝痹阻心脉，以胸部闷痛，甚则胸痛彻背，喘息不得卧为主症的一种疾病。《金匮要略》列专篇论述了本病的病因病机、治法和方药，认为其病机为“阳微阴弦”，即上焦阳气不足，下焦阴寒内盛，属本虚标实之证。西医的冠状动脉硬化性心脏病(心绞痛、心肌梗死)与本病关系密切。临床常见有气虚血瘀、痰浊壅塞、寒邪凝滞三型。

一、气虚血瘀

气虚血瘀型胸痹多为年老体衰或久病耗气伤血，心脉失养所致。气为血帅，血为气母，气虚无以运血，则气滞血瘀，瘀血阻于心脉，络脉不通，不通则痛。此类患者常表现为胸骨疼痛、胸闷、纳差、睡眠不佳等症状。治宜益气温通、活血化瘀。以黄芪五物汤、瓜蒌薤白汤、桃仁四物汤加减以补气养血，活血化瘀。

1.2004 年 6 月 14 日，王某某，男，50 岁，浠水县。

胸骨疼痛月余，伴胸闷，纳食尚可，睡眠差，舌苔白薄。血压 140/80mmHg，1997 年患脑梗死，左侧偏瘫，经治好转，生活不能自理。心电图示：窦性心律，心肌缺血。

诊断：胸痹。

方药：当归尾 10g，川芎 10g，桃仁 10g，赤芍 15g，丹参 18g，黄芪 20g，降香 10g，桂枝 5g，甘草 10g，葛根 15g，三七 10g，薤白 10g。6 剂。

2004 年 6 月 30 日诊，今晨 3 点许又左胸闷痛片刻，口含消心痛后渐渐恢复，舌苔白，血压 120/80mmHg。

方药：当归 10g，川芎 10g，桃仁 10g，赤芍 15g，丹参 18g，黄芪 30g，薤白 10g，三七 10g，桂枝 5g，栝蒌皮 10g，葛根 20g，甘草 10g。6 剂。

2004 年 7 月 7 日诊，仍左胸时痛，服上中药即止，纳食，睡眠尚可。心电图：窦性心律，左室肥厚劳损。血压 140/80mmHg。

方药：川芎 15g，桃仁 10g，赤芍 18g，五灵脂 10g，蒲黄 10g，黄芪 20g，丹参 15g，当归尾 10g，三七 10g，降香 10g，葛根 15g，延胡索 15g，山楂 20g。6 剂。

2004 年 7 月 28 日诊，症状明显好转，纳食睡眠精神尚佳。现症：左胸时而胀痛，每日 3～4 次，每次约 1 分钟，血压 140/80mmHg。

方药：薤白 10g，栝蒌皮 10g，川芎 15g，山楂 18g，当归 10g，五灵脂 10g，蒲黄 10g，黄芪 30g,丹参 15g,赤芍 15g,桃仁 10g,桂枝 3g。6 剂。

2004 年 8 月 6 日诊,胸痛止,时有胸前胀闷不适,纳食尚可,无心慌气短症状,血压 150/90mmHg。

方药:桂枝 8g,赤芍 15g,当归 10g,黄芪 30g,蒲黄 10g,五灵脂 10g,三七 10g,山楂 18g,川芎 15g,薤白 10g,栝蒌皮 10g,桃仁 10g。6 剂。

2004 年 8 月 13 日诊,现症:胸前胀闷不适,纳呆,睡眠尚可,血压 130/80mmHg,舌苔白。心电图示:心肌缺血。

方药:桂枝 6g,川芎 10g,当归 10g,丹参 15g,黄芪 30g,三七 10g,薤白 10g,栝蒌皮 10g,蒲黄 10g,五灵脂 10g,山楂 18g,桃仁 10g。6 剂。

2004 年 9 月 1 日诊,胸痛基本消失,时而左胸前胸闷不适,纳食睡眠精神尚可,血压 150/90mmHg。

方药:丹参 15g,桃仁 10g,赤芍 18g,当归尾 10g,黄芪 30g,三七 10g,桂枝 6g,薤白 10g,栝蒌皮 10g,川芎 15g,甘草 10g,红枣 5 枚。4 剂。

2004 年 10 月 13 日诊,左侧胸部,胸骨处疼痛又作 3 天,每日疼痛 5~6 次,每次约 1 分钟,纳食睡眠均正常,活动则疼痛加重。心电图:①窦性心律;②左室肥大伴劳损。

方药:川芎 15g,当归 10g,降香 10g,丹参 15g,蒲黄 10g,五灵脂 10g,赤芍 15g,桃仁 10g,檀香 10g,山楂 15g,香附 15g,黄芪 20g。6 剂。

2004 年 10 月 25 日诊,胸部偏右处疼痛 1 次,轻微,不胸闷,饮食尚可,舌苔白稍厚。血压 120/80mmHg。

方药:黄芪 30g,桂枝 6g,赤芍 15g,当归 10g,川芎 15g,蒲黄炭 10g,五灵脂 10g,桃仁 10g,降香 10g,葛根 15g,丹参 15g。8 剂。

2. 王某某,男,51 岁,浠水县。2005 年 4 月 20 日初诊。

胸骨柄处疼痛又作 8 天,微胸闷,纳食尚可,精神、睡眠尚可,舌苔中白厚,脉弦。血压 140/80mmHg。心电图:左室肥厚劳损。

诊断:胸痹。

方药:栝蒌皮 10g,丹参 15g,檀香 10g,砂仁 10g,乌药 15g,桂枝 5g,川芎 10g,甘草 10g,黄芪 20g,桃仁 10g,薤白 10g,当归尾 10g。5 剂。

2005 年 5 月 9 日诊,左胸闷痛,活动后加重,纳食,精神尚可,舌苔白,脉弦,时头昏。

方药:黄芪 30g,桂枝 5g,川芎 10g,当归 10g,赤芍 10g,桃仁 10g,丹参 15g,薤白 10g,栝蒌皮 10g,葛根 15g,甘草 10g,三七 10g。6 剂。

2005 年 10 月 3 日诊,服上药后胸痛消失,近几天,胸骨柄处每早起床前后疼痛,伴胸闷,呃气后痛减,纳食、精神尚可,舌苔中白厚,脉弦,血压 140/80mmHg。心电图:左室肥厚伴劳损。

方药:黄芪 30g,桂枝 10g,丹参 15g,川芎 12g,当归 10g,桃仁 10g,赤芍 10g,甘草 10g,五灵脂 10g,蒲黄 10g,三七 10g,山楂 15g。6 剂。

3. 袁某某,男,65 岁,浠水华桂。2005 年 4 月 18 日初诊。

左胸痛胀，胸闷，活动气促月余，去年4月开始头痛，2004年6月14日脑血流图示：脑供血不足、脑动脉硬化。心电图示：窦性心动过缓、左室肥厚。血压155/85mmHg。

诊断：胸痹。

方药：桂枝10g，薤白10g，栝蒌皮10g，川芎10g，丹参15g，葛根15g，黄芪30g，赤芍10g，桃仁10g，甘草10g，茯苓30g。6剂。

2005年6月15日诊，胸闷又作，5月23日早起曾咯血2口，色淡紫，纳食尚可，血压130/80mmHg，舌苔白稍厚，脉弦细。胸透：考虑为冠心病。

方药：黄芪30g，桂枝5g，川芎12g，丹参10g，桃仁10g，赤芍10g，当归10g，薤白10g，栝蒌皮10g，甘草10g，党参10g。6剂。

2005年7月4日诊，胸痛、胸闷减轻，时头昏痛，纳食尚可，舌稍暗，苔白，脉迟结。

方药：黄芪30g，桂枝5g，川芎12g，丹参15g，薤白10g，栝蒌皮10g，甘草10g，当归10g，桃仁10g，党参10g，赤芍10g。6剂。

2007年5月23日诊，左胸前区疼痛，胸闷气闭，平卧加重，又作月余，饮食不多，伴头昏肢软乏力，舌苔白微腐，脉弦。血压140/80mmHg。心电图：窦性心律，左室肥大。

方药：桂枝10g，川芎15g，赤芍15g，桃仁10g，黄芪30g，丹参15g，当归10g，栝蒌皮10g，薤白10g，枳实10g，降香10g。6剂。

2007年10月26日诊，胸闷，左胸前区时痛，活动剧烈气促加重，饮食稍差，头昏肢软乏力又作月余，舌苔白中厚腐，脉缓，血压140/80mmHg。

方药：黄芪30g，桂枝10g，川芎15g，当归10g，降香10g，丹参15g，薤白10g，赤芍15g，甘草10g，栝蒌皮10g，红枣5枚，生姜5片。7剂。

2008年3月7日诊，右头昏闷胸闷，左胸前区疼痛，活动气促，纳食不多，舌苔白，脉弦，血压160/90mmHg。

方药：川芎15g，丹参15g，赤芍15g，桂枝10g，薤白10g，当归尾10g，葛根30g，黄芪20g，栝蒌皮10g，甘草10g，降香10g，白芷10g。7剂。

2008年3月21日诊，胸闷活动气促，心慌时右侧头痛，肢软乏力，纳食不多，舌红苔白后厚，脉弦，血压140/80mmHg。

方药：黄芪30g，川芎15g，丹参15g，赤芍15g，当归10g，僵蚕10g，白芷10g，栝蒌皮10g，薤白10g，桂枝6g，延胡索15g。6剂。

2008年10月3日诊，现症：头昏闷，左胸闷痛不适，走路稍快则胸闷加重，纳食尚可，舌质稍暗，苔白腐，脉弦，血压140/90mmHg。

方药：黄芪30g，桂枝10g，川芎15g，赤芍10g，当归10g，丹参15g，葛根20g，甘草10g，薤白10g，栝蒌皮10g，红枣5枚，生姜5片。6剂。

2008年10月20日诊，头昏月余。心电图：心动过缓，左室肥大。守前方，加牡蛎50g，桃仁10g，去生姜、赤芍。6剂。

2010年11月5日诊，右胁、上腹部胀痛不适月余，不知饥，伴肢软乏力，不厌油腻，心慌不安，时胸闷，舌苔白厚。

方药：桂枝 10g，薤白 10g，栝蒌皮 10g，枳实 10g，川芎 18g，广木香 10g，蒲公英 30g，丹参 20g，赤芍 10g，黄芩 10g，厚朴 10g，玄参 10g。5 剂。

2011 年 11 月 4 日诊，左胸疼痛胸闷又作 5 天，伴咳嗽白痰，纳食不多，心慌，血压 100/60mmHg，舌苔白，脉结。

方药：桂枝 10g，丹参 15g，薤白 10g，栝蒌 15g，甘草 10g，黄芩 10g，赤芍 20g，杏仁 10g，枳壳 10g，茯苓 30g，当归 10g，葶苈子 10g。6 剂。

2016 年 5 月 11 日诊，经调治后，病情稳定，近又胸闷气促，甚则如梗死感，活动稍剧加重，饮食尚可，舌质稍暗苔白稍腐，脉弦。素有高血压，坚持服药，今血压 120/80mmHg。心电图示：窦性心律伴频发室上性早搏、左室肥大伴复极异常。

方药：桂枝 10g，黄芪 30g，赤芍 20g，当归 10g，降香 10g，川芎 15g，薤白 10g，栝蒌皮 10g，枳壳 10g，炙甘草 10g，阿胶 10g，五味子 10g，麦冬 10g。6 剂。

2016 年 5 月 23 日诊，症状减轻。守前方。6 剂。

2017 年 6 月 12 日诊，头昏闷，胸闷气促又作 2 天。

方药：桂枝 10g，川芎 15g，赤芍 15g，薤白 10g，栝蒌皮 10g，桃仁 10g，降香 10g，黄芪 30g，当归 10g，甘草 10g，枳实 10g，丹参 15g。6 剂药后诸症明显好转。

4. 李某某，男，58 岁，九资河。2011 年 7 月 15 日初诊。

间断胸闷气促疼痛 2 个月，县医院治疗，症状仍时轻时重，武汉医院诊断：心肌病，室性束支传导阻滞，心脏扩大，2 型糖尿病，垂体占位病变。

诊断：胸痹。

方药：黄芪 30g，桂枝 10g，丹参 20g，川芎 10g，当归 10g，赤芍 15g，桃仁 10g，薤白 10g，栝蒌皮 10g，水蛭 10g，葶苈子 10g，甘草 10g，红枣 5 枚。6 剂。

2011 年 7 月 29 日诊，胸痛胸闷基本消失，脉结。前方加苦参 10g、党参 10g，去甘草、红枣。6 剂。

2011 年 8 月 8 日诊，症状减轻，7 月 15 日方加党参 15g，去甘草。10 剂。

2011 年 11 月 7 日诊，微胸闷时痛。心电图：窦性心律，室上性左束支传导阻滞。

方药：黄芪 30g，桂枝 10g，丹参 20g，川芎 10g，当归 10g，赤芍 15g，桃仁 10g，薤白 10g，栝蒌皮 10g，水蛭 5g，党参 15g，降香 10g，葶苈子 10g，红枣 5 枚。10 剂。

2012 年 3 月 21 日诊，服药后诸症消失，纳食精神尚可，近 10 余天胸闷胸痛，心慌气促，舌苔白，脉沉弦。

方药：黄芪 30g，桂枝 10g，丹参 20g，川芎 10g，当归 10g，赤芍 15g，桃仁 10g，薤白 10g，葶苈子 10g，红枣 5 枚。5 剂。

2012 年 4 月 2 日诊，症状好转，宗前方去葶苈子、红枣。10 剂。

2012 年 5 月 19 日诊，左侧胸前部疼痛，胸骨后亦有刀刮感，纳食尚可，睡眠稍差，大便不爽，舌苔白薄，脉沉细。

方药：黄芪 30g，川芎 12g，赤芍 18g，当归尾 10g，桃仁 10g，降香 10g，水蛭 5g，丹参 18g，桂枝 8g，党参 10g，茯苓 30g，炙甘草 10g。10 剂。

2012 年 5 月 31 日诊，症状消失。现症：心慌，欲呕纳差，头昏，守前方去降香、桃仁，加酸枣仁 15g、葶苈子 10g、红枣 5 枚、白术 20g、砂仁 10g。10 剂。

2012 年 7 月 20 日诊，服药物后胸痛每日疼痛 1 次，疼痛轻，时胸闷，纳食尚可，舌苔白，脉弦。

方药：黄芪 30g，川芎 10g，赤芍 15g，当归 10g，降香 10g，党参 10g，桂枝 10g，茯苓 30g，甘草 10g，丹参 10g，水蛭 5g，枳壳 10g。7 剂。

2012 年 8 月 13 日诊，昨日因过劳又胸闷，纳食尚可，易出汗，舌苔白，脉缓守前方加五味子 10g、黄芪 10g、浮小麦 50g。10 剂。

2012 年 9 月 15 日诊，左侧胸前疼痛伴胸闷感，守前方加桃仁 10g、酸枣仁 10g，去枳壳、茯苓。7 剂。

2012 年 10 月 3 日诊，病情稳定，时心慌，左侧胸前后疼痛，纳食尚可，舌苔白。

方药：黄芪 40g，五味子 10g，川芎 15g，当归 10g，降香 10g，赤芍 10g，桂枝 8g，水蛭 5g，党参 15g，丹参 10g，桃仁 10g，酸枣仁 10g。5 剂。

2012 年 11 月 3 日诊，近 10 余天胸闷，左侧胸时疼痛，活动加重伴心慌，纳差，舌苔白。

方药：桂枝 10g，薤白 10g，栝蒌皮 10g，当归 10g，赤芍 20g，川芎 10g，水蛭 3g，降香 10g，桃仁 10g，黄芪 20g，枳壳 10g，甘草 10g，丹参 15g。5 剂。

2013 年 4 月 16 日诊，症状稳定。现症：心慌胸闷，肢软，饮食尚可，舌苔，白脉迟。

方药：桂枝 10g，赤芍 10g，黄芪 40g，川芎 10g，当归 10g，党参 15g，桃仁 10g，降香 10g，丹参 15g，甘草 10g，桂圆肉 10g，水蛭 3g。5 剂。

2013 年 7 月 8 日诊，胸闷气短明显好转，饮食尚可，前方去桂圆肉、丹参，加生地 20g、酸枣仁 15g。8 剂。

5. 方某某，女，78 岁，匡河。2011 年 9 月 13 日。

素有高血压 20 年。现症：稍动即胸骨后疼痛，痛甚咽喉如有梗塞感，舌质稍暗，脉弦。心电图：ST 压低，V4～V6 下移 0.05～0.1ml。

诊断：胸痹。

方药：黄芪 30g，桂枝 10g，赤芍 18g，川芎 15g，丹参 15g，降香 10g，甘草 10g，桃仁 10g，当归尾 10g，枳实 10g，香附 15g。6 剂。

2011 年 11 月 15 日诊，症状明显好转，前方加党参 15g。5 剂。

6. 王某某，男，55 岁，浠水。2008 年 6 月 13 日初诊。

胸骨部疼痛，轻微活动尚可，活动稍剧则胸痛加重，纳食、睡尚可，时头昏，右手麻木（曾中风 2 次），舌苔白，脉沉弦，血压 120/80mmHg。

诊断：胸痹。

方药：川芎 100g，当归 80g，赤芍 80g，丹参 100g，桃仁 50g，杜仲 80g，地龙 80g，桑寄生 80g，肉苁蓉 80g，巴戟天 80g，红参 100g，黄芪 250g，三七 60g，菟丝子 50g，枸杞子 50g，覆盆子 50g，补骨脂 50g，熟地 150g，山茱萸 50g，山药 50g，丹皮 50g，泽泻 50g，茯苓

50g,太子参100g,白术50g,甘草50g,砂仁50g,佛手50g,阿胶、龟胶、鹿胶各60g,牛膝60g,芦荟60g,仙茅50g,粉葛80g,做小蜜丸。

2008年9月22日诊,服药后胸痛止(已停止服硝苯地平),守前方加肉桂30g、厚朴50g、鸡内金50g、麦芽60g、谷芽60g、枳实50g,做小蜜丸。后追访恢复正常。

7. 周某某,女,53岁,大河岸。2002年7月4日初诊。

心悸、胸闷,动则加重3月余,血压170/100mmHg,纳食尚可,肢软乏力,手足发麻,舌质暗苔白。心电图示:电轴左偏、前壁心肌缺血。

诊断:胸痹。

方药:赤芍18g,丹参18g,当归尾10g,葛根20g,川芎10g,薤白10g,栝蒌皮10g,枳实10g,桃仁10g,黄芪15g,甘草10g,茯苓60g。4剂。

2002年7月30日诊,胸闷减轻,服“心痛定”后胃脘部疼痛,仍心悸,纳差,肢软乏力,血压160/100mmHg,舌苔薄黄。心电图:电轴轻度左偏,T波异常,前壁心肌缺血。

方药:赤芍10g,当归尾10g,桃仁10g,丹参18g,川芎10g,香附12g,枳实10g,桂枝8g,党参10g,砂仁10g,麦芽10g,延胡索18g。4剂。

2002年8月13日诊,症状明显好转,现仍胸闷,血压160/100mmHg,舌苔白,脉弦细。

方药:桂枝8g,黄芪30g,当归尾10g,赤芍18g,川芎8g,桃仁10g,丹参18g,降香10g,枳实8g,延胡索10g。4剂。

2002年8月22日诊,症状较前减轻,时有胸闷感,不痛,时心慌,纳食正常,血压140/90mmHg,舌苔白薄,脉弦缓。

方药:黄芪30g,当归尾10g,赤芍12g,川芎8g,桃仁10g,丹参18g,枳壳10g,降香10g,桂枝8g,甘草10g,茯苓50g。5剂。

8. 邱某某,男,66岁,三里畈。2014年4月23日初诊。

左胸痛间断发作7年,加重年余,武汉医院诊断:冠心病多发病变,窦性心律,高血压3级,西药治疗,症状同前。现症:胸痛胸闷,饮食尚可,常觉咽中有痰,舌淡边有齿痕,脉虚。

诊断:胸痹。

方药:黄芪30g,桂枝10g,水蛭5g,丹参20g,川芎10g,赤芍20g,当归10g,薤白10g,栝蒌皮10g,枳实10g,降香10g,甘草10g。7剂。

2014年5月19日诊,症状减轻,现活动稍剧,亦无胸闷痛感,舌淡苔白,脉虚,饮食尚可,血压150/100mmHg。

方药:黄芪30g,水蛭5g,桂皮10g,丹参20g,川芎10g,赤芍20g,当归10g,薤白10g,枳实10g,降香10g,甘草10g,桃仁10g。6剂。

9. 付某某,女,68岁,农行。2004年11月19日初诊。

本月8日中午突发胸闷,胸前区疼痛,近几天泛吐酸水,上楼胸闷胸痛,放射至左侧肩项伴头昏,血压170/80mmHg(高血压2年)。

诊断:胸痹。

方药:川芎 10g,当归 10g,丹参 15g,砂仁 10g,桃仁 10g,桂枝 5g,薤白 10g,瓜蒌 10g,厚朴 10g,枳实 10g,黄芪 18g,葛根 15g。6 剂。

2004 年 11 月 26 日诊,时胸骨后疼痛,走窜胁肋,胀而不适,纳食尚可,血压 170/80mmHg,时背(右)部疼痛,舌苔白。心电图:①窦性心律;②心电轴正常;③不完全性右束支传导阻滞;④部分导联 ST 段改变。

方药:桂枝 5g,丹参 15g,川芎 15g,黄芪 30g,桃仁 10g,薤白 10g,栝蒌皮 10g,赤芍 10g,降香 10g,枳实 10g,当归 10g,茯苓 30g。5 剂。

2004 年 12 月 8 日诊,胸骨两侧、胁肋疼痛减轻,口干苦减轻,精神转佳,舌苔白,脉弦,血压 160/80mmHg。

方药:桂枝 5g,丹参 15g,川芎 15g,黄芪 30g,桃仁 10g,薤白 10g,栝蒌皮 10g,赤芍 10g,降香 10g,枳实 10g,当归 10g,茯苓 30g,桑寄生 15g。6 剂。

10. 陈某某,男,27 岁,浠水县。2004 年 6 月 11 日初诊。

胸闷、胸骨时而作痛半年。天津市医院检查示:①乳头肌水平以下左室下壁活动减低;②左室内径稍大;③心律失常,偶发早搏。胸片未见异常。心脏彩超示:左心室扩大,左心收缩功能减低。心电图示:窦性心律,电轴右偏,偶发室性早搏。

诊断:胸痹。

方药:桂枝 10g,薤白 10g,栝蒌皮 10g,丹参 15g,砂仁 10g,降香 10g,甘草 10g,黄芪 20g,红枣 5 枚,当归 10g,赤芍 15g,川芎 10g。6 剂。

2004 年 6 月 18 日诊,每早起床时胸骨疼痛数秒即恢复正常。

方药:桂枝 10g,薤白 10g,栝蒌皮 10g,丹参 15g,砂仁 10g,甘草 10g,黄芪 20g,红枣 5 枚,赤芍 15g,川芎 10g。6 剂。

2004 年 6 月 25 日诊,胸痛胸闷除,时心慌,饮食睡眠均佳,舌苔白,脉弦。

方药:檀香 10g,薤白 10g,栝蒌皮 10g,桂枝 10g,丹参 15g,赤芍 15g,川芎 10g,黄芪 20g,砂仁 10g,甘草 5g,香附 10g。6 剂。

2004 年 7 月 7 日诊,诸症好转,时而胸痛,纳差,睡佳,舌苔白,脉弦。

方药:丹参 15g,砂仁 10g,黄芪 20g,檀香 10g,薤白 10g,栝蒌皮 10g,川芎 10g,赤芍 15g,香附 15g,桂枝 5g,甘草 10g。6 剂。

2004 年 7 月 14 日诊,服药后胸痛止。现症:胸闷不适,纳食尚可,睡眠尚佳,舌苔白,脉弦。

方药:川芎 15g,山楂 15g,当归 10g,五灵脂 10g,蒲黄炭 10g,桃仁 10g,黄芪 30g,降香 10g,丹参 15g,赤芍 15g,三七 10g,葛根 15g。6 剂。

二、痰浊壅塞

痰浊壅塞型胸痹多因饮食不节,过食肥甘厚味,饮酒过度,损伤脾土,健运失司,痰浊内生,脉道滞塞,上犯心胸,气机不畅,闭塞不通而成。常见胸中板闷而痛,胸痛彻背,气短喘促,痰多,舌淡苔腻。治以通阳泄浊、化痰开结。以瓜蒌薤白半夏汤为基础方加减,宽胸散结化痰。

1. 余某某,女,48岁,大河岸。2007年7月20日初诊。

胸痛(两乳间)间断发作10余年,近2年加重,持续不止,活动加重,闻异味胸闷欲呕,伴头昏闷重感,饮食不多(去年5—10月亦胸骨处痛,经治疗好转)。血压120/80mmHg。心电图:窦性心律,心电轴中度左偏。舌苔白稍厚,脉弦。

诊断:胸痹。

方药:桂枝10g,薤白10g,栝蒌皮10g,法半夏、川芎15g,赤芍15g,甘草10g,丹参20g,砂仁10g,降香10g,乌药15g,白茅根30g。6剂。

2007年8月1日诊,胸闷,背痛,上坡亦痛增,饮食尚可,舌苔白,脉弦。

方药:薤白10g,栝蒌皮10g,蜈蚣1条,桂枝10g,地龙10g,枳实10g,法半夏10g,赤芍10g,丹参15g,延胡索10g,白重楼15g,川芎15g。5剂。

2007年8月6日诊,服前方后症状减轻,饮食尚可,舌苔白,脉弦。

方药:薤白10g,蜈蚣1条,桂枝10g,地龙10g,枳实10g,法半夏10g,赤芍20g,丹参15g,延胡索10g,僵蚕10g,白重楼15g,川芎15g,瓜蒌10g。5剂。

2007年8月13日诊,诸症基本消失,不作劳则无胸痛感,舌苔白,脉沉弦,血压120/80mmHg。

方药:桂枝10g,薤白10g,栝蒌皮10g,蜈蚣1条,白重楼15g,地龙10g,川芎15g,延胡索15g,丹参15g,乳没共16g,赤芍20g,红枣5枚,生姜5片,当归10g。7剂。

2. 余某某,男,59岁,路口。1983年1月25日初诊。

胸部疼痛作胀,左侧为甚,约半年,胸脘胀塞,头昏肢软,心慌,饮食少,舌苔白,脉弦缓细。

诊断:胸痹。

方药:桂枝10g,檀香10g,甘草10g,丹参10g,茯苓15g,枳壳10g,薤白10g,白豆蔻4g,陈皮10g,栝蒌皮10g,法半夏10g,厚朴10g。3剂。

1983年2月19日诊,心慌头昏,肢软乏力,时形寒怕冷,口干作渴,脉弦细。

方药:桂枝10g,法半夏10g,栝蒌皮10g,党参15g,枳壳10g,谷芽10g,麦芽10g,茯苓18g,厚朴10g,木香10g,神曲10g,薤白10g,陈皮10g。4剂。

1983年9月26日诊,服药后症状好转,近又胃脘作胀,头昏心慌,四肢软,饮食少,舌苔白,脉缓。

方药:桂枝10g,栝蒌皮10g,白豆蔻3g,党参15g,枳壳10g,神曲10g,黄芪18g,木香10g,厚朴10g,薤白10g,法半夏10g,红枣5枚。5剂。

3. 廖某某,男,20岁,河铺镇。2002年3月13日初诊。

胸闷,有气促感,时感胸痛,咳嗽痰白,舌苔白脉弦。

诊断:胸痹。

方药:炙麻黄10g,木蝴蝶10g,胖大海5g,栝蒌皮12g,薤白10g,贝母10g,桔梗

12g，甘草 10g，法半夏 10g，僵蚕 10g，白重楼 18g，吴茱萸 15g。5 剂。

2002 年 3 月 22 日诊，症状减轻，胸闷咳而少痰，纳食尚可。X 胸片：右下肺支气管炎。舌苔白，脉弦。

方药：仙鹤草 18g，炙麻黄绒 8g，薤白 10g，栝蒌皮 10g，枳实 10g，桑白皮 10g，地龙 10g，白重楼 18g，杏仁 10g，枳实 10g，款冬花 10g，桃仁 10g，沙参 20g。4 剂。

4. 雷某某，女，42 岁，凤山镇。2004 年 6 月 28 日初诊。

自觉胸闷，背胀痛，坐卧加重，卧后约 1 小时自觉胸背胀闷，活动后减轻 2 个月。

诊断：胸痹。

方药：薤白 10g，法半夏 10g，栝蒌皮 10g，桂枝 8g，杏仁 10g，桔梗 10g，枳实 10g，川芎 10g，丹参 15g，甘草 10g，白重楼 15g。4 剂。

2004 年 7 月 5 日诊，胸闷、背部痛减。现症：咽喉部不适，如有物梗，或气郁，纳差食少，月经周期尚规律，量少色黑。

方药：桂枝 10g，薤白 10g，栝蒌皮 10g，川芎 10g，丹参 15g，法半夏 10g，桔梗 10g，益智 10g，旋覆花 10g，甘草 10g，生姜 5 片，厚朴 10g。5 剂。

2004 年 11 月 15 日诊，咽干，右胸上部胀痛，饮食尚可。原拍片、CT、肝胆 B 超。心电图均正常。舌苔白。

方药：柴胡 10g，枳壳 10g，白芍 15g，甘草 10g，生地 10g，川芎 10g，砂仁 10g，沙参 15g，五味子 10g，香附 15g，丹参 15g，佛手 10g，红枣 10 枚。5 剂。

2004 年 11 月 26 日诊，咽干、胸痛等症均减轻，饮食正常，时背心作胀。

方药：柴胡 10g，栝蒌皮 10g，白芍 15g，甘草 10g，生地 10g，川芎 10g，砂仁 10g，沙参 15g，五味子 10g，香附 15g，丹参 15g，佛手 10g，红枣 10 枚。6 剂。

2005 年 3 月 23 日诊，胸部闷胀发热，咳嗽少许黄痰或血，纳呆食少，肢软乏力，咽红。去年胸片、CT、心电图均正常。3 月 1 日，县医院胸透示：支扩？

方药：栝蒌皮 10g，杏仁 10g，贝母 10g，白重楼 15g，黄芩 10g，芦根 20g，桃仁 10g，薏苡仁 20g，玄参 15g，薤白 10g，青果 10g，石菖蒲 10g，桔梗 10g。5 剂。

2005 年 3 月 30 日诊，仍自觉胸闷发热，咳嗽白痰，痰中带少许血丝，纳食增多，精神好转，右侧胸第二肋间时疼痛，舌苔白。

方药：栝蒌皮 10g，栝蒌仁 10g，海浮石 5g，山栀 10g，芦根 20g，桃仁 10g，丹皮 10g，青黛 5g，薏苡仁 18g，旱莲草 15g，仙鹤草 15g，沙参 15g，生地 10g，藕节 10g，茅根 10g。5 剂。

2005 年 6 月 15 日诊，咳嗽明显减轻。现症：时胸闷伴胸痛，时心慌，纳食尚可，舌苔白稍厚，脉弦。

方药：栝蒌皮 10g，桃仁 10g，五灵仙 10g，薤白 10g，沙参 15g，青果 10g，僵蚕 10g，丹参 15g，玄参 10g，贝母 10g，黄芩 10g。5 剂。

5. 瞿某某，女，27 岁，白莲。2005 年 12 月 2 日初诊。

胸胀闷痛，时轻时重，呃气，泛酸，纳食少，微怕热，不出汗，大便日 1 次，成形，月经周期规律，经期8～10天。2005年12月11日胸片未见异常。心电图：窦性心动过速。血检：T3为1.87nmol/L，T4为166.20nmol/L，TSH为0.02μIU/ml。血压120/80mmHg。

诊断：胸痹。

方药：桂枝10g，薤白10g，栝蒌皮10g，黄连10g，吴茱萸5g，枳壳10g，丹参15g，瓦楞子15g，蒲公英20g，甘草10g，法半夏10g，沙参15g。5剂。

2005年12月16日诊，胸闷减轻，不泛酸，纳食增多，精神差，末次月经经期6天，白带多。

方药：桂枝10g，薤白10g，栝蒌皮10g，黄连10g，吴茱萸3g，枳壳10g，丹参15g，沙参10g，瓦楞子15g，蒲公英20g，黄芪15g，生姜5片，红枣5枚。6剂。

2006年1月9日诊，胸闷减轻，泛酸减。现症：嗳气，纳食增，精神尚可，月经27日1次，经期7～8天，血检：T3、T4正常，TSH为11.15μIU/ml。

方药：桂枝10g，薤白10g，栝蒌皮10g，黄连10g，吴茱萸3g，枳实10g，法半夏10g，瓦楞子15g，蒲公英20g，法半夏10g，砂仁10g，红枣5枚，生姜5片。6剂告痊。

6. 雷某某，女，53岁，三里畈。2009年6月10日。

胸痛闷，连及背部3个月，伴头昏闷疼痛，下午为甚，纳呆食少，肢软乏力。颈椎片：正常。2009年6月8日在罗田县人民医院胃镜检查：慢性浅表性胃炎。胸片、心电图正常。B超：子宫肥大，停经3个月。

诊断：胸痹。

方药：薤白10g，栝蒌皮10g，桂枝10g，枳壳10g，法半夏10g，茯苓30g，川芎10g，甘草10g，砂仁10g，丹参15g，党参10g，蒲公英30g。6剂。

2009年6月18日诊，胸闷、背痛减轻，咽中如有物梗，咳嗽少白痰，小腹胀，时头痛烘热出汗，舌苔白，血压90/60mmHg，川芎加至18g，葛根30g，去蒲公英。6剂。

7. 胡某某，男，64岁，三里桥。1981年7月16日初诊。

胸部胀闷，伴胃脘胀塞5个月，饮食少，头昏肢软，面色暗黄，眼睑唇白，心慌，时而肢体浮肿，肝肋下2cm，舌淡紫苔白，脉缓。

诊断：胸痹。

方药：薤白10g，法半夏10g，厚朴10g，栝蒌皮12g，黄连8g，党参10g，桂枝8g，茯苓18g，丹参15g，干姜8g，陈皮10g，草豆蔻6g。3剂。

1981年11月16日诊，服药后诸证减轻，近月来又发作如前，胸闷鼻塞，胃胀塞不舒，舌苔白黄相间，脉弦。

方药：桂枝8g，法半夏12g，厚朴10g，干姜6g，黄连8g，党参10g，薤白10g，茯苓18g，白豆蔻3g，栝蒌皮10g，陈皮10g，丹参15g。5剂。

1981年11月28日诊，服药后胸痹减轻，现胃脘胀塞，纳呆食少，多食即胀，舌淡苔白滑，脉结。

方药：干姜10g，茯苓15g，丹参15g，党参15g，神曲10g，厚朴10g，法半夏10g，陈皮10g，麦芽10g，甘草10g，白豆蔻3g。5剂渐愈。

8. 李某某，女，39岁，白莲。2009年9月2日初诊。

胸骨后疼痛2年，经治疗少效。现症：胸骨后疼痛，灼热不适，呃气，纳食尚可，时背部疼痛。胃镜：慢性浅表性胃炎。心电图：窦性心律，ST-T改变。月经多为提前。

诊断：胸痹。

方药：丹参20g，檀香10g，砂仁10g，黄连10g，吴茱萸3g，蒲公英30g，薤白10g，栝蒌皮10g，桂枝10g，赤芍15g，甘草10g，延胡索10g。6剂。

2009年9月14日诊，症状减轻，守前方。6剂。

2009年9月24日诊，前方加川芎10g，麦冬10g。6剂。

9. 李某某，女，60岁，白莲乡。2014年5月7日初诊。

高血压10年，坚持服用西药，胸闷气促，偶咳嗽，动则加重，平路稍快亦加重，闻油烟等气味胸闷气促加重，饮食尚可，心悸。心电图：窦性心律，中度ST压低。血压140/80mmHg。

诊断：胸痹。

方药：炙麻黄绒10g，沙参30g，蜈蚣2条，杏仁10g，僵蚕10g，葶苈子10g，苏子15g，薤白10g，栝蒌皮10g，款冬花10g，地龙10g，白重楼15g。5剂。

2014年5月19日诊，喘闷明显好转，守前方。6剂。

10. 张某某，男，33岁，大河岸。2002年6月22日初诊。

胸闷痛4～5个月，间断发作，背心作痛，夜间痛甚，舌苔白厚，脉弦。X胸透：未见异常。

诊断：胸痹。

方药：桂枝10g，薤白10g，栝蒌皮10g，川芎10g，杏仁10g，丹参12g，法半夏10g，茯苓50g，赤芍18g，甘草10g，枳实10g。4剂。

2002年6月26日诊，症状减轻，舌苔白，脉弦。

方药：桂枝10g，薤白10g，生姜皮10g，茯苓50g，白术10g，枳实10g，黄芪18g，丹参18g，川芎12g，赤芍18g，桃仁10g。5剂。

三、寒邪凝滞

寒邪凝滞型胸痹多因素体阳虚，寒从内生，阴寒凝滞，胸阳阻遏，气机不畅，临床表现为胸闷胸痛、心悸气短、形寒怕冷、心烦不安。治宜辛温通阳、开痹散寒，常用瓜蒌薤白白酒汤加桂枝、附片、枳实、丹参、赤芍、川芎等辛温通阳，散寒开痹。

1. 董某某，女，51岁，平湖东冲畈。1981年9月13日初诊。

胸中室闷不舒年余，形寒怕冷，心烦不安，气短无力，呃气，饮食稍差，腰痛，脉弦细。

诊断：胸痹。

方药：桂枝10g，法半夏10g，附片8g，薤白10g，川芎10g，党参15g，栝蒌皮10g，甘草10g，红枣5枚，枳实10g，丹参10g，浮小麦30g，麦冬10g。4剂。

1981年10月23日诊，服前方前后症状大为好转，饮食增加，40余天只发一次，脉弦细。

方药：桂枝10g，法半夏10g，附片8g，薤白10g，川芎10g，党参15g，栝蒌皮10g，甘草12g，麦冬10g，枳实10g，党参15g，红枣5枚。5剂。

1981年12月21日诊，服药后症状消除2个月，近又因过劳而诱发，心慌气短胸闷，饮食减少，口干夜甚，脉滑缓。

方药：桂枝10g，丹参15g，党参10g，浮小麦15g，栝蒌皮10g，川芎10g，麦冬10g，薤白10g，甘草6g，赤芍8g，枳实10g，附片8g，红枣5枚。5剂。随访告愈。

2. 张某某，女，61岁，三里畈。2012年6月23日初诊。

心慌气促，肢软乏力，活动加重，纳食不多，左侧胸痛（左侧卧位加重），舌质暗，尖边有瘀点，舌苔白，脉弦细。（2012年1月12日至2月3日在武汉医院住院：①左心扩大，心功能II级，心包腔积液；②胆囊炎；③十二指肠溃疡；④高血压。）。

诊断：胸痹。

方药：黄芪30g，桂枝10g，党参10g，附片8g，降香8g，葶苈子10g，川芎10g，赤芍10g，丹参10g，当归10g，甘草10g，生姜30g，水蛭5g。6剂。

2012年7月2日诊，服药后症状明显好转，宗前方党参为15g。6剂。

3. 张某某，男，45岁，三里桥。1981年3月14日初诊。

头昏胸微闷，肢倦无力，素有肝炎、十二指肠黏膜改变，在县医院做心电检查提示为冠心病。饮食尚可，脉缓弦。

诊断：胸痹。

方药：桂枝10g，栝蒌皮10g，甘草10g，枳壳10g，茯苓15g，生姜3片，丹参15g，陈皮10g，薤白10g，党参15g。3剂。

1981年3月21日诊，头昏胸闷不舒，心慌，饮食不多，时觉胃脘膨胀，脉细缓。

方药：桂枝10g，薤白10g，酸枣仁10g，川芎15g，栝蒌皮10g，甘草10g，丹参15g，陈皮10g，远志10g，枳壳10g，茯苓20g，五味子10g。4剂。

1981年3月26日诊，服前方后胸闷好转，仍头昏心慌，肢软不思饮食，血清总胆固醇2.15mmol/L。

方药：党参10g，薤白10g，川芎15g，当归10g，栝蒌皮10g，制首乌15g，丹参10g，远志10g，甘草10g，桂枝10g，陈皮10g，茯苓15g。4剂。

1981年3月30日诊，服前方后症状减轻，饮食一般，脉弦细缓。

方药：制首乌15g，薤白10g，川芎10g，党参10g，栝蒌皮10g，茯神18g，当归10g，桂枝10g，远志10g，甘草10g，丹参15g，陈皮10g。4剂。

4. 陈某某，男，22岁，大崎。2005年1月19日初诊。

胸痛年余，无规律，纳食，睡眠尚可，胸片未见异常。

诊断：胸痹。

方药：桂枝10g，薤白10g，栝蒌皮12g，枳壳10g，丹参10g，赤芍10g，甘草10g，香附15g，川芎10g，降香10g，当归10g。5剂。

2005年1月28日诊，胸痛减轻(已2天未痛)，纳食增多，胸片未见异常。

方药：桂枝10g，川芎10g，薤白10g，栝蒌皮10g，枳壳10g，降香10g，赤芍18g，丹参15g，当归6g，延胡索10g，石菖蒲10g，香附15g。6剂。

2005年2月4日诊，服药后胸痛明显好转，其间疼痛2次，均为短暂刺痛，片刻即止，时胸闷，纳食精神尚可，舌苔白，脉缓。

方药：桂枝10g，薤白10g，栝蒌皮12g，延胡索15g，石菖蒲10g，赤芍15g，丹参15g，甘草10g，香附15g，川芎15g，生姜5片，枳壳10g，红枣5枚。6剂。

5. 徐某某，男，38岁，平湖乡。2002年11月5日诊。

胸骨柄处突发疼痛，或心跳不定，阵作(每次数秒)，已年余，经湖北省人民医院多种检查未见异常，伴头昏、多梦，精神差，纳食尚可，舌苔白，脉细。

诊断：胸痹。

方药：丹参18g，乌药18g，檀香10g，白芍18g，延胡索18g，砂仁10g，川芎10g，柴胡10g，郁金18g，当归10g，枳实10g，酸枣仁10g。5剂。

2002年11月14日诊，服前方后症状减轻，仍头昏闷，心烦不适，胸前有闷痛感。

方药：丹参18g，乌药18g，木香10g，白芍18g，延胡索18g，砂仁10g，川芎10g，柴胡10g，山栀10g，当归10g，枳实10g，甘草10g。5剂。

2002年11月21日诊，失眠多梦，精神郁闷，仍胸前区胀痛，纳差，舌苔白脉细，便秘。

方药：柴胡10g，生地20g，白芍10g，苦参20g，龙齿20g，丹参10g，酸枣仁18g，牡蛎30g，黄连10g，肉桂3g，红枣10枚。5剂。

2002年11月26日诊，症状减轻，昨晨受冷后胸前痛甚，今已缓解，纳差，舌苔白，脉弦。

方药：香附12g，川芎12g，檀香10g，丹参18g，乌药18g，砂仁10g，甘草10g，柴胡10g，茯苓30g，黄芪20g，太子参10g。4剂。

2002年12月9日诊，症状减轻，纳食一般，微头昏闷，脉弦细舌苔白。

方药：檀香10g，丹参18g，乌药12g，百合10g，炙甘草10g，酸枣仁10g，黄芪20g，川芎10g，柴胡10g，郁金18g，砂仁10g，红枣10枚。5剂。

6. 周某某，男，31岁，土门坳。2007年12月1日初诊。

胸部(两乳及中间部位)疼痛，时有胸闷不适感，间断发作3年，又作半年，时轻时重，2007年7月27日县医院CT肺扫描未见异常；血常规正常；血沉5mm/h；心电图：窦性心律。现症：胸部胀痛，连及腰部，时右腋下、肘部酸痛，饮食尚可，睡眠差，睡后胸闷不适，舌苔白滑。

诊断：胸痹。

方药：桂枝10g，薤白10g，栝蒌皮10g，川芎15g，丹参15g，附片10g，赤芍15g，当归10g，甘草10g，桃仁10g，枳壳10g，延胡索15g。7剂。

2007年12月10日诊，胸痛减轻，时左上腹部(胃)胀而不适，或发热，舌苔白厚脉弦。

方药：薤白10g，栝蒌皮10g，川芎15g，丹参20g，桂枝10g，黄芪20g，赤芍15g，当归10g，附片10g，甘草10g，蒲公英20g，黄连10g，吴茱萸5g。6剂。

2007年12月17日诊，症状减轻，如过劳时胸闷不适，睡眠尚可，时烧心不适，舌苔白滑，前方加蒲公英10g，郁金15g，去桃仁。6剂。

7. 彭某某，女，43岁，匡河。2005年1月12日初诊。

左侧胸疼痛，走路快或活动剧烈痛增，左背心痛10余年，加重3天，月经规律，睡梦多。血压110/80mmHg，原胸片、心电图、B超均未见异常。胃镜：浅表性胃炎。心电图：窦性心律、轻度ST-T段改变。舌淡苔白，脉迟。

诊断：胸痹。

方药：薤白10g，栝蒌皮10g，桂枝10g，川芎12g，丹参15g，当归10g，黄芪30g，附片10g，赤芍15g，香附15g，茅根30g。6剂。

2005年4月25日诊，症状减轻。现症：胸骨柄连及两胸胁活动则痛，时而烧心感，时欲呕，伴头昏肢软乏力。

方药：桂枝10g，百合10g，栝蒌皮10g，川芎10g，丹参15g，当归10g，黄芪30g，附片10g，赤芍10g，延胡索10g，砂仁10g，香附15g，木香10g，瓦楞子15g。6剂。

8. 张某某，女，37岁，凤山镇。2010年4月10日初诊。

素有咳喘，又作半月，经打针10余天少效。现症：形寒、背冷，睡眠差，胸闷如裹紧感，咽痒，晚间烦躁，汗出。

诊断：胸痹。

方药：炙甘草10g，酸枣仁30g，丹参20g，桂枝10g，薤白10g，栝蒌皮10g，细辛3g，干姜5g，枳壳10g，五味子10g，红枣10枚，浮小麦50g，附片10g。5剂。

2010年4月24日诊，症状明显减轻，守前方加车前子30g，淫羊藿10g。5剂。

9. 张某某，男，51岁，石桥铺。1981年2月9日初诊。

胸闷，左胸疼痛，持续两年，活动后加重，形寒怕冷，肢软乏力，舌淡苔白，脉弦。

方药：桂枝10g，栝蒌皮10g，乳没共10g，附片10g，当归尾10g，陈皮10g，薤白10g，丹参15g，桃仁10g，川芎10g，延胡索10g，赤芍10g。5剂。

1981年2月22日诊，胸部疼痛稍减。

方药：桂枝10g，当归尾10g，红花10g，薤白10g，丹参15g，延胡索10g，川芎15g，附片10g，甘草10g，栝蒌皮10g，白芍20g，香附12g。5剂。

1981年3月10日诊，疼痛明显减轻，左胸部胀闷不舒，脉缓。

方药：桂枝10g，川芎15g，红花10g，薤白10g，附片10g，枳壳10g，丹参15g，白芍20g，香附10g，栝蒌皮10g，当归10g，延胡索10g。5剂。

10. 王某某，男，49岁，工业局。1980年11月21日初诊。

县医院检查为冠心病。心慌、胸闷气短，形寒，手足发凉，肢软乏力，时而头昏，饮食尚可，脉弦。

诊断：胸痹。

方药：桂枝10g，附片10g，远志10g，赤芍10g，薤白10g，酸枣仁10g，枳实10g，栝蒌皮10g，丹参15g，茯苓15g，川芎15g，甘草10g。4剂。

1980年12月1日诊，胸闷稍好转，口干，心胸烦热，饮食尚可，二便正常，脉弦。

方药：桂枝10g，杏仁10g，甘草10g，薤白10g，厚朴10g，川芎15g，栝蒌皮10g，丹参15g，远志10g，北沙参15g，赤芍10g，酸枣仁10g。5剂。

【按语】《金匮要略·胸痹心痛短气病》："师曰：夫脉当取太过不及，阳微阴弦，即胸痹而痛，所以然者，责其极虚也。今阳虚知在上焦，所以胸痹、心痛者，以其阴弦故也。"临床中胸痹的患者大多是中老年人，素体阳虚，胸阳不足，是其主要病因。且病程较长，久病必虚，同时久病必瘀，不仅是血瘀，还有痰浊，最终是痰瘀互结，故胸痹的关键病机是胸阳不振、气虚失运、痰瘀互结。其治疗大法当以温阳益气为主，兼顾祛寒、豁痰、活血化瘀。

胸痹在中医学中是一种独立的疾病，又可能是真心痛、胃脘痛、心悸、痰饮、喘咳等疾病中的一个证候，所以治疗胸痹要详察虚实，辨证施治。

10 不　寐

不寐即失眠，是由于思虑劳倦、内伤心脾、阳不交阴、心肾不交，或阴虚火旺、肝阳扰动，或心胆气虚、胃中不和等原因，引起心神失养或心神不安，从而导致经常不能获得正常睡眠为特征的一类病证。主要表现为睡眠时间、深度的不足以及不能消除疲劳、恢复体力与精力，轻者入睡困难，或寐而不酣、时寐时醒，或醒后不能再寐，重则彻夜不寐。不寐在《内经》称为“不得卧”“目不瞑”。中医认为睡眠是神守舍、魂返肝、气归根，是阴阳平衡的过程。阳气潜藏于阴则寐，阳气出于阴则寤。不寐的总病机为阳气不能潜藏于阴、神气不宁所致。不寐为常见之疾，原因较多，有心脾两亏，有胆郁痰扰，有胃气不和，有气滞血瘀等，尤以心肾不交者居多。不寐的治则以协调阳阴、交通心肾为大法，随证加减。

临床常用甘麦大枣汤、百合地黄汤、交泰丸合组为方治疗，基础方为炙甘草、黄连、肉桂、百合、酸枣仁、夜交藤、生地、丹参、生牡蛎、浮小麦、红枣、琥珀。方中红枣、炙甘草、浮小麦养心除烦；百合、丹参、酸枣仁宁心安神；生牡蛎养阴潜阳，长于除燥安眠，夜交藤协调阴阳，善治虚烦不寐；琥珀镇静安神，生地滋阴补肾。《格致余论》云：“人之有生，心为火居上，肾为水居下，一升一降，无有穷尽，故生意存焉。”黄连苦寒，入手少阳心经，泻心火，制阳亢，使心中之阳下降至肾而不独盛于上；肉桂辛热入足少阴肾经，温肾阳，引火归原，致肾中之阴得以气化而上济于心。二药相伍通心气于肾，令水火既济，心肾相交，神志安宁。肉桂、牡蛎二药与浮小麦为伍可收敛浮越之心气，平潜升腾之心阳。诸药共奏滋阴宁心，安神定志之功，虚阳得降，心神得宁，自能安然入睡。

1. 陈某某，女，44 岁。2001 年 11 月 6 日初诊。

失眠半月余，易烦躁，头昏腰痛，精神倦怠，纳食不多，胃脘部胀痛，大便时泻时秘结，肠鸣，口不渴，舌苔白，脉弦。

诊断：不寐。

方药：黄连 8g，肉桂 3g，酸枣仁 10g，丹参 15g，生地 20g，党参 20g，五味子 10g，柴胡 10g，夜交藤 15g，生牡蛎 30g，炙甘草 10g，红枣 10 枚。4 剂。

2001 年 11 月 10 日诊，睡眠稍好，每晚能入睡 3～4 小时，舌苔白，脉弦。

方药：黄连 8g，肉桂 3g，酸枣仁 10g，丹参 15g，生地 20g，党参 20g，五味子 10g，夜交藤 15g，炙甘草 10g，红枣 10 枚，百合 15g，合欢皮 10g。4 剂。

2001 年 11 月 16 日诊，睡眠好转，胃脘部胀塞，纳食不多，易烦易躁，舌苔白，脉细。

方药：黄连8g，肉桂3g，酸枣仁10g，丹参15g，生地20g，党参20g，五味子10g，厚朴10g，广木香8g，夜交藤15g，生牡蛎30g，炙甘草10g，红枣10枚。5剂渐愈。

2. 朱某某，男，58岁。2001年7月16日初诊。

1969年因甲亢手术治疗，近3个月睡差多梦，甚则通宵不眠，右侧喉结旁动脉肿大，按压有搏动，平时自觉胀而不适，口中味甜，舌苔白稍厚，脉弦，血压160/90mmHg。

诊断：不寐。

方药：党参20g，肉桂3g，黄连8g，法半夏12g，夏枯草20g，党参12g，茯苓30g，酸枣仁10g，丹参18g，珍珠母50g，地龙12g，钩藤20g，牡蛎30g。5剂。

2001年7月26日诊，睡眠转佳，每晚能入睡4～5小时，口服上方药后嗳气，纳食尚可，右侧喉结旁疼痛减轻，血压160/90mmHg。

方药：夜交藤20g，肉桂3g，黄连8g，法半夏12g，夏枯草20g，党参12g，茯苓30g，酸枣仁10g，丹参18g，珍珠母50g，地龙12g，钩藤20g，牡蛎30g。5剂。

3. 李某某，男，32岁。2002年12月5日初诊。

头昏失眠，纳食稍差，右胁胀痛不适，脉弦细，原总胆红素偏高，经治疗恢复正常。武汉总医院检查，肝胆脾均正常。

诊断：不寐。

方药：党参15g，生地20g，肉桂3g，黄连10g，合欢皮18g，五味子10g，甘草10g，丹参18g，酸枣仁10g，红枣10枚，柴胡10g，百合10g，珍珠母50g。4剂。

2002年12月11日诊，睡眠转好，右胁胀痛减，但胃内作胀，舌苔白、稍厚，脉弦。

方药：党参15g，生地20g，肉桂3g，黄连10g，合欢皮18g，五味子10g，甘草10g，丹参18g，酸枣仁10g，红枣10枚，柴胡10g，百合10g，珍珠母50g，砂仁10g，麦芽30g。4剂。

4. 刘某某，女，44岁。2002年4月16日初诊。

睡眠不佳，甚则通宵不寐，多为月经前后为甚，月经周期规律，量多(5日左右)，纳食尚可，肢软乏力，目胀头昏，心悸，血压150/100mmHg，舌苔白脉滑。

诊断：不寐。

方药：黄芪30g，百合18g，黄连8g，肉桂3g，党参15g，五味子10g，酸枣仁10g，丹参12g，甘草10g，红枣10枚，合欢皮10g，生地20g。4剂。

2002年5月18日诊，服药后睡眠转佳，此次经期睡眠尚可，经量减少，精神尚可，纳食佳，血压130/90mmHg，舌淡胖边有齿痕，脉弦细。

方药：黄芪30g，百合12g，黄连10g，肉桂3g，酸枣仁12g，丹参18g，五味子10g，生地20g，党参15g，红枣10枚，柴胡10g，茯苓30g。5剂。

5. 王某某，女，42岁。2003年5月19日初诊。

常失眠多梦，近两天通宵未眠，左侧胸前区胀闷连及背心，自觉胃内发热阵作，舌苔白，脉细，心电图正常。

诊断：不寐。

方药：生地20g，党参15g，酸枣仁10g，黄连10g，肉桂3g，珍珠母50g，五味子10g，百合18g，丹参18g，合欢皮15g，炙甘草12g，红枣10枚。5剂。

2003年5月28日诊，服药物后睡眠症状有明显好转，昨又因情绪不好睡眠差，仍睡5小时左右，纳食尚可，月经规律，白带多。

方药：百合10g，生地20g，党参15g，黄连10g，肉桂3g，五味子10g，丹参18g，酸枣仁10g，合欢皮10g，炙甘草10g，红枣10枚，珍珠母50g，茯苓30g。5剂。

6. 郭某某，女，17岁。2003年7月9日初诊。

睡差多梦，易惊易燥，白天头昏肢软乏力，月经规律，纳食尚可，舌红。

诊断：不寐。

方药：生地20g，党参15g，百合15g，丹参18g，酸枣仁10g，炙甘草10g，五味子10g，黄连10g，肉桂3g，龙齿15g，合欢皮12g，红枣10枚，生牡蛎30g。5剂。

2003年8月29日诊，服药后症状明显好转。现症：仍入睡难，易惊易燥，近10天又增腹泻，月经尚规律。

方药：党参15g，百合15g，合欢皮12g，五味子10g，黄连10g，肉桂3g，甘草10g，红枣10枚，生地10g，砂仁10g，茯苓30g，川厚朴10g。5剂。

7. 李某某，男，40岁。2004年12月6日初诊。

失眠年余，每晚只能入睡约2小时，头昏肢软乏力，纳呆食少。肝功能：HBsAg（＋），余正常；血常规：正常；B超：胆囊炎。

诊断：不寐。

方药：黄连10g，肉桂3g，酸枣仁10g，合欢皮15g，党参15g，百合15g，五味子10g，龙齿15g，炙甘草12g，生地20g，丹参15g，琥珀10g，红枣10枚，浮小麦20g。6剂。

2004年12月17日诊，睡眠好转，每晚能入睡约4小时许，纳食增加，咳嗽气促，咳白痰。胸片：未见异常；乙肝：小三阳。

方药：黄连10g，肉桂3g，酸枣仁10g，党参15g，五味子10g，炙甘草12g，生地20g，丹参15g，红枣10枚，浮小麦20g，百合40g，合欢皮20g，龙齿10g，牡蛎30g。5剂。

8. 李某某，女，44岁。2006年5月22日初诊。

自正月起，失眠时轻时重，经反复治疗，仍难入睡。现症：失眠，近几天甚则通宵达旦，精神疲倦，饮食稍减，二便调，易烦易思，舌苔白稍厚。

诊断：不寐。

方药：黄连10g，肉桂3g，生地20g，丹参15g，酸枣仁30g，枸杞子10g，炙甘草10g，龙齿15g，生牡蛎50g，五味子10g，百合40g，大枣10枚，浮小麦30g，琥珀8g。6剂。

2006年8月1日诊，服药后，可入睡4～5小时，失眠又10余天，伴头昏目胀，心悸肢软，口干饮食少，时欲呕，舌苔白稍干，易燥易烦。

方药：炙甘草10g，酸枣仁30g，丹参15g，百合40g，合欢皮20g，生地20g，党参15g，生牡蛎50g，五味子10g，红枣10枚，浮小麦30g，夜交藤25g。5剂。

9. 陈某某，男，38岁。2007年1月10日初诊。

头昏失眠，每晚上能入睡2～3小时，甚则通宵达旦不寐，心烦，胸闷胀痛，饮食尚可，口干，大便干结，舌苔白，脉细弦。

诊断：不寐。

方药：炙甘草10g，百合40g，黄连10g，肉桂3g，酸枣仁30g，丹参20g，生地20g，合欢皮20g，龙齿10g，生牡蛎50g，红枣10枚，浮小麦30g，柴胡10g，石菖蒲10g。6剂。

2007年1月24日诊，睡眠好转，胸闷减轻，饮食尚可，舌苔白。

方药：柴胡80g，当归50g，酸枣仁100g，丹参100g，炙甘草50g，黄连60g，白芍80g，五味子50g，石菖蒲50g，砂仁60g，佛手50g，合欢皮80g，夜交藤50g，红参100g，枣皮50g，鸡内金50g，生地180g，黄芪250g，三七60g，龙齿80g，琥珀30g，川芎60g，大黄30g，茯苓80g，阿胶80g。做小蜜丸渐愈。

10. 李某某，女，37岁。2007年1月5日初诊。

失眠间断发作数年，加重半年，每晚约入眠2小时，多梦，甚则通宵不能入眠，伴头晕，心烦，饮食尚可，二便调，月经尚调，脉沉细弦。

诊断：不寐。

方药：炙甘草10g，合欢皮15g，百合40g，生地20g，酸枣仁30g，丹参20g，五味子10g，龙齿15g，生牡蛎50g，黄连10g，肉桂3g，红枣10枚，浮小麦30g。6剂。

2007年1月22日诊，症状明显好转，前方加琥珀8g(冲)。6剂。

11. 张某某，男，38岁。2007年2月14日初诊。

失眠半个月，近几天昼夜不眠，伴头昏肢软无力，口微干，饮食稍差，舌苔正常，脉沉细。

诊断：不寐。

方药：炙甘草12g，百合40g，酸枣仁30g，丹参20g，五味子10g，合欢皮20g，龙齿15g，煅牡蛎50g，黄连10g，肉桂3g，红枣10枚，浮小麦30g。6剂。

2007年3月2日诊，睡眠好转，入睡6～7小时，又感冒，伴心慌气短，前方加生地20g，琥珀8g。6剂。

12. 方某某，男，23岁。2009年5月18日初诊。

头昏肢软乏力，睡差多梦，甚则通宵不能入睡，纳食一般，二便调。

诊断：不寐。

方药：炙甘草10g，生地20g，琥珀6g，百合40g，柴胡10g，石菖蒲10g，生牡蛎50g，黄连10g，肉桂3g，酸枣仁30g，合欢皮20g，浮小麦50g，红枣10枚，丹参20g。8剂。

2009年5月27日诊，睡眠转佳，前方继服6剂。

2009年6月17日诊，睡眠、饮食明显好转，现易汗出、肢软，守前方，加黄芪18g、五味子10g，去琥珀、合欢皮。7剂。

2010年2月9日诊，诸症明显减轻，前方续服8剂告愈。

13. 杨某某，女，75岁。2009年2月6日初诊。

头昏肢软乏力，失眠多梦3月，伴胃胀呃气，纳呆食少，口干苦，大便秘结。

诊断:不寐。

方药:生地20g,炙甘草10g,酸枣仁30g,丹参20g,龙齿30g,合欢皮20g,黄连10g,肉桂3g,法半夏10g,夏枯草20g,珍珠母50g,红枣10枚,浮小麦50g。6剂。

2009年4月23日诊,口服药方后失眠好转,昨又腰痛,胃脘胀,心悸,血压160/100mmHg。

方药:杜仲10g,黄芩10g,丹参15g,砂仁10g,赤芍10g,川芎10g,厚朴10g,枳实10g,牛膝10g,蒲公英20g,酸枣仁15g,茯苓30g。5剂。

14. 詹某某,女,51岁。2011年6月19日初诊。

5月因嫁姑娘而过劳导致失眠,现30天左右,每晚只能入睡2小时,精神稍差,头闷耳鸣,口干,月经尚调,舌苔白,脉细。

诊断:不寐。

方药:炙甘草10g,酸枣仁30g,丹参20g,合欢皮20g,党参15g,五味子10g,生地20g,龙齿30g,珍珠母50g,琥珀8g,黄连10g,肉桂3g,大枣10枚,浮小麦80g。5剂。

2011年6月25日诊,症状稍减。

方药:五味子30g,黄精30g,酸枣仁30g,丹参20g,百合40g,党参20g,黄连10g,肉桂3g,炙甘草10g,大枣10枚,浮小麦50g,石菖蒲10g。6剂。

2011年7月1日诊,睡眠好转,每晚可睡5～6小时,但多梦,前方加牡蛎50g。6剂。

2011年7月8日诊,基本恢复正常,要求巩固疗效,前方加磁石30g,黄芪20g,淫羊藿10g。6剂告愈。

15. 于某某,女,31岁。2006年10月16日初诊。

失眠5～6年,每晚能入睡3～4小时,易饥,心悸,气短乏力,又作半月,月经周期规律,血压120/80mmHg。心电图:窦性心动过速。

诊断:不寐。

方药:生地20g,酸枣仁10g,五味子10g,麦冬10g,生牡蛎50g,龙齿10g,合欢皮20g,百合40g,丹参15g,黄芪30g,红枣10枚,浮小麦30g。8剂。

2006年11月6日诊,服药后症状减轻,近2晚又失眠,自觉饥饿心慌,难以入睡,易饥多食,口干,头昏心慌,肢软。

方药:生地20g,酸枣仁30g,五味子100g,合欢皮20g,丹参15g,黄芪30g,麦冬10g,生牡蛎50g,柴胡10g,黄连10g,肉桂3g,百合40g。6剂。

16. 方某某,女,42岁。2011年7月11日初诊。

5月26日在县医院做子宫全切。6月30日白天注射氨基酸后,当晚失眠多梦。现症:失眠多梦每晚入睡1～3小时,阵作烘热汗出,汗出后畏冷,心烦,纳食差,舌边有齿痕,苔白,脉细。省某医院诊断为焦虑症。

诊断:不寐、脏躁。

方药:炙甘草10g,生地20g,黄柏10g,知母10g,黄芪30g,酸枣仁30g,丹参20g,百合 40g，淫羊藿 10g，仙茅 10g，红枣 10 枚，浮小麦 50g，生牡蛎 50g，五味子 30g。6 剂。

2011 年 7 月 18 日诊，烦躁不安，时阵做烘热，汗出等症减轻，仍失眠，纳食不多，口中泛酸，舌苔白。

方药：丹参 20g，酸枣仁 30g，夜交藤 40g，黄精 20g，炙甘草 10g，黄连 10g，肉桂 3g，琥珀 8g，牡蛎 50g，生地 20g，淫羊藿 10g，大枣 10 枚，浮小麦 50g。6 剂。

2011 年 8 月 12 日诊，每晚可入睡 6～7 小时，但睡不安宁，容易惊醒，多梦。

方药：黄连 10g，肉桂 3g，夜交藤 30g，丹参 20g，酸枣仁 30g，生地 30g，黄精 30g，琥珀 8g，珍珠母 50g，法半夏 10g，夏枯草 20g。6 剂。

2011 年 8 月 19 日诊，诸证明显好转。

方药：酸枣仁 30g，丹参 20g，合欢皮 20g，黄芪 30g，砂仁 10g，炙甘草 10g，百合 40g，生地 20g，生牡蛎 50g，红枣 10 枚，法半夏 10g，夏枯草 15g，浮小麦 50g。6 剂。

17. 朱某某，女，30 岁。2009 年 7 月 3 日初诊。

失眠 2 个月余，间断发作，甚则通宵不眠，加重 1 周，伴头昏肢软乏力，纳食稍差，月经正常，舌苔白中厚，脉弦。

诊断：不寐。

方药：酸枣仁 30g，丹参 20g，炙甘草 10g，黄连 10g，肉桂 3g，生牡蛎 50g，合欢皮 15g，百合 40g，生地 20g，红枣 10 枚，浮小麦 50g，琥珀 8g，五味子 10g。6 剂。

2009 年 7 月 13 日诊，睡眠好转，纳食稍多，舌苔白。

方药：酸枣仁 30g，丹参 20g，炙甘草 10g，生地 20g，黄连 10g，肉桂 3g，合欢皮 20g，百合 40g，珍珠母 50g，琥珀 6g，红枣 10 枚，浮小麦 50g，石菖蒲 10g。6 剂。

2009 年 7 月 21 日诊，睡眠基本正常，宗前方去五味子。6 剂。

18. 吴某某，女，56 岁。2011 年 9 月 27 日初诊。

失眠间断发作 10 余年，纳食尚可，伴头昏，时右侧头痛（头皮），口干，二便调。

诊断：不寐。

方药：生地 20g，炙甘草 10g，生牡蛎 50g，五味子 30g，党参 12g，酸枣仁 30g，丹参 20g，夜交藤 30g，黄连 10g，肉桂 3g，大枣 10 枚，浮小麦 50g，琥珀 8g。7 剂。

2011 年 10 月 13 日诊，每晚入睡 4 小时左右，精神转佳，前方加黄芪 30g，珍珠母 50g，百合 40g，去牡蛎、丹参。7 剂。

2011 年 11 月 4 日诊，要求巩固疗效。

方药：酸枣仁 100g，夜交藤 60g，龙齿 50g，黄连 80g，肉桂 30g，巴戟天 60g，肉苁蓉 60g，黄精 80g，党参 60g，红枣 100g，阿胶、鹿胶、龟胶各 50g，生地 80g，当归 80g，丹参 80g，做小蜜丸。

19. 杨某某，女，39 岁。2001 年 10 月 18 日初诊。

头昏头痛，目胀涩不适，失眠多梦，每晚入睡 2～3 小时，多为彻夜难眠，如失眠则头昏欲呕，症状时轻时重已 10 余年，月经规律，纳食尚可，大便秘结。

诊断：不寐。

方药：生地 20g，党参 18g，丹参 18g，酸枣仁 12g，黄连 8g，肉桂 3g，五味子 10g，柴胡 10g，甘草 10g，生牡蛎 30g，红枣 10 枚，珍珠母 50g。4 剂。

2001 年 10 月 29 日诊，睡眠好转，晚间能睡 3 小时以上，精神转佳，舌苔薄白，口干，大便秘结。

方药：生地 20g，党参 18g，丹参 18g，酸枣仁 12g，黄连 8g，肉桂 3g，五味子 10g，柴胡 10g，甘草 10g，生牡蛎 30g，红枣 10 枚，珍珠母 50g，合欢皮 18g。4 剂。

20. 余某某，女，42 岁。2007 年 11 月 6 日初诊。

失眠 6 个月，不易入睡，易惊易醒，近 1 周加重，每晚几乎通宵不眠，精神饮食尚可，月经正常，二便调，舌苔白，脉细弦。

诊断：不寐。

方药：生地 20g，合欢皮 20g，酸枣仁 30g，丹参 20g，炙甘草 10g，五味子 10g，生龙齿 20g，党参 15g，百合 40g，红枣 10 枚，浮小麦 50g，琥珀 8g 冲。5 剂。

2007 年 11 月 14 日诊，睡眠稍有好转，昨晚睡 4～6 小时。

方药：丹参 15g，酸枣仁 20g，合欢皮 20g，百合 40g，炙甘草 10g，五味子 10g，生地 20g，党参 15g，生牡蛎 30g，红枣 10 枚，浮小麦 30g。7 剂。

【按语】 不寐作为一种常见的心神疾病，其发病与情志变化密切相关，故情志调节尤为重要。患者应保持心情舒畅，避免过度思虑和紧张情绪，睡前不宜饮用浓茶、咖啡等刺激性饮品。良好的作息习惯对改善睡眠质量至关重要，建议患者按时作息，避免熬夜，保持规律的生物钟。此外，适度的体育锻炼和文娱活动有助于增强体质，缓解精神压力，从而改善睡眠。不寐的治疗不仅要注重药物调理，还需结合心理疏导和生活方式的调整，方能取得持久疗效。

11 头　痛

头痛是临床常见的自觉症状，既可单独出现，也可伴随多种急慢性疾病发生。头痛的病因复杂，既有外感风寒、风热、风湿等外邪侵袭，也有内伤气血、痰浊、瘀血等因素。头痛的治疗应注重辨证施治，根据头痛的部位、性质、伴随症状等，辨别其所属经络和病因病机，灵活运用疏风散寒、清热祛湿、活血化瘀、补气养血等法，方能取得良效。本书中以头痛的部位为纲，分为全头痛、额前头痛、两侧头痛、头顶痛、后头痛五型进行辨治，以供参考。

一、全头痛

全头痛是指整个头部疼痛，多因外感六淫之邪侵袭，或内伤气血失调所致。头为诸阳之会，清阳之府，五脏精华之血、六腑清阳之气皆上注于头。若外邪侵袭，阻遏清阳，或内伤导致气血逆乱，瘀阻经络，脑失所养，均可引发全头痛。治疗上须灵活运用疏风散寒、清热祛湿、活血化瘀等法，常用川芎、白芷、羌活、防风、薄荷等药物为基础方，随证加减。同时治疗全头痛时，需注重调理气血，疏通经络，方能达到标本兼治的效果。

1. 张某某，女，35岁，凤山镇。1981年12月3日初诊。

头痛20余天，时轻时重，时发时止，形寒怕冷，肢软乏力，舌淡苔白薄，脉缓。

诊断：头痛(风寒头痛)。

方药：川芎15g，僵蚕8g，甘草6g，白芷10g，羌活8g，全蝎6g，防风10g，菊花10g，荆芥10g，薄荷15g。4剂，共研细末水冲服，每日3次，每次10～12g。

1981年12月18日诊，服药后头痛止，偶感风寒，头痛又作，呈走窜性。

方药：川芎20g，僵蚕10g，甘草10g，白芷15g，全蝎6g，蜈蚣6条，荆芥穗10g，羌活10g，防风10g，薄荷15g，菊花15g，共研细末水冲服，每日3次，每次10～12g。告愈。

2. 高某某，女，41岁，三里桥。1984年1月23日初诊。

头痛、头昏，时发时止10天，痛时需服止痛药止痛，心烦，肢软无力，舌苔白薄，脉缓弦。10年前患肝炎(黄疸)。

诊断：头痛(风寒头痛)。

方药：川芎18g，僵蚕10g，甘草10g，柴胡10g，白芷10g，当归10g，荆芥10g，羌活6g，薄荷10g，防风10g，细辛3g，红枣5枚。3剂。

1984年1月26日诊，服前方后，头痛减轻，大便秘，饮食少，肢软无力，舌苔白，脉缓。

方药：川芎18g，僵蚕10g，当归10g，柴胡10g，白芷10g，荆芥10g，黄芪15g，羌活10g，防风10g，党参15g，北沙参4g，薄荷10g。3剂告愈。

3. 徐某某，女，33岁，龚家河。1983年10月27日初诊。

头昏头痛，头部时觉发热，鼻塞，不闻香臭，口干苦，心烦肢软年余，脉缓。

诊断：头痛（风火头痛）。

方药：川芎18g，辛夷10g，黄芩10g，白芷10g，苍耳12g，防风10g，石膏20g，甘草10g，蒲公英15g，羌活10g，薄荷10g，赤芍10g。5剂。

1983年11月14日诊，头昏头痛减轻，鼻塞转轻，舌苔白。

方药：川芎18g，辛夷10g，黄芩10g，白芷10g，苍耳12g，防风10g，石膏20g，蒲公英15g，羌活10g，薄荷10g，赤芍10g，甘草10g。5剂诸证消除。

4. 罗某某，女，58岁，凤山镇。2004年11月26日初诊。

头痛上午为甚，平卧减轻，痛后欲呕，头部发热，尿黄便干，口干苦，腰、胸肋时痛。脉弦滑。血压140/80mmHg。

诊断：头痛（风火头痛）。

方药：川芎15g，白芷10g，石膏30g，辛夷10g，苍耳10g，僵蚕10g，黄芩10g，羌活10g，葛根20g，延胡索10g，防风10g，蜈蚣1条，生姜5片。5剂。

2004年12月6日诊，头痛明显好转，仍上午头痛，伴心悸，睡眠差，纳食不多，口干苦，脉弦。

方药：川芎15g，白芷10g，石膏30g，辛夷10g，苍耳10g，僵蚕10g，黄芩10g，羌活10g，葛根20g，延胡索10g，桑叶10g，蜈蚣1条，生姜5片。5剂头痛止。

5. 徐某某，男，59岁，广播站。2006年10月16日初诊。

感冒月余。现症：头痛昏闷，鼻塞，嗅觉稍减，右下腹部疼痛4天，饮食尚可，舌苔白稍厚。2006年9月19日，县医院脑电流图：椎基底动脉痉挛；血压140/80mmHg；B超：肝内胆管结石，胆囊炎并息肉，右肾结石。

诊断：头痛（风火头痛）。

方药：川芎15g，葛根30g，辛夷10g，苍耳10g，僵蚕10g，石膏30g，甘草10g，延胡索15g，白芷10g，薄荷5g，黄芩10g，生姜5片，葱白、细茶各10g。6剂。

2006年11月8日诊，头痛症状减轻。现症：太阳穴处、头顶部疼痛，下半夜为甚，鼻塞，嗅觉稍差，饮食正常，流浊白涕，舌正常，脉弦。

方药：川芎15g，石膏30g，辛夷10g，苍耳10g，僵蚕10g，延胡索15g，白芷10g，蜈蚣1条，黄芩10g，葛根30g，甘草10g，白芍30g。5剂告愈。

6. 徐某某，女，35岁，浠水华桂。2006年2月20日初诊。

头痛3～4年，间断发作，多为情绪不好，或失眠而引发，纳呆食少，心悸气短，头痛甚则呕吐，伴肢软乏力，白带多夹黄，舌苔白，脉缓，血压110/70mmHg。

诊断：头痛（瘀血头痛）。

方药:柴胡10g,川芎15g,白芷10g,延胡索15g,僵蚕10g,蜈蚣1条,白芍30g,甘草10g,防风10g,菊花10g,丹参15g,生牡蛎30g。6剂。

2006年3月3日诊,服药后痛止。现症:肢软乏力,睡眠差,时心悸头昏,月经规律,白带夹黄,纳食尚可,舌苔白薄,脉弦细。经颅多普勒超声提示:供血不足。

方药:柴胡10g,川芎15g,白芷10g,延胡索15g,僵蚕10g,蜈蚣1条,白芍30g,甘草10g,菊花10g,丹参15g,生牡蛎30g,黄芪30g,葛根30g,郁李仁15g。6剂渐愈。

7. 刘某某,女,60岁,河铺。2007年10月10日初诊。

头痛头昏间断发作10余年,又作月余,持续不止,头昏痛,连及颈项,无规律,服去痛片(索米痛片)止痛,睡差多梦,饮食不多,肢软乏力,口干苦,舌苔白。血压120/80mmHg。(原当地诊断为高血压,服药半个月。)

诊断:头痛(气虚瘀血头痛)。

方药:柴胡10g,川芎18g,白芷10g,葛根30g,白芍30g,甘草10g,郁李仁18g,僵蚕10g,蜈蚣1条,延胡索15g,黄芪20g,生牡蛎50g。6剂。

2007年10月26日诊,头痛明显减轻,伴头昏闷感,颈项亦不舒,肢软乏力,饮食增多,大便正常,口干苦,脉弦细,舌淡苔白。原人民医院X光片:颈椎骨质增生。

方药:柴胡10g,川芎18g,白芷10g,蜈蚣1条,僵蚕10g,白芍30g,甘草10g,葛根30g,郁李仁10g,延胡索10g,全蝎5g,黄芪30g,生牡蛎50g。7剂。

8. 张某某,男,30岁,凤山镇。2007年7月4日初诊。

头痛7年。现症:如紧张、睡差易引发,痛甚呕吐,伴颈项强痛,目胀,饮食尚可,舌苔白,脉弦。血压100/70mmHg。

诊断:头痛(瘀血头痛)。

方药:葛根30g,川芎18g,白芷10g,全蝎5g,蜈蚣1条,白芍40g,延胡索15g,甘草10g,丹参15g,生牡蛎50g,天麻10g。6剂。

2007年7月13日诊,服药后症状明显减轻,头痛,但轻微,不呕吐,目胀,仍时颈项强痛,饮食尚可,脉弦。

方药:葛根30g,白芍40g,甘草10g,蜈蚣2条,僵蚕10g,白芷10g,生牡蛎50g,天麻10g,全蝎5g,丹参15g,乳没共16g,延胡索15g,川芎18g。6剂。

2007年8月6日诊,头痛又作5天,伴头昏,饮食尚可,颈项酸胀,舌苔白,脉弦。

方药:葛根30g,白芍40g,甘草10g,川芎20g,蜈蚣1条,全蝎5g,僵蚕10g,白芷10g,延胡索15g,生牡蛎50g,天麻10g,乳没共16g。6剂,药后痛止。

9. 雷某某,女,50岁,七道河。2014年9月1日初诊。

头昏痛数年,颈项酸,右肩疼痛,手麻,饮食尚可,加重4个月(原诊断:颈椎病),停经2个月,血压120/85mmHg。

诊断:头痛、痹证(瘀血头痛)。

方药:葛根30g,桂枝10g,白芍30g,木瓜10g,川芎20g,蜈蚣2条,黄芪30g,羌活10g,姜黄10g,鸡血藤30g,延胡索15g,白芷10g。10剂。

2014年9月11日诊，症状减轻，前方加甘草10g。10剂。

10. 蔡某某，女，53岁，大崎。2005年3月25日初诊。

头痛，甚则呕吐，心烦，间断发作4～5年，加重2个月，几乎是持续不止，伴腰痛，睡差多梦，纳呆，痛时不欲食，舌质暗，苔白稍厚，脉弦。停经1年，血压120/80mmHg。

诊断：头痛（瘀血头痛）。

方药：川芎15g，白芍30g，柴胡10g，全蝎5g，蜈蚣2条，延胡索10g，白芷10g，郁李仁15g，僵蚕10g，甘草10g，香附15g。6剂。

2005年4月11日诊，服药后疼痛减轻，痛时欲呕，吐酸水，伴头昏肢软乏力，心烦易躁，睡差多梦。

方药：川芎15g，柴胡10g，白芍30g，甘草10g，延胡索15g，白芷10g，全蝎5g，蜈蚣1条，僵蚕10g，生牡蛎50g，丹参15g，葛根20g，黄芪20g。6剂。

2005年6月24日诊，服药后头痛止1个半月，头痛复作3天，困倦乏力，舌质暗，苔白，脉细弦。

方药：黄芪20g，葛根20g，僵蚕10g，白芍30g，甘草10g，白芷10g，延胡索15g，全蝎5g，蜈蚣1条，丹参15g，生牡蛎30g，香附15g。6剂痛止。

11. 王某某，女，41岁，三里畈。2006年10月11日初诊。

头痛头昏时轻时重3～4年，加重约1年，持续不断，目胀痛，不呕吐，时心慌嗳气，饮食尚可，月经错乱，睡尚可，手指、足趾疼痛，肢软乏力，头痛加重，舌淡紫苔白厚。血压100/60mmHg。CT：正常；经颅多普勒超声：脑供血不足。

诊断：头痛（瘀血头痛）。

方药：川芎15g，延胡索15g，白芷10g，蜈蚣1条，白芍30g，僵蚕10g，甘草10g，柴胡10g，生牡蛎50g，郁李仁15g，丹参15g，乳没共10g。6剂。

2006年11月8日诊，头痛明显好转。现症：头昏闷，目胀涩，饮食尚可，手麻减轻，时觉疲乏肢软。

方药：葛根30g，桂枝10g，生牡蛎50g，白芷10g，川芎15g，黄芪30g，蜈蚣1条，僵蚕10g，延胡索10g，白芍30g，丹参15g，红枣5枚，生姜5片。6剂。

12. 晏某某，女，54岁，北丰。2008年3月12日初诊。

2007年2月脑血栓住院治疗好转。现症：头昏头痛3个月余，颈项强，左肩疼痛，发麻，纳食尚可，伴心悸，舌苔白，脉细滑。血压160/100mmHg，素有高血压一直坚持服药。

诊断：头痛（肝阳上亢）。

方药：钩藤10g，菊花10g，珍珠母80g，葛根30g，川芎15g，地龙10g，僵蚕10g，丹参15g，黄芩10g，牛膝15g，杜仲15g，白芷10g，生地20g。5剂。

2008年3月19日诊，头痛症状减轻。现症：头昏心慌心悸，剑突上时痛，时颈项胀不适，时泛吐酸水，纳食尚可，舌苔白，脉缓。2007年12月23日心电图：正常；血压150/90mmHg。

方药：葛根20g，川芎15g，钩藤10g，菊花10g，珍珠母50g，黄芩10g，僵蚕10g，丹参15g，天麻10g，茯苓50g，赤芍10g，生地15g。6剂。

13. 叶某某，女，47岁，凤山镇。2010年6月3日初诊。

头昏闷疼痛，间断发作3～4年。现症：头闷痛，颈项酸痛，活动不利，肢软乏力，易于疲劳，月经尚可，胃脘部胀，口干苦，舌苔根厚，脉弦。血压150/100mmHg。

诊断：头痛（肝阳上亢）。

方药：葛根30g，川芎20g，白芷10g，丹参15g，生牡蛎50g，白芍30g，甘草10g，地龙10g，僵蚕10g，钩藤10g，菊花10g，黄芩10g，天麻10g。6剂。

2010年6月21日诊，头昏明显好转，守前方加大黄5g。6剂。

14. 晏某某，女，42岁，大河岸。2006年11月1日初诊。

头痛、头昏，失眠多梦，易于疲劳，哈欠频，饮食尚可，月经多延期，经期腰痛，舌苔白，脉弦。血压170/100mmHg。

诊断：头痛（肝阳上亢）。

方药：葛根30g，菊花10g，钩藤10g，川芎15g，白芷10g，黄芪30g，丹参15g，生牡蛎30g，天麻10g，石决明30g，茯苓50g，泽泻10g。6剂。

2006年11月8日诊，症状减轻，仍眉额胀闷，守前方加杜仲15g，黄芩10g。6剂。

15. 陈某某，女，48岁，十里铺。1985年3月4初诊。

头痛七八年，头顶为甚，剧则欲呕，颈项亦痛，头昏肢倦乏力，纳呆食少，口干苦。血压210/110mmHg。

诊断：头痛（肝阳上亢）。

方药：生牡蛎30g，杜仲20g，黄芩10g，生龙骨15g，桑寄生10g，白芷10g，钩藤15g，川芎10g，菊花10g，葛根15g。4剂。

1985年3月11日诊，头痛减轻，口干苦，上肢麻木，腰背疼痛，血压200/100mmHg，舌苔白，脉弦。

方药：生牡蛎30g，杜仲20g，玄参15g，石决明20g，桑寄生10g，白芷10g，白芍12g，川芎12g，地龙10g，钩藤15g，粉葛15g，菊花10g，黄芩10g。4剂。

16. 杨某某，女，51岁，九资河。2004年4月16日初诊。

头痛约20余年，现症：头部疼痛，痛甚头部发热，目胀涩畏光，见太阳则病增，欲呕，心烦吐黄水，头痛减轻，睡时差，月经紊乱，口干，舌苔白薄微黄。脑血流图示：脑供血不足；血压180/100mmHg。

诊断：头痛（肝阳上亢）。

方药：川芎15g，石膏40g，生地15g，黄柏10g，知母10g，枸杞子10g，全蝎5g，僵蚕10g，生牡蛎50g，代赭石30g，龟板20g，地龙10g。6剂。

2004年4月26日诊，疼痛减轻，如见太阳则头部有火辣感，肢软乏力，纳食尚可，口干苦，血压150/95mmHg。

方药：川芎15g，石膏40g，地龙10g，黄柏10g，知母10g，枸杞子10g，全蝎5g，蜈蚣1

条,龟板 20g,代赭石 30g,生地 15g,生牡蛎 50g。6 剂。

二、额前头痛

额前头痛多属阳明经头痛,常见于前额及眉棱骨处。《冷庐医话·头痛》:“属阳明者,上连目珠,痛在额前。”阳明经循行于前额,若外感风热、风寒,或内伤脾胃,导致阳明经气机不畅,均可引发额前头痛。治以疏风清热、通络止痛,常用石膏、白芷、川芎、全蝎、僵蚕等药物为基础方,随证加减。

1. 杨某某,女,29 岁,缫丝厂。1983 年 12 月 13 日初诊。

头痛 10 余年,时轻时重,以眉棱骨为甚,剧则欲呕,心烦,肢软无力,饮食一般,舌稍暗,脉缓。

诊断:头痛。

方药:全蝎 3g,川芎 18g,细辛 3g,芥子 15g,蜈蚣 2 条,白芷 10g,白芍 10g,羌活 8g,甘草 10g,僵蚕 10g,薄荷 10g,防风 10g。3 剂。

1983 年 12 月 18 日诊,头痛减轻,仍头昏闷,精神好转,舌苔稍暗,脉弦。

方药:全蝎 3g,川芎 18g,白芍 12g,蜈蚣 2 条,白芷 10g,甘草 10g,僵蚕 10g,羌活 8g,防风 10g,荆芥 10g,细辛 3g,芥子 15g。4 剂。

2. 陈某某,男,60 岁,龚家河。2001 年 12 月 22 日初诊。

头前额部疼痛 3 年,间断发作,约每年 1 次,气候变化加重,不呕吐,CT 示颅脑正常,不鼻塞,舌苔白,脉弦。

诊断:头痛。

方药:川芎 15g,羌活 10g,全蝎 5g,僵蚕 10g,黄芩 10g,延胡索 15g,白芷 10g,甘草 10g,防风 10g,白芍 30g,菊花 10g。4 剂。

2001 年 12 月 27 日诊,头额部疼痛,服药后痛减,多为晚间 12—3 点为甚,不吐不渴,纳食尚可,血压 160/100mmHg。

方药:当归 10g,熟地 18g,川芎 15g,葛根 10g,菊花 10g,白芷 10g,延胡索 15g,地龙 10g,钩藤 10g,防风 10g,牛膝 18g,杜仲 18g,羌活 10g。4 剂。

2002 年 1 月 12 日诊,每晚下半夜头额疼痛,不呕吐,余时正常,近好几天胃内不适,口干,舌苔白,鼻不塞。血压 100/60mmHg。

方药:当归 10g,川芎 15g,白芍 30g,延胡索 15g,全蝎 5g,僵蚕 10g,甘草 10g,羌活 10g,防风 10g,白芷 10g,黄芩 10g,郁李仁 18g。4 剂。

2002 年 1 月 19 日诊,服药后头痛止,精神、饮食正常,舌苔白薄,脉弦。

方药:当归 10g,川芎 15g,白芍 30g,全蝎 5g,白芷 10g,延胡索 15g,僵蚕 10g,羌活 10g,防风 10g,黄芩 10g,郁李仁 18g。4 剂。

3. 徐某某,女,49 岁,凤山镇。1984 年 2 月 11 日初诊。

头痛,以额前为甚,鼻塞,不闻香臭,肢软乏力,形寒,腰腹痛,纳呆食少,胃脘微胀,大便时秘，舌苔白。

诊断：头痛。

方药：辛夷10g，苍耳10g，石膏15g，白芷10g，川芎15g，荆芥10g，防风10g，薄荷10g，羌活10g，生姜5片，蒲公英18g，大黄8g。3剂。

1984年2月14日诊，头痛、鼻塞减轻，腰痛亦减，胃脘仍胀痛，纳食稍增，泛酸水，舌黄白薄。

方药：辛夷10g，苍耳10g，石膏10g，白芷10g，川芎15g，羌活10g，防风10g，荆芥10g，蒲公英18g，细辛3g，甘草10g，薄荷10g。5剂。

4. 叶某某，男，17岁，凤山镇。2016年1月1日初诊。

额前头痛3个月，上午为甚，鼻时塞，嗅觉尚可，饮食尚可，舌红苔中厚。

诊断：额前头痛。

方药：川芎25g，辛夷10g，苍耳10g，白芷10g，黄芩10g，羌活10g，防风10g，僵蚕10g，甘草10g，石膏30g，葛根30g，蒲公英30g，葱白3根，生姜5片，细茶1撮。5剂。

2016年2月29日诊，服前方后头痛止10余天，现时头额昏痛，面部发热，守前方加甘草10g，丹皮10g，黄柏10g，知母10g，生地20g，红枣10枚，浮小麦50g，去黄芩、防风、蒲公英、葱白、生姜。6剂。

2016年3月10日诊，今晨又痛（轻微），守1月1日方，加蜈蚣2条，去蒲公英。5剂药后痛止。

5. 雷某某，女，53岁，平湖乡。2009年3月6日初诊。

头额部疼痛，甚则欲呕，上午甚于下午，间断发作数十年，今年加重，伴头昏腰痛，右侧胁肋胀痛，时手足发麻，鼻嗅觉正常，二便调，常牙痛，血压120/80mmHg；CT：右侧额窦炎性改变。

诊断：头额疼痛。

方药：辛夷10g，苍耳10g，黄芩10g，川芎15g，白芷10g，石膏30g，僵蚕10g，葛根30g，延胡索10g，羌活10g，防风10g，蜈蚣1条，生姜5片，葱白3根，细茶1撮。7剂。

2009年3月20日诊，头痛减轻，守前方，加甘草10g、蒲公英30g，去防风。7剂。

2009年4月3日诊，症状较前又减，上午头昏目胀，守前方：加薄荷5g，蒲公英20g，甘草10g。8剂。

6. 李某某，男，49岁，大河岸。2009年7月14日初诊。

头额部疼痛，甚则欲呕，间断发作10余天。肢软乏力，上中腹部及两胁肋胀而不适，纳食一般，多食则胀增，不泛吐酸水，大便日1次，不成形，舌苔白厚（舌体胖），脉弦。血压110/70mmHg。

诊断：头额疼痛。

方药：川芎18g，白芷10g，僵蚕10g，蒲公英30g，延胡索15g，黄芩10g，厚朴10g，辛夷10g，蜈蚣1条，白豆蔻5g，葛根30g，藿香10g，法半夏10g。5剂。

2009年7月21日诊，症状稍减轻，前方去法半夏，去藿香，加广木香10g，香附15g。

6剂告愈。

7. 余某某，女，32岁，九资河。1983年6月8日初诊。

前额眉棱处疼痛20余年，时轻时重，近年来加重，每3～7天疼痛一次，突发，每次痛服去痛片方止，痛时欲呕，心烦，多为晚间发作，白带多，腰痛，肢软乏力，饮食少，脉细缓。

诊断：头痛。

方药：川芎10g，芥子15g，白芍10g，全蝎4g，车前子10g，当归8g，白芷10g，僵蚕10g，柴胡6g，北沙参3g，甘草8g，延胡索10g。5剂。

1983年7月29日诊，服前方后头痛好转，近3天又头痛甚剧，平常头目昏闷作胀，多梦，饮食尚可，舌苔白，脉缓细。

方药：川芎30g，白芍12g，香附10g，柴胡6g，甘草8g，羌活6g，芥子10g，郁李仁10g，全蝎4g，当归10g，北沙参3g，僵蚕10g。5剂头痛止。

8. 贺某某，男，60岁，张山。2004年10月25日初诊。

近10余天额前疼痛，饮食尚可（颈椎退行性改变）。血压120/80mmHg。

诊断：头痛。

方药：羌活10g，葛根20g，川芎15g，延胡索15g，僵蚕10g，蜈蚣1条，白芍20g，甘草10g，白芷10g，香附15g，天麻10g。5剂。

2004年11月3日诊，现症：每日上午额前疼痛，下午睡后减轻，痛甚伴心慌、眩晕，纳食尚可。

方药：川芎15g，石膏30g，白芷10g，葛根20g，蜈蚣1条，僵蚕10g，白芍20g，辛夷10g，苍耳10g，羌活10g，黄芩10g，薄荷10g。6剂。

9. 陈某某，女，13岁，大河岸。2004年7月16日初诊。

额前头痛2年许，平卧痛减，痛甚欲呕，纳食尚可，嗅觉尚可，血压90/60mmHg。

诊断：头痛。

方药：辛夷8g，川芎12g，石膏30g，黄芩8g，白芷8g，延胡索8g，苍耳8g，羌活8g，蒲公英15g，甘草6g，葛根15g，僵蚕5g，生姜3片。6剂。

2004年7月26日诊，服药后症状明显减轻，纳食尚可，舌苔白。

方药：葛根50g，薄荷30g，辛夷50g，川芎60g，石膏100g，黄芩50g，白芷50g，延胡索50g，苍耳50g，羌活30g，僵蚕40g，甘草30g，金银花60g，蒲公英80g，共研细末，冲服渐愈。

10. 叶某某，女，10岁，胜利镇。2005年5月13日初诊。

左眉额疼痛月余，上午为甚，痛剧欲呕，易感冒，纳呆食少，舌苔白稍厚。

诊断：头痛。

方药：川芎8g，白芷8g，延胡索5g，苍耳8g，辛夷8g，白芍15g，甘草5g，黄芩5g，石膏20g，羌活8g，僵蚕5g，葛根10g，葱白3根，生姜5片，细茶1撮（冲服）。6剂。

2005年5月20日诊，头痛止3天，纳食不多，精神可，舌苔白，守前方，加菊花50g，蒲公英 80g。8 剂告愈。

11. 胡某某，女，36 岁，北丰。2006 年 7 月 5 日初诊。

额前头痛，头昏，鼻出血，鼻流清涕，时颈项酸痛，鼻可闻香臭，饮食稍差。2006 年 4 月 2 日，CT：双侧上颌窦炎。

诊断：头痛。

方药：川芎 15g，白芷 10g，延胡索 10g，石膏 40g，僵蚕 10g，葛根 20g，蒲公英 20g，苍耳 10g，黄芩 10g，甘草 10g，大黄 5g，丹皮 10g，辛夷 10g。6 剂。

2006 年 7 月 14 日诊，症状减轻，时涕中带血，前方加旱莲草 15g，白茅根 30g。6 剂。

12. 何某某，男，33 岁，三里畈。2001 年 10 月 17 日初诊。

印堂部疼痛 2 个月余，鼻微塞，嗅觉尚可，多为下午甚于上午，舌苔白，脉弦。

诊断：头痛。

方药：川芎 15g，白芷 10g，辛夷 12g，苍耳 10g，黄芩 10g，僵蚕 10g，石膏 30g，葛根 18g，羌活 10g，甘草 10g，蒲公英 20g。5 剂。

2001 年 10 月 23 日诊，症状明显好转，仍眉棱处胀闷不适，纳食尚可，舌苔白。

方药：川芎 15g，白芷 10g，辛夷 12g，苍耳子 10g，黄芩 10g，僵蚕 10g，石膏 30g，葛根 18g，羌活 10g，甘草 10g，蒲公英 20g，全蝎 6g，延胡索 10g。5 剂渐愈。

13. 史某某，女，69 岁，三里畈。2009 年 4 月 6 日初诊。

额前头痛 3 天，昨日疼痛甚则呕吐，嗅觉差，时胃脘部胀塞，背部亦胀，呃气频繁，口干苦，纳呆食少，肢软乏力，舌苔白，脉浮弦，血压 140/100mmHg。

诊断：头痛。

方药：川芎 18g，石膏 30g，辛夷 10g，苍耳 10g，僵蚕 10g，菊花 10g，黄芩 10g，天麻 10g，白芷 10g，延胡索 10g，甘草 10g，生姜 5 片，葛根 30g，细茶 1 撮。6 剂。

2009 年 4 月 20 日诊，血压 120/80mmHg，头痛减轻，仍头昏不适，口干苦，守前方，去天麻，加细辛 3g、生地 20g。6 剂告愈。

14. 罗某某，女，46 岁，叶家河。2008 年 10 月 9 日初诊。

眉棱骨处疼痛间断发作 20 余年，加重 3 个月，痛甚欲呕，畏光，又感冒半月，头痛加重，纳呆食少，时形寒发热（日轻夜重），血压 90/60mmHg。鼻窦 CT 扫描：鼻窦炎。

诊断：头痛。

方药：川芎 18g，辛夷 10g，苍耳 10g，黄芩 10g，石膏 50g，僵蚕 10g，蒲公英 30g，薄荷 10g，白芷 10g，甘草 10g，葛根 20g，生姜 5 片，葱白 3 根，细茶 1 撮。7 剂。

2009 年 10 月 20 日诊，头痛止，守前方。7 剂。

15. 何某某，女，60 岁，大崎。2011 年 5 月 20 日初诊。

头额前及顶部疼痛，时轻时重 2 年，近年加重，痛甚欲呕，嗅觉减退，纳食尚可，头痛上午 9—10 点为甚，痛时头部发热，血压 120/90mmHg，今颅脑 CT 未见异常。

诊断：头痛。

方药：川芎 20g，石膏 40g，僵蚕 10g，白芷 10g 黄芩 10g，羌活 10g，防风 10g，辛夷 10g，苍耳 10g，延胡索 15g，甘草 10g，生姜 5 片，葛根 20g，葱白 3 根。6 剂。

2011 年 5 月 28 日诊，症状减轻，前方加菊花 10g，蒲公英 30g，去甘草、防风。7 剂。

三、两侧头痛

两侧头痛，即偏头痛，属少阳经病。偏头痛多因风火痰涎或风寒入侵，或恼怒紧张，或肝阳上扰，致使经络痹阻，气血逆乱而成。以反复发作，或左或右，来去突然的剧烈头痛为主要表现的一类疾病。治以疏肝理气、活血化瘀，常用柴胡为引经药治疗，佐以川芎行血中之气，祛血中之风，上行头目；丹参、延胡索活血、行气、祛瘀止痛；白芍、甘草缓急止痛；白芷、僵蚕、蜈蚣，祛风除湿，通窍止痛。

1. 高某某，男，52 岁，骆驼坳。2004 年 10 月 20 日初诊。

复前诊，左侧头痛范围缩小，睡眠时间增 1 小时，纳食尚可，仍肢软乏力。

诊断：头痛。

方药：柴胡 10g，川芎 15g，当归 10g，赤芍 10g，桃仁 10g，全蝎 5g，蜈蚣 1 条，桔梗 5g，白芷 10g，延胡索 15g，甘草 10g，三七 10g。6 剂。

2004 年 11 月 10 日诊，头痛减轻，睡觉增至 5 小时左右，精神转佳，仍肢软乏力，较前减轻。

方药：柴胡 10g，川芎 15g，全蝎 5g，蜈蚣 1 条，白芷 10g，延胡索 15g，当归 10g，桃仁 10g，红花 10g，赤芍 15g，甘草 10g，香附 15g。6 剂。

2004 年 11 月 22 日诊，时而颈项部有抽筋感，头皮麻木，健忘，睡眠转佳，纳食增多。

方药：黄芪 30g，柴胡 10g，川芎 15g，蜈蚣 1 条，全蝎 5g，赤芍 15g，桃仁 10g，白芷 10g，延胡索 15g，当归 10g，丹参 15g，僵蚕 10g。6 剂。

2004 年 12 月 6 日诊，头痛、颈项部抽筋等症状有明显好转，时头昏闷麻木，睡眠纳食尚可。

方药：黄芪 30g，柴胡 10g，川芎 15g，蜈蚣 1 条，全蝎 5g，赤芍 15g，葛根 20g，生牡蛎 30g，白芷 10g，延胡索 15g，当归 10g，丹参 15g，僵蚕 10g。6 剂告愈。

2. 李某某，男，64 岁，凤山镇。2002 年 3 月 6 日初诊。

右侧头痛 3 年，多为下午发作，不呕吐，纳食尚可，舌苔白薄，经中西多方治疗，时轻时重，血压 170/100mmHg。脑血流图：脑供血不足、脑动脉硬化。

诊断：头痛。

方药：柴胡 10g，川芎 15g，延胡索 15g，白芷 10g，熟地 18g，葛根 20g，全蝎 6g，蜈蚣 1 条，白芍 20g，甘草 10g，杜仲 12g，菊花 10g，钩藤 10g。5 剂。

2002 年 3 月 15 日诊，今上午头痛一次，血压 120/80mmHg。

方药：柴胡 10g，郁李仁 18g，白芍 30g，甘草 10g，川芎 15g，白芷 10g，延胡索 18g，丹皮 10g，僵蚕 10g，全蝎 6g，丹参 18g。4 剂。

2002 年 4 月 18 日诊，服药后精神转好，前天下午右头部疼痛约 5 分钟，纳食尚可，睡亦佳，舌质黄白，脉弦，血压 120/80mmHg。

方药：黄芪 30g，柴胡 10g，川芎 15g，郁李仁 18g，白芍 30g，甘草 10g，延胡索 10g，白芷 10g，僵蚕 10g，全蝎 6g，蜈蚣 2 条。5 剂。

2002 年 4 月 29 日诊，服药后症状消失，前几天因气候变化又轻微发作，头昏，舌苔白，脉弦，血压 140/90mmHg。

方药：天麻 10g，茯苓 60g，仙鹤草 20g，法半夏 10g，白术 10g，川芎 12g，菊花 10g，钩藤 10g，地龙 10g，葛根 20g，当归 10g，延胡索 10g。4 剂。

2002 年 6 月 26 日诊，头昏痛又作数天，纳食睡眠尚可，舌苔白脉弦细，血压 150/90mmHg。

方药：天麻 10g，茯苓 60g，仙鹤草 20g，法半夏 10g，全蝎 6g，僵蚕 10g，地龙 10g，菊花 10g，葛根 10g，白术 10g，延胡索 20g，白芷 10g。5 剂。

2002 年 7 月 2 日诊，此次头痛 9 天，多为右侧头部闷痛阵作，血压 160/90mmHg，纳食、睡眠尚可，舌质暗，苔白，脉弦。

方药：柴胡 10g，白芷 10g，延胡索 20g，钩藤 12g，川芎 15g，葛根 20g，菊花 12g，地龙 10g，牡蛎 30g，白芍 30g，甘草 10g，丹参 18g。5 剂。

2002 年 7 月 22 日诊，昨又头痛一次，脑电图示：脑供血不足、脑动脉硬化(轻度)。血压 130/80mmHg。

方药：柴胡 10g，白芷 10g，延胡索 20g，钩藤 12g，川芎 15g，葛根 20g，菊花 12g，地龙 10g，白芍 30g，甘草 10g，丹参 18g，生牡蛎 30g。6 剂。

2002 年 8 月 1 日诊，每日头闷痛 1 小时许，纳食尚可，血压 139/80mmHg。

方药：熟地 180g，三七 80g，山茱萸 80g，枸杞子 100g，全蝎 40g，蜈蚣 15 条，川芎 150g，延胡索 120g，白芍 150g，当归 80g，肉苁蓉 80g，巴戟天 80g，僵蚕 80g，黄芪 300g，太子参 200g，丹参 150g，白术 100g，茯苓 100g，杜仲 180g，牛膝 100g，制首乌 150g，女贞子 150g，甘草 80g，山药 100g，菊花 50g，钩藤 80g，龙齿 50g，丹皮 80g，阿胶 80g，龟胶 80g，做小蜜丸，早晚各 1 次，20～30g/次。告愈。

3. 郭某某，女，41 岁，白莲河。2003 年 9 月 5 日初诊。

右侧头痛，时痛时止年余，伴头昏心慌，欲呕，腰痛，脉滑，口干苦。血压 220/100mmHg。

诊断：头痛。

方药：柴胡 10g，僵蚕 10g，全蝎 5g，黄芩 10g，菊花 10g，钩藤 10g，川芎 12g，葛根 20g，白芍 20g，生牡蛎 50g，牛膝 10g，龙胆草 10g。5 剂。

2003 年 9 月 19 日诊，服药后症状减轻，作因劳累又增。现症：右侧头痛，心慌口臭，纳佳，近几天便秘，血压 190/100mmHg。

方药：珍珠母 50g，柴胡 10g，川芎 15g，全蝎 5g，黄芩 12g，菊花 10g，生地 18g，地龙 10g，钩藤 15g，龙胆草 10g，白芍 10g，甘草 10g，酸枣仁 10g。5 剂。

2003 年 10 月 15 日诊，劳累则头痛，纳食佳，呃气泛酸，大便日 3～4 次，血压 140/

85mmHg。

方药：代赭石 20g，柴胡 10g，龙胆草 10g，黄芩 10g，地龙 10g，川芎 15g，白芍 18g，甘草 10g，僵蚕 10g，白芷 10g，全蝎 5g，菊花 10g。5 剂。

4. 向某某，女，32 岁，四川。2017 年 9 月 14 日初诊。

去年因头痛做脑血管畸形手术，术后症状未减轻。现症：左侧头痛，时轻时重，每次持续 2～3 小时，每日 1～2 次，纳呆食少。

诊断：头痛。

方药：柴胡 10g，川芎 25g，白芍 30g，甘草 10g，延胡索 10g，蜈蚣 3 条，全蝎 5g，白芷 10g，羌活 10g，僵蚕 10g，当归 10g，丹参 10g，葛根 20g。10 剂。

2017 年 9 月 28 日诊，头痛、头昏时轻时重，前方去丹参，葛根，加生牡蛎 50g，天麻 10g，熟地 20g。10 剂。

2017 年 10 月 19 日诊，手足心发热，左侧头痛，日 1～3 次，赤芍改白芍，去丹参，葛根，白芷，加红花 10g，生地 20g，桔梗 20g。6 剂。

2017 年 11 月 6 日诊，头痛停止两周，仍手足心发热，宗 10 月 19 日方药加丹皮 10g。6 剂。

5. 程某某，女，69 岁，骆驼坳。2015 年 4 月 27 日初诊。

左后头角疼痛，某医院诊断为“脑梗死”住院治疗 15 天，仍头痛不止，口干苦，饮食一般，舌苔白厚。血压 140/90mmHg。

诊断：头痛。

方药：川芎 25g，白芍 30g，延胡索 10g，白芷 10g，僵蚕 10g，蜈蚣 2 条，柴胡 10g，生牡蛎 50g，葛根 30g，天麻 10g，羌活 10g，郁李仁 15g。6 剂。

2015 年 5 月 11 日诊，仍头痛、头昏，舌苔白稍厚，大便秘，前方加桃仁 10g。6 剂。

2015 年 5 月 18 日诊，左头痛明显好转，时头昏，甚则欲呕，饮食尚可，睡眠差，便秘，舌苔白，血压 130/80mmHg。

方药：柴胡 10g，川芎 20g，天麻 10g，黄芪 30g，僵蚕 10g，白术 10g，菊花 10g，生牡蛎 50g，丹参 10g，葛根 30g，白芍 20g，甘草 10g。5 剂。

6. 宋某某，女，37 岁，大地坳。2007 年 3 月 12 日初诊。

左侧头痛月余，左耳周围颜面部发麻，左手指微麻，时该处发烧感，连及耳内不适，自觉头脑内鸣响 2 年。

诊断：头痛。

方药：柴胡 10g，葛根 30g，川芎 10g，丹参 15g，僵蚕 10g，荆芥 10g，防风 10g，当归 10g，赤芍 10g，蝉蜕 10g，地龙 10g，白芍 20g。6 剂。

2007 年 3 月 23 日诊，症状减轻，前方加川芎 5g、蜈蚣 1 条、桂枝 8g，去柴胡、防风。6 剂。

2007 年 4 月 6 日诊，左侧头部疼痛(轻)，颈项部时发麻，月经尚可，饮食尚可，睡差多梦。

方药：桂枝6g，川芎15g，蜈蚣1条，葛根30g，丹参15g，僵蚕10g，蝉蜕10g，地龙10g，白芍15g，生牡蛎50g，磁石30g，甘草10g，黄芪30g。8剂。

2007年4月23日诊，头痛好转，时左上肢麻木。X颈椎片：颈椎4～6椎体增生性改变。前方加白芍30g、鸡血藤20g、苦参15g。6剂。

7. 董某某，女，60岁，公路段。1998年3月4日初诊。

左侧头痛月余，颈项肩臂亦牵连疼痛，睡眠差，左手时而发麻，血压120/80mmHg。脑血流：脑供血不足，脑血管弹性差。

诊断：头痛。

方药：柴胡10g，全蝎5g，川芎12g，白芷10g，僵蚕10g，甘草10g，白芍30g，葛根20g，芥子12g，延胡索10g，郁李仁12g，羌活8g。5剂。

1998年3月12日诊，头痛减轻，手麻亦减，舌质暗红，苔白薄，脉弦。

方药：柴胡10g，僵蚕10g，芥子10g，白芷10g，葛根20g，羌活10g，白芍30g，川芎15g，延胡索10g，全蝎5g，甘草10g，当归10g。5剂。

8. 张某某，男，65岁，叶家河。2005年4月27日初诊。

左侧头痛半年，持续不止，常用止痛栓方缓，原做CT、眼科检查均未见异常。脑血流图示：脑供血不足、脑动脉硬化。颈椎片示：颈椎病。血压160/100mmHg。

诊断：头痛。

方药：柴胡10g，白芷10g，延胡索15g，白芍40g，甘草10g，蜈蚣1条，全蝎5g，僵蚕10g，川芎15g，生牡蛎50g，丹参15g，葛根30g。5剂。

2005年7月1日诊，服前方后疼痛减轻，又痛作月余，甚则欲呕，伴心烦纳呆食少，口中乏味，舌苔白，脉弦滑。颈椎片示：C4～C5骨质增生。脑血流图示：脑主动脉重度硬化。血压120/80mmHg。

方药：川芎15g，白芷10g，延胡索15g，蜈蚣1条，全蝎5g，白芍40g，甘草10g，僵蚕10g，香附15g，当归尾10g，生牡蛎50g，生地15g。5剂。

9. 何某某，女，53岁，古庙河。2006年7月10日初诊。

左侧头部疼痛，间断发作3年，又作1周许。现症：左侧头部，颈项部酸胀痛，甚则欲呕，心烦，头部常觉有发热感，绝经5年。2003年1月2日县医院头部CT：未见异常。颈椎片：颈椎骨质增生。血压150/80mmHg。

诊断：头痛。

方药：葛根30g，地龙10g，蜈蚣1条，僵蚕10g，白芍40g，延胡索15g，川芎15g，威灵仙15g，甘草10g，柴胡10g，丹参15g，生牡蛎50g。6剂。

2006年7月17日诊，头痛症状减轻，颈项僵而不适，甚则欲呕，左侧头部自觉发热，心烦，饮食不多，舌质稍暗，苔白。

方药：葛根30g，蜈蚣1条，全蝎5g，僵蚕10g，白芍40g，柴胡10g，川芎15g，延胡索15g，甘草10g，丹参15g，生牡蛎40g。6剂。

2006年7月26日诊，头痛症状好转，前日又头痛一次，时左侧头痛发热，饮食尚可，厌油腻,时而目干涩。眼科会诊:角膜有浅层薄翳,眼底黄斑轻度,眼压正常。

方药:柴胡 10g,蜈蚣 1 条,全蝎 5g,葛根 30g,川芎 15g,白芍 30g,延胡索 15g,甘草 10g,丹参 15g,生牡蛎 50g,僵蚕 10g,菊花 10g。5 剂。

2006 年 10 月 2 日诊,头痛症状明显好转,仍因烦躁时而发作,多为左侧痛时发热,目胀涩减轻,时而咽中如有异物,舌苔白。

方药:蜈蚣 30g,全蝎 40g,僵蚕 50g,川芎 100g,白芷 50g,葛根 80g,柴胡 80g,延胡索 80g,白芍 150g,甘草 50g,肉桂 50g,丹参 80g,生地 100g,枣皮 50g,三七 50g,黄芪 200g,山茱萸 60g,丹皮 80g,做小蜜丸。告愈。

10. 张某某,女,36 岁,黄石市。2017 年 5 月 25 日初诊。

头痛(或左或右)间断发作 12 年,如受凉及情绪不佳易引发,多所医院检查均未确诊,治疗后亦时好时作,月经尚调,大便秘结(每日必须用开塞露助排便已 3～4 年),舌苔白,脉沉细。

诊断:头痛、便秘。

方药:柴胡 10g,川芎 20g,僵蚕 10g,蜈蚣 3 条,白芍 30g,甘草 10g,白芷 10g,延胡索 15g,决明子 15g,生白术 100g,羌活 10g。6 剂。

2017 年 6 月 20 日诊,头痛症状减轻,仍便秘,守前方加芦荟 1g。

2017 年 7 月 21 日诊,头痛明显好转,但睡眠差,柴胡 10g,川芎 20g,白芍 30g,甘草 10g,延胡索 10g,浮小麦 50g,白芷 10g,当归 10g,熟地 20g,合欢皮 30g,五味子 30g,生牡蛎 50g,黄芪 30g。5 剂。

2017 年 8 月 21 日诊,末次月经 8 月 19 日,头痛又作,守 7 月 21 日方。6 剂。头痛止。

四、头顶痛

厥阴脉会于巅顶,巅顶部头痛亦谓之厥阴头痛。以巅顶、颜面疼痛多见,或全头痛,或头痛部位不定。历代医家认为,头部经络为诸阳经交会之处,凡五脏精华之血,六腑清阳之气,都上会于此。六淫外侵,七情内伤,升降失调,郁于清窍,清阳不运,或久病虚寒皆能导致厥阴经气机不畅,均可引发巅顶头痛。临床多以疏肝理气、活血止痛为主。常用川芎、葛根、天麻、吴茱萸、白芷、羌活、僵蚕、蜈蚣、菊花、芍药、甘草、柴胡等药为基础方,随证加减。

1. 王某某,女,30 岁,镇派出所。1986 年 3 月 28 日初诊。

头顶及枕骨后痛,间断发作 4 年,又痛 2 天,伴头昏怕风,厌油欲呕,舌苔白,脉弦。

诊断:头痛。

方药:川芎 18g,细辛 4g,延胡索 10g,白芷 10g,甘草 10g,香附 10g,羌活 8g,荆芥 10g,白芍 10g,僵蚕 10g,防风 10g,薄荷 8g。3 剂。

1986 年 4 月 9 日诊,头痛明显好转。

方药:川芎 18g,细辛 4g,香附 10g,当归 8g,白芷 12g,甘草 8g,白芍 10g,羌活 8g,荆芥 8g，薄荷 8g，僵蚕 10g，防风 8g，白芍 8g，延胡索 15g，全蝎 3g。3 剂。

2. 朱某某，男，25 岁，凤山镇。2003 年 3 月 19 日初诊。

头顶、额部疼痛 10 余天，白天为甚，痛后欲呕，时觉有不清醒感，不呕吐，纳食欠佳，血压 120/80mmHg。脑血管检查时示：①脑供血不足；②脑血流分布不均。

诊断：头痛。

方药：川芎 15g，白芷 10g，荆芥 10g，僵蚕 10g，甘草 10g，羌活 10g，防风 10g，延胡索 15g，葛根 20g，全蝎 5g，丹参 18g，黄芩 10g。4 剂。

2003 年 4 月 23 日诊，痛减，仍左侧耳上头痛，头昏闷，有不清醒感，纳食尚可。

方药：川芎 18g，柴胡 10g，芥子 18g，郁金 18g，白芷 10g，全蝎 5g，蜈蚣 1 条，延胡索 18g，白芍 30g，甘草 10g，葛根 20g，羌活 10g。5 剂。

2003 年 5 月 14 日诊，头痛较前减轻，睡尚可，不吐，有头昏闷感，舌苔白，脉弦。

方药：川芎 18g，柴胡 10g，僵蚕 10g，白芷 10g，全蝎 5g，天麻 10g，蜈蚣 1 条，延胡索 18g，白芍 30g，甘草 10g，葛根 20g，羌活 10g，天麻 10g，珍珠母 50g，杏仁 18g。5 剂告愈。

3. 秦某某，男，47 岁，三里畈。2003 年 7 月 14 日初诊。

头昏闷数年，加重月余，以头顶部胀痛为主，纳食尚可，睡尚佳，血压 110/70mmHg，舌苔白脉弦。

诊断：头痛。

方药：川芎 15g，白芷 10g，羌活 6g，赤芍 10g，甘草 10g，川芎 10g，葛根 20g，防风 10g，生姜 5 片，吴茱萸 5g，当归 8g。5 剂。

2003 年 7 月 21 日诊，头闷减轻，仍头昏，间断发作，纳食睡眠尚佳，舌苔白薄黄脉弦。

方药：川芎 15g，党参 10g，吴茱萸 8g，甘草 10g，天麻 10g，白芷 10g，生姜 5 片，葛根 20g，羌活 8g，生牡蛎 50g，防风 10g。4 剂。

4. 叶某某，女，39 岁，浠水。2007 年 10 月 13 日初诊。

头顶部疼痛 10 余天，肢软乏力，时心悸，手麻，饮食尚可，腰酸痛，早起目微肿。血压 160/80mmHg。血常规：正常；尿常规：蛋白质＋；舌苔白，脉弦。

诊断：头痛。

方药：黄芪 30g，川芎 12g，葛根 30g，茯苓 50g，蒲公英 20g，杜仲 15g，黄芩 10g，生牡蛎 50g，僵蚕 10g，菊花 10g，地龙 10g，延胡索 10g。6 剂。

2007 年 10 月 20 日诊，头痛消除，精神转佳，浮肿消退，时心慌，肢微软，口中乏味，饮食尚可，夜尿 3～4 次，舌红苔白，脉沉细。尿检：蛋白质(±)；去年当地医院诊断为“肾炎”治疗不详，血压 130/80mmHg。

方药：黄芪 30g，川芎 12g，当归 10g，桑寄生 10g，杜仲 15g，茯苓 30g，葛根 20g，蒲公英 20g，砂仁 10g，黄芩 10g，白术 10g，丹参 15g，红枣 5 枚，白茅根 20g。6 剂。

5. 汤某某，女，54 岁，匡河。2005 年 8 月 22 日初诊。

头顶、颈项疼痛半年，伴昏胀，甚则恶心呕吐，睡眠差，多数通宵不能入睡，肢软乏力，纳呆食少，胃脘部胀痛3年，心烦不适。血压110/70mmHg。颈椎片示：颈椎骨质增生。

诊断：头痛。

方药：葛根30g，蜈蚣1条，全蝎5g，桂枝8g，白芍30g，白芷10g，延胡索15g，川芎15g，丹参15g，酸枣仁20g，甘草10g，珍珠母50g。6剂。

2005年9月7日诊，其夫代诉：头痛、颈项疼痛减轻。现症：头昏胀，失眠，每晚只能入睡1～3小时，肢软乏力，纳食尚可。颈椎片示：颈椎病。

方药：桂枝10g，生牡蛎50g，龙齿15g，酸枣仁20g，丹参15g，白芍40g，甘草10g，蜈蚣1条，全蝎5g，川芎12g，白芷10g，延胡索10g，红枣10枚，浮小麦30g。6剂。

6. 胡某某，女，26岁。浠水白莲，1979年5月25日初诊。

头顶痛数年，近来加重，脉细舌淡。

诊断：头痛。

方药：川芎10g，葛根12g，荆芥10g，防风10g，僵蚕6g，钩藤10g，苍耳10g，白芷10g，甘草10g，杭菊10g，薄荷10g。5剂。

1979年7月4日诊，服药后1个月未痛，近又头顶痛，目胀，痛甚呕吐，口干苦，脉弦。

方药：川芎12g，葛根12g，荆芥10g，防风10g，僵蚕6g，钩藤10g，苍耳10g，白芷10g，甘草10g，杭菊10g，薄荷12g，黄芩18g。5剂。

7. 胡某某，女，48岁，三港。2002年5月9日初诊。

头顶疼痛、顶部发热，痛连颈项、手指麻，大便秘结10余年，口干苦，腰背痛，停经1年。颈椎侧斜位拍片示：颈椎平片未见异常。血压130/80mmHg。

诊断：头痛。

方药：生地18g，黄柏10g，知母10g，淫羊藿10g，仙茅10g，山茱萸10g，丹皮10g，茯苓30g，生牡蛎50g，天麻10g，泽泻10g，石膏30g，川芎10g。4剂。

2002年10月23日诊，服前方后头痛停止，又作2～3日，头顶部发热，颈后至头顶部疼痛，胃脘部胀痛不适，纳食一般，手麻，停经1年，5月9日颈椎X线片未见明显异常。

方药：生地18g，厚朴10g，知母10g，淫羊藿10g，仙茅10g，枸杞子10g，川芎10g，茯苓30g，天麻10g，石膏30g，丹皮10g，牡蛎30g，柴胡10g。4剂。

8. 方某某，女，24岁，凤山镇。2005年8月8日初诊。

头顶疼痛5年，间断发作，又头顶、枕后部疼痛，有抽掣感，右侧颈项酸胀，伴耳鸣，睡差多梦，纳食尚可，月经正常。颈椎片示：颈椎退行性改变。

诊断：头痛。

方药：川芎12g，白芷10g，僵蚕10g，白芍30g，甘草10g，葛根30g，黄芪30g，蜈蚣1条，桂枝5g，木瓜15g，红枣5枚，生姜5片，延胡索10g。5剂。

2005年8月15日诊，服前方后疼痛明显好转。现症：右侧头有麻木感，伴右侧耳鸣，睡时差，多梦，纳食尚可，舌正常，脉弦细。

方药：柴胡10g，白芍30g，甘草10g，黄芪30g，蜈蚣1条，葛根30g，僵蚕10g，丹参18g，川芎15g，白芷10g，香附15g，郁李仁18g，珍珠母50g。5剂。

9. 王某某，女，39岁，大崎。2007年10月17日初诊。

头顶疼痛，如砍柴等震动亦引作，甚则欲呕，伴心烦，手麻肩胀间断发作2～3年，饮食尚可，月经尚调，舌苔白，脉弦。颈椎片：4～6椎体轻度骨质增生；血压100/60mmHg。

诊断：头痛。

方药：川芎18g，僵蚕10g，白芷10g，生牡蛎50g，丹参15g，葛根30g，黄芪30g，甘草10g，桂枝10g，白芍30g，生姜5片，红枣5枚。7剂。

2007年11月9日诊，症状减轻，前方加蜈蚣2条、延胡索10g、川芎20g。6剂。

10. 张某某，女，70岁，农场。2007年1月29日初诊。

头顶头后疼痛月余，时轻时重，伴头闷胀不适，下午5—6时加重，饮食尚可，二便调，头无发热感，血压170/90mmHg。

诊断：头痛。

方药：葛根30g，川芎15g，菊花15g，钩藤10g，生牡蛎50g，白芷10g，地龙10g，僵蚕10g，黄芩10g，延胡索10g，白芍30g，甘草10g。6剂。

2007年2月5日诊，症状轻，血压160/80mmg，前方去白芷。6剂。

11. 秦某某，男，40岁，凤山镇。2007年2月5日初诊。

头顶疼痛10余天，时作时止(10天内痛3次)，不呕吐，饮食正常，血压90/60mmHg。CT：侧脑室发育变异，建议定期检查，右侧上颌窦炎。

诊断：头痛。

方药：川芎15g，延胡索15g，白芷10g，僵蚕10g，蜈蚣1条，白芍30g，甘草10g，生牡蛎50g，吴茱萸5g，丹参15g，葛根30g，天麻10g。5剂。

2007年2月26日诊，头顶部昏胀不适，平卧减轻，川芎15g，白芷10g，石膏40g，菊花10g，僵蚕10g，辛夷10g，苍耳10g，薄荷10g，甘草10g，黄芩10g，葛根30g，荆芥10g，生姜5片。5剂。

12. 朱某某，男，74岁，三里畈。2011年12月20日初诊。

颈项至头顶部疼痛，时头昏，头皮如蚁行感，纳食一般，舌苔白。2011年8月5日CT示：基底节腔隙性梗死。

诊断：头痛。

方药：葛根30g，黄芪30g，川芎18g，桂枝10g，白芍30g，地龙10g，蜈蚣1条，生牡蛎50g，丹参15g，鸡血藤30g，蔓荆子10g，白芷10g。6剂。

2011年12月28日诊，症状减轻，前方加水蛭5g，桃仁10g，去蔓荆子。6剂。

2012年1月6日诊，症状基本消除，守前方。6剂。

13. 张某某，女，49岁，凤山镇。2012年11月5日初诊。

头顶部疼痛，如重压感伴头昏，颈项疼痛，心慌，肢软乏力，纳食尚可，绝经1年。省人民医院检查：颈椎退行性改变。

诊断：头痛。

方药：川芎20g，白芍35g，甘草10g，桂枝10g，延胡索15g，蜈蚣2条，僵蚕10g，葛根30g，天麻10g，黄芪30g，丹参15g，生牡蛎50g。6剂。

2012年11月10日诊，服药后疼痛止，昨日又作，守前方加全蝎5g，白芍为40g，川芎25g，去牡蛎。6剂。

14. 刘某某，女，72岁，河铺镇。2012年2月23日初诊。

头痛20天，以顶额、左侧颈项为甚，不伴呕吐，睡眠差失眠，素有胃病，大便干结4～5日1次，口干喜饮，舌质稍暗，血压120/80mmHg。

诊断：头痛。

方药：柴胡10g，葛根30g，白芍30g，甘草10g，延胡索18g，僵蚕10g，蜈蚣2条，白芷10g，川芎20g，生牡蛎50g，桂枝10g，郁李仁15g。5剂。

2012年2月29日诊，疼痛减轻，守前方加丹参20g，郁李仁18g。5剂。

15. 王某某，男，36岁，浠水。2012年9月15日初诊。

四年前头部跌伤，此后头顶部疼痛，时轻时重，反复发作，头如重物按压，颈部亦疼痛，甚则欲呕，睡差则疼痛加重，曾多方检查未见明显异常，舌暗苔白，脉涩。

诊断：头痛。

方药：羌活10g，川芎20g，白芍35g，甘草10g，延胡索15g，僵蚕10g，蜈蚣2条，白芷10g，葛根30g，生牡蛎50g，夜交藤30g，丹参15g。6剂。

2012年10月8日诊，症状减轻，时头昏，守前方加全蝎5g。7剂。

2012年11月1日诊，时作头痛，守前方去牡蛎，加当归10g、熟地20g。7剂。

16. 郭某某，女，30岁，凤山镇。2005年9月12日初诊。

头顶部疼痛间断发作10余年，受凉或气候变化则痛增，多为上午为甚，平卧则痛，月经周期规律，睡差则头痛加重，纳食尚可，时呃气，二便调，大便干，舌苔白薄。脑血流图示：脑供血不足。血压100/60mmHg。

诊断：头痛。

方药：川芎12g，葛根30g，白芷10g，辛夷10g，黄芩10g，甘草10g，僵蚕10g，蒲公英20g，延胡索10g，金银花10g，石膏30g，生姜5片，葱白3根。5剂。

2005年9月23日诊，症状稍减轻，守前方加黄芪30g、生牡蛎50g。6剂。

17. 王某某，女，42岁，大崎乡。2014年10月18日初诊。

头顶部疼痛间断发作5年，睡差多梦，不呕吐，舌苔白。

诊断：头痛。

方药：羌活10g，白芷10g，川芎20g，僵蚕10g，蜈蚣2条，白芍30g，甘草10g，延胡索10g，菊花10g，生牡蛎50g，大枣10枚，浮小麦50g。6剂。

2014年11月8日诊，痛减轻，饮食尚可，月经尚调，量偏少。守前方，6剂。

18. 程某某，女，69岁，骆驼坳。2015年7月3日初诊。

头顶部痛反复发作，昨日加重，头顶痛甚，不呕吐，昏闷不适，饮食尚可。舌苔白，脉弦。血压120/80mmHg。CT扫描：多发腔隙性脑梗死、轻度脑萎缩。

诊断：头痛。

方药：川芎25g，白芷10g，羌活10g，延胡索10g，僵蚕10g，蜈蚣2条，丹参10g，生牡蛎50g，白芍30g，甘草10g，郁李仁10g。6剂。

2015年7月10日诊，前方加黄芪50g，水蛭3g，柴胡10g，去李仁、牡蛎、羌活。6剂。

19. 郑某某，女，50岁，白庙河。2016年7月8日初诊。

头顶部疼痛间断发作5年，又作月余，伴头昏目胀，饮食尚可，肢软乏力，头痛甚欲呕，心烦，舌苔白，脉弦。（原有颈椎病、腰椎病史，时手麻、足肿。）

诊断：头痛。

方药：鹿角10g，川芎20g，延胡索15g，白芷10g，白芍30g，甘草10g，僵蚕10g，蜈蚣2条，羌活10g，郁金15g，生牡蛎50g，茯苓30g。6剂。

2016年7月19日诊，头痛止，左侧肢体酸痛，守前方，去川芎、羌活、白芷、牡蛎、郁金，加独活15g、黄芪30g、熟地20g。6剂。

20. 丁某某，女，64岁，三里桥。2008年10月11日初诊。

头顶后或左或右疼痛1年，时作时止，加重1周，持续不止，昏痛甚则欲呕，时手麻，饮食尚可，右上睑跳动，目眶不痛，舌苔白，脉弦，血压150/90mmHg。

诊断：头痛。

方药：天麻10g，生牡蛎50g，葛根30g，川芎18g，延胡索15g，羌活10g，僵蚕10g，甘草10g，柴胡10g，白芍30g，钩藤10g，菊花10g。5剂。

2008年10月18日诊，服药3剂后头痛止，现右侧上睑跳动，守前方，去羌活，加蜈蚣1条。5剂。

五、后头痛

后头痛多属太阳经头痛，以后头部疼痛为主或连于项。内经云："头痛属太阳者，自脑后上至巅顶，其痛连项……项强腰脊痛。"太阳经循行于后头及项部，常见于外感风寒、风热，或内伤气血失调，导致太阳经气机不畅，均可引发后头痛。治疗以疏利太阳经脉，通络止痛为主。常用葛根、川芎、白芷、羌活、当归、丹参、黄芪、延胡索、僵蚕、全蝎、甘草等药物为基础方，随证加减。

1. 张某某，女，73岁，骆驼坳。2005年10月14日初诊。

头昏头痛，颈项强痛不适15天，发热恶寒，右肩疼痛，伴手麻，舌苔白薄，脉弦。血压140/80mmHg。颈椎片示：颈椎病表现。

诊断：头痛。

方药：葛根30g，川芎10g，桂枝10g，白芍30g，甘草10g，白芷10g，延胡索10g，丹参

10g,红枣5枚,生姜5片,香附10g。5剂。

2005年11月16日诊,服药后头痛症状消失,又作3天。现症:头枕后、项部强痛,活动不利,肩部酸痛,纳食稍差。10月14日颈椎片示:颈椎病。

方药:葛根30g,川芎12g,白芷10g,桂枝10g,丹参15g,当归10g,乳没共10g,白芍40g,黄芪15g,延胡索10g,甘草10g,香附15g。5剂告愈。

2. 汪某某,女,49岁,石桥铺。2007年6月20日初诊。

头痛间断发作6～7年。现症:头痛又作3天,以颈项至右侧头顶部为甚,痛剧欲呕,饮食尚可,舌苔白,脉沉滑。

诊断:头痛。

方药:柴胡10g,川芎18g,白芍30g,白芷10g,延胡索15g,僵蚕10g,蜈蚣1条,甘草10g,葛根30g,丹参15g,威灵仙15g,生牡蛎50g。6剂。

2007年7月4日诊,药后头痛止,精神转佳,前方去丹参,加磁石30g。6剂。

3. 张某某,男,43岁,大河岸。2012年10月20日初诊。

枕后头痛2个月,时轻时重,加重5天,睡眠差,纳食尚可,舌红苔白。CT:颅脑正常。血压120/80mmHg。

诊断:头痛。

方药:川芎20g,蜈蚣2条,僵蚕10g,白芍30g,甘草10g,羌活10g,白芷10g,延胡索10g,葛根30g,郁李仁10g,丹参15g。6剂。

2012年11月1日诊,仍疼痛,似下午为甚,睡差多梦,舌苔白,前方加熟地20g,独活10g,桂枝10g,夜交藤30g,天麻10g,白芍改为40g,去葛根、李仁、丹参。6剂。

2012年11月9日诊,疼痛减轻,前方续服6剂。

4. 龚某某,女,44岁,凤山镇,2012年11月21日初诊。

头痛2年,治疗少效。现症:头枕部及颈项疼痛加重3个月,下午为甚,时手麻,月经尚可,纳食一般,舌苔白薄,脉缓。

诊断:头痛。

方药:葛根30g,川芎20g,蜈蚣2条,白芍35g,甘草10g,丹参20g,僵蚕10g,天麻10g,桂枝10g,延胡索10g,白芷10g。6剂。

2012年12月3日诊,症状好转,舌苔白稍厚,前方加法半夏10g,木瓜10g。6剂。

5. 周某某,男,58岁,凤山镇。2012年5月19日初诊。

颈项及头枕部疼痛1周,不呕吐,纳食一般,伴肢软乏力,素有高血压,常口服心痛定及川芎片治疗舌苔白,脉弦,血压90/60mmHg。

诊断:头痛。

方药:葛根30g,桂枝10g,白芍30g,甘草10g,僵蚕10g,蜈蚣2条,延胡索10g,白芷10g,羌活10g,川芎20g,郁李仁15g。5剂。

2012年5月28日诊,症状减轻,昨日又痛作,又增右牙龈肿痛,守前方加丹参20g、木瓜10g。6剂。

6. 江某某，男，40 岁，凤山镇。2013 年 12 月 9 日初诊。

枕后疼痛至头顶，呈走窜性，每下午 1—2 时左右痛作，需口服去痛片方可止痛，持续 20 余年，在武汉作多项检查均无异常，饮食尚可，舌苔白薄，脉弦，血压 120/80mmHg。

诊断：头痛。

方药：葛根 30g，白芍 35g，延胡索 15g，蜈蚣 2 条，僵蚕 10g，白芷 10g，甘草 10g，丹参 15g，羌活 10g，川芎 20g，生木瓜 10g。6 剂。

2013 年 12 月 16 日诊，症状减轻，前方加藁本，去木瓜，6 剂。

2013 年 12 月 23 日诊，症状明显好转，上周只口服去痛片 1 次，前方加徐长卿 15g。7 剂。

7. 郭某某，女，53 岁，三里桥。2008 年 4 月 26 日初诊。

头枕后疼痛 1 周，时轻时重，纳食尚可，双腕关节疼痛年余，睡尚可，绝经半年，无颈项僵直、呕吐等症，舌苔白，脉缓而无力，血压 100/70mmHg。

诊断：头痛。

方药：葛根 30g，川芎 15g，延胡索 15g，白芷 10g，白芍 30g，甘草 10g，僵蚕 10g，羌活 10g，丹参 15g，乳没共 16g，当归 10g。5 剂。

2008 年 5 月 5 日诊，服药后头痛明显减轻，又作 2 天。现症：右枕后头痛，右手腕关节、踝关节疼痛，纳食尚可，舌苔白，脉弦。

方药：川芎 18g，白芷 10g，蜈蚣 1 条，延胡索 15g，葛根 30g，白芍 30g，甘草 10g，僵蚕 10g，桂枝 10g，红枣 5 枚，生姜 5 片，威灵仙 15g。5 剂告愈。

8. 向某某，女，52 岁，县城。2000 年 2 月 25 日初诊。

原患右侧鼻咽癌，武汉住院化疗，肿块消失。现症：头后颈项疼痛，痛如抽掣，以左侧颈部为甚，右鼻塞，通气不畅，右侧额下浮肿，不痛，咽部发红，饮食减少，口干，舌苔白，脉弦。

诊断：头痛。

方药：沙参 18g，黄芪 20g，白芍 30g，全蝎 6g，僵蚕 10g，延胡索 10g，白芷 10g，甘草 10g，葛根 20g，蜈蚣 2 条，蒲公英 18g，黄芩 12g。4 剂。

2000 年 3 月 3 日诊，头痛减轻，舌红少津，纳差，前方去公英，加生地 15g，玄参 12g。5 剂。

2000 年 3 月 30 日诊，头痛轻微，仍口干，鼻塞流涕，舌干少苔。

方药：生地 18g，全蝎 6g，白芍 30g，玄参 18g，蜈蚣 2 条，甘草 10g，沙参 15g，僵蚕 10g，柴胡 10g，麦冬 10g，川芎 10g，黄芪 20g。5 剂。

9. 晏某某，女，44 岁，冷库。2001 年 10 月 15 日初诊。

右侧耳后颈项部疼痛不适，时轻时重半月，口渴，舌苔白，脉弦，血压 180/100mmHg。

诊断：头痛。

方药：川芎 15g，全蝎 5g，僵蚕 10g，白芷 10g，葛根 15g，延胡索 10g，白芍 20g，甘草

10g,菊花 18g,钩藤 18g,黄芩 10g。3 剂。

2001 年 10 月 22 日诊,疼痛减轻,伴心烦,患胆石症,舌苔薄白,脉弦,血压 180/100mmHg。

方药:川芎 15g,全蝎 5g,僵蚕 10g,白芷 10g,葛根 15g,延胡索 10g,白芍 20g,甘草 10g,菊花 18g,钩藤 18g,黄芩 10g,桑寄生 15g。4 剂。

10. 余某某,男,18 岁,凤山镇。2005 年 8 月 5 日初诊。

沿颈后至太阳穴间断疼痛 3～4 年,多为上午 8—9 时为甚,夏季多发,又痛 1 周。纳食尚可,睡亦可,舌苔白。武汉检查示:颈椎病、椎间盘变性、突出。

诊断:头痛。

方药:葛根 30g,川芎 14g,白芍 40g,全蝎 5g,蜈蚣 1 条,甘草 10g,延胡索 15g,白芷 10g,柴胡 10g,僵蚕 10g,郁李仁 15g。5 剂。

2005 年 8 月 10 日诊,服药后头痛止,今又痛作,纳食、睡眠尚可,舌苔白。

方药:葛根 30g,川芎 14g,白芍 40g,全蝎 5g,蜈蚣 1 条,甘草 10g,延胡索 15g,白芷 10g,柴胡 10g,僵蚕 10g,丹参 10g,生牡蛎 40g。5 剂。

11. 艳某某,男,50 岁,平湖乡。2009 年 2 月 20 日初诊。

枕后头痛数年,间继发作,又后头痛伴头昏 1 周,痛甚欲呕,纳食一般,肢软乏力,易于感冒,失眠多梦,口干苦,二便调,脉弦,血压 120/80mmHg。

诊断:枕后头痛。

方药:酸枣仁 30g,丹参 20g,葛根 30g,川芎 18g,延胡索 10g,白芷 10g,蜈蚣 1 条,生牡蛎 50g,僵蚕 10g,白芍 30g,甘草 10g。6 剂。

2009 年 2 月 28 日诊,头痛好转,仍口干苦,舌红边尖为甚,血糖正常,前方加生地 20g,石斛 10g,去酸枣仁。6 剂。

12. 叶某某,女,57 岁,石桥铺。2015 年 5 月 21 日初诊。

头顶,枕后头痛月余,持续不止,患高血压 5 年,坚持服药,今血压 110/70mmHg。2015 年 1 月 6 日县医院 CT:多发腔隙性梗死;颈椎颈部分椎体后缘可见不同程度骨质增生改变,C4～C5～C6 椎间盘可见向弧形凸出软组织影,相应硬膜囊受压。

诊断:枕后头痛。

方药:川芎 25g,白芍 30g,甘草 10g,蜈蚣 2 条,僵蚕 10g,葛根 30g,延胡索 15g,白芷 10g,天麻 10g,钩藤 20g,菊花 10g。6 剂。

2015 年 5 月 30 日诊,头痛减轻,前方续服 5 剂。

13. 吴某某,男,40 岁,三里畈。1987 年 9 月 20 日初诊。

枕骨后疼痛 14 年,时轻时重,与情绪有关,肢软乏力,困倦思睡,纳食欠佳,舌苔白,脉弦细。

诊断:头痛。

方药:柴胡 10g,丹参 15g,甘草 10g,川芎 18g,僵蚕 10g,芥子 10g,赤芍 10g,白芷 10g,细辛 3g,桃仁 10g,菊花 10g,红花 10g,党参 18g,当归尾 10g,枳壳 10g,黄芪 18g,

延胡索10g。5剂。

1987年10月2日诊，药后症状减轻，前方继服5剂。

14. 瞿某某，女，40岁，凤山镇。2000年11月8日初诊。

头痛数年，枕部为甚，痛剧时头部有热感，呃恶心烦，伴手麻，肢软，腰痛。颈椎拍片：颈椎病。脑血流图：大脑供血不足。纳食尚可，大便时秘，舌苔白，脉弦，血压90/60mmHg。

诊断：头痛。

方药：柴胡10g，川芎18g，僵蚕10g，延胡索10g，甘草10g，全蝎5g，郁李仁18g，羌活10g，葛根18g，黄芪18g，白芍20g，桂枝8g。5剂。

2000年11月15日诊，头痛减轻，咽部不适，如有物梗（咽喉滤泡增生），腰痛，嗳气，纳食尚可，舌苔白，脉弦。

方药：柴胡10g，川芎18g，僵蚕10g，延胡索10g，甘草10g，全蝎5g，薏苡仁18g，羌活10g，葛根18g，黄芪18g，白芍20g，桂枝8g。5剂。

15. 王某某，男，44岁，大河岸。2010年5月14日初诊。

去年枕后头疼痛半个月，在县医院MRI、血检等检查均未见异常。近2天右侧颈项部疼痛，上至头顶，其痛隐隐，或阵作抽痛，舌苔白。

诊断：头痛。

方药：桂枝10g，白芍30g，僵蚕10g，川芎20g，延胡索15g，白芷10g，葛根30g，蜈蚣2条，甘草10g，生牡蛎50g，丹参18g，菊花10g。5剂。

2010年5月20日诊，头痛减轻，前方加全蝎5g，去菊花。5剂。

【按语】 头痛系患者的一种自觉症状，在临床上较为常见，可以出现于多种急慢性疾患中。头痛的辨证施治、组方规律、用药特点等简述如下。

（1）依据经脉循行部位辨别头痛，审因施治。大抵太阳经头痛，多在头后部，下连于项；阳明经头痛，多在额前及眉棱骨等处；少阳经头痛，多在两侧，并连及耳部；厥阴经头痛，多在巅顶部位，或连及目系。

（2）重用川芎治头痛。川芎性味辛温，有行气活血之功，疏风止痛之效，为血中之气药，走而不守，为治头痛良药。除阴虚者慎用外，均重用川芎。

（3）活用芍药甘草汤。芍药甘草汤出自张仲景《伤寒论》："伤寒，脉浮，自汗出，小便数，心烦，微恶寒，脚挛急，反与桂枝汤欲攻其表，此误也。得之便厥，咽中干，烦躁吐逆者，作甘草干姜汤与之以复其阳。若足温者，更作芍药甘草汤与之，其脚即伸。"芍药甘草汤适用于阴血不足，脉络失于濡养，挛急作痛诸疾。本方治疗头痛、胁痛、胃痛、腹痛、痹证等多种疾病，均有较好疗效。

（4）头痛为常见之疾，往往久治难愈。"久痛入络""久病必瘀"，治疗瘀血头痛常加用蜈蚣、全蝎、地龙等虫类搜剔之品，以增强活血祛瘀止痛之效。

12 眩 晕

眩晕是临床常见病，眩是眼花，晕是头晕，两者常并见，故统称眩晕。其轻者闭目可止，重者如坐舟车，旋转不定，不能站立，或伴恶心呕吐、汗出、面色苍白等症状，严重者可突然倒仆。《素问·至真要大论》："诸风掉眩，皆属于肝。"指出眩晕与肝关系密切。《灵枢·口问》："上气不足，脑为之不满，耳为之苦鸣，头为之苦倾，目为之眩。"认为眩晕一病以虚为主。本病是由于情志失调、饮食内伤、体虚久病、失血劳倦及外伤、手术等病因，引起风、火、痰、瘀，上扰清空，或精亏血少、清窍失养所致。多见于中老年人，亦可发于青年人，可反复发作，妨碍正常工作及生活，严重者可发展为中风、厥证或脱证而危及生命。临床常见的眩晕有痰浊中阻、肝肾不足、气血亏虚、肝阳上亢等四个证型。

一、痰浊中阻

痰浊中阻型眩晕，多因饮食不节，恣食肥甘厚味，损伤脾胃，脾失健运，痰湿内生，阻滞中焦，清阳不升，浊阴不降，上扰清窍而致。患者常表现为头重如蒙，视物旋转，胸闷恶心，呕吐痰涎，纳呆多寐，舌苔白腻，脉弦滑。治疗关键在于燥湿祛痰，健脾和胃。

常用陈皮、半夏理气化痰，白术健脾除湿，天麻平肝熄风，甘草、生姜、大枣调和脾胃。若头晕头胀、多寐、苔腻者，可加藿香、佩兰、石菖蒲等醒脾化湿；呕吐频繁者，加代赭石、竹茹降逆止呕；脘闷纳呆者，加厚朴、白豆蔻仁、砂仁理气化湿；耳鸣重听者，加葱白、郁金、石菖蒲通阳开窍。

1. 廖某某，女，29岁，河铺。1987年12月6日初诊。

头昏目眩间断发作3年，近年加重，近3天又头眩眼花，欲呕心烦，纳呆腹胀，便秘，舌苔白厚，脉弦滑。

诊断：眩晕。

方药：天麻10g，法半夏15g，泽泻18g，生牡蛎30g，枳实10g，生姜5片，生石决明20g，茯苓30g，白术10g，制首乌18g，陈皮10g，甘草10g。5剂。

1988年1月10日诊，眩晕明显减轻。现症：胃脘胀痛，每晚食后即呕吐所食之物数口，微便秘，舌苔白厚，脉弦滑。

方药：法半夏15g，泽泻18g，茯苓30g，白术10g，党参15g，生姜5片，陈皮10g，天麻10g，枳实10g，生牡蛎30g，珍珠母18g，当归10g。7剂。

1989年8月2日追访，至今眩晕未复作。

2. 喻某某，女，44岁，大河岸。2001年11月8日初诊。

10月30日晚突然头晕如坐船中，呕吐，在当地打点滴，症状时轻时重，血压130/80mmHg，舌苔白，脉弦。

诊断：眩晕。

方药：天麻10g，白术10g，仙鹤草20g，生牡蛎30g，泽泻12g，枳实10g，茯苓30g，法半夏10g，车前子18g，生姜5片，甘草10g。2剂。

2001年11月10日诊，症状明显减轻，呕吐止，纳食可，舌苔白，脉弦，血压130/80mmHg。

方药：天麻10g，白术10g，仙鹤草20g，生牡蛎30g，泽泻12g，枳实10g，茯苓30g，法半夏10g，车前子18g，生姜5片，甘草10g。3剂。

2001年11月16日诊，头目眩晕症状消失，精神、睡眠、纳食均尚佳，舌苔白，脉弦。

方药：天麻10g，法半夏10g，仙鹤草18g，茯苓30g，枳实10g，白术10g，生牡蛎30g，泽泻18g，陈皮10g，生姜5片，葛根20g，党参12g。6剂告愈。

3. 邓某某，男，58岁，大河岸。2004年10月27日初诊。

眩晕时作，昨晚又头晕目眩，欲呕心烦，饮食尚可，舌苔白，脉弦，仍耳鸣(自觉脑鸣)。

诊断：眩晕。

方药：黄芪15g，天麻10g，茯苓30g，法半夏10g，泽泻10g，生牡蛎50g，仙鹤草15g，柴胡10g，葛根20g，川芎10g，白术10g，生姜5片。6剂。

2004年11月3日诊，眩晕已除。现症：自觉头顶部有鸣响，睡时似有风向右侧耳内吹感3天，纳食尚可。

方药：黄芪15g，天麻10g，茯苓30g，法半夏10g，泽泻10g，生牡蛎50g，葛根20g，白术10，生姜5片，磁石30g，枸杞子10g，丹参15g。5剂。

4. 何某某，男，51岁，三里畈。2004年12月13日初诊。

肢软乏力，头昏，口中乏味，纳呆食少，左侧耳鸣响，血压120/80mmHg，舌苔白稍厚，脉弦。

诊断：眩晕。

方药：天麻10g，茯苓50g，仙鹤草20g，枳实10g，泽泻10g，车前子15g，代赭石20g，白术10g，生牡蛎30g，生姜5片，神曲10g，甘草10g。6剂。

2005年1月5日诊，眩晕症状明显好转。现症：时而头昏闷不适，纳食、睡眠均佳，血压150/80mmHg，耳鸣，舌苔白薄，脉弦。

方药：天麻10g，仙鹤草15g，白术10g，泽泻18g，生牡蛎30g，磁石20g，熟地15g，茯苓30g，代赭石15g，川芎10g，法半夏10g，生姜5片，枳实10g，神曲10g，麦芽30g。6剂告愈。

5. 陈某某，女，45岁，凤山镇。2009年3月5日初诊。

2006年开始头昏，间断发作，经武汉医院诊断为“颈椎病”，又头昏3天，甚则恶心呕吐，耳鸣，头面部时而发热(去年发作为甚，天旋地转呕吐)，纳食一般，睡差多梦，易惊易醒，心慌气短，口干喜饮，月经周期可，量稍多夹块，血压100/60mmHg，舌淡苔白，边有齿痕。

诊断：眩晕。

方药：黄芪30g，川芎15g，天麻10g，生牡蛎50g，茯苓50g，泽泻30g，法半夏10g，白术10g，丹参15g，仙鹤草20g，桂枝10g，白芍30g。6剂。

2009年3月13日诊，头昏症减，守前方加川芎15g，甘草10g。6剂。

2009年4月7日。口服方药后头昏等症状消失。

方药：天麻10g，桂枝10g，白芍30g，威灵仙20g，丹参15g，甘草10g，黄芪30g，法半夏10g，茯苓50g，泽泻30g，生牡蛎50g，葛根30g，川芎15g。6剂。

6. 徐某某，男，48岁，三港。2005年10月7日初诊。

头昏闷10天，甚则天旋地转，呕吐苦水，伴头枕后疼痛，改变头位加重，经治少效。2005年10月3日县医院经颅多普勒检查示：椎基底动脉供血不足。心电图正常。血压120/80mmHg。颈椎片正常。

诊断：眩晕。

方药：葛根30g，黄芪15g，天麻10g，川芎12g，白芍30g，法半夏10g，茯苓30g，生牡蛎50g，白芷10g，僵蚕10g，延胡索10g，泽泻30g。3剂。

2005年10月10日诊，症状明显好转。现症：时头昏闷，枕后头痛基本消失，纳食尚可，肢软乏力，睡佳，舌苔白稍厚，血压120/80mmHg。

方药：葛根30g，黄芪15g，天麻10g，川芎12g，白芍30g，法半夏10g，茯苓30g，生牡蛎50g，白芷10g，僵蚕10g，延胡索10g，泽泻30g，甘草10g。5剂渐愈。

7. 彭某某，女，57岁，骆驼坳。2005年10月7日初诊。

头昏目眩，甚则欲呕，耳鸣、畏光、怕吵，5天，今年3月起间断发作数次，伴心慌气短，睡差多梦，血压120/80mmHg。

诊断：眩晕。

方药：天麻10g，仙鹤草120g，法半夏10g，泽泻15g，生牡蛎50g，茯苓50g，黄芪30g，枳实10g，甘草10g，生姜5片，红枣5枚，丹参15g。6剂。

2005年10月14日诊，眩晕症状消失3天。现症：左耳鸣响，纳食尚可，精神尚佳，睡较前转佳，舌苔白薄，脉弦。

方药：黄芪30g，法半夏10g，天麻10g，茯苓50g，仙鹤草20g，枳实10g，甘草10g，生牡蛎50g，车前子15g，泽泻15g，生姜5片，红枣5枚。5剂。

8. 方某某，女，54岁，大崎乡初诊。

头昏目眩半个月，甚则天旋地转，呕吐痰涎，心烦、耳鸣、畏光、怕吵，纳呆食少，舌苔白，脉沉弦，血压140/80mmHg。

诊断：眩晕。

方药：仙鹤草20g，法半夏10g，天麻10g，白术10g，茯苓50g，车前子15g，生牡蛎

50g，枳实 10g，甘草 10g，泽泻 30g，葛根 20g，红枣 5 枚，生姜 5 片。7 剂。

2008 年 8 月 4 日诊，症状明显好转。现症：头微眩，肢稍软，纳食尚可，守前方加玄参 10g。7 剂告愈。

9. 陈某某，女，54 岁，汉口，2007 年 4 月 11 日初诊。

原有眩晕症，去年冬至今又先后发作两次，仰头加重，伴背胀痛麻，易呃气，耳鸣，饮食尚可，血压正常，舌苔白，脉沉弦。

诊断：眩晕。

方药：天麻 10g，生牡蛎 50g，法半夏 10g，茯苓 50g，葛根 30g，川芎 10g，泽泻 30g，白术 20g，丹参 15g，仙鹤草 20g，桂枝 5g，白芍 20g。6 剂。

2007 年 8 月 29 日诊，初诊服药后眩晕止，7 月又复作 1 次。现症：头昏闷，耳鸣，背部时发麻，饮食尚可，头昏甚欲呕，舌苔白，脉弦沉。

方药：天麻 10g，生牡蛎 50g，泽泻 30g，法半夏 10g，白术 10g，茯苓 50g，仙鹤草 20g，川芎 15g，丹参 15g，生姜 5 片，红枣 5 枚，葛根 20g。6 剂。

10. 丁某某，女，33 岁，七道河。2008 年 7 月 18 日初诊。

头目、眩晕时作时止 2 年，加重 3 个月，曾在县医院治疗，时轻时重。现症：头昏闷不适，耳鸣甚则欲吐，心慌气短乏力，纳呆食少，时两肋作痛，产后 8 个月经来潮(哺乳期)。县医院检查：基底动脉、右侧大脑中前后动脉供血不足。乙肝两对半阳性。颈椎片：未见明显异常。

诊断：眩晕。

方药：黄芪 30g，法半夏 10g，天麻 10g，仙鹤草 20g，茯苓 50g，生牡蛎 50g，泽泻 30g，白术 10g，炙甘草 10g，川芎 15g，白芷 10g，丹参 15g，酸枣仁 10g，红枣 10 枚，浮小麦 50g。7 剂。

2008 年 7 月 30 日诊，眩晕症明显减轻。现症：五心发热，肢软乏力，睡差多梦，纳呆食少，头发脱落易感冒，咽喉时而不适，舌苔白，脉细，血压 100/70mmHg。

方药：黄芪 30g，法半夏 10g，天麻 10g，白术 10g，酸枣仁 20g，丹参 15g，党参 10g，丹皮 10g，枳实 10g，仙鹤草 20g，泽泻 30g，生牡蛎 50g。7 剂。

11. 夏某某，男，65 岁，严坳。2003 年 10 月 13 日初诊。

1 周前突发头昏目眩，心悸出汗，呕吐，畏光，有上重下轻感，舌苔白脉弦，血压 155/85mmHg。

诊断：眩晕。

方药：仙鹤草 20g，天麻 10g，茯苓 80g，法半夏 10g，地龙 10g，枳实 12g，生牡蛎 50g，白术 10g，川芎 10g，代赭石 20g，钩藤 10g，菊花 10g，车前子 18g。5 剂。

2003 年 10 月 20 日诊，症状稍减，仍头晕，改变体位加重，纳食佳，血压 110/80mmHg，舌正常，脉弦。

方药：天麻 10g，白术 10g，茯苓 50g，仙鹤草 20g，枳实 10g，法半夏 12g，川芎 12g，葛根 18g，生牡蛎 50g，泽泻 15g，枸杞子 10g，熟地 12g。5 剂。

12. 杨某某，女，67岁，浠水。2013年10月21日初诊。

头昏20余年，甚则天旋地转，目胀畏光，耳鸣，时欲呕伴心慌气短，饮食少，咳嗽，时喘促（原检查有颈椎病、肺气肿），舌苔白。

诊断：眩晕。

方药：仙鹤草30g，法半夏10g，茯苓50g，天麻10g，白术20g，车前子30g，黄芪20g，枳实10g，生牡蛎50g，丹参15g，甘草10g，党参10g，磁石30g。6剂。

2013年10月29日诊，症状好转，饮食不多，口干苦，喜饮，血压120/80mmHg，守前方加生地20g，五味子10g。6剂。

13. 汪某某，女，62岁，骆驼坳。2010年3月31日初诊。

头昏、心慌肢软乏力，甚则欲呕，胃脘胀塞，纳食一般，口苦，舌苔白，血压140/80mmHg。

诊断：眩晕。

方药：天麻10g，生牡蛎50g，法半夏10g，茯苓30g，枳实10g，泽泻30g，白术10g，仙鹤草20g，车前子20g，川芎15g，葛根30g，黄芪30g。6剂。

2010年4月14日诊，头昏症状好转（今乘车晕车加重），伴心慌，纳食胃脘胀塞不适，舌苔白，脉细。颈椎片示：正常。

方药：天麻10g，生牡蛎50g，茯苓50g，泽泻30g，白术10g，枳实10g，仙鹤草20g，甘草10g，车前子20g，法半夏10g，生姜5片，川芎10g。6剂。

14. 周某某，女，50岁，凤山镇。2000年5月23日初诊。

头目眩晕，间断发作，开春以来已发3次，每次发作后上吐下泻，甚则天旋地转，耳鸣，体位改变，时症状加重，舌苔白，脉弦，彩色多普勒：脑供血不足，脑血管弹性差。

诊断：眩晕。

方药：柴胡10g，法半夏10g，天麻10g，泽泻18g，车前子18g，生牡蛎30g，白术10g，仙鹤草20g，枳实10g，茯苓30g，生姜3片，红枣5枚。4剂。

2000年6月13日诊，症状减轻，仍改变体位则眩晕作，腰痛，肢软面目微浮。尿常规：正常。

方药：黄芪20g，法半夏10g，天麻10g，茯苓30g，杜仲10g，牛膝12g，白术10g，泽泻10g，桑寄生10g，女贞子10g，制首乌12g，川芎10g。4剂。

15. 陈某某，女，34岁，凤山镇。2001年1月4日初诊。

头目眩晕2天，甚则天旋地转，恶心呕吐，心烦肢软乏力，伴头痛，舌苔白，脉弦，血压120/80mmHg。

诊断：眩晕。

方药：柴胡10g，黄芩10g，法半夏10g，茯苓30g，枳实10g，泽泻10g，生牡蛎30g，菊花10g，车前子18g，仙鹤草20g，沙参18g，生姜5片。3剂。

2001年1月8日诊，眩晕减轻，右中耳炎，该侧耳鸣，仍精神差，头昏闷，心烦，舌苔白，脉细。

方药：天麻10g，白术10g，茯苓30g，生牡蛎30g，枳实10g，车前子18g，仙鹤草20g，法半夏10g，柴胡10g，生姜5片，菊花10g。7剂。

二、肝肾不足

肝肾不足型眩晕，多因肝肾阴虚，或阴阳两虚，导致肾精不足，不能上充脑髓，脑海空虚而发。患者常表现为头目眩晕，视力减退，两目干涩，少寐健忘，心烦口干，耳鸣，神疲乏力，腰酸膝软，遗精，舌红苔薄，脉弦细。治疗应以滋养肝肾、养阴填精为主。

常用熟地、山萸肉、山药、女贞子、何制首乌滋肾益精；枸杞子、菟丝子补益肝肾。若心慌气短、神疲乏力者，加黄芪、党参补中益气；失眠烦躁者，加磁石、龙齿、珍珠母、牡蛎平肝安神。若阴虚生内热，表现为咽干口燥、五心烦热、潮热盗汗者，可加炙鳖甲、知母、青蒿滋阴清热；心肾不交、失眠多梦者，加阿胶、酸枣仁、柏子仁交通心肾；若水不涵木，肝阳上亢者，可加龙胆草、柴胡、天麻清肝平肝。

1. 黄某某，男，59岁，凤山镇。1980年11月19日初诊。

头昏目眩，精神差，心慌气短，饮食较差，腰膝酸痛，舌中、两边有少许黄薄苔，脉弦细。

诊断：眩晕。

方药：熟地15g，珍珠母30g，枸杞子10g，石决明10g，白芍10g，山茱萸10g，川芎15g，女贞子10g，杭菊10g，红枣3枚，制首乌15g，茯神15g。5剂。

1980年11月25日诊，头昏目眩好转，仍心慌，失眠，精神疲乏，饮食不多，脉弦细。

方药：熟地15g，酸枣仁10g，枸杞子10g，柏子仁10g，甘草10g，山茱萸10g，白芍10g，红枣3枚，制首乌15g，龙齿15g，女贞子10g，磁石10g。5剂。

2. 邹某某，女，34岁，粮种场。1980年10月28日初诊。

头昏目眩，目干涩，心慌、肢软乏力，腰微痛，月经尚规律，舌淡边有齿痕，脉弦细。

诊断：眩晕。

方药：熟地15g，制首乌15g，黄芪15g，当归20g，女贞子10g，党参10g，枸杞子10g，白芍10g，白术10g，酸枣仁10g，红枣5枚，茯神15g。5剂。

1980年11月1日诊，眩晕减轻，仍心慌腰痛，饮食尚好，舌淡边有齿痕，脉弦细。

方药：党参15g，法半夏12g，茯苓18g，生地10g，石决明20g，钩藤10g，制首乌12g，龙骨10g，牡蛎10g，杭菊10g，女贞子10g，白术10g，枸杞子10g。4剂。

1980年11月7日诊，眩晕症状基本消除，腰痛亦轻，仍心慌，饮食尚好，舌淡边有齿痕，脉细弦。

方药：熟地12g，山茱萸10g，黄芪15g，女贞子10g，茯神15g，白芍10g，党参15g，白术10g，石决明30g，龙骨30g，牡蛎30g，制首乌15g，当归10g，杭菊10g。5剂渐愈。

3. 蔡某某，男，49岁，一中。1986年3月22日初诊。

头晕昏闷，时有欲呕感，两太阳穴位闷痛1周，肢软乏力，纳食尚可，不发热恶冷，睡眠尚可，舌苔白，脉弦细。

诊断：眩晕。

方药：黄芪30g，熟地20g，甘草10g，当归8g，柴胡10g，党参15g，法半夏10g，川芎10g，陈皮10g，生姜5片。

1986年4月2日诊，服药后眩晕明显减轻，前日又复发，头昏心烦，微欲呕，肢软乏力，舌苔白，脉弦细，血压80/60mmHg。

方药：黄芪30g，党参15g，柴胡8g，黄精15g，法半夏10g，陈皮10g，炙甘草12g，熟地20g，生姜5片，川芎10g，当归8g，红枣5枚。5剂。

1986年4月9日诊，症状较前减轻，晨起口中粘腻，脉细，血压100/70mmHg。

方药：熟地20g，黄芪30g，当归8g，杏仁10g，黄精15g，制首乌18g，生牡蛎30g，炙甘草12g，山茱萸10g，菊花10g，党参15g，法半夏10g。5剂。

4. 方某某，女，30岁，石桥铺。1980年10月12日初诊。

头昏目眩，耳时鸣响，心慌，腰酸痛，肢软乏力，饮食尚可，月经规律，血压100/70mmHg，手足心发热，脉缓。

诊断：眩晕。

方药：熟地12g，女贞子10g，磁石20g，山茱萸10g，枸杞子10g，石决明20g，制首乌15g，当归10g，丹参15g，白芍10g，天冬10g，麦冬10g，杭菊10g，钩藤10g。5剂。

1980年10月18日诊，头昏目眩、肢酸软减轻，心慌腹痛好转，饮食尚可，脉缓。

方药：熟地10g，女贞子10g，磁石20g，山茱萸10g，枸杞子10g，石决明20g，制首乌15g，当归10g，杭菊10g，白芍10g，天冬10g，麦冬10g，钩藤10g。5剂。

5. 刘某某，男，68岁，文教局。1980年10月10日初诊。

头昏目眩，走路不稳，如失重感4～5个月，饮食尚可，脉弦细。血压130/85mmHg。

诊断：眩晕。

方药：熟地15g，石决明30g，制首乌15g，白芍15g，磁石20g，女贞子15g，丹参15g，川芎15g，钩藤10g，枸杞子10g，山茱萸10g，杭菊10g。5剂。

1980年10月19日诊，头目眩晕减轻，血压130/100mmHg。

方药：磁石20g，白芍10g，川芎15g，熟地15g，石决明20g，山茱萸10g，杭菊15g，丹参15g，女贞子10g，钩藤15g，枸杞子10g，葛根15g，茯神20g。5剂。

6. 张某某，女，45岁，银行。1980年10月2日初诊。

1964年患黄疸肝炎后，常肝区胀痛。近1周，头目眩晕，昏甚欲呕，耳闭，心慌，失眠，腰痛，饮食一般，肢软乏力，脉细。

诊断：眩晕。

方药：熟地15g，山茱萸10g，酸枣仁15g，枸杞子10g，制首乌15g，龙齿15g，红枣5枚，白芍10g，茯神15g，磁石20g，女贞子10g，沙参15g，石决明30g。5剂。

1980年11月2日诊，服药后诸症明显好转，舌淡少苔，脉细缓。

方药：熟地 15g，川芎 15g，白术 10g，山茱萸 10g，磁石 30g，党参 10g，白芍 10g，石决明 30g，制首乌 15g，当归 10g，甘草 10g，杭菊 10g。5 剂告愈。

7. 余某某，女，36 岁，凤山镇。1981 年 9 月 14 日初诊。

头昏目眩，时轻时重，甚则呕吐，心烦，食欲不振，睡差多梦，四肢发冷，面色萎黄，月经尚规律，白带多，脉细弦。

诊断：眩晕。

方药：熟地 15g，当归 10g，党参 12g，枸杞子 10g，茯神 15g，白术 10g，山茱萸 10g，牡蛎 30g，酸枣仁 10g，白芍 10g，珍珠母 20g，丹参 12g。5 剂。

1981 年 9 月 19 日诊，眩晕减轻，肢倦乏力，饮食不多，心悸、腰微胀痛，脉细。

方药：熟地 15g，党参 10g，磁石 25g，枸杞子 10g，天麻 8g，牡蛎 30g，制首乌 15g，女贞子 15g，白术 10g，玉竹 10g，茯神 18g，山茱萸 10g。5 剂。

8. 余某某，女，27 岁，桥南大队。1981 年 9 月 1 日初诊。

头昏目眩，心烦肢软乏力，饮食尚好，月经规律，白带少，小腹持续隐痛月余，脉缓。

诊断：眩晕。

方药：熟地 15g，天麻 10g，党参 10g，枸杞子 10g，制首乌 15g，牡蛎 20g，白芍 10g，山药 10g，磁石 20g，山茱萸 10g，女贞子 15g，茯神 15g。5 剂。

1981 年 12 月 4 日诊，头目眩晕又作，心悸肢软，时微腰痛，脉缓。

方药：熟地 18g，白芍 15g，牡蛎 30g，制首乌 15g，茯神 10g，菊花 10g，枸杞子 10g，女贞子 10g，黄芪 20g，党参 10g，磁石 20g，山茱萸 10g。5 剂。

9. 罗某某，男，48 岁，十里铺。1982 年 5 月 7 日初诊。

头晕目眩，甚则欲呕，右胸部时而疼痛，饮食尚可，睡眠差，心烦，腰膝酸软无力，舌苔白，脉缓。血压 80/50mmHg。

诊断：眩晕。

方药：熟地 15g，制首乌 15g，女贞子 10g，党参 15g，山茱萸 10g，牡蛎 30g，红枣 3 枚，枸杞子 10g，石决明 15g，丹参 15g，白芍 12g，菊花 10g，甘草 6g。5 剂。

1982 年 5 月 17 日诊，诸证明显减轻。

方药：黄芪 30g，白术 10g，山茱萸 10g，黄精 10g，当归 10g，熟地 15g，炙甘草 15g，磁石 20g，党参 18g，制首乌 15g，牡蛎 30g，红枣 5 枚。5 剂渐愈。

10. 胡某某，女，43 岁，许家冲。1984 年 4 月 14 日初诊。

头昏半年，心烦肢软乏力，腰痛肢疲，纳食尚可，月经周期 20～24 天，经期 10 天，量中等，舌苔白，脉缓。

诊断：眩晕。

方药：制首乌 15g，枸杞子 10g，当归 10g，熟地 10g，白芍 10g，甘草 10g，牡蛎 20g，茯神 15g，红枣 5 枚，石决明 20g，女贞子 10g，山茱萸 10g，党参 18g。5 剂。

1984 年 4 月 20 日诊，头昏目胀，肢软无力，饮食尚好，舌苔白，脉缓细。

方药：熟地 18g，菊花 10g，白芍 10g，川芎 15g，磁石 20g，黄芪 30g，制首乌 18g，生牡蛎 30g,山茱萸 10g,枸杞子 10g,当归 10g,茯神 15g。5 剂。

11. 方某某,女,40 岁,中药材公司。1980 年 8 月 24 日初诊。

头昏目眩,头闷胀痛,间断作 3 年。现头目眩晕 5 天,甚则呕吐,面色萎黄,精神萎靡不振,手足心发热,心慌,月经尚规律,舌淡少苔,脉细。血压 120/80mmHg。

诊断:眩晕。

方药:熟地 15g,女贞子 12g,制首乌 15g,白芍 10g,枸杞子 10g,山茱萸 10g,石决明 20g,龟板 15g,白术 10g,党参 15g,黄芪 15g,当归 10g。5 剂。

1980 年 9 月 1 日诊,头眩明显减轻,肢软乏力,饮食较少。

方药:黄芪 20g,茯神 18g,熟地 15g,枸杞子 10g,白术 10g,山茱萸 10g,石决明 20g,白芍 10g,丹皮 10g,泽泻 10g,杭菊 12g,当归 10g。5 剂。

12. 林某某,男,43 岁,县政府。1983 年 2 月 3 日初诊。

头目眩晕 10 余天,甚则呕吐,左侧又头痛 3 天,饮食睡眠欠佳,舌苔白薄,脉缓,血压 120/75mmHg。

诊断:眩晕。

方药:熟地 18g,党参 15g,菊花 10g,枸杞子 10g,白芍 10g,柴胡 8g,磁石 30g,女贞子 10g,法半夏 10g,牡蛎 30g,茯苓 30g,枳实 80g。3 剂。

1983 年 2 月 7 日诊,眩晕减轻,精神转好,饮食尚少,大便微秘,舌红苔白,脉缓。

方药:熟地 15g,白芍 10g,法半夏 10g,制首乌 18g,女贞子 15g,牡蛎 30g,枸杞子 10g,茯苓 30g,枸杞子 10g,党参 15g,菊花 10g,天麻 10g。5 剂。

13. 蔡某某,女,31 岁,平湖乡。1982 年 12 月 30 日初诊。

头目眩晕,面目微浮,心悸肢软,腰酸胀痛,月经尚规律,白带多,小腹时而胀痛,舌苔白,脉细。

诊断:眩晕。

方药:熟地 15g,山茱萸 10g,当归 10g,制首乌 18g,白芍 10g,补骨脂 10g,女贞子 10g,杜仲 15g,石决明 30g,枸杞子 10g,茯神 15g,磁石 20g。5 剂。

1983 年 1 月 21 日诊,头昏明显减轻,时腰痛,饮食尚好,脉缓弦,血压 100/60mmHg。

方药:熟地 15g,茯苓 30g,牡蛎 30g,杜仲 15g,山茱萸 10g,女贞子 15g,牛膝 15g,枸杞子 10g,白芍 18g,党参 10g,制首乌 15g。4 剂。

14. 王某某,女,36 岁,胜利街。2006 年 3 月 20 日初诊。

头昏目胀涩,口唇发绀,纳食尚可,时面部发热,易于疲劳,月经规律,目眶下溢血,舌苔白,脉弦,眼科检查正常。

诊断:眩晕。

方药:熟地 18g,柴胡 10g,丹皮 10g,枣皮 10g,山茱萸 10g,石决明 30g,女贞子 10g,黄芪 30g,丹参 15g,五味子 10g,当归 10g,菊花 10g。6 剂。

2006 年 4 月 7 日诊,头昏肢软疲乏心悸,饮食尚好,二便基本正常,舌苔白,脉缓细。

方药:熟地 15g,党参 30g,白术 10g,白芍 10g,丹参 15g,酸枣仁 15g,制首乌 15g,茯神15g，牡蛎30g，玉竹10g，枸杞子10g，磁石30g，当归10g。4剂。

15. 朱某某，女，63岁，浠水。2006年7月21日初诊。

头昏心慌，肢软乏力，腰时痛，月余，血压120/80mmHg。心电图：正常；血常规：正常；B超：胆囊炎，胆囊肿大，肝稍大；乙肝小三阳，HBV-DNA(＋)。

诊断：眩晕。

方药：熟地15g，巴戟天10g，制首乌15g，黄芪30g，白术10g，柴胡10g，丹参15g，砂仁10g，鸡内金10g，茯苓30g，郁金15g。5剂。

2006年7月28日诊，症状减轻，前方加虎杖15g、山茱萸10g。5剂。

三、气血亏虚

气血亏虚型眩晕，多因生血不足或失血过多，导致气血两虚，不能上荣于脑而发。患者常表现为头晕目眩，动则加剧，遇劳则发，面色苍白，爪甲不荣，神疲乏力，心悸少寐，纳差食少，便溏，舌淡苔薄白，脉细弱。治疗以补养气血、健运脾胃为主。

常用黄芪、党参、白术、当归健脾益气生血；茯神、远志、酸枣仁养心安神；甘草调和诸药。若气虚卫阳不固，自汗时出，易于感冒者，重用黄芪，加防风、浮小麦益气固表；脾虚湿盛，泄泻或便溏者，加薏苡仁、泽泻、炒扁豆健脾利水；若气损及阳，兼见畏寒肢冷，腹中冷痛等阳虚症状者，加桂枝、干姜温中散寒；血虚较甚者，面色苍白无华，加熟地、阿胶养血补血，并重用参芪以补气生血；失眠、烦躁者，加磁石、龙齿、珍珠母、牡蛎平肝安神。

1. 叶某某，女，38岁，白莲。2009年9月14日初诊。

头晕昏闷，肢软乏力，心慌，纳食稍差月余，月经不调，脐腹部胀痛，时便秘，白带黄量多(已结扎)。颈椎片：未见明显异常；血常规：血红蛋白60.0g/L，余项无明显异常。

诊断：眩晕。

方药：黄芪30g，当归10g，熟地20g，川芎10g，党参10g，白术10g，白芍10g，鸡血藤30g，甘草10g，丹参15g，广木香10g，砂仁10g。6剂。

2009年9月24日诊，头昏等症状减轻，仍时脐腹部胀痛。

方药：桂枝8g，白芍30g，甘草10g，广木香10g，香附20g，小茴香3g，乌药18g，延胡索10g，厚朴10g，吴茱萸3g，红枣5枚，生姜5片。6剂。

2. 周某某，女，38岁，平湖乡。2006年7月14日初诊。

头昏肢软乏力，时心慌，间断发作半年，20多天前曾突发昏倒一次，面色萎黄。县医院检查肝功能、血常规、血糖均正常。

诊断：眩晕。

方药：黄芪30g，当归10g，酸枣仁20g，桂枝10g，川芎10g，丹参15g，白芍30g，葛根30g，制首乌15g，生牡蛎50g，龙齿20g。6剂。

2006年8月11日诊，症状明显好转。现症：如改变体位仍头昏、心慌，饮食增多，月经尚调，白带夹黄、量多，多梦，舌苔白，脉细。

方药：黄芪30g，葛根20g，川芎20g，当归10g，酸枣仁20g，熟地15g，砂仁10g，党参10g，茯苓30g，桂枝5g，白芍10g，制首乌20g，红枣5枚。6剂渐愈。

3. 蔡某某，男，49岁，一中。1986年3月22日初诊。

头昏闷，时有欲呕感，两太阳穴位闷痛1周，肢软乏力，纳食尚可，不发热恶冷，睡眠差，舌苔白，脉弦细。

诊断：眩晕。

方药：黄芪30g，甘草10g，当归8g，白芍10g，党参15g，法半夏10g，川芎10g，陈皮10g，生姜5片，黄精12g，红枣5枚，枸杞子10g。3剂。

1986年4月2日诊，服药后眩晕明显减轻，前日又复发，头昏心烦微欲呕，肢软乏力，舌苔白，脉弦细，血压80/60mmHg。

方药：黄芪30g，党参15g，熟地18g，黄精15g，法半夏10g，陈皮10g，炙甘草12g，枸杞子10g，生姜5片，川芎10g，当归8g，红枣5枚。7剂。

1986年4月22日诊，头目眩晕轻微，心烦肢软乏力，舌苔白，脉弦细，血压90/50mmHg。

方药：黄芪30g，茯神18g，熟地20g，黄精12g，太子参15g，红枣5枚，炙甘草10g，当归6g，白芍10g，牡蛎30g，龙齿15g。5剂渐愈。

4. 叶某某，女，29岁，凤山镇。2005年8月5日初诊。

1995年以来，常先小腹胀痛，欲解大便，随即昏晕倒地，不知人事，移时清醒，好转时出汗甚多，头痛昏晕，心慌气短，纳食稍差，月经规律，腰痛，休息加重。自幼素有哮喘病。今年去广东做衣服时常发作，最后一次为今年5月2日，血压85/60mmHg，曾在广东某医院做脑电图、CT及多项检查均正常。

诊断：眩晕。

方药：黄芪30g，枸杞子10g，川芎10g，熟地20g，白术10g，丹参10g，当归10g，党参10g，白芍10g，生牡蛎30g，制首乌18g。6剂。

2005年8月24日诊，头昏减轻，精神差，困倦思睡，纳食一般，舌苔白脉细，舌苔白薄脉细。血压100/60mmHg。

方药：黄芪30g，枸杞子20g，川芎10g，熟地18g，白术10g，丹参10g，当归10g，党参15g，白芍10g，生牡蛎30g，制首乌18g，黄精10g。7剂。

2005年9月10日诊，诸症消失，精神转佳，要求巩固疗效，前方继服7剂。

5. 贺某某，男，60岁，张山。2004年4月5日初诊。

农历二月二十八日下午突发头昏倒地，自诉约半天恢复，素有咳嗽，心慌头昏，肢软乏力，纳食尚可，舌质暗苔白。颈椎拍片：颈椎退行性改变；心电图示：窦性心动过缓，左室肥厚。血压120/80mmHg。

诊断：眩晕。

方药：黄芪 40g，川芎 12g，丹参 15g，当归 10g，赤芍 15g，甘草 10g，党参 15g，熟地 15g，枸杞子 10g，女贞子 15g，红枣 5 枚。5 剂。

2004 年 4 月 12 日诊，症状减轻，纳食尚可，舌暗苔白，脉迟细。

方药：鹿角 10g，川芎 15g，丹参 18g，葛根 20g，黄芪 35g，当归 10g，桂枝 5g，白芍 15g，甘草 10g，红枣 5 枚，生姜 5 片。6 剂。

2004 年 4 月 21 日诊，睡眠、纳食均正常，今晨又觉心慌头昏，舌暗苔白（颈椎病，心动过缓）。

方药：黄芪 30g，川芎 12g，丹参 15g，当归 10g，赤芍 15g，葛根 18g，甘草 10g，熟地 15g，枸杞子 10g，女贞子 15g，党参 15g，红枣 5 枚。6 剂。

2004 年 5 月 24 日诊，症状减轻，血压 100/60mmHg（X 线：颈椎退行性改变。）

方药：黄芪 10g，党参 15g，川芎 10g，熟地 15g，葛根 18g，天麻 10g，女贞子 10g，枸杞子 10g，丹参 15g，赤芍 10g，牡蛎 30g，茯苓 30g。6 剂。

6. 杨某某，男，39 岁，土地坳。2001 年 1 月 6 日初诊。

面黄消瘦，头昏目眩，肢软乏力，纳呆食少，微呃，肢软乏力，稍用脑力即症状加重，不耐疲劳。浠水县医院 B 超肝胆脾、肝功能及多项血液检查均未见异常。脑血流图：供血不足；血压 90/60mmHg。

诊断：眩晕。

方药：黄芪 40g，升麻 5g，黄精 10g，太子参 18g，白术 10g，当归 10g，甘草 10g，川芎 10g，制首乌 18g，葛根 20g，红枣 5 枚，生姜 5 片。5 剂。

2001 年 1 月 15 日复诊，症状明显减轻，血压 90/60mmHg，舌苔白，脉细。

方药：黄芪 30g，党参 18g，当归 10g，炙甘草 10g，酸枣仁 10g，五味子 10g，白术 10g，麦芽 30g，砂仁 10g，柴胡 10g，红枣 10 枚，熟地 12g。5 剂。

7. 张某某，女，50 岁，石桥铺。2006 年 5 月 26 日初诊。

头昏头痛，心慌，肢软无力，时燥热，头面出汗，睡尚可，时腰痛，本月 17 日因在田间插秧昏倒一次，呕吐，心烦，月经延期 10 余天方尽，血压 120/80mmHg，心电图，正常。

诊断：眩晕。

方药：黄芪 30g，党参 10g，熟地 20g，砂仁 10g，茯苓 30g，制首乌 15g，陈皮 10g，甘草 10g，当归 10g，白术 10g，红枣 5 枚。6 剂。

2006 年 6 月 9 日诊，诸症减轻。现症：时头昏肢软，时全身燥热，不汗出，饮食尚可，舌苔白，脉细。血常规：白细胞 $7.8\times10^{9}/L$，红细胞 $3.80\times10^{12}/L$，血红蛋白 99g/L，血小板 $118\times10^{9}/L$。

方药：黄芪 30g，熟地 20g，制首乌 15g，当归 10g，白术 10g，白芍 10g，丹参 15g，鸡血藤 20g，甘草 10g，党参 15g，红枣 5 枚。6 剂。

8. 简某某，女，40 岁，元件厂。1981 年 9 月 11 日初诊。

头时发晕，心烦易怒，手足酸软，饮食不多，舌淡，脉缓。

诊断：眩晕。

方药:黄芪10g,熟地10g,党参10g,甘草10g,白术10g,白芍10g,红枣5枚,陈皮10g,薏苡仁20g,生姜3片,当归10g,茯苓15g。3剂。

1981年11月17日诊,眩晕已愈月余,胃胀亦转好,精神尚好,时欲呕,舌苔正常,脉缓。

方药:熟地15g,党参15g,当归10g,白术10g,红枣3枚,白芍10g,陈皮10g,生姜3片,枸杞子10g,茯神15g,女贞子10g,制首乌10g。5剂。

9. 王某某,女,36岁,大河岸。1980年9月21日初诊。

头目眩晕,四肢酸胀,纳呆食少,月经周期34～38天,经期2～3天左右,量中等,皮肤(下肢为主)有如白癜风样白斑,瘙痒,白带多,脉细滑。

诊断:眩晕。

方药:党参15g,苍术10g,神曲10g,白术10g,陈皮10g,藿香10g,茯苓15g,厚朴10g,草豆蔻10g,山楂15g,法半夏10g,甘草6g。4剂。

1980年10月4日诊,服药后饮食稍多,精神好转,仍头昏、心慌,白带多,舌边有瘀点,脉缓。

方药:制首乌15g,白术10g,枸杞子10g,熟地15g,白芍10g,当归10g,黄芪15g,女贞子10g,龙齿15g,甘草10g,党参10g,磁石30g,红枣5枚。4剂。

10. 夏某某,女,34岁,凤山镇。1990年8月20日初诊。

头目眩晕时作,发则呕吐,口干苦,心悸气短,睡眠差,小腹作痛,月经量多,纳食不多,舌淡苔薄白,脉细,血压90/60mmHg。B超:①胆囊炎;②肝质地不均。

诊断:眩晕。

方药:黄芪40g,党参18g,制首乌18g,白术10g,甘草10g,女贞子15g,旱莲草20g,熟地15g,法半夏10g,当归8g,红枣5枚。5剂。

1990年9月13日诊,头昏甚则汗出,心烦肢软乏力,纳食尚可,脉弦。血检查正常;胸透正常;肝功能正常。

方药:黄芪30g,白术10g,生牡蛎30g,当归10g,酸枣仁10g,五味子8g,柴胡10g,丹参15g,茯苓18g,党参15g,白芍15g,红枣5枚。5剂。

11. 1983年4月18日诊,叶某某,女,25岁,三里桥。

头昏心慌肢软乏力,饮食少,白带多,月经周期规律,头昏甚则欲呕,多梦,时耳鸣,已月余,舌淡苔白,脉缓细。

诊断:眩晕。

方药:黄芪30g,党参15g,麦芽15g,熟地10g,白术10g,牡蛎30g,制首乌15g,桂圆肉10g,白芍10g,陈皮10g,茯苓18g,酸枣仁10g。5剂。

1993年4月29日诊,头昏减轻。脑血管彩色多普勒检查:脑供血不足,脑动脉硬化(轻度)。

方药:葛根20g,川芎10g,红茱萸10g,枸杞子10g,丹参18g,当归10g,黄芪30g,磁石20g,制首乌12g,赤芍10g,甘草10g,酸枣仁10g。5剂。

12. 郭某某，男，40 岁，河铺镇。1980 年 8 月 16 日初诊。

头昏 10 余天(素有头昏)多梦，肢软乏力，泛酸胃痛伴腰痛，饮食尚可，舌淡，脉缓，血压 90/60mmHg。

诊断：眩晕。

方药：黄芪 20g，熟地 15g，酸枣仁 10g，龙齿 30g，牡蛎 30g，党参 15g，白术 10g，法半夏 12g，当归 10g，白芍 10g，枸杞子 10g，杭菊 10g，女贞子 15g。5 剂。

1980 年 8 月 24 日诊，头昏好转，仍多梦，目胀涩，肢软乏力，腰痛，脉缓。

方药：熟地 15g，人参须 5g，法半夏 10g，党参 15g，白术 10g，黄芪 30g，白芍 10g，枸杞子 10g，龙骨 30g，牡蛎 30g，女贞子 10g，酸枣仁 15g，当归 10g。5 剂。

13. 叶某某，女，25 岁，三里桥。1983 年 4 月 18 日初诊。

头昏心慌肢软乏力，饮食少，白带多，月经周期规律，头昏甚则欲呕，多梦，时耳鸣，已月余，舌淡苔白，脉缓细。

诊断：眩晕。

方药：黄芪 30g，党参 15g，麦芽 15g，熟地 10g，白术 10g，牡蛎 30g，制首乌 15g，桂圆肉 10g，白芍 10g，陈皮 10g，茯苓 18g，酸枣仁 10g。5 剂。

1993 年 4 月 29 日诊，头昏减轻。脑血管彩色多普勒检查：脑供血不足，脑动脉硬化(轻度)。

方药：葛根 20g，川芎 10g，红茱萸 10g，枸杞子 10g，丹参 18g，当归 10g，黄芪 30g，磁石 20g，制首乌 12g，赤芍 10g，甘草 10g，酸枣仁 10g。5 剂。

14. 罗某某，男，46 岁，十里铺。1981 年 1 月 22 日初诊。

头昏目眩畏光，不能转侧，动则欲呕，吐涎沫，心烦肢软，舌淡边有齿痕，脉缓滑。血压 140/80mmHg。

诊断：眩晕。

方药：磁石 30g，茯苓 15g，制首乌 15g，石决明 30g，白术 10g，女贞子 15g，法半夏 12g，黄芪 15g，生姜 5 片，陈皮 10g，当归 10g，竹茹 10g。5 剂。

1981 年 1 月 31 日诊，服药后眩晕症状减轻，舌淡有齿痕，脉滑缓。

方药：女贞子 15g，当归 10g，白术 10g，红枣 5 枚，制首乌 15g，黄芪 15g，白芍 10g，生姜 5 片，熟地 10g，党参 15g，茯苓 15g，杭菊 10g。5 剂。

15. 余某某，女，61 岁，七里牌。1982 年 10 月 14 日初诊。

面色萎黄，头痛头昏，心烦，胃脘胀塞，纳呆食少，肢软无力，耳鸣，腰痛背胀，舌淡苔白，脉弦细，血压 85/55mmHg。

诊断：眩晕。

方药：黄芪 30g，枸杞子 10g，党参 15g，黄精 10g，制首乌 15g，酸枣仁 15g，甘草 10g，磁石 20g，川芎 10g，熟地 15g，牡蛎 30g，当归 10g。5 剂。

1982 年 11 月 27 日诊，又头目眩晕，心慌肢软无力，甚则欲呕，困倦思睡，形寒怕冷，口中乏味，黄痰，舌苔白，脉细弦，血压 100/60mmHg。

方药：黄芪 18g，枸杞子 10g，党参 15g，桂枝 10g，白术 10g，白芍 10g，制首乌 10g，磁石 10g，当归 10g，牡蛎 30g，红枣 5 枚，生姜 3 片。3 剂。

四、肝阳上亢（高血压性眩晕）

肝阳上亢型眩晕，多见于高血压患者，多因肝阳上亢，化火化风，上扰清窍而致。患者常表现为头晕头痛，耳鸣耳聋，目赤口苦，心烦易怒，舌红苔黄，脉弦数。大部分高血压病患者的眩晕可随着血压的有效控制而减轻或消失，但有部分患者眩晕的症状仍不能缓解。

高血压病属中医学“头痛”“眩晕”范畴，并与“心悸”“胸痹”“中风”等有一定关系。高血压病的病机可归结于五脏气血阴阳失衡、脏腑间协调平衡关系破坏的基础上继发产生，导致“风、火、痰、瘀、虚”的复杂病理变化。其病位在肝，同脾肾关系密切。病情多虚实夹杂，早期以实证或本虚标实为主，晚期以虚证为主。初期多表现为肝阳上亢或伴肝肾阴虚的证候，如肝阳化火、化风，则表现为肝火肝风的证候。肝气犯脾，脾虚停湿或湿蕴化热，则表现为痰湿、痰热的证候。病及血脉，瘀滞不行便夹杂血瘀的证候。临床实际以肝火亢盛型和阴虚阳亢型为多见，因此治疗时主要以清肝泻火和平肝潜阳为法。

常用天麻钩藤饮加减治疗，方中天麻、钩藤、石决明平肝熄风；黄芩、栀子清肝泻火；益母草活血利水；牛膝引血下行，配合杜仲、桑寄生补益肝肾；茯神、夜交藤养血安神定志。全方共奏平肝潜阳，滋补肝肾之功。若阴虚较盛，舌红少苔，脉弦细数较为明显者，可选生地、麦冬、玄参、何制首乌、生白芍等滋补肝肾之阴。若肝阳化火，肝火亢盛，表现为眩晕、头痛较甚，耳鸣、耳聋暴作，目赤，口苦，舌红苔黄燥，脉弦数，可选用龙胆草、丹皮、菊花、夏枯草等清肝泻火。便秘者可选加大黄或当归龙荟丸以通腑泄热。眩晕剧烈，呕恶，手足麻木者，有肝阳化风之势，尤其对中年以上者要注意是否有引发中风的可能，应及时治疗，可加珍珠母、生龙骨、生牡蛎等镇肝熄风，必要时可加羚羊角以增强清热熄风之功。

1. 李某某，女，51 岁，白莲河。2008 年 9 月 5 日初诊。

患高血压 3 年。现症：头昏心悸，肢软乏力，近 1 周每晚皮肤如火烘，及左半身麻木，肢体活动自如，纳呆食少，口干苦，大便干结，坚持服降压西药，睡眠尚可，舌质稍暗苔白，脉弦。血压 180/100mmHg。

诊断：眩晕（高血压）。

方药：杜仲 18g，牛膝 15g，桑寄生 15g，黄芩 10g，钩藤 10g，菊花 10g，珍珠母 50g，生地 20g，天麻 10g，地龙 10g，丹参 15g，黄芪 40g。6 剂。

2008 年 9 月 12 日诊，精神好转，纳食增多，皮肤烘热退。现症：头昏乏力，左半身麻木不舒，活动自如，口苦，血压 170/80mmHg，脉弦。

方药：杜仲 10g，桑寄生 10g，菊花 10g，钩藤 10g，生地 20g，地龙 10g，黄芪 40g，丹参

10g，赤芍 10g，珍珠母 50g，黄芩 10g，牛膝 10g。7 剂。

2008 年 9 月 20 日诊，症状减轻，右足心发热，血压 140/80mmHg。

方药：生地 80g，杜仲 80g，黄芩 50g，知母 620g，桑寄生 80g，牛膝 80g，赤芍 80g，菊花 50g，钩藤 50g，白芍 80g，丹参 80g，紫河车 50g，阿胶 80g，黄柏 50g，黄芪 250g，三七 60g，菟丝子 50g，枸杞子 50g，覆盆子 50g，补骨脂 50g，熟地 150g，山茱萸 50g，山药 50g，丹皮 50g，泽泻 50g，茯苓 50g，太子参 100g，白术 50g，甘草 50g，砂仁 50g，佛手 50g，地龙 60g，西洋参 100g，做小蜜丸。

2. 王某某，女，41 岁，骆驼坳。2008 年 8 月 9 日初诊。

头昏闷 8 天，颈项不舒，甚则欲吐，心烦，纳食尚可，咳嗽月余，咳痰少许，伴肢软乏力，舌苔白，脉弦。血压 190/100mmHg（患高血压病 5 年，一直坚持服西药）。

诊断：眩晕。

方药：珍珠母 50g，天麻 10g，川芎 10g，葛根 30g，泽泻 30g，菊花 10g，茯苓 50g，杜仲 15g，钩藤 10g，黄芩 10g，桑寄生 15g，丹参 15g。6 剂。

2008 年 8 月 19 日诊，症减，血压 160/90mmg，守前方加牛膝 10g，益母草 30g，去泽泻。7 剂。

2008 年 8 月 26 日诊，血压 150/90mmg，头昏消除。守前方继服 7 剂。

3. 张某某，男，62 岁，凤山镇。2007 年 8 月 13 日初诊。

患高血压 7 年。现症：头昏心慌，肢软乏力，时耳鸣、咳嗽、胸闷，时手麻或口唇发麻，饮食尚可，脉弦滑，血压 200/100mmHg。

诊断：头昏（高血压）。

方药：杜仲 15g，黄芩 10g，钩藤 10g，菊花 10g，牛膝 10g，生牡蛎 50g，代赭石 20g，丹参 10g，茯苓 50g，天麻 10g，泽泻 30g，车前子 10g。5 剂。

2007 年 8 月 29 日诊，症状减轻。现症：时头昏，咳嗽少痰，微胸闷（抽烟），饮食尚可，口干苦，脉弦，血压 170/95mmHg。

方药：珍珠母 30g，杜仲 15g，桑寄生 10g，茯苓 50g，天麻 10g，钩藤 10g，菊花 10g，牛膝 10g，黄芩 10g，夏枯草 10g，法半夏 10g，地龙 10g。6 剂。

4. 晏某某，男，83 岁，大河岸。2005 年 6 月 20 日初诊。

头昏肢软，纳食尚可，时有失重感，舌苔白稍厚，脉弦，血压 180/90mmHg。

诊断：眩晕。

方药：杜仲 15g，牛膝 10g，茯苓 30g，黄芪 30g，桑寄生 15g，白术 10g，女贞子 10g，地龙 10g，生牡蛎 50g，五味子 10g。4 剂。

2005 年 8 月 29 日诊，头不昏。现症：肢软乏力，有上重下轻感，脉弦，血压 170/90mmHg。

方药：牛膝 15g，桑寄生 15g，杜仲 10g，泽泻 30g，生牡蛎 30g，地龙 10g，黄芪 30g，甘草 10g，黄芩 10g，菊花 10g，钩藤 10g。5 剂。

5. 沈某某，女，54 岁，凤山镇。2007 年 10 月 24 日初诊。

头晕昏闷、沉重 1 周，甚则欲呕，心烦，饮食少，口干口苦，肢软乏力，腰背酸胀，舌苔白，脉缓，血压 160/80mmHg。

诊断：眩晕。

方药：天麻 10g，生牡蛎 50g，钩藤 10g，菊花 10g，杜仲 18g，黄芩 10g，桑寄生 10g，葛根 30g，黄芪 30g，茯苓 50g，法半夏 10g，白术 10g，泽泻 30g。6 剂。

2007 年 11 月 9 日诊，头昏症状减轻，目胀涩不适，睡眠尚可，心慌，饮食尚可，口干苦，舌淡苔白薄，脉弦细，血压 150/80mmHg。

方药：生牡蛎 50g，菊花 10g，钩藤 10g，天麻 10g，丹参 15g，熟地 20g，川芎 10g，磁石 20g，枸杞子 10g，茯苓 50g，泽泻 30g，女贞子 10g。6 剂。

6. 吴某某，女，40 岁，土地局。2002 年 9 月 20 日初诊。

半月前检查血压 250/170mmHg。头昏胀闷，颈项不适，睡差多梦，足胫浮肿，尿常规正常，服西药降压药即头痛，舌苔白，脉弦，今血压 150/100mmHg。

诊断：眩晕（高血压）。

方药：杜仲 18g，黄芩 10g，生牡蛎 30g，牛膝 18g，地龙 10g，桑寄生 12g，代赭石 20g，菊花 12g，钩藤 18g，丹皮 10g，龙胆草 10g，柴胡 10g，葛根 20g。5 剂。

2002 年 9 月 30 日诊，头昏明显减轻，精神饮食尚可，月经周期规律，量多，血压 150/90mmHg，脉弦。

方药：杜仲 12g，蒺藜 15g，桑寄生 15g，丹参 15g，益母草 16g，车前子 15g，生牡蛎 30g，牛膝 15g，钩藤 10g，杭菊 10g。5 剂。

7. 王若何，男，56 岁，三里畈，2006 年 2 月 10 初诊。

头目眩晕 4 天，时右手发麻，面部发麻，腰痛（CT 腰椎间盘突出），血压 230/100mmHg，尿常规正常。心电图：窦性心律、心电轴轻度左偏、左室肥大伴劳损。

诊断：眩晕。

方药：黄芩 10g，代赭石 30g，牛膝 10g，地龙 10g，桑寄生 15g，杜仲 18g，茯苓 50g，泽泻 30g，生牡蛎 50g，钩藤 15g，菊花 10g，天麻 10g。5 剂。

2006 年 2 月 27 日诊，现症：头昏闷，头部发热，疲倦，面目浮肿，纳食尚可，易饥，咽干口苦，时胸闷不适，心悸。血压 150/80mmHg。

方药：天麻 10g，茯苓 50g，泽泻 30g，生牡蛎 50g，丹参 15g，川芎 10g，黄芪 30g，葛根 20g，钩藤 15g，菊花 15g，牛膝 20g，桑寄生 20g，生地 20g，磁石 30g。6 剂。

8. 肖某某，男，40 岁，凤山镇。2008 年 9 月 1 日初诊。

8 月 28 日头目眩晕，在黄冈市某医院门诊检查：血压 170/120mmHg，服降血压药后头昏减轻。B 超：泌尿系正常；心电图正常；血糖 6.89mmol/L，甘油三酯 2.33mmol/L。今血压 160/100mmHg。

诊断：眩晕。

方药：杜仲 10g，黄芩 10g，钩藤 10g，菊花 10g，生牡蛎 50g，地龙 10g，天麻 10g，茯苓 50g，桑寄生 10g，牛膝 10g，泽泻 10g。7 剂。

2008年10月9日诊，又头昏闷3天，自觉脑鸣，左侧耳鸣，饮食尚可，时腰痛，心慌，舌苔白稍厚，血压160/100mmHg，脉弦滑。

诊断：眩晕。

方药：磁石30g，生牡蛎50g，地龙10g，牛膝20g，天麻10g，钩藤10g，菊花10g，杜仲15g，茯苓60g，泽泻20g，葛根30g。6剂。

9. 余某某，女，52岁，凤山镇。2004年5月3日初诊。

头昏、头改变体位则加重，甚则欲呕，心慌气短，血压210/110mmHg，口干苦，大便时秘，时浮肿。尿常规：隐血2＋。舌苔白中厚，脉弦。

诊断：眩晕。

方药：葛根20g，代赭石20g，黄芩10g，地龙10g，益母草20g，牛膝15g，钩藤10g，茯苓50g，天麻10g，菊花10g，丹参15g，珍珠母50g。5剂。

2004年10月3日诊，又头昏闷不适，头部燥热，肢软乏力，手足时浮肿，时手麻，口干苦，血压190/100mmHg。

方药：杜仲15g，桑寄生10g，牛膝10g，地龙10g，代赭石30g，葛根30g，川芎10g，黄芩10g，钩藤10g，菊花10g，生牡蛎50g，生地20g。6剂。

10. 陈某某，女，67岁，凤山镇。2012年2月25日初诊。

素有高血压数年。现症：每睡约凌晨1—5时，头昏目眩，白天尚可，舌苔白，血压170/100mmHg。

诊断：眩晕。

方药：天麻10g，法半夏10g，茯苓30g，生牡蛎50g，葛根30g，丹参15g，黄芪15g，党参10g，车前子30g，泽泻30g，钩藤10g，菊花10g，仙鹤草30g，代赭石20g。5剂。

2012年3月5日诊，服方药后晚间未发作眩晕，舌苔白，脉沉细弦，守前方去丹参。6剂。

11. 朱某某，女，53岁，三里畈。2007年7月25日初诊。

原有胃肠病，经治疗好转。现症：头昏目眩，时轻时重3个月，加重10余天，甚则天旋地转，饮食少，腰骶部时痛，厌油，舌苔薄黄，脉弦。血压160/100mmHg；胃镜：慢性浅表性胃炎。

诊断：眩晕(高血压)。

方药：葛根30g，天麻10g，生牡蛎50g，法半夏10g，泽泻30g，钩藤10g，菊花10g，杜仲15g，牛膝15g，黄芩10g，茯苓50g，桑寄生15g。5剂。

2007年8月1日诊，症状明显减轻，舌苔白，脉沉细弦。血压150/90mmHg。

方药：天麻10g，法半夏10g，茯苓30g，生牡蛎50g，葛根30g，丹参15g，黄芪15g，党参10g，车前子30g，泽泻30g，钩藤10g，菊花10g，仙鹤草30g，代赭石20g。7剂。

12. 左某某，女，57岁，凤山镇。2009年5月23日初诊。

头目眩晕，时而头顶部发热，睡眠可，多梦，易于疲劳，时腰痛，左甚于右，绝经6年，血压160/90mmHg，血糖及肝功能正常。

诊断:眩晕(高血压)。

方药:生地20g,生牡蛎50g,杜仲15g,丹参15g,黄芩10g,黄柏10g,丹皮10g,枸杞子10g,葛根30g,天麻10g,泽泻30g,钩藤10g,菊花10g。6剂。

2009年6月10日诊,头痛头昏明显减轻,纳食尚可,血压140/90mmHg,舌苔白,脉弦。

方药:杜仲10g,益母草20g,天麻10g,牛膝15g,桑寄生15g,茯苓50g,黄芩10g,丹参15g,薏苡仁15g,菊花10g,生牡蛎50g。7剂。

13. 王某某,男,41岁,凤山镇。2008年9月1日初诊。

头目眩晕,肢软乏力,口干口苦,舌红,脉弦。在本院门诊检查:血压170/110mmHg,心电图正常,血糖6.99mmol/L,甘油三酯2.33mmol/L,服降血压药后头昏减轻。今血压160/100mmHg。

诊断:眩晕。

方药:杜仲10g,黄芩10g,钩藤10g,菊花10g,生牡蛎50g,地龙10g,天麻10g,益母草20g,桑寄生10g,牛膝10g,龙胆草10g。7剂。

2008年9月10日诊,症状减轻,血压150/90mmHg。

方药:龙胆草10g,生地18g,牛膝15g,枸杞子10g,杜仲18g,葛根15g,菊花12g,钩藤12g,茯苓30g,地龙10g,代赭石30g,生牡蛎50g,甘草10g。7剂。

14. 周某某,女,47岁,凤山镇。2002年9月9日初诊。

头昏目眩,欲呕耳鸣,心烦,血压150/90mmHg,舌苔白,脉弦细。

诊断:眩晕。

方药:天麻10g,茯苓60g,仙鹤草20g,牡蛎50g,车前子18g,泽泻18g,白术10g,枳实10g,制首乌18g,法半夏10g,生姜5片,酸枣仁10g。4剂。

2002年9月13日诊,症状减轻,仍头昏目眩,纳食尚可,睡眠差,多梦,舌苔白,脉弦。血压140/90mmHg。

方药:天麻10g,茯苓50g,牡蛎50g,车前子18g,泽泻18g,仙鹤草20g,白术10g,枳实10g,酸枣仁10g,制首乌18g,法半夏10g,生姜5片,丹参18g。5剂。

15. 李某某,女,48岁,张山。2005年7月25日初诊。

头昏目眩,时轻时重1年余,发作时天旋地转,伴心悸,纳呆食少,时胃脘胀痛,月经多提前,量多,时间长,上次月经半月未净,舌淡苔白,血压180/90mmHg。

诊断:眩晕。

方药:天麻10g,生牡蛎50g,钩藤10g,茯苓30g,泽泻30g,白术10g,菊花10g,桑寄生20g,杜仲15g,法半夏10g,葛根15g,地龙10g。5剂。

2005年8月1日诊,头昏目眩减轻,纳食尚可,仍心悸,肢软乏力,口干,舌苔白,脉弦。血压170/80mmHg。4月6日心电图示:①窦性心动过缓伴偶发室早;②Ⅱ度房室传导阻滞。

方药:天麻10g,菊花10g,钩藤10g,地龙10g,桑寄生15g,黄芩10g,杜仲15g,生牡蛎 50g，法半夏 10g，泽泻 30g，白术 10g，枳实 10g。6 剂。

【按语】 眩晕是患者的主观感觉，患者常诉头昏、头胀、头沉或头重脚轻，行走不稳等感觉，还有难以用语言表达的感觉。所以患者往往不能确切地描述其眩晕、头晕、头昏或晕厥的性质。现代医学对眩晕已有明确的界定。

（1）眩晕。因迷路半规管壶腹嵴神经末梢、神经传入径路或大脑皮质投影区遭受病变，或过强的人为刺激，导致人体自身的空间定向和平衡功能障碍，所发生的一种运动性幻觉，是以发作性感到周围景物或自身旋转为主症，或上升下降，或左右摇晃，或有移动、翻转、倾倒的感觉，患者多描述“天旋地转”。往往伴随呕吐、面色苍白等神经功能障碍症状和眼震颤，站立不稳，向一侧倾倒等前庭功能障碍症状。

（2）头晕。以间歇性或持续性的头重脚轻和步态不稳感为其主症，一般不伴恶心呕吐、眼震颤和站立不稳。多于用眼或行立坐卧中出现。临床上常见的有以下几种。①眼性头晕，伴有视力模糊，由视力或眼肌障碍所致；②小脑性头晕，伴有动作上的不协调，由绒球、小结叶以外的小脑病变引起小脑共济失调所致；③深感觉性头晕，伴有踩棉花感，由感觉障碍引起；④耳石性头晕，伴有视物不清，由内耳前庭中的椭圆囊或球囊耳石功能障碍引起。

（3）头昏。以持续的头脑昏昏沉沉，不清晰感为主症。多伴有头重、头闷、头胀、头沉和其他神经症状或（和）慢性躯体性疾病的症状，劳累和紧张时加重，休息和心情轻松时减轻。多由于神经衰弱或慢性躯体性疾病等所致，且具有相应疾病史和临床表现。

（4）晕厥。伴有一过性意识障碍，由短暂性脑缺血引起。患者常先有头晕、胸闷、心悸、眼黑、出冷汗和全身发软，随即意识不清倒地，数秒至十数秒钟后自动清醒，但常遗有短时间的乏力。一般经短时间休息后复康。常易在直立位站立过久、自蹲位骤起或过强精神刺激等诱发因素下发病。

头昏和头晕没有明确运动感和旋转感，这是与眩晕在症状表现上的主要区别。

眩晕日久，因久病必虚、久病必瘀，故其病机关键为气虚血瘀。气虚脾失健运，聚湿生痰，上扰清空；气为血之帅，气虚血行不畅，则脑海失于濡养，故头目眩晕。治宜益气活血，利湿祛痰，定风止眩。常用黄芪、茯苓、天麻、法半夏、白术、枳实、泽泻、丹参、仙鹤草、生牡蛎为基础方随证加减。黄芪、丹参、川芎补气活血，仙鹤草与黄芪、川芎配伍，以增强补气活血之力。茯苓、泽泻淡渗利湿；白术、半夏健脾燥湿；天麻、葛根升清降浊；牡蛎平肝潜阳。诸药共奏益气健脾、活血通络、利湿祛痰、定风止眩之功。

总之，眩晕之治疗，不仅要治标，而且更要治本。痰浊中阻者，重在健脾化痰；肝肾不足者，重在滋补肝肾；气血亏虚者，重在补气养血；肝阳上亢者，重在平肝潜阳。然无论何型眩晕，皆需调理脾胃，增强气血生化之源，方能从根本上治愈眩晕。

13 中　风

中风多由正气亏虚，加之饮食不节、情志失调、劳倦内伤等因素致使气血逆乱，风、火、痰、瘀内生，进而造成脑脉痹阻或血溢脑脉之外为基本病机，以突然昏扑、半身不遂、口舌歪斜、语言謇涩或不语、偏身麻木为主要临床表现的病证。沈金鳌云："元气虚为中风之根。""中风，风乘虚而为病也。唯中风之病由于虚，故腑虚中腑，脏虚中脏，血脉虚则中血脉，而其症各别。"(《杂病源流犀烛·卷十二·中风源流》)王清任曰："元气既虚，必不能达于血管，血管无气，必停留而瘀。"气虚运行无力，则血行瘀阻，脑脉痹阻，经隧不通。气欲行而不通，血欲濡而不能。虚风内动，邪侵脉络，营卫闭塞，手足失灵，发而为病。中风是一个独立的疾病，其临床表现与西医所称的脑血管病相似，包括脑梗死和脑出血，均可参照辨证论治。

1. 杨某某，男，40岁，三里畈。2008年9月27日初诊。

左腕3个月前撞伤，经治好转，农历八月十五日早起左手无力，活动不利，经当地治疗好转(广东CT：左侧内囊后腔隙性脑梗死可疑)，经本院CT扫描：脑内多发性腔隙性梗死，纳差，肢软乏力，左手无力，血压110/70mmHg，舌质红苔白，脉弦细。血常规、肝胆脾胰均正常。

诊断：中风脑梗死、左手活动无力。

方药：黄芪30g，水蛭5g，当归10g，桂枝10g，川芎10g，赤芍10g，丹参15g，甘草10g，鸡血藤20g，桃仁10g，地龙10g。6剂。

2008年10月4日诊，左手症状好转，守前方，黄芪改为60g，加赤芍20g。8剂。

2008年10月12日诊，守前方。8剂。

2008年10月21日诊，左手肌力明显增强、手可握物，活动自如，但肌力稍差。前方续服10剂。

2. 杨某某，男，65岁，七道河。2002年6月3日初诊。

半月前晚7点左右突发头昏、跌倒，此后手足活动不利，走路有失重感，纳食尚可。CT示：左侧顶叶脑出血并水肿，血压160/80mmHg。

诊断：中风。

方药：水蛭5g，丹参15g，当归10g，川芎10g，赤芍10g，生地10g，牛膝12g，大黄8g，丹皮10g，桃仁10g，黄芪20g。4剂。

2002年7月16日诊，症状较前明显好转，纳食尚可。今CT复查：原左顶叶高密度影完全消失，其水肿范围亦有明显缩小，左侧压迫征象消失，余未见异常，血压160/

80mmHg，舌质暗，苔白。

方药：黄芪50g，川芎8g，牛膝12g，当归8g，桃仁10g，水蛭5g，丹参10g，赤芍8g，大黄5g，生地10g，甘草5g，地龙10g。5剂。

3. 尹某某，女，56岁，凤山镇。2003年10月20日初诊。

9月21日下午突发右侧肢体乏力，遗尿昏迷，呕吐10余天，经住院治疗症状好转。9月27日CT示：左颞叶出血（巨大血肿形成）伴钩回疝形成。现症：吐语不清，仍尿失禁，右侧肢软乏力，神志时而不清。

诊断：中风。

方药：黄芪60g，水蛭5g，丹参15g，当归尾8g，川芎6g，赤芍10g，地龙10g，茯苓50g，石菖蒲10g，郁金18g，桃仁10g，生地10g。5剂。

2003年11月3日诊，服药后，大小便自知，时恍惚不清，仍右侧肢体无力。

方药：黄芪60g，当归8g，川芎8g，桃仁10g，赤芍18g，水蛭8g，石菖蒲10g，丹参10g，甘草6g，秦艽10g，木瓜10g，郁金10g。6剂。

2003年11月17日诊，现可站立3～5分钟，二便自知，神志清楚，语言蹇塞，吐语不清，右手疼痛。

方药：黄芪60g，水蛭6g，赤芍10g，丹参10g，桃仁10g，当归6g，石菖蒲10g，秦艽10g，木瓜10g，桂枝5g，川芎6g。5剂。

2004年2月16日诊，可扶拐杖行走，纳食恢复正常，右手可上举至胸，再举疼痛，吐语欠清。

方药：黄芪60g，水蛭6g，桃仁8g，赤芍8g，川芎5g，石菖蒲10g，鸡血藤10g，当归8g，木瓜8g，秦艽10g，全蝎5g，牛膝8g，甘草5g，乌梢蛇5g，熟地15g，三七5g，共做小蜜丸。8剂。

4. 詹某某，男，65岁，北丰。2002年8月2日初诊。

近年来渐觉头昏闷，甚则时有恍惚，困倦思睡，纳食尚可，舌淡苔白薄，脉弦。CT：脑梗死、轻度脑萎缩，血压170/100mmHg。

诊断：中风。

方药：水蛭5g，当归尾10g，赤芍10g，丹参18g，黄芪30g，桃仁10g，地龙10g，杜仲10g，生地10g，黄芩10g，茯苓50g，牛膝15g。5剂。

2002年8月15日诊，症状减轻，纳食尚可，睡亦佳，仍头昏闷不适，口干苦，舌苔薄黄，脉滑弦，血压140/90mmHg。

方药：代赭石20g，杜仲18g，龟板18g，水蛭5g，桃仁10g，当归尾10g，黄芩10g，牛膝15g，地龙10g，赤芍10g，丹参18g。5剂。

2002年8月24日诊，血压140/80mmHg，昨起肢软乏力，纳呆食少，舌苔白，脉滑弦。

方药：黄芪30g，水蛭5g，桃仁10g，川芎8g，赤芍10g，牛膝15g，丹参18g，代赭石20g，黄芩10g，当归尾8g，甘草10g。5剂。

2002年10月22日诊，症状明显好转。现症：头昏闷，偶尔作痛，纳食尚可，血压180/90mmHg。

方药：天麻10g，生牡蛎30g，杜仲12g，黄芩10g，地龙10g，茯苓60g，法半夏10g，川芎10g，甘草10g，菊花10g，柴胡10g，女贞子10g。5剂。

5. 刘某某，男，56岁，华桂。2005年6月13日初诊。

5月31日睡至半夜后突觉左手自肘以下麻木乏力，握力下降，急送医院，经治好转，现时头昏，纳食尚可，舌苔白，血压130/80mmHg。

诊断：中风。

方药：黄芪30g，水蛭5g，当归10g，川芎5g，赤芍10g，丹参10g，桂枝5g，甘草10g，鸡血藤15g，桃仁10g，秦艽10g。5剂。

2005年6月24日诊，症状减轻，前方6剂。

2005年7月8日诊，经治疗症状明显好转。现症：左手轻度麻木，握力稍差，血压120/80mmHg。

方药：桂枝5g，川芎5g，赤芍10g，地龙10g，丹参15g，葛根20g，黄芪40g，当归5g，鸡血藤15g，蜈蚣1条，全蝎5g，桃仁5g。6剂。

2005年7月25日诊，现左手握力增强，腕至手时而发麻，纳食尚可，血压110/80mmHg，舌苔白。

方药：黄芪40g，地龙10g，丹参15g，当归10g，赤芍10g，葛根15g，川芎10g，蜈蚣1条，全蝎5g，水蛭5g，桂枝5g，鸡血藤15g。6剂。

2005年8月24日诊，现左手握力基本正常，手背微麻，精神，纳食尚可，舌苔白，脉细弦，血压100/60mmHg。

方药：黄芪40g，桂枝6g，川芎10g，全蝎5g，蜈蚣1条，丹参15g，赤芍10g，水蛭3g，鸡血藤15g，当归5g。8剂。

6. 王某某，男，63岁，九资河。2006年12月8日初诊。

10余天前觉左侧肢体乏力，头昏肢软，2006年11月28日本院CT：脑干腔隙性梗死；血液流变检查：正常，经治好转。现症：时头昏，肢软，左肢体肌力较右差，记忆力减退，双手颤抖，间断10余年，右甚于左，饮食尚可，血压140/80mmHg。

诊断：中风。

方药：黄芪60g，当归10g，川芎10g，丹参10g，赤芍10g，桂枝5g，地龙10g，石菖蒲10g，甘草10g，生牡蛎50g，红花10g。6剂。

2006年12月20日诊，症状稍减，左侧肢体力稍增，记忆力仍差，尿淋漓不尽，夜尿2～3次，时头昏肢软，饮食尚可，睡差多梦，脉细弦。

方药：熟地150g，石菖蒲50g，地龙50g，酸枣仁60g，丹参80g，川芎50g，水蛭30g，当归50g，黄芪250g，三七60g，菟丝子50g，枸杞子50g，覆盆子50g，补骨脂50g，红花50g，桂枝30g，牛膝50g，全蝎30g，红参100g，赤芍50g，枣皮80g，巴戟天60g，锁阳80g，做小蜜丸。

7. 韩某某，女，68岁，大崎。2008年8月15日初诊。

7月31日下午，突发左侧肢体乏力，在大崎医院住院1天后转至本院住院13天，据CT示：未见特殊异常。现症：左上肢痿软不用，下左乏力，搀扶可行走，说话稍有不利，肢软乏力，舌苔白中厚，脉弦，血压150/100mmHg。

诊断：中风。

方药：黄芪60g，当归10g，川芎10g，赤芍10g，桃仁10g，水蛭5g，丹参15g，石菖蒲10g，牛膝10g，甘草10g，杜仲10g。6剂。

2008年10月13日诊，精神转佳，左上肢无力，前方加桂枝10g，黄芪70g，葛根30g。8剂。

2008年10月30日诊，左手指稍可活动，宗前方继服8剂。

8. 晏某某，男，40岁，平湖。2011年5月24日初诊。

农历二月初，突发左侧耳内疼痛，当地治疗打针后，左侧面部向右歪斜，二月初八，来本院住院21天，症稍减。现症：左目不能全闭，口向右歪，仍时头昏，纳食正常，舌苔白。

诊断：中风(中络)。

方药：黄芪50g，葛根30g，桂枝10g，甘草10g，水蛭5g，桃仁10g，白芍18g，川芎10g，当归10g，僵蚕10g，蜈蚣2条。6剂。

2011年5月31日诊，症状同前，前方加丹参20g，黄芪改为80g。7剂。

2011年7月23日诊，症状好转，头昏左耳闭塞，前方加天麻10g、生牡蛎50g、丹参20g，去水蛭、僵蚕、蜈蚣。7剂。

2011年8月1日诊，中络症状消失，前方去蜈蚣，加石菖蒲10g，磁石30g。6剂。

9. 方某某，女，57岁，丝绸厂。2006年3月20日初诊。

2003年8月因脑血栓致左侧肢体活动不利，经治疗好转。现症：左肢体肌力稍差，左侧肢体怕冷，足痛如刺，纳食尚佳，大便微秘。血压140/90mmHg，舌苔白薄，脉弦。

诊断：中风。

方药：黄芪30g，桂枝10g，川芎10g，当归10g，丹参15g，白芍10g，蜈蚣1条，鸡血藤20g，地龙10g，细辛3g，甘草10g，红枣5枚，生姜5片。6剂。

2006年4月7日诊，左侧肢体有麻木感，常皮肤过敏发痒，时便秘，纳食尚可，舌苔白稍厚，脉弦，血压140/90mmHg。

方药：黄芪30g，桂枝5g，丹参15g，葛根30g，当归10g，川芎12g，茯苓30g，生牡蛎50g，鸡血藤15g，泽泻15g，桑寄生15g，牛膝20g。5剂。

2006年4月24日诊，头昏症状减轻，仍左侧肢体乏力，手指挛缩不能握，足着地有刺痛感，饮食尚可，舌苔白，血压130/80mmHg，常皮肤过敏发痒，便秘。

方药：黄芪30g，桂枝10g，葛根30g，川芎10g，桑寄生15g，当归10g，丹参15g，泽泻30g，牛膝15g，茯苓30g，鸡血藤15。6剂。

2006年5月15日诊，左手指挛急，可活动，但不能握物，左侧颈项僵而不舒，头昏闷作胀，左足着地如踩“板栗壳”刺痛感，饮食减少，仍皮肤瘙痒，便秘，血压130/80mmHg。

方药：桂枝10g，川芎12g，葛根30g，黄芪30g，白芍30g，生牡蛎50g，甘草10g，丹参15g，鸡血藤20g，桑寄生15g，当归10g，红枣5枚。6剂。

2006年6月16日诊，服药后饮食增多。现症：头昏，左项尚不适，改变体位右手麻，足掌仍有踩板栗壳刺痛感，皮肤痒减轻，舌苔白，脉弦细。

方药：黄芪30g，桂枝10g，川芎10g，当归10g，鸡血藤20g，白芍18g，甘草10g，葛根30g，丹参105g，红枣5枚，生姜5片，地龙10g。6剂。

2006年7月12日诊，皮肤瘙痒明显好转，往年如有水沾身上如冲水感，现此症消失，仍左颈项僵酸痛，左手指僵，右足处，足前掌着地仍有轻微板栗壳刺痛感，舌质稍暗苔白，血压120/80mmHg。

方药：黄芪30g，桂枝10g，川芎10g，葛根30g，丹参15g，地龙10g，白芍20g，当归10g，甘草10g，鸡血藤20g，红枣5枚，生姜5片。6剂。

10. 王某某，女，55岁，石源河。2006年5月8日初诊。

去年农历七月中旬，突发右侧肢体软而乏力，经住院半月治疗，症状稳定。现症：右手无力，不能抬手、推物，右下肢活动不利，饮食尚可，舌苔白稍厚，脉弦细，血压150/80mmHg。

诊断：中风。

方药：黄芪60g，当归8g，川芎10g，丹参15g，桃仁10g，桂枝5g，地龙10g，赤芍10g，甘草10g，牛膝20g，桑寄生20g，杜仲10g。6剂。

2006年5月22日诊，右手握力增强，不能举过头，右下肢活动欠利，能卧坐，饮食尚可，舌苔白，血压145/80mmHg。

方药：黄芪60g，当归8g，川芎10g，丹参15g，桃仁10g，地龙10g，水蛭5g，牛膝20g，赤芍10g，桂枝3g。6剂。

11. 陈某某，女，53岁，凤山镇。2010年6月9日初诊。

元月29日早起右侧肢软麻木无力，武汉医院诊断为“中风(脑梗死)”住院12天，症状好转。现症：右侧上下肢麻木疼痛怕冷，活动欠自如，肌力尚可。血压160/90mmHg。舌苔白，脉弦细滑。

诊断：中风。

方药：黄芪60g，桂枝10g，地龙10g，川芎12g，桃仁10g，赤芍10g，甘草10g，当归10g，丹参15g，白芍30g，酸枣仁20g，水蛭5g。6剂。

2010年6月17日诊，肢痛减轻，右侧肢体麻木沉重，守前方去酸枣仁，桂枝减为5g，加木瓜10g，葛根20g。7剂。

2010年6月23日诊，右侧上下肢麻木不适，宗6月9日方药，去酸枣仁，加黄芪至80g，蜈蚣1条。7剂。

2010年7月7日诊，右侧肢痛减，冷亦轻，仍麻木沉重不适，前方黄芪加至90g、蜈蚣2条。7剂。

2010年7月13日诊，疼痛好转，仍麻木沉重不适，前方继服8剂。

2010年7月22日诊，仍右侧肢体麻木不适，冷痛减，精神转佳，睡转好，纳食尚可，血压135/80mmHg。

方药：黄芪90g，水蛭5g，蜈蚣2条，桂枝6g，地龙10g，丹参20g，鸡血藤30g，白芍15g，桃仁10g，川芎10g，羌活10g，牛膝15g。8剂。

2010年8月11日诊，右侧肢体麻木沉重不适，活动自如，纳食尚可，血压130/80mmHg。

方药：黄芪80g，水蛭5g，地龙10g，川芎10g，当归10g，赤芍10g，蜈蚣1条，鸡血藤20g，桃仁10g，羌活8g，威灵仙10g，甘草10g，天麻10g。6剂。

2010年8月17日诊，精神尚可，纳食正常，睡眠差，右侧肢软麻木沉重，守前方加桂枝5g，蜈蚣2条。7剂。

2010年8月25日诊，右肢体痛好转，沉重麻木感减轻，血压140/90mmHg，守前方加桂枝6g，全蝎5g，熟地20g，去天麻、威灵仙、鸡血藤。7剂。

12. 朱某某，男，55岁，浠水，2008年9月30日初诊。

今年4月24日半夜上班突发"中风"（脑出血），经浠水县人民医院住院2周好转出院（昏迷5日）。现症：右侧肢体可活动，上肢活动自如但无力，下肢活动不利，纳食尚可，血压150/100mmHg，坚持服用西药，时头昏闷，脉弦。CT：脑内多发性腔梗。

诊断：中风。

方药：黄芪60g，水蛭5g，丹参15g，地龙10g，赤芍20g，甘草10g，当归10g，桃仁10g，杜仲15g，牛膝15g，桑寄生15g，川芎10g。6剂。

2008年10月5日诊，症状好转，守前方，改黄芪为70g，10剂。

2008年10月13日诊，前方丹参加至20g，赤芍加至25g，10剂。

2008年11月1日诊，血压140/90g，症状明显好转，宗10月13日方，黄芪加至80g，10剂。

2008年11月27日诊，现症：右侧肢体稍乏力，活动行走尚可，饮食尚可，舌苔白，脉弦，头昏，血压140/90mmHg。

方药：黄芪40g，丹参20g，川芎10g，当归10g，杜仲15g，地龙10g，桂枝5g，桃仁10g，赤芍10g，甘草10g，葛根30g，牛膝15g。8剂。

2009年3月9日诊，右手握力基本正常，可握物，近又头昏，血压120/80mmHg。前方加水蛭5g、川芎18g，去牛膝。10剂。

13. 朱某某，女，50岁，公路段。2013年6月8日初诊。

2月14日因脑梗死县医院住院16天。现症：头昏，健忘，右侧上下肢较左侧稍差，活动自如，左颈肩胛部疼痛，饮食尚可，舌苔白。

诊断：中风。

方药：黄芪60g，水蛭5g，桂枝10g，白芍30g，甘草10g，鸡血藤30g，川芎10g，桃仁10g，当归10g，牛膝10g，羌活10g，地龙10g。7剂。

2013年10月8日诊，右肩右背疼痛，前方加蜈蚣2条。7剂。

2013年10月30日诊，症状好转，前方5剂，做小蜜丸。

14. 詹某某，男，50岁，浠水。2011年7月9日初诊。

5月27日早起发热、口眼歪斜，在深圳及当地医院治疗好转。现症：右眼闭合不全，纳食尚可，舌苔白，脉弦，血压130/80mmHg。

诊断：中风中络。

方药：黄芪50g，地龙10g，僵蚕10g，当归10g，天麻10g，赤芍10g，桃仁8g，川芎10g，蜈蚣2条，白芍15g，甘草10g，钩藤15g。6剂。

2011年7月28日诊，症状好转，前方加水蛭5g，去钩藤，黄芪加至60g。6剂。

15. 王某某，男，43岁，北丰。2011年12月15日初诊。

11月6日中午突发右侧肢体无力，9日县人民医院住院15天，CT示：左侧基底节区腔梗、枕大池蛛网膜囊肿。现症：右侧肢体乏力，活动欠自如，生活可以自理，纳食一般，舌苔白。

诊断：中风。

方药：黄芪70g，水蛭5g，川芎10g，当归10g，丹参10g，赤芍15g，桃仁10g，桂枝5g，葛根15g，鸡血藤20g，地龙10g。7剂。

2011年12月29日诊，症状稍好转，血压130/80mm，守前方加蜈蚣2条。7剂。

16. 段某某，男，60岁，大河岸。2011年12月2日初诊。

11月4日早晨起床后右侧口眼歪斜，语言欠流利，右上肢、下肢乏力，经医院住院11天好转出院。2011年11月14日CT示：多发腔隙性梗死。现症：头昏肢软乏力，纳呆食少，右侧肢体乏力，手握力差，舌苔白。

诊断：中风。

方药：黄芪60g，水蛭5g，当归10g，桃仁10g，丹参15g，赤芍10g，川芎10g，地龙10g，石菖蒲10g，砂仁10g，天麻10g。6剂。

2011年12月15日诊，头昏好转，守前方6剂。

17. 朱某某，女，57岁，凤山镇，2012年11月21日初诊。

头昏，双下肢发麻，走路时而不适，纳食尚可，血压120/80mmHg（发现高血压7年）。2012年8月18日MRI：右小脑软化灶。

诊断：中风。

方药：黄芪60g，水蛭5g，丹参10g，川芎15g，当归10g，葛根30g，桃仁10g，杜仲10g，地龙10g，赤芍15g，牛膝10g，天麻10g。6剂。

2013年3月15日诊，症状稍减轻，守前方加川芎为10g、生地20g。6剂。

18. 张某某，男，43岁，三里畈。2008年8月13日初诊。

5月28日右侧面瘫，口眼向左侧歪斜，经治好转。现症：唇沟、口向左侧歪斜，鼓气明显，右侧眼袋下垂，面部浮肿，纳食尚可，舌苔白。

诊断：中风中络（口眼歪斜）。

方药：黄芪 40g，地龙 10g，赤芍 10g，葛根 30g，当归 10g，川芎 10g，柴胡 10g，丹参 10g，桔梗 5g，桃仁 10g，红花 10g，僵蚕 10g。7 剂。

2008 年 9 月 1 日诊，症稍减，前方加蜈蚣 2 条，全蝎 5g，赤芍 20g，川芎 15g，去红花、桃仁。7 剂。

2008 年 9 月 9 日诊，症状好转，守前方续服 7 剂。

19. 陈某某，男，65 岁，大崎。2010 年 7 月 13 日初诊。

肢软乏力数月，原患“高血压”10 余年，纳食一般，舌苔白。头部 CT 示：脑内多发性腔梗、脑白质病。

诊断：中风（脑梗死）。

方药：黄芪 60g，桃仁 10g，桑寄生 10g，赤芍 10g，丹参 20g，水蛭 5g，川芎 15g，当归 10g，牛膝 15g，杜仲 10g，天麻 10g，地龙 10g。7 剂。

2010 年 7 月 21 日诊，服前方后症状减，血压 140/80mmHg，纳食一般，睡尚可，舌质稍暗，苔白，脉弦。

方药：黄芪 80g，水蛭 5g，桃仁 10g，川芎 10g，赤芍 10g，当归 10g，丹参 20g，甘草 10g，杜仲 15g，牛膝 10g，桑寄生 15g，地龙 10g，天麻 10g。8 剂。

20. 邓某某，男，52 岁，县信用社。2005 年 1 月 24 日诊。

2004 年 12 月 26 日中午突发右侧颜面麻痹，经治稍有好转。现症：右眼闭合不全，鼻唇沟偏向左侧，漱口稍不佳，眼干涩，饮食、睡眠尚佳，舌苔白，脉弦，血压 160/100mmHg。

诊断：中风中络。

方药：当归 10g，赤芍 10g，川芎 5g，桃仁 10g，生地 10g，黄芪 30g，全蝎 5g，地龙 10g，蜈蚣 1 条，僵蚕 10g，葛根 20g，钩藤 10g，菊花 10g。5 剂。

2005 年 2 月 4 日诊，症状减轻，右侧有知觉，仍右眼闭合不全，眼干涩，血压 140/100mmHg。

方药：黄芪 90g，红花 5g，赤芍 10g，当归 8g，川芎 10g，葛根 20g，全蝎 5g，蜈蚣 1.5 条，僵蚕 10g，钩藤 15g，菊花 15g，桃仁 10g。10 剂。

2005 年 2 月 16 日诊，前方去菊花、红花，加地龙 10g、天麻 10g。8 剂。

【按语】 上述诸案，多为恢复期及后遗症期，病情复杂，虚实交错，此阶段邪气未尽，正气已虚，若一味攻邪，恐伤正气；若纯用补益，又恐留邪为患。故以扶正祛邪为治疗大法，重在调理气血，疏通经络。

常用黄芪、当归、川芎、赤芍、甘草、桃仁、地龙、水蛭、丹参、鸡血藤、桂枝为基础方，随证加减。方中重用黄芪，大补元气以起痿废；水蛭、当归、丹参、赤芍、桃仁活血化瘀；桂枝、川芎温经通络；地龙、鸡血藤化瘀通经；气虚明显者，加党参或太子参以益气通络。若见言语不利，则加远志、石菖蒲以祛痰利窍；若肢体麻木，则加木瓜、伸筋草、防己以舒筋活络；若下肢瘫软无力者，则加续断、桑寄生、杜仲、牛膝以强筋健骨；若小便失禁者，则加桑螵蛸、益智仁以温肾固涩。诸药合用，共奏补气活血、温经通络之效。

14 胃痛

胃痛又称胃脘痛，胃脘一般系指上、中、下三脘部位，或指两侧肋骨下缘连线以上至鸠尾的梯形部位。胃痛虽症状表现为胃脘部疼痛，但根源多与脾胃受损密切相关。脾胃乃后天之本，气血生化之源，一旦脾胃受损、气血不调、胃络失和、气机不畅，便会引发胃痛。且胃痛初发时多为实证，病位主要在胃，也可能涉及肝脏；若病情迁延日久，常见虚证，病位多关乎脾脏。还可能出现虚实夹杂的复杂情况，或脾胃同病，或肝脾同病。胃痛为常见的多发病，易反复发作，缠绵难愈。胃脘疼痛是患者的主要症状，所以缓解疼痛尤为重要。“痛则不通”，故治疗以通胃络而达到“通则不痛”之目的。《医学真传》云：“所痛之部，有气血阴阳之不同，若概以行气消导为治，漫云通则不痛？夫通则不痛，理也，但通之之法各有不同。调气以和血，调血以和气，通也；上逆者使之下行，中结者使之旁达，亦通也；虚者助之使通，寒者温之使通，无非通之之法也。若必以泄下为通，则妄矣。”故各种疏通之法，在临证时须审证求因、辨证施治。临床常见的胃痛有胃气壅滞、胃中蕴热、肝胃气滞、脾胃虚寒四型。

一、胃气壅滞

胃气壅滞型胃痛多由不良的饮食习惯或外邪入侵所引发。饮食不节，如过度进食或食用生冷油腻食物，极易损伤脾胃；而外界邪气侵犯胃腑，同样会致使脾胃升降功能失常，胃气阻滞，进而引发胃脘疼痛。此类胃痛常伴有胃脘胀满、嗳腐纳呆等症状，舌苔多呈现白厚之象。治疗应遵循理气和胃、疏滞止痛的原则，常用香苏散、良附丸进行加减。

1. 张某某，女，26岁，骆驼坳。1980年11月28日初诊。

胃脘疼痛半个月，腰痛、背心痛，饮食尚可，食油腻则脘部胀塞，脉缓。

诊断：胃痛（胃气壅滞）。

方药：丹参15g，厚朴10g，广木香10g，檀香10g，延胡索10g，郁金10g，乌药10g，川楝子10g，白芍10g，香附12g，陈皮10g，甘松10g。3剂。

1980年12月1日诊，胃痛好转，仍胃脘胀塞不舒，腰背心胀痛，脉细弦。

方药：桂枝10g，檀香10g，甘松10g，白芍15g，丹参15g，吴茱萸10g，甘草10g，延胡索10g，香附10g，厚朴10g，厚朴10g。5剂告愈。

2. 张某某，男，57岁，三里桥。1981年10月27日初诊。

胃脘胀塞疼痛1周，痛甚欲呕，背心疼痛，纳呆食少，舌苔白腻，脉弦。

诊断：胃痛。

方药：紫苏叶10g，丹参10g，苍术10g，白芍12g，白豆蔻3g，甘松10g，甘草8g，神曲10g，生姜3片，延胡索10g，吴茱萸6g，红枣3枚。4剂。

1981年11月2日诊，胃脘疼症状减轻，舌苔白，脉弦缓。

方药：苍术10g，广木香10g，干姜6g，厚朴10g，延胡索10g，甘松10g，香附12g，乌药10g，陈皮10g，吴茱萸8g，厚朴10g。4剂，胃痛除。

3. 李某某，男，30岁，纺织。1983年3月3日初诊。

胃脘疼痛7天，时而作胀，胸闷痛，饮食减少，舌苔白，脉弦。

诊断：胃痛（胃气壅滞）。

方药：桂枝10g，党参10g，红枣3枚，白芍15g，枳壳10g，法半夏10g，甘草10g，厚朴10g，干姜6g，延胡索10g，陈皮10g，黄连6g。3剂。

1983年3月14日诊，胃痛减轻，喉中如有物梗，饮食少，头昏肢软，舌苔白，脉缓。

方药：桂枝10g，党参10g，香附10g，白芍15g，枳壳10g，茯苓20g，甘草10g，广木香10g，当归10g，延胡索10g，厚朴10g，法半夏10g，红枣3枚。3剂。

4. 骞某某，女，47岁，气象局。1983年4月30日初诊。

原有胃痛，近2年未发，又痛作10余天，无规律，不吞酸，脘胀，饮食少，舌苔白，脉弦。

诊断：胃痛（胃气壅滞）。

方药：苍术10g，厚朴10g，吴茱萸10g，香附15g，乌药10g，乳没共10g，延胡索10g，广木香10g，神曲10g，白豆蔻3g，山楂15g，白芍15g。3剂。

1983年5月7日诊，胃痛止，饮食增，仍胃脘部作胀，舌苔白薄，脉缓。

方药：厚朴10g，党参10g，苍术10g，白术10g，茯苓18g，白豆蔻3g，藿香10g，神曲10g，甘草5g，陈皮10g，山楂15g。3剂。

5. 丁某某，男，38岁，凤山镇。1986年5月9日初诊。

胃脘部胀痛连及背部，其痛多为上午11点、下午4点，进食后痛减，泛酸，以隐痛为主，舌苔白腻，脉弦。

诊断：胃痛。

方药：苍术10g，藿香10g，延胡索10g，厚朴10g，佩兰10g，法半夏10g，陈皮10g，香附10g，延胡索10g，白豆蔻4g，乌药10g，红枣5枚。3剂。

1986年5月14日诊，胃痛稍减轻，不泛酸，脉弦。

方药：苍术10g，藿香10g，法半夏10g，厚朴10g，香附10g，延胡索10g，陈皮10g，乌药10g，红枣5枚，白豆蔻4g，延胡索10g，佩兰10g。3剂。

1995年5月17日诊，胃痛减轻，纳食差，伴头昏肢软乏力，舌苔黄脉弦。钡餐：慢性胃窦炎。

方药：蒲公英30g，莪术10g，吴茱萸8g，甘草10g，白花蛇舌草30g，广木香10g，黄连 10g,赤芍 30g,枳实 12g,延胡索 10g,黄芪 20g,厚朴 12g,甘松 10g。5 剂。

1986 年 5 月 25 日诊,胃痛除,纳食增多,背心胀,舌苔白,脉缓。

方药:党参 10g,茯苓 15g,神曲 10g,厚朴 10g,法半夏 10g,山楂 12g,藿香 10g,陈皮 10g,乌药 10g,佩兰 10g,白豆蔻 3g,香附 10g。3 剂。

6. 陈某某,男,46 岁。1980 年 4 月 26 日初诊。

胃脘痛(胃窦炎),胀痛,背心胀,饮食尚可。呃气,近 6 天加剧,整天不止,脉弦。

诊断:胃脘痛(胃气壅滞)。

方药:延胡索 10g,甘松 10g,陈皮 10g,广木香 10g,香附 10g,厚朴 10g,高良姜 10g,白芍 15g,甘草 10g,乳香、没药共 10g,红枣 3 枚,生姜 3 片。5 剂。

1980 年 4 月 29 日诊,钡餐检查胃窦炎,服前方后疼痛范围缩小,但仍胃脘、背心胀痛,进食则甚,舌淡边有齿痕,脉弦细。

方药:金银花 30g,连翘 30g,甘草 10g,桔梗 12g,乌药 10g,青木香 10g,丹参 15g,延胡索 10g,赤芍 10g,香附 12g,当归尾 10g,檀香 6g。4 剂。

7. 李某某,女,64 岁,随州。1983 年 3 月 6 日初诊。

复 2 月 24 日诊,症状同前,时胃痛泛酸水,口干苦,大便时秘,脉缓(钡餐:胃窦炎)。

诊断:胃痛。

方药:党参 10g,神曲 10g,藿香 10g,厚朴 10g,干姜 8g,陈皮 10g,白豆蔻 6g,吴茱萸 6g,茯苓 10g,法半夏 12g,黄连 10g,谷芽 15g,麦芽 15g,生姜 3 片。3 剂。

1983 年 3 月 8 日诊,胃胀及泛酸水减轻,仍胃脘疼痛,舌苔白薄正常,脉缓弦。

方药:党参 10g,黄连 10g,吴茱萸 10g,厚朴 10g,黄芩 10g,延胡索 10g,法半夏 12g,桂枝 10g,广木香 10g,干姜 10g,白芍 15g,甘草 18g。3 剂。

1983 年 3 月 26 日诊,复 3 月 17 日诊,胃痛消失,仍泛酸水,胀塞时作,口苦,饮食增加,舌苔白,脉弦。

方药:草豆蔻 8g,法半夏 12g,桂枝 10g,陈皮 10g,干姜 10g,白芍 10g,党参 10g,黄连 10g,吴茱萸 10g,厚朴 10g,黄芩 10g,甘草 10g。3 剂。

1983 年 4 月 2 日诊,泛酸水减轻,胃脘胀塞好转,饮食稍增,口苦减,脉缓弦,舌正常。

方药:草豆蔻 8g,法半夏 10g,桂枝 10g,陈皮 10g,干姜 10g,白芍 10g,党参 10g,黄连 10g,吴茱萸 10g,厚朴 10g,黄芩 10g,甘草 10g。3 剂。

1983 年 4 月 24 日诊,又泛酸水,胃微胀,嘈杂心烦,口中有涎痰水,头昏痛,左侧自觉胸中作鸣,每餐 100g 米饭左右,舌苔白,脉缓。

方药:法半夏 10g,干姜 8g,陈皮 10g,黄连 10g,厚朴 10g,党参 10g,黄芩 6g,乌贼骨 15g,茯苓 18g,吴茱萸 6g,瓦楞子 10g,甘草 6g。3 剂。

8. 董某某,男,23 岁,古庙河。1986 年 5 月 29 日初诊。

左侧胸痛连背 1 天,呼吸时亦感胀痛,左手活动不利,饥则胃脘部胀痛,呃馊,心悸、头昏、肢软,舌苔白,脉弦。

诊断：胃痛。

方药：桂枝10g，羌活8g，川芎10g，芥子18g，延胡索10g，乌药10g，法半夏15g，姜黄10g，丹参15g，甘草10g，香附15g，枳实10g。3剂。

1986年5月16日诊，痛减轻，进食后即呕吐(量少)，纳食不多，舌苔白，脉弦。

方药：法半夏15g，陈皮10g，干姜6g，茯苓30g，党参15g，藿香10g，厚朴10g，甘草8g，吴茱萸10g，苍术10g，生姜5片。4剂。

1986年7月3日诊，胃脘胀痛又作，微呃馊，伴头昏、心悸、肢软，大便后有脓样黏涎，大便日1～2次，关节胀痛，舌苔白，脉弦。

方药：苍术10g，独活10g，羌活10g，川芎10g，吴茱萸8g，神曲10g，太子参18g，法半夏10g，枳实10g，黄芪20g，厚朴10g，桂枝10g，白芍10g。4剂。

1986年8月1日诊，又胃脘胀痛、大便时秘时溏夹白冻，头昏肢软，舌苔白，脉缓。

方药：桂枝10g，石榴皮12g，甘草10g，吴茱萸10g，太子参15g，白豆蔻4g，厚朴10g，黄芪10g，木瓜10g，干姜6g，白芍10g，牛膝10g，苍术10g。4剂。

9. 丁某某，女，28岁，化肥厂。1985年11月4日初诊。

胃脘疼痛约1年，连及胸肋，每日下午3—4时左右疼痛，纳食尚可，自觉形寒，舌苔白，脉弦细。

诊断：胃痛。

方药：桂枝10g，香附12g，当归8g，白芍12g，延胡索10g，广木香8g，甘草10g，厚朴10g，陈皮10g，党参10g，枳壳10g，白豆蔻5g。3剂。

1985年11月9日诊，疼痛稍减，时作胀，隐痛，呃气稍舒，痛甚连及胸肋，舌苔白，脉缓。

方药：党参15g，吴茱萸6g，桂枝10g，甘草8g，白芍12g，乌药10g，枳实10g，香附10g，广木香8g，延胡索10g，生姜5片，红枣5枚。3剂。

1985年12月5日诊，服药后症状好转，近几天喉中如有物梗，呃气，纳食稍差，舌苔白，脉缓。

方药：苏叶10g，黄芩8g，茯苓18g，甘草8g，厚朴10g，法半夏12g，神曲10g，枳实8g，陈皮10g，麦芽18g，红枣5枚，生姜5片。5剂。

10. 张某某，男，49岁，三里畈。2009年10月12日初诊。

去年10月因胃息肉在黄冈市医院手术治疗，术后胃镜：慢性浅表性胃炎。现症：胃胀时作痛，纳食尚可，大便日1次，多软便，时呃气，舌苔白。

诊断：胃痛。

方药：厚朴10g，白芍30g，甘草10g，丹参15g，延胡索10g，枳壳10g，乌药10g，香附15g，蒲公英30g，党参10g，法半夏10g，麦冬10g。6剂。

2009年10月19日诊，大便正常，胀痛减轻，纳食尚可，舌苔白，脉缓。

方药：党参10g，甘草6g，陈皮10g，砂仁6g，香附10g，法半夏10g，白术10g，红枣5枚，茯苓15g，白芍12g，厚朴10g，生姜3片。

二、胃中蕴热

胃中蕴热型胃痛的产生，主要源于饮食方面的过度偏好。当患者过量食用肥甘厚味、辛辣酒酪等食物时，湿热或燥热之邪就会在胃中积聚，进而损伤胃络，引发胃脘疼痛。患者通常会感到胃脘灼痛，同时伴有口干、口臭、大便秘结等症状，舌红苔黄，脉象滑数。采用清胃泻热、和中止痛之法，常以泻心汤、金铃子散、丹参饮加减。这些方剂具有清热泻火、调和胃气的功效，能够清除胃中的积热，修复受损胃络，达到止痛的目的。

1. 何某某，男，70岁，石源河。1981年11月11日初诊。

胃脘胀痛10余年，今年加重，纳差，头昏肢软乏力，口干，大便结，舌红苔薄黄，脉弦缓。

诊断：胃痛。

方药：丹参10g，黄连8g，陈皮8g，檀香6g，黄芩8g，延胡索10g，白豆蔻3g，广木香10g，甘草6g，吴茱萸8g，甘松10g，白芍10g。3剂。

1981年11月15日诊，胃痛减轻，纳食增多，大便仍结，时胃脘作胀，阵发性疼痛，头昏肢软，心慌，脉缓。

方药：黄连10g，党参10g，白芍15g，陈皮10g，檀香10g，甘草10g，甘松10g，白豆蔻4g，黄芩8g，麻仁10g，丹参15g，延胡索10g。3剂。

1981年11月27日诊，胃痛消除，纳食仍不多，大便不结，近来头面、足部浮肿，口干，舌苔薄黄，脉弦细。

方药：沙参15g，川楝子10g，法半夏10g，麦冬10g，丹参15g，白芍15g，延胡索10g，檀香10g，甘草6g，茯苓30g，白豆蔻3g，黄连30g。3剂。

2. 严某某，男，37岁，电力局。1981年3月13日初诊。

胃脘疼痛泛酸持续10余年，呃气，头昏肢软乏力，舌红苔白稍厚。

诊断：胃痛(胃中蕴热)。

方药：黄连10g 吴茱萸3g，白芍15g，檀香10g，甘草10g，砂仁10g，党参10g，甘松10g，川楝子10g，延胡索10g，丹参15g，法半夏10g。3剂。

1981年3月17日诊，胃痛减轻，泛酸呃气，头昏肢软乏力，舌红苔白厚，脉弦。

方药：吴茱萸5g，白芍15g，檀香10g，黄连8g，甘草6g，砂仁10g，党参10g，甘松10g，川楝子10g，法半夏10g，延胡索10g，乌贼骨15g。4剂。

3. 余某某，男，19岁，凤山镇。1981年8月12日初诊。

胃脘灼热疼痛，口干，舌红。

诊断：胃痛(胃中蕴热)。

方药：黄连8g，佛手10g，麦冬10g，吴茱萸4g，瓦楞子10g，谷芽15g，延胡索10g，白芍15g，太子参10g，川楝子10g，甘草8g。3剂。

1981年9月3日诊，胃痛，饥则加甚，隐痛为主，尿黄(服前方时减轻)，脉弦细。

方药：黄连8g，佛手10g，白芨15g，吴茱萸4g，麦冬10g，谷芽15g，延胡索10g，白芍30g，广木香10g，川楝子10g，甘草10g，枸杞子10g。5剂。

1981年9月21日诊，胃脘隐痛，胃内有灼热感，饮食尚好，尿时黄，脉细缓。

方药：沙参15g，黄连10g，佛手10g，麦冬10g，枸杞子10g，延胡索10g，丹参15g，白芍20g，川楝子10g，檀香10g，甘草10g，黄芩10g。4剂。

1981年9月27日诊，疼痛减轻，胃中不灼热，尿不黄，脉细缓。

方药：沙参150g，枸杞子100g，黄芩80g，麦冬100g，白芍200g，川楝子100g，丹参150g，甘草100g，干姜60g，檀香100g，佛手100g，黄连80g，白豆蔻30g，延胡索100g，法半夏100g，党参150g，共研细末，水冲服每日3次，每次10～12g，告愈。

4. 徐某某，男，44岁，浠水。2006年7月26日初诊。

胃脘及两胁胀涩不适月余，不知饥，不欲食，食则胀增，二便调，伴肢软头昏，睡尚佳，舌红苔白稍厚。昨又增轻度发热汗出，去年胃镜：胃炎。

诊断：胃痛(胃中郁热)。

方药：柴胡10g，茵陈20g，虎杖15g，板蓝根15g，甘草10g，厚朴10g，砂仁10g，神曲10g，郁金15g，山栀10g，大黄5g。6剂。

2006年8月2日诊，现症：头昏肢软乏力，饮食差，胃脘胀塞不舒，食后胀增，已月余，2005年10月10日胃镜：食管炎，慢性浅表性胃炎，十二指肠球部溃疡。

方药：柴胡10g，枳实10g，厚朴10g，法半夏10g，鸡内金10g，蒲公英20g，砂仁10g，苍术10g，黄连10g，黄芩10g，党参10g，干姜3g。6剂。

2006年8月13日诊，胃脘胀痛好转，饮食尚好，胃中发烧，脉缓细。

方药：丹参15g，乌药10g，白芍20g，香附10g，延胡索10g，佛手10g，檀香10g，黄连10g，黄芩10g，砂仁6g，甘草10g，红枣5枚。3剂。

5. 徐某某，男，49岁，工商局。1983年6月14日初诊。

复6月10日诊，服前方后胃内发热、疼痛作胀好转，口干苦，舌红苔白，脉缓。

诊断：胃痛(胃中蕴热)。

方药：百合30g，法半夏10g，黄芩10g，麦冬10g，黄连12g，丹参15g，延胡索10g，白芍12g，沙参15g，檀香10g，川楝子10g，甘草6g。3剂。

1983年6月16日诊，仍胃内发热，作胀作痛，下午为甚，饮食少，口干苦，大便日3～4次，稀溏量少，舌红苔白，边有齿痕，脉细缓。

方药：黄芪30g，陈皮10g，甘草10g，大黄6g，党参18g，山药16g，厚朴花10g，白术10g，砂仁8g，谷芽15g，黄连10g，木香8g，白芍30g。2剂。

1983年6月19日诊复诊，症状同前，仍以胃痛脘胀为主，舌苔白，脉缓细。

方药：黄芪30g，佛手10g，厚朴花10g，党参18g，山药10g，谷芽15g，白术10g，木香8g，延胡索10g，扁豆10g，砂仁8g，乌药10g。4剂。

1983年6月29日诊，疼痛减轻，胃脘胀塞不舒，时胃内发热，大便日1次，饮食不多,舌苔白,脉缓细。

方药:黄芪 30g,陈皮 10g,厚朴 10g,党参 18g,山药 10g,延胡索 10g,黄芩 10g,广木香 10g,白芍 30g,黄连 10g,砂仁 10g,甘草 8g。3 剂。

1983 年 7 月 2 日诊,仍胃脘胀痛,胃内发热,大便日 1 次,饮食少,口干苦,舌红苔白薄,脉缓细。

方药:黄芪 30g,厚朴 10g,山药 30g,党参 18g,广木香 8g,甘松 10g,黄连 10g,白术 10g,陈皮 10g,延胡索 10g,百合 15g,砂仁 8g,乌药 10g,川楝子 9g。4 剂。

1983 年 7 月 13 日诊,仍胃脘胀痛,胃内发热,大便日 1 次,稍软腻不成形,腹胀亦轻,胃胀下午甚,饮食不多,舌苔稍暗,脉缓。

方药:黄芪 30g,砂仁 8g,黄连 10g,党参 18g,百合 18g,三七 6g,白术 10g,乌药 10g,谷芽 15g,厚朴花 10g,延胡索 10g,黄芩 10g。3 剂。

1983 年 7 月 16 日诊,仍胃脘疼痛,胃内发热,大便正常,精神尚好,胃痛,下午为甚,痛如刀刺,口苦,舌淡红稍暗,脉弦缓。

方药:党参 15g,黄芪 30g,蒲黄 10g,木香 10g,五灵脂 10g,白芨 30g,砂仁 8g,延胡索 10g,当归尾 10g,香附 12g,赤芍 10g,丹参 15g。3 剂。

1983 年 7 月 30 日诊,疼痛减轻,胀亦稍减,饮食增加,每餐 100～150g,胃内发热减轻,大便日 1 次稀溏,口干苦,舌淡白,脉细。

方药:党参 15g,黄芪 30g,蒲黄炭 10g,五灵脂 10g,白芨 30g,木香 10g,延胡索 10g,当归尾 10g,砂仁 8g,麦冬 10g,白芍 10g,赤芍 10g,丹参 15g。4 剂。

1983 年 8 月 12 日诊,仍胃脘疼痛,下午甚,仍胃内发热,口中干苦,大便日 2 次,稀溏,舌苔薄白,脉缓细。

方药:黄芪 30g,五灵脂 10g,白术 10g,党参 20g,白芍 20g,延胡索 10g,枳壳 8g,扁豆 18g,甘草 6g,厚朴花 10g,山药 30g,石榴皮 10g。4 剂。

1983 年 8 月 15 日诊,2 日起疼痛加重,日夜不止,口干苦,胃内发热,大便日 2 次,稀溏,舌苔白薄,脉细缓。

方药:黄芪 18g,延胡索 10g,厚朴 10g,山药 18g,扁豆 15g,广木香 8g,白芍 15g,石榴皮 10g,甘松 10g,甘草 6g,蒲公英 15g,党参 10g。3 剂。

1983 年 8 月 27 日诊,仍疼痛,胃脘胀,平卧胀甚,大便稀溏,日 1～2,口干苦,舌苔黄白滑,脉细缓。

方药:黄芪 18g,厚朴 10g,砂仁 8g,山药 20g,扁豆 15g,甘松 10g,白芍 10g,蒲公英 15g,党参 15g,甘草 6g,广木香 8g,藿香 8g。5 剂。

1983 年 9 月 7 日诊,胃脘脐部疼痛,下午为甚,但较前为轻,腹内作热,口苦,大便日 3～4 次,稀溏便已 3 天,舌苔白,脉缓。

方药:党参 10g,黄芪 30g,山药 30g,扁豆 15g,白芨 30g,砂仁 8g,五灵脂 10g,蒲公英 20g,丹参 10g,黄连 10g,甘草 10g,延胡索 10g。3 剂。

1983 年 9 月 30 日诊,24 日晚因饮食硬饭后疼痛加剧,发热、胃胀塞不舒,大便日

2次，稀溏，口干苦，口渴，舌淡苔白，脉右弦，左无力。

方药：黄芪20g，厚朴花12g，白芍30g，党参15g，砂仁10g，甘草10g，延胡索10g，山药20g，鸡内金8g，甘松10g，蒲公英15g，黄连10g。4剂。

1984年1月7日诊，胃痛又作，稍多食作胀，胃内发热减，大便日2次、稀溏，饮食尚可，口微干，舌淡少苔，脉缓。

方药：党参18g，广木香15g，干姜5g，黄芪18g，砂仁6g，白芍15g，麦芽15g，白术10g，扁豆10g，甘草6g，厚朴10g，黄连10g，黄芩10g。4剂。

1984年2月14日诊，胃脘胀痛，晚间更甚，胃内发热，口干，大便稀溏日两次，纳食不多，失眠多梦，脉缓。

方药：党参18g，三七8g，麦芽18g，山药20g，黄芩10g，延胡索10g，厚朴10g，白芍20g，干姜8g，砂仁10g，甘草10g，黄连10g。3剂。

1984年2月23日诊，服上方后胃痛止，大便日两次，基本成形，纳食不多，脉缓，失眠多梦。

方药：白芨20g，砂仁8g，延胡索10g，白芍30g，甘草10g，乌药10g，三七8g，党参15g，蒲公英25g，黄连12g，厚朴花10g，山药30g。5剂。

6. 何某某，女，48岁，河铺镇。2005年5月30日初诊。

复5月9日诊，胃脘胀痛减轻。现症：胃内有灼热感，不泛酸，时呃气，纳食尚可，时肠鸣，舌苔白，月经规律。2005年3月18日胃镜示：慢性浅表糜烂性胃炎、胃底憩室。

诊断：胃痛（胃中蕴热）。

方药：党参10g，法半夏10g，厚朴10g，干姜5g，黄连10g，黄芩10g，蒲公英20g，吴茱萸3g，广木香10g，砂仁10g，鸡内金10g，红枣5枚。6剂。

2005年6月10日诊，胃痛消失。现症：进食后胃胀塞不适，纳食增多，精神尚可，时肠鸣，胃内灼热退减，舌正常，脉细弦。

方药：党参10g，法半夏10g，黄芩10g，厚朴10g，砂仁10g，黄连10g，干姜5g，广木香10g，蒲公英15g，莪术10g，黄芪20g，红枣5枚。

2005年6月20日诊，知饥不欲食，食多则胀甚，不呃气，泛酸减，大便时秘。

方药：法半夏10g，黄连10g，吴茱萸5g，黄芩10g，党参10g，蒲公英20g，广木香10g，香附15g，厚朴10g，枳实10g，枯矾3g，红枣5枚。6剂。

7. 田某某，男，33岁，麻城。2005年6月13日初诊。

咽喉部疼痛，进食痛增年余，当地诊断为“咽喉炎”经治年余，胃脘部疼痛4天，呃气频数，时欲呕，肠鸣，大便1～2次，成形，咽喉滤泡增生，舌红苔白厚腻。2005年4月2日胃镜示：充血性胃窦炎伴糜烂。

诊断：胃痛（胃中蕴热）。

方药：黄连10g，黄芩10g，厚朴10g，枳实10g，法半夏10g，蒲公英20g，沙参15g，广木香10g，延胡索10g，桔梗10g，甘草10g，赤芍10g，白豆蔻3g。6剂。

2005年6月24日诊，剑突下胀痛时轻时重，呃气频数，不泛酸，不厌油腻，大便日

1～2次，时不爽，时欲呕，纳食不多，舌苔白厚。

方药：柴胡10g，茵陈20g，黄芩10g，郁金15g，厚朴10g，砂仁10g，法半夏10g，蒲公英20g，鸡内金10g，广木香10g，麦芽30g，大黄6g，六一散20g。8剂。

8. 郭某某，男，72岁，骆驼坳。2005年6月3日初诊。

复5月2日诊，胃痛消失20天，纳食尚可，精神亦佳，二便调，舌红苔薄黄，脉弦。X线钡餐：胃小弯巨大溃疡。

诊断：胃痛（胃中蕴热）。

方药：黄芪20g，桂枝5g，白芍30g，甘草10g，莪术10g，蒲公英15g，白芨15g，白花蛇舌草15g，党参10g，砂仁10g，红枣5枚，生姜5片。5剂。

2005年7月4日诊，胃痛症除，精神尚可，饮食尚可，二便调。

方药：黄芪20g，桂枝5g，白芍30g，甘草10g，莪术10g，蒲公英15g，白芨15g，党参10g，白花蛇舌草15g，砂仁10g，红枣5枚，生姜5片。8剂。

2005年7月18日诊，胃痛除，纳食尚可，精神尚可。

方药：黄芪30g，莪术10g，桂枝5g，白芍30g，白芨15g，党参15g，蒲公英20g，白花蛇舌草15g，砂仁10g，甘草10g，红枣5枚，生姜5片。6剂。

9. 叶某某，男，18岁，骆驼坳。2007年2月9日初诊。

上中腹部胀痛20余天（其痛多为上午9—11时，下午3—6时），呃气泛酸，大便4～5日1次，时干结，饮食尚可，精神差，脉缓。X线钡餐：①胃炎；②十二指肠浅表溃疡。

诊断：胃痛。

方药：桂枝8g，白芍20g，白花蛇舌草30g，蒲公英20g，党参10g，砂仁10g，广木香10g，甘草10g，丹参10g，吴茱萸5g，黄连10g，红枣5枚，生姜5片。6剂。

2007年3月21日诊，胃脘疼痛消失月余，时泛酸，呃气，天气变凉加重，饮食尚可，舌苔白稍厚。

方药：黄连10g，吴茱萸5g，砂仁10g，瓦楞子20g，蒲公英20g，甘草10g，丹参15g，陈皮10g，茯苓30g，红豆蔻10g，红枣5枚，厚朴8g。6剂。

10. 鲍某某，男，49岁，麻城。2005年7月11日初诊。

剑突下疼痛，间断发作20余年，痛无规律，多为食后先胀而后痛作，时泛酸，纳食正常，二便调，舌淡苔白稍厚，脉弦。2005年7月1日胃镜示：充血性胃窦炎。

诊断：胃痛（胃中郁热）。

方药：厚朴10g，枳实10g，黄连10g，黄芩10g，广木香10g，甘松10g，延胡索15g，党参10g，赤芍10g，吴茱萸10g，砂仁10g，香附15g，蒲公英20g。6剂。

2005年8月8日诊，胃痛止，前方去香附，加瓦楞子15g，吴茱萸5g。6剂。

三、肝胃气滞

肝胃气滞型胃痛的发病与情志因素紧密相连。忧思恼怒等不良情绪，容易导致肝气郁结，肝失疏泄功能。肝脏一旦无法正常疏泄，就会横逆侵犯脾胃，致使脾胃气机阻滞，胃失和降，从而引发胃脘疼痛。由于气的运行特点是走窜不定，且胁部是肝脏所主的区域，所以此类胃痛常常表现为疼痛连及胁肋，同时伴有频繁嗳气，舌苔白，脉象弦。治宜疏肝和胃，理气止痛。常用柴胡疏肝散加减，通过疏肝理气，恢复肝脏的正常疏泄功能，从而使脾胃气机顺畅，缓解胃痛症状。

1. 杨某某，女，53岁，浠水县。2004年3月24日初诊。

右上腹部胀痛，纳呆知饥，泛酸减轻，其痛无规律，大便日1次，口中乏味，舌苔白。

诊断：胃痛（肝胃气滞）。

方药：柴胡10g，黄连10g，吴茱萸10g，香附15g，厚朴10g，党参18g，干姜5g，广木香10g，法半夏10g，黄芩10g，白芍20g，甘草10g，延胡索15g。5剂。

2004年3月31日诊，仍剑突下疼痛，时作时止，前天发作一次，纳食不多，时泛酸水，呃气稍舒，伴头昏肢软乏力，舌苔白腻。X线钡餐：轻度胃下垂伴轻度胃炎；B超：肝内胆管结石。

方药：柴胡10g，蒲公英30g，白芍10g，枳实10g，郁金18g，厚朴10g，广木香10g，甘草10g，法半夏10g，旋覆花10g，黄芩10g，延胡索15g。6剂。

2004年4月9日诊，现症：剑突下（偏左）疼痛，下午为甚，纳食不多，呃气，泛酸水，舌暗，苔白薄。

方药：柴胡10g，黄连10g，广木香10g，吴茱萸8g，白芍20g，瓦楞子15g，甘草10g，法半夏10g，蒲公英20g，枳壳10g，党参15g，厚朴10g，延胡索15g。6剂。

2004年5月31日诊，胃脘痛明显减轻，现晚间痛止，晨起时疼痛，右胁肋发热疼痛减轻，伴头昏肢软乏力，心悸，舌苔白薄，脉弦细。（B超肝内胆管结石。钡餐轻度胃下垂伴胃炎）。

方药：柴胡10g，郁金18g，白芍20g，延胡索10g，蒲公英30g，黄芩10g，旋覆花10g，麦芽10g，枳实10g，川楝子10g，枸杞子10g，党参10g，大黄5g。6剂。

2004年6月7日诊，现症：胃脘内发热烧心，泛吐酸水，呃气，右胁肋时胀痛，伴头昏肢软，心慌气短，纳呆食少，舌苔白。

方药：黄连10g，法半夏10g，吴茱萸5g，广木香10g，厚朴10g，蒲公英20g，瓦楞子15g，枳实10g，党参10g，延胡索10g，茯苓30g，柴胡10g。6剂。

2004年9月24日诊，症状好转。现症：胃脘部胀塞不适，右侧胁肋时胀痛，纳食增加，时头昏肢软乏力（有肝内胆管结石，胃炎，胃下垂，十二指肠球炎病史）。

方药：柴胡10g，法半夏10g，郁金15g，蒲公英15g，党参10g，黄连10g，吴茱萸3g，瓦楞子15g，麦芽30g，黄芪20g，砂仁10g，广木香10g，大黄3g。6剂。

2005年1月19日诊，服前药诸证消失，近1周又时胃脘胀痛，时头昏肢软乏力，肩关节酸痛，背心作痛，易于感冒，咳嗽，纳食尚可，舌苔白，脉弦细。

方药：太子参100g，熟地150g，肉苁蓉50g，砂仁50g，巴戟天50g，佛手50g，丹参50g，龟胶、阿胶、鹿胶各50g，广木香50g，丹皮50g，山药50g，红参100g，白术60g，茯苓100g，甘草50g，枳实50g，白芍50g，当归50g，鸡血藤60g，黄芪250g，三七60g，菟丝子、枸杞子、五味子、覆盆子、补骨脂各50g,做小蜜丸。

2006年1月4日诊,腹胀微痛,连及背心,腰痛(肝内胆管结石),纳食尚可,大便日1次,伴头昏肢软乏力,舌苔白,脉弦。X线钡餐:轻度胃下垂(下垂5cm)。

方药:柴胡100g,太子参100g,熟地150g,枣皮60g,丹参60g,砂仁60g,广木香50g,黄芩50g,鸡内金50g,黄连50g,红参100g,阿胶、龟胶、鹿胶各50g,大黄30g,枳实60g,白术80g,佛手50g,蒲公英60g,郁金80g,杜仲80g,山药50g,吴茱萸30g,做小蜜丸。

2006年5月8日诊,服药丸后症状明显好转,从5月5日突觉胃脘部不适,心慌气短,时嗳气,饮食少,食后亦觉不适,时背心作痛,目胀涩,舌苔白稍厚,脉弦,血压100/60mmHg。

方药:黄芪20g,党参10g,黄连10g,吴茱萸3g,蒲公英20g,瓦楞子20g,柴胡10g,白术10g,山药20g,砂仁10g,陈皮10g,神曲10g,红枣5枚,麦芽20g。6剂。

2. 李某某,男,15岁,三里桥。1986年3月19日初诊。

胃痛5个月,现胃脘部疼痛连及两胁,呃气不泛酸,痛无规律呈走窜性,纳食一般,舌苔白,脉弦。X线钡餐:十二指肠溃疡。

诊断:胃痛(肝胃气滞)。

方药:柴胡10g,香附12g,乳没共(共)10g,枳壳10g,乌药12g,广木香10g,白芍15g,延胡索10g,党参10g,甘草10g,川芎10g,甘松10g。3剂。

1986年3月28日诊,疼痛减轻,胸骨后酸痛,舌苔白,脉弦。

方药:柴胡10g,香附12g,广木香10g,枳壳10g,乌药15g,乳没共(共)10g,白芍15g,延胡索10g,党参10g,甘草10g,丹参15g,川芎12g。4剂。

1986年4月8日诊,胸骨后时有轻微疼痛,脉弦。

方药:百合15g,延胡索10g,枳实10g,丹参12g,柴胡10g,青皮8g,乌药15g,香附15g,吴茱萸8g,广木香10g,川芎10g,乳没共10g。3剂。

3. 王某某,男,65岁,1984年4月10日初诊。

9年前曾患胃病,半个月来胃脘疼痛,走窜胸胁,胀塞不舒,连及背部,呃气,腹内鸣响,纳呆食少,食则作胀,舌苔白稍厚,脉缓弦。

诊断:胃痛(肝胃气滞)。

方药:柴胡10g,广木香10g,乳没共10g,香附15g,甘松10g,延胡索10g,吴茱萸8g,陈皮10g,川芎10g,乌药10g,枳壳10g,厚朴10g。2剂。

1984年4月21日诊,胃脘胸部胀痛减轻,纳食少,舌苔中白腐,脉缓。

方药:厚朴10g,柴胡10g,川芎10g,法半夏12g,甘松10g,麦芽15g,吴茱萸10g,甘草10g,藿香10g,乌药10g,白芍10g,香附12g。2剂。

4. 朱某某,男,30岁,凤山镇。1986年2月24日初诊。

右上腹部间断发作性疼痛四五年,不厌油,不呕吐,连及右背心作胀,昨又发作伴头昏肢软,舌苔白厚。

诊断：胃痛(肝胃气滞)。

方药：柴胡10g，陈皮10g，厚朴10g，香附12g，乌药10g，甘松10g，枳壳10g，甘草10g，广木香10g，川芎10g，白芍12g，白豆蔻5g。3剂。

1986年5月2日诊，胃脘痛胀痛，伴呃气泛酸，痛及背心，纳食尚好，口干，大便秘，舌苔白厚，脉弦。

方药：桂枝10g，黄连10g，白豆蔻6g，厚朴10g，枯矾4g，黄芩10g，法半夏12g，延胡索10g，党参18g，百合20g，吴茱萸10g，干姜8g，乌药10g。3剂。

1986年6月3日诊，服药后症状减轻，仍泛酸呃气，大便干结，纳食尚可，舌苔白，脉缓。

方药：党参18g，延胡索10g，砂仁8g，广木香8g，桂枝8g，干姜8g，乌药10g，大黄6g，厚朴10g，黄芩8g，乌贼骨15g，枯矾3g，法半夏10g，茯苓12g，百合20g，黄芪15g，吴茱萸8g，枳实8g，白芍10g，黄连8g，甘草8g，甘松10g，三七5g。10剂，做小蜜丸服用。告愈。

5. 张某某，男，34岁，凤山镇。1982年3月26日初诊。

胃脘胀痛20天，昨晚食肉后痛甚，呃气，饮食尚好，脉缓(1978年3月，因胃穿孔做手术)。

诊断：胃痛(肝胃不和)。

方药：白芍30g，香附12g，柴胡10g，甘草10g，乌药10g，延胡索10g，广木香10g，当归10g，丹参15g，枳壳10g，甘松10g。3剂。

1982年4月1日诊，胃痛稍轻，饮食尚好，右胸胁肋胀痛，日轻夜重。

方药：柴胡10g，延胡索10g，当归尾10g，赤芍10g，白芍10g，香附12g，乌药10g，广木香10g，枳壳10g，甘草10g，丹参15g，川楝子10g，郁金10g。5剂。

6. 晏某某，女，49岁，凤山镇。1982年5月16日初诊。

胃脘部胀痛半年，呃气，饮食不多，痛甚连及背部，头昏肢软，口干苦，大便干结。武汉检查：胃窦炎。

诊断：胃痛。

方药：柴胡10g，法半夏10g，广木香10g，香附2g，党参15g，延胡索10g，黄连10g，甘草6g，厚朴10g，黄芩8g，甘松10g，麦芽15g。3剂。

1982年5月22日诊，大便不结，仍胃脘胀痛，饮食少，呃气，痛甚连及背部(原有胆囊炎)，脉缓弦。

方药：柴胡10g，香附12g，白芍15g，法半夏10g，乌药10g，枳壳10g，广木香10g，延胡索10g，厚朴10g，黄芩10g，麦芽10g，郁金10g，大黄10g。3剂。

7. 徐某某，男，46岁，供电所。1983年2月10日初诊。

心下疼痛年余，时而发作，每次疼痛甚剧、欲呕，发无规律，呃气稍舒，痛甚不能伸腰，口干苦，二便尚好，脉弦缓。

诊断：胃痛。

方药：柴胡10g，香附12g，法半夏10g，白芍15g，大黄8g，厚朴10g，山楂10g，延胡索10g，川楝子10g，甘松10g，枳壳10g，广木香10g。2剂。

1983年3月5日诊，服前方后疼痛止，昨又因吃油腻食物复发，恶闻油味时而欲呕，大便秘结，微形寒，舌苔白，脉弦。

方药：柴胡10g，川楝子10g，法半夏10g，郁金15g，大黄10g，厚朴10g，甘松10g，广木香10g，山楂18g，香附15g，延胡索10g，枳实10g，白芍15g。3剂。

1983年3月8日诊，不呃气，不恶油，饮食少，多食则胃脘作胀，舌苔白，脉弦缓。

方药：柴胡10g，枳壳10g，法半夏10g，延胡索10g，吴茱萸8g，山楂15g，香附12g，神曲10g，白芍12g，甘松10g，厚朴10g，甘草6g，陈皮10g。3剂。

8. 张某某，女，54岁，城关。1983年5月10日初诊。

胃痛10余天，痛甚起硬块呈走窜性，饮食少，肢软乏力，舌苔白，脉缓。

诊断：胃痛。

方药：柴胡10g，白芍10g，广木香10g，香附12g，法半夏10g，陈皮10g，川芎10g，枳壳10g，生姜3片，党参15g，延胡索10g，乌药12g，吴茱萸6g。3剂。

1983年5月16日诊，胃脘疼痛减轻，呃气，饮食稍增，口苦，脉缓。

方药：柴胡10g，党参15g，广木香10g，香附12g，白芍12g，葛根15g，川芎10g，乳没共10g，陈皮10g，延胡索10g，乌药12g，法半夏10g。3剂。

9. 朱某某，男，38岁，浠水。2007年2月5日初诊。

左上腹部疼痛胀塞不适，泛吐酸水，胃内有灼热感，时左侧腰痛，不厌食油腻，二便正常，舌苔白中厚，脉弦。2007年1月12日X线钡餐检查：胃下垂2度、胃炎；B超：肝稍大，胆囊炎。

诊断：胃痛。

方药：柴胡10g，黄连10g，黄芩10g，广木香10g，厚朴10g，瓦楞子25g，吴茱萸6g，蒲公英20g，党参10g，郁金18g，鸡内金10g，砂仁10g，大黄5g。6剂。

2007年4月16日诊，服药后症状明显好转。现症：上左腹部（胃内）有烧灼感，不泛酸，饮食尚可，大便时秘（多为正常），不厌油腻，舌苔白腻。B超（2007年1月12日）：肝稍大，胆囊炎；X线钡餐：胃下垂（4.5cm）胃炎；胃镜：慢性浅表性胃炎，胃溃疡，Hp+，肝功能正常，HBsAg（—）。

方药：柴胡10g，黄连10g，吴茱萸5g，蒲公英20g，红豆蔻10g，党参10g，瓦楞子20g，砂仁10g，郁金18g，沙参15g，厚朴10g。6剂。

10. 方某某，女，47岁，石桥铺。1981年3月16日初诊。

胃脘胀痛年余，持续不止，甚则放射至背部，呃气不舒，时而泛酸饮食少，口苦，舌苔中厚，脉缓。

诊断：胃痛。

方药：柴胡10g，代赭石15g，白芍20g，党参15g，法半夏10g，甘草10g，香附10g，吴茱萸5g，丹参15g，延胡索10g，黄连10g，乌药10g，厚朴10g。4剂。

1981 年 3 月 26 日诊，服前方后，呃气消除，仍胃脘胀痛，甚则放射至背部，饮食不多，多食则痛，舌苔白，脉缓。

方药：柴胡 10g，乌药 10g，枳壳 10g，黄连 6g，香附 12g，法半夏 10g，白芍 20g，檀香 10g，厚朴 10g，甘草 10g，砂仁 8g，丹参 15g，延胡索 10g。4 剂。

1981 年 3 月 30 日诊，胃脘疼痛减轻，唯呃气，饮食稍多，舌苔白，脉缓。

方药：柴胡 10g，白芍 20g，香附 12g，川楝子 10g，甘草 10g，檀香 10g，枳壳 10g，丹参 15g，砂仁 10g，乌药 10g，延胡索 10g，法半夏 10g。5 剂。

四、脾胃虚寒

脾胃虚寒型胃痛主要是长期的劳倦过度，或者久病不愈，导致中阳受损，脾气虚弱。脾胃阳气不足，胃络就无法得到充足的温养，进而出现挛急疼痛。患者常见症状为胃痛隐隐，泛吐清水，喜欢温暖的环境和按压，同时伴有神疲乏力、四肢不温等表现，舌淡苔白，脉沉细迟。治宜温中健脾，缓急止痛。以黄芪建中汤、六君子汤、理中汤化裁。这些方剂能够补充脾胃阳气，增强脾胃的运化功能，使胃络得到温养，缓解疼痛。

1. 陈某某，男，43 岁，平湖。1986 年 6 月 8 日初诊。

胃痛数年，近 2 年加重，每日为上午 12 时、下午 6 时为甚，进食减轻，微泛酸、头昏肢软，舌苔白，脉弦。胃肠钡餐：胃窦黏膜肥大，紊乱变形，胃窦小弯充盈缺损，形态不规则。

诊断：胃痛。

方药：桂枝 10g，甘草 10g，炮姜 6g，吴茱萸 10g，当归尾 10g，党参 15g，香附 15g，乌药 15g，延胡索 10g，白芍 15g，枯矾 4g，陈皮 8g。4 剂。

1986 年 7 月 2 日诊，胃脘疼痛减轻，遇冷或饥饿即作，食后痛减，精神尚佳，饮食尚可，右小腹时痛，舌苔白薄，脉缓。

方药：桂枝 10g，炮姜 8g，吴茱萸 10g，当归尾 10g，太子参 15g，香附 15g，乌药 15g，延胡索 10g，白芍 15g，枯矾 4g，陈皮 10g，橘核 10g，荔枝核 10g。3 剂。

1986 年 9 月 22 日诊，胃痛又发，症状较轻，下午为甚，纳食尚可，舌苔白，脉缓。

方药：桂枝 10g，丹参 15g，炮姜 5g，吴茱萸 10g，香附 15g，党参 18g，白芍 15g，百合 20g，延胡索 10g，五灵脂 10g，甘草 10g，乌药 15g，枯矾 4g，乳没共 10g，白芨 15g。5 剂。

2. 黄某某，男，60 岁，骆驼坳。1988 年 3 月 18 日初诊。

胃脘部胀痛不适 5 天(素有胃病)，呃气稍舒，吞酸水，饮食差，舌苔白，脉细弦。钡餐：胃下垂。

诊断：胃痛。

方药：桂枝 10g，白术 10g，白芍 30g，法半夏 12g，甘草 10g，吴茱萸 10g，党参 10g，红枣 5 枚，枳实 15g，炮姜 6g，麦芽 18g。3 剂。

1988年3月25日诊，胃胀疼痛减轻，纳食增，肢软乏力，睡眠差，舌苔白，脉弦。

方药：黄芪20g，枳实10g，广木香10g，桂枝10g，干姜6g，甘草10g，白芍10g，党参10g，麦芽18g，吴茱萸10g，当归10g，法半夏10g。3剂。

3. 周某某，女，26岁，凤山镇。2005年6月13日初诊。

剑突下中腹部疼痛，间断发作年余，多为饥饿性疼痛，纳食正常，时泛酸水，大便正常，伴头昏肢软睡眠差，舌苔白薄，脉缓。钡餐：十二指肠球部溃疡。

诊断：胃痛。

方药：党参10g，桂枝10g，白芍30g，蒲公英、20g，白芨20g，广木香10g，甘草10g，香附15g，红枣5枚，生姜5片，砂仁10g，延胡索10g。6剂。

2005年6月20日诊，胃痛止，前方加黄芪20g、莪术10g。6剂。

2005年6月27日诊，纳食增多，不泛酸，精神尚可，舌正常，脉缓。6月12日钡餐示：十二指肠球部溃疡。

方药：太子参10g，桂枝8g，白芍30g，蒲公英15g，白芨15g，黄芪20g，莪术10g，白花蛇舌草15g，甘草10g，砂仁10g，红枣5枚，厚朴10g，生姜5片。6剂渐愈。

4. 邱某某，女，27岁，药材公司。1983年6月21日初诊。

胃脘疼痛月余，以胀痛为主，时而刺痛，饮食少，头昏肢软乏力，口中无味，舌苔白，脉缓弦。钡餐：胃窦炎。

诊断：胃痛。

方药：桂枝10g，延胡索10g，当归10g，白芍15g，甘草10g，吴茱萸8g，党参15g，乌药15g，红枣5枚，广木香10g，香附12g，生姜3片。3剂。

1983年6月23日诊，胃痛减轻，仍食后胃脘作胀，口干苦，头昏肢软乏力，睡差多梦，脉缓弦。

方药：桂枝8g，砂仁8g，香附12g，白芍16g，延胡索10g，红枣5枚，党参15g，甘草18g，黄芪15g，广木香8g，当归10g，厚朴花10g。3剂。

1983年7月1日诊，胸闷，胃中嘈杂，头昏肢软，困倦无力，右胁疼痛，饮食少，脉缓细。

方药：党参15g，白芍10g，茯苓15g，黄芪15g，山药15g，当归10g，陈皮10g，藿香10g，白术10g，桂枝6g，厚朴花10g，砂仁6g。3剂。

1983年7月3日诊，胃痛减轻，饮食稍增，精神好转，右胁仍微痛，舌苔白薄，脉缓细。

方药：党参15g，白芍10g，茯苓15g，黄芪15g，山药15g，当归10g，陈皮10g，藿香10g，白术10g，桂枝6g，砂仁8g，厚朴花10g。4剂。

5. 肖某某，男，62岁，河铺镇。1984年2月14日初诊。

胃脘疼痛3年，时轻时重，冬季加甚，去冬以来疼痛加剧，纳呆食少，晚间加重，呃酸馊，口微干苦，舌苔白质红暗。

诊断：胃痛。

方药：吴茱萸5g，延胡索10g，党参1g，白术10g，厚朴12g，当归10g，白芍25g，甘草10g，桂枝10g，香附12g，干姜8g，黄连8g，神曲10g。4剂。

1984年2月21日诊，服药后即痛甚，10分钟后疼痛渐减而消失，仍呃酸，每晚腹泻溏便，舌苔白，脉弦缓。

方药：党参18g，法半夏12g，延胡索10g，炮姜10g，黄连8g，白芨20g，吴茱萸8g，附片10g，甘草10g，山药20g，桑螵蛸10g，香附12g。4剂。

6. 余某某，女，30岁，县政府。1985年11月15日初诊。

胃痛半个月，多为隐痛，晚间加重，形寒怕冷，口干不饮，头昏肢倦，纳呆，脉弦细。

诊断：胃痛。

方药：桂枝10g，香附12g，党参10g，白豆蔻3g，延胡索10g，红枣5枚，高良姜10g，白芍15g，生姜5片，吴茱萸10g，甘草10g，甘松10g。3剂。

1985年11月20日诊，服药后疼痛减轻，昨晚又剧痛6小时，食后胃腹作胀，欲呕，纳差，头昏肢软，脉弦缓。

方药：厚朴12g，党参10g，苍术10g，法半夏10g，白豆蔻4g，陈皮10g，生姜5片，香附12g，乌药15g，延胡索10g，广木香10g，黄芪20g，红枣5枚。5剂，痛止告愈。

7. 李某某，女，39岁，古河。1985年6月12日初诊。

面色萎黄，目眼微浮肿，头昏痛，心悸气短，胸闷，纳呆食少已3个月，睡眠差，近几天睡后觉胃脘部作痛，泛酸呃气。钡餐：十二指肠溃疡。

诊断：胃痛。

方药：桂枝8g，吴茱萸6g，党参10g，白芍10g，广木香6g，黄芪15g，甘草10g，香附10g，生姜5片，甘松10g，延胡索10g，神曲10g。3剂。

1985年6月19日诊，诸证较前明显好转，舌苔白，脉弦。

方药：黄芪18g，吴茱萸8g，乌贼骨18g，桂枝8g，黄连8g，神曲10g，白芍10g，法半夏10g，生姜3片，甘草10g，党参15g，红枣5枚。5剂。

8. 史某某，男，46岁，三里畈。2006年9月11日初诊。

左上腹疼痛间断3月许，右上腹疼痛2天，痛无规律，饮食尚佳，时脘胀不适，嗳气稍舒，舌质稍暗，苔白厚。B超：肝胆脾胰肾均正常；胃镜：慢性浅表性胃炎。

诊断：胃痛(脾胃虚寒)。

方药：黄芪30g，白芍30g，甘草10g，党参10g，蒲公英20g，吴茱萸6g，延胡索10g，柴胡10g，郁金15g，广木香10g，枳实10g，红枣5枚。8剂。

2006年9月25日诊，服药时胃痛减轻。现症：时左上腹部疼痛，多无规律，胃脘作胀，饮食稍减，嗳气稍舒，二便调，舌苔白薄。

方药：黄芪20g，白芍30g，甘草10g，莪术10g，砂仁10g，广木香10g，鸡内金10g，麦芽20g，蒲公英20g，桂枝5g，法半夏10g，苍术10g，红枣5枚。10剂。

2006年10月16日诊，胃脘部又痛3天，隐隐作痛，晚间加重，饮食不多，精神尚可，不泛酸水，大便时秘时溏，舌苔正常。

方药:太子参100g,红参100g,甘草50g,砂仁50g,广木香50g,黄芪250g,三七60g,白芍150g,延胡索80g,莪术50g,白术60g,丹参80g,肉桂30g,蒲公英80g,鸡内金80g,香附60g,高良姜50g,佛手60g,山茱萸60g,麦芽80g,做小蜜丸。

2006年11月29日诊,胃痛停止月余。现症:饮食尚可,精神转佳,守前方加枣皮50g,做小蜜丸。

2007年2月12日诊,因偶感风寒,昨又胃脘隐隐作痛,精神尚好,饮食稍差,大便时秘,舌苔正常,脉缓。

方药:砂仁10g,鸡内金10g,黄芪30g,莪术10g,党参10g,厚朴10g,广木香10g,陈皮10g,干姜6g,麦芽30g,苍术10g,枳实10g。6剂。

2007年3月19日诊,胃脘疼痛消失,饮食尚可,不呃。现症:睡差多梦,大便正常,舌正常,脉缓,要求巩固疗效。

方药:党参10g,白术10g,蒲公英20g,枳实10g,丹参15g,莪术10g,黄芪20g,砂仁10g,甘草10g,鸡内金10g,麦芽30g,红枣5枚。6剂。

9. 范某某,男,31岁,三里桥。1982年12月1日初诊。

左上腹部疼痛3个月,每下午为甚,脘腹胀塞,呃气,痛甚上连及胸,下及小腹,大便稀溏,舌苔白薄,脉缓。X线钡餐:无异常。

诊断:胃痛。

方药:党参15g,香附10g,延胡索10g,吴茱萸10g,当归12g,乳没共10g,桂枝10g,附片10g,甘草6g,厚朴10g,白芍12g,佛手10g。3剂。

1982年12月15日诊,症同前,呃气较重,大便溏。

方药:代赭石30g,黄芪15g,佛手10g,党参15g,陈皮10g,乳没共10g,法半夏8g,桂枝8g,甘草6g,延胡索10g,附片10g,吴茱萸10g。3剂。

1982年12月18日诊,胃痛减轻,上午脘胀轻减,仍呃气,夜间左则痛至小腹,尿黄已退,每餐少许,口不苦,大便成形,舌稍暗,脉细迟。

方药:代赭石30g,黄芪15g,吴茱萸10g,党参30g,陈皮10g,枳壳10g,法半夏10g,桂枝10g,白芍15g,延胡索10g,附片12g,当归10g。3剂。

1982年12月23日诊,胃脘胀塞消失,胃脘部胀痛明显好转,呃气,有下坠胀感,行走活动加重,舌苔白,脉缓。

方药:桂枝10g,当归10g,厚朴10g,附片12g,法半夏10g,枳实18g,延胡索10g,黄连6g,吴茱萸10g,花椒6g,白术10g,干姜8g,麦芽15g,谷芽15g。3剂。

10. 陈某某,男,45岁。1980年5月6日初诊。

胃痛3年,近3个月加重,隐痛,时而不消化,呃气,舌淡苔白,脉细弦。

诊断:胃痛。

方药:桂枝6g,白芍15g,甘草10g,陈皮10g,广木香10g,党参15g,当归10g,香附10g,生姜3片,红枣3枚。4剂。

1980年5月9日诊,食管疼痛消失(胃窦炎),胃口痛(隐痛)及背胀,呃气,头昏肢软无力，舌淡胖边有齿痕，脉细弦。

方药：黄芪 15g，当归 10g，桂枝 6g，白芍 15g，甘草 10g，广木香 8g，陈皮 10g，党参 10g，乳没共 10g，红枣 3 枚，麦芽 15g。4 剂。

1980 年 6 月 12 日诊，胃脘部隐痛，胀塞不舒，呃气，饮食不多，舌淡，脉细弦。

方药：黄芪 15g，当归 10g，桂枝 6g，白芍 15g，甘草 10g，厚朴 10g，法半夏 10g，党参 15g，陈皮 10g，草豆蔻 10g，红枣 3 枚，生姜 3 片。4 剂。

1980 年 6 月 23 日诊，服前药后，疼痛消失。要求巩固疗效。

方药：桂枝 6g，白芍 15g，甘草 10g，党参 10g，甘松 10g，延胡索 10g，广木香 8g，黄芪 15g，当归 10g，红枣 3 枚，生姜 3 片，白芨 12g。5 剂。

【按语】 俗云治疗疾病要“七分调养，三分药物”，这一理念在诸如胃痛、胃痞、嘈杂、吐酸、胃内灼热等脾胃疾病的治疗中尤为重要。脾胃作为后天之本，承担着运化水谷、化生气血的重任。内外各种因素，无论是饮食不节、外感邪气，还是情志失调、劳倦过度，都可能损伤脾胃而引发疾病。在饮食上，要选择易于消化且富有营养的食物，遵循少食多餐的原则，避免暴饮暴食，像生冷瓜果、腌制食品、烈酒、浓茶等刺激性食物都应谨慎食用。生活中，要注意保暖，尤其是脾胃虚寒的患者，更需呵护脾胃免受寒邪侵袭。此外，情绪对脾胃的影响也不容忽视，长期的忧愁思虑会伤脾，所以应保持心情愉悦、乐观向上，同时合理安排工作和学习，做到劳逸结合，如此才能更好地促进脾胃的恢复，防止疾病复发。

15 胃痞

胃痞是以胃脘部窒塞不适为主要症状的一种疾病。本病历代医家均有论述，《内经》称之为“否”(即痞),《伤寒论》称之为心下痞，后世医家多谓之“痞满”。《张氏医通》在痞满病篇中指出：“痞与否同，不通也。”“处心下，位中央，痞满痞塞者，皆土病也。”本病病位在心下，即胃脘部，诚如钱来天所说：“心下者，心之下，中脘之上，胃之上脘也，胃居心下，故曰心下。”

《素问·太阴阳明论》指出：“饮食不节，起居不时者，阴受之……阴受之，则入五脏……入五脏则月真满闭塞。”说明寒温不调，饮食不节，损伤脾胃而形成“䐜满痞塞”。《素问·阴阳应象大论》说：“浊气在上则生䐜胀。”《伤寒论》131条说：“病发于阴而反下之，因作痞。”151条说：“脉浮而紧，而反下之，紧反入里则作痞。”论述了伤寒误用下法，损伤正气，致邪内陷而作痞。《医学正传》认为本病：“有因误下，胃气虚，邪乘虚而入于心之分野，有因痰积，不能施化，郁作痞者，有湿热太甚，土来心下而为痞者。”《张氏医通》概括其病机为：“天地不交而成痞，此脾之清气不升而下溜，胃之浊气不降而上逆。”切中肯綮。因此治疗本证的关键在于燮理阴阳，健脾和胃，斡旋气机，升清降浊，以恢复阴土阳土、一升一降的生理功能。诸如上述，本证多由寒、热、湿、食、郁怒、酒毒等邪阻滞气机，或脾胃素虚，或攻伐不当等致使脾胃运化失常，升降失司，气机不利，滞阻中焦而致胃脘部胀满痞塞。临证须注重调理脾胃，恢复气机升降，常以辛开苦降、健脾和胃为治疗法则。

本证常见于现代医学中的慢性胃炎、萎缩性胃炎、胃神经官能症、胃下垂及部分肝胆疾患等多种疾病之中，但患者多以胃脘部胀塞不适为主要症状而就诊。临床常见有寒热互结、脾胃虚弱、气虚失运、肝胃不和、痰湿内阻等五个证型。

一、寒热互结

寒热互结型胃痞，多见于中阳不足之人，常因嗜食辛辣酒酪之品，以致寒热之邪互结，气机阻滞于中焦而形成。症见：胃脘胀塞，脘中烦热，或嘈杂，喜温喜按，呃气频频，肠鸣便溏，口干不欲饮，乏味纳少，舌苔白腻或薄黄，脉弦或稍数。此型患者病情复杂，寒热夹杂，虚中有实，治宜补泻同施，辛开苦降，切不可因虚而纯补而碍邪，因实峻攻而伤正；亦不可见寒，一概温中助热而伤阴；见热，苦寒直折而伤脾。

拟用半夏泻心汤加减，药用半夏、干姜、黄连、黄芩、陈皮、厚朴、党参等。泛吐酸水者加吴茱萸、神曲、煅瓦楞子；纳呆食少者，加藿香、鸡内金、谷麦芽健脾醒胃。

现代对半夏泻心汤的药理研究证实：①促进胃肠黏膜损害修复。近年通过定量分析法对大鼠实验性胃溃疡模型做治疗研究，显示本方能显著增加胃黏膜蛋白含量，抑制胃黏膜蛋白下降，明显降低溃疡指数，对醋酸性胃溃疡有显著的治疗作用。日本学者认为本方可加强胃黏膜与胃黏液屏障，促进黏膜细胞再生修复，不仅直接作用于消化系统，且通过中枢抑制作用而发挥功效。②改善胃肠蠕动功能。国内外用本方治疗顽固性非溃疡性消化不良显示，服药后能明显提高胃蠕动次数和幅度，明显缩短胃排空时间。人体内研究发现，胃运动受抑（如腹部手术后），本方有明显的促动作用，且优于吗丁啉，在胃运动增强时本方有明显的抑胃运动作用，而吗丁啉则无此作用。国内研究发现，本方对正常功能下胃肠运动无明显作用，而对偏抑或偏亢功能下的胃肠运动具有双向调节作用，任何一种促胃肠运动西药均无此作用。

1. 方某某，女，29 岁，骆驼坳。2006 年 1 月 2 日初诊。

胃脘胀塞，多不知饥，食后胀增，时泛吐酸水 2 个月余，大便日 2 次，干结。伴头昏失眠，肢软乏力，月经周期规律，白带多夹黄，面黄，舌苔白薄，脉细弦。胃镜示：慢性胃炎、胆汁反流。肝功正常。

诊断：胃痞。

方药：党参 10g，苍术 10g，厚朴 10g，砂仁 10g，干姜 5g，鸡内金 10g，法半夏 10g，黄连 10g，黄芩 10g，麦芽 20g，枳实 10g，红枣 5 枚。6 剂。

2006 年 1 月 23 日诊，服药后胃胀、泛酸明显减轻，知饥，纳食增多，大便日 1 次，成形，便而不爽，睡转佳，舌苔白薄，脉缓。

方药：党参 10g，厚朴 10g，法半夏 10g，苍术 10g，砂仁 10g，鸡内金 10g，干姜 6g，大黄 3g，黄芩 10g，枳实 10g，蒲公英 20g，麦芽 30g，红枣 5 枚，山楂 15g。6 剂。

2. 张某某，女，50 岁，凤山镇。1981 年 11 月 28 日初诊。

胃脘胀塞，背心胀痛，口苦，纳呆，多食胀甚月余，脉弦。

诊断：胃痞。

方药：黄连 10g，厚朴 10g，陈皮 10g，干姜 10g，藿香 10g，茯苓 20g，黄芩 10g，白豆蔻 3g，生姜 3 片，党参 10g，法半夏 12g，麦芽 15g。4 剂。

1981 年 12 月 2 日诊，脘痞减轻，背痛亦减，胃口转佳，仍口苦，舌苔薄黄，脉弦细，血压 160/110mmHg。

方药：黄连 8g，厚朴 8g，陈皮 8g，干姜 8g，白豆蔻 6g，茯苓 18g，黄芩 8g，法半夏 10g，生姜 3 片，党参 10g，藿香 10g，麦芽 15g。4 剂。

3. 徐某某，男，40 岁，林业车队。1981 年 9 月 17 日初诊。

胃脘胀塞不舒 5 个月，不思饮食，多食则胀，大便微秘，口干，肢软乏力，舌红苔白稍厚，脉缓。

诊断:胃痞。

方药:黄连10g,白豆蔻3g,藿香10g,黄芩10g,党参10g,山楂15g,干姜10g,神曲10g,甘草10g,厚朴10g,苍术10g,法半夏10g。3剂。

1981年9月21日诊,胃脘胀塞减轻,饮食稍增,大便微秘,口干肢软乏力,咳嗽白痰3天,舌苔白,脉弦缓。

方药:黄连10g,白豆蔻3g,山楂15g,黄芩10g,党参10g,法半夏10g,干姜10g,神曲10g,槟榔10g,厚朴10g,苍术10g,藿香10g,麦芽15g。4剂。

4. 潘某某,女,27岁,缫丝厂。1982年11月2日初诊。

胃脘胀塞年余(武汉检查为胃大弯糜烂),知饥不能多食,每餐少许,大便秘,口干苦,舌质稍暗少苔,脉弦细。

诊断:胃痞。

方药:黄连10g,佛手10g,藿香10g,黄芩10g,干姜10g,甘草8g,党参15g,厚朴12g,麦芽15g,谷芽15g,枳实10g,神曲10g,法半夏10g。6剂。

1982年12月16日诊,服前方后症状消失15天,饮食增加,近7天来又觉微胀,晨起口干苦,大便干结,小便时黄,舌苔白,脉弦。

方药:黄连10g,神曲10g,法半夏10g,黄芩10g,佛手10g,藿香10g,党参15g,干姜10g,甘草8g,麦芽15g,谷芽15g,厚朴10g,枳实10g。5剂。

1981年12月21日诊,服药后胃胀塞不舒好转,食增多,口不苦,大便微秘,舌淡少苔,脉缓。

方药:黄连8g,藿香10g,大黄8g,黄芩8g,白豆蔻3g,茯苓15g,干姜8g,党参10g,陈皮10g,厚朴12g,神曲10g,苍术8g。3剂。

1983年5月8日诊,胃脘胀塞不舒又作,微痛,食后胀甚,饮食尚好,肢软乏力,头昏困倦,大便先硬后溏,尿黄,舌苔薄黄,脉缓弦。钡餐:胃大弯糜烂。

方药:法半夏10g,厚朴10g,党参12g,黄连10g,神曲10g,白豆蔻4g,黄芩10g,藿香10g,干姜8g,陈皮10g,山楂15g,茯苓18g。3剂。

1983年5月18日诊,胃脘胀塞明显减轻,肢倦无力,口干苦,舌苔薄,脉缓。

方药:党参18g,干姜8g,黄芩8g,厚朴10g,神曲10g,砂仁10g,法半夏10g,山楂15g,藿香10g,陈皮10g,黄连6g,茯苓15g。3剂。

5. 肖某某,女,27岁,砖厂。1992年7月29日初诊。

胃脘胀塞不适,时而右胁作胀,连及背心,腰痛,纳呆食少,不知饥,食后胀甚,厌油,大便干结,口干苦,月经错乱多为2～3个月一次。胃镜示:胃黏膜脱垂、渗出性胃窦炎(中度);三里桥卫生院B超示:胆囊炎。

诊断:胃痞。

方药:党参12g,蒲公英30g,干姜8g,法半夏12g,郁金18g,白豆蔻4g,厚朴10g,大黄8g,黄连8g,枳实12g,广木香8g,神曲10g。4剂。

1992年8月7日诊,胃脘胀塞减轻,纳食增多,不厌油,大便干结,舌苔白,脉弦。

方药:党参 12g,蒲公英 30g,麦芽 18g,苍术 10g,干姜 6g,大黄 8g,法半夏 10g,白豆蔻 4g,广木香 8g,枳实 12g,黄连 8g,麦芽 18g。5 剂。

6. 王某某,男,39 岁,河东街。2002 年 7 月 1 日初诊。

上中腹部胀塞不适年余,肠鸣,纳食尚可,时轻时重,舌苔白稍厚,去年 9 月 X 线钡餐示:胃炎。

诊断:胃痞。

方药:法半夏 10g,干姜 8g,黄连 10g,黄芩 10g,枳实 10g,太子参 10g,厚朴 10g,苍术 10g,山楂 18g,蒲公英 20g,白豆蔻 3g,莱菔子 18g。5 剂。

2002 年 7 月 22 日诊,胃脘部胀塞不适,胸闷而咳,纳食尚可,舌苔薄黄,脉弦。

方药:法半夏 10g,黄连 10g,黄芩 10g,干姜 8g,太子参 10g,枳实 10g,厚朴 10g,苍术 10g,山楂 18g,蒲公英 20g,白豆蔻 3g。4 剂。

2002 年 8 月 13 日诊,症状减轻,纳食尚佳,舌苔薄黄,原钡餐示胃炎。

方药:法半夏 10g,黄连 10g,黄芩 10g,白豆蔻 3g,苍术 10g,厚朴 10g,枳实 10g,太子参 10g,山楂 18g,麦芽 30g,生姜 5 片。4 剂。

7. 潘某某,男,34 岁,肖家坳。2002 年 8 月 22 日初诊。

胃脘部胀痛月余,不知饥,食后胀增,舌苔白厚。去年县医院钡餐:正常;2002 年 8 月 22 日复查钡餐示:胃窦炎及球部炎症。

诊断:胃痞。

方药:黄连 10g,干姜 8g,黄芩 10g,太子参 10g,厚朴 10g,法半夏 10g,蒲公英 20g,砂仁 10g,枳实 10g,大枣 5 枚,麦芽 30g。5 剂。

2002 年 9 月 7 日诊,胃脘部痛减轻。现症:上、下腹部作胀,每餐少许,大便日 1 次,成形,伴肢软乏力,腰痛,舌苔白薄,脉弦。谷丙转氨酶 52U/L。

方药:太子参 10g,黄连 10g,黄芩 10g,厚朴 10g,法半夏 10g,干姜 5g,砂仁 10g,枳实 10g,蒲公英 30g,麦芽 30g,神曲 10g,甘草 8g。4 剂。

8. 周某某,女,52 岁,土门坳。2003 年 4 月 3 日初诊。

剑突下胀塞不适 3 个月,呃气频频,食后胀增,大便不结。县医院 2003 年 1 月做钡餐检查示:轻度胃下垂。

诊断:胃痞。

方药:厚朴 10g,党参 10g,枳实 10g,法半夏 10g,黄芩 10g,黄连 10g,干姜 8g,蒲公英 20g,郁金 18g,麦芽 30g,红枣 5 枚,生姜 5 片。4 剂。

2003 年 4 月 7 日诊,症状减轻。

方药:厚朴 10g,党参 10g,枳实 10g,法半夏 10g,黄芩 10g,黄连 10g,干姜 8g,蒲公英 20g,莱菔子 30g,山楂 18g,麦芽 30g,大枣 5 枚,生姜 5 片。5 剂。

9. 郭某某,女,49 岁,骆驼坳。2006 年 3 月 20 日初诊。

胃脘胀塞不适,间断而作,日轻夜重,纳呆食少,食后胀增,时便秘,时嗳气,伴头昏肢软,睡差多梦,舌苔白,脉缓。

诊断：胃痞。

方药：黄连10g，法半夏10g，枳实10g，党参10g，砂仁10g，厚朴10g，蒲公英20g，干姜5g，大黄5g，鸡内金10g，苍术10g，红枣5枚，黄芩10g。6剂。

2006年4月10日诊，服药后症状减轻，前日因进食油腻食物后，又胃脘胀塞，嗳气，不泛酸，大便3～4日1次，时口干，舌苔白稍厚，脉缓。

方药：黄连10g，枳实10g，厚朴10g，砂仁10g，党参10g，干姜5g，大黄6g，鸡内金10g，蒲公英20g，苍术10g，黄芩10g，麦芽20g，红枣5枚。6剂。

10. 江某某，女，58岁，白莲河凉亭。2008年3月25日初诊。

胃脘部胀塞不适，食后胀增，呕吐酸水，呃气频繁，知饥，呃气稍舒，舌苔白稍厚。

诊断：胃痞。

方药：法半夏10g，厚朴10g，黄连10g，黄芩10g，枳实10g，党参10g，鸡内金10g，干姜3g，砂仁10g，蒲公英30g，麦芽30g，吴茱萸3g。7剂。

2008年4月10日诊，症状较明显好转，泛酸减轻，纳食增多，仍多食后胃脘胀塞，大便日1次，成形，口时苦，舌苔边白厚，脉沉弦，2008年4月2日钡餐：胃炎。

方药：黄连10g，黄芩10g，党参10g，法半夏10g，枳实10g，蒲公英30g，吴茱萸3g，煅瓦楞子25g，干姜3g，鸡内金10g，厚朴10g，麦芽20g，红枣5枚。7剂。

11. 李某某，男，44岁，骆驼坳。2008年5月29日初诊。

胃脘部胀塞不适，纳呆食少，食多则胀增，呃气频繁，大便日1次，成形，不厌油腻，时泛吐酸水，无背痛症，伴头昏肢软乏力，肝功正常；2008年5月13日电子胃镜：慢性浅表性胃炎。

诊断：胃痞。

方药：党参10g，厚朴10g，干姜3g，鸡内金10g，砂仁10g，黄芩10g，蒲公英30g，法半夏10g，甘草10g，黄连10g，麦芽20g，枳实10g。15剂。

2008年7月7日诊，症状减轻，前方加苍术10g，生姜5片，红枣5枚，去甘草、砂仁。10剂。

12. 徐某某，男，39岁，骆驼坳。2009年2月20日初诊。

1995年因胃出血做手术治疗。现症：上中腹部胀塞不适，知饥，纳差，进食后胀增，呃气，不泛吐酸水，大便或时不成形，舌苔白厚。

诊断：胃痞。

方药：黄连10g，黄芩10g，干姜5g，党参10g，法半夏10g，厚朴10g，枳实10g，蒲公英30g，鸡内金10g，砂仁10g，苍术10g，甘草10g。6剂。

2009年2月27日诊，症状消除，守前方加麦芽20g，谷芽20g。6剂。

13. 张某某，男，51岁，三里畈。2009年7月11日初诊。

胃脘部胀塞不适，间断发作1年，又作月余。现症：胃脘部胀痛，纳差，精神稍差，大便日1～3次，多为便溏，舌苔白。胃镜：慢性浅表性胃炎；B超：胆囊炎。血压140/100mmHg。

诊断：胃痞。

方药：法半夏10g，黄连10g，党参10g，黄芩10g，干姜3g，白芨30g，厚朴10g，蒲公英30g，砂仁10g，吴茱萸3g，广木香10g，苍术10g。6剂。

2009年7月17日诊，胃胀明显好转，守前方加黄芪30g、莪术10g。2剂。

2009年8月14日诊，胃镜复查：慢性浅表性胃炎，临床症状消失，要求巩固疗效，香砂六君子加黄芪、当归。6剂。

14. 朱某某，男，71岁，浠水。2017年11月15日初诊。

原胃脘部胀而不适，9月2日因心烦住院于武汉同济医院，10月12日做心脏搭桥术，术后胃脘部胀塞加重，不知饥，食后胀甚，大便稀溏，后又住院于浠水县人民医院，经治疗胃胀稍减轻，仍胃部胀塞不适，呃气频繁，不知饥，舌苔白后根黑，脉沉弦。2017年8月10日罗田县人民医院胃镜：慢性浅表性胃炎。

诊断：胃痞。

方药：法半夏10g，厚朴15g，枳实15g，苍术10g，党参15g，干姜5g，黄连10g，黄芩10g，莱菔子20g，沉香曲9g，山楂20g，砂仁10g，麦芽15g。6剂。

2017年11月24日诊，症状明显好转，饮食增多，舌苔白，脉沉细弦，守前方加吴茱萸3g。6剂。

15. 张某某，男，63岁，凤山镇。2008年7月3日初诊。

胃脘部胀塞，纳食尚可、食后胀增，大便日1次，成形，呃气少月余，不厌油腻，舌苔白。B超：胆囊炎，前列腺轻度肥大。

诊断：胃痞。

方药：法半夏10g，黄连10g，苍术10g，黄芩10g，干姜3g，党参10g，鸡内金10g，蒲公英30g，厚朴10g，枳实10g，麦芽20g，谷芽20g。6剂。

2008年7月10日诊，前方加白豆蔻10g，莱菔子20g，黄芩30g，神曲10g，去红枣，枳实。6剂。

2008年7月23日诊，胃胀基本消失，舌苔白厚，前方加谷芽20g，麦芽20g。7剂。

2008年8月4日诊，胃胀消失，大便成形，精神尚可，要求巩固疗效，宗前方。

方药：黄连10g，苍术10g，蒲公英30g，白豆蔻6g，党参10g，鸡内金10g，法半夏10g，茯苓30g，麦芽20g，谷芽20g，干姜5g，莱菔子20g，黄芩10g。4剂。

二、脾胃虚弱

脾胃虚弱型胃痞，多因素体脾胃虚弱，中气不足，或饮食劳倦，饥饱失调，损伤脾胃，或病后胃气未复，均可导致脾失健运，气机不利，胃失和降而致心下痞满。常用六君子汤加减治疗，方用党参、白术、茯苓、木香、陈皮、半夏、砂仁、甘草健脾益胃，理气和中；柴胡疏肝解郁；厚朴、枳实理气畅中；当归养血活血；建曲、麦芽、山楂健胃消食，甘草调和诸药。诸药共奏健脾益气，和胃消痞。

1. 刘某某,男,46 岁,粮食局。1980 年 9 月 16 日初诊。

1978 年初因食糍粑后胃脘部痞胀不适,此后反复发作,时轻时重,胃微胀痛,塞闷不舒,时欲呕,饮食尚可,舌苔白厚,脉缓。

诊断:胃痞。

方药:党参 15g,白术 10g,苍术 10g,厚朴 12g,法半夏 10g,干姜 8g,鸡内金 10g,陈皮 10g,山楂 15g,草果 10g,草豆蔻 10g,神曲 10g,茯苓 15g。4 剂。

1980 年 10 月 15 日诊,胃胀基本消失,舌苔白薄,脉缓。

方药:党参 10g,干姜 6g,甘草 6g,厚朴花 10g,法半夏 12g,鸡内金 6g,神曲 10g,砂仁 10g,枳壳 4g,山楂 10g,苍术 15g,白术 10g,茯苓 10g。10 剂。

1980 年 11 月 21 日诊,因食硬物又胃脘塞胀,肠鸣,呃气(较前均轻),皮肤发麻,走窜,饮食尚可,舌淡苔白,脉细弦。

方药:党参 15g,厚朴 12g,茯苓 18g,法半夏 10g,砂仁 10g,苍术 10g,白术 10g,藿香 8g,干姜 6g,鸡内金 10g,神曲 10g,黄连 4g,陈皮 10g,红枣 3 枚。8 剂告愈。

2. 徐某某,女,24 岁,针织厂。1983 年 1 月 31 日初诊。

胃脘胀塞,呃气,肠鸣年余,饮食不多,嘈杂心烦,口干苦,舌苔白,脉迟细。

诊断:胃痞。

方药:党参 12g,茯苓 30g,陈皮 10g,白术 10g,代赭石 30g,藿香 10g,法半夏 12g,厚朴 10g,生姜 3 片,丁香 8g,甘草 6g,柿蒂 10g。4 剂。

1983 年 3 月 2 日诊,胃脘胀塞又作,呃气,肠鸣,肢软乏力,口干苦,大便微秘,苔薄黄,尖有疹点,脉缓。

方药:柴胡 10g,党参 15g,神曲 10g,法半夏 12g,丹参 15g,谷芽 15g,麦芽 15g,厚朴 10g,干姜 10g,当归 10g,黄连 10g,黄芩 8g,草豆蔻 6g。3 剂。

1983 年 3 月 11 日诊,胃脘胀塞,呃气,肠鸣,饮食少,每餐 100g,心悸头昏肢倦,大便不爽,口干苦,舌淡苔白薄微黄,脉细。

方药:黄芪 30g,白术 10g,枳实 15g,党参 20g,麦芽 15g,藿香 10g,厚朴花 10g,法半夏 12g,干姜 6g,神曲 10g,茯苓 10g,陈皮 8g。3 剂。

1983 年 3 月 27 日诊,头昏肢软,饮食少,胸闷,心悸,胃胀,口干苦,舌苔白,脉细。

方药:黄芪 30g,白术 10g,干姜 6g,党参 20g,法半夏 10g,麦芽 15g,白芍 18g,厚朴花 10g,柴胡 10g,草豆蔻 6g,神曲 10g,枳壳 15g。3 剂。

1983 年 4 月 10 日诊,胃胀明显好转,饮食稍增,仍头昏心悸,时欲呕,口干苦,大便干结,停经 10 天,舌苔少,脉细。

方药:黄芪 30g,白术 10g,干姜 6g,党参 20g,法半夏 10g,麦芽 15g,厚朴花 10g,柴胡 10g,白芍 10g,神曲 10g,枳壳 15g,草豆蔻 8g。5 剂。

3. 黄某某,男,45 岁,河铺镇。2002 年 8 月 16 日初诊。

胃脘部胀塞不适 3 年,饥则胀甚,2002 年 8 月 8 日胃镜:胆汁反流性胃炎、胃窦息肉。呃气稍舒,舌苔薄黄。

诊断:胃痞。

方药:太子参12g,黄连10g,黄芩10g,干姜8g,枳实10g,厚朴10g,法半夏10g,大枣5枚,砂仁10g,蒲公英20g,生姜5片,麦芽30g。5剂。

2002年9月3日诊,仍胃胀,饥则胀甚,口干,大便日2～3次,纳食增多,舌苔白厚,脉弦。

方药:太子参10g,砂仁10g,白术10g,广木香8g,法半夏10g,陈皮10g,蒲公英30g,枯矾3g,茯苓30g,甘草10g,莪术10g,香附12g。4剂。

2002年10月14日诊,服前方后症状明显减轻,近又作5天,胃脘胀,大便日1～3次,口干苦,舌苔薄白。

方药:太子参10g,白术10g,广木香10g,砂仁10g,茯苓30g,陈皮10g,甘草10g,麦芽30g,法半夏10g,生姜5片,厚朴10g,甘草5g。4剂。

2002年11月13日诊,痞满减轻,2002年10月25日广州军区武汉总医院检查为:胃息肉;病理:胃窦黏膜炎性息肉。现症:时脘胀,肢软乏力,纳食尚可,大便成形,舌苔白,脉缓。

方药:黄芪20g,太子参10g,白术10g,莪术10g,砂仁10g,厚朴10g,法半夏10g,麦芽30g,陈皮10g,神曲10g,茯苓30g,生姜5片。6剂。

4. 杨某某,男,45岁,凤山镇。2011年2月24日初诊。

上中腹部胀塞不适,时轻时重1年,食后胀塞,知饥,大便日1次,稀溏软便,不成形,伴头昏肢软乏力,时口干不泛酸,舌淡苔白,脉沉缓。

诊断:胃痞。

方药:苍术10g,厚朴10g,党参10g,干姜8g,法半夏10g,枳实10g,蒲公英30g,鸡内金10g,黄芩10g,黄芪20g,莪术10g,白豆蔻5g,生姜5片,莱菔子15g。5剂。

2011年3月8日诊,症状减轻,前方加黄连10g,去莪术、莱菔子。6剂。

5. 方某某,男,39岁,三里畈。2002年6月25日初诊。

胃脘部胀塞不适,食后胀增,呃气,时欲呕,时泛吐酸水,肢软乏力,舌苔白,脉弦。在武汉总医院胃镜示:胃黏膜脱垂伴糜烂、充血渗出性胃炎;病理:胃窦黏膜急性炎症,HP(+)。

诊断:胃痞。

方药:黄芪20g,黄连10g,干姜6g,黄芩10g,厚朴10g,砂仁10g,蒲公英20g,太子参15g,枳实10g,法半夏10g,甘草8g,白花蛇舌草15g,生姜5片。5剂。

2002年7月3日诊,症同前。

方药:黄芪20g,黄连10g,干姜6g,黄芩10g,厚朴10g,砂仁10g,蒲公英20g,太子参15g,枳实10g,法半夏10g,白花蛇舌草15g,生姜5片,莪术10g,大枣5枚。5剂。

2002年7月13日诊,症状减轻。现症:常觉脘腹不适,食后胀甚,呃气,肢软乏力,睡眠差,舌苔白薄,脉弦。

方药:黄芪20g,莪术10g,黄连10g,干姜8g,太子参10g,蒲公英20g,白花蛇舌草

18g，砂仁 10g，黄芩 10g，厚朴 10g，法半夏 10g，桃仁 10g，麦芽 30g，甘草 8g。5 剂。

6. 王某某，女，31 岁。1979 年 10 月 12 日初疹。

胃脘胀塞，饮食少，头昏心烦肢软，月经量少，白带多，脉细。

诊断：胃痞。

方药：党参 12g，苍术 10g，砂仁 10g，厚朴 10g，干姜 6g，茯苓 18g，陈皮 10g，神曲 10g，法半夏 10g，甘草 6g，生姜 3 片，红枣 3 枚，麦芽 15g。3 剂。

1979 年 10 月 16 日诊，脘胀减轻，饮食尚可，脉细。

方药：党参 10g，白术 10g，厚朴 10g，山楂 15g，神曲 10g，法半夏 10g，砂仁 10g，麦芽 15g，甘松 10g，陈皮 10g。3 剂。

7. 凡某某，男，27 岁。1979 年 10 月 30 日初诊。

不思饮食，食多则塞胀，吐酸水，精神不好，头昏睡眠差，腰痛，舌淡苔白，脉细缓。

诊断：胃痞。

方药：党参 10g，苍术 10g，厚朴 10g，陈皮 10g，山楂 15g，神曲 10g，草豆蔻 10g，法半夏 10g，生姜 3 片，茯苓 12g，红枣 3 枚。5 剂。

1979 年 11 月 10 日诊，胃脘胀满减轻，饮食稍增，头昏欲呕，倦怠无力，舌苔白，脉缓。

方药：党参 10g，白术 10g，厚朴 10g，陈皮 10g，茯苓 18g，山楂 18g，法半夏 10g，生姜 3 片，麦芽 10g，草豆蔻 10g，红枣 3 枚。5 剂。

8. 孙某某，女，46 岁。1979 年 11 月 15 日初诊。

胃脘胀塞，知饥不能食，大便 3 天一次，舌正常，脉细缓。

诊断：胃痞。

方药：党参 12g，法半夏 12g，干姜 8g，陈皮 10g，茯苓 18g，鸡内金 10g，山楂 18g，神曲 10g，苍术 10g，麦芽 15g，生姜 3 片，厚朴 10g。5 剂。

1979 年 11 月 25 日诊，胃脘胀塞减轻，脉缓。

方药：厚朴 12g，陈皮 10g，法半夏 10g，茯苓 18g，草果 6g，山楂 15g，神曲 10g，党参 12g，生姜 3 片，麦芽 15g，干姜 6g，苍术 10g。5 剂。

9. 涂某某，男，39 岁。1980 年 7 月 12 日初诊。

胃脘胀闷不舒，呃气 4～5 天，舌苔白，脉缓。

诊断：胃痞。

方药：厚朴 12g，山楂 15g，神曲 10g，陈皮 10g，干姜 6g，法半夏 10g，苍术 10g，白豆蔻 6g，茯苓 18g，党参 10g。3 剂。

1980 年 7 月 23 日诊，仍胃脘胀塞，呃气，脉弦细。

方药：党参 10g，厚朴 12g，神曲 10g，白豆蔻 3g，法半夏 10g，白术 10g，苍术 10g，干姜 3g，陈皮 10g，茯苓 18g，甘草 6g，藿香 6g。3 剂。

10 黄某某，女，30 岁，凤山镇。1980 年 11 月 27 日初诊。

月经周期 20～24 天来潮，每次经期 5～6 天，量多，头昏肢软，胃脘胀塞，呃气，脉细弦。

诊断：胃痞。

方药：党参10g，白术10g，藿香10g，法半夏12g，砂仁6g，生姜3片，黄连6g，草豆蔻6g，黄芪15g，厚朴10g，神曲10g，红枣3枚。4剂。

1980年12月4日诊，不思饮食，胃脘时而胀痛，四肢酸软无力，脉细。

方药：党参12g，黄芪10g，白术10g，草豆蔻10g，法半夏10g，厚朴10g，神曲10g，山楂12g，麦芽15g，红枣3枚，陈皮10g，生姜3片。5剂。

11. 陈某某，女，65岁。1980年3月31日初诊。

胃脘胀塞，饮食较少，多食则胀，时而呃气，大便不爽，头昏心烦、肢软，目涩胀，舌苔厚白，脉细弦。

诊断：胃痞。

方药：党参15g，白术30g，厚朴10g，鸡内金10g，茯苓18g，白豆蔻3g，干姜6g，法半夏10g，麦芽15g，甘草6g，麻仁15g，枳壳8g。5剂。

1980年7月20日诊，胃脘胀塞又作10天，食则较甚，头昏心慌，小腹胀，口干苦，肢软无力，血压100/70mmHg，苔质胖，苔白厚，脉细缓。

方药：党参10g，白术10g，苍术10g，草豆蔻10g，茯苓18g，陈皮10g，神曲10g，厚朴10g，干姜8g，鸡内金10g，法半夏10g，枳壳10g，红枣3枚。10剂。

12. 段某某，男，55岁，匡河。2008年9月3日初诊。

左上腹部胀塞间断发作10余年(2005年胃镜：胃溃疡；2007年胃镜：浅表性胃炎)加重月余。现症：上中腹胀微痛，伴心慌，大便稀软不成形，日1～2次，患糖尿病7～8年，坚持服西药治疗，舌苔白薄黄脉弦。

诊断：胃痞(胃炎、糖尿病)。

方药：黄芪30g，莪术10g，苍术10g，黄芩10g，党参10g，广木香10g，蒲公英30g，法半夏10g，砂仁10g，鸡内金10g，黄连10g，厚朴10g，干姜3g。7剂。

2008年9月24日诊，症状明显好转，前方去鸡内金加莱菔子15g。续服7剂。

13. 郑某某，男，54岁，古庙河。2006年12月11日初诊。

1999年因萎缩性胃炎，在妇幼医院做胃切除术。现症：胃脘部胀塞，隐隐作痛，其痛不规律，食后胃内不适，时泛吐酸水，饮食尚可，伴头昏心慌，肢软乏力，大便稀软不成形，舌暗苔白薄，脉弦细。

诊断：胃痞。

方药：黄芪30g，党参10g，砂仁10g，丹参15g，厚朴10g，蒲公英20g，广木香10g，桂枝5g，白芍30g，莪术10g，黄连10g，红枣5枚。6剂。

2006年12月29日诊，头昏心慌，肢软乏力，胃脘不舒，时欲呕，舌淡，脉细弦。

方药：黄芪30g，党参10g，白术30g，法半夏10g，藿香10g，厚朴10g，草豆蔻10g，茯苓18g，麦芽15g，红枣3枚，生姜3片，神曲10g。3剂。

14. 王某某，男，40岁，党校。1983年2月3日初诊。

胃脘塞半个月，饭后加重，从小腹至心下痞胀不舒，呃气，饮食少，舌淡暗苔白。

诊断：胃痞。

方药：党参10g，黄连10g，代赭石20g，厚朴12g，法半夏12g，陈皮10g，白豆蔻6g，干姜8g，山楂15g，谷芽15g，麦芽15g，茯苓18g，神曲10g。3剂。

1983年2月18日诊，胃胀减轻，但食后或食油腻后作胀，呃气，近几天咽中如有紧缩感，饮食尚可，大便微秘，口中唾多，睡梦多，舌苔白，脉缓。

方药：藿香10g，厚朴10g，陈皮10g，黄连10g，白豆蔻5g，大黄8g，法半夏12g，神曲10g，生姜3片，干姜10g，党参15g，谷芽15g，麦芽15g。3剂。

1983年2月24日诊，症状减轻，饥则胃脘微痛，微胀，不能吃硬食，尿微黄，舌苔白黄薄，脉弦。

方药：藿香10g，法半夏12g，麦芽15g，厚朴10g，神曲10g，草豆蔻6g，茯苓18g，干姜10g，延胡索10g，陈皮10g，黄连10g，香附10g。3剂。

15. 高某某，女，43岁，大河岸。1983年4月20日初诊。

胃脘胀塞，食后胀甚，每餐100～150g，呃气，头昏，肢软失眠，多梦，口干苦，大便正常，脉缓弦。

诊断：胃痞。

方药：党参15g，白术10g，莪术8g，法半夏15g，厚朴15g，麦芽15g，生姜3片，茯苓20g，干姜8g，神曲10g，枳壳20g，黄连8g，藿香10g。5剂。

1983年5月13日诊，胃脘胀塞减轻，饮食尚可，仍呃气，头昏肢软，多梦，口干苦，舌苔白，二便正常，脉细缓。

方药：党参15g，厚朴10g，枳壳15g，黄芪15g，莪术8g，神曲10g，白豆蔻3g，法半夏10g，黄芩8g，生姜3片，茯苓20g，干姜6g，藿香10g。3剂。

三、气虚胃痞

气虚失运型胃痞，多因素体脾胃气虚，加之劳倦过度，饥饱不时，倍损中气，或大病久病之后，脾胃之气大虚，运化无权，致清气不升而下降，浊阴不降而滞塞。症见：胃脘胀塞，不饥食少，精神倦怠，少气懒言，大便秘结或溏而不爽，舌淡苔薄白，脉象细弱。治宜补中益气，健运脾土，但补不可呆补，应补中兼通。如张石顽所说："愈疏而痞愈作，宜于收补中微兼疏通之意。"

方用益气运脾汤（自拟经验方）以益气补中、健脾散痞，药用黄芪30g、党参20g，白术、砂仁、厚朴、佛手各10g，茯苓、谷麦芽各15g。如大便秘结者加生白术30～50g，如厌食欲呕加半夏10g、生姜5片、藿香5g，如心悸气短甚者加红参8g，另煎兑服。

1. 胡某某，女，48岁，界河。1983年4月11日初诊。

胃脘时塞胀不舒，肠鸣，呃气，肢软乏力，心慌气短，舌暗苔白，脉细弦。钡餐：胃下垂。

诊断：胃痞。

方药：黄芪30g，陈皮10g，茯苓15g，草豆蔻8g，神曲8g，红枣3枚，厚朴10g，枳壳15g，生姜3片，党参10g，白术10g，法半夏10g。2剂。

1983年4月18日诊，胃脘塞减轻，肠鸣亦减，时呃气，舌苔白，脉细缓。

方药：黄芪30g，枳实15g，法半夏10g，草豆蔻8g，白术10g，生姜3片，茯苓15g，厚朴10g，神曲10g，红枣5枚，党参15g，麦芽15g，藿香10g。3剂。

2. 郭某某，女，23岁，白莲乡。2003年8月4日初诊。

复7月25日诊，胃脘胀塞减轻，纳食增，厌油腻。现症：胃微胀伴头昏肢软乏力，舌苔白脉缓。

诊断：胃痞。

方药：黄芪20g，莪术10g，法半夏10g，旋覆花10g，太子参12g，黄连10g，干姜6g，柴胡10g，蒲公英30g，砂仁10g，麦芽30g，红枣5枚。5剂。

2003年8月11日诊，胃胀基本消失，近几天大便日1～2次，月经周期规律，经后外阴发痒，白带不多，伴头昏肢软乏力，时手心发热，尿黄不涩胀。尿常规：白细胞0～2，其余正常。

方药：黄芪20g，柴胡10g，旋覆花10g，法半夏10g，蒲公英20g，干姜3g，黄芩8g，砂仁10g，党参12g，麦芽30g，生姜5片，红枣5枚。5剂。

3. 赵某某，女，46岁，水电局。1990年10月4日初诊。

头昏肢软心慌，纳呆食少，每餐50g左右，微嗳气，已20余天，手足心发热，舌苔白，脉细，血压70/50mmHg。

诊断：胃痞、心悸。

方药：黄芪30g，白芍12g，麦芽18g，当归10g，甘草10g，神曲10g，藿香10g，柴胡10g，丹参15g，砂仁10g，党参18g，郁金15g。3剂。

1990年10月6日诊，头昏心悸减轻，胃胀减轻，纳食增多，精神转佳，舌苔白薄，脉细。B超：胆囊炎。

方药：黄芪30g，白芍18g，砂仁10g，当归10g，甘草10g，麦芽18g，党参20g，郁金15g，茯苓20g，柴胡10g，丹参18g，神曲10g。4剂。

4. 贺某某，男，47岁，张山。2005年1月24日初诊。

剑突下胀塞不适3个月，稍纳差，呃气，不泛酸，背心微痛，不厌油，大便正常，舌苔白稍厚，头昏。B超示：肝稍大；X线钡餐示：胃下垂2度、胃炎。

诊断：胃痞。

方药：黄芪40g，枳实18g，白术18g，柴胡6g，升麻6g，厚朴10g，鸡内金10g，党参10g，陈皮10g，当归10g，甘草10g，红枣5枚，砂仁10g，生姜5片。6剂。

2005年2月2日诊，症状减轻，仍时有胀痛不适，舌苔白稍厚，呃气，前方加代赭石15g、法半夏10g、黄芪30g、莪术10g，去陈皮。5剂。

5. 陈某某，女，52岁，骆驼坳。2014年4月8日初诊。

胃胀，不思饮食，肠鸣作响，食则胀甚，脘腹怕冷，大便正常，失眠多梦，反复发作3年，月经尚调，口干苦，舌苔白中厚。2014年3月17日胃镜：慢性萎缩性胃炎伴糜烂。

诊断：胃痞。

方药：黄芪30g，党参15g，白术10g，炮姜6g，砂仁10g，鸡内金10g，蒲公英30g，谷芽、麦芽各20g，山楂20g，佛手10g，茯苓30g，莪术10g。6剂。

2014年7月25日诊，服前方后饮食增多，胃胀消除。现症：肠鸣作响，形寒怕冷，失眠多梦，精神差，月经尚可，舌苔白，稍厚，脉沉细。

方药：黄芪30g，党参15g，白术10g，炮姜6g，砂仁10g，鸡内金10g，蒲公英30g，山楂20g，陈皮10g，茯苓30g，莪术10g，谷芽、麦芽各20g，浮小麦50g，炙甘草10g，大枣10枚。6剂。

2014年11月11日诊，因饮食不节，胃胀又作，伴形寒怕冷，肠鸣作响，大便日1次，睡差多梦，月经尚可，口苦，舌苔白，脉沉细。

方药：黄芪30g，莪术10g，炮姜6g，砂仁10g，党参10g，厚朴10g，苍术10g，谷芽、麦芽各20g，鸡内金10g，山楂20g，浮小麦50g，大枣10枚，炙甘草10g。6剂。

6. 曾某某，男，61岁，胜利镇。2017年8月9日初诊。

上中腹部胀塞微痛，反复发作10余年，加重半年，多不知饥，微呃，常头昏心慌，气短肢软乏力，大便干结，3～5天一次。芜湖市第二人民医院胃镜诊断：慢性浅表性胃炎，胃体隆起性病变；心电图：窦性心动过缓；2017年8月8日罗田人民医院上腹部CT平扫未见异常。

诊断：胃痞。

方药：黄芪30g，莪术10g，党参10g，砂仁10g，黄连10g，大黄6g，枳实10g，厚朴10g，蒲公英30g，法半夏10g，干姜3g，麦芽15g，山楂15g。10剂。

2017年8月30日诊，症状减轻，前方去山楂加神曲10g，鸡内金10g。10剂。

7. 叶某某，女，70岁，白莲河。2008年8月11日初诊。

胃脘部胀塞间断发作3年，又作20余天，胸闷不适，下肢浮肿，时轻时重，时上坡上楼气促胸闷，纳呆食少，头昏心慌，舌苔白中厚脉弦，血压120/80mmHg。心电图：①窦性心律偶发室早；②心电轴正常；③左室肥大伴劳损；④左房大。全胸片：不排除风心病可能。胃钡餐：胃下垂中度。

诊断：胃痞。

方药：黄芪30g，党参10g，丹参10g，砂仁10g，枳实20g，白术20g，茯苓50g，甘草10g，葶苈子10g，附片8g，红枣5枚。5剂。

2008年8月26日诊，症状减轻，守前方加砂仁10g、白茅根20g，葶苈子改为12g。6剂。

8. 夏某某，女，44岁，三里桥。1981年7月19日初诊。

1963年患肝炎，治疗后好转。1973年患胃下垂。现面色萎黄，唇睑苍白，肢倦乏力气短，不思饮食，胃脘胀塞不舒，舌淡苔白，脉缓。

诊断：胃痞。

方药：黄芪40g，枳实20g，白豆蔻2g，党参15g，甘草6g，神曲6g，白术10g，当归10g，麦芽15g，升麻3g，陈皮10g，柴胡5g。3剂。

1981年7月28日诊，服前方后饮食稍增，仍面色萎黄，精神倦怠，仍胃脘胀痛，气短，脉缓无力。

方药：黄芪40g，枳实20g，神曲10g，党参15g，甘草10g，白豆蔻3g，白术10g，当归10g，谷芽10g，柴胡5g，升麻4g，陈皮10g。5剂。

9. 刘某某，女，47岁，凤山镇。2004年3月19日初诊。

头昏头痛目胀，胃脘胀塞，背心胀痛，不知饥，食后胀甚，呃气，面浮肿，腰痛，停经1年。尿常规、X线钡餐正常；B超示胆囊炎；胸片：心房扩大，心电图正常。血压120/90mmHg。

诊断：胃痞。

方药：黄芪30g，柴胡10g，党参10g，茯苓50g，法半夏10g，蒲公英30g，广木香10g，厚朴10g，苍术10g，麦芽30g，枳实10g，生姜5片，丹参15g。6剂。

2004年3月29日诊，胃脘胀塞、浮肿减轻。现症：胃脘胀，呃气稍减，舌苔白，脉弦。B超：胆囊炎。

方药：黄芪30g，茯苓50g，柴胡10g，厚朴10g，枳实10g，麦芽30g，广木香10g，郁金18g，白芍10g，神曲10g，山楂18g。6剂。

2004年4月7日诊，胃脘胀塞减轻，纳食增加，面足微浮肿，呃逆。

方药：柴胡10g，茯苓50g，厚朴10g，蒲公英30g，黄芩10g，黄芪30g，麦芽30g，广木香10g，郁金18g，白术15g，苍术15g，党参10g。6剂。

10. 熊某某，男，40岁，邮政。2000年2月24日初诊。

面色萎黄，精神尚可，胃脘胀塞，大便溏2年，舌苔稍厚，脉缓。去年11月去武汉医院住院治疗：白细胞$2\sim4\times10^9$/L，血小板2.1万～6万；胃镜：充血性胃窦炎。骨髓增生异常综合征待排。

诊断：胃痞。

方药：黄芪30g，肉桂6g，茯苓30g，砂仁10g，党参15g，炮姜5g，当归10g，薏苡仁18g，白术10g，山药30g，扁豆10g。8剂。

2000年3月18日诊，大便正常，精神转佳，前方加甘草10g。8剂。

11. 瞿某某，男，39岁，骆驼坳。2004年4月26日初诊。

头昏肢软，纳差，胃脘作胀，食后胀甚，睡差多梦，厌食油腻，时呃气、肠鸣年余，血压100/70mmHg；B超示：胆囊炎。

诊断：胃痞。

方药：黄芪30g，柴胡10g，升麻5g，党参15g，白术18g，麦芽20g，砂仁10g，枳实10g，甘草10g，当归10g，厚朴10g，红枣5枚，生姜5片。6剂。

2004年5月30日胃脘胀塞，时痛5天，食后胀甚。B超示：肝稍大，胃下垂3度，下垂13cm。

方药：黄芪30g，莪术10g，白术18g，枳实20g，柴胡8g，升麻6g，当归10g，甘草10g，广木香10g，厚朴10g，红枣5枚，砂仁10g。5剂。

12. 胡某某，女，52岁，石源河。2004年8月2日初诊。

胃胀痛不适3年，间断发作，脐腹亦胀痛，伴泛酸，纳呆食少，肢软乏力。县医院X线钡餐示：胃下垂。

诊断：胃痞。

方药：党参10g，厚朴10g，白术10g，枳实18g，广木香10g，黄连10g，黄芩10g，莪术10g，黄芪30g，干姜5片，红枣5枚，麦芽30g，砂仁10g。5剂。

2004年8月30日诊，脘腹部胀而不适，肠鸣，大便每日1～2次，多为早晨即便，稀溏便，心悸，常有饥饿感，睡差多梦，时肛门坠胀。腰椎片：腰椎退行性改变。

方药：黄芪30g，党参10g，黄连10g，黄芩10g，枳实30g，白术30g，茯苓30g，甘草10g，麦芽30g，砂仁10g，干姜5g，补骨脂20g。5剂。

13. 金某某，女，68岁，大河岸。2015年9月9日初诊。

头昏心慌，气短乏力，稍动气促加重，胃脘时胀，饮食少，舌苔白薄，脉沉细。

诊断：胃痞。

方药：黄芪30g，白术20g，枳实20g，藿香10g，砂仁10g，谷芽、麦芽各20g，当归10g，莪术10g，山楂15g，柴胡5g，升麻5g。6剂。

2015年12月9日诊，头昏肢软乏力，心烦，胃脘胀痛，时有自觉食管食后梗塞，纳呆食少，舌苔白，脉弦。钡餐：胃下垂。

方药：黄芪30g，枳实10g，炙甘草10g，党参12g，茯苓30g，白芍10g，白术10g，山药15g，陈皮10g，法半夏15g，丹参15g，白豆蔻5g。5剂。

14. 徐某某，女，52岁，九资河。2006年6月16日初诊。

胃脘部胀塞不适，嗳气，饮食少(原胃下垂)，伴头昏肢软乏力，睡差多梦，口干苦，时便秘，间断发作数年，脉弦细，舌苔白。近又增左肩关节酸痛，咽痒干咳痰少，日轻夜重。县医院钡餐提示胃下垂平脐。血压100/60mmHg。

诊断：胃痞。

方药：黄芪30g，枳实20g，炒白术20g，厚朴10g，升麻5g，柴胡5g甘草10g，茯苓30g，砂仁10g，法半夏10g，蒲公英20g，党参10g，生姜5片，红枣5枚。6剂。

2006年7月23日诊，胃脘部胀塞不适，伴头昏肢软乏力，纳食不多，月经规律，面黄舌苔白，脉弦。

方药：黄芪30g，党参15g，白术10g，枳实12g，陈皮10g，当归8g，升麻6g，柴胡5g，甘草10g，红枣5枚，生姜5片，广木香8g。6剂。

15. 夏某某，女，44岁，三里桥。1981年7月19日初诊。

1963年患肝炎，1973年胃下垂，治疗后好转。现面色萎黄，唇睑苍白，肢倦乏力气短，胃脘胀塞不舒，不思饮食，脉缓。

诊断：胃痞。

方药：黄芪 40g，枳实 20g，白豆蔻 2g，党参 15g，甘草 6g，神曲 6g，白术 10g，当归 10g，麦芽 15g，升麻 3g，陈皮 10g。3 剂。

1981 年 7 月 28 日诊，服前方后饮食稍增(胃下垂)，仍面色萎黄，精神倦怠，仍胃脘胀痛，气短，脉缓无力。

方药：黄芪 40g，枳实 20g，神曲 10g，党参 15g，甘草 10g，白豆蔻 3g，白术 10g，当归 10g，谷芽 10g，升麻 4g，陈皮 10g。5 剂。

四、肝胃不和

肝胃不和型胃痞，多因郁怒伤肝，疏泄失常，肝木横逆，致脾失健运，胃失和降，气滞作痞。症见：胃脘痞闷，或胁肋胀痛，或喉中如有物梗，呃气稍舒，精神抑郁，心烦易怒，舌苔白脉弦。治宜疏肝解郁，和胃降逆。此型患者，多疑善虑，因此加以劝导尤为重要，如能使其情怀自遣，宽怀调养，往往收到良好的疗效。

柴胡疏肝散合越鞠丸加减，药用柴胡、枳壳、川芎、法半夏、神曲、厚朴、生姜、红枣、谷麦芽等。如舌红口苦，加山栀以清肝热，白芍养血柔肝，失眠多梦加丹参、酸枣仁、浮小麦以养心安神。

1. 女，53 岁，浠水县。2004 年 6 月 23 日，杨某某初诊。

胃脘胀塞，多不知饥，纳呆食少，嗳气频频，时右胁肋下胀痛不适，肢软乏力，不甚厌油，背心作胀，大便干，舌苔白。(原浠水县医院 B 超提示肝内胆管结石，胃镜检查：慢性胃炎伴胃窦糜烂，胃下垂，十二指肠球溃疡)，今本院 B 超示：肾，输尿管，膀胱未见异常。X 线钡餐示：轻度胃下垂伴轻度胃炎。血压 110/70mmHg。

诊断：胃痞。

方药：柴胡 10g，蒲公英 20g，黄芩 10g，厚朴 10g，党参 10g，郁金 18g，砂仁 10g，白芍 10g，麦芽 30g，神曲 10g，茵陈 18g，大黄 5g，鸡内金 10g。5 剂。

2004 年 7 月 14 日诊，时胃脘胀痛，纳差，肢软乏力，背心时痛胀。

方药：黄芪 20g，枳实 18g，白术 10g，砂仁 10g，神曲 10g，党参 10g，蒲公英 20g，广木香 10g，苦参 10g，厚朴 10g，麦芽 30g，莪术 10g，鸡内金 10g。6 剂。

2004 年 8 月 6 日诊，胃脘胀塞不适，时泛酸水，时有胸闷感，口干欲饮，大便日 1 次，微秘。

方药：柴胡 10g，法半夏 10g，党参 10g，郁金 15g，砂仁 10g，厚朴 10g，黄芪 20g，莪术 10g，枳壳 10g，麦芽 30g，神曲 10g，鸡内金 10g，蒲公英 15g。8 剂。

2004 年 8 月 20 日诊，现症：胃脘部胀塞，胃内发热，呃气，泛酸水，大便秘结，纳呆食少。

方药：柴胡 10g，蒲公英 20g，厚朴 10g，砂仁 10g，广木香 10g，黄连 10g，吴茱萸 3g，瓦楞子 15g,党参 10g,法半夏 10g,麦芽 30g,鸡内金 10g。6 剂。

2004 年 9 月 3 日诊,时泛酸水,胃内发热,纳食尚可,多则胀甚,耳闭气。

方药:柴胡 10g,法半夏 10g,厚朴 10g,蒲公英 20g,砂仁 10g,广木香 10g,党参 10g,郁金 18g,黄连 10g,吴茱萸 3g,瓦楞子 15g,麦芽 30g,黄芪 20g,莪术 10g。6 剂。

2. 廖某某,男,39 岁,胜利镇。2005 年 9 月 28 日初诊。

右侧胸腹胀塞不适,呃气稍舒,纳差,不厌油腻,睡尚可,舌苔白厚,大便日 2～3 次,成形。2005 年 8 月 23 日胃镜示:慢性浅表性胃炎、胃黏膜脱垂。

诊断:胃痞。

方药:柴胡 10g,郁金 18g,苍术 10g,蒲公英 20g,砂仁 10g,鸡内金 10g,黄连 10g,黄芩 10g,干姜 6g,厚朴 10g,法半夏 10g,党参 10g。5 剂。

2005 年 10 月 3 日诊,胸脘胀塞消失,舌苔白厚,大便 1～2 天一次,成形。

方药:柴胡 10g,郁金 18g,苍术 10g,蒲公英 20g,砂仁 10g,鸡内金 10g,黄连 10g,黄芩 10g,干姜 6g,厚朴 10g,法半夏 10g,党参 10g,神曲 10g。5 剂。

3. 彭某某,女,70 岁,大地坳。2008 年 4 月 25 日初诊。

胃脘部胀塞不舒,纳呆食少,口干苦,不欲饮,大便 2～3 日 1 次,一次量多,不硬则溏,舌苔白,血压 120/80mmHg。

诊断:胃痞。

方药:柴胡 10g,黄芩 10g,厚朴 10g,蒲公英 30g,枳实 10g,黄连 10g,鸡内金 10g,法半夏 10g,干姜 3g,党参 10g,砂仁 10g,甘草 10g,红枣 5 枚。6 剂。

2008 年 5 月 26 日诊,症状明显好转,前方加吴茱萸 3g、黄芪 20g。7 剂。

4. 王某某,女,65 岁,大河岸。2009 年 6 月 24 日初诊。

胃脘部胀塞 20 余天,呃气频繁,胁肋胀痛,纳呆食少,不厌油腻,大便正常。胃肠钡餐:胃炎;B 超:①胆囊炎;②肝囊肿。

诊断:胃痞。

方药:柴胡 10g,厚朴 10g,黄连 10g,法半夏 10g,枳实 10g,蒲公英 30g,党参 10g,砂仁 10g,黄芩 10g,干姜 3g,代赭石 30g,郁金 18g,大黄 3g,旋覆花 10g。6 剂。

2009 年 7 月 13 日诊,症状减轻,仍时呃气,胃脘胀痛,舌苔白,守前方,去郁金,加广木香 10g。6 剂。

5. 汪某某,男,59 岁,古河。2013 年 12 月 5 日初诊。

上中腹部胀塞不适半月,背部亦胀而不适,泛吐清水,饮食尚可,不厌油腻。胃镜:慢性浅表性胃炎伴糜烂;B 超:胆囊炎。

诊断:胃痞。

方药:柴胡 10g,厚朴 10g,法半夏 10g,枳实 10g,苍术 10g,郁金 18g,黄连 10g,黄芩 10g,干姜 3g,党参 10g,砂仁 10g,鸡内金 10g。6 剂。

2013 年 12 月 12 日诊,症状明显减轻,前方加公英 30g。7 剂。

6. 王某某,男,60 岁,三里桥。2014 年 9 月 18 日初诊。

胃脘部胀塞不适1年，反复发作，知饥，食后胀增，时泛酸。去年胃镜：浅表性胃炎；右侧胸胁疼痛。X光片：心肺正常；B超：肝囊肿，胆囊炎；肝功正常，HBV-DNA：1.472×10^4。

诊断：胃痞。

方药：柴胡10g，郁金18g，党参10g，黄连10g，厚朴10g，法半夏10g，砂仁10g，黄芩10g，干姜3g，鸡内金10g，蒲公英30g，谷芽、麦芽各20g，枳实10g。6剂。

2014年9月29日诊，症状好转，前方6剂。

7. 徐某某，男，36岁。1979年10月8日初诊。

1973年开始头昏肢软，饮食减少，胃脘胀塞，肝区胀痛，呃气肠鸣，大便时秘时干时溏，睡差多梦，脉弦细。

诊断：胃痞。

方药：柴胡10g，法半夏10g，党参15g，佛手10g，当归10g，厚朴10g，鸡内金10g，白芍12g，砂仁10g，白术10g，麦芽15g，茯苓15g。5剂。

1979年11月19日诊，症状较前减轻，仍头昏、睡眠差，多梦，肝区时而胀痛，饮食稍增，多食则胀，大便正常，舌稍暗，脉弦细。

方药：柴胡10g，佛手10g，当归10g，党参10g，法半夏10g，白芍10g，山楂15g，白术10g，甘草10g，鸡内金10g，茯苓18g，麦芽15g。5剂。

1979年12月29日诊，头昏失眠多梦，肝区胀痛，肝肋下1.5cm，脘腹胀塞，多食则胀甚，脉弦细。

方药：柴胡10g，佛手10g，鸡内金10g，党参15g，当归10g，法半夏10g，白芍15g，甘草10g，山楂15g，白术10g，麦芽15g，郁金10g。5剂。

1980年2月8日诊，服前方后饮食增加，痞痛减轻，睡仍差，多食仍腹胀，脉细。

方药：柴胡10g，佛手10g，鸡内金10g，党参15g，当归10g，法半夏10g，白芍10g，甘草10g，山楂15g，白术10g，麦芽15g，郁金10g。5剂。

8. 雷某某，女，56岁，三里畈。2013年9月12日初诊。

胃脘部胀痛连及两肋，呃气泛酸，背心作胀，大便日1～2次，时带黏冻，小腹部作胀，饮食少伴头昏肢软乏力，时咽中如有物梗，咳少许痰涎，舌苔白。

诊断：胃痞。

方药：柴胡10g，厚朴10g，法半夏10g，郁金18g，党参15g，枳实10g，黄连10g，吴茱萸3g，瓦楞子25g，砂仁10g，川芎10g，延胡索10g。6剂。

2013年9月25日诊，前方加代赭石30g、旋覆花10g。4剂。

2013年10月13日诊，胃脘胀塞，纳呆食少，食后胀增，嗳气厌油，大便稍干，口干苦，伴头昏肢软乏力，舌苔白，脉弦。

方药：柴胡10g，广木香10g，麦芽18g，蒲公英30g，大黄8g，党参10g，郁金18g，枳实18g，黄芪18g，厚朴10g，白豆蔻4g，莱菔子10g。4剂。

9. 雷某某，女，60岁，凤山镇。2003年7月7日初诊。

胃脘部胀塞不适，肠鸣，原患胆囊炎。现症：胃脘胀塞，背部胀痛，纳食正常(B超示:脂肪肝),精神尚可,口干苦、脉弦舌苔白稍厚。

诊断:胃痞。

方药:柴胡10g,厚朴10g,法半夏10g,黄连10g,蒲公英30g,黄芩10g,枳实10g,山楂18g,神曲10g,砂仁10g,莱菔子20g,麦芽30g,草果8g,生姜5片。4剂。

2003年7月21日诊,胃脘胀塞减轻。现症:仍上腹部胀塞,连及背心,口干苦,纳食尚可,腰背作胀,舌苔白(原胆囊炎、脂肪肝),今血检肝功能正常,HBsAg(—),总胆固醇、甘油三酯均正常。

方药:柴胡10g,黄芩10g,厚朴10g,蒲公英20g,沙参10g,法半夏10g,枳实10g,郁金18g,甘草10g,茵陈15g,麦芽30g,砂仁10g,天花粉20g。3剂。

10. 李某某,女,46岁,白莲乡。2006年10月2日初诊。

头昏肢软乏力,胃胀塞不适,背心作胀,饮食尚可,月经停用7年,血压120/80mmHg,肝功能正常,HBsAg(—)。B超:肝内实质性小病灶,胆囊炎,脾稍大。

诊断:胃痞。

方药:柴胡10g,黄芩10g,郁金15g,党参15g,白芍10g,丹参15g,甘草10g,黄芪20g,川芎10g,白术10g,砂仁10g。6剂。

2006年10月9日诊,睡差多梦,前方加酸枣仁30g、五味子10g、红枣5枚。8剂。

11. 刘某某,女,47岁,凤山镇。2004年3月19日初诊。

头昏头痛目胀,胃脘胀塞,背心胀痛,不知饥,食后胀甚,呃气,面浮肿腰痛,停经1年。尿常规、X线钡餐正常;B超示胆囊炎,心房扩大,血压120/90mmHg,心电图正常。

诊断:胃痞。

方药:柴胡10g,黄芪30g,党参10g,茯苓50g,法半夏10g,蒲公英30g,广木香10g,厚朴10g,苍术10g,麦芽30g,枳实10g,生姜5片,丹参15g。6剂。

2004年3月29日诊,胃脘胀塞减轻,浮肿减轻。现症:胃脘胀,呃气稍减,舌苔白,脉弦。

方药:柴胡10g,厚朴10g,枳实10g,黄芪15g,茯苓50g,麦芽30g,广木香10g,郁金18g,白芍10g,神曲10g,山楂18g。6剂。

2004年4月7日诊,胃脘胀塞减轻,纳食增加,仍面足浮肿,呃逆,不便秘。

方药:柴胡10g,茯苓50g,厚朴10g,蒲公英30g,黄芩10g,黄芪30g,麦芽30g,广木香10g,郁金18g,白术15g,苍术15g,党参10g。6剂。

12. 徐某某,女,32岁。1979年8月17日初诊。

胃脘、胁肋痞胀不舒,头昏心慌气短,饮食稍多,但胃脘部胀塞,手足心发热,白带多,脉细,舌淡(6年前患黄疸肝炎)。

诊断:胃痞。

方药:柴胡10g,当归10g,白芍10g,党参12g,丹参12g,白术10g,厚朴10g,陈皮10g,甘草10g,草豆蔻10g,黄芪12g,红枣3枚。5剂。

1979年9月13日诊,胃脘胀塞,纳呆食少,食后胀增,嗳气厌油,大便稍干,口干苦,伴头昏肢软乏力，舌苔白，脉弦。

方药：柴胡 10g，广木香 10g，麦芽 18g，蒲公英 30g，大黄 8g，党参 10g，郁金 18g，枳实 18g，黄芪 18g，厚朴 10g，白豆蔻 4g，莱菔子 10g。4 剂。

13. 陶某某，女，39 岁，凤山镇。2000 年 8 月 5 日初诊。

形体消瘦，面色萎黄，胃脘胀塞，两胁肋胀痛，伴头昏肢软乏力，时欲呕。肝功能：正常；X 钡餐：胃炎（原患萎缩性胃炎 6 年）。

诊断：胃痞。

方药：柴胡 10g，厚朴 10g，法半夏 10g，枳实 10g，蒲公英 30g，郁金 18g，白芍 20g，砂仁 10g，党参 12g，川楝子 10g，延胡索 10g，黄芩 10g，黄芪 20g，莪术 10g。5 剂。

2000 年 11 月 21 日诊，现症：餐后胃胀，小腹作胀，大便溏，日 2 次，伴肢软乏力，舌淡苔白，脉弦。

方药：黄芪 18g，柴胡 10g，山药 18g，党参 10g，枳壳 10g，广木香 5g，苍术 10g，白芍 10g，厚朴 10g，砂仁 10g，甘草 10g，干姜 5g。5 剂。

14. 王某某，女，28 岁，三里桥。1983 年 10 月 21 日初诊。

胃脘胀塞（患肝炎 4 年），右胁疼痛，头昏肢软，饮食少，心烦易怒，口干苦，下午手心发热，大便微结，舌苔白，脉弦细。同济医院纤维镜示：慢性浅表性胃炎；钡餐示：胃下垂、十二指肠球炎。

诊断：胃痞。

方药：柴胡 10g，黄芪 18g，白术 10g，党参 15g，神曲 10g，陈皮 10g，厚朴 10g，麦芽 18g，红枣 5 枚，丹参 10g，鸡内金 10g，当归 10g。4 剂。

1983 年 11 月 15 日诊，胃脘部胀塞不适，活动、疲劳胀甚，大便微秘，舌苔薄黄，脉弦细。

方药：黄芪 30g，枳实 18g，党参 18g，柴胡 10g，白芍 10g，厚朴 10g，白豆蔻 4g，鸡内金 10g，甘草 10g，蒲公英 30g，白术 18g，广木香 8g，丹参 12g。5 剂。

15. 刘某某，男，49 岁。1980 年 7 月 11 日初诊。

胃肠中胀气走窜，时而在胃中，时而在肠中，胀气起包块，按之即消欲呕，脉缓。医院胃镜检查：胃炎；心电图、B 超肝胆脾正常；肝功能：谷丙转氨酶：42U/L；血糖 7.06mmol/L；尿：蛋白＋；血检：谷丙转氨酶 18U/L；HBsAg（—）；血压 120/80mmHg。

诊断：胃痞。

方药：柴胡 10g，法半夏 10g，党参 12g，白术 10g，陈皮 10g，广木香 10g，甘草 10g，藿香 10g，神曲 10g，乌药 10g，厚朴 10g，红枣 5 枚，生姜 5 片，白豆蔻 6g。4 剂。

1980 年 8 月 21 日诊，胀气减轻，剑突下处自觉闷塞，上午为甚，饮食少，伴头昏肢软乏力。

方药：柴胡 10g，法半夏 10g，党参 10g，炙甘草 10g，砂仁 10g，茯苓 30g，丹参 15g，生牡蛎 50g，黄芪 30g，红枣 10 枚，麦芽 30g。6 剂。

五、痰湿内阻

痰湿内阻型胃痞，多因恣食生冷、肥甘厚味，损伤脾胃，传运失司，津液不化，痰湿内生，困遏中州。症见：胃脘痞塞，头身困重，胸膈满闷，口淡乏味，纳呆食少，大便稀溏，舌苔白腻，脉象濡缓。治宜祛湿化痰，和胃宽中。

平胃散加减：苍术、厚朴、茯苓、陈皮、制半夏、白豆蔻、大腹皮、藿香等。如呃气频频加生姜、代赭石、旋覆花；饮食不思加神曲、谷麦芽、鸡内金。脾喜燥恶湿，湿邪困脾，健运失职，渐致脾虚，脾虚转输不利，又导致痰湿内生，往往互为因果，所以化湿健脾必须兼顾。病程较短，脾虚症状不明显者，应以运脾化湿为主，邪去则正安。如病已日久，脾虚较甚者，加太子参、白术等健脾益气之品，以扶正祛邪。

1. 王某某，男，40岁，党校。1983年2月3日初诊。

胃脘塞半个月，饭后加重，从小腹至心下痞胀不舒，呃气，饮食少，舌淡暗苔白。

诊断：胃痞。

方药：代赭石20g，厚朴12g，法半夏12g，陈皮10g，白豆蔻6g，黄连10g，干姜10g，山楂15g，谷芽15g，麦芽15g，茯苓18g，神曲10g，党参10g。3剂。

1983年2月18日诊，胃胀减轻，但食后或食油腻后作胀，呃气，近几天咽中如有紧缩感，饮食尚可，大便微秘，口中唾多，睡梦多，舌苔白，脉缓。

方药：藿香10g，厚朴10g，陈皮10g，黄连10g，白豆蔻5g，大黄8g，法半夏12g，神曲10g，生姜3片，干姜10g，党参15g，谷芽15g，麦芽15g。3剂。

1983年2月24日诊，症状减轻，饥则胃脘微痛，微胀，不能吃硬食，尿微黄，舌苔白黄薄，脉弦。

方药：藿香10g，法半夏12g，麦芽15g，厚朴10g，神曲10g，草豆蔻6g，茯苓18g，干姜10g，延胡索10g，陈皮10g，黄连10g，香附10g。3剂，恢复正常。

2. 黄某某，男，43岁。1980年4月7日初诊。

胃脘胀塞，胀痛不舒，不知饥，肢软无力，呃气，大便秘结，2日1次，舌暗黄薄白微腐，脉弦细。

诊断：胃痞。

方药：法半夏10g，陈皮10g，鸡内金10g，干姜10g，厚朴10g，党参15g，山楂18g，神曲10g，苍术15g，枳壳10g，生姜3片。4剂。

1980年4月13日诊，仍胃脘胀痛，纳呆，呃气，肢软，大便秘结。

方药：党参15g，法半夏10g，茯苓20g，苍术10g，黄连8g，厚朴10g，神曲10g，山楂15g，麦芽15g，生姜3片，枳壳10g，白豆蔻3g。3剂。

1980年5月10日诊，症状减轻，仍胃脘时而胀塞，大便秘结减轻，舌苔白，脉细弦。

方药：党参15g，法半夏10g，陈皮10g，厚朴10g，苍术10g，枳壳10g，干姜5g，白豆蔻4g，麦芽15g，神曲12g，生姜3片，苍术10g。4剂。

3. 李某某，女，54岁，大河岸。1980年8月8日初诊。

胃脘胀塞年余，今年加重，呃气，腹胀，不思饮食，头昏心烦，肢软乏力，口干苦，大便秘结，尿黄，舌苔白，脉细缓。

诊断：胃痞。

方药：法半夏12g，党参15g，陈皮10g，厚朴12g，白豆蔻6g，苍术10g，黄芩8g，干姜8g，鸡内金10g，茯苓20g，山楂18g，神曲10g。5剂。

1980年9月2日诊，服药后胃部胀塞好转，饮食稍增，时欲呕，口干苦，大便微秘结，尿黄，舌质稍暗少苔，脉细缓。

方药：法半夏12g，苍术10g，山楂15g，草豆蔻10g，茯苓10g，厚朴10g，鸡内金10g，陈皮10g，干姜8g，党参15g，黄芩8g，神曲10g。5剂。

4. 何某某，男，45岁，大崎。2012年7月23日初诊。

素患胃炎30年，间断发作。现症：胃脘部作胀，时泛吐酸水，常胃内嘈杂，纳食尚可，二便调。2012年5月11日罗田县人民医院胃镜：慢性胃炎。

诊断：胃痞。

方药：党参10g，厚朴10g，苍术10g，吴茱萸3g，煅瓦楞子25g，蒲公英30g，法半夏10g，枳实10g，砂仁10g，佛手10g，白术10g，干姜3g，黄芩10g。6剂。

2012年8月13日诊，症状明显好转，前方去黄芩。6剂。

5. 胡某某，男，50岁。1979年10月24日初诊。

胃脘胀塞，多食则胀甚，胀则呃气，不思饮食，尿黄，大便干结，头昏肢软无力，舌淡苔白厚腻，脉缓。

诊断：胃痞。

方药：法半夏12g，厚朴10g，山楂15g，神曲10g，干姜5g，苍术10g，白豆蔻3g，鸡内金10g，党参10g，黄芩10g，麦芽15g，生姜5片。4剂。

1979年10月30日诊，胃脘胀塞好转，舌淡脉缓。

方药：党参15g，苍术10g，草豆蔻10g，山楂15g，神曲10g，茯苓18g，厚朴10g，麦芽15g，红枣5枚，甘草6g，法半夏6g。3剂。

6. 凡某某，男，38岁，粮食局。1983年3月10日初诊。

胃脘胀塞年余，呃气，饮食尚好，舌苔白，脉缓。

诊断：胃痞。

方药：桂枝10g，黄连10g，党参10g，白芍15g，法半夏12g，藿香10g，甘草10g，干姜10g，生姜3片，吴茱萸8g，广木香5g，厚朴10g。3剂。

1983年3月22日诊，胃胀减轻，呃气，饮食尚好，时腰痛，大便时干，尿黄，口干苦，舌苔白薄，脉缓。

方药：桂枝10g，黄连10g，党参15g，白芍15g，法半夏12g，藿香10g，甘草10g，干姜10g，厚朴12g，吴茱萸10g，广木香8g，生姜3片。3剂。

7. 叶某某，男，42岁，水利局。1981年9月18日初诊。

胃胀微痛呃逆，饮食尚可，精神差，脉缓。

诊断：胃痞。

方药：法半夏10g，党参10g，茯苓15g，陈皮10g，干姜6g，白豆蔻3g，藿香10g，厚朴10g，生姜3片，苍术10g，神曲10g。3剂。

1981年9月21日诊，胃胀稍减，痛止，时而胸部胀，脉缓。

方药：法半夏10g，党参10g，茯苓15g，陈皮10g，干姜6g，白豆蔻3g，藿香10g，厚朴10g，生姜3片，苍术10g，神曲10g，吴茱萸6g。3剂。

8. 黄某某，女，22岁。1979年10月3日初诊。

8月13日开始胃脘胀塞，右胁肋胀痛，时欲呕，不思饮食，头昏心烦，大便稍结，脉缓。

诊断：胃痞。

方药：藿香10g，厚朴10g，砂仁10g，法半夏10g，茯苓20g，山楂15g，神曲10g，陈皮10g，鸡内金10g，麦芽15g，红枣3枚。5剂。

1979年10月9日诊，胃胀塞好转，仍时呕恶，脉细。

方药：藿香10g，厚朴10g，鸡内金10g，苍术10g，山楂15g，神曲10g，陈皮10g，草豆蔻10g。

9. 但某某，男，54岁，三里畈。2007年11月26日初诊。

发现乙肝小三阳7～8年。现症：胃脘部胀塞不适，食后胀甚，加重10余天(30岁时患过腹膜炎治愈)，大便日1次，饮食不多，舌苔白厚腻薄黄。2007年11月13日县医院B超未见异常，血常规、尿常规正常。

诊断：胃痞。

方药：厚朴10g，法半夏10g，佩兰10g，白豆蔻6g，藿香10g，茵陈20g，六一散30g，鸡内金10g，薏苡仁20g，苍术10g，蒲公英20g，茯苓30g，黄芩10g。6剂。

2007年12月28日诊，又胃脘痞塞胀气1周，食后胀甚，流清水，口苦头昏肢软，大便时秘，舌苔白，脉缓。

方药：苍术10g，藿香10g，茯苓30g，厚朴10g，佩兰10g，法半夏10g，白豆蔻6g，神曲10g，茵陈18g，六一散20g，陈皮10g，麦芽18g。5剂。

10. 涂某某，男，39岁。1980年7月12日初诊。

胃脘胀闷不舒，呃气4～5天，舌苔白稍厚，脉缓。

诊断：胃痞。

方药：厚朴12g，山楂15g，神曲10g，陈皮10g，干姜6g，法半夏10g，苍术10g，白豆蔻6g，茯苓18g，莱菔子10g。3剂。

1980年7月23日诊，胃脘胀塞减轻，仍呃气，脉弦细。

方药：党参10g，厚朴12g，神曲10g，白豆蔻3g，法半夏10g，白术10g，苍术10g，干姜3g，陈皮10g，茯苓18g，甘草6g，藿香6g。3剂。

11. 李某某，男，36岁，白莲乡。2006年12月4日初诊。

剑突下胀塞间断发作7～8年，近1年来持续不止，时轻时重。现症：胃脘胀塞，知饥，食后胀增，背不痛，不厌油腻，时嗳气，不便秘，舌苔白厚腻。2006年6月2日县医院胃镜：浅表性胃炎伴出血。

诊断：胃痞。

方药：苍术10g，厚朴10g，法半夏10g，茯苓20g，干姜5g，党参15g，黄芩10g，枳实10g，鸡内金10g，蒲公英20g，红枣5枚，白豆蔻5g。6剂。

2006年12月11日诊，症稍减。现症：胃脘部微胀塞不适，嗳气频数，知饥，饮食正常，时肠鸣，二便调，不厌油腻，舌苔白厚稍腻，脉缓沉，血压110/60mmHg。

方药：党参10g，苍术10g，法半夏10g，白豆蔻5g，厚朴10g，鸡内金10g，茯苓20g，黄芩10g，干姜5g，蒲公英20g，麦芽30g，枳实10g。6剂。

12. 王某某，女，64岁，城关镇。1981年3月8日初诊。

胃脘痞胀不舒，呃气，头昏心烦，饮食不多，口干苦，大便时秘，舌苔白微黄，脉弦缓。

诊断：胃痞。

方药：法半夏10g，陈皮10g，藿香10g，苍术10g，厚朴12g，草豆蔻10g，黄芩10g，党参10g，神曲10g，干姜10g，槟榔10g，苍术10g。4剂。

1981年3月16日诊，服前方后，胃脘胀塞减轻，口苦、便秘、呃气减轻。舌苔白薄黄，脉缓细弦。

方药：苍术10g，厚朴12g，草豆蔻10g，黄芩10g，党参10g，神曲10g，干姜8g，陈皮10g，苍术10g，法半夏12g，大黄8g，藿香10g。4剂。

13. 李某某，女，35岁，三里畈。2003年3月25日初诊。

左侧上中腹部胀痛20余天，经口服西药治疗效果不显。现症：胃脘胀塞，嗳气，泛酸，纳呆食少，食则胀增，伴头昏肢软乏力，腰部胀痛，口干苦，舌红苔白厚薄黄。B超示：①左侧输尿管上段扩张，左肾轻度积水；②胆囊炎；③附件炎；④宫颈炎。

诊断：胃痞。

方药：法半夏10g，六一散30g，厚朴10g，藿香10g，茯苓50g，麦芽30g，神曲10g，黄连8g，苏叶8g，佩兰10g，白豆蔻6g，生姜5片。4剂。

2003年4月1日诊，头昏、心悸、胃脘部胀塞等症状减轻，时欲呕，尿不黄，纳呆食少，月经规律。舌苔白厚。心电图正常，肝功正常，HBsAg(—)。

方药：苍术10g，藿香10g，厚朴10g，山楂18g，神曲10g，法半夏10g，茯苓30g，砂仁10g，陈皮10g，佩兰10g，苏叶8g，莱菔子18g。4剂。

14. 吴某某，男，46岁，凤山镇。2002年6月20日初诊。

胃脘部胀塞不适，不知饥1个月余，肢软乏力，大便日2～3次，时秘时溏，时泛酸，舌苔白厚，血压140/100mmHg，肝功能正常。

诊断：胃痞。

方药：苍术10g，黄连10g，黄芩10g，厚朴10g，法半夏10g，干姜8g，白豆蔻3g，蒲公英20g，党参10g，枳实10g，山楂18g，神曲10g，麦芽30g。4剂。

2002年6月27日诊，胃脘胀塞减轻，纳食增多，舌苔白薄，脉弦，血压130/90mmHg，今B超示肝稍大、胆囊炎。

方药：黄连10g，苍术10g，厚朴10g，干姜8g，白豆蔻3g，蒲公英20g，党参10g，枳实10g，山楂18g，茯苓20g，神曲10g，法半夏10g，麦芽30g，藿香10g。4剂。

2002年7月4日诊，胃脘胀塞减轻，大便日2～4次，稀溏，血压130/90mmHg，舌苔白中厚脉弦。

方药：太子参10g，黄连10g，鸡内金10g，枳实10g，法半夏10g，厚朴10g，蒲公英20g，砂仁10g，麦芽30g，神曲10g，茯苓30g，苍术10g。4剂。

15. 方某某，女，40岁，凤山镇。1992年11月3日初诊。

头昏肢软乏力，纳呆食少，胃脘胀塞，口干，大便时干结，舌苔白厚，脉弦。胃下垂1度，十二指肠球溃疡。

诊断：胃痞。

方药：苍术10g，法半夏10g，枳实18g，蒲公英30g，甘草10g，当归10g，丹参12g，广木香6g，白术10g，郁金18g，藿香10g，麦芽18g，厚朴10g。5剂。

1992年11月20日诊，症状稍减轻。

方药：苍术10g，党参18g，当归10g，甘草10g，茯苓20g，法半夏10g，广木香8g，鸡内金10g，蒲公英30g，厚朴10g，枳实10g。7剂。

【按语】 本证以胃脘部痞塞不舒、按之柔软、外无胀满之形、内无结块之征为其主要临床表现。胃痞与胃痛病位均在胃脘部，胃痛以疼痛为主，胃痞以满闷为主。然而胃痛与痞满常同时出现，亦可以是胃病的某一个阶段的不同表现，临证时应以证候特征为辨证依据。胃痞证，除常见以上各型外，还可因阴虚、血瘀、痰积、食滞、停饮等因素所导致，临床须灵活审证求因而论治。《素问·阴阳应象大论》："浊气在上则生䐜胀。"其病机主要为气机阻滞，脾胃升降功能失常，所以调理气机，使脾升胃降是治疗的关键所在。胃痞的病理变化有寒热虚实之不同，治疗大法仍不离补虚泻实，温寒清热。

16 厌 食

厌食是指在较长一段时间内，食欲不振，不思饮食，厌恶进食，甚则拒食的一种常见病证。多因饮食不节，过食肥甘厚味或生冷损伤脾胃功能，致使运化不及，升降失司，积而为滞，呆胃滞脾；或患病日久，伤及脾胃，脾失健运而食欲不振；或情志不遂，木郁克土，致脾气不健而不欲食；或肾阳不足，不能蒸化，腐熟水谷，胃纳受阻；或胃阴亏虚，运化不及等而致厌食纳呆。其主要病因在于脾胃，在胃者以胃阴不足为主，症见厌食而口干多饮，大便干结，舌红少津。在脾者以脾失健运为主，症见厌食，面色少华，腹胀便溏，舌淡苔白。

1. 黄某某，女，25 岁，北丰。2005 年 9 月 26 日初诊。

去年患“肺结核”服抗结核药 9 个月后复查已愈。现症：纳呆食少，形体较瘦，不发热，不咳嗽，月经量少。

诊断：厌食。

方药：党参 10g，麦芽 20g，砂仁 10g，白术 10g，鸡内金 10g，茯苓 30g，黄芪 30g，甘草 10g，沙参 15g，山药 15g，扁豆 10g，红枣 5 枚。6 剂。

2005 年 10 月 17 日诊，现症：肠鸣，便后时或小腹时痛，舌苔白，脉弦，血压 140/90mmHg。

方药：党参 10g，车前子 10g，茯苓 50g，防风 10g，柴胡 6g，厚朴 10g，石榴皮 10g，泽泻 18g，山楂 15g，神曲 10g，苏叶 5g，法半夏 10g，黄芪 20g。6 剂。

2005 年 11 月 7 日诊，纳食增多，精神转佳，不咳嗽，不发热，肝功能正常。

方药：党参 10g，白术 10g，鸡内金 10g，砂仁 10g，山楂 15g，黄芪 20g，扁豆 10g，麦芽 30g，神曲 10g，胡黄连 5g，薏苡仁 20g。5 剂。

2. 江某某，女，30 岁，浠水县。2005 年 8 月 22 日初诊。

纳呆食少，不思饮食 3 年，精神尚可，口中常泛吐清水，睡差多梦，月经周期规律，经期 6～7 天，白带多，去年肝功能检查正常。

诊断：厌食。

方药：太子参 100g，当归 50g，山茱萸 50g，黄芪 250g，三七 60g，麦芽 100g，鸡内金 80g，砂仁 50g，佛手 50g，甘草 30g，菟丝子、枸杞子、五味子、覆盆子、补骨脂各 50g，肉苁蓉 50g，巴戟天 60g，阿胶、鹿胶、龟胶各 50g，山药 60g，白术 50g，丹参 50g，茯苓 80g，白扁豆 60g，薏苡仁 60g，红参 50g，做小蜜丸。

2005 年 11 月 26 日诊，饮食增多，知饥欲食，现口中不泛吐清水，困倦思睡，但睡而难寐，精神尚可，舌正常。乙肝两对半：HBsAg(＋)，余阴性。

方药：黄芪 20g，党参 10g，苏叶 6g，黄连 5g，藿香 10g，鸡内金 10g，麦芽 30g，焦山楂 15g，神曲 10g，苍术 10g，陈皮 10g，扁豆 10g。5 剂。

3. 钱某某，女，74 岁，凤山镇。2016 年 12 月 2 日初诊。

原患肺癌，经放化疗后，癌症病情稳定。现症：厌食、纳呆，欲呕，精神倦怠，伴腰膝酸软，舌苔白厚，脉结。

诊断：厌食。

方药：法半夏 10g，厚朴 10g，藿香 10g，黄连 10g，砂仁 10g，苏叶 10g，山楂 20g，鸡内金 10g，党参 10g，麦芽 15g，沉香曲 6g。3 剂。

2016 年 12 月 5 日诊，饮食稍增多，精神转好，舌苔白，大便 5 天未行，前方加大黄 5g。5 剂。

2016 年 12 月 13 日诊，知饥欲食，饮食基本正常，舌苔白，脉结，守前方。5 剂告痊。

4. 贺某某，女，13 岁，张山。2000 年 7 月 14 日初诊。

近 5 年来食欲不振，纳呆食少，每日进食少许，口干作渴，形体消瘦，精神差，大便干结，6～7 日 1 次，舌苔白腻微黄，脉细。

诊断：厌食。

方药：沙参 10g，白术 10g，山药 18g，扁豆 10g，胡黄连 6g，芦荟 1g，麦芽 30g，砂仁 8g，使君子 10g，薏苡仁 10g，藿香 8g，石斛 10g。4 剂。

2000 年 10 月 20 日诊，饮食稍增，时欲呕，肠鸣，精神差，大便 3～4 日 1 次。

方药：北沙参 10g，山药 12g，白术 10g，芦荟 1g，砂仁 20g，藿香 10g，苏叶 5g，黄连 5g，茯苓 18g，生地 10g，麦芽 30g，法半夏 8g。5 剂。

5. 瞿某某，女，20 岁，骆驼坳。2004 年 12 月 10 日初诊。

双侧耳鸣，纳呆食少，厌食油腻，欲呕，大便秘结(不服用药物 6～7 日 1 次)3 个月许，月经周期规律。肝功能、心电图均正常，钡餐示胃炎。

诊断：厌食。

方药：党参 10g，芦荟 2g，白术 10g，砂仁 10g，山楂 15g，神曲 10g，麦芽 20g，莱菔子 30g，陈皮 10g，藿香 10g，茯苓 30g。5 剂。

2004 年 12 月 17 日诊，进食稍增，时呕吐厌油，大便秘结。今 B 超未见异常。

方药：太子参 10g，砂仁 10g，藿香 10g，苍术 10g，麦芽 30g，茯苓 30g，芦荟 2g，胡黄连 5g，厚朴 10g，法半夏 10g，陈皮 10g，鸡内金 10g，生姜 5 片。5 剂。

6. 张某某，女，29 岁，石桥铺。2011 年 7 月 15 日初诊。

纳呆食少，每餐 1～2 口，时欲呕，伴肢软乏力，已 2～3 年之久，不泛酸，大小便调，月经尚调，HBsAg(—)，舌淡苔薄黄，脉细滑。

诊断：厌食。

方药：藿香 10g，苏梗 10g，法半夏 10g，黄连 10g，茯苓 30g，砂仁 10g，代赭石 10g，旋覆花 10g，麦冬 10g，甘草 10g，谷芽、麦芽各 20g，生姜 5 片。5 剂。

2001 年 10 月 24 日诊，饮食稍增，时腰痛头昏。肝功能正常，月经错乱，量少，色黑，舌苔白，脉弦。

方药：党参10g，苍术10g，胡黄连6g，砂仁10g，厚朴10g，芦荟1g，茯苓30g，麦芽20g，藿香10g，山药18g，鸡内金10g。5剂。

7. 晏某某，女，39岁，凤山镇。2011年7月25日初诊。

纳呆食少，形体消瘦，体重40kg，精神尚可，月经尚调，舌苔白，脉细。

诊断：厌食。

方药：党参18g，白术10g，谷芽、麦芽各20g，砂仁10g，山楂20g，茯苓30g，鸡内金10g，甘草10g炮姜3g，黄芪20g，山药20g，扁豆10g。8剂。

2002年10月26日诊，去年"厌食"服中药好转，现症又纳差，食少，睡差多梦，二便调，月经调，舌苔白，脉弦。

方药：太子参10g，苍术10g，麦芽30g，砂仁10g，山楂18g，神曲10g，胡黄连6g，芦荟1g，茯苓30g，甘草10g，生姜5片，红枣5枚。6剂。

8. 黄某某，男，63岁，汽运。2001年2月27日初诊。

不思饮食2个月，时欲呕，头昏肢软乏力，心烦，晚上2点左右有胸闷，自觉发热，大便微秘。血清肝功能、肾功能、尿常规均正常；胃镜：①浅表-萎缩性胃炎伴糜烂出血；②十二指肠球部溃疡。舌苔白厚黄腻，脉弦。

诊断：厌食。

方药：法半夏12g，厚朴10g，苏叶8g，黄连10g，蒲公英20g，苍术10g，砂仁10g，芦荟1g，麦芽20g，柴胡10g，沙参10g，红枣5枚，生姜5片。5剂。

2001年11月11日诊，头昏肢软乏力，纳食稍增，腰痛，血压150/80mmHg，舌苔白，脉弦细。

方药：太子参10g，芦荟1g，胡黄连5g，白术10g，陈皮10g，麦芽30g，砂仁10g，厚朴10g，藿香10g，茯苓30g，山楂18g，山药18g。5剂。

9. 叶某某，女，31岁，古庙河。2001年4月11日初诊。

无食欲半个月，厌闻食嗅，常1～2日不进食，甚则10余天不欲进食，消瘦，肢软乏力。胃镜：胆汁反流性胃炎伴糜烂；肝功能、血常规正常。

诊断：厌食。

方药：太子参15g，砂仁12g，山药12g，藿香10g，麦芽30g，胡黄连6g，芦荟2g，扁豆12g，茯苓30g，白术10g，法半夏10g，陈皮10g。4剂。

2001年5月28日诊，知饥，不欲食，纳呆、不厌油腻，睡尚佳，大便时干结，舌苔白，脉细，月经规律，口时干苦。

方药：党参10g，白术10g，砂仁10g，鸡内金10g，芦荟3g，藿香10g，厚朴10g，山楂20g，神曲10g，麦芽、谷芽各20g，陈皮10g。6剂渐愈。

10. 徐某某，女，35岁，骆驼坳。2005年9月26日初诊。

剑突下胀痛6～7年，间断发作，连及背心，纳呆食少，厌食油腻，时头昏肢软乏力，双侧乳房作胀，月经尚调。B超示胆囊结石、胆囊炎、胆囊肿大。2004年8月16日胃镜示：胆汁反流性胃炎。X线钡餐示：胃下垂Ⅱ度。

诊断：纳呆。

方药：柴胡10g，蒲公英20g，广木香10g，郁金15g，白芍10g，砂仁10g，茵陈20g，厚朴10g，鸡内金10g，黄芩10g，吴茱萸5g，黄连10g，法半夏10g。6剂。

2005年10月3日诊，精神尚可，纳食增多，早起面部浮肿，多食则胃脘胀塞不适，时泛吐酸水，呃气，舌苔白脉弦，心慌气短。

方药：柴胡10g，黄芪20g，鸡内金10g，党参10g，白术10g，当归10g，郁金15g，杏仁10g，神曲10g，甘草10g，厚朴10g，生姜5片，红枣5枚。6剂渐愈。

11. 胡某某，男，41岁，浠水。2008年7月11日初诊。

纳呆食少、时觉胃内不适，肢软乏力、大便时秘，舌正常脉弦滑。B超：肝胆脾胰正常；X线钡餐：十二指肠球部溃疡；肝功能正常，HBsAg(—)。

诊断：厌食。

方药：党参10g，鸡内金10g，苍术10g，厚朴10g，大黄5g，山楂18g，神曲10g，麦芽20g，谷芽20g，扁豆10g，砂仁10g，黄连10g，蒲公英30g。7剂。

2008年9月26日诊，胃脘部胀塞不适，食后胀增，易于感冒，肢软头昏，大便不爽，睡差多梦口苦，舌苔白，脉弦。

方药：黄芪30g，黄连10g，黄芩10g，砂仁10g，党参10g，干姜3g，鸡内金10g，麦芽、谷芽各20g，厚朴10g，莪术10g，蒲公英30g，山楂20g。6剂。

12. 沈某某，女，2岁。1980年6月23日初诊。

面黄肌瘦，手心发热，饮食不振，每餐进食少许，大便不调，舌苔白，指纹沉滞。

诊断：厌食。

方药：党参8g，山楂6g，神曲6g，草豆蔻3g，白豆蔻3g，陈皮4g，雷丸6g，榧子6g，厚朴6g，胡黄连3g，莱菔子6g。3剂。

1980年6月26日诊，饮食稍增。

方药：苍术8g，山楂8g，党参6g，厚朴4g，胡黄连4g，鸡内金6g，神曲4g，雷丸6g，白豆蔻1g，陈皮3g。3剂渐愈。

13. 徐某某，女，1岁。1979年6月26日初诊。

面黄肌瘦，喜揉鼻眼，五心发热，纳呆食少，大便不调或干结，或浠溏酸臭，指纹紫滞，舌苔白厚。

诊断：厌食。

方药：苍术10g，党参8g，厚朴6g，神曲6g，陈皮6g，山楂6g，胡黄连3g，雷丸6g，榧子6g，鸡内金6g，草豆蔻3g。3剂。

1979年7月6日诊，饮食增多，大便干结。

方药：苍术10g，党参10g，胡黄连4g，芦荟1g，山楂10g，陈皮6g，神曲8g，雷丸6g，榧子6g，砂仁6g，麦芽10g，谷芽10g，茯苓10g。3剂渐愈。

14. 沈某某，男，6岁，研石河。1980年11月14日初诊。

食欲不振，每餐只吃几口饭，从不思饮食，精神尚可。

诊断：厌食。

方药：苍术10g，草豆蔻6g，鸡内金6g，山楂8g，麦芽10g，甘草3g，神曲6g，雷丸6g，陈皮5g，槟榔6g，厚朴6g，榧子6g。3剂。

1980年11月28日诊，服前方后，饮食稍多，精神尚好，近几天叫肚子疼（脐部）。

方药：苍术10g，草豆蔻6g，鸡内金6g，山楂8g，麦芽10g，甘草10g，神曲6g，雷丸6g，陈皮4g，槟榔6g，厚朴6g，藿香3g。3剂。

15. 柯某某，女，8岁。1980年6月29日初诊。

复诊，纳呆食少，头昏，精神差，肝肋下2cm，脉缓，舌苔白薄。

诊断：厌食。

方药：柴胡6g，党参10g，丹参10g，白术8g，白豆蔻2g，山楂10g，神曲6g，鸡内金8g，青皮6g，红枣3枚。4剂。

1980年7月27日诊，饮食稍增，精神转好，舌淡白，脉缓。

方药：党参10g，丹参10g，白术6g，白豆蔻2g，山楂10g，神曲6g，鸡内金6g，青皮6g，柴胡6g，白芍6g。4剂。

16. 丁某某，男，6岁，财政局。1980年11月16日初诊。

喜吃糖果等零食，正餐多不吃，精神尚可，有时腹痛，舌苔白稍厚。

诊断：厌食。

方药：党参10g，砂仁6g，茯苓10g，苍术6g，白术6g，山楂10g，藿香4g，陈皮6g，神曲6g，雷丸6g，草豆蔻6g，厚朴6g，麦芽15g。4剂，嘱其控制吃零食。

1980年12月23日诊，治疗以后，饮食较前增多。

方药：苍术6g，厚朴6g，胡黄连4g，山楂10g，神曲6g，陈皮6g，雷丸6g，榧子6g，莱菔子10g，党参10g，藿香4g，茯苓6g。3剂。

17. 陈某某，男，7岁，栗子坳。2010年6月18日初诊。

厌食2年，每餐几乎不愿进食，喜吃零食，精神尚可，面色萎黄，体重20kg，舌苔白。

诊断：厌食。

方药：苍术8g，使君子5g，雷丸5g，山楂10g，鸡内金5g，神曲6g，麦芽18g，北沙参10g，胡连3g，芦荟1g，砂仁5g，藿香3g。3剂，嘱禁食零食。

2010年8月28日诊，纳食增加，面稍黄，舌苔白，脉缓。

方药：党参10g，厚朴6g，茯苓10g，苍术6g，白术6g，神曲6g，白豆蔻1g，使君子8g，山楂10g，谷芽10g，雷丸8g，陈皮6g，藿香6g。3剂渐愈。

18. 雷某某，男，14岁，三里畈。2005年3月21日初诊。

知饥不欲食，纳食不多，精神尚可，二便调数年。

诊断：厌食。

方药：鸡内金10g，麦芽20g，砂仁10g，厚朴10g，党参10g，茯苓30g，山楂15g，神曲10g，陈皮10g，胡黄连5g，芦荟1g。3剂。

2005年5月2日诊，服药后饮食增多，二便调，精神尚佳，舌苔白厚。肝功能：总胆红素13.76μmol/L，谷丙转氨酶1.98U/L。B超示：肝胆脾正常。

方药：党参10g，胡黄连5g，芦荟1g，苍术10g，茯苓30g，砂仁10g，山楂15g，神曲10g，麦芽20g，鸡内金10g，厚朴10g，藿香10g。5剂。

19. 郑某某，女，14岁，凤山镇。2005年8月12日初诊。

纳呆厌食5年，每餐一小碗稀饭，不喜油腻，睡差多梦，舌苔白。

诊断：厌食。

方药：黄芪15g，党参10g，苍术10g，鸡内金10g，砂仁10g，厚朴5g，麦芽20g，陈皮10g，山楂15g，胡黄连5g，芦荟1g，神曲5g。5剂。

2005年8月29日诊，纳食稍增，稍知饥，不喜油腻，睡较前好转，舌苔正常，月经来潮。

方药：党参10g，黄芪18g，山楂10g，麦芽20g，鸡内金10g，砂仁10g，苍术10g，胡黄连3g，芦荟1g，扁豆10g，厚朴5g，藿香5g。5剂。

20. 徐某某，女，30岁，胜利。2000年2月28日初诊。

去年5月人流，出血量多，此后形体消瘦，饮食减少，头昏肢软无力，知饥不欲食，时欲呕，食油腻即腹泻，喜食生冷，月经尚规律，量不多，白带多，舌苔薄黄，脉弦。B超：肝、胆、胰、脾及肝功能未见异常。

诊断：厌食。

方药：太子参12g，白术10g，黄芪20g，胡黄连8g，麦芽30g，茯苓30g，山药20g，扁豆10g，砂仁10g，陈皮10g，藿香10g。5剂。

2000年8月24日诊，每餐进食稍增，精神差，易失眠，二便正常，舌苔白，脉弦。

方药：黄芪20g，党参10g，胡黄连6g，麦芽30g，砂仁10g，藿香10g，茯苓20g，陈皮10g，神曲10g，山楂18g，白术10g。5剂渐愈。

【按语】 “脾虚不思，胃虚不纳”，意说脾的功能虚弱者，没有食欲，不欲食，甚则恶闻食嗅；胃功能虚弱者，纳呆食少。厌食患者，为脾胃不和，运化失司。脾不和则食不思，胃不和则食不化，脾胃不和，则不思而且不化。故治疗时应以运脾和胃为主。处方用药宜补中寓消，消中有补，补不碍滞，消不伤正。脾胃功能为运与化，化者化其水谷，运者运其精微。故欲健脾者旨在运脾，欲使脾健，不在补而贵在运也。

自拟方芦荟开胃汤治疗小儿厌食症，效果满意。芦荟开胃汤方由芦荟、胡黄连、苍术、使君子、党参、山药、麦芽等组成。方中芦荟，前人用以泻热通便，凉血通经，消疳杀虫，邵老认为芦荟有补脾、助运、健胃之功，是治小儿厌食症的良药，其补脾作用表现为消积导滞，此乃以通为补。胡黄连消疳导滞，使君子“味甘气温，既能杀虫，又益脾胃”（《本草纲目》），麦芽、山楂消食健胃，苍术、砂仁芳香悦脾，助运醒胃，党参“力能补脾养胃，鼓舞清阳，而无刚燥之弊”（《本草正义》）。本方健脾醒胃，消积导滞，消中有补，但消不伤正，补不留邪。

17 嘈　杂

嘈杂是指患者自觉剑突下饥嘈不适，时作时止，莫可名状。诚如张景岳所曰："其为病也，腹中空空，若无一物，似饥非饥，似辣非辣，似痛非痛，胸中懊憹，莫可名状，或时作时止，或食已复嘈，或兼恶心，而渐见胃脘作痛。"患者就诊时常诉"心烦"，"心慌"，"心悬悬似饥状"，如不细心诊察，往往漏诊、误诊，医者慎之。

本证多为肝气不舒，气郁化火，犯胃伤络；或内伤饮食，过食辛辣；或脾虚失运，痰湿内停；或气血亏虚，胃失濡养。治宜疏肝解郁、泄肝和胃。

常用加味左金丸（自拟经验方）疗效满意，方药：黄连、柴胡、砂仁、陈皮、红豆蔻、甘草各10g，蒲公英30g，吴茱萸3g，煅瓦楞子25g。方中黄连苦寒，凉肝火、清胃热，伍以辛热吴茱萸，辛开苦降，解肝郁、泄胆热、和胃气、止吐酸；蒲公英性味苦寒，清热和胃；甘草、砂仁行气调中；柴胡、陈皮疏肝理气；瓦楞子、红豆蔻和胃制酸。偏寒者加丁香、白豆蔻、干姜；热甚者加白花蛇舌草、黄芩；脾胃虚弱，肢倦乏力，食欲不振者加党参、白术、黄芪、山药益气健脾；胃阴不足，口干舌红者加石斛、麦冬、沙参、生地养阴益胃；呃气频频者加旋覆花、代赭石和胃降逆；如湿痰气滞，纳呆食少，舌苔白腻者加厚朴、苍术、谷麦芽、神曲、鸡内金、藿香化湿健脾醒胃；若泛吐酸水甚者加乌贼骨、浙贝母、炙刺猬皮以清肝胃郁热而制酸。

1. 毛某某，男，35岁，石桥铺。2001年10月16日初诊。

自觉胃内嘈杂，烧心、返酸，嗳气稍舒，已半年。钡餐：胃炎；英山县医院胃镜：①慢性十二指肠球炎；②慢性胆汁反流性胃炎；罗田医院胃镜：浅表性胃炎；英山县医院CT：双上陈旧性肺结核病；颈椎拍片：正常。

诊断：嘈杂。

方药：柴胡10g，黄连10g，吴茱萸8g，法半夏10g，党参10g，砂仁10g，蒲公英30g，瓦楞子15g，白花蛇舌草20g，莪术10g，黄芪10g，代赭石20g。4剂。

2001年10月27日诊，嘈杂减轻，仍嗳气频繁，纳食尚可，舌苔白，脉弦。

方药：柴胡10g，黄连10g，吴茱萸8g，法半夏10g，党参10g，砂仁10g，蒲公英30g，瓦楞子15g，白花蛇舌草20g，莪术10g，黄芪10g，代赭石20g，生姜5片。5剂。

2. 张某某，女，35岁，骆驼坳。2001年10月30日初诊。

胃中嘈杂，时泛吐酸水，纳食尚可，气短，心慌，头昏失眠，皮肤瘙痒，舌苔白，脉弦。

诊断：嘈杂。

方药：吴茱萸6g，黄连10g，蒲公英30g，麦芽30g，瓦楞子18g，砂仁10g，党参10g，柴胡 10g，乌贼骨 15g，白花蛇舌草 20g，煅牡蛎 30g。4 剂。

2001 年 11 月 27 日诊，嘈杂明显减轻，仍嗳气，头昏失眠，短气乏力，纳食尚可，舌苔白，大便秘结。

方药：黄连 10g，黄芪 30g，吴茱萸 6g，大黄 8g，瓦楞子 18g，蒲公英 30g，丹参 18g，沙参 18g，甘草 10g，砂仁 10g，法半夏 10g，酸枣仁 10g。4 剂。

3. 雷某某，男，52 岁，三里畈。2001 年 11 月 26 日初诊。

8 年前因胆石症做手术治疗，伴做胃大部分切除。现症：近 3 个月来口渴，每日喝水 2～3 暖水瓶，尿多，饮食不多，嘈杂厌食。血糖正常，医院胃镜：胃炎；腰痛，左侧下肢疼痛怕冷，舌苔白，脉弦。血沉 15mm/h，抗链球菌溶血素≤500IU/ml，餐后血糖 8.86mmol/L，谷丙转氨酶 20U/L，乙肝表面抗原(—)。

诊断：嘈杂。

方药：黄芪 30g，吴茱萸 8g，黄连 10g，莪术 10g，法半夏 10g，天花粉 30g，乌贼骨 15g，蒲公英 30g，当归 10g，代赭石 20g，砂仁 10g，麦芽 30g，沙参 15g。4 剂。

2001 年 12 月 3 日诊，嘈杂、口渴明显减轻，每日喝水 1～2 暖水瓶，仍嗳气，时吐苦黄水，胸胁胀痛，走窜而作，舌苔白，脉弦。

方药：柴胡 10g，延胡索 18g，吴茱萸 8g，黄连 10g，蒲公英 30g，法半夏 10g，乌贼骨 18g，太子参 10g，代赭石 10g，沙参 18g，天花粉 20g，旋覆花 10g。5 剂。

4. 黄某某，男，45 岁，大崎。2002 年 5 月 20 日初诊。

胃脘部胀塞不适，时欲呕，胃内嘈杂，伴头昏肢软乏力，时形寒，舌苔白厚。肝功能正常。

诊断：嘈杂。

方药：黄芪 20g，太子参 12g，莪术 10g，黄连 10g，吴茱萸 8g，苏叶 10g，白芨 15g，砂仁 10g，厚朴 10g，蒲公英 20g，瓦楞子 12g，法半夏 10g。4 剂。

2002 年 7 月 3 日诊，嘈杂症状减轻，仍胃脘部胀塞不适，呃气，时泛酸，舌苔白中厚。

方药：太子参 10g，黄连 10g，吴茱萸 8g，白芨 20g，砂仁 10g，厚朴 10g，瓦楞子 12g，法半夏 10g，黄芪 30g，莪术 10g，麦芽 30g，神曲 10g。5 剂。

2002 年 7 月 23 日诊，时脘中烦热，口臭，大便日 1～3 次，带黏冻，时泛酸，舌苔白中黄厚，脉弦。

方药：党参 10g，黄连 10g，吴茱萸 8g，白芨 20g，瓦楞子 15g，法半夏 10g，蒲公英 20g，砂仁 10g，红豆蔻 10g，广木香 10g，麦芽 30g，苍术 10g。4 剂。

5. 段某某，男，45 岁，大河岸。2003 年 3 月 11 日初诊。

自觉胃脘部胀塞不适，伴头昏心悸，纳食尚可，食咸酸甜食物后症状加重，舌苔白。心电图示正常。

诊断：嘈杂。

方药：柴胡 10g，太子参 18g，瓦楞子 18g，吴茱萸 8g，黄连 10g，红豆蔻 10g，乌贼骨 18g，蒲公英 20g，茯苓 30g，砂仁 10g，麦芽 10g，陈皮 8g。5 剂。

2002年4月30日诊，近几天又“心烦”，胸闷纳差，大便稀，舌苔白，脉弦。

方药：瓦楞子15g，蒲公英30g，吴茱萸8g，黄连10g，白芨20g，乌贼骨12g，法半夏10g，麦芽30g，沙参18g，砂仁10g，红豆蔻10g。4剂。

2002年5月4日诊，症状明显减轻，睡差好转，精神转佳，舌苔正常，脉缓。

方药：沙参12g，瓦楞子15g，蒲公英20g，黄连10g，白芨20g，乌贼骨15g，吴茱萸8g，砂仁10g，红豆蔻10g，甘草5g，红枣5枚。5剂。

2002年5月21日诊，症状基本消失，今晨起床时心慌一阵，渐止，饮食睡眠均佳，舌正常，脉缓。

方药：北沙参12g，蒲公英30g，瓦楞子15g，黄连10g，白芨20g，乌贼骨15g，吴茱萸8g，红豆蔻10g，茯苓30g，柴胡10g，麦芽30g。4剂。

6. 黄某某，女，32岁，胜利镇。2004年9月20日初诊。

胃脘部（剑突下）疼痛、嘈杂不适半年，晚间为甚，口中泛酸，背心作胀，纳食尚可，不知饥，舌苔白。胜利医院B超：胆囊炎；2004年6月27日上海某医院B超示：慢性胆囊炎、内脏下垂。胃镜示：慢性浅表性胃炎。

诊断：嘈杂。

方药：柴胡10g，黄连10g，吴茱萸3g，瓦楞子15g，蒲公英20g，法半夏10g，砂仁10g，郁金15g，陈皮10g，枳实10g，党参15g，麦芽20g。6剂。

2004年9月29日诊，胃痛减轻，嘈杂亦减，腰酸背痛，口中泛酸。

方药：柴胡10g，黄连10g，吴茱萸3g，瓦楞子15g，蒲公英20g，法半夏10g，砂仁10g，郁金15g，陈皮10g，枳实10g，党参15g，麦芽20g，红豆蔻10g，乌贼骨15g。6剂。

2005年2月14日诊，症状基本消失，近又因饮食不慎，又发作。现症：胃痛，胃中嘈杂不适，甚则呕吐。

方药：柴胡10g，吴茱萸3g，黄连10g，蒲公英20g，瓦楞子15g，法半夏10g，乌贼骨15g，砂仁10g，枳实10g，党参10g，红豆蔻10g，麦芽30g。10剂。

2005年7月18日诊，近1周又胃脘不适，时泛酸水，时咽中有紧束感，伴头昏肢软乏力，纳呆食少。时形寒，时头痛，月经25天1次，舌苔白，脉迟缓。

方药：柴胡10g，吴茱萸3g，黄连10g，瓦楞子15g，蒲公英20g，乌贼骨15g，党参10g，黄芪20g，麦芽20g，红豆蔻10g，川芎10g，砂仁10g。10剂。

7. 闫某某，女，69岁，凤山镇。2006年12月18日初诊。

胃内嘈杂2个月，时胀塞不适，欲呕或吐少许白泡沫，时泛酸水，便秘；胃镜：食管糜烂，慢性浅表性胃炎。

诊断：嘈杂。

方药：黄连10g，吴茱萸5g，蒲公英20g，法半夏10g，陈皮10g，瓦楞子25g，柴胡10g，砂仁10g，白花蛇舌草15g，鸡内金10g，桔梗10g。3剂。

2006年12月20日诊，前方加益智10g、党参10g、大黄5g，去桔梗、陈皮。3剂。

2006年12月25日诊，胃中嘈杂明显减轻，时欲呕，时泛吐酸水，常吐口水，饮食尚可。

方药:党参10g,白术10g,砂仁10g,黄连10g,吴茱萸3g,瓦楞子25g,蒲公英20g,大黄5g,厚朴10g,法半夏10g,益智10g。6剂。

2007年1月1日诊,服药后症状明显好转,前日因多食后,胃脘不适,呕吐酸水,口流白沫,大便稍秘,知饥不能多食。

方药:党参10g,白术10g,砂仁10g,黄连10g,吴茱萸3g,瓦楞子25g,蒲公英20g,益智10g,红豆蔻10g,法半夏10g,陈皮10g,大黄5g。6剂。

2007年1月8日诊,昨食辛辣,胃脘不适,唾白沫,不知饥,饮食尚可,时便秘,时腰腿部疼痛,舌苔白薄,脉沉弦。

方药:党参10g,黄连10g,吴茱萸3g,法半夏10g,益智10g,蒲公英20g,红豆蔻10g,鸡内金10g,瓦楞子20g,乌贼骨10g,茯苓30g,柴胡10g。6剂。

2007年1月15日诊,症状减轻,大便干结,前方加大黄6g、莱菔子20g。6剂。

8. 何某某,女,52岁,三里畈。2006年8月14日初诊。

时嗳气,泛吐酸水,胃中嘈杂不安,间断发作2～3个月余,饮食尚可,舌苔白。

诊断:嘈杂。

方药:黄连10g,吴茱萸3g,瓦楞子25g,蒲公英20g,苍术10g,厚朴10g,砂仁10g,法半夏10g,党参10g,红豆蔻10g,麦芽20g。6剂。

2006年9月11日诊,嘈杂征明显减轻,时而泛吐酸水,胸中不适,饮食尚可,二便尚调,舌苔白,脉弦细。

方药:黄连10g,吴茱萸3g,瓦楞子25g,蒲公英20g,苍术10g,厚朴10g,砂仁10g,法半夏10g,党参10g,红豆蔻10g,陈皮10g。6剂。

9. 何某某,女,70岁,凤山镇。初诊。

口干舌燥,饮食不多,胸骨后(食管)有火灼感,剑突下有胀痛感,月余,饮食尚可,咽喉壁滤泡增生,舌淡干,苔白。

诊断:嘈杂(食管炎?)。

方药:黄连10g,吴茱萸5g,蒲公英20g,瓦楞子25g,沙参15g,生地15g,麦冬10g,枸杞子10g,红豆蔻10g,砂仁10g。6剂。

2007年2月28日诊,症状减轻,现症:仍口干舌燥,食管内有火灼感,饮食尚可,舌苔白稍腐。

方药:黄连10g,吴茱萸3g,蒲公英20g,瓦楞子25g,沙参18g,生地15g,砂仁10g,枸杞子10g,麦冬10g,红豆蔻10g,甘草10g,贝母10g。6剂。

2007年3月17日诊,食管内烧灼感、泛酸明显好转,仍口干舌燥,脉缓,守前方加大枣5枚。6剂。

10. 张某某,女,48岁,古庙河。2009年4月24日初诊。

自觉食管内嘈杂不适月余,在浙江医院胃镜检查:①反流性食管炎;②糜烂性胃窦炎;③十二指肠球炎。现症:天突至剑突下嘈杂,咽痒咳嗽,纳食尚可,口干,呃逆。血糖

6.21mmol/L。

诊断:嘈杂。

方药:黄连10g,吴茱萸3g,柴胡10g,蒲公英30g,沙参18g,桔梗10g,甘草10g,白花蛇舌草20g,丹参15g,党参10g,法半夏10g,煅瓦楞子25g,贝母10g。6剂。

2009年4月30日诊,症状明显好转,守前方。10剂。

11. 徐某某,女,51岁,骆驼坳。2009年3月20日初诊。

胃脘部胀塞,似饥饿感,胃脘部时有烧灼感,心烦不适,呃气,纳食尚可,舌苔白厚,血压140/80mmHg。

诊断:嘈杂。

方药:厚朴10g,黄连10g,吴茱萸3g,瓦楞子25g,乌贼骨15g,柴胡10g,法半夏10g,蒲公英30g,党参10g,红豆蔻10g,砂仁10g,佛手10g。6剂。

2009年4月3日诊,症状明显减轻,又增尿频尿急尿痛,守前方。6剂。

12. 涂某某,男,62岁,三里畈。2011年12月16日初诊。

剑突下处嘈杂不适,时泛酸,呃气,纳食尚可,活动剧烈时有胸闷感,伴头昏,心烦。罗田县人民医院胃镜示:慢性浅表性胃炎。血压100/70mmHg。心电图示:窦性心动过缓、心肌缺血。

诊断:嘈杂。

方药:黄连10g,吴茱萸5g,刺猬皮15g,煅瓦楞子25g,佛手10g,蒲公英30g,党参10g,法半夏10g,砂仁10g,红豆蔻10g,乌贼骨15g。6剂。

2011年12月23日诊,症状明显好转,守前方,加柴胡10g。6剂。

13. 周某某,女,56岁,浠水。2011年9月26日初诊。

自觉剑突下心烦似饥饿不适,纳呆食少,时呃气,20余天。浠水人民医院24小时心电图:窦性心律、偶发房性早搏、室性早搏,可见三四联律,右束支传导阻滞。舌苔白厚腻。

诊断:嘈杂。

方药:党参15g,砂仁10g,法半夏10g,佛手10g,白术10g,黄芪20g,莪术10g,蒲公英30g,扁豆10g,甘草10g,蒲公英30g,吴茱萸3g。6剂。

2011年9月3日诊,嘈杂好转,胃脘部胀塞减轻,前方加厚朴10g,枳实10g,茯苓30g,去山药、扁豆、甘草。7剂。

14. 吴某某,女,46岁,计生服务站。2008年5月20日初诊。

正月开始胃脘作胀,泛酸。2008年4月27日罗田县人民医院胃镜检查:慢性浅表性胃炎,经治胀减。现症:胸骨柄内(食管)灼热如辣感,时泛吐酸水,呃气,纳食尚可,二便调,停经2个月,脉滑,舌苔白稍厚。

诊断:嘈杂。

方药:黄连10g,吴茱萸3g,蒲公英30g,柴胡10g,沙参18g,白芨20g,煅瓦楞子25g,红豆蔻10g,砂仁10g,乌贼骨15g,白花蛇舌草15g,法半夏10g。6剂。

2008年5月27日诊，烧心症减轻，宗前方加枯矾3g，生地15g，去法半夏。6剂。

15. 李某某，男，60岁，白莲河。2008年5月14日初诊。

剑突下有灼热感，纳食尚可1年，今年正月因“冠心病”在县人民医院住院8天好转出院。2008年5月14日心电图：①窦性心动过缓；②左心室厚伴劳损。舌质稍暗脉细滑。

诊断：嘈杂。

方药：黄连10g，吴茱萸3g，蒲公英30g，瓦楞子25g，红豆蔻10g，厚朴10g，柴胡10g，法半夏10g，党参10g，砂仁10g，鸡内金10g。6剂。

2008年6月12日诊，服药后症状减轻。现症：时胸闷如梗死感，进食无碍，剑突下时有辣感，纳呆食少，舌苔白，脉沉细。今县人民医院心电图：窦性心律、偶发房早、偶发室早、左室肥厚劳损。

方药：沙参18g，黄连10g，吴茱萸3g，鸡内金10g，煅瓦楞子25g，乌贼骨10g，蒲公英30g，白豆蔻5g，陈皮10g，茯苓30g，红豆蔻10g。6剂。

16. 张某某，女，72岁，凤山镇。2007年12月21日初诊。

胃脘部烦热，心烦不舒，呃气，背心作胀，饮食尚可，二便调，口时干年余，伴头昏心烦肢软乏力，易怒胁胀，舌红苔白薄。原凤山镇检查，B超：胆囊炎；心电图：窦性心动过缓；胃镜：慢性浅表性胃炎；血压140/80mmHg。

诊断：嘈杂。

方药：黄连10g，吴茱萸3g，煅牡蛎25g，蒲公英20g，沙参15g，红豆蔻10g，砂仁10g，乌贼骨15g，柴胡10g，麦芽20g，厚朴10g。6剂。

2008年8月8日诊，服药后症状消失，因丧夫过劳而复作。现症：剑突下胀塞、嘈杂不适，时胃内发热，阵作背痛，纳食不多，舌苔白，脉滑细。

方药：黄连10g，吴茱萸3g，煅瓦楞子25g，蒲公英30g，沙参18g，砂仁10g，佛手10g，乌贼骨15g，红豆蔻10g，柴胡10g，厚朴10g，麦芽、谷芽各20g。7剂。

17. 吕某某，女，35岁，浠水。2008年10月11日初诊。

食管、胃内发热泛酸，胀痛不适，心烦，伴头昏肢软乏力，饮食少，睡差多梦，时胸闷，口干苦月余。原在广东东莞市人民医院检查：T3、T4、TSH、心电图均正常；尿常规：蛋白质+－。

诊断：嘈杂。

方药：党参10g，柴胡10g，黄连10g，吴茱萸3g，煅瓦楞子25g，甘草10g，砂仁10g，法半夏10g，蒲公英30g，黄芪20g，莪术10g，厚朴10g。6剂。

2008年10月17日诊，症状明显好转，前方加红豆蔻10g，白芨20g。6剂。

18. 王某某，女，60岁，大河岸。2007年8月15日初诊。

感冒月余，咳嗽气喘，胸闷不舒心慌，经治疗症状减。现症：胃脘胀塞，食后胀增，不知饥，饮食少，烧心，吐酸水，头昏肢软乏力。心电图、胸透检查未见异常。

诊断：嘈杂。

方药:法半夏10g,黄连10g,吴茱萸3g,蒲公英20g,枳实10g,瓦楞子25g,党参10g,黄芩10g,砂仁10g,鸡内金10g,贝母10g,红枣5枚。6剂。

2007年8月27日诊,症状减轻。现症:头昏肢软乏力,心慌气短,胃内时而不适,嘈杂,饮食差,舌苔白,脉缓。

方药:柴胡8g,黄芪30g,白术10g,黄连10g,吴茱萸3g,煅瓦楞子25g,沙参15g,鸡内金10g,白术10g,砂仁10g,蒲公英20g,红枣5枚,生姜5片,生牡蛎50g。6剂。

19. 王某某,女,44岁,石源河,1984年4月30日初诊。

复4月20日诊,自觉食管部位有火灼感,呃逆,胃脘部疼痛,胁肋胀痛,纳呆食少,舌苔薄黄,脉缓。

诊断:嘈杂、胁痛。

方药:甘草10g,法半夏10g,藿香10g,桔梗12g,青果10g,山栀6g,沙参18g,生地10g,白重楼10g,麦冬10g,麦芽18g,红枣5枚。3剂。

1984年5月7日诊,食管灼烧减轻,呃逆,胃脘胀痛,纳呆食少,大便秘,脉缓。

方药:沙参15g,青果10g,黄连6g,石斛10g,生地10g,甘草10g,麦冬10g,山栀6g,桔梗10g,法半夏10g,吴茱萸4g。3剂。

20. 彭某某,女,48岁,骆驼坳。2017年11月9日初诊。

胃内烧灼不适5年,反复发作,纳食尚可,不泛吐酸水,大便干结,停经2年,舌苔白,脉弦。今年胃镜复查:糜烂性胃炎3级。

诊断:嘈杂(胃炎)。

方药:党参10g,黄连10g,黄芩10g,吴茱萸3g,法半夏10g,瓦楞子25g,乌贼骨10g,贝母10g,蒲公英30g,刺猬皮10g,砂仁10g,甘草10g。7剂。

2017年11月20日诊,服前方后症状明显改善,纳食尚可,大便干结,守前方加大黄6g。5剂。

2017年11月28日诊,胃中嘈杂消除,宗11月20日方药10剂加以巩固疗效。

【按语】 嘈杂一证,虽非大病,然其症状多变,常令患者苦不堪言。此证多因肝气郁结,气机不畅,久而化火,犯及胃腑,或饮食不节,辛辣过度,损伤脾胃,或脾虚失运,痰湿内生,或气血不足,胃失濡养所致。治疗当以疏肝解郁、泄肝和胃为主,兼顾健脾化湿、养阴益胃。临床常用加味左金丸,方中黄连、吴茱萸辛开苦降,调和肝胃;蒲公英、瓦楞子清热制酸;柴胡、陈皮疏肝理气;砂仁、红豆蔻和胃调中,诸药合用,疗效显著。

此证患者多伴有心烦、心慌、失眠等症,此乃肝郁化火,上扰心神所致。故治疗时,除疏肝和胃外,常佐以安神之品,如酸枣仁、丹参等,以宁心安神。若患者脾胃虚弱,纳呆食少,则加党参、白术、黄芪等益气健脾;若胃阴不足,口干舌红,则加石斛、麦冬、沙参等养阴益胃。总之,治疗嘈杂一证,当辨证施治,随证加减,方能取得良效。同时,除药物治疗外,饮食调养亦至关重要,宜清淡饮食,忌辛辣油腻,保持心情舒畅,避免情绪波动,方能巩固疗效。

18 吐　酸

胃中酸水上泛称泛酸，若随即咽下称为吞酸，若随即吐出者称为吐酸，可单独出现，但常与胃痛兼见。《素问·至真要大论》曰："诸呕吐酸、暴注下迫皆属于热……诸逆冲上、皆属于火。"酸为肝之味，肝郁化火，肝火犯胃而吐酸。本病以肝气犯胃、胃失和降为基本病机。但证有寒热之分，肝胃之别。临床以热证多见，属热者多由肝郁化热，犯胃所致，多因饮食失调，过食肥甘厚味，损伤脾胃，湿热内生，或郁怒伤肝、肝失疏泄，气机阻滞，横逆犯胃而致。因寒者多由脾胃虚弱，肝气犯胃而成，多因寒邪犯胃，胃阳被遏，湿浊内停；或过食生冷，中阳受伤，寒客脾胃，胃气不和所致。

常用法半夏、黄连、旋覆花、蒲公英、陈皮等为基础方随证加减。法半夏降逆和胃止呕，黄连清热和胃止呕，旋覆花下气消痰、降逆止呕，蒲公英清热解毒、消炎健胃，陈皮理气降逆、调中开胃。

1. 彭某某，男，57岁，胡河。2005年5月23日初诊。

泛吐酸水10余年，睡眠差，胃胀痛，间断发作，纳食尚可，大便日1～2次，稀溏便，口干苦，时形寒，脐腹有冷感，舌苔正常。原胃镜示：胃炎。

诊断：吐酸。

方药：吴茱萸5g，黄连10g，瓦楞子15g，乌贼骨15g，柴胡10g，法半夏10g，蒲公英15g，鸡内金10g，砂仁10g，党参10g，红豆蔻10g，麦芽30g。6剂。

2005年6月1日诊，泛吐酸水减轻，大便正常，口干苦，睡眠差，舌苔白薄，仍胃胀，烧心，胃脘怕冷。胃镜示：浅表性胃炎。

方药：柴胡50g，黄连80g，吴茱萸20g，白芍60g，白芨80g，乌贼骨80g，甘草50g，贝母30g，蒲公英80g，广木香50g，砂仁80g，鸡内金50g，党参100g，麦芽100g，法半夏50g，茯苓100g，佛手50g，丹参50g，三七60g，黄芪150g，红参50g，做小蜜丸。

2005年9月26日诊，泛酸、烧心等症状基本消失，腰痛，不耐疲劳，怕冷形寒，心慌，性功能明显减退，舌苔白薄。

方药：黄连80g，吴茱萸20g，白芨80g，乌贼骨80g，肉苁蓉80g，熟地80g，山药80g，巴戟天50g，淫羊藿50g，肉桂30g，砂仁80g，太子参100g，黄芪250g，三七60g，菟丝子、枸杞子、五味子、覆盆子、补骨脂各50g，广木香50g，红参50g，丹皮50g，莪术50g，蒲公英80g，鹿角50g，鱼腥草50g，鸡内金80g，麦芽80g，做小蜜丸。

2. 张某某，男，38岁，凤山镇。2012年5月30日初诊。

进食后胃脘部胀塞并欲大便，便多稀溏，时泛吐酸水，纳食尚可，舌苔白，呃气时作。

诊断：吐酸。

方药：黄连10g，吴茱萸3g，煅瓦楞子25g，蒲公英30g，砂仁10g，法半夏10g，乌贼骨15g，黄芩10g，干姜5g，厚朴10g，党参10g。6剂。

2012年6月11日诊，症状减轻，大便稍干，不成形，守前方加红豆蔻10g。6剂。

2012年6月2日诊，症状好转，守前方加刺猬皮15g。6剂。

2012年7月1日诊，症状稳定，前方加石榴皮10g。6剂。

3. 秦某某，男，56岁，三里畈。2012年4月25日初诊。

胃脘不适，泛吐酸水约2个月，夜卧不安。B超：胆囊炎、胆囊肿大、右肾结石、前列腺肥大。

诊断：吐酸。

方药：黄连10g，吴茱萸3g，煅瓦楞子25g，刺猬皮15g，柴胡10g，蒲公英30g，乌贼骨15g，红豆蔻10g，法半夏10g，甘草10g，茯苓30g。6剂。

2012年5月19日诊，药后症状减轻，昨日又泛吐酸水，睡眠转佳，守前方加郁金18g，吴茱萸5g。6剂。

4. 肖某某，女，32岁，凤山镇。1981年3月14日初诊。

复1月23日诊，服前方后泛酸哽噎好转，仍胃胀痛不舒，微吞酸、嘈杂呃气，舌苔薄黄，脉缓。

诊断：泛酸。

方药：吴茱萸6g，蒲公英15g，代赭石15g，黄连10g，法半夏10g，旋覆花10g，乌贼骨15g，陈皮10g，延胡索10g，白芨15g，甘草10g，广木香8g。3剂。

1981年4月4诊，泛酸减轻，烧心、胃脘疼痛、便秘症状好转，脉缓。

方药：瓦楞子12g，黄连6g，白芨15g，乌贼骨15g，吴茱萸2g，生姜3片，延胡索10g，甘草8g，神曲10g，广木香8g，法半夏10g，柴胡6g。3剂。

5. 王某某，女，39岁，凤山镇。2015年11月5日初诊。

剑突下时作胀，泛吐酸水，烧心不适，饮食尚可，双侧下肢后侧酸痛，月经尚调，舌苔白，脉弦。

诊断：吐酸、痹证。

方药：独活15g，木瓜10g，薏苡仁30g，鸡血藤30g，煅瓦楞子25g，威灵仙15g，白芍30g，甘草10g，乌贼骨10g，苍术10g，桂枝10g，熟地20g，蜈蚣2条。6剂。

2015年11月11日诊，症状明显好转，守前方6剂。

6. 林某某，男，50岁，理工。2007年8月24日初诊。

上中腹部疼痛，泛吐酸水，胃中烧灼、嘈杂，间断发作数年，加重1年，去年曾黑便（消化道出血），县医院住院检查：十二指肠球部溃疡。舌苔白，脉弦。

诊断：吐酸。

方药：黄连10g，吴茱萸3g，法半夏10g，煅瓦楞子25g，砂仁10g，乌贼骨10g，蒲公英20g,沙参15g,陈皮10g,红豆蔻10g,柴胡10g,神曲10g。6剂。

2008年9月12日诊,上腹部胀痛轻,泛吐酸水亦减,纳食尚可。

方药:黄连10g,吴茱萸5g,红豆蔻10g,蒲公英30g,法半夏10g,陈皮10g,厚朴10g,党参10g,柴胡10g,乌贼骨15g,煅瓦楞子20g,甘草10g。6剂。

7. 熊某某,女,72岁,江西。2012年5月17日初诊。

胃脘部胀塞,泛吐酸水,胃内灼热,纳食尚可,大便先硬后溏,舌苔白,脉弦,血压140/90mmHg。

诊断:吐酸。

方药:黄连10g,吴茱萸5g,刺猬皮15g,煅瓦楞子25g,红豆蔻10g,党参10g,蒲公英30g,柴胡10g,黄芩10g,石榴皮10g,乌贼骨10g,干姜3g。6剂。

2012年5月24日诊,症状明显减轻。

方药:黄连10g,吴茱萸3g,煅瓦楞子25g,乌贼骨10g,蒲公英30g,厚朴10g,广木香10g,柴胡10g,党参10g,黄芩10g,延胡索10g,砂仁10g。6剂。

8. 樊某某,女,47岁,叶家河。2008年3月4日初诊。

去年农历十月在三里桥医院做胃癌切除手术,术后化疗2次,腊月二十九做第二次化疗,化疗半个月后时呕吐所食之物及吐黄水,味馊酸,呃气频,时知饥。胃肠钡餐:胃空肠吻合口稍显狭窄。

诊断:吐酸。

方药:代赭石20g,旋覆花10g,黄连10g,苏叶5g,砂仁10g,法半夏10g,大黄5g,枇杷叶10g,丹参15g,茯苓30g,枳实10g,党参10g,生姜5片。5剂。

2008年3月11日症状减轻。

方药:代赭石30g,旋覆花10g,法半夏10g,党参10g,砂仁10g,厚朴10g,枳实10g,白术10g,延胡索10g,丹参10g,广木香10g,蒲公英30g。5剂。

9. 张某某,男,44岁,叶家河。2007年5月28日初诊。

泛酸,甚则呕吐所食之物,或苦酸水,时欲呕,间断发作5年,饮食不多。胃镜:慢性浅表性胃炎,胃角溃疡,十二指肠球部溃疡(AI)。

诊断:吐酸。

方药:代赭石30g,旋覆花10g,法半夏10g,黄连10g,吴茱萸3g,贝母10g,瓦楞子25g,砂仁10g,沙参15g,丹参15g,茯苓30g,蒲公英20g,白芍20g。6剂。

2006年3月1日诊,症状减轻,前方续服7剂。

10. 秦某某,男,72岁,三里畈。2009年3月20日初诊。

于2月19日诊,服药后泛吐酸水明显减轻,又作5天。现症:泛吐酸水,纳呆食少,食后胀塞,今早晨起大便稀溏,肢软,下午足部胫前浮肿,舌苔白。去年6月在本院因胃溃疡做胃切除手术。

诊断:吐酸。

方药:黄芪30g,莪术10g,煅瓦楞子25g,蒲公英30g,黄连10g,吴茱萸3g,砂仁

10g,乌贼骨 15g,厚朴 10g,法半夏 10g,茯苓 30g,柴胡 10g。6 剂。

11. 林某某,女,42 岁,凤山镇。2000 年 9 月 16 日初诊。

胃有灼热感,时泛吐酸水,饮食尚佳,胃不痛,月经正常,第 1～2 日量稍多,白带多。B 超:多发性混合性子宫肌瘤;县医院胃镜:充血性胃炎伴糜烂。

诊断:吐酸。

方药:黄芪 30g,莪术 10g,黄连 10g,吴茱萸 8g,瓦楞子 10g,蒲公英 18g,乌贼骨 18g,柴胡 10g,桃仁 10g,丹皮 10g,法半夏 10g。5 剂。

2000 年 9 月 23 日诊,腰酸背胀,纳食尚可,时泛吐酸水,小腹作胀,白带时多,舌苔白,脉弦。

方药:黄芪 30g,黄连 10g,吴茱萸 8g,瓦楞子 18g,陈皮 10g,甘草 10g,白术 10g,白豆蔻 6g,茯苓 30g,蒲公英 30g,丹参 15g,柴胡 10g,广木香 10g。5 剂。

12. 韩某某,男,32 岁,百货公司。1992 年 6 月 12 日初诊。

胃脘作胀,泛吐酸水,不知饥,呃逆,食后胀甚,食稀饭、面条等 10 余分钟即吐 1～2 口后稍舒,大便时干时稀。胃镜示:慢性浅表性胃炎、十二指肠球炎。近 3 天发热头昏,肢软乏力,纳呆食少,舌苔薄黄,脉弦。

诊断:吐酸。

方药:苏叶 10g,藿香 10g,神曲 10g,黄连 10g,蒲公英 18g,厚朴 10g,法半夏 12g,枳实 12g,防风 10g,茯苓 30g,生姜 12g,砂仁 10g。5 剂。

1992 年 6 月 18 日症状好转减轻。

方药:厚朴 10g,黄连 10g,吴茱萸 8g,党参 10g,神曲 10g,瓦楞子 18g,蒲公英 20g,法半夏 10g,黄芩 10g,砂仁 10g,红豆蔻 10g,生姜 5 片。5 剂。

13. 周某某,女,50 岁,大河岸。2011 年 6 月 29 日初诊。

胃脘部胀塞、灼热,泛吐酸水 5 个月,时轻时重,纳食尚可,停经 5 年,伴头昏肢软乏力,舌苔白,脉弦。B 超:胆囊炎,肝内胆管结石;胃镜:慢性浅表性胃炎伴糜烂。

诊断:吐酸。

方药:党参 10g,黄连 10g,吴茱萸 5g,瓦楞子 25g,贝母 10g,蒲公英 30g,刺猬皮 15g,乌贼骨 15g,法半夏 10g,砂仁 10g,柴胡 10g。5 剂。

2011 年 7 月 7 日诊,胃脘自觉不适,烧心作烦,纳食正常,舌苔白。

方药:黄连 10g,吴茱萸 3g,瓦楞子 15g,蒲公英 20g,红豆蔻 10g,乌贼骨 15g,法半夏 10g,柴胡 10g,党参 10g,茯苓 30g,枳实 10g。6 剂。

14. 胡某某,男,32 岁,三里桥。2006 年 2 月 20 日初诊。

胃内烧灼,泛吐酸水 10 余年,间断发作,纳食不多,口微苦,时便秘或稀,舌边齿印,脉弦。胃镜:浅表性胃炎。

诊断:吐酸。

方药:黄连 10g,吴茱萸 3g,瓦楞子 15g,乌贼骨 15g,蒲公英 20g,砂仁 10g,茯苓 30g,柴胡 10g,枳实 10g,红豆蔻 10g,神曲 10g。6 剂。

2006年3月1日症状减轻。

方药:黄连10g,吴茱萸3g,瓦楞子15g,蒲公英20g,砂仁10g,红豆蔻10g,乌贼骨15g,甘草10g,枳实10g,法半夏10g,柴胡10g,生姜5片,益智10g。5剂。

15. 郑某某,女,51岁,白莲乡。2014年2月12日初诊。

自元月8日,因饮食不慎而胃内发热,泛吐酸水,口中乏味,舌苔薄黄,脉弦,停经2年。2014年1月27日县医院胃镜:慢性浅表性胃炎。

诊断:吐酸(胃炎)。

方药:柴胡10g,黄连10g,吴茱萸5g,瓦楞子25g,刺猬皮15g,法半夏10g,砂仁10g,乌贼骨10g,贝母10g,蒲公英30g,陈皮10g。6剂。

2014年2月23日诊,胃内不适,有火辣感,呃微,舌苔白厚,脉沉弦。

方药:黄连10g,吴茱萸3g,瓦楞子25g,法半夏10g,蒲公英20g,白芍20g,甘草10g,沙参15g,桔梗10g,红豆蔻10g,柴胡10g。7剂。

16. 郭某某,男,49岁,烟草公司。2002年10月10日初诊。

胃脘胀塞不适,泛吐酸水已20余年,服药后好转半年,近月又泛吐酸水,纳食尚可,口苦,舌苔白。2000年9月11日县医院胃镜示:①重度充血伴糜烂性胃炎;②十二指肠球炎。

诊断:吐酸。

方药:黄连10g,吴茱萸8g,柴胡10g,瓦楞子15g,乌贼骨18g,法半夏10g,蒲公英30g,红豆蔻10g,砂仁10g,党参10g,厚朴10g。5剂。

2002年12月1日诊,剑突下隐隐作痛,泛吐酸水,早晚为甚,舌苔白,脉弦。

方药:黄连10g,法半夏10g,吴茱萸3g,煅瓦楞子25g,蒲公英30g,红豆蔻10g,党参10g,益智10g,干姜3g,陈皮10g,柴胡10g,白术10g。7剂。

17. 李某某,男,59岁,商业局。1982年3月16日初诊。

脘胀嘈杂,泛吐酸水,呃气,不思饮食,精神有时不好,脉缓舌白。

诊断:吐酸。

方药:吴茱萸6g,神曲10g,法半夏10g,黄连10g,党参10g,瓦楞子10g,干姜80g,陈皮10g,生姜3片,苍术10g,白豆蔻3g,红枣3枚。3剂。

1982年3月24日诊,胃中嘈杂好转,饮食稍增,睡眠稍差,脉缓。

方药:吴茱萸6g,神曲10g,山药15g,黄连8g,党参10g,白术10g,干姜6g,陈皮10g,生姜3片,苍术10g,法半夏10g,红枣3枚。3剂。

1982年4月9日诊,胃中嘈杂不舒,喝水加重,纳呆食少,呃气,今又腹泻3次,稀烂便,脘腹微胀,肢软无力,舌少苔,脉缓。

方药:苍术10g,神曲10g,法半夏10g,山楂12g,厚朴10g,藿香10g,黄连8g,陈皮10g,茯苓20g,吴茱萸3g。3剂。

18. 罗某某,女,53岁,凤山镇。2000年4月17日初诊。

胃中灼热,泛酸,饮食尚佳,时胀痛,伴头昏,口干口渴,舌苔白。

诊断：吐酸。

方药：蒲公英20g，瓦楞子12g，柴胡10g，沙参12g，乌贼骨15g，枳实8g，吴茱萸6g，法半夏10g，黄连10g，白芨18g，红豆蔻10g。5剂。

2000年4月25日诊，口干苦，胃中发热，泛酸减轻，舌苔薄黄，脉弦。

方药：沙参15g，乌贼骨15g，柴胡6g，黄连8g，白芨18g，蒲公英15g，吴茱萸6g，法半夏10g，茯苓30g，瓦楞子18g，砂仁10g，神曲8g。5剂。

19. 喻某某，男，35岁，凤山镇。1980年9月18日初诊。

20天来自觉胃中嘈杂（原有十二指肠溃疡）胃脘胀塞，发酸烧心，口中唾涎水，饮食少，肢软，脉弦。

诊断：泛酸。

方药：柴胡10g，法半夏10g，山栀8g，苍术10g，乌贼骨15g，神曲10g，吴茱萸6g，陈皮10g，瓦楞子10g，黄连10g，甘草10g，茯苓15g。3剂。

1980年9月26日诊，酸水减少，饮食尚可，肢软无力。

方药：柴胡10g，法半夏10g，党参12g，白术10g，陈皮10g，甘草10g，乌贼骨10g，山栀8g，当归尾8g，白芍10g，白芨10g，红枣5枚。4剂。

20. 朱某某，女，66岁，浠水县。2004年9月29日初诊。

时发热畏寒，胃脘部胀塞，泛吐酸水，欲呕，舌苔白腐。

诊断：吐酸。

方药：柴胡10g，黄连10g，吴茱萸3g，黄芩10g，沙参15g，防风10g，荆芥10g，瓦楞子15g，蒲公英20g，法半夏10g，甘草10g，砂仁10g。5剂。

2004年10月13日诊，仍泛吐酸水，时欲呕，右侧腰骶部疼痛，手足心发热，舌尖又溃疡，头昏肢软乏力。肝功能正常，HBsAg(＋)，血压145/80mmHg。

方药：柴胡10g，荆芥10g，沙参15g，黄芩10g，桔梗10g，牛蒡子10g，白重楼15g，金银花18g，连翘15g，羌活10g，白芷10g，防风10g。4剂。

【按语】 吐酸一证，多因肝气郁结，气机不畅，久而化火，犯及胃腑，或饮食不节，辛辣过度，损伤脾胃，湿热内生，或脾胃虚弱，寒邪客胃所致。治疗当以疏肝解郁、清热和胃为主，兼顾健脾化湿、温中散寒。法半夏、黄连、旋覆花、蒲公英、陈皮等，皆为此证常用之品，随证加减，疗效满意。

此证患者多伴有胃脘胀痛、烧心、嗳气等症，此乃肝胃不和，气机逆乱所致。故治疗时，除疏肝和胃外，常佐以理气降逆之品，如砂仁、红豆蔻、乌贼骨等，以调和胃气，降逆止呕。若患者脾胃虚弱，纳呆食少，则加党参、白术、茯苓等益气健脾；若胃阴不足，口干舌红，则加沙参、麦冬、石斛等养阴益胃。除药物治疗外，饮食调养亦至关重要，宜清淡饮食，忌辛辣油腻，同时保持心情舒畅，避免情绪波动。

19 胃内灼热

胃内灼热是指患者自觉胃脘部有发热或烧灼不适感，多由邪热犯胃，或因偏食辛辣厚味，助火生热，或肝胆之火，横逆犯胃，胃热炽盛，而致胃中嘈杂，灼热不适。热邪伤津，燥热内结，胃失和降，可见口苦、口渴引饮、大便秘结等症，甚则伤阴耗液而导致胃阴亏虚。

常用沙参、蒲公英、知母、麦冬、黄连、广木香、藿香等随证加减。沙参清热养阴，蒲公英清热解毒、利湿通淋，藿香化湿解表，知母、麦冬、沙参益胃生津、滋阴清热，黄连清热燥湿、泻火解毒，广木香行气导滞。

1. 丁某某，男，51岁，三里畈。2014年12月8日初诊。

2011年做胃癌手术。现症：胃脘部烧灼不适，呃气，饮食尚可，又作10余天。县医院检查胃镜：胃大部切除术（毕Ⅱ式）后，残胃炎，HP（一）；血常规、癌胚抗原正常，舌质稍暗，少苔，脉沉细。

诊断：胃内灼热。

方药：法半夏10g，党参10g，蒲公英30g，黄连10g，吴茱萸3g，煅瓦楞子25g，乌贼骨10g，柴胡10g，砂仁10g，刺猬皮10g，厚朴10g，红豆蔻10g。6剂。

2014年12月22日诊，药后症减，前方加广木香10g，去红豆蔻。6剂。

2. 陈某某，女，40岁，大崎。2005年10月24日初诊。

剑突下胀痛，间断发作10余年，胃内有灼热感，时泛吐酸水，头昏肢软乏力，困倦思睡，纳食一般，食后胃脘胀塞不适，进食油腻或肥甘易腹泻，月经多为25～28天一次，经色暗黑，夹少许瘀块，目下眶暗黑数年。2005年10月3日胃镜示：慢性浅表性胃炎。

诊断：胃内灼热。

方药：法半夏10g，黄连10g，黄芩10g，砂仁10g，吴茱萸3g，蒲公英20g，党参10g，瓦楞子15g，干姜5g，红枣5枚，广木香10g，延胡索10g。6剂。

2005年10月31日诊，仍胃内烧灼不适，时泛酸，压按作痛，纳差，大便日1次，伴肢软乏力，舌苔白薄。脉缓。

方药：沙参15g，麦冬10g，枸杞子10g，蒲公英20g，瓦楞子15g，砂仁10g，麦芽20g，红豆蔻10g，乌贼骨15g，生地10g，鸡内金10g，延胡索10g。6剂。

2005年11月7日诊，症状减轻，前方，去红豆蔻、乌贼骨、延胡索，加法半夏10g，瓜蒌皮10g，黄连10g。5剂。

3. 吕某某，男，31岁，三港。2002年8月12日初诊。

胃脘内灼热感7～8年，睡眠差，精神不好，纳食差。肝功能：血清总胆红素

13.7μmol/L,谷丙转氨酶 32U/L。

诊断:胃内灼热。

方药:柴胡 10g,蒲公英 30g,黄连 10g,吴茱萸 8g,红豆蔻 10g,党参 10g,乌贼骨 12g,瓦楞子 12g,板蓝根 18g,丹参 18g,赤芍 18g,麦芽 30g。5 剂。

2002 年 8 月 20 日诊,胃脘内灼热感减轻,纳差,精神不好,口干苦,二便调,舌苔白薄,脉缓,谷丙转氨酶 72U/L。

方药:柴胡 10g,蒲公英 30g,黄连 10g,吴茱萸 8g,瓦楞子 15g,板蓝根 18g,麦芽 30g,沙参 18g,乌贼骨 15g,砂仁 8g,白花蛇舌草 20g。5 剂。

4. 程某某,女,63 岁,凤山镇。2003 年 4 月 28 日初诊。

复 4 月 17 日诊,仍胃胀而不适,胃内时发热,时呃,纳食不多,大便日 1 次,舌薄白。

诊断:胃内灼热。

方药:黄芪 20g,枸杞子 10g,旋覆花 10g,蒲公英 20g,砂仁 10g,沙参 18g,厚朴 8g,石斛 10g,白芍 18g,麦芽 30g,佛手 10g,麦冬 10g。4 剂。

2003 年 5 月 9 日诊,仍胃脘胀塞不适,胃内发热时痒感,纳差,食后胀甚,伴头昏肢软乏力,舌苔白薄黄脉缓。

方药:黄芪 18g,枸杞子 10g,旋覆花 10g,蒲公英 20g,法半夏 10g,茯苓 30g,砂仁 10g,陈皮 10g,麦芽 30g,白花蛇舌草 15g,沙参 18g,石斛 10g。4 剂。

2005 年 5 月 9 日诊,胃内发热发痒不适,进食时而有哽塞感,时泛酸,纳食差,舌苔白薄,脉细。胃镜示:慢性胃炎伴糜烂出血。

方药:沙参 15g,枸杞子 10g,大黄炭 3g,蒲公英 15g,麦芽 20g,白芍 10g,砂仁 5g,厚朴花 5g,柴胡 6g,甘草 5g,旋覆花 5g,郁金 10g。5 剂。

2003 年 10 月 6 日诊,上腹部胀塞不适症状减轻,脐周部发热发痒,纳差呃气,伴肢软乏力,时便秘。

方药:黄芪 20g,沙参 12g,柴胡 10g,佛手 10g,砂仁 10g,蒲公英 20g,麦芽 30g,大黄 5g,白芍 15g,郁金 12g,白术 10g。5 剂。

5. 王某某,女,57 岁,浠水。2010 年 4 月 27 日初诊。

剑突下胀痛,呃气频数 3～4 年,时泛吐酸水,时胃内发热,咽中如有物梗,口干,白带夹黄,伴尿频,小腹胀痛,尿黄,纳食尚可,舌苔白中稍厚。2010 年 4 月 13 日胃镜示:慢性浅表性胃炎伴胆汁反流。

诊断:胃内灼热、梅核气。

方药:黄连 10g,黄芩 10g,党参 10g,蒲公英 30g,乌贼骨 15g,瓦楞子 25g,干姜 3g,枳实 10g,苍术 10g,黄柏 10g,吴茱萸 3g,法半夏 10g,土茯苓 30g,生地 20g,贝母 10g。6 剂。

2010 年 8 月 18 日诊,药后症状消失,又作 10 天,咽中不适,胃胀,尿赤涩,守前方,去干姜、黄柏、苍术,加玄参 10g。6 剂。

6. 赵某某,女,36 岁,凤山镇。2014 年 7 月 2 日初诊。

胸骨后常觉胀塞不适，咽喉不适，呃气，知饥，已3个月，时胃内有发热感，月经尚可，咽喉壁滤泡增生，舌苔白。

诊断：胃内灼热、梅核气。

方药：桔梗15g，甘草10g，枳壳10g，党参10g，法半夏10g，黄芩10g，黄连10g，蒲公英30g，砂仁10g，厚朴10g，煅瓦楞子25g，僵蚕10g，干姜3g。6剂。

2014年7月14日诊，症状好转，前方去瓦楞子、枳壳，加茯苓30g、吴茱萸3g。6剂。

7. 刘某某，男，45岁，粮食局。1981年9月23日初诊。

自觉胃中烦热、时而阵作烘热，腹鸣不舒，饮食好，二便规律，舌苔薄黄，脉缓。

诊断：胃内灼热。

方药：党参180g，神曲80g，干姜20g，山药100g，鸡内金60g，厚朴100g，枳实80g，麦芽150g，白豆蔻30g，法半夏100g，黄连100g，广木香30g，甘草50g，苍术80g，白术80g，茯苓100g，蒲公英100g麦冬80g，枸杞子80g，做小蜜丸。

1981年11月7日诊，胃中发热减，腹胀呃气均轻，饮食尚好，二便正常，仍觉嘈杂，阵作不安，舌淡苔白，脉细缓。

方药：党参180g，吴茱萸40g，麦芽150g，甘草50g，白术190g，干姜30g，神曲60g，白豆蔻30g，法半夏80g，山药100g，茯苓100g，厚朴80g，莲米60g，黄连100g，藿香30g，白芍60g，枸杞子80g麦冬80g，做小蜜丸。

8. 何某某，男，83岁，大崎。2011年5月10日初诊。

自36岁时间断胃中发热，心烦不舒，70岁后加重，稍进食症状减轻，不泛酸，纳食精神均可，舌苔白，脉细。

诊断：胃内灼热。

方药：党参10g，黄连10g，吴茱萸5g，法半夏10g，蒲公英10g，煅瓦楞子25g，刺猬皮10g，茯苓30g，砂仁10g，甘草10g，红豆蔻10g。6剂。

2011年5月26日诊，症状好转，前方加乌贼骨15g、贝母10g、佛手10g。10剂。

9. 郭某某，男，61岁，骆驼坳。2013年3月21日初诊。

上中腹部胀塞不适，烧心，灼热，饮食不多，胸时闷，心烦，反复发作1年。2013年3月4日县医院CT：右上肺结核，慢支肺气肿伴双肺感染，肺癌？

诊断：胃内灼热。

方药：党参10g，黄连10g，吴茱萸3g，刺猬皮10g，瓦楞子25g，柴胡10g，蒲公英30g，砂仁10g，沙参30g，麦冬10g，法半夏10g，厚朴10g。6剂。

2013年4月2日诊，症状稍减，前方加枳壳10g，丹参10g。6剂。

10. 周某某，女，53岁，浠水。2008年11月14日初诊。

胃脘部胀塞、灼热不舒，时呃气，泛吐酸水，饮食尚可。2008年6月1日胃镜：慢性浅表性胃炎；胸片：心肺正常；心电图：窦性心律，心电轴正常，左室肥厚伴轻度劳损。现症：左颈项作痛，食管不适，左手麻木，酸痛。

诊断:胃内灼热。

方药:黄连10g,吴茱萸3g,煅瓦楞子25g,蒲公英30g,法半夏10g,柴胡10g,乌贼骨15g,枳实10g,陈皮10g,麦冬10g,生地10g,党参10g。7剂。

2008年12月3日诊,胃胀灼热减,咽左侧如有物梗,血压160/80mmHg,前方加桔梗10g,黄芩10g。7剂。

11. 许某某,男,34岁,凤山镇。1998年3月11日初诊。

脘腹塞胀,胃内灼热,肠鸣心慌,胸闷月余。胃镜提示:十二指肠球炎。舌苔白厚,脉弦。

诊断:胃内灼热。

方药:黄连10g,党参12g,柴胡10g,黄芩10g,法半夏10g,神曲10g,厚朴10g,瓦楞子12g,干姜8g,蒲公英30g,甘草10g,生姜5片。4剂。

1998年3月18日诊,肢软乏力纳呆,舌苔黄稍厚(中后),脉弦,肝功能正常。

方药:柴胡10g,黄连10g,吴茱萸8g,广木香10g,瓦楞子12g,甘草10g,蒲公英30g,党参18g,法半夏10g,干姜8g,砂仁10g,黄芩10g,生姜5片。5剂。

12. 何某某,男,15岁,凤山镇。2011年7月20日初诊。

胃内灼热不适,间断发作,4～5个月,纳食尚可,口水多,舌苔白。

诊断:胃内灼热。

方药:沙参15g,生地15g,黄连10g,吴茱萸3g,煅瓦楞子15g,蒲公英20g,佛手10g,甘草10g,红豆蔻10g,白芍18g,麦冬10g。5剂。

2011年9月1日诊,胃内灼烧,又作1周,时泛酸,纳食尚可,舌苔白厚滑,脉弦。

方药:黄连10g,吴茱萸3g,瓦楞子25g,蒲公英30g,法半夏10g,红豆蔻10g,生地20g,桔梗10g,甘草10g,黄芩10g,枳壳10g。6剂。

13. 姚某某,女,68岁,凤山镇。2012年5月2日初诊。

胃内发热,时而胃脘作胀,牙龈肿痛,出血色淡,大便日7～8次,口干而饮水不多,常自汗出,纳呆食少,尿浑浊,舌苔白中厚,质稍暗。

诊断:胃内灼热。

方药:生地20g,丹皮10g,党参10g,当归10g,黄芩10g,升麻5g,黄连10g,石膏30g,茯苓30g,砂仁10g,甘草10g,肉桂3g,玄参15g。5剂。

2012年5月10日症状减轻。

方药:黄连10g,升麻5g,生地10g,石膏30g,丹皮10g,山楂20g,神曲10g,麦芽30g,甘草10g,茯苓30g,当归5g。5剂。

14. 周某某,女,26岁,缫丝厂。1981年4月1日初诊。

妊娠两个月,头昏、心烦、欲呕、口干苦,胃中发热,大便秘,尿黄,腰痛,舌中薄黄苔薄,脉缓滑。

诊断:胃内发热。

方药:苏叶3g,法半夏8g,生地15g,黄连8g,陈皮10g,麻仁15g,麦冬12g,甘草

10g，砂仁 8g，沙参 15g，玄参 12g，白术 10g，竹茹 10g。3 剂。

15. 汪某某，女，38 岁，凤山镇。2002 年 12 月 4 日初诊。

胃脘部胀塞不适 7～8 年，今年饥时胃内发热，时泛吐酸水，纳食尚可，便秘，舌苔白，脉弦，B 超正常。2002 年 7 月 31 日胃镜示：浅表性胃炎。

诊断：胃内发热。

方药：厚朴 10g，黄连 10g，黄芩 10g，太子参 10g，砂仁 10g，吴茱萸 8g，瓦楞子 18g，法半夏 10g，蒲公英 20g，枳实 10g，干姜 8g，大黄 8g。4 剂。

2002 年 12 月 12 日诊，胃内自觉发热，食后胀塞，时欲呕，伴头昏肢软乏力，口干，大便秘结。

方药：黄连 10g，吴茱萸 6g，瓦楞子 15g，蒲公英 20g，沙参 18g，法半夏 10g，乌贼骨 18g，麦冬 10g，生地 12g，柴胡 10g，甘草 10g，麦芽 30g。5 剂。

16. 舒某某，男，75 岁，三里畈。2017 年 12 月 19 日初诊。

自觉胃内阵作烘热，或游走于全身多处 10 余年，无返酸、疼痛等症状，纳食尚可，二便尚调，舌苔白。

诊断：胃内灼热。

方药：生地 20g，丹皮 10g，麦冬 10g，知母 10g，枸杞子 10g，白芍 15g，炙甘草 10g，青蒿 10g，砂仁 10g，红枣 10 枚，浮小麦 50g。6 剂。

17. 张某某，女，48 岁，大河岸。2000 年 3 月 14 日初诊。

自觉胃内烧灼不适 4 个月余，嗳气，纳食尚可，大便不畅，时秘结。胃镜：中度充血性胃炎伴萎缩。

诊断：胃内灼热。

方药：沙参 15g，枸杞子 10g，麦冬 10g，黄连 10g，吴茱萸 8g，广木香 10g，蒲公英 20g，赤芍 18g，柴胡 10g，法半夏 10g，甘草 10g，石斛 10g。5 剂。

18. 潘某某，女，23 岁，凤山镇。2007 年 8 月 10 日初诊。

胃内发热 3 周，不泛吐酸水，不痛，不呃气，饮食尚可，舌苔白，脉弦，二便调。

诊断：胃内灼热。

方药：黄连 10g，吴茱萸 3g，沙参 15g，麦冬 10g，石斛 10g，生地 15g，蒲公英 20g，石膏 20g，知母 10g，竹叶 5g，甘草 5g。5 剂。

19. 凡某某，女，53 岁，白莲乡。2015 年 9 月 8 日初诊。

胃脘部自觉灼热，如进食辣椒及喝开水感月余，饮食差，呃气，口苦，睡差多梦，心烦不安，月经停用 1 年，足冷，舌苔薄黄。

诊断：胃内灼热。

方药：炙甘草 10g，生地 20g，麦冬 10g，五味子 10g，沙参 30g，大枣 10 枚，浮小麦 50g，丹皮 10g，知母 10g，黄柏 10g，淫羊藿 10g，仙茅 10g，生牡蛎 50g。6 剂。

20. 龚某某，女，44 岁，白莲。2010 年 8 月 4 日初诊。

自觉剑突处内灼热，似辣感，甚则有闷胀感，微泛酸，纳食尚可，大便秘结，月经错乱

3～4 年，又半年未行，目眶下暗黑，睡眠差，舌苔白，脉弦。

诊断：胃内灼热。

方药：黄连 10g，吴茱萸 3g，蒲公英 30g，生地 20g，沙参 18g，甘草 10g，麦冬 10g，瓦楞子 25g，砂仁 10g，柴胡 10g，白芍 10g。6 剂。

2010 年 8 月 26 日诊，胃内灼热感明显减轻，时有胸闷。X 线钡餐：胃下垂(轻度)。

方药：沙参 18g，吴茱萸 8g，黄连 10g，黄芩 10g，麦冬 10g，生地 12g，石斛 10g，法半夏 10g，枸杞子 10g，甘草 10g，瓦楞子 15g，柴胡 10g。6 剂。

【按语】 胃内灼热多因肝胃不和，气郁化火，或饮食不节，辛辣过度，损伤脾胃，湿热内生所致。此证患者常伴有口苦、口干、便秘等症，此乃胃热炽盛，伤及津液之象。治疗当以清热和胃、养阴生津为主，兼顾疏肝理气、健脾化湿。常用沙参、蒲公英、知母、麦冬、黄连等，皆为清热养阴、和胃降逆之良药。此证患者多伴有胃脘胀痛、嗳气、泛酸等症，此乃肝胃不和，气机逆乱所致。故治疗时，除清热和胃外，常佐以疏肝理气之品，如柴胡、广木香、砂仁等，以调和肝胃，降逆止呕。若患者胃阴不足，口干舌红，则加沙参、麦冬、石斛等养阴益胃；若脾胃虚弱，纳呆食少，则加党参、白术、茯苓等益气健脾。

嘈杂、吐酸、胃内灼热病因病机大致相同，但临床表现的主要症状不同。嘈杂，是指患者自觉剑突下饥嘈不适，时作时止，莫可名状。诚如张景岳所曰："其为病也，腹中空空，若无一物，似饥非饥，似辣非辣，似痛非痛，胸中懊憹，莫可名状，或时作时止，或食已复嘈。"吐酸，是指胃中酸水上泛，又称泛酸；若随即咽下称为吞酸；若随即吐出者称为吐酸，可单独出现，但常与胃痛兼见。胃内灼热，是指患者自觉胃脘部有发热或烧灼不适感。三者可单独出现，亦常兼见，除药物治疗外，饮食调养至关重要，宜清淡饮食，忌辛辣油腻，保持心情舒畅，防止复发。

20 食管炎

食管炎是指食管黏膜充血水肿，甚至糜烂等炎性改变的疾病，以胸骨后疼痛或剑突下疼痛、吞咽困难、泛吐酸水为主要临床特征。祖国医学中无食管炎病名，根据其症状特征属中医学中的“噎膈”“胸痛”等范畴，与“食痹”的记载极为相似。《杂病流源犀烛》云：“名曰食痹，谓食入即痛，吐出乃止也。”食管自咽至胃，为饮食之通道，属胃所主。若饮食不节，恣食油炸，辛辣燥热，嗜酒无度，使湿热内蕴，痰结气阻，或不慎为骨、鱼刺等损伤食管，以致脉络瘀阻，气滞血凝，血肉腐坏，感染成毒。治宜清热解毒，活血化瘀。

清热化瘀汤（习用经验方）治疗急性食管炎疗效满意，组方：金银花、连翘、蒲公英各 30g，甘草、赤芍、红花、枳壳、延胡索、青木香、乌药各 10g，桔梗 15g。方中金银花、蒲公英、连翘清热解毒，散结消肿；桔梗、甘草宣散郁热，利膈止痛；延胡索为血中气药，活血止痛；红花、赤芍活血散瘀；枳壳导滞，青木香、乌药行气宽胸，理气活血而定痛，诸药共奏清热解毒，化瘀止痛。可加用云南白药 0.2g、蜂蜜 50mL，调匀，慢慢咽下。

1. 喻某某，男，62 岁，九资河。2005 年 7 月 20 日初诊。

20 天前因饮食不节而呕吐所食之物，此后胸骨后疼痛，进食疼痛加重，微胸闷不适，呃气时作，头昏肢软乏力，舌苔白，脉弦细滑。血压 120/80mmHg，钡餐示胃炎，心电图示正常。

诊断：食管炎。

方药：金银花 20g，连翘 15g，桔梗 12g，枳壳 10g，赤芍 10g，甘草 10g，乌药 10g，蒲公英 20g，桃仁 10g，延胡索 10g，乳香、没药共 10g，黄芩 10g。6 剂。

2005 年 7 月 26 日复诊，疼痛明显减轻。

方药：金银花 30g，连翘 20g，蒲公英 20g，甘草 10g，桔梗 10g，枳壳 10g，乌药 10g，延胡索 10g，桃仁 10g，川芎 10g，香附 15g，赤芍 10g。5 剂告愈。

2. 朱某某，女，63 岁，浠水胡河。2008 年 5 月 24 日初诊。

1 周前吃 2 个苹果后，胃脘胀塞难受，随即呕吐所食之物，此后从天突下至剑突处疼痛，进食痛增，尿黄，舌苔白，脉弦。

诊断：食管炎。

方药：金银花 30g，连翘 20g，蒲公英 30g，桔梗 10g，甘草 10g，乌药 10g，香附 15g，赤芍 10g，丹参 15g，砂仁 10g，檀香 10g。6 剂。

2008年6月7日诊，食管疼痛好转。现症：昨进食腊肉后觉咽部梗塞，前方加法半夏10g，枳实10g，去香附、大黄。5剂告痊。

3. 匡某某，男，50岁，凤山镇。2003年2月22日初诊。

前天饮酒甚多，酒后呕吐食物残渣、痰涎，呕吐物中带血。现症：自觉胸骨后疼痛，进食加重，舌苔白。

诊断：食管炎。

方药：金银花30g，连翘20g，乌药18g，桃仁10g，桔梗15g，甘草10g，枳壳10g，蒲公英30g，赤芍18g，丹参15g，黄芩10g，大黄炭6g。5剂。

2003年3月1日诊，症状明显好转。

方药：金银花30g，连翘15g，枳壳10g，青木香10g，桔梗15g，甘草10g，蒲公英20g，乌药15g，赤芍10g，当归尾10g，香附15g。5剂渐愈。

4. 袁某某，女，34岁，凤山镇。1981年3月26日初诊。

正月十五因鱼刺刺伤食管后，胸骨后(食管)疼痛，吞食加剧，喝水也痛，故惧怕饮食，食管发热发烧，痛及胸肋，呃气泛酸，舌红苔白，脉滑。

诊断：食管炎。

方药：金银花30g，甘草10g，延胡索10g，连翘30g，桔梗15g，红花10g，白重楼15g，青木香10g，香附10g，蒲公英15g，乌药10g，乳香、没药共10g。5剂。

1981年4月3日诊，疼痛减轻，可进流汁。

方药：金银花30g，青木香10g，红花10g，连翘30g，乌药12g，青皮10g，甘草10g，枳壳10g，乳没共10g，桔梗10g，延胡索10g，当归尾10g。5剂后渐愈。

5. 李某某，男，32岁，古庙河。1983年6月13日初诊。

5天前因食油条损伤食管即觉胸闷疼痛，吐血4口，色乌红。现症：食管部位疼痛，不能饮食、喝水，微感发热，舌苔白，脉弦。

诊断：食管炎。

方药：金银花30g，桔梗15g，香附10g，连翘30g，红花10g，乌药10g，赤芍10g，延胡索10g，枳壳10g，甘草10g，青木香12g，当归尾10g。4剂。

1983年6月18日诊，诸症明显好转。

方药：甘草10g，乌药12g，桔梗15g，红花6g，香附10g，金银花30g，青木香10g，蒲公英18g，连翘30g，枳壳10g，赤芍10g。6剂渐愈。

6. 严某某，女，34岁，北丰。1985年6月7日初诊。

9天前因吃鸡肉，不慎骨梗后，损伤食管即觉胸闷疼痛，吐血数口，色暗红，现胸骨后部位疼痛，进食、饮水疼痛加重，微感发热，舌红苔白，脉弦。

诊断：食管炎。

方药：金银花30g，桔梗20g，香附10g，蒲公英15g，桃仁10g，乌药10g，赤芍10g，延胡索10g，枳实10g，甘草10g，木香12g，当归尾10g。5剂。

1985年6月18日诊，诸症明显好转。宗前方续服。

方药：甘草10g，乌药12g，桔梗15g，红花10g，香附10g，金银花20g，青木香10g，蒲公英18g，连翘10g，枳壳10g，赤芍10g。6剂渐愈。

7. 徐某某，男，15岁，浠水。1985年8月9日初诊。

吃锅巴损伤食管3天，胸骨部疼痛，吞食加重，微发热，精神尚好，舌苔白，脉缓。

诊断：食管炎。

方药：甘草10g，桔梗12g，金银花30g，连翘18g，乌药10g，枳壳10g，青木香10g，红花6g，赤芍10g，蒲公英18g，青皮8g。4剂。

1985年8月14日诊，症状减轻。

方药：金银花30g，甘草10g，荆芥穗10g，连翘30g，桔梗15g，枳壳8g，红花10g，乌药10g，赤芍10g，青木香10g，蒲公英20g。5剂药后痊愈。

8. 凡某某，女，36岁，古庙河。2005年1月5日初诊。

前日因吃"粑壳"而损伤食管，后半小时呕吐血及食物数口。现症：吞食有梗塞感，咳少许痰，舌质暗，淡紫，舌苔白薄，脉弦。胸片示胸部未见异常。

诊断：食管炎。

方药：金银花30g，连翘30g，桔梗15g，甘草10g，乌药15g，枳壳10g，延胡索15g，赤芍15g，蒲公英20g，当归10g。5剂。

2005年1月10日疼痛减轻。

方药：金银花30g，连翘15g，甘草10g，蒲公英20g，乌药15g，赤芍20g，枳壳10g，桔梗15g，延胡索10g，香附15g，牛蒡子10g，丹参15g。6剂。

9. 彭某某，女，42岁，骆驼坳。2012年11月14日初诊。

1周前吃锅巴损伤食管，随即呕吐食物并夹血数口，当地输液治疗。现症：吞咽食物后有梗塞感，背部有烧灼感，形寒怕冷，吞食时胸背痛甚，舌尖边多块瘀斑。

诊断：食管炎。

方药：金银花30g，连翘30g，桔梗20g，甘草10g，蒲公英30g，乌药15g，桃仁10g，赤芍15g，延胡索10g，枳壳10g，青木香10g。6剂。

2012年11月22日诊，寒热退，进食稍有不适感，舌苔黄厚，脉弦。

方药：金银花30g，连翘30g，桔梗20g，甘草10g，红花10g，桃仁10g，乌药10g，枳壳10g，延胡索10g，蒲公英30g，赤芍10g，丹参18g。6剂渐愈。

10. 詹某某，女，47岁，大河岸。2010年12月27日初诊。

12月24日吃鱼不慎被鱼刺损伤后吐血4口，胸骨后疼痛，在当地打吊针3天，症状未减。现症：胸骨后疼痛，进食痛增，口中流涎，舌苔白中厚。

诊断：食管炎。

方药：金银花20g，蒲公英30g，桔梗12g，甘草10g，乌药15g，延胡索15g，枳壳10g，赤芍18g，连翘20g，青木香10g，桃仁10g。5剂。

2011年1月3日诊，现症：胸骨后进时有轻微疼痛，舌苔白。

方药：金银花30g，连翘30g，乌药15g，延胡索10g，桃仁10g，赤芍20g，桔梗20g，甘草 10g，蒲公英 30g，枳壳 10g，红花 10g，青木香 10g。6 剂。

11. 金某某，女，27 岁，三里畈。1985 年 1 月 13 日初诊。

1 个月前食油炸硬物损伤食管后，胸骨后疼痛，时轻时重。昨晚因食辣味火锅，胸骨后疼痛加重，呃气、呕吐，伴吐血块。现症：胸骨部疼痛，进食痛增，呃气，舌苔白，X 线检查拍片：食管炎。

诊断：食管炎。

方药：金银花 30g，乌药 10g，枳壳 10g，连翘 30g，红花 15g，甘草 10g，赤芍 10g，延胡索 10g，桔梗 15g，青木香 10g。7 剂。

1985 年 1 月 21 日诊，疼痛减轻，时泛吐酸水，肢软乏力，舌苔白。

方药：金银花 30g，连翘 20g，甘草 10g，桔梗 12g，蒲公英 20g，枳实 10g，延胡索 18g，白芨 20g，海螵蛸 18g，乌药 15g，砂仁 10g。7 剂。

12. 明某某，男，42 岁，匡河。2007 年 11 月 1 日初诊。

因进食火锅食物而致胸骨后(食管)疼痛 1 周。现症：进食时食管部疼痛，时有梗塞不适感，有灼热感，大便日 3～4 次，不爽，舌苔白黄，脉缓。

诊断：食管炎。

方药：金银花 30g，黄芩 10g，桔梗 20g，甘草 10g，枳壳 10g，桃仁 10g，赤芍 15g，蒲公英 20g，香附 15g，延胡索 10g，丹参 15g，乌药 15g。6 剂。

2007 年 11 月 14 日诊，经药后好转。现症：如进食干物即有疼痛感，舌苔白，脉弦。

方药：金银花 30g，连翘 18g，乌药 18g，枳壳 10g，赤芍 20g，香附 5g，桃仁 10g，延胡索 15g，蒲公英 20g，桔梗 15g，甘草 10g。5 剂告愈。

13. 方某某，女，50 岁，古庙河。2006 年 3 月 22 日初诊。

胸骨部疼痛，右甚于左，其痛走窜，吞咽梗塞，甚则呕吐痰涎 2 个月余，不知饥，腰背疼痛，时咳，头昏肢软。胃镜：食管小血肿(食管炎)、慢性浅表性胃炎。

诊断：食管炎、胸痹。

方药：桔梗 10g，甘草 10g，乌药 10g，丹参 15g，桃仁 10g，蒲公英 20g，金银花 20g，连翘 15g，枳壳 10g，旋覆花 10g，代赭石 30g，沙参 15g。6 剂。

2006 年 4 月 12 日诊，复 3 月 22 日诊，胸骨后疼痛减轻。现症：胃脘部，左胸疼痛，进食时有梗阻感，纳食稍差，时有呕吐感，舌苔白薄，脉缓。

方药：金银花 20g，蒲公英 20g，甘草 10g，桔梗 15g，玄参 15g，沙参 15g，桃仁 10g，赤芍 15g，丹参 15g，乌药 15g，代赭石 30g，旋覆花 10g，白花蛇舌草 15g，枇杷叶 15g。6 剂。

14. 朱某某，女，36 岁，平湖。2007 年 6 月 13 日初诊。

剑突上端隐隐作痛，进食后胃脘胀塞，不知饥，咽喉部时疼痛不适，妨碍进食，呃气时自觉味臭，睡眠差，头昏痛，舌苔白中厚，脉沉弦，月经周期规律，量少 1～2 日即净，左小腹胀，肠鸣。2007 年 3 月 16 日胃镜：慢性食管炎，慢性浅表性胃炎，咽喉壁滤泡增生。

诊断：食管炎、胃痞。

方药：法半夏10g，黄连10g，黄芩10g，干姜3g，柴胡10g，白芍15g，党参10g，砂仁10g，蒲公英20g，吴茱萸3g，厚朴10g，枳实10g，合欢皮20g，红枣5枚。6剂。

2007年6月27日诊，症状减轻。现症：咽喉部时有痛感，不碍进食，剑突上胸骨时微痛，知饥，饮食尚可，呃气减，口气(臭味)减轻，舌苔中稍厚。

方药：柴胡10g，蒲公英20g，黄连10g，吴茱萸3g，厚朴10g，黄芩10g，干姜3g，党参10g，合欢皮20g，枳实10g，砂仁10g，法半夏10g，红枣5枚。6剂。

2007年7月25日诊，症状有所好转，现增腹泻，大便稀溏，甚则日4～5次，肠鸣腹痛，仍咽部不适，食管胃时痛，右侧乳房经期疼痛。

方药：黄连10g，黄芩10g，石榴皮10g，厚朴10g，苍术10g，白豆蔻5g，茯苓30g，山楂20g，陈皮10g，干姜5片，蒲公英20g，甘草10g，广木香10g。6剂。

2007年8月1日诊，腹泻止，其他诸证明显好转。

方药：苏叶10g，厚朴10g，法半夏10g，蒲公英20g，茯苓30g，桔梗10g，砂仁10g，僵蚕10g，玄参15g，贝母10g，柴胡10g，红枣5枚，生姜5片。6剂。

15. 朱某某，男，24岁，浠水县。2005年10月26日初诊。

天突至剑突胸骨处有火辣感，时疼痛5天(饮酒引起)，素有咳嗽咳痰史，4～5年之久，纳食尚可，舌苔白稍厚。广州检查：食管炎、贲门炎。

诊断：食管炎。

方药：黄连10g，吴茱萸3g，瓦楞子15g，蒲公英20g，红豆蔻10g，丹参10g，乌贼骨15g，沙参15g，法半夏10g，砂仁10g。6剂。

2005年11月4日诊，纳呆食少，伴下午4点左右发热恶寒，不出汗，头昏肢软乏力，舌苔白，脉弦细滑。胸透：心肺正常，钡餐未见异常。

方药：金银花30g，连翘20g，蒲公英20g，甘草10g，桔梗10g，枳壳10g，乌药10g，乌药10g，延胡索10g，桃仁10g，川芎10g，香附15g，赤芍10g。5剂。

【按语】 食管炎的病位在食管，与胃密切相关。其病因多为饮食不节，恣食辛辣、油炸、粗糙食物，或过度饮酒，导致湿热内蕴，痰结气阻，甚或外伤如骨、鱼刺等损伤食管，引发脉络瘀阻，气滞血凝，最终导致食管黏膜的炎性改变。情志失调，肝气犯胃，气郁化火，瘀血内结，亦是本病的重要诱因。

本病临床上常分为急性食管炎和慢性食管炎。急性食管炎多因外伤或物理、化学刺激引起，如食管镜检查、胃管置留、粗糙食物、骨、鱼刺损伤、饮烈性酒、进食辛辣或过热食物等。部分患者在食管损伤后会出现呕吐少许鲜血或紫色血块。胸骨后或剑突处烧灼样疼痛，吞咽不利，进食则疼痛加重。食管镜检查可见食管黏膜充血、水肿，有的可见浅表糜烂或溃疡。慢性食管炎则多因长期饮食不节、情志失调等因素导致，病程较长，症状反复。

本书中病案多为急性食管炎，急性食管炎多为实证，治宜清热解毒、活血化瘀为主，常用药物如金银花、连翘、蒲公英、赤芍、红花等。若病久失治，正虚邪实，虚实夹杂，则需辨证施治，兼顾扶正与祛邪。

21 呃　逆

呃逆是指胃气上逆动膈，以气逆上冲，喉间呃呃连声，声短而频，令人不能自止为主要临床表现病证。《素问·宣明五气篇》谓“胃为气逆为哕”，《灵枢·口问》曰：“谷入于胃，胃气上注于肺。今有故寒气与新谷气俱还入于胃，新故相乱，真邪相攻，气并相逆，复出于胃，故为哕。”脾以升为健，胃以降为和。脾失健运，聚湿生痰，阻滞中焦，则胃脘胀塞；胃失和降，胃气上逆，则呃逆声响。张景岳在《景岳全书》中指出：“呃逆大要，三者而已：一曰寒呃，二曰热呃，三曰虚脱之呃。寒呃者可温可散，寒去而气自舒也。热呃可降可清，火静而气自平也。唯虚脱之呃，则诚危殆之证，其或免者，亦万幸矣。”证之临床常用旋覆花、代赭石、厚朴、半夏、陈皮、生姜、甘草、丁香、柿蒂为基础方加减治疗呃逆。如寒邪阻遏，胃失通降者加干姜、高良姜、肉桂、吴茱萸温中散寒；若阳明胃热，胃火上冲者加石膏、竹茹、麦冬、黄连、黄芩清胃泄热；若脾肾阳虚者加附子、干姜、太子参、炒白术温补脾肾，和胃降逆。临床常将全蝎、蜈蚣、僵蚕用于治疗顽固性呃逆，颇有疗效。

1. 王某某，男，48岁，县城车队。1986年5月29日初诊。

呃逆3年，时轻时重，呃气不舒，左胸前区胀闷连及左背，时觉胸闷，纳食尚可，舌苔白，脉缓。

诊断：呃逆。

方药：法半夏12g，甘草8g，党参15g，茯苓30g，陈皮10g，代赭石12g，厚朴10g，薤白10g，生姜5片，枳实10g，桂枝10g，丁香10g，丹参15g。5剂。

1986年6月13日诊，服药后症状减轻，昨受寒后，胸部胀闷，舌苔白，脉缓。

方药：赤芍10g，代赭石12g，党参10g，降香10g，茯苓30g，薤白10g，丁香10g，枳实10g，桂枝10g，丹参15g，陈皮10g，法半夏12g，厚朴10g，生姜5片。4剂。

2. 凡某某，女，33岁，叶家河。1983年4月1日初诊。

呃逆连声六七年，时轻时重，近3个月来加甚，头昏，胸闷，呃甚似要断气，饮食少，舌苔白，脉弦缓。

诊断：呃逆。

方药：代赭石12g，僵蚕10g，丁香10g，旋覆花10g，地龙10g，茯苓30g，法半夏12g，全蝎3g，生姜3片，陈皮10g，蜈蚣2条。4剂。

1983年4月14日诊，仍呃气连声，时轻时重，脘胃作胀，舌苔白，脉缓。

方药：代赭石10g，地龙10g，旋覆花10g，僵蚕10g，法半夏12g，生姜3片，全蝎4g，麦冬10g,茯苓30g,蜈蚣2条,枇杷叶10g,陈皮10g。3剂。

1983年4月20日诊,呃逆明显减轻,胃脘微胀,舌苔白,脉缓。

方药:代赭石12g,地龙10g,僵蚕10g,法半夏12g,茯苓30g,全蝎4g,麦冬10g,生姜3片,蜈蚣2条,枇杷叶10g,陈皮10g。5剂。

3. 徐某某,男,30岁,马驿坳。1983年3月10日初诊。

咳嗽、呃气约半个月,咳痰白稠,咳甚欲呕,头昏,饮食少,晨起口干苦,舌尖红苔白。

诊断:咳嗽、呃逆。

方药:法半夏10g,黄连8g,木蝴蝶10g,陈皮10g,杏仁10g,青果6g,藿香10g,麦冬10g,白芍10g,苏叶10g,百部10g,延胡索10g。3剂。

1983年3月24日诊,咳减,仍呃气,前天又感冒,发热,身痛,头昏痛,口干苦,脉缓。

方药:法半夏12g,大黄8g,茯苓30g,代赭石15g,藿香10g,甘草10g,黄连10g,麦冬10g,生姜3片,苏叶6g,陈皮10g,茯神10g。3剂。

1983年4月5日诊,呃逆减轻,咳嗽少痰,脉弦。

方药:法半夏12g,旋覆花10g,大黄8g,麦冬10g,僵蚕10g,黄姜10g,藿香10g,地龙10g,枇杷叶10g,代赭石15g,全蝎4g,丁香10g。3剂。

4. 彭某某,女,36岁,高家咀。1998年2月19日初诊。

胃脘胀塞不舒,嗳气频频3年,胸闷不适,纳呆食少,肠鸣,舌苔白。

诊断:呃逆。

方药:代赭石20g,旋覆花10g,枇杷叶10g,大黄10g,法半夏18g,砂仁10g,生姜5片,枳实10g,丁香10g,柿蒂10g,党参12g,干姜8g,茯苓10g,僵蚕10g。5剂。

1998年3月2日诊,呃气减轻,纳食差,舌苔白,脉缓。

方药:丁香10g,地龙10g,全蝎4g,柿蒂10g,藿香10g,生姜5片,法半夏12g,白重楼18g,茯苓30g,僵蚕10g,厚朴10g。4剂。

5. 夏某某,女,38岁,凤山镇。2002年1月21日初诊。

2个月前因吃冷藕后自觉剑突下梗死,此后呃气频繁,甚则呃出食物,吞食不梗,舌苔白脉弦。

诊断:呃逆。

方药:代赭石20g,旋覆花10g,法半夏10g,僵蚕10g,丁香10g,柿蒂10g,生姜5片,茯苓30g,苏叶8g,黄连8g,枇杷叶10g。4剂。

2002年1月25日诊,症状减轻,现呃气时未带食物,纳食尚可,大便微秘,舌苔白,脉弦。

方药:代赭石20g,旋覆花10g,法半夏12g,大黄8g,苏叶10g,藿香10g,茯苓30g,生姜5片,白豆蔻3g,僵蚕10g,全蝎5g,柿蒂12g。4剂。

6. 高某某,女,42岁,凤山镇。2002年7月5日初诊。

呃气频作10余天,胸闷,呃气稍舒,不思饮食,舌苔白厚,口干,时欲呕,大便微秘。

诊断:呃逆。

方药：代赭石20g，旋覆花10g，苏叶10g，黄连10g，砂仁10g，茯苓50g，大黄5g，僵蚕10g，陈皮10g，法半夏12g，生姜5片，太子参10g。4剂。

2002年7月15日诊，呃气减轻，仍胸闷，舌苔白黄薄，口干，大便日1～3次。

方药：代赭石20g，旋覆花10g，苏叶8g，黄连8g，法半夏12g，茯苓50g，陈皮10g，厚朴10g，太子参10g，生姜5片，僵蚕10g，枇杷叶10g。4剂。

7. 彭某某，男，13岁，凤山镇。2002年8月5日初诊。

呃气数月，时轻时重，胃不痛，饮食尚可，舌苔白，脉弦。

诊断：呃逆。

方药：法半夏8g，茯苓30g，苏叶8g，黄连6g，代赭石15g，旋覆花8g，砂仁6g，陈皮8g，生姜3片，藿香6g，山楂12g。3剂。

2002年8月9日诊，呃逆症状减轻，纳食尚可，不便秘，舌苔白，脉缓。

方药：代赭石15g，款冬花8g，砂仁6g，法半夏10g，茯苓30g，苏叶8g，黄连6g，陈皮8g，藿香8g，生姜5片，甘草6g，山楂12g。3剂。

8. 叶某某，男，36岁，石桥铺。2006年12月4日初诊。

呃气频数，胸闷胀半年，饮食、大便正常，舌苔白。2006年8月14日B超：胆囊炎。2006年2月20日胃镜：慢性糜烂性胃炎，慢性贲门炎。

诊断：呃逆。

方药：代赭石30g，旋覆花10g，法半夏10g，僵蚕10g，蜈蚣1条，大黄6g，黄连10g，苏叶5g，砂仁10g，茯苓30g，生姜5片。6剂。

2006年12月13日诊，嗳气，时胸闷痛，饮食正常，时左上腹部疼痛，二便调。

方药：代赭石30g，旋覆花10g，大黄5g，蜈蚣1条，僵蚕10g，法半夏10g，苏叶5g，黄连10g，丁香10g，柿蒂10g，陈皮10g，砂仁10g。6剂。

2006年12月22日诊，症状减轻。

方药：代赭石30g，旋覆花10g，黄连10g，砂仁10g，苏叶5g，法半夏10g，党参10g，蜈蚣1条，地龙10g，丁香10g，柿蒂10g，生姜5片，大黄5g。6剂。

9. 涂某某，女，54岁，骆驼坳。2008年3月22日初诊。

呃气频数，伴胸闷，呃气后方舒半年，纳食、大便尚可，舌苔正常，脉沉弦。2008年3月15日骆驼坳卫生院胸片：正常；血常规：正常。2008年2月14日罗田县人民医院胃镜：慢性浅表性胃炎伴出血。

诊断：呃逆。

方药：代赭石30g，旋覆花10g，全蝎5g，蜈蚣1条，僵蚕10g，大黄8g，地龙10g，麻黄8g，法半夏10g，枇杷叶15g，生姜5片，红枣5枚。6剂。

2003年3月31日诊，症状减轻，守前方，去枳实。6剂。

10. 叶某某，女，52岁，白莲。2009年3月4日初诊。

胃脘部时而胀塞不适两年余，时泛吐酸水，又增呃气频繁（呃声鸣响）持续4个月，作30～40天，纳食尚可，大便1～3日1次，微秘，舌苔白，脉缓。

诊断:呃逆。

方药:代赭石30g,旋覆花10g,党参10g,法半夏10g,茯苓30g,丁香10g,陈皮10g,大黄5g,僵蚕10g,生姜5片,枇杷叶15g,红枣5枚,柿蒂10g。7剂。

2009年3月11日诊,前方加蜈蚣2条。5剂。

2009年3月18日诊,呃气止,又增尿赤涩2天,前方去陈皮,加白草根30g。6剂。

2009年3月25日诊,呃气除,要求巩固治疗,继续口服前方药。6剂。

11. 范某某,男,43岁,古河。2009年7月14日初诊。

呃气频繁,早晨为甚,月余,胃脘部无疼痛感,纳食一般,大便先硬后溏。胃镜:①慢性浅表性胃炎;②十二指肠球部溃疡。

诊断:呃逆。

方药:代赭石30g,旋覆花10g,丁香10g,法半夏10g,砂仁10g,蒲公英30g,黄连10g,僵蚕10g,茯苓30g,干姜3g,黄芩10g,生姜5片,党参10g。6剂。

2009年7月21日诊,症状减轻,前方加地龙10g,去茯苓。7剂告愈。

12. 严某某,男,49岁,凤山镇。2010年2月24日初诊。

呃逆频数,不呃则剑突下胀塞不舒,呃气减轻,纳食尚可,时觉咽喉梗塞,大便日1次,舌苔白厚。

诊断:呃逆。

方药:代赭石30g,冬花10g,黄连10g,厚朴10g,法半夏10g,苏叶10g,茯苓30g,枳实10g,白豆蔻8g,蒲公英30g,甘草10g,生姜5片,红枣5枚。5剂。

2010年3月9日诊,症状减轻,守前方,加吴茱萸5g、僵蚕10g、贝母10g。6剂,呃逆消除。

13. 黄某某,女,24岁,石源河。2010年7月12日初诊。

胃脘胀塞、呃气,时欲呕,知饥不欲食,精神尚可,时口酸,月经多提前,末次月经7月10日。舌苔白,脉细滑。

诊断:呃逆。

方药:黄连10g,苏叶8g,法半夏10g,茯苓30g,厚朴10g,苍术10g,陈皮10g,砂仁10g,山楂20g,生姜5片,竹茹10g,甘草10g。5剂。

2010年7月19日诊,症状减轻,时腹泻,前方加石榴皮10g。6剂。

14. 杨某某,男,53岁,凤山镇。2012年2月28日初诊。

呃气间断发作4～5年,又作1周,呃气声响,二便调,纳食尚可,舌苔白,血压150/90mmHg。

诊断:呃逆。

方药:代赭石30g,旋覆花10g,地龙10g,僵蚕10g,蜈蚣2条,法半夏10g丁香10g,柿蒂10g,陈皮10g,生姜5片,砂仁10g,茯苓30g。6剂。

2012年3月7日诊,症状减轻,前方加陈皮10g。6剂。

15. 胡某某,女,42岁,匡河。2008年7月14日初诊。

上中腹部胀塞，纳呆食少，食后胀增、呃气频繁，以早起为甚年余，治疗少效，舌正常。胃镜：慢性浅表性胃炎。CT：肝内胆管结石，胆囊炎。血检：总胆红素 28.0μmol/L。

诊断：呃逆。

方药：代赭石 30g，旋覆花 10g，法半夏 10g，蜈蚣 2 条，地龙 10g，僵蚕 10g，党参 10g，砂仁 10g，厚朴 10g，枳实 10g，蝉蜕 10g，大黄 5g，姜黄 5g。5 剂。

2008 年 7 月 21 日诊，胃胀明显减轻，肢软乏力，守前方去蝉蜕、姜黄，加蒲公英 30g、鸡内金 10g。6 剂告愈。

16. 李某某，女，58 岁，白莲河。2008 年 7 月 28 日初诊。

前几天因争吵时而心中郁闷，今晨呃气频数，时欲吐痰涎，耳闭塞，纳呆食少，二便调，舌苔白。

诊断：呃逆。

方药：代赭石 30g，旋覆花 10g，法半夏 10g，柴胡 10g，枇杷叶 15g，丁香 10g，柿蒂 10g，地龙 10g，蜈蚣 1 条，僵蚕 10g，苏叶 8g，黄连 10g，大黄 5g，生姜 5 片。5 剂。

2008 年 8 月 8 日诊，服药后呃逆消除，上午又因争吵而发作，呃气频数，呕吐黄痰涎少许，纳差，舌苔白厚，脉弦，宗前方 6 剂告愈。

17. 叶某某，女，22 岁，骆驼坳。2008 年 10 月 31 日初诊。

胃脘部轻度胀气，呃气频频，日轻夜重，饮食尚可，1 年有余，月经推后 40～60 天一潮，量少，时头昏肢软，血压 100/70mmHg。

诊断：呃逆。

方药：代赭石 30g，旋覆花 10g，法半夏 10g，茯苓 30g，甘草 10g，砂仁 10g，大黄 3g，陈皮 10g，丁香 10g，厚朴 10g，僵蚕 10g，地龙 10g，生姜 5 片。6 剂。

2008 年 11 月 7 日诊，呃气减轻，大便日 1 次，饮食尚可，昨又加感冒鼻塞，前方去厚朴，甘草，加枇杷叶 10g，党参 10g。6 剂。

2008 年 11 月 22 日诊，呃逆减轻，饮食尚可，大便日 1 次，成形，晨起口干苦。

方药：丁香 10g，柿蒂 10g，代赭石 30g，旋覆花 10g，蜈蚣 1 条，僵蚕 10g，党参 10g，法半夏 10g，茯苓 30g，地龙 10g，生姜 5 片，大黄 5g。6 剂渐愈。

18. 林某某，男，68 岁，凤山镇。2008 年 12 月 10 日初诊。

1986 年呃逆、呕吐经治愈，又呃逆频数 10 余天，饮食正常，食后呃逆加重，舌苔白，经治少效，脉弦，血压 170/100mmHg。

诊断：呃逆。

方药：代赭石 30g，旋覆花 10g，地龙 10g，蜈蚣 1 条，法半夏 10g，大黄 5g，柿蒂 10g，丁香 10g，陈皮 10g，枇杷叶 10g，生姜 5 片。5 剂。

2008 年 12 月 22 日诊，药后呃止，昨晚又呃逆作，舌苔白，血压 200/100mmHg。宗前方。5 剂。

19. 汪某某，女，75 岁，凤山镇。2016 年 4 月 15 日初诊。

上中腹部胀痛，呃气频频，背部胀痛，饮食少，大便日 1 次，舌苔白稍厚，脉细弦。

诊断：呃逆、胃胀。

方药：柴胡10g，法半夏10g，砂仁10g，党参10g，蒲公英20g，厚朴10g，鸡内金10g，沉香曲6g，丁香10g，柿蒂10g，枳壳10g，山楂18g。5剂。

2016年4月20日诊，胃胀、呃气减轻，前方去沉香曲、柿蒂、丁香，加黄芩10g、苍术10g、麦芽20g。5剂。

2016年4月29日诊，服前方后症状好转，又因饮食不节发作，宗前方5剂。

2016年5月24日诊，又作4天，守前方加麦芽15g、谷芽15g。5剂。

20. 史某某，女，31岁，大崎。2006年1月11日初诊。

胃脘胀塞不适伴时而疼痛，泛酸，甚则嗳气鸣响，纳食一般，大便1～2日1次，成形，月经周期规律，经期1周，量多，口干苦，舌苔白稍厚。

诊断：嗳气。

方药：代赭石30g，旋覆花10g，法半夏10g，大黄8g，僵蚕10g，茯苓30g，枳实10g，黄连10g，吴茱萸5g，瓦楞子15g，砂仁10g，党参10g，蝉蜕10g。6剂。

2006年2月22日诊，胃胀痛泛酸等症状明显好转，仍嗳气减轻，纳食尚可，大便日1～2次，近3天伴咽痒，咳嗽白痰，舌正常，脉缓。

方药：桔梗10g，甘草10g，蒲公英20g，黄连10g，吴茱萸5g，大黄5g，法半夏10g，茯苓30g，陈皮10g，代赭石30g，苏叶10g，生姜5片。6剂。

2006年3月18日诊，胃胀消失，时嗳气，纳食尚佳，大便微秘，月经规律，舌苔白薄，时头昏。血压110/80mmHg。

方药：代赭石30g，旋覆花10g，僵蚕10g，大黄8g，法半夏10g，陈皮10g，茯苓30g，丁香10g，柿蒂10g，蒲公英18g，生姜5片。6剂。

【按语】 呃逆病因复杂，涉及寒、热、虚、实等多种因素。临床治疗时，需辨明病因，方能对症下药。寒呃者，多因外感寒邪或饮食生冷，导致胃气上逆，治宜温中散寒；热呃者，多因胃火炽盛，胃气上冲，治宜清胃泄热；虚呃者，多因脾肾阳虚，胃失和降，治宜温补脾肾，和胃降逆。此外，顽固性呃逆常需加入虫类药物如全蝎、蜈蚣、僵蚕等，以增强通络止呃之效。临床治疗时，还需注意患者的饮食调护，避免过食生冷、辛辣等刺激性食物，以免加重病情。

恶心、嗳气、干呕、呃逆、呕吐等均属脾胃病的常见症状，临床应予鉴别。恶心者欲吐不吐，泛泛然，无物无声；嗳气，《景岳全书》谓："噫者，饱食之息，即嗳气也。"呃逆者，咽喉间频频呃呃作声。嗳气与呃逆不同，嗳气声音沉长，是气从胃中上逆；呃逆声音急而短促，发自喉间。干呕是指欲呕而吐，无物有声，或仅呕出少量涎沫，呕吐者有声有物。

22 噎 膈

噎膈是指食物吞咽受阻、进食梗塞不顺，或食入即吐的一类病证。噎即梗塞，指吞咽食物时梗塞不顺；膈是胸膈阻塞，食物下咽即吐。临床常噎膈并称，噎属噎膈之轻证，是膈的前驱症状。噎膈的病位在食管，属胃气所主，其基本病理改变为食管狭窄。现代医学中的弥漫性食管痉挛、食管炎、食管溃疡、食管憩室、食管癌、贲门痉挛、贲门癌等出现吞咽困难表现时均属本病范畴。噎膈属难治之病证。

噎膈以情志不遂、饮食所伤、年老津亏为主要因素，且三者之间互为影响，互为因果。基本病机是脾胃肝肾功能失调，导致津枯血燥，气滞、痰阻、血瘀，阻于食管，形成噎膈。如《素问·阴阳别论篇》曰："三阳结谓之膈。"《素问·通评虚实论篇》曰："膈塞闭绝，上下不通，则暴忧之病也。"《景岳全书·噎膈》曰："噎膈一证，必以忧愁思虑，积劳积郁，或酒色过度，损伤而成。"《医学心语·噎膈》指出："凡噎膈症，不出胃脘干槁四字。"其治疗以理气开郁，化痰消瘀，滋阴养血润燥为主。

常用沙参、麦冬、代赭石、旋覆花、法半夏、陈皮、赤芍、莪术、丹参、枇杷叶为基础方随证加减。方中沙参、麦冬滋阴生津；代赭石、旋覆花和胃降逆；赤芍、莪术、丹参活血化瘀；半夏、陈皮、枇杷叶化痰散结。若患者咽中如有物梗，有梅核气的症状，可应用旋覆代赭汤合半夏厚朴汤加减治疗。如果是癌症的噎膈患者，在基础方上重用黄芪益气扶正，同时应用有抗肿瘤作用的药物如白花蛇舌草、半枝莲、莪术、天龙、白英等，可改善患者进食哽噎的症状。

1. 文某某，男，46岁，河铺。1980年10月14日初诊。

吞咽时胸骨处疼痛2个月，进食物梗阻不适，背部胀痛，本月5日吐血1次，咖啡色，约100ml，脉缓。

诊断：噎膈。

方药：金银花30g，桔梗20g，青木香10g，三七6g，连翘30g，丹参19g，乳没共10g，红花10g，乌药10g，莪术10g，甘草12g，延胡索10g。3剂。

1980年10月22日诊，吞咽仍噎膈，食管疼痛，背部发胀。

方药：金银花30g，丹参12g，延胡索10g，贝母10g，红花10g，法半夏12g，甘草10g，麦冬10g，白重楼10g，三七6g，代赭石18g，沙参20g。5剂。

1980年10月28日诊，吞食仍噎。

方药：金银花30g，法半夏12g，旋覆花10g，红花10g，麦冬10g，代赭石15g，甘草10g，沙参15g，生姜3片，丹参15g，延胡索10g，莪术10g。5剂。

1980年11月10日诊，症状较前减轻，但仍吞咽食物疼痛，哽噎，精神尚好，微咳，脉缓。

方药：金银花30g，法半夏10g，代赭石15g，红花10g，麦冬10g，沙参15g，甘草10g，延胡索10g，莪术10g，丹参15g，旋覆花10g，白花蛇舌草30g。4剂。

1980年12月1日诊，症状稍减，精神转好，咳嗽白稠痰，脉弦。

方药：法半夏12g，沙参15g，陈皮10g，麦冬10g，丹参15g，白花蛇舌草10g，旋覆花10g，鸡内金10g，茯苓15g，代赭石15g，莪术10g，生姜3片。5剂。

1980年12月28日诊，食管疼痛消除，吞咽食物稍有梗阻感，饮食增多。舌苔白，脉滑。血常规：血红蛋白96g/L。钡餐：食管平滑肌肉瘤？

方药：法半夏12g，沙参15g，桃仁10g，麦冬10g，丹参15g，赤芍10g，甘草12g，莪术15g，蒲公英15g，桔梗20g，茯苓18g，白重楼12g。5剂。诸症渐消。

2. 顾某某，女，63岁，三里畈。2008年3月17日初诊。

吞咽梗阻，进食干饭及干物尤甚4个月，症状日渐加重，知饥，食欲尚可，咽喉滤泡增生。2008年2月20日县医院胃镜示：胃窦炎；B超：肝囊肿，胆囊炎；胃肠钡餐：胃下垂2度，胃炎。

诊断：噎膈。

方药：代赭石30g，旋覆花10g，贝母10g，沙参15g，蒲公英20g，桔梗15g，甘草10g，法半夏10g，丹参15g，砂仁10g，僵蚕10g，枇杷叶10g，生姜5片。6剂。

2008年3月31日诊，症状减，前方加沙参15g，大黄5g。6剂。

3. 叶某某，男，80岁，白莲。2010年1月14日初诊。

吞咽梗塞，甚则呕吐涎痰，胸部胀塞疼痛，纳呆食少，舌苔白。X线钡餐示：食管中下段占位性病变(食管狭窄，蠕动差)，食管癌可能性大。

诊断：噎膈。

方药：代赭石30g，旋覆花10g，法半夏10g，沙参18g，贝母10g，丹参18g，砂仁10g，麦冬10g，莪术10g，枳实10g，枇杷叶15g，黄芪20g。5剂。

2010年2月10日诊，症状减轻，前方加吴茱萸3g，黄连10g，去枳实。5剂。

4. 陈某某，男，72岁，凤山镇。2009年6月19日初诊。

呃气频繁，吞食时有梗塞，胃脘部胀塞，纳呆食少，精神尚可，时手麻，肢软乏力，舌苔白，脉结(心律不齐3年)。

诊断：噎膈。

方药：代赭石30g，白花蛇舌草30g，法半夏10g，旋覆花10g，沙参18g，枳实10g，贝母10g，丹参18g，莪术10g，半枝莲15g，桃仁10g。6剂。

2009年6月25日诊，症状减轻，大便干结，前方加大黄3g、火麻仁20g，代赭石改为20g。7剂。

2009年7月22日诊，进食梗塞减轻，仍大便干结，时口苦，宗前方加半枝莲20g。7剂。

2009年7月29日诊，呃气减，进干食后仍梗塞，因昨日进食鸡蛋后，今胃脘部胀塞，时胸骨后作疼痛，大便干结，舌苔白。

方药：枳实20g，旋覆花10g，丹参15g，法半夏10g，白花蛇舌草30g，半枝莲20g，桃仁10g，沙参18g，大黄4g，莪术10g，砂仁10g，熟地15g。7剂。

2009年8月6日诊，症状稳定，大便干结，前方去代赭石加贝母10g，枇杷叶10g，黄芪15g，大黄改5g。7剂。

2009年8月17日诊，进干食仍有梗塞感，呃气，便秘。宗7月29日方大黄改为5g，加蜈蚣2条。7剂。

2009年9月24日诊，喝水有梗塞，呃气时作，剑突下疼痛时作，昨日加重，大便干结3～4日1次，钡餐：食管癌，慢性胃炎，十二指肠球炎。

方药：代赭石20g，旋覆花10g，生地20g，莪术10g，黄芪20g，蜈蚣2条。沙参20g，丹参18g，法半夏10g，白花蛇舌草30g，半枝莲20g，大黄8g。7剂。

2009年10月6日诊，症状同前，仍大便干结，前方加延胡索15g。7剂。

2009年10月19日诊，前方续服7剂。

2009年11月2日诊，大便干结，2～3天1次，前方加大黄10g。8剂。

2009年12月1日诊，进食时稍梗塞，呃气，纳食一般，时剑突下作痛，精神尚可，大便干结，舌唇暗，脉细，血压160/90mmHg。

方药：代赭石20g，旋覆花10g，贝母10g，沙参18g，丹参15g，莪术10g，砂仁10g，白花蛇舌草30g，法半夏10g，蜈蚣1条，生地20g，桃仁10g，大黄8g，半枝莲18g。8剂。

2009年12月31日诊，症状稳定，时呃气，纳食稍减，时胃脘微疼痛，大便秘结。

方药：代赭石30g，旋覆花10g，贝母10g，蜈蚣2条，威灵仙20g，沙参18g，生地20g，法半夏10g，白花蛇舌草30g，莪术10g，桃仁10g，大黄8g，丹参15g。8剂。

2010年1月22日诊，1月2号进硬食物后食管疼痛，经输液治疗后疼痛减轻，宗前方去枳实，旋覆花，加桔梗10g，白豆蔻5g，茯苓30g。8剂，水煎服。

2010年2月23日诊，病情稳定。现症：时脘胀不知饥，时呃气或梗塞，大便仍秘结，舌苔根白稍腐，脉滑。

方药：代赭石20g，沙参18g，旋覆花10g，丹参15g，桃仁10g，蜈蚣2条，白花蛇舌草30g，莪术10g，大黄8g，半枝莲20g，法半夏10g，生地20g。8剂。

2010年3月23日诊，诸症明显好转，病情稳定，大便秘结，3～4日1次，舌苔白厚，前方加大黄至10g，茯苓30g。5剂。

5. 王某某，男，65岁，英山县。2002年6月24日初诊。

吞咽时梗塞，甚则呕吐痰涎，呃气5～6个月。2002年5月30日英山县医院胃镜示：胃体小弯至贲门溃疡、贲门癌，慢性浅表萎缩性胃炎；血压130/80mmHg；X线钡餐示：食管癌。

诊断：噎膈。

方药：代赭石20g，旋覆花10g，法半夏10g，贝母10g，沙参18g，莪术10g，砂仁10g，白花蛇舌草20g,半枝莲18g,桃仁10g,丹参18g,全蝎5g。5剂。

2002年8月2日诊,哽噎时轻时重,甚则呕吐涎沫,时或腹泻,水样大便日3～4次,舌质暗,苔黄腐,脉弦。

方药:代赭石20g,旋覆花10g,法半夏10g,党参10g,枳实110g,黄连10g,白花蛇舌草20g,半枝莲18g,白术10g,莪术10g,丹参18g,麦芽30g。5剂。

2002年8月15日诊,现吞咽梗塞,呕吐涎沫,舌苔黄腐,质暗。

方药:代赭石20g,旋覆花10g,法半夏10g,莪术10g,白花蛇舌草20g,半枝莲15g,太子参18g,丹参18g,麦芽30g,白重楼18g,全蝎5g,贝母10g。5剂。

2002年9月6日诊,症状明显减轻,不腹泻,进食干饭则梗塞不适,舌苔白,脉缓。

方药:代赭石20g,旋覆花10g,法半夏12g,全蝎5g,太子参18g,莪术10g,半枝莲18g,白花蛇舌草20g,黄连10g,枳实10g,丹参18g,白术10g,麦芽30g。5剂。

2002年9月27日诊,进食梗塞减轻,纳食尚可,精神尚可,昨又脐周疼痛阵作,舌苔白,脉弦。

方药:代赭石20g,旋覆花10g,法半夏12g,太子参18g,莪术10g,半枝莲18g,白花蛇舌草20g,黄连10g,枳实10g,丹参18g,白术10g,麦芽30g,全蝎5g,枯矾3g,延胡索15g。5剂。

2002年10月8日诊,噎膈明显减轻,近又腰膝酸痛,纳食不多,食后胀增,大便秘结,舌苔白,舌暗红,脉弦。

方药:杜仲12g,威灵仙12g,当归10g,木瓜10g,乳没共10g,香附12g,白芍20g,延胡索10g,牛膝20g,独活10g,甘草10g,大黄8g。4剂。

6. 杨某某,女,64岁,浠水县。2002年12月11日初诊。

自7日起进食不适,有梗塞感,甚则呕吐涎痰,胃脘部胀痛,形体渐瘦。2002年12月1日浠水县人民医院胃镜示:贲门口溃疡,慢性萎缩性胃炎。

诊断:噎膈。

方药:代赭石20g,旋覆花10g,莪术10g,法半夏12g,枇杷10g,沙参18g,白花蛇舌草20g,半枝莲18g,白芨20g,黄连8g,陈皮10g,蒲公英20g。5剂。

2003年1月4日诊,梗塞减轻,甚则吐少许痰涎,大便日1次成形,舌光少苔。

方药:代赭石20g,旋覆花10g,莪术10g,法半夏10g,山药20g,沙参20g,扁豆12g,黄连10g,白芨20g,白花蛇舌草20g,半枝莲20g,砂仁10g,麦芽30g,丹参18g,贝母10g,蒲公英10g。10剂。

7. 雷某某,男,66岁,平湖乡。2003年6月2日初诊。

正月开始进食梗塞,未呕吐,胃脘部胀塞不适,面色萎黄,双下肢浮肿,头昏肢软乏力。钡餐:食管癌?;B超示:胆囊炎。

诊断:噎膈。

方药:黄芪30g,莪术10g,茯苓30g,厚朴10g,砂仁10g,丹参18g,旋覆花10g,代赭石20g,白花蛇舌草20g,半枝莲18g,麦芽30g。5剂。

2003年6月6日诊，自觉症状稍减，下肢浮肿减轻，仍面色萎黄，胃脘作胀，腹部有膨胀感，仍进食梗塞，今黑便2次。

方药：黄芪30g，莪术10g，茯苓40g，厚朴10g，砂仁10g，大黄炭5g，旋覆花10g，代赭石20g，白花蛇舌草20g，半枝莲18g，太子参18g，白术10g。5剂。

8. 王某某，男，72岁，农行。2005年4月4日初诊。

吞咽梗阻8月许，不呕吐痰涎，咽中不适，咳嗽，昨又感冒。2004年7月25日县医院钡餐示：胃窦黏膜迂曲毛糙，痉挛性改变。

诊断：噎膈。

方药：桔梗15g，甘草10g，沙参15g，僵蚕10g，法半夏10g，旋覆花10g，枇杷叶10g，茯苓30g，砂仁10g，代赭石30g，威灵仙10g，桃仁10g，全蝎5g。5剂。

2005年4月11日诊，症状明显好转，进食干硬食物仍有哽塞感，早晚咳嗽白痰。舌苔白。

方药：桔梗15g，甘草10g，沙参15g，蜈蚣1条，旋覆花10g，枇杷叶10g，茯苓30g，砂仁10g，法半夏10g，代赭石20g，全蝎5g，桃仁10g，蒲公英15g。5剂。

2005年4月18日诊，症状基本消失，前方加贝母10g、丹参15g。6剂告愈。

9. 朱某某，女，66岁，七道河。2006年1月11日初诊。

剑突下疼痛月余，进食梗塞，甚则呕吐涎水，嗳气，伴头昏肢软乏力，腰痛。胃肠钡餐：胃底贲门部新生物。

诊断：噎膈。

方药：代赭石30g，旋覆花10g，枇杷叶15g，法半夏10g，莪术10g，砂仁10g，枳实10g，丹参15g，沙参15g，白花蛇舌草15g，半枝莲15g，生姜5片。5剂。

2006年1月23日诊，症状稍有好转，进食时，胸骨后剑突处有梗塞，甚则呕吐涎沫，嗳气，伴头昏耳鸣，肢软乏力，便秘，舌苔白，脉细弦。

方药：代赭石30g，旋覆花10g，法半夏10g，贝母10g，半枝莲15g，白花蛇舌草20g，莪术10g，沙参15g，砂仁10g，麦芽30g，皂角刺15g，生姜5片，丹参15g。5剂。

10. 方某某，男，68岁，七道河。2006年5月26日初诊。

吞咽梗塞，食后加重已8个月，饮食尚可，胃脘有闭塞感。钡餐：胃底贲门部新生物。

诊断：噎膈。

方药：代赭石30g，旋覆花10g，法半夏10g，沙参15g，莪术10g，丹参15g，白花蛇舌草20g，半枝莲15g，桃仁10g，蜈蚣1条，砂仁10g。6剂。

2006年6月23日诊，症状稍减轻，不能吃干食物，进食稍干易梗塞不适，甚则呕吐白涎沫，知饥不能食，二便调。

方药：代赭石30g，旋覆花10g，白花蛇舌草20g，半枝莲15g，法半夏10g，贝母10g，丹参15g，莪术10g，沙参15g，茯苓30g，生姜5片，砂仁10g。5剂。

11. 瞿某某，男，65岁，骆驼坳。2009年12月12日初诊。

在本月4日晚间饮酒及进食辛辣食物后胃脘部不适。现症：时呃气，进食时有梗塞不适感;钡餐:胃下垂。

诊断:噎膈。

方药:黄连10g,法半夏10g,黄芩10g,党参10g,厚朴10g,枳实10g,蒲公英30g,丁香10g,柿蒂10g,干姜3g,旋覆花10g,甘草10g。6剂。

2009年12月18日复诊,呃气、哽噎减轻,纳呆食少,前方加砂仁10g、山楂20g、鸡内金10g,去甘草。6剂渐愈。

12. 王某某,男,60岁,浠水大林。2009年3月5日初诊。

进食梗阻半年,日渐加重。2009年1月12日同济医院胃镜:贲门新生物伴溃疡形成。现症:吞咽噎梗,干稀均梗,梗即呕吐食物,知饥,面部浮肿,舌淡苔白。

诊断:噎膈。

方药:沙参20g,丹参15g,白花蛇舌草30g,莪术10g,法半夏10g,蜈蚣1条,贝母10g,砂仁10g,旋覆花10g,代赭石30g,黄芪15g,半枝莲20g。5剂。

2009年3月12日诊,症状稍减轻,守前方去蜈蚣,莪术,加金银花20g。5剂。

13. 郑某某,男,79岁,大河岸。2011年10月20日初诊。

吞咽时梗塞2周,纳食尚可。2011年10月8日医院钡餐:食管功能紊乱综合征。

诊断:噎膈。

方药:代赭石30g,旋覆花10g,法半夏10g,贝母10g,沙参20g,枇杷叶10g,丹参15g,丁香10g,茯苓30g,砂仁10g,桔梗20g,甘草10g。6剂。

2011年10月30日诊,症状明显好转,前方去丁香、沙参、加陈皮10g,党参15g。6剂。

14. 黄某某,女,74岁,大河岸。2012年4月19日初诊。

吞咽梗塞年余,加重4日。现症:进食梗塞,干食为甚,梗甚呕吐痰涎,舌苔白薄,脉细。钡餐:①胃下垂;②胃炎;③十二指肠降部憩室。

诊断:噎膈。

方药:代赭石30g,旋覆花10g,壁虎6g,法半夏10g,桔梗20g,党参10g,莪术10g,丹参15g,砂仁10g,茯苓30g,枳实10g,蒲公英30g。6剂。

2012年5月17日诊,症状较前明显减轻,但仍进食噎膈,甚则呕吐痰涎。钡餐:食道癌。

方药:代赭石30g,旋覆花10g,壁虎6g,法半夏10g,桔梗20g,党参10g,莪术10g,丹参15g,砂仁10g,蒲公英30g,白花蛇舌草30g,半枝莲30g,蜈蚣2条。6剂。

15. 汪某某,男,71岁,骆驼坳。2017年8月8日初诊。

胃脘部胀塞,饮食少,进干食物梗噎欲呕月余。2017年7月3日罗田县人民医院胃镜诊断:食管隆起性病变;病理:食管医检示小块黏膜组织呈慢性炎症。舌尖边瘀斑苔白,脉沉细弦。

诊断:噎膈、胃胀。

方药:代赭石20g,旋覆花10g,守宫6g,厚朴10g,黄连10g,黄芩10g,蒲公英30g,

法半夏12g,党参15g,干姜5g,枳实10g,砂仁10g。6剂。

2017年8月16日诊,症状减轻,守前方加白花蛇舌草20g、半枝莲20g。7剂渐愈。

【按语】 噎膈初起多为吞咽梗阻不顺,尤其是固体食物,随着病情的进展,即使是半固体食物或流汁亦梗阻难下,甚则滴水难进,食入随即吐出。本病以内伤饮食、情志、年老肾亏为主要原因。诚如《景岳全书》所云:"噎膈一证,必以忧愁思虑,积劳积郁,或酒色过度,损伤而成。盖酒色过度则伤阴,阴伤则精血枯涸,精血枯涸则燥结病于下。且凡人之脏气,胃司受纳,脾主运化,而肾为水火宅,化生之本,今既食饮停膈不行,或大便燥结不通,岂非运化失职,血脉不通之病乎?而运行血之权,其在上者,非脾而何?其在下者,非肾而何?矧少年少见此证,而惟中衰耗伤者多有之,此为虚为实,概可见矣。"

本病初期多因气滞、痰阻、血瘀互结于食管、胃脘,阻塞胃的通降,而致上下膈塞不通,多为实证;久则气郁化火,津反成痰,火灼伤阴,气血耗竭,故后则由实转虚。病延日久,胃气衰败出现气虚阳微的危重衰竭现象。治疗上,初期以理气开郁、化痰消瘀为主,后期则需滋阴养血、润燥扶正。对于癌症患者,还需结合抗肿瘤治疗,以缓解症状,延长生存期。

23 呕吐（恶心、干呕）

呕吐是因胃失和降，胃气上逆而引起的干呕或胃内容物经口腔吐出的病证，有物有声谓之吐，无物有声谓之呕。本证多因感受外邪，饮食不节，痰饮内停，情志所伤，或久病等导致邪气扰胃；或脾胃虚弱，而致胃失和降，胃气上逆而成。《素问·举痛论》曰："寒气客于肠胃，厥逆上出，故痛而呕也。"《素问·至真要大论》曰："诸呕吐酸，皆属于热。""少阳之胜，热客于胃，呕酸善饥。""燥湿所胜，民病喜呕，呕有苦。"《诸病源候论·呕吐候》云："呕吐之病者，由脾胃有邪，谷气不治所为也，胃受邪，气逆则呕。"治疗以和胃降逆为主。

常用陈皮、半夏、茯苓、甘草、生姜和胃降逆；呕吐较甚者可加旋覆花、代赭石、竹茹、枇杷叶增强降逆止呕效果；伴头昏肢软乏力者，加藿香、苏叶、佩兰芳香化浊、疏邪解表；伴胃热、烦闷口苦者，加黄连清泄胃热；伴腹胀嗳腐吞酸者，加鸡内金、山楂、神曲、莱菔子以消积化滞。

1. 徐某某，女，24岁，三港河铺。1987年10月27日初诊。

产后即恶心、呕吐，已3个月，呕吐胃内容物，口渴喜饮，知饥不能食，心烦肢软乏力，喜唾流涎，当地按肝炎、神经性呕吐住院治疗无效，舌苔白腻，脉弦。

诊断：呕吐。

方药：苏叶6g，法半夏18g，麦冬10g，黄连6g，茯苓30g，枳实10g，僵蚕10g，代赭石15g，枇杷叶10g，生姜5片，旋覆花10g，藿香10g，竹茹10g。3剂。

1987年11月9日诊，呕吐止，恶心消，仍呃气频繁，口渴减轻，大便微秘，纳食增多，胃胀减轻，舌苔白，脉弦。

方药：苏叶6g，法半夏18g，麦冬10g，黄连6g，茯苓30g，枳实10g，竹茹10g，代赭石15g，枇杷叶10g，大黄8g，旋覆花10g，藿香10g，僵蚕10g。4剂告愈。

2. 徐某某，女，28岁，三港。2005年10月26日初诊。

23日晚间突发呕吐所食之物，现每日呕吐1次，无馊酸味，脘腹胀塞，纳呆食少，时呃气，大便正常，月经规律。

诊断：呕吐。

方药：苏叶10g，黄连8g，法半夏10g，砂仁10g，陈皮10g，山楂15g，神曲10g，藿香10g，厚朴10g，茯苓30g，生姜5片，蒲公英15g。5剂。

2005年11月11日诊，吐止，时呃气，精神转佳。

方药：党参10g，陈皮10g，砂仁10g，苍术10g，麦芽20g，黄连10g，蒲公英20g，法半夏10g，生姜5片，茯苓30g，藿香10g。5剂。

3. 董某某，男，29岁，凤山镇。2014年4月11日初诊。

左上中腹部自觉不适，微痛时作，常欲呕，饮食一般，舌苔白。

诊断：恶心。

方药：苏叶10g，黄连10g，法半夏10g，陈皮10g，苍术10g，茯苓30g，蒲公英30g，砂仁10g，甘草10g，生姜5片，藿香10g。5剂。

2014年4月16日诊，症状稍减，前方加竹茹10g，代赭石30g，去苍术。6剂。

注：恶心是欲吐不吐、欲罢不止的一种症状。

4. 熊某某，女，34岁，车家畈。2006年3月8日初诊。

头昏时恶心欲吐，时嗳气、厌食油腻3个月，纳食尚可，大便3～4日1次，干结，月经周期规律，白带多，舌苔白脉弦。肝功能：直接胆红素8.47μmol/L，谷丙转氨酶2.26U/L、谷草转氨酶8.47U/L，HBsAg(—)。B超示：肝胆脾正常、附件炎。

诊断：恶心。

方药：苏叶5g，黄连10g，藿香10g，砂仁10g，法半夏10g，陈皮10g，枇杷叶10g，沙参15g，生姜5片，麦冬10g。3剂。

2006年3月13日诊，呕恶减轻，大便干结，面部黄褐斑，白带多。

方药：柴胡10g，丹皮10g，生地15g，川芎10g，大黄8g，当归10g，莪术10g，黄芪18g，丹参15g，赤芍15g，桃仁10g。6剂。

5. 郭某某，女，44岁，白莲乡。2014年6月25日初诊。

胃脘胀塞，时欲呕，甚则吐1～2口所食之物，口干微苦，大便正常，已月余，月经提前，舌苔白厚。2014年2月18日胃镜：慢性浅表性胃炎，咽喉壁滤泡增生充血。

诊断：干呕。

方药：苏叶10g，法半夏10g，茯苓30g，黄连10g，厚朴10g，藿香10g，白豆蔻5g，旋覆花10g，竹茹10g，生姜5片，大黄8g，滑石30g。5剂。

2014年7月3日诊，咽中不适，时欲呕，现未吐食物，前方加桔梗10g，甘草10g，去滑石，白豆蔻。5剂。

6. 雷某某，女，37岁，大崎。2005年6月13日初诊。

每早起欲呕，吐苦酸水，7年，时轻时重，持续不止，纳食不多，咽喉不适，咽喉如有物梗，刺激易呕，睡差多梦，口干苦，咽喉滤泡增生，月经周期规律，经期7～10天。胃镜、钡餐、B超检查未见异常。

诊断：呕吐。

方药：柴胡10g，苏叶8g，黄连10g，法半夏10g，吴茱萸3g，砂仁10g，旋覆花10g，大黄10g，僵蚕10g，玄参10g，姜黄5g，生姜5片。5剂。

2005年6月24日诊，时或干呕，纳差食少，睡差多梦，口干苦，大便时秘。

方药：僵蚕10g，全蝎5g，蜈蚣1条，沙参18g，枇杷叶10g，甘草10g，青果10g，玄参15g，红枣10枚，贝母10g，浮小麦30g，丹参15g，酸枣仁20g。5剂。

7. 范某某，女，18岁，凤山镇。2007年6月11日初诊。

食后呕吐，吐所食之物，时轻时重半年，口干苦，知饥，饮食不多，精神尚可，月经多推后，2～4个月1次，舌苔白。B超：肝胆脾正常；X线钡餐：上消化道正常；肝功能：正常。

诊断：呕吐。

方药：代赭石20g，旋覆花10g，法半夏10g，大黄8g，苏叶5g，黄连10g，陈皮10g，枇杷叶15g，茵陈20g，茯苓30g，砂仁10g。5剂。

2007年10月20日诊，服前后呕吐消除，前日起恶寒，昨进食肉后即呕吐所食之物，大便正常，舌苔白。

方药：代赭石30g，旋覆花10g，苏叶6g，黄连8g，法半夏10g，陈皮10g，茯苓30g，党参10g，砂仁10g，藿香10g，山楂20g，生姜5片。4剂。

8. 高某某，男，22岁，大河岸。2009年6月19日初诊。

时欲呕，胃内发热，肢软，纳食尚可，闻异味恶心，舌苔白稍黄，咽喉部滤泡增生。乙肝抗体(阳性)；去年胃镜：慢性糜烂性胃炎；B超：未见异常。

诊断：恶心。

方药：苏叶8g，黄连10g，法半夏10g，陈皮10g，茯苓30g，代赭石30g，旋覆花10g，僵蚕10g，甘草10g，藿香10g，麦冬10g，生姜5片，竹茹10g。6剂。

2009年8月7日诊，又作1周，守前方加玄参10g。6剂。

9. 王某某，女，38岁，化肥厂。1986年9月5日初诊。

近年来，每晨起呕恶，甚则呕吐少许涎痰，纳呆食少，晚间甚饮、睡前喝水约1500ml，舌红苔白，脉弦。

诊断：干呕。

方药：代赭石18g，苏叶6g，陈皮10g，旋覆花10g，黄连8g，太子参15g，法半夏12g，生姜5片，藿香10g，茯苓30g，吴茱萸8g，厚朴10g。6剂。

1986年10月18日诊，进食时欲呕，知饥，饮食尚可，舌苔白，大便干结。

方药：法半夏10g，大黄6g，陈皮10g，代赭石30g，旋覆花10g，党参15g，砂仁10g，黄连10g，茯苓30g，山楂20g，生姜5片10g。6剂。

10. 郑某某，女，28岁，三里桥。1980年11月18日初诊。

前天发热恶寒，头昏，呕吐、腹泻日5～6次，泻水样大便，腹痛肠鸣，脉缓。

诊断：呕吐。

方药：藿香10g，苍术10g，车前子10g，苏叶10g，山楂15g，泽泻10g，法半夏10g，甘草10g，神曲10g，茯苓18g，陈皮10g，生姜3片。4剂。

1980年11月25日诊，寒热退，腹泻止，头昏，胸闷，不思饮食，呕恶，时而吐食物。

方药：藿香10g，苏叶10g，法半夏10g，神曲8g，砂仁8g，党参10g，白术10g，生姜3片，麦芽10g，厚朴10g。陈皮10g。5剂。

11. 袁某某，男，46岁，浠水。2012年9月2日初诊。

欲呕间断发作年余，又作10余天，特别漱口及涮牙为甚，咽喉壁充血，纳食尚可，舌苔白，脉缓。

诊断：干呕。

方药：苏叶10g，法半夏10g，黄连10g，桔梗10g，旋覆花10g，茯苓30g，陈皮10g，甘草10g，蒲公英30g，砂仁10g，生姜5片，竹茹10g。6剂。

2012年9月10日诊，前方加藿香10g、胖大海5g。6剂。

12. 吴某某，女，27岁，三港。1984年11月5日初诊。

因胃痛在县医院住院20余天，好转出院已1个月，近7天来胃脘疼痛，呕吐，腹泻，日两次水样便，纳呆食少，头昏肢软乏力，停经10个月，白带多夹黄，舌苔白，脉缓。

诊断：呕吐、腹泻。

方药：苏叶10g，白豆蔻6g，藿香10g，黄连8g，车前子10g，泽泻10g，茯苓18g，苍术10g，麦芽18g，法半夏10g，石榴皮10g，生姜5片。5剂。

1984年11月10日诊，症状减轻。

方药：苏叶10g，黄连10g，法半夏10g，山楂15g，茯苓30g，藿香10g，砂仁10g，厚朴10g，神曲10g，生姜5片，陈皮10g，连翘20g。5剂。

13. 吴某某，女，55岁，骆驼坳。2001年8月18日初诊。

呕吐腹泻半年，甚则呕吐食物，涎沫，腹泻水样便，口渴，胃脘胀痛。5月23日在县医院检查胃肠钡餐正常。经武汉医院会诊确诊为无功能胃，经保守治疗症状减。现症：嗳气，呕吐，纳呆厌食，食后腹胀，头昏肢软乏力，舌边紫暗，唇淡。

诊断：呕吐。

方药：太子参15g，枳实12g，白术18g，法半夏10g，苏叶8g，茯苓30g，砂仁10g，莪术10g，代赭石20g，黄连10g，炮姜6g，生姜5片。4剂。

2001年9月19日诊，服前药后恶心干呕明减轻，仍纳呆食少，伴头昏肢软乏力，舌苔白，脉弦细。

方药：太子参12g，法半夏10g，茯苓30g，枇杷叶10g，益智10g，白术10g，砂仁10g，黄连8g，苏叶8g，吴茱萸5g，旋覆花10g，代赭石18g，生姜5片。5剂。

14. 熊某某，男，23岁，七道河。2004年7月23日初诊。

常欲呕，进食易吐，甚则看见食物即恶心欲呕，胃脘胀塞，口干，已半年，舌淡，苔中后白滑稍厚。

诊断：呕吐。

方药：代赭石30g，旋覆花10g，苏叶6g，砂仁10g，黄连8g，藿香10g，法半夏10g，大黄5g，茯苓30g，枇杷叶10g，生姜5片，枳实10g。6剂。

2004年8月5日诊，症状好转。

方药：苏叶10g，黄连10g，旋覆花10g，法半夏10g，山楂20g，神曲10g，砂仁10g，茯苓50g，麦芽30g，防风10g，藿香10g，生姜5片。4剂。

【按语】《景岳全书》云："呕吐一证，最当详辨虚实。实者有邪，去其邪则愈，虚者无邪，则全由胃气之虚也。所谓邪实者，或暴伤寒凉，或暴伤饮食，或因胃火上冲，或因肝气内逆，或以痰饮水气聚于胸中，或以表邪传里，聚于少阳、阳明之间，皆有呕吐，此该呕之实邪也。所谓虚者，或其本无内伤，又无外感，而常为呕吐者，此既无邪，必胃虚也。”治疗呕吐，应详辨虚证、实证而施治，以和胃止呕为大法。

实者，邪气盛也。或为外邪直中肠胃，如寒邪客胃，寒性收引，凝滞气机，胃气上逆而呕吐；或饮食不节，积滞胃脘，浊气上泛而致吐；胃火炽盛，冲逆于上，亦见呕吐酸苦；肝气郁结，横逆犯胃，胃气失于和降，呕吐随之而来；痰饮水气停聚胸中，阻碍气机，胃气不得下行，上逆作呕；表邪传里，结于少阳、阳明之间，正邪交争，胃气上逆而吐。此皆为实邪致呕，治疗之时，当以祛邪为主，或散寒，或消食，或清胃，或疏肝，或化痰，或解表，邪去则胃自安，呕吐自止。

虚者，正气衰也。或素体脾胃虚弱，运化无力，胃失和降，呕吐时作；或久病耗伤胃阴，胃失濡养，和降失职，亦发呕吐。对于虚证，扶正固本最为关键。脾胃虚弱者，当益气健脾，温中养胃，使脾胃之气恢复，运化有权，呕吐自消；胃阴不足者，养阴和胃，佐以降逆止呕之品，滋养胃阴，恢复胃之润降功能。

总之，实证为邪气犯胃，浊气上逆所致，治以祛邪化浊，和胃降逆，以求邪去胃安而吐止；虚证为胃气虚弱或胃阴不足，胃失和降，重在扶正，治宜益气、温中、养阴和胃为主，辅以降逆止呕之品，以求正复胃和而呕吐止。

24 腹痛

腹痛一证，临床常见，病因复杂，涉及脏腑经络众多。腹部涵盖了胃脘以下、耻骨毛际以上的区域，为肝、胆、脾、肾、大小肠、膀胱、胞宫等脏腑所居之处，手足三阴、足少阳、足阳明、冲任带等经脉亦循行此部。外邪侵袭、内伤情志、饮食不节、寒热失调等均可导致脏腑气机不利，经脉气血阻滞，或肝失条达，气机不畅，或气血亏虚，脏腑经络失养，或湿热内结，气机壅滞均可导致气机阻滞，不通则痛，皆可引发腹痛。临床中常见有气机郁滞、湿热壅滞、气血亏虚、脾胃虚寒等证型。

一、气机郁滞

气机郁滞型腹痛多是由于肝失条达，致使气机不畅，腹部脉络因而郁滞，不通则痛。这类患者通常脘腹疼痛，还常牵引少腹，伴有胀闷不适之感。情绪对病情影响很大，忧虑恼怒往往会引发疼痛或使疼痛加剧，而嗳气、矢气后疼痛则会有所减轻。舌苔白薄，脉象弦。

常用柴胡疏肝散来疏肝解郁、理气止痛，方中柴胡、枳壳、香附、陈皮疏肝理气，芍药、甘草缓急止痛，川芎行气活血，全方配伍，使气机通畅，疼痛自止。

1. 李某某，男，31岁，白莲。2009年9月7日初诊。

左上侧腹部疼痛3个月许，时作时止，胀痛不舒，痛剧出汗(痛剧两次)，肢软乏力。2009年7月20日胃镜：慢性浅表性胃炎；B超：肾、输尿管、膀胱未见明显异常。

诊断：腹痛。

方药：柴胡10g，白芍30g，广木香10g，香附18g，延胡索10g，丹参15g，甘草10g，川楝子10g，厚朴10g，枳实10g，川芎10g，蒲公英30g。7剂。

2010年1月5日诊，服药后左腹痛消除，又痛作月余。现症：左侧腹部胀痛阵作，5～6天痛作1次，痛甚呕吐，每次痛15分钟左右，口渴喜饮，舌红苔薄黄。B超示：肝胆脾胰、双肾输尿管、膀胱未见异常；胃镜示：慢性浅表性胃。

方药：柴胡10g，厚朴10g，白芍30g，甘草10g，延胡索15g，香附18g，乌药15g，广木香10g，丹参15g，枳实10g，小茴香3g，川楝子10g，蒲公英30g，麦冬10g。6剂疼痛消除。

2. 叶某某，女，47岁，张山。2002年7月9日初诊。

左侧上腹、下腹胀痛2个月，时作时止，呃气痛减，痛时起包块，揉按包块渐消失痛止，大便2～4日1次，秘结，伴头昏、心悸、肢软乏力，舌苔白，脉弦。

诊断：腹痛。

方药：柴胡 10g，厚朴 10g，广木香 10g，白芍 30g，甘草 10g，大黄 5g，小茴香 3g，枳壳 10g，乌药 10g，赤芍 10g，青皮 10g，莱菔子 30g。4 剂。

2002 年 7 月 26 日诊，腹痛明显减轻，纳食增多，大便日 1 次，舌薄白，脉弦。

方药：柴胡 10g，厚朴 10g，广木香 10g，白芍 30g，甘草 10g，大黄 5g，小茴香 3g，枳壳 10g，乌药 10g，桃仁 10g，青皮 10g，莱菔子 30g，麦芽 30g。5 剂告愈。

3. 彭某某，男，45 岁，骆驼坳。2013 年 10 月 30 日初诊。

左侧腹部胀痛，反复发作 4～5 年，加重 2 个月，痛时欲便，大便日 2～3 次，多成形。2013 年 9 月 4 日罗田县人民医院 B 超：肝胆脾胰、泌尿系均正常。舌苔白，脉弦。

诊断：腹痛。

方药：柴胡 10g，白芍 30g，甘草 10g，广木香 10g，厚朴 10g，枳实 10g，砂仁 10g，吴茱萸 5g，香附 18g，延胡索 10g，乌梅 15g，小茴香 3g。6 剂。

2013 年 11 月 6 日诊，胀痛明显好转，前方继服 6 剂。

4. 方某某，男，71 岁，大崎。2013 年 10 月 30 日初诊。

右侧脐腹部疼痛 4 个月，多为晚间发作，肠鸣作响，需起床跑步 10 分钟左右，矢气、呃气疼痛渐止。方可入睡，近 2 个月天天如此，二便尚调，纳食尚可，舌苔白，脉弦。

诊断：腹痛。

方药：柴胡 10g，白芍 30g，甘草 10g，香附 15g，乌药 18g，厚朴 10g，枳实 10g，广木香 10g，延胡索 15g，莱菔子 30g，小茴香 3g。6 剂。

2017 年 11 月 15 日诊，症状减轻，宗前方加浮小麦 50g、红枣 10g，甘草改为炙甘草。6 剂渐愈。

5. 高某某，男，55 岁，骆驼坳。2007 年 5 月 28 日初诊。

今年正月十二日诊，胃穿孔县医院手术治疗。现症：脐上部或中腹或左或右疼痛，其痛时轻时重，大便时腹泻(服中药易腹泻)，饮食不多，舌苔白，脉沉弦。

诊断：腹痛(气滞血瘀)。

方药：柴胡 10g，白芍 40g，甘草 10g，广木香 10g，桃仁 10g，丹参 15g，香附 15g，延胡索 15g，当归 10g，枳实 10g，厚朴 10g，莱菔子 20g。6 剂。

2007 年 6 月 22 日诊，腹痛止。现症：两胁、剑突下有时胀痛，进食油腻肠鸣，腹胀，饮食稍增，舌苔中厚，脉沉弦。

方药：柴胡 10g，白芍 40g，甘草 10g，广木香 10g，桃仁 10g，香附 15g，丹参 15g，当归 10g，枳实 10g，厚朴 10g，莱菔子 20g，红枣 5 枚。7 剂。

2007 年 7 月 18 日诊，脐腹部疼痛停止月余。现症：两胁胀痛，以右侧为甚，饮食一般，现进食油腻食物不再肠鸣，每日 1 次大便，舌苔白稍厚，脉弦。B 超：肝稍大，胆囊炎；胃镜：慢性浅表性胃炎伴胃角溃疡。

方药：柴胡 10g，厚朴 10g，蒲公英 30g，桃仁 10g，白芍 40g，甘草 10g，广木香 10g，郁金 18g，香附 15g，砂仁 10g，香附 10g。6 剂。

6. 周某某，女，57 岁，凤山镇。2004 年 9 月 8 日初诊。

小腹两侧胀痛 10 余天，矢气痛减，肠鸣，大便日 1 次，多成形，纳食尚可，口中乏味，伴肢软乏力，舌苔白稍厚。

诊断：腹痛。

方药：柴胡 10g，白芍 40g，香附 15g，广木香 10g，甘草 10g，厚朴 10g，小茴香 3g，丹参 15g，乌药 15g，砂仁 10g，枳壳 10g，麦芽 30g，蒲公英 20g。5 剂。

2004 年 9 月 17 日诊，大便成形日 1 次，小腹两侧时疼痛减轻，微肠鸣，纳食尚可，舌苔白薄。

方药：柴胡 10g，白芍 40g，香附 15g，广木香 10g，甘草 10g，厚朴 10g，小茴香 3g，乌药 15g，砂仁 10g，枳壳 10g，麦芽 30g，蒲公英 20g。8 剂。

7. 汪某某，男，39 岁，凤山镇。2010 年 1 月 25 日初诊。

左侧小腹部疼痛 10 余天，在县医院住院治疗，经检查：胃炎、慢性阑尾炎。CT 示：肝内胆管结石、前列腺内高密度影，考虑结石或钙化。2007 年 8 月 17 日电子肠镜未见明显异常。大便正常，尿黄。

诊断：腹痛。

方药：柴胡 10g，白芍 30g，甘草 10g，香附 18g，广木香 10g，乌药 10g，延胡索 10g，厚朴 10g，砂仁 10g，小茴香 3g，荔枝 10g。6 剂。

2010 年 3 月 3 日诊，症状减，精神差，纳差，前方去荔枝核、小茴香，加党参 10g。6 剂。

2010 年 3 月 18 日诊，症状基本消除，前方加防风 6g。6 剂。

8. 刘某某，男，45 岁，凤山镇。2008 年 6 月 14 日初诊。

左侧小腹（脐周）胀痛，时左侧腰痛，时作时止月许，时矢气或小便后痛减，大便日 1 次，微秘（素有痔疮），纳食尚可，舌苔白，脉弦细。

诊断：腹痛。

方药：柴胡 10g，小茴香 3g，白芍 30g，甘草 10g，香附 15g，乌药 15g，厚朴 10g，枳壳 10g，延胡索 10g，蒲公英 30g。5 剂。

2008 年 6 月 24 日诊，症状明显好转，守前方加莱菔子 30g，鸡内金 10g。6 剂。

9. 金某某，男，55 岁，凤山镇。2002 年 8 月 13 日初诊。

小腹两侧胀痛不适 2 年，时作时止，大便日 1～2 次，成形，纳食、精神尚可，舌苔薄，脉弦，1999 年患“结肠炎”。

诊断：腹痛。

方药：柴胡 10g，枳壳 10g，白芍 30g，甘草 10g，厚朴 10g，广木香 10g，莱菔子 30g，蒲公英 30g，乌药 15g，香附 12g，白豆蔻 5g，山楂 18g。4 剂。

2002 年 8 月 17 日诊，右侧腹痛止，仍左侧小腹胀痛，大便日 1～2 次，成形，矢气多，舌苔白黄，脉弦。

方药：柴胡 10g，枳实 10g，白芍 10g，甘草 10g，厚朴 10g，广木香 10g，莱菔子 30g，乌药 15g,小茴香 3g,山楂 8g,香附 15g,荔枝 10g。4 剂药后痛止。

10. 凡某某,男,39 岁,凤山镇。2013 年 12 月 16 日初诊。

左侧小腹部疼痛 3 个月,经治疗无效。B 超:肝胆脾胰腺、输尿管、膀胱正常;肠镜正常。现症:仍左侧小腹部胀痛,饮食尚可,舌苔白。

诊断:腹痛。

方药:柴胡 10g,白芍 35g,甘草 10g,延胡索 10g,小茴香 3g,广木香 10g,枳壳 10g,香附 20g,吴茱萸 5g,当归 10g,乌药 10g,木瓜 15g。6 剂。

2013 年 12 月 23 日诊,症状明显好转,仅偶作,守前方 6 剂。

11. 徐某某,男,55 岁,浠水。2007 年 11 月 5 日初诊。

右少腹(右脐下侧)疼痛月余,矢气痛减,时轻时重,大便日 2～3 次,稀软便,饮食一般,舌薄苔白,脉弦。B 超:肝稍大,胆囊炎。肝功能正常。

诊断:腹痛。

方药:柴胡 10g,厚朴 10g,蒲公英 20g,广木香 10g,干姜 5g,白芍 30g,香附 15g,甘草 10g,枳实 10g,吴茱萸 6g,小茴香 3g。6 剂。

2007 年 11 月 20 日诊,右少腹疼痛明显减轻,大便日 2 次,成形或稀溏,精神尚可,伴肢软,舌苔白薄,脉弦。B 超复查:肝稍大,胆囊炎,肾未见异常;血检:肝功能正常。

方药:柴胡 10g,厚朴 10g,蒲公英 20g,白芍 35g,甘草 10g,香附 15g,小茴香 3g,枳壳 10g,干姜 3g,广木香 10g,砂仁 10g,乌药 10g。6 剂。

12. 汪某某,女,48 岁,英山县。2012 年 4 月 27 日初诊。

脐周疼痛 10 余天,以脐两侧为甚,大便干结,便后疼痛减轻,纳食不多,多食后胃胀,舌苔白,脉沉弦。胃镜:慢性浅表性胃炎。

诊断:腹痛。

方药:柴胡 10g,白芍 40g,甘草 10g,广木香 10g,香附 15g,厚朴 10g,枳壳 10g,小茴香 3g,吴茱萸 5g,生白术 60g,莱菔子 30g,乌药 10g。6 剂。

2012 年 5 月 7 日诊,脐腹部胀痛明显减轻,大便较前秘结好转,每日疼痛 2～3 次,多为排便前疼痛为甚,纳食一般,舌苔白,脉弦。

方药:柴胡 10g,白芍 40g,甘草 10g,香附 18g,广木香 10g,厚朴 10g,生白术 60g,小茴香 3g,吴茱萸 5g,乌药 15g,枳实 10g,莱菔子 30g。7 剂。

2012 年 5 月 18 日诊,脐周疼痛又作,宗前方加大黄 5g,莱菔子 20g。7 剂。

2016 年 6 月 1 日诊,脐周疼痛消失,大便日 1 次,大便稍干结,舌苔白,守前方 7 剂。告愈。

13. 周某某,女,52 岁,桥南。2004 年 5 月 10 日初诊。

大便秘结,日 1～2 次,小腹胀痛(间断发作)年余,纳食尚可,精神尚佳。2004 年 4 月 19 日县医院胃肠检查提示:胃角切迹双髂下阑尾显示影,横结肠及降结肠充盈,慢性结肠炎。

诊断:腹痛。

方药：柴胡10g，白芍40g，甘草10g，广木香10g，小茴香3g，香附15g，砂仁10g，乌药10g，吴茱萸5g，枳壳10g，厚朴10g。5剂。

2004年5月14日诊，小腹胀痛基本消失。现症：小腹部内有发热感，大便日1次稀软。

方药：柴胡10g，白芍40g，甘草10g，广木香10g，小茴香3g，香附15g，砂仁10g，乌药10g，吴茱萸5g，枳壳10g，厚朴10g，茯苓30g。6剂。

14. 黄某某，男，85岁，大河岸。2012年4月13日初诊。

小腹部胀痛月余，大便干结，小便赤涩不适，上中腹部亦胀，纳食稍差，舌干苦。

诊断：腹痛。

方药：琥珀18g，枳实15g，小茴香3g，党参10g，干姜3g，法半夏10g，广木香10g，桃仁10g，莱菔子20g，鸡内金10g，乌药10g。5剂。

2012年4月17日诊，症状明显减轻，守前方加决明子15g。6剂。

15. 丁某某，女，66岁，三里畈。2012年9月15日初诊。

小腹部胀痛，时轻时重，痛处抽掣，大便2～3日1次，纳呆食少，舌苔白。

诊断：腹痛。

方药：柴胡10g，白芍40g，甘草10g，广木香10g，厚朴10g，枳实10g，桃仁10g，小茴香3g，香附20g，乌药15g，延胡索10g，莱菔子30g。5剂。

2012年10月30日诊，症状明显好转，时而轻微胀痛。现症：肛门坠胀疼痛。

方药：守前方加黄芪30g、党参10g、升麻5g、枳实30g、白术30g，去莱菔子、小茴香、乌药。5剂。

二、湿热壅滞

湿热壅滞型腹痛多因湿热内结、气机阻滞、腑气不通所致。湿热之邪蕴结于肠胃，导致腹满疼痛、口干口苦、尿赤涩、大便干结或溏滞不爽，舌红苔黄，脉滑数。治疗以清利湿热、通腑泄热为法。上腹疼痛多用大柴胡汤加减，小腹疼痛则以八正散加味。湿热之邪易伤津液，故治疗时需兼顾养阴生津，以防湿热伤阴。若湿热久羁，化燥伤阴，则需在清热利湿的同时，佐以养阴之品。

1. 范某某，女，56岁，白莲。2008年4月7日初诊。

右上腹部疼痛连及背部1个月余，厌食油腻，口干苦，大便干结，甚则1周1次，不呕吐酸水，舌苔白厚稍黄，脉弦。B超：肝内胆管结石（B超肝内胆管多个大小不等的强光团其中一个大小为0.6cm×0.4cm）。

诊断：腹痛。

方药：柴胡10g，大黄5g，枳实10g，蒲公英30g，黄芩10g，法半夏10g，白芍10g，鸡内金10g，茵陈20g，山栀10g，广木香10g，郁金18g，金钱草20g。7剂。

2008年4月18日诊，服药后右上腹胀痛减轻，现症：右上腹部胀痛，连及右背心，厌食油腻,舌苔白厚,大便时秘结。

方药:金钱草30g,茵陈20g,鸡内金10g,大黄5g,郁金15g,厚朴10g,砂仁10g,枳实10g,法半夏10g,蒲公英30g,广木香10g,香附5g,川芎10g。7剂,腹痛消除。

2. 林某某,女,57岁,平湖乡。2009年9月3日初诊。

去年10月在县人民医院做胆囊切除术,术后仍右侧上腹部胀痛,连及背心,纳呆食少,口干喜饮,舌质暗,苔白厚。B超:胆囊切除,肝脾胰正常;原乙肝小三阳;血检:葡萄糖5.93mmol/L;电子胃镜:慢性浅表性胃炎。

诊断:右上腹胀痛。

方药:柴胡10g,茵陈30g,蒲公英30g,枯矾3g,郁金18g,黄芩10g,枳实10g,延胡索15g,川楝子10g,广木香10g,白芍30g,甘草10g,徐长卿20g,大黄5g,山栀10g。6剂。

2009年月8日诊,痛减,饮食少。

方药:前方去川楝子,加厚朴10g。5剂。

3. 王某某,女,30岁,白庙河。2003年1月5日初诊。

昨剑突下突然剧痛连及背心,甚则欲呕,近年来疼痛多次发作,大便秘结。B超示:肝外胆管囊肿(胆总管高度扩张呈囊性改变)、胆囊炎。

诊断:腹痛。

方药:柴胡10g,蒲公英30g,大黄10g,广木香10g,枳实10g,延胡索15g,白芍30g,郁金18g,甘草10g,厚朴10g,茵陈20g,栀子10g。5剂。

2003年1月11日诊,疼痛减轻,纳食尚可。

方药:柴胡10g,茵陈20g,大黄8g,法半夏10g,广木香10g,厚朴10g,枳实10g,白芍18g,郁金18g,延胡索10g,黄芩10g,蒲公英20g,山栀10g。5剂,大便正常,腹痛消失。

4. 龚某某,女,35岁,三港。2006年4月10日初诊。

右上腹部胀痛4天,连及背心作痛,嗳气频频,纳食稍差,进食后加重,伴肢软乏力,大便2～3日1次,成形,时右小腹亦痛,口干苦,舌体大,苔白厚黄。

X线钡餐:轻度胃下垂与十二指肠球炎。

诊断:腹痛。

方药:柴胡10g,蒲公英20g,郁金15g,广木香10g,厚朴10g,枳实10g,白芍10g,黄芩10g,虎杖15g,大黄5g,砂仁10g。6剂。

2006年4月16日诊,右上腹部胀痛减轻,饮食少,微厌油腻。

方药:柴胡10g,黄芩10g,郁金18g,大黄5g,枳壳10g,蒲公英20g,厚朴10g,白芍10g,砂仁10g,法半夏10g,党参10g,鸡内金10g,广木香10g。6剂,痛止。

5. 董某某,女,49岁,古庙河。2003年12月26日初诊。

小腹胀痛,右侧为甚,大便秘结,4～5日1次,右上腹部亦痛,口苦欲呕,厌食油腻,纳食尚可,月经周期规律,色黑夹块,腰痛,舌苔白稍厚。B超示:附件炎、宫颈炎。

诊断:腹痛。

方药:柴胡10g,大黄10g,广木香10g,白芍20g,郁金18g,青皮10g,厚朴10g,枳实10g,莱菔子30g,香附15g,乌药10g,党参10g,蒲公英20g。6剂。

2004年1月3日诊,右上腹部疼痛明显减轻,仍右下腹疼痛,下午为甚,厌食油腻,时欲呕,月经周期规律,大便秘结。

方药:柴胡10g,大黄8g,广木香10g,白芍40g,甘草10g,枳实10g,香附15g,蒲公英20g,丹参18g,乌药12g,莱菔子30g,小茴香3g。5剂。

2004年1月9日诊,小腹疼痛减轻,仍厌食油腻,大便时秘,月经规律,白带不多,右上腹部压痛明显,口干苦,舌苔白稍厚,脉缓,血压90/60mmHg。

方药:柴胡10g,蒲公英20g,大黄8g,郁金18g,白芍12g,甘草10g,黄芩10g,广木香10g,枳实10g,法半夏10g,瓦楞子18g,香附12g。6剂。

6. 何某某,男,49岁,平湖乡。2006年3月3日初诊。

右侧小腹部胀痛不适半年,加重2~3个月,大便多为干结,痛时欲大便或小便,纳食尚可,时左侧腰、小腹部胀痛。B超示:左肾结石、前列腺炎。

诊断:腹痛。

方药:柴胡10g,六一散30g,小茴香3g,广木香10g,石苇20g,金钱草20g,海金沙15g,车前子15g,白芍30g,香附15g。5剂。

2006年3月10日诊,服药后痛减,今右侧小腹痛增(胀痛),大便稍稀,面部微浮肿3天。B超示:左肾结石;尿常规正常。

方药:柴胡10g,小茴香3g,白芍40g,甘草10g,广木香10g,厚朴10g,香附15g,王不留行10g,蒲公英20g,金钱草20g,石苇15g,茯苓30g。6剂。

7. 叶某某,女,16岁,白莲河二郎庙。2008年4月14日初诊。

右小腹胀痛3个月余,以脐右侧疼痛为甚,时作时止,时轻时重,尿频,尿赤涩,大便正常,纳食不多、月经尚调、白带稍多。2月22日县人民医院钡餐:胃炎;3月11日尿检:隐血+。2008年3月20日B超提示:胆囊炎,双肾正常。

诊断:腹痛。

方药:柴胡10g,小茴香3g,金钱草30g,六一散30g,鸡内金10g,海金沙10g,石苇15g,瞿麦15g,白芍30g,甘草10g,香附15g。5剂。

2008年4月21日诊,尿后右小腹胀痛除,月经月余仍未尽,伴头昏肢软。

方药:黄芪30g,旱莲草15g,益母草30g,当归10g,熟地20g,蒲黄10g,仙鹤草15g,丹参15g,丹皮10g,煅牡蛎50g,蒲公英30g。6剂,经尽痛止。

8. 郭某某,男,70岁,白莲乡。2006年12月1日初诊。

左侧小腹部胀痛不适,食后胀甚,大便日1次,干结如羊粪,饮食不多,已作半个月,舌淡,苔白厚稍黄,脉沉细。

诊断:腹痛。

方药:黄芩10g,莪术10g,枳实20g,厚朴10g,蒲公英15g,大黄8g,鸡内金10g,山楂20g,甘草10g,砂仁10g,莱菔子30g,连翘15g。6剂。

2006年12月13日诊,小腹部胀痛减轻,大便干结日1次,饮食尚可。2006年3月5日钡餐:慢性胃炎。

方药:厚朴10g,大黄5g,枳实10g,莱菔子30g,鸡内金10g,党参10g,柴胡10g,广木香10g,蒲公英30g,法半夏10g,砂仁10g。6剂告愈。

9. 周某某,女,35岁,白庙河。2002年12月25日初诊。

昨剑突下突然剧痛约1小时许,连及背心,甚则欲呕,近四五年几乎每次痛多为突然发作,大便秘结。B超示:肝外胆管囊肿(胆总管高度扩张呈囊性改变)、胆囊炎;月经周期规律,量多。

诊断:腹痛。

方药:柴胡10g,蒲公英30g,大黄10g,广木香10g,枳实10g,延胡索10g,白芍20g,郁金18g,甘草10g,厚朴10g,茵陈20g,栀子10g。5剂。

2002年12月31日诊,右上腹疼痛明显减轻,大便微秘,口干苦,脉弦。

方药:金钱草30g,茵陈20g,柴胡10g,白芍15g,山栀10g,大黄8g,广木香10g,郁金18g,蒲公英20g,厚朴10g,枳实10g。4剂渐痊。

10. 瞿某某,女,40岁,骆驼坳。2013年9月24日初诊。

小腹部胀痛不舒,排尿前后为甚6个月余(原北京多所医院妇科检查未确诊),大便日1次,多不成形,饮食尚可,月经尚调,其疼痛与月经无关。B超:肾、输尿管、膀胱未见明显异常;尿:白细胞3~4。

诊断:腹痛。

方药:生地20g,白芍30g,甘草10g,乌药15g,小茴香3g,厚朴10g,石苇30g,延胡索10g,蒲公英30g,山栀10g,广木香10g,白茅根30g。6剂。

2013年9月30日诊,症状减轻,前方加枳实10g,香附18g,滑石30g,去山栀、石苇。6剂。

11. 戴某某,女,24岁,凤山镇。1980年10月27日初诊。

小腹疼痛,伴腰痛3天,尿黄赤涩,舌苔薄黄。

诊断:腹痛。

方药:柴胡10g,荔枝核10g,广木香10g,车前子10g,瞿麦10g,木通10g,山栀8g,萹蓄10g,香附12g,乌药10g,六一散18g。3剂。

1980年11月2日诊,服前方后腹痛、腹痛减轻,脉细缓。

方药:柴胡10g,荔枝核10g,当归10g,香附12g,广木香10g,川芎6g,白芍15g,蒲公英20g,滑石20g,甘草10g,延胡索10g,乌药10g。3剂告愈。

12. 方某某,女,41岁,骆驼坳。2011年11月23日初诊。

每次月经后至下次经前小腹胀痛不适,尿黄稍频,大便正常,白带不多,又作3个月。

诊断:腹痛。

方药：柴胡 10g，白芍 30g，甘草 10g，香附 18g，车前子 20g，小茴香 3g，橘核 10g，延胡索 10g，滑石 20g，枳实 10g，白茅根 30g，广木香 10g。6 剂。

2011 年 12 月 5 日诊，早起尿急，小腹胀痛。

方药：生地 20g，滑石 30g，石苇 15g，白茅根 30g，白芍 30g，甘草 10g，香附 18g，广木香 10g，蒲公英 30g，车前子 20g，延胡索 10g。5 剂。疼痛渐消。

13. 郑某某，女，39 岁，大河岸。2010 年 1 月 29 日初诊。

左侧小腹胀痛月余，右侧髂棘胀痛，肛门时有坠胀感，大便时秘结，白带夹黄。B 超示：肾、输尿管、膀胱、子宫、附件、阑尾均未见异常。

诊断：腹痛。

方药：柴胡 10g，厚朴 10g，小茴香 3g，广木香 10g，乌药 10g，大黄 5g，蒲公英 30g，香附 15g，枳实 10g，莱菔子 30g，甘草 10g，白芍 30g。5 剂。

2010 年 2 月 8 诊，症状减轻，舌苔白脉缓。

方药：柴胡 10g，厚朴 10g，枳壳 10g，广木香 10g，丹皮 10g，大黄 5g，白芍 30g，甘草 10g，蒲公英 20g，莱菔子 30g，香附 12g，黄柏 8g。5 剂。

14. 郑某某，女，36 岁，凤山镇。2003 年 11 月 3 日初诊。

小腹部胀而不适 4～5 年，尿频，赤涩不适。膀胱造影：肾膀胱正常；B 超：附件炎，月经规律。

诊断：腹痛。

方药：黄芪 30g，柴胡 6g，升麻 6g，小茴香 3g，六一散 30g，当归 10g，橘核 10g，党参 10g，茯苓 30g，石斛 18g，生地 18g，苦参 15g。6 剂。

2003 年 11 月 24 日诊，仍小腹胀而不适，尿日 7～8 次，无尿痛、尿急感，大便正常，月经正常，白带不多。

方药：厚朴 10g，枳实 10g，广木香 10g，党参 10g，小茴香 3g，赤芍 18g，香附 12g，乌药 10g，茯苓 30g，白芍 18g，甘草 10g，六一散 30g，莱菔子 30g。4 剂。

2003 年 11 月 28 日诊，小腹部胀而不适症状减轻。经 B 超膀胱造影、胃镜等检查均未见异常，舌苔白稍厚。

方药：柴胡 10g，枳实 10g，白芍 20g，广木香 10g，厚朴 10g，甘草 10g，乌药 12g，青皮 10g，滑石 30g，香附 15g，小茴香 3g，莱菔子 30g。5 剂。

15. 叶某某，女，41 岁，凤山镇。2007 年 3 月 14 日初诊。

小腹部胀痛不适月余，尿频尿急，尿时赤涩，每次量少，伴腰痛，头昏肢软乏力，面色黄，白带夹黄时多，舌苔白，脉弦。尿检：正常；B 超：子宫内膜炎并息肉可能，左侧附件炎。

诊断：腹痛。

方药：柴胡 10g，六一散 30g，广木香 10g，大黄 3g，小茴香 3g，蒲公英 20g，石苇 15g，瞿麦 15g，萹蓄 10g，生地 15g，木通 10g，车前子 15g。6 剂。

2007 年 3 月 21 日诊，诸证明显减轻。

方药：生地 20g，石苇 18g，六一散 30g，车前子 15g，土茯苓 30g，蒲公英 20g，连翘

18g，瞿麦 15g，萹蓄 15g，小茴香 3g，乌药 10g，白茅根 20g。6 剂告愈。

三、寒邪内积

寒邪内积型腹痛多因外受寒邪，或过食生冷，寒积留滞腹中，气机阻滞所致。此类患者常表现为腹痛急暴，遇冷加重，得温则舒，舌苔薄白，脉弦紧。治疗常以温中散寒、缓急止痛为法，方用桂枝、吴茱萸、香附、炮姜等温中散寒之品，配以小茴香、乌药、高良姜、木香等行气止痛。若寒邪较重，则加用附子、干姜等温阳散寒之品，以增强温中散寒之力。

1. 段某某，男，42 岁，北丰。2007 年 12 月 10 日初诊。

脐腹下疼痛（痛处跳动），间断发作 3～4 年，多为隐隐作痛，甚则剧痛，痛剧时形寒怕冷，大便 1～2 日 1 次，痛时欲便，便后或矢气痛稍轻，肢软乏力，饮食稍差，舌苔白稍厚，脉沉弦。

方药：桂枝 10g，白芍 30g，甘草 10g，高良姜 8g，吴茱萸 3g，延胡索 10g，香附 15g，厚朴 10g，枳实 10g，蒲公英 20g，炮姜 10g。5 剂。

2008 年 1 月 14 日诊，药后腹痛明显减轻，精神转好。

方药：桂枝 10g，白芍 30g，甘草 10g，香附 18g，吴茱萸 3g，广木香 10g，乌药 15g，吴茱萸 3g，延胡索 10g，小茴香 3g，炮姜 10g，厚朴 10g，红枣 5 枚，生姜 5 片。3 剂。

2. 雷某某，女，43 岁，凤山镇。2015 年 4 月 16 日初诊。

脐部疼痛 4～5 年，间断发作，多受凉发作，二便调，矢气后减轻，饮食尚可，月经规律，脐痛又作 3 天，舌苔白，脉弦。

诊断：脐中痛。

方药：桂枝 10g，白芍 30g，甘草 10g，吴茱萸 3g，小茴香 3g，砂仁 10g，广木香 10g，香附 15g，延胡索 10g，乌药 10g，当归 10g，干姜 5g。6 剂。

2015 年 4 月 27 日诊，症状明显好转，偶尔作痛，守前方。6 剂。

3. 刘某某，男，23 岁，酒厂。1983 年 2 月 24 日初诊。

脐周疼痛，以胀为主，约 2 个月，经武汉检查：均无阳性体征（1979 年做疝气手术，省医院怀疑为肠粘连）。现每晚 3—5 点疼痛，约半小时，饮食尚好，二便正常，舌苔白，脉弦。

诊断：腹痛。

方药：白芍 10g，吴茱萸 10g，乌药 10g，甘草 10g，细辛 3g，厚朴 10g，桂枝 8g，广木香 10g，红枣 3 枚，当归 8g，香附 15g，炮姜 5g。3 剂。

1983 年 2 月 28 日诊，服前方后腹部未痛，仍肠鸣（不甚），饮食尚好，睡眠亦好，二便正常，口不干苦，舌苔白，脉弦缓。

方药：白芍 40g，吴茱萸 10g，乌药 10g，甘草 10g，细辛 3g，厚朴 10g，桂枝 8g，广木香 10g，红枣 3 枚，当归 8g，香附 15g，炮姜 5g。3 剂。

4. 程某某，女，48岁，凤山镇。2011年12月5日初诊。

脐腹疼痛，时作时止，隐隐作痛，痛时进食稍减轻，舌苔白，脉弦。

诊断：腹痛。

方药：桂枝10g，白芍30g，甘草10g，党参10g，炮姜5g，香附18g，吴茱萸5g，高良姜10g，延胡索15g，乌药10g，红枣5枚，生姜5片。6剂。

2011年12月14日诊，症状减轻，守前方加砂仁10g，厚朴10g，去生姜、红枣。5剂。

5. 陈某某，女，48岁，凤山镇。2011年8月25日初诊。

脐部疼痛2个月，间断发作，隐隐作痛，晚间痛少，大便每日1次，成形，纳食一般，月经多提前25天左右一潮，量中等，仍呃气。2010年8月17日人民医院胃镜：慢性浅表性胃炎伴出血，胆汁反流；2011年7月22日B超：胆囊炎；肝功尿常规正常。

诊断：腹痛。

方药：桂枝10g，白芍30g，甘草10g，香附18g，小茴3g，广木香10g，乌药18g，吴茱萸5g，延胡索15g，蒲公英20g，红枣5枚，生姜5片。4剂。

2011年9月6日诊，脐腹痛减轻。现症：脐上隐隐作痛，时泛酸，纳食一般，胃镜：慢性浅表性胃炎伴出血，胆汁反流，胆囊炎。舌苔白薄，脉细。

方药：白芍30g，厚朴10g，香附18g，乌药15g，甘草10g，桂枝10g，延胡索10g，广木香10g，丹参15g，甘松10g，吴茱萸5g，高良姜10g。5剂。

6. 郭某某，女，41岁，凤山镇。2013年7月1日初诊。

脐周隐隐作痛年余，大便成形，晚间为甚，饮食尚可，舌苔白。

诊断：腹痛。

方药：桂枝10g，白芍30g，甘草10g，吴茱萸5g，小茴香3g，广木香10g，香附18g，高良姜10g，厚朴10g，枳实10g，党参15g，炮姜6g。5剂。

2013年7月16日诊，服药后痛止，守前方5剂。

7. 王某某，男，70岁，河铺镇。2012年5月30日初诊。

脐周腹部胀痛，隐隐而作，间断发作10余年，加重半年，大便1～2日1次，成形，纳食尚可，自觉脐内有冷风吹感，肠鸣作响，舌质稍暗，舌白根厚，脉沉弦。罗田县人民医院胃镜：慢性浅表性胃炎。

诊断：腹痛。

方药：桂枝10g，白芍35g，甘草10g，吴茱萸5g，小茴香3g，党参15g，乌药15g，广木香10g，厚朴10g，枳实10g，炮姜5g，延胡索10g。6剂。

2012年6月6日复诊，症状减轻，守前方加莱菔子30g，去乌药。6剂。

8. 方某某，男，60岁，胜利镇。2014年11月17日初诊。

脐周腹痛2个多月，CT、肠镜、胃镜、B超检查未见异常，治疗无效。现症：近2个月几乎为持续疼痛，时轻时重，饮食少，大便3～7日1次，多干结，舌尖红少苔中根白厚黄，脉弦。

诊断:腹痛。

方药:桂枝10g,白芍40g,甘草10g,小茴香3g,广木香10g,乌药15g,香附18g,延胡索15g,徐长卿15g,当归10g,细辛3g,枯矾3g,桃仁10g。3剂。

2014年12月1日诊,腹痛止,近又稍痛,守前方,去枯矾。3剂。

9. 郭某某,女,53岁,浠水。2010年3月26日初诊。

脐周疼痛时作数年,加重1年,几乎天天作痛,多次住院检查,未能确诊。武汉胃镜示:大肠未见异常。纳食一般,伴头昏肢软乏力。

诊断:腹痛。

方药:桂枝10g,白芍40g,延胡索10g,小茴香3g,广木香10g,延胡索15g,吴茱萸3g,香附18g,乌药15g,丹参15g,厚朴10g,枳实10g。6剂。

2010年4月2日诊,大便稀溏,痛则欲便,心慌,头昏肢软,党参10g,炮姜8g,白术10g,砂仁10g,白芍40g,甘草10g,广木香10g,香附18g,延胡索15g,吴茱萸5g,肉豆蔻10g,黄连10g。6剂。

10. 郑某某,女,41岁,凤山镇。2013年9月13日初诊。

脐周部疼痛间断发作3年,又作1周,隐隐而作,时轻时重,月经前腹痛,大便日1次,舌正常,脉沉弦。

诊断:腹痛。

方药:桂枝10g,吴茱萸5g,白芍30g,甘草10g,广木香10g,小茴香3g,乌药15g,香附18g,厚朴10g,砂仁10g,延胡索10g。6剂。

2013年10月4日诊,脐周疼痛减,守前方加党参10g、高良姜10g,去小茴香。6剂。

11. 张某某,男,35岁,大河岸。1990年9月15日初诊。

右上腹部疼痛,纳食尚可,下午痛甚,食则痛稍减,精神一般,舌淡苔白,脉缓。GLT:36U/L,HBsAg1∶32。

诊断:腹痛。

方药:桂枝10g,吴茱萸8g,延胡索10g,白芍18g,甘草10g,香附10g,党参10g,砂仁10g,红枣5枚,当归10g,广木香10g。3剂。

1990年9月22日诊,右上腹部疼痛基本消失,纳食尚可,精神转佳,舌苔白薄,脉弦。HBsAg1∶32。

方药:桂枝10g,吴茱萸8g,香附10g,白芍20g,甘草10g,延胡索10g,党参10g,砂仁10g,红枣5枚,当归10g,广木香10g,甘松10g。5剂。

12. 陈某某,女,62岁,凤山镇。2017年3月24日初诊。

复3月21日诊,左小腹部胀痛减轻,大便2～3次,时不成形(多第一次成形),舌苔白。

诊断:腹痛。

方药:党参15g,苍术10g,厚朴10g,乌梅炭15g,炮姜10g,白芍15g,防风10g,陈皮

10g，石榴皮10g，黄芪20g，柴胡10g，广木香10g，砂仁10g。6剂。

2017年3月30日诊，大便日1～2次或成形，时肠鸣，守前方6剂。

2017年5月8日诊，左小腹部胀痛又作1周，大便日1～2次，前方去柴胡、防风，加山楂20g、甘草10g、香附18g、乌药15g。6剂。

2017年5月15日诊，小腹胀痛减轻。前方继服6剂。

13. 熊某某，男，54岁，骆驼坳。2011年11月22日初诊。

曾做"阑尾、胃溃疡"手术。现间断突发脐周剧痛，肠鸣，大便后痛渐消失，现纳食尚可，舌苔白。

诊断：腹痛。

方药：柴胡10g，白芍40g，甘草10g，广木香10g，陈皮10g，炮姜7g，砂仁10g，丹参20g，枳实10g，莱菔子30g，香附20g。6剂。

2011年12月24日诊，痛止，纳食尚可，现时嗳气，舌苔白，脉弦。代赭石20g，旋覆花10g，法半夏10g，砂仁10g，党参10g，苏梗10g，炮姜7g，陈皮10g，茯苓30g，生姜5片。6剂。

14. 张某某，女，52岁，平湖。2001年11月29日初诊。

腹部胀痛，左小腹痛（从去年9月始起上腹部疼痛，服药后疼痛除，现左小腹疼痛），大便成形，纳食尚可，月经去年2月停经，白带时有夹黄，无尿频尿急感。B超：①子宫肌瘤；②附件炎；③宫颈炎。

诊断：腹痛。

方药：桂枝10g，丹皮10g，桃仁10g，川芎8g，延胡索10g，香附12g，乌药10g，当归10g，蒲公英30g，莪术10g，茯苓30g，小茴香3g。4剂。

2002年1月8日诊，小腹疼痛好转，白带多，饮食尚可，伴腰胀痛有子宫肌瘤病史。

方药：桂枝8g，丹皮10g，桃仁10g，莪术30g，小茴香3g，川芎10g，延胡索15g，蒲公英20g，广木香10g，厚朴10g，陈皮10g，香附15g。4剂。

15. 周某某，男，22岁，凤山镇。2012年4月17日初诊。

脐周部疼痛，间断发作2个月余，纳食正常，大便日1次，成形，其疼痛多无规律，晚间为甚，舌苔白，脉沉。B超：未见明显异常。

诊断：腹痛。

方药：桂枝10g，白芍30g，甘草10g，吴茱萸5g，广木香10g，砂仁10g，小茴香3g，香附15g，厚朴10g，延胡索10g，红枣5枚，生姜5片。6剂。

2012年8月15日诊，口服药方后疼痛止，又作5天，守前方加炮姜3g。6剂。

四、虚寒腹痛

虚寒腹痛多因素体气血亏虚，阳气不足，脏腑失于温养所致。此类患者常表现为腹痛绵绵，喜温喜按，形寒肢冷，神疲乏力，舌淡苔白，脉沉细。治以甘温补养、益气散寒。方用黄芪建中汤加减，方中黄芪、桂枝、白芍、甘草等甘温补养，益气散寒；若兼有血虚，则加当归、川芎等养血活血之品。虚寒腹痛病程较长，治疗时需耐心调理，缓缓图之。

1. 方某某，女，42 岁，河东街。2006 年 7 月 17 日初诊。

肢体酸软无力，时形寒，腹部疼痛，饮食一般，时觉胸部有紧缩感，目胀涩，精神差，月经规律，经期 3 天，量中等，末次月经夹少许瘀块。

诊断：腹痛。

方药：黄芪 30g，桂枝 5g，白术 10g，甘草 10g，白芍 10g，党参 10g，枳壳 10g，当归 10g，茯苓 30g，砂仁 10g，红枣 5 枚，生姜 5 片。6 剂。

2006 年 7 月 24 日诊，肢软无力，明显好转，胸闷紧缩感除，时目浮肿，饮食少，舌苔白（原白细胞：2.6×10^9/L）。

方药：黄芪 30g，桂枝 6g，白术 10g，甘草 10g，白芍 10g，党参 10g，枳壳 10g，当归 10g，茯苓 30g，砂仁 10g，红枣 5 枚，生姜 5 片，鸡血藤 20g。6 剂。

2. 张某某，男，35 岁，大河岸。1990 年 9 月 15 日初诊。

右上腹部疼痛，纳食尚可，下午痛甚，食则痛稍减，精神倦怠，舌淡苔白，脉缓。GLP：36U/L，HBsAg1∶32。

诊断：腹痛。

方药：黄芪 30g，桂枝 10g，吴茱萸 8g，延胡索 10g，白芍 18g，甘草 10g，香附 10g，党参 10g，砂仁 10g，红枣 5 枚，当归 10g，广木香 10g。3 剂。

1990 年 9 月 22 日诊，右上腹部疼痛基本消失，纳食尚可，精神转佳，舌苔白薄，脉弦。HBsAg1∶32。

方药：桂枝 10g，黄芪 30g，吴茱萸 8g，香附 10g，白芍 20g，甘草 10g，延胡索 10g，党参 10g，砂仁 10g，红枣 5 枚，当归 10g，广木香 10g，甘松 10g。5 剂。

3. 王某某，女，42 岁，三里桥。2009 年 9 月 7 日初诊。

左上腹部疼痛，间断发作 2 年，经反复治疗少效。现症：左上腹部胀痛，平卧减轻，纳食尚可，时脐腹部胀痛，形体消瘦，胃内发热，泛吐酸水。2009 年 6 月 22 日同济医院胃镜：慢性浅表性胃炎；血糖 5.39mmol/L；钡餐：胃下垂。

诊断：腹痛。

方药：黄芪 30g，枳实 20g，白术 20g，桂枝 10g，白芍 30g，甘草 10g，广木香 10g，升麻 5g，党参 10g，香附 18g，延胡索 10g，红枣 5 枚。6 剂。

2009 年 9 月 18 日诊，症状减轻，守前方加黄芪 10g、枳实 10g。7 剂。

4. 邓某某，女，28 岁，凤山镇。2000 年 3 月 18 日初诊。

上腹胀痛不适，绕脐胀痛，大便时秘时溏，数年，月经规律，白带多，腰酸胀。钡餐：①胃下垂；②结肠重度下垂，慢性结肠炎。舌苔白，脉弦细。

诊断：腹痛。

方药：枳实 18g，白术 20g，升麻 5g，柴胡 8g，黄芪 30g，当归 8g，广木香 10g，白芍 20g，甘草 10g，厚朴 10g，红枣 5 枚，生姜 5 片。5 剂。

2000年3月27日诊，左小腹作痛，便前为甚，仍大便秘结，2～3日1次，饮食少，头昏肢软无力。X线钡餐示：胃下垂，横结肠下垂（重度）。舌苔白，脉缓。

方药：枳实18g，白术30g，升麻8g，柴胡8g，黄芪30g，党参10g，广木香10g，白芍30g，甘草10g，厚朴10g，莱菔子20g。5剂。

5. 徐某某，男，14岁，塔山。2003年10月10日初诊。

脐周部疼痛，大便2～3日1次，自觉腹部发热，时泛酸，纳食尚可。B超示：肝胆脾正常，肝功正常。

诊断：腹痛。

方药：黄芪30g，桂枝8g，白芍30g，厚朴10g，蒲公英20g，香附12g，广木香5g，太子参10g，法半夏10g，砂仁10g，生姜5片，山楂18g，吴茱萸5g，神曲10g。4剂。

2003年10月20日诊，脐周痛减轻，胃内发热减，时泛酸呃气，舌苔白，脉弦。

方药：太子参10g，白芍18g，桂枝6g，蒲公英18g，砂仁8g，广木香8g，吴茱萸5g，厚朴8g，黄连8g，甘草8g，红枣5枚，生姜5片，乌药10g。5剂。

6. 李某某，女，28岁，骆驼坳。2003年5月23日初诊。

脐周腹部疼痛3天，间断作痛，痛甚欲呕，不吐不舒，大便微秘。B超示：胆囊炎并息肉。舌苔白，脉缓。

诊断：腹痛。

方药：黄芪30g，桂枝10g，白芍30g，甘草10g，广木香10g，厚朴10g，延胡索12g，香附15g，乌药15g，山楂18g，神曲10g，小茴香3g，生姜5片。4剂。

2003年5月30日诊，昨又脐周作痛，间断发作，纳食尚可，大便秘结，月经规律，白带不多，舌苔白。

方药：香附12g，乌药12g，白芍30g，厚朴10g，广木香10g，延胡索10g，砂仁10g，枳壳10g，神曲10g，莱菔子30g，大黄8g，青皮10g。5剂。

2003年6月9日诊，症状减轻。现症：仍脐腹作痛，大便先硬后成形，痛时腹部时有包块（或横或直），昨又发作。肠道钡餐：胃下垂2度（4～5cm），横结肠下垂（5～6cm）。

方药：黄芪30g，柴胡8g，升麻6g，白术10g，太子参10g，广木香10g，枳实10g，甘草10g，香附15g，白芍30g，红枣5枚，生姜5片。6剂。

7. 彭某某，女，30岁，严坳。1983年12月12日初诊。

小腹胀痛四个月，隐痛，阵发加重，食后加重，饮食少，头昏肢软，大便时秘时溏，县医院检查：小肠下垂，慢性结肠炎；白带多，脉缓。

诊断：腹痛。

方药：厚朴12g，黄芪30g，白芍18g，柴胡10g，当归10g，甘草10g，枳壳10g，乌药15g，党参15g，香附12g，陈皮10g，麦芽15g。3剂。

1984年1月16日诊，前天晚又发小腹痛，伴胃脘胀塞，饮食少，头昏肢软无力，舌苔白，脉缓。

方药：黄芪30g，升麻6g，麦芽15g，党参15g，柴胡6g，红枣5枚，白术15g，甘草

10g,藿香 8g,白芍 20g,香附 12g,厚朴 10g。2 剂。

1984 年 1 月 20 日诊,小腹疼痛减轻,饮食稍多,精神稍强,舌淡边有齿痕,苔白薄。

方药:黄芪 30g,升麻 6g,红枣 5 枚,党参 15g,柴胡 6g,全蝎 8g,白术 15g,甘草 10g,厚朴 10g,白芍 20g,麦芽 15g,枳壳 15g。4 剂。

1984 年 1 月 27 日诊,腹胀痛明显减轻,饮食尚可,精神转佳,舌淡苔白,脉缓。

方药:黄芪 30g,升麻 6g,红枣 5 枚,党参 15g,柴胡 6g,藿香 10g,白术 15g,甘草 10g,厚朴 10g,白芍 20g,麦芽 15g,枳壳 15g。4 剂。

1984 年 2 月 11 日诊,小腹胀痛轻微,时作时止,头昏肢软腰,白带多,纳食不多,舌苔白,脉缓。

方药:柴胡 6g,厚朴 10g,当归 10g,升麻 6g,白术 10g,麦芽 15g,黄芪 50g,白芍 25g,陈皮 10g,党参 30g,甘草 10g,枳壳 15g。5 剂。

8. 童某某,男,27 岁,设备厂。1999 年 8 月 2 日初诊。

小腹部胀痛不适,尿黄,肢软乏力,精神差,纳食尚可,舌苔白薄,脉弦。

诊断:腹痛。

方药:黄芪 18g,升麻 8g,石苇 10g,赤芍 18g,柴胡 8g,莪术 10g,六一散 20g,橘核 10g,萆薢 10g,生地 15g,荔枝 10g。5 剂。

1999 年 8 月 10 日诊,服药后小腹疼痛渐渐消失。现症:肢软乏力,小腹坠胀,尿黄,舌苔白。

方药:黄芪 18g,甘草 10g,橘核 10g,升麻 18g,六一散 30g,荔枝 10g,当归 8g,萆薢 10g,乌药 10g,蒲公英 18g,白芍 18g,石苇 10g,莪术 10g。4 剂。

9. 徐某某,男,30 岁,牛皮地。1995 年 5 月 3 日初诊。

右上腹部胀痛不适 8 个月。现症:上腹部胀痛不适伴头昏肢软睡眠差,饮食尚可,多食则胀甚,尿黄,大便稍溏。经 B 超探查提示肝稍大,但肝功能正常。B 超示:胆囊炎、胆囊肿大。1995 年 4 月 12 日肠钡餐:胃下垂Ⅰ度,伴横结肠下垂Ⅱ度。

诊断:腹痛。

方药:黄芪 30g,蒲公英 30g,党参 18g,枳实 18g,黄芩 10g,麦芽 30g,白芍 18g,厚朴 10g,升麻 6g,赤芍 20g,广木香 10g,柴胡 10g,砂仁 10g。5 剂。

1995 年 7 月 4 日诊,上腹部疼痛又作 1 周,连及背心,无规律,时目眶浮肿,舌苔白,脉细弦。血常规正常。

方药:黄芪 30g,柴胡 10g,当归 10g,党参 10g,甘草 10g,白芍 10g,白术 10g,砂仁 10g,广木香 10g,红枣 5 枚,生姜 5 片,蒲公英 20g,厚朴 10g。5 剂。

10. 李某某,女,46 岁,张家山。2003 年 4 月 14 日初诊。

左下腹胀痛不适年余,有尿急感,月经提前,量多,伴头昏心悸,肢软乏力,舌淡苔白。B 超示:附件炎,宫颈炎。

诊断:腹痛。

方药:黄芪 30g,柴胡 8g,当归 10g,熟地 18g,丹参 18g,白芍 18g,陈皮 10g,升麻 8g,

六一散 30g,车前子 18g,茯苓 50g,党参 10g。5 剂。

2003 年 4 月 23 日诊,左侧少腹痛减轻,白带减少,时尿急,尿后腹胀不适,纳食尚可,舌苔白,脉弦。

方药:黄芪 30g,柴胡 10g,当归 10g,熟地 18g,白芍 10g,升麻 8g,六一散 30g,小茴香 3g,土茯苓 30g,党参 10g,蒲公英 30g,黄柏 10g,苍术 10g。5 剂。

11. 南某某,女,73 岁,三港。2004 年 6 月 2 日初诊。

左侧小腹间断疼痛数年,痛时欲便或腹泻,多稀溏便,纳食尚可,进食干饭有哽噎感,舌苔白薄。X 线钡餐示:胃炎,中度胃下垂。

诊断:腹痛。

方药:柴胡 10g,乌梅 10g,黄芪 10g,广木香 10g,白芍 30g,山楂 20g,炮姜 3g,神曲 10g,厚朴 10g,茯苓 30g,甘草 10g,砂仁 10g。6 剂。

2004 年 6 月 18 日诊,腹痛减轻,大便日 1 次,纳食尚可,伴肢软乏力,常眼睑下垂,头昏,舌苔白。

方药:黄芪 30g,柴胡 5g,升麻 5g,白芍 30g,炮姜 3g,茯苓 30g,党参 10g,白术 18g,乌梅 10g,厚朴 10g,砂仁 10g,枳实 18g。6 剂。

12. 郭某某,女,59 岁,骆驼坳。2011 年 11 月 16 日初诊。

右小腹(近腹股沟处)胀痛不适,平卧不痛,站立或负重加重,间断发作 10 余年,大便正常,纳食尚可,时心慌,头昏,舌苔白,脉弦。素有高血压 6 年,坚持服药,血压 140/90mmHg。

诊断:腹痛。

方药:柴胡 5g,升麻 5g,香附 18g,延胡索 10g,川楝子 10g,白芍 30g,甘草 10g,黄芪 30g,甘松 10g,橘核 10g,枳实 30g,炒白术 30g。6 剂。

2011 年 11 月 30 日诊,腹痛症除,现目胀头昏,心慌气短。

方药:黄芪 30g,葛根 30g,桂枝 10g,川芎 18g,党参 15g,白芍 20g,甘草 10g,鹿角 10g,白术 20g,枳实 20g,丹参 15g。6 剂。

13. 吴某某,女,25 岁,凤山镇。2011 年 9 月 19 日初诊。

小腹两侧疼痛,间断发作 5~6 个月,又作 20 余天,平卧痛减,肛门坠胀,大便日 1 次,成形,月经周期规律,量少,纳食尚可,呃气,矢气。医院肠镜正常。去年农历十月做痔疮手术,今 B 超示子宫附件正常。

诊断:腹痛。

方药:柴胡 5g,升麻 5g,白芍 30g,甘草 10g,枳壳 30g,炒白术 30g,黄芪 30g,党参 15g,广木香 10g,当归 10g,香附 15g,延胡索 15g。6 剂。

2011 年 9 月 28 日诊,症稍减,前方加小茴香 3g,厚朴 10g,干姜 6g,法半夏 10g,柴胡加至 10g,去白芍、升麻、当归。5 剂。

14. 方某某,男,45 岁,浠水路口。2015 年 6 月 11 日初诊。

脐左腹部胀痛,反复发作,便后减轻,大便或秘或不成形,饮食尚可,舌苔白,肠镜未见异常(10 余年曾患肠梗阻)。

诊断:腹痛。

方药:柴胡 10g,白芍 30g,香附 18g,甘草 10g,广木香 10g,厚朴 10g,乌药 15g,枳壳 10g,黄芪 20g,延胡索 15g,佛手 10g,吴茱萸 5g。6 剂。

2015 年 6 月 19 日诊,疼痛减轻,守前方加党参 10g、川楝子 10g。6 剂。

2015 年 6 月 29 日诊,腹痛轻微,大便日 1 次,前方加沉香曲 5g。6 剂。

15. 陈某某,女,62 岁,凤山镇。2017 年 3 月 24 日初诊。

复 3 月 21 日诊,左小腹部胀痛减轻,大便日 2～3 次,时不成形(多第一次成形),舌苔白。

诊断:腹痛。

方药:党参 15g,苍术 10g,厚朴 10g,乌梅炭 15g,炮姜 10g,白芍 15g,防风 10g,陈皮 10g,石榴皮 10g,黄芪 20g,柴胡 10g,广木香 10g,砂仁 10g。6 剂。

2017 年 3 月 30 日诊,大便日 1～2 次或成形,时肠鸣,守前方。6 剂。

2017 年 5 月 8 日诊,左小腹部胀痛又作 1 周,大便日 1～2 次,前方去柴胡、防风,加山楂 20g、甘草 10g、香附 18g、乌药 15g,6 剂。

2017 年 5 月 15 日诊,小腹胀痛明显减轻,前方继服 6 剂。

【按语】 腹痛一证,可由多种病因引起,且相互兼夹,互为因果,共同致病,需辨明病因,分清虚实寒热。凡痛势急剧,痛时拒按,痛而有形,痛势不减,多属实证;痛势绵绵,痛时喜按,时缓时急,痛而无形,多属虚证;腹痛急迫,腹胀便秘,身热,痛处灼热,得凉痛减者多为热证;如腹痛暴作,腹满拘急,遇冷加剧,得热敷或进热食后减轻者,多为寒证;如腹部胀痛,时轻时重,痛处走窜不定,嗳气、矢气痛减者,多由气滞所致;腹部刺痛而固定不移,痛处拒按则属血瘀为病。“通则不痛”是治腹痛的基本法则,但要根据寒热、虚实、气血的具体情况辨证用药。气机郁滞者,疏肝解郁、理气止痛;湿热壅滞者,清利湿热、通腑泄热;寒邪内积者,温中散寒、缓急止痛;虚寒者,甘温补养、益气散寒。

附:肠粘连性腹痛

由于各种原因引起的肠管与肠管之间,肠管与腹膜之间,肠管与腹腔内脏器官之间发生的不正常黏附叫肠粘连。肠粘连患者的临床症状可因粘连程度和粘连部位而有所不同,轻者可无任何不适感觉,或者偶尔在进食后出现轻微的腹痛、腹胀等。重者经常伴有腹痛、腹胀、排气不畅、嗳气、大便干燥,腹内有气块乱窜,甚至引发不全梗阻。肠粘连是腹部手术如输卵管绝育术后、剖宫产后的并发症之一。常有小腹、少腹部疼痛反复发作史,疼痛多在进食后发生,阵发性加重,伴有不同程度腹胀,肠管充气、矢气和排便后可减轻。部分患者伴有呃逆、呕吐、大便秘结,舌质多偏红,苔薄黄或腻,脉沉弦。

1. 史某某，女，63 岁，大崎乡。2002 年 6 月 24 日初诊。

4 年前做“阑尾炎”手术，第二年又腹痛，在县医院手术诊断为“肠粘连”。现症：小腹、脐部疼痛，大便秘结，2～3 日 1 次，小腹发热，间断发作，时轻时重，伴头昏肢软，心悸乏力，舌苔白，脉细。

诊断：腹痛（肠粘连）。

方药：柴胡 10g，白芍 40g，甘草 10g，桃仁 10g，莱菔子 30g，广木香 10g，赤芍 10g，小茴香 3g，香附 15g，当归 10g，乌药 10g，延胡索 20g，大黄 5g。5 剂。

2002 年 7 月 11 日诊，服药后症状减轻，昨晚又痛甚，左小腹痛时起包块，大便现不秘，仍腹内发热，头昏痛，口干苦，舌红，苔薄黄，脉弦。

方药：柴胡 10g，白芍 50g，甘草 10g，桃仁 10g，莱菔子 30g，广木香 10g，当归 10g，延胡索 20g，乌药 10g，大黄 5g，香附 12g，丹皮 10g。5 剂腹痛消除。

2. 高某某，男，55 岁，骆驼坳。2007 年 5 月 28 日初诊。

今年正月十二日胃穿孔县医院手术治疗。现症：脐上部或小腹或左或右疼痛，其痛时轻时重，大便时腹泻，（服中药易腹泻）饮食不多，舌苔白，脉沉弦。

诊断：腹痛（肠粘连）。

方药：柴胡 10g，白芍 40g，甘草 10g，广木香 10g，桃仁 10g，丹参 15g，香附 15g，延胡索 15g，当归 10g，枳实 10g，厚朴 10g，莱菔子 20g。6 剂。

2007 年 6 月 22 日诊，腹痛止，饮食稍增。现症：两胁、剑突下有时轻微胀痛，进食油腻肠鸣，腹胀甚，舌苔中厚，脉沉弦。

方药：柴胡 10g，白芍 40g，甘草 10g，广木香 10g，桃仁 10g，香附 15g，丹参 15g，当归 10g，枳实 10g，厚朴 10g，莱菔子 20g，红枣 5 枚。7 剂。

3. 李某某，女，54 岁，白莲。2009 年 8 月 4 日初诊。

脐腹部胀痛，甚则欲呕，反复发作 3 年，又作 3 天，腹痛，呕吐，口服泻药后大便已通畅，症状减轻。现症：头昏，心慌，肢软乏力，纳呆食少，口干，舌干少苔，脉沉细（人民医院上月住院肠镜检查：未见异常，诊断为粘连性肠梗阻）。

诊断：腹痛（肠粘连）。

方药：柴胡 10g，桃仁 10g，白芍 35g，甘草 10g，丹参 15g，广木香 10g，厚朴 10g，枳实 10g，大黄 5g，当归 10g，香附 15g，莱菔子 30g。5 剂。

2009 年 8 月 7 日诊，症状减轻，守前方枳实改 30g，加白术 30g。5 剂。

2009 年 8 月 14 日诊，胀痛除，前方加党参 10g，去丹参 6g。续服 5 剂。

4. 朱某某，女，42 岁，凤山镇。1980 年 11 月 29 日初诊。

复 11 月 22 日诊，服前方后腹痛明显减轻，腰胀痛亦轻，饮食稍加，仍小腹阵发性腹痛，大便微秘，月经尚规律，量多，舌苔中间稍厚，脉缓稍弦。

诊断：腹痛（肠粘连）。

方药：柴胡 10g，甘草 10g，丹参 15g，延胡索 10g，川芎 10g，白芍 30g，青皮 10g，乳没共 10g，赤芍 10g，当归尾 10g，大黄 10g，香附 12g。5 剂。

1980 年 12 月 6 日诊，腹痛轻微，但仍阵发，饮食增加，精神好转，舌苔白稍厚，脉缓。

方药：柴胡 10g，甘草 10g，乌药 10g，白芍 30g，大黄 10g，青皮 10g，赤芍 10g，广木香 10g，当归 10g，香附 10g，丹参 15g，乳没共 10g。4 剂。

1980 年 12 月 13 日诊，服前方后，饮食增加，精神好转，腹痛基本消除，大便微秘，脉缓。

方药：柴胡 10g，枳壳 10g，乌药 10g，白芍 30g，当归 10g，香附 10g，甘草 10g，大黄 10g，青皮 10g，丹参 15g，广木香 10g，神曲 10g。5 剂。

5. 刘某某，男，45 岁，三里畈。2014 年 8 月 20 日初诊。

1993 年经深圳做阑尾手术，近 5～6 年间断小腹胀痛，痛时呕吐，便结，排便后渐渐恢复正常，舌苔白脉弦。

诊断：腹痛（肠粘连）。

方药：柴胡 10g，白芍 35g，甘草 10g，广木香 10g，桃仁 10g，乌药 15g，香附 18g，厚朴 10g，枳实 10g，当归 10g，小茴香 3g，莱菔子 30g。7 剂。

2014 年 10 月 14 日诊，症状好转，守前方。7 剂。

2015 年 1 月 9 日诊，时而症作，但甚轻微守前方。7 剂。

6. 陈某某，女，44 岁，石桥铺。1986 年 11 月 22 日初诊。

今年元月因宫外孕做手术后，小腹部疼痛时作，连及腰背，今年发作频繁，以右侧腹部为甚，舌苔白，面色晦暗，脉弦。

诊断：腹痛（肠粘连）。

方药：白芍 50g，青皮 10g，广木香 10g，甘草 10g，厚朴 10g，小茴香 3g，香附 15g，枳壳 10g，茯苓 20g，当归尾 10g，乌药 12g，丹参 15g。3 剂。

7. 杨某某，女，16 岁，三里畈。2004 年 12 月 10 日初诊。

今年农历二月做阑尾炎手术后，右侧小腹胀疼，无规律，痛甚欲便。B 超：全腹部探查未见明显异常。

诊断：腹痛（肠粘连）。

方药：柴胡 10g，桃仁 10g，白芍 40g，甘草 10g，党参 15g，小茴香 3g，厚朴 10g，枳壳 10g，广木香 10g，延胡索 15g，香附 15g。6 剂腹痛止。

8. 胡某某，男，42 岁，一中。2006 年 3 月 3 日初诊。

2002 年因阑尾炎在县医院手术治疗，术后感染 3 个月许。现症：右小腹有牵扯胀感，右侧腰腹时痛，大便少而不爽。B 超示：双肾正常；全胸探查：正常肠腔回声，肠腔无梗阻，腹腔无积液。

诊断：腹痛（肠粘连？）。

方药：柴胡 10g，桃仁 10g，白芍 30g，甘草 10g，丹参 15g，厚朴 10g，枳壳 10g，广木香 10g，砂仁 10g，小茴香 3g，莱菔子 30g。5 剂痛止。

9. 陈某某，男，74 岁，北丰。2008 年 9 月 29 日初诊。

右小腹部胀痛不适，大便稀溏不成形，纳食不多（曾作胆囊、阑尾、手术后肠粘连），时泛吐酸水，呃气稍舒，时头痛，舌苔白，脉沉弦。

诊断：腹痛(肠粘连)。

方药：柴胡 10g，厚朴 10g，干姜 5g，枳实 10g，广木香 10g，党参 10g，白芍 30g，甘草 10g，法半夏 10g，香附 15g，延胡索 10g，黄连 10g，吴茱萸 5g，莱菔子 15g。5 剂。

10. 徐某某，女，39 岁，骆驼坳。2007 年 6 月 15 日初诊。

去年 8 月 28 日因阑尾炎穿孔，骆驼坳医院手术治疗，3 个月后又化脓，在三里畈手术治疗。现症：小腹时而疼痛，大便秘，1～2 日 1 次，伴头昏肢软，舌苔白。

诊断：小腹痛(肠粘连?)。

方药：柴胡 10g，大黄 5g，白芍 40g，甘草 10g，香附 15g，厚朴 10g，桃仁 10g，广木香 10g，莱菔子 30g，当归 10g，蒲公英 30g。6 剂痛止。

11. 徐某某，女，60 岁，浠水。2008 年 10 月 13 日初诊。

1998 年做子宫肌瘤手术后，每年小腹剧痛，呕吐 1～2 次，以脐腹处为甚，纳食尚可，头昏手麻，舌苔白，血压 190/100mmHg。

诊断：腹痛(肠粘连)。

方药：柴胡 10g，桃仁 10g，白芍 30g，当归 10g，厚朴 10g，大黄 5g，广木香 10g，香附 15g，丹参 15g，黄芩 10g，小茴香 3g，莱菔子 20g。6 剂。

12. 李某某，女，44 岁，骆驼坳。2008 年 4 月 28 日初诊。

右小腹痛 1 年，时作时止(大前年患阑尾炎)，痛甚欲呕，大便日 1～2 次，不爽，痛时欲便，纳食尚可。素有高血压。B 超：小腹正常。

诊断：右腹痛(肠粘连)。

方药：柴胡 10g，白芍 30g，甘草 10g，桃仁 10g，广木香 10g，香附 15g，当归 10g，乌药 10g，厚朴 10g，枳实 10g，大黄 5g，莱菔子 20g。5 剂。

13. 朱某某，男，58 岁，骆驼坳。2015 年 1 月 16 日初诊。

2006 年因化脓性阑尾炎，三里桥医院已做手术治疗。现症：右小腹部时疼痛，甚则欲呕，舌苔白腻。B 超示：前列腺增生，前列腺结石。X 线钡餐：胃炎。

诊断：腹痛(肠粘连)。

方药：柴胡 10g，白芍 30g，桃仁 10g，甘草 10g，厚朴 10g，广木香 10g，枳实 10g，香附 18g，延胡索 15g，当归 10g，乌药 10g，莱菔子 20g。5 剂痛止。

14. 徐某某，女，48 岁，三里畈。2017 年 7 月 13 日初诊。

3 年前在四川做阑尾炎术，2 年前再次手术。现症：右小腹部胀痛，痛甚呕吐，大便干结，伴头昏肢软乏力，舌苔白薄。

诊断：腹痛(肠粘连)。

方药：柴胡 10g，白芍 30g，甘草 10g，广木香 10g，乌药 15g，香附 15g，莱菔子 30g，当归 10g，厚朴 15g，枳实 15g，延胡索 10g，砂仁 10g。6 剂。

15. 方某某，女，49 岁，凤山镇。2012 年 12 月 6 日初诊。

原做阑尾、子宫手术。现症：右小腹部疼痛，大便日 2～3 次，多不成形，曾发生肠梗阻两次，经武汉确诊为肠粘连，今晨又小腹部作痛，舌苔白。

诊断：腹痛、肠粘连。

方药：柴胡10g，厚朴10g，白芍40g，甘草10g，广木香10g，枳实10g，当归10g，砂仁10g，黄连10g，吴茱萸5g，蒲公英30g。6剂药后疼痛消失。

16. 周某某，凤山镇，55岁，凤山镇。2017年11月9日初诊。

右下腹部疼痛，间断发作10余年（曾作阑尾切除手术），在武汉曾做CT、肠镜检查未见异常。现又作3天，时便秘结，纳食一般，矢气或便后其痛减轻，舌苔白，脉弦。

诊断：腹痛。

方药：柴胡10g，桃仁10g，白芍40g，甘草10g，厚朴10g，枳实10g，广木香10g，延胡索10g，香附15g，莱菔子20g，乌药15g。6剂药后痛止。

17. 童某某，女，36岁，凤山镇。2015年6月22日初诊。

5月7日在县医院做阑尾手术（原作剖宫产，腹壁血肿Ⅱ度）。现症：左小腹部疼痛（酸胀）月余未消，大便日1次，按压痛明显。B超示：肝胆脾胰子宫均正常。

诊断：腹痛（肠粘连）。

方药：柴胡10g，白芨40g，甘草10g，广木香10g，小茴香3g，丹参10g，山楂20g，香附18g，当归10g，厚朴10g，枳实10g，莱菔子20g，延胡索15g，党参20g。5剂药后痛止。

18. 胡某某，男，70岁，浠水。2013年1月8日初诊。

去年浠水县人民医院做疝气手术，术中发现肠粘连。现症：左侧小腹胀痛，时轻时重，大便干结，2～3日1次，饮食少，肢软头昏，时胃脘作胀，舌苔白稍腐，脉沉弦（原腰骨质增生时腰痛）。

诊断：腹痛（肠粘连）。

方药：柴胡10g，白芍40g，甘草10g，桃仁10g，厚朴10g，丹参15g，砂仁10g，广木香10g，制首乌15g，香附15g，枳壳10g，延胡索15g，莱菔子30g。6剂。

19. 程某某，女，48岁，浠水。2010年3月31日初诊。

2004年做子宫肌瘤全切术，并切除阑尾。现症：左脐腹部疼痛，日轻夜重，自觉腹部跳动，大便日1次，痛时大便后痛减，口干苦，早时欲呕。2008年11月9日MRI腹主动脉平扫未见异常。2007年7月12日胃镜示：慢性浅表性胃炎。

诊断：腹痛（肠粘连）。

方药：白芍40g，甘草10g，香附18g，柴胡10g，乌药15g，广木香10g，蒲公英30g，厚朴10g，枳壳10g，丹参15g，桃仁10g。6剂疼痛明显减轻。

20. 夏某某，男，14岁，凤山镇。2014年7月26日初诊。

左下腹部疼痛阵作剧烈，呕吐馊酸，大便秘结，去年10月至今，间断发作8次，县医院疑为不全肠梗阻，武汉中南医院小肠镜、结肠镜、胃镜检查，均未见异常，舌稍胖苔白，脉沉弦。

诊断：腹痛。

方药：柴胡 10g，白芍 30g，甘草 10g，厚朴 10g，枳实 10g，莱菔子 20g，广木香 10g，大黄 5g，砂仁 10g，山楂 15g，法半夏 10g，谷芽、麦芽各 20g。6 剂药后症状明显好转。

【按语】 中医学中无肠粘连病名，根据临床表现属祖国医学中“肠结”范畴。中医认为肠为传化之腑，以通为用，腹部手术常戕伐正气，损伤肠腑导致肠道气血痞结，气滞血瘀，气血运行不畅，脏腑功能失调，气机阻滞不利而产生腹部胀痛或呕吐、便秘等症。不通则痛，气滞则胀，治宜行气活血，通里泻下，缓急止痛。常用柴胡疏肝理气，厚朴、枳实、大黄（小承气汤）行气导滞，通里攻下，莱菔子、香附消积除胀，桃仁、当归活血化瘀，白芍、甘草（芍药甘草汤）缓急止痛。

25 腹　　胀

腹胀一证极为常见，在中医里是个病证名，《素问·玉机真脏论》等古籍中早有记载，主要症状就是腹部胀满不适。虽然方书里没有专门当作一种疾病详细论述，但在实际诊疗中却屡见不鲜。腹部是指胃脘以下，耻骨毛际以上的部位。脐以上的部分称之为"大腹"，脐周部分为"脐腹"，脐以下的部分叫作"小腹"，以脐下两旁称为"少腹"。

临床主要是根据病因病机分型辨治。若寒邪侵犯肠胃，表现为腹脘胀满，遇寒加重，得温减轻，恶心呕吐，吐后痛缓，口淡不渴，腹泻清稀，四肢不温，舌苔白润。治宜温中散寒。常用桂枝、干姜、苏叶、厚朴、广木香、莱菔子、茴香等基础方随证加减。桂枝、干姜、苏叶温中散寒，广木香、莱菔子、厚朴、茴香行气止痛。兼气虚者，加黄芪、党参、白术补气健脾；夹食积者，加山楂、神曲消食导滞。

因情志郁结，气滞不行者，症见脘腹胀满，饱闷嗳气，恼怒忧思则加重者，治宜疏肝理气。常用柴胡、枳壳、苏梗、厚朴、法半夏、茯苓等。

因脾虚者，症见腹时作胀，朝宽暮重，纳呆食少，肢倦乏力，治宜健脾理气，常用党参、白术、茯苓、厚朴、陈皮、黄芪、砂仁等。

若脾虚湿困，气郁化热，胃热肠寒，虚实夹杂，症见腹胀痞满，口苦纳呆，便溏尿黄等，治宜辛开苦降，补泻同施。用半夏泻心汤加味黄连、黄芩、党参、枳实、砂仁、干姜、蒲公英、苍术、法半夏、甘草。方中黄连、黄芩、蒲公英苦寒泄热；半夏、干姜辛开通降；党参、甘草甘温益气；砂仁、枳实行气消痞；苍术健脾燥湿。

本书中根据腹胀部位分为脘腹胀、脐腹胀、小腹胀辨治。

一、脘腹胀

脘腹胀是腹胀里很常见的一种类型。很多患者来就诊时，都诉说上腹部胀满不适。其病因较为复杂，有的是外邪入侵，寒邪直中肠胃，阻碍了气机的正常运行；有的是情志不舒，肝气郁结横逆犯胃，导致脾胃的运化功能失常。根据不同的情况，灵活运用温中散寒、疏肝理气、健脾和胃等治法，选用合适的药物进行加减。

1. 瞿某某，女，64岁，路口。2001年4月23日初诊。

复4月16日诊，腹部作胀，症状明显减轻，纳食尚可，精神转佳，舌苔白。

诊断：腹胀。

方药：柴胡10g，白芍20g，厚朴10g，枳壳10g，黄连10g，干姜8g，黄芩10g，砂仁10g，广木香8g，党参12g，麦芽30g，莱菔子30g。5剂。

2001年4月28日，复23日诊，腹胀轻，大便2～3次，大便干结如粒，舌苔白厚。

方药：柴胡10g，白芍20g，厚朴10g，枳壳10g，黄连10g，广木香10g，白豆蔻4g，党参10g，莱菔子30g，乌药12g，甘草10g。5剂。

2. 张某某，女，37岁，匡河。2005年6月6日初诊。

脐上腹部胀而不适3～4年，大便日1～2次，成形，胃脘部按之则痛，24岁实行结扎后月经停用13年。胃镜示：慢性胆汁反流性胃炎；X线钡餐示：胃下垂、胃炎。

诊断：腹胀、闭经。

方药：厚朴10g，枳实18g，白术18g，砂仁10g，党参10g，广木香10g，小茴香3g，黄连10g，干姜5g，法半夏10g，莱菔子20g，黄芩10g。6剂。

2005年6月22日复诊，腹胀减轻，大便日1～2次成形，纳食尚可，时泛酸，精神一般，口苦。

方药：厚朴10g，枳实20g，白术20g，砂仁10g，党参10g，广姜5g，法半夏10g，莱菔子30g，黄芩10g，广木香10g，小茴香3g，香附15g。6剂渐愈。

3. 王某某，男，63岁，浠水县。2005年8月12日初诊。

复7月18日诊，腹痛腹泻止。现症：脘腹作胀，纳食稍增，只能进食稀饭等，目胀涩，肢软乏力，舌淡苔白稍厚。2005年6月8日胃镜示：胃炎、胃息肉；肝功能：正常；尿隐血：+－。

诊断：腹胀。

方药：黄连10g，干姜3g，黄芩10g，法半夏10g，党参10g，石榴皮10g，砂仁10g，厚朴10g，鸡内金10g，广木香10g，麦芽30g，山楂20g，莱菔子15g。8剂。

2005年9月2日复诊，服药时泻止，停药后又泻2天，稀溏便，日1～2次，量不多，纳呆食少，只能进食稀饭，吃干饭则胃胀不适，无痛感，肢软乏力较前好转，舌苔白薄淡黄，脉缓。

方药：黄连10g，黄芩10g，石榴皮10g，党参10g，砂仁10g，鸡内金10g，山楂18g，干姜5g，乌梅炭10g，麦芽30g，补骨脂10g，厚朴10g，红枣5枚，五味子10g。8剂告愈。

4. 杨某某，男，49岁，凤山镇。2009年5月9日初诊。

左侧上腹部胀，时微痛，间断发作1年，大便日1次，尿黄，纳食尚可，不泛吐酸水，舌苔白，日轻夜重，甚则不能入睡，素有颈椎病。县医院钡餐：十二指肠球炎；肝功能正常。B超：泌尿系正常。

诊断：腹胀。

方药：厚朴10g，黄连10g，广木香10g，枳实10g，砂仁10g，黄芩10g，党参10g，法半夏10g，茯苓30g，鸡内金10g，干姜3g，香附18g。6剂。

2009年5月18日复诊，服药后症状减轻，前方加苍术10g、蒲公英30g。6剂。

2009年5月29日诊，腹胀基本消失，守5月18日方，续服6剂渐痊。

5. 程某某,女,27岁,王家园。2013年4月6日初诊。

腹部胀塞不适,知饥,食后胀作,伴胁痛(时走窜),饮食一般,月经周期规律,经量少。原胃镜:慢性胃炎;B超:双侧附件局限性积液。

诊断:腹胀。

方药:厚朴10g,黄连10g,干姜3g,苍术10g,广木香10g,党参10g,砂仁10g,枳实10g,柴胡10g,黄芩10g,川芎10g,蒲公英30g。5剂。

2013年4月15日诊,药后症状消失,近2天又作,前方加香附18g、高良姜10g、莱菔子30g,去黄芩。5剂。

2013年4月22日诊,加延胡索10g、白芍30g、甘草10g,去苍术、川芎,5剂告愈。

6. 瞿某某,男,41岁,骆驼坳。2011年6月11日初诊。

上中腹部偏右或小腹部胀而不舒2个月,大便日1次,干结量少,肛门坠胀,纳食尚可,舌苔白。2011年4月14日胃镜诊断慢性浅表性胃炎。

诊断:脘腹胀。

方药:厚朴10g,苍术10g,枳实10g,党参10g,黄连10g,大黄6g,干姜5g,黄芩10g,广木香10g,法半夏10g,香附15g,莱菔子18g。6剂。

2011年6月17日诊,症状明显好转,大便日2~3次,前方加砂仁10g、鸡内金10g,去大黄、香附。6剂。

7. 姚某某,男,47岁,古河。2011年6月24日初诊。

上中腹胀塞不适20余天,大便多稀软,时右小腹胀痛,纳呆食少,目睛稍黄,舌苔白稍厚,口干苦。

诊断:腹胀。

方药:厚朴10g,党参10g,枳实10g,干姜5g,白术10g,法半夏10g,蒲公英20g,茵陈20g,鸡内金10g,砂仁10g,莱菔子20g,谷芽、麦芽各20g,茯苓30g。6剂。

2011年7月25日诊,症状明显好转,纳食尚可,前方去莱菔子、茯苓,加山楂20g。6剂。

8. 周某某,女,60岁,凤山镇。2010年6月15日初诊。

做胆囊切除手术1年。现症:右胁腹胀2个月,时痛,无规律,呃气频数,纳食不多,伴头昏肢软乏力,舌苔白,脉缓。B超示:双肾结石、肝外胆管扩张、肝囊肿。

诊断:腹胀。

方药:柴胡10g,蒲公英30g,白芍25g,甘草10g,枳壳10g,郁金18g,香附18g,丹参15g,黄芩10g,延胡索10g,砂仁10g,党参10g,川芎15g,黄芪20g。6剂。

2010年6月22日症状明显好转,宗前方继服6剂。

9. 林某某,女,57岁,平湖乡。2009年9月3日初诊。

去年10月在县人民医院做胆囊切除术,术后仍右侧上腹部胀塞不舒,连及背心,纳呆食少,口干喜饮,舌质暗,苔白。B超:胆囊切除,肝脾胰腺正常;原乙肝小三阳;葡萄糖5.93mmol/L;胃镜:慢性浅表性胃炎。

诊断:腹胀。

方药:柴胡10g,茵陈30g,蒲公英30g,枯矾3g,郁金18g,黄芩10g,枳实10g,延胡索15g,川楝子10g,广木香10g,白芍30g,甘草10g,徐长卿20g,大黄5g,山栀10g。5剂。

2009年9月8日诊,胀减,饮食少。去川楝子,加厚朴10g。5剂。

10. 王某某,女,60岁,凤山镇。2008年5月14日初诊。

头昏肢软,四肢酸胀,纳食一般,时上腹胀不适,咳嗽白痰。X光片:支气管炎。

诊断:腹胀。

方药:柴胡10g,黄芩10g,党参10g,茵陈20g,虎杖10g,秦艽10g,法半夏10g,杏仁10g,陈皮10g,厚朴10g,蒲公英20g,砂仁10g。5剂。

2008年5月24日诊,腹胀减轻,肝功能检查正常;血压90/60mmg,前方加瓜蒌仁20g、苍术10g、茯苓30g,去虎杖。5剂渐愈。

二、脐腹胀

脐腹胀主要是脐周部位有胀满不适的感觉,这和脾胃的关系密切。脾胃虚弱,运化无力,水谷不能很好地消化吸收,容易停滞在脐周;还有些患者,饮食不节,吃了太多生冷、油腻的食物,损伤了脾胃,也会引发脐腹胀。另外,情绪的波动,像焦虑、抑郁等,也会影响脾胃的升降功能。对于脐腹胀的治疗,着重从调理脾胃入手,同时兼顾其他可能的因素,调整用药,帮助患者恢复脾胃的正常功能,消除胀满不适。

1. 陈某某,男,60岁,骆驼坳2013年2月6日初诊。

脐周腹部胀塞不适年余,食后胀增,大便日1次,时稀,舌苔白。胃镜:慢性浅表性胃炎伴出血、十二指肠球部溃疡;B超:肝囊肿、胆囊炎。

诊断:腹胀。

方药:法半夏10g,厚朴10g,广木香10g,黄连10g,干姜3g,党参10g,枳实10g,黄芩10g,砂仁10g,甘草10g,蒲公英30g,佛手10g。5剂。

2013年2月20日诊,症状减轻,前方加鸡内金10g、山楂20g、白术10g,去广木香。6剂。

2. 聂某某,女,50岁,凤山镇。2012年10月15日初诊。

脐周常觉胀闷,呃气稍舒,自觉少气,背冷胸闷,困倦多睡,纳呆食少,多不知饥,大便干结,不硬,3~7天1次,口干苦,停经1年,时腰痛,泛吐酸水。

诊断:腹胀。

方药:黄芪40g,柴胡5g,升麻5g,枳实30g,白术30g,党参15g,莪术10g,法半夏10g,甘草10g,黄连10g,吴茱萸5g,当归10g,谷芽、麦芽各20g,鸡内金10g。

2012年10月28日诊,脐周胀闷、背冷减轻,胸闷,咳嗽止,守前方加厚朴10g、枳壳10g,去法半夏、五味子。5剂。

3. 童某某，男，44岁，凤山镇。2017年3月22日初诊。

脐周胀气不适，大便日2次，成形，便后带黏冻（黄色），反复发作10年，加重3年，饮食尚可，舌苔白。胃镜：慢性浅表性胃炎伴糜烂；肠镜：未见明显异常。2015年4月14日电子肠镜：结肠镜检查全大肠大致正常。

诊断：腹胀。

方药：党参10g，防风10g，黄连10g，黄芩10g，干姜5g，白头翁15g，乌梅炭15g，广木香10g，法半夏10g，石榴皮10g，厚朴10g，枳实10g，赤芍30g，甘草10g。6剂。

4. 叶某某，女，16岁，白莲河二郎庙。2008年4月14日初诊。

右脐腹（脐右侧）及右小腹胀痛3个月余，时作时止，时轻时重，尿频，大便日1次不结，纳食不多、月经尚调、白带稍多。2008年3月20日B超：胆囊炎，泌尿系正常；2月22日县人民医院钡餐：胃炎；3月11日尿检：隐血十。

诊断：腹胀。

方药：柴胡10g，小茴香3g，金钱草30g，六一散30g，鸡内金10g，海金沙10g，石苇15g，瞿麦15g，白芍30g，甘草10g，香附15g。5剂。

2008年4月21日诊，右脐腹胀痛除，月经月余仍未尽，伴头昏肢软。

方药：黄芪30g，旱莲草15g，益母草30g，当归10g，熟地20g，蒲黄10g，仙鹤草15g，丹参15g，丹皮10g，煅牡蛎50g，蒲公英30g。6剂告愈。

5. 黄某某，男，85岁，大河岸。2012年4月13日初诊。

脐腹部胀月余，大便干结，小便赤涩不适，上中腹部亦胀，纳食稍差，舌干苦。

诊断：腹胀。

方药：琥珀18g，枳实15g，小茴香3g，党参10g，干姜3g，法半夏10g，广木香10g，桃仁10g，莱菔子20g，鸡内金10g，乌药10g。5剂。

2012年4月17日诊，症状明显减轻，守前方加决明子15g。6剂。

6. 宋某某，男，54岁，三里畈。2002年1月28日初诊。

脐腹部胀，肠鸣，伴呃气，胃脘胀痛月余，大便日2～3次成形；B超示：胆囊炎；X线钡餐示正常；小便正常，时头昏，纳差睡差，舌苔白。

诊断：腹胀。

方药：太子参12g，干姜8g，小茴香3g，厚朴10g，白术10g，广木香8g，法半夏10g，青皮10g，山楂18g，白豆蔻3g，甘草3g，莱菔子20g。5剂。

2002年2月4日复诊，胃脘部胀痛减轻，仍肠鸣，大便日2～3次，成形，纳食尚可，舌苔白脉弦。

方药：黄芪15g，莪术10g，太子参12g，干姜8g，厚朴10g，苍术10g，砂仁10g，莱菔子30g，山楂18g，神曲10g，陈皮10g，广木香8g，法半夏10g。4剂。

7. 何某某，男，41岁，三里畈。2015年6月4日初诊。

脐腹部胀而不适，时而畏冷，大便多不成形，便而不爽4个月，同济医院无痛肠镜：大肠未见实质性病变；饮食尚可，舌稍胖边有齿痕，脉沉细。

诊断：腹胀。

方药：党参1袋(颗粒剂)、厚朴2袋、枳实2袋、干姜1袋、黄连2袋、法半夏1袋、石榴皮1袋、山楂2袋、麦芽2袋、砂仁2袋、莱菔子2袋、苍术1袋。6剂。

8. 付某某，女，52岁，邮政局，2004年2月16日初诊。

脐部胀痛，肠鸣，大便日2次，稀溏，纳食差已5天，伴头昏，上臂酸痛，血压100/70mmHg。去年颈椎拍片：颈椎骨质增生。

诊断：腹胀。

方药：苍术10g，厚朴10g，山楂18g，神曲10g，白豆蔻5g，茯苓30g，麦芽30g，广木香8g，黄连10g，泽泻10g，陈皮10g，莱菔子20g，苏叶5g。5剂药后症状消失。

9. 邓某某，女，50岁，凤山镇。2005年3月14日初诊。

脐腹胀痛不舒2年，二便调，面部浮肿，肢软头昏乏力，纳食不多，3月B超示：双肾、全腹未见异常。血检：T3：0.10ng/mL，T4：72.46pg/dL，TSH：3.53MIU/L。

诊断：腹胀。

方药：苍术10g，茯苓50g，厚朴10g，枳实18g，党参10g，黄芪20g，莪术10g，白术18g，广木香10g，干姜5g，法半夏10g，莱菔子15g，砂仁10g。5剂。

10. 曹某某，男，32岁，三里畈。2007年7月30日初诊。

饭后脐腹胀而不适，间断发作10年，大便时秘；2003年胃钡餐提示：胃下垂12cm；饮食尚可，伴精神差，气温高则甚，出汗少，腰肌部时胀痛，脐腹常觉有冷感，舌苔白厚稍腻，脉缓。

诊断：腹胀。

方药：枳实30g，白术30g，柴胡5g，升麻5g，党参10g，黄芪30g，厚朴10g，干姜3g，甘草10g，法半夏10g，生姜5片。6剂。

2007年8月7日诊，大便时溏，形寒怕冷，精神差，纳食睡眠尚可，舌质暗苔白，脉细。

方药：黄芪30g，党参10g，白术18g，砂仁10g，干姜5g，枳实18g，茯苓30g，甘草10g，广木香10g，红枣5枚，陈皮10g。6剂。

三、小腹胀

小腹部位涉及多个脏腑，像膀胱、大肠、胞宫等。所以小腹胀的病因更加复杂多样，有的是肠道气机不畅，导致糟粕排出受阻；有的是膀胱气化不利，影响了水液代谢；女性患者还可能和胞宫的病变有关。在诊断小腹胀的患者时，须综合考虑患者的性别、年龄、症状特点以及相关检查结果。治疗时，除了理气消胀，要根据具体病因，采取温阳化气、清热利湿、活血化瘀等不同的方法，以达到最佳的治疗效果。

1. 胡某某,女,67岁,本镇。2009年6月11日初诊。

小腹部胀而不适3个月,大便1～3次,形小软便,纳差食少,头昏肢软,血压140/90mmHg。肛肠科检查:混合痔。

诊断:腹胀。

方药:厚朴10g,党参10g,干姜3g,黄连10g,法半夏10g,枳壳30g,槟榔15g,甘草10g,莱菔子30g,白术30g,火麻仁15g,砂仁10g。5剂。

2009年6月18日诊,病症减轻,前方加黄芩18g、茯苓50g、蒲公英30g,枳实改为10g,去白术、槟榔。5剂。

2. 汪某某,男,43岁,石桥铺。2010年10月15日初诊。

小腹部胀而不适,大便日3～4次,成形,多有不消化残渣2年,纳食不多,食后小腹作胀,舌苔白。

诊断:腹胀。

方药:厚朴10g,苍术10g,黄连10g,党参10g,干姜5g,广木香10g,黄芩10g,石榴皮10g,枳实10g,法半夏10g,山楂20g,白豆蔻5g。6剂。

2010年10月22日诊,症状明显好转,大便日2次,前方6剂,加太子参100g,白术、甘草、砂仁、佛手各50g,做小蜜丸。

3. 朱某某,女,53岁,凤山镇。2012年6月28日初诊。

小腹部胀而不适4个月,时肠鸣作响,5月31日在县人民医院做胆结石微创手术。现症:小腹部胀气,大便1～2日1次,多成形,纳食不多,伴头昏肢软乏力,不知饥,舌暗苔白厚,脉沉细滑。

诊断:腹胀。

方药:厚朴10g,山楂20g,枳实10g,苍术10g,鸡内金10g,党参10g,干姜5g,莱菔子30g,法半夏10g,白豆蔻5g,广木香10g。6剂。

2012年7月9日诊,腹痛消失仍腹胀不适,口时苦。

方药:党参10g,厚朴10g,枳实10g,砂仁10g,黄连10g,黄芩10g,干姜3g,蒲公英30g,谷芽、麦芽各20g,法半夏10g,苍术10g,鸡内金10g,莱菔子30g。6剂。

4. 靖某某,女,74岁,白龙井。2016年2月25日初诊。

小腹部胀而不适,时而微痛,大便日2～3次,稀溏便,饮食尚可,已1年之久。血压160/90mmHg。2015年9月7日电子肠镜示:横结肠隆起,表面光滑。

诊断:腹胀。

方药:黄连10g,广木香10g,干姜3g,白头翁15g,山楂20g,黄芩10g,石榴皮10g,厚朴10g,乌梅炭10g,党参10g,法半夏10g,枳实10g,苍术10g。7剂。

2016年3月9日诊,症状减轻,前方去法半夏,加砂仁10g。7剂。

2016年4月18日诊,大便日2～3次,前方续服6剂。

2016年4月23日诊,大便已成形,仍有腹胀感,宗前方6剂。

2016年9日27日诊,症状稳定,宗前方6剂。

5. 李某某，男，39岁，实验中学。2008年12月25日初诊。

小腹胀而不适2周，早晨为甚，大便日1次，成形，饮食尚可，原胃脘部胀塞不适间断发作2年余，服药症状时减。2007年9月11日胃镜：慢性浅表性胃炎；B超：轻度脂肪肝，胆囊炎；血检：乙肝小三阳；2008年10月27日肝功能正常；舌苔白厚。

诊断：腹胀。

方药：厚朴10g，法半夏10g，枳壳10g，山楂20g，蒲公英30g，砂仁10g，党参10g，干姜3g，甘草10g，莱菔子30g，广木香10g，鸡内金10g。6剂。

2009年1月20日诊，精神转佳，脐腹微胀，前方加决明子5g。6剂。

2009年6月9日诊，胃脘部胀塞不舒又复作，时呃气，守前方加黄连10g、黄芩10g，去广木香、莱菔子、山楂。6剂。

6. 汪某某，女，69岁，幼儿园。2009年11月30日初诊。

小腹胀满月余，大便日3～4次，肛门坠胀，不爽，便稀软，奇臭；纳差食少，时呃气，舌苔白。

诊断：腹胀。

方药：党参10g，法半夏10g，厚朴10g，炒山楂30g，干姜3g，黄连10g，枳实30g，广木香10g，砂仁10g，鸡内金10g，蒲公英30g。5剂。

2009年12月7日复诊，呃气频繁，大便日3～5次，成形，胃胀纳呆，前方加柴胡10g，防风10g，石榴皮10g。6剂。

2009年12月16日复诊，大便3次/d，软稀便，其臭味减轻，呃气减轻。

方药：党参10g，黄连10g，厚朴10g，山楂20g，白豆蔻5g，广木香10g，法半夏10g，黄芩10g，干姜3g，蒲公英30g，莱菔子30g，石榴皮10g，柴胡10g。5剂。

7. 雷某某，女，53岁，凤山镇。2010年7月6日初诊。

左小腹部胀而不适，大便日2次，多为稀软便，或腹泻少许白黏冻状物，纳呆食少，食后胀增，呃气频数，伴头昏肢软乏力。伴四肢关节痛，时泛酸。2010年3月12日B超示：肝胆脾未见异常。2009年6月8日胃镜示：慢性浅表性胃炎；B超示：宫颈肥大。

诊断：腹胀。

方药：厚朴10g，黄连10g，干姜3g，广木香10g，黄芩10g，法半夏10g，石榴皮10g，蒲公英30g，枳实10g，茯苓30g，香附18g，吴茱萸3g。6剂。

2010年7月22日诊，大便稍干，日2次，前方加柴胡10g、延胡索15g、党参10g，去香附、茯苓。6剂。

8. 胡某某，女，66岁，六十担。2007年8月17日初诊。

小腹部膨胀不适，足部浮肿，腰痛，肢软乏力，饮食少，食后胀甚，睡差多梦，舌苔白。B超：胆囊炎；尿脓细胞0～2。

诊断：腹胀。

方药：厚朴10g，枳实10g，黄连10g，党参10g，干姜3g，砂仁10g，鸡内金10g，莱菔子20g，苍术10g，山楂15g，法半夏10g，红枣5枚。6剂。

2007年8月24日复诊，浮肿消退，小腹胀膨明显减轻。现症：胃脘部胀塞，时泛吐酸水，饮食不多，食后胀增，肢软困倦，口干，舌苔白，脉缓。

方药：厚朴10g，党参10g，法半夏10g，枳实10g，苍术10g，鸡内金10g，黄连10g，黄芩10g，干姜3g，砂仁10g，山楂15g，红枣5枚，莱菔子20g。6剂。

2007年9月19日诊，浮肿腹胀等症甚轻，前方加蒲公英15g、柴胡10g，去红枣。6剂。

9. 郭某某，女，58岁，凤山镇。2008年3月31日初诊。

小腹胀而作痛，大便日1次，时而秘结，呃气频作，纳食尚可，精神倦怠，肢软乏力，舌苔白，脉弦。

诊断：腹胀。

方药：柴胡10g，厚朴10g，干姜3片、党参10g，枳壳10g，鸡内金10g，砂仁10g，莱菔子30g，广木香10g。6剂。

2008年4月7日诊，仍小腹部胀痛，呃气减轻，纳食尚可，前方加大黄5g、枳实10g、白芍10g、黄芪20g，去莱菔子。6剂。

2008年4月14日诊，小腹部胀痛减轻，大便日1次成形，便后减轻，时呃气，2007年2月25日武汉同济医院X线钡餐：十二指肠降部憩室，小肠活动过快；肾功能、肝功能正常。手足轻度浮肿。

方药：柴胡10g，厚朴10g，干姜5g，大黄5g，枳实10g，黄芪30g，白芍15g，法半夏10g，黄连10g，党参10g，鸡内金10g，砂仁10g，茯苓50g。6剂。

2008年4月21日诊，大便通畅，精神转佳，足肿胀、呃气减，纳食尚可。

方药：柴胡10g，厚朴10g，干姜5g，大黄5g，黄芪30g，白芍8g，法半夏10g，黄连10g，党参10g，鸡内金10g，白术10g，枳壳10g。6剂。

2008年4月28日诊，精神较好，早起肢体酸胀，食后腹部胀痛(轻)，纳食尚可，舌苔白，脉弦。

方药：黄芪20g，枳实10g，白芍10g，柴胡10g，厚朴10g，党参10g，砂仁10g，大黄5g，法半夏10g，广木香10g，干姜3g，生姜5片，鸡内金10g。6剂。

2008年9月5日诊，病情向好，前方去广木香，加红枣5枚。6剂。

10. 汪某某，女，71岁，幼儿园。2011年12月26日初诊。

小腹胀而不适10余天，大便日3～5次，量少，大便奇臭，左侧少腹胀痛，纳食差，口干，舌苔中白，脉沉弦。

诊断：腹胀。

方药：厚朴15g，山楂20g，神曲10g，枳壳10g，莱菔子30g，广木香10g，党参10g，砂仁10g，黄连10g，苍术10g，鸡内金10g，干姜3g，生姜5片。3剂。

2012年1月2日诊，大便日1～2次，臭减，前方加柴胡10g，法半夏10g，去生姜。3剂。

2012年1月12日诊，昨进食鱼豆腐后胃内不适，宗12月26日方，加吴茱萸3g，煅瓦楞子 25g,蒲公英 30g,去生姜。3 剂。

11. 张某某,男,85 岁,农业局。2013 年 5 月 30 日初诊。

小腹作胀不适,排便不爽,大便不成形,日 1～2 次,月余,饮食尚可,舌苔白。

诊断:腹胀。

方药:厚朴 10g,党参 10g,苍术 10g,山楂 15g,砂仁 10g,神曲 10g,黄连 10g,广木香 10g,干姜 3g,枳壳 10g,石榴皮 10g,莱菔子 20g。5 剂。

2013 年 6 月 6 日诊,小腹胀明显减轻,大便成形日 1 次,饮食尚可,守前方加鸡内金 10g。4 剂。

12. 郑某某,女,36 岁,凤山镇。2003 年 11 月 3 日初诊。

小腹部胀而不适,尿频,赤涩不舒,反复发作 4～5 年,月经正常,白带不多。膀胱造影:肾膀胱正常;B 超:附件炎。

诊断:腹胀。

方药:黄芪 30g,柴胡 6g,升麻 6g,小茴香 3g,六一散 30g,当归 10g,橘核 10g,党参 10g,茯苓 30g,石斛 18g,生地 18g,苦参 15g。6 剂。

2003 年 11 月 24 日复诊,尿日 7～8 次,无尿痛,尿急感。

方药:厚朴 10g,枳实 10g,广木香 10g,党参 10g,小茴香 3g,赤芍 18g,香附 12g,乌药 10g,茯苓 30g,白芍 18g,甘草 10g,莱菔子 30g。4 剂。

2003 年 11 月 28 日诊,症状减轻,纳食睡眠尚,舌苔白稍厚。

方药:柴胡 10g,枳实 10g,白芍 20g,广木香 10g,厚朴 10g,甘草 10g,乌药 12g,青皮 10g,滑石 30g,香附 15g,小茴香 3g,莱菔子 30g。5 剂。

13. 吴某某,女,25 岁,凤山镇。2011 年 9 月 19 日初诊。

小腹两侧胀痛间断发作 5～6 个月,又作 20 余天,平卧痛减,肛门坠胀,大便日 1 次,成形,月经周期规律,量少,纳食尚可,呃气,矢气。医院肠镜正常。去年农历十月,做痔疮手术;今 B 超子宫附件正常。

诊断:腹胀。

方药:柴胡 5g,升麻 5g,白芍 30g,甘草 10g,枳壳 30g,炒白术 30g,黄芪 30g,党参 15g,广木香 10g,当归 10g,香附 15g,延胡索 15g。6 剂。

2011 年 9 月 28 日诊,症稍减,前方加小茴 3g、厚朴 10g、干姜 6g、法半夏 10g,柴胡加至 10g,去白芍、升麻、当归。5 剂。

14. 丁某某,女,66 岁,三里畈。2012 年 9 月 15 日初诊。

小腹部胀而不适,时轻时重,小腹时有抽掣感,肛门坠胀疼痛,大便 2～3 日 1 次,纳呆食少,舌苔白。

诊断:腹胀。

方药:柴胡 10g,白芍 40g,甘草 10g,广木香 10g,厚朴 10g,枳实 10g,桃仁 10g,小茴香 3g,香附 20g,乌药 15g,延胡索 10g,莱菔子 30g。5 剂。

2012 年 10 月 30 日复诊,症状明显好转,前方加黄芪 30g、党参 10g、升麻 5g、枳实

30g、白术30g，去莱菔子、小茴香、乌药。5剂。

15. 瞿某某，女，40岁，骆驼坳。2013年9月24日初诊。

小腹部胀而不适，排尿前后为甚6个月余（北京多所医院妇科检查未确诊），大便日1次，多不成形，饮食尚可，月经尚调，其疼痛与月经无关。B超：肾、输尿管、膀胱未见明显异常；尿：白细胞3～4。

诊断：腹胀。

方药：生地20g，白芍30g，甘草10g，乌药15g，小茴香3g，厚朴10g，石苇30g，延胡索10g，蒲公英30g，山栀10g，广木香10g，白茅根30g。6剂。

2013年9月30日诊，症状减轻，前方加枳实10g、桂枝10g、香附18g、滑石30g，去山栀、石苇。6剂。

【按语】 胃痞、胃痛、腹痛、腹胀这几种病症虽各有特点，但它们之间存在紧密的联系。就拿部位来说，胃痞和胃痛都在心下胃脘部，而腹痛、腹胀在胃脘以下至耻骨毛际以上。从症状表现看，胃痛、腹痛以疼痛为主，胃痞、腹胀则以痞塞胀满不适为特征。不过，这些症状并非完全孤立，常常相互交织。比如，胃痛患者在病情发展过程中，疼痛缓解后可能会出现胀满不适；有的患者还会同时出现胃痛和痞满。腹胀患者也常常伴有程度较轻的疼痛。其病因病机大致相同，多与外感邪气、饮食不节、情志失调、脾胃虚弱等因素相关。所以在治疗时，不能孤立地看待这些病症，一定要综合分析患者的具体情况，灵活运用各种治疗方法，辨证施治。

26 泄　泻

泄泻是以粪便不成形、稀烂、溏薄，或便次增多，如每日超过 3 次的，甚至泻出如水样便为主症的病证。《丹台玉案》云："泄者，如水之泄也，势犹舒缓；泻者，势似直下，微有不同，而其病则一，故总之名曰泄泻。"胃为水谷之海，脾主运化精微，如脾胃受病，对饮食的消化吸收发生障碍，致使清浊不分，混杂而下，并走大肠，则形成泄泻。泄泻主要包括暴泻和久泻，即急性腹泻和慢性腹泻。

病程超过 2 个月上或间歇期在 2～4 周内复发性腹泻，为慢性腹泻，慢性腹泻的病因病机复杂，主要病变部位在胃脾、大小肠，但其他脏腑的传变、生克关系失调亦可导致泄泻。其病因病机以脾虚、肾虚或肝郁为主，根据不同证候，予以运脾补虚，辅以祛湿，或温肾健脾，或抑肝扶脾，一般经正确治疗，可以获愈。而久泻不止者，可导致脾气下陷，或肾失固摄，甚至阴阳离决之危候。

慢性腹泻的常见证型为肝气乘脾、正虚邪实、寒热互结、脾胃虚弱、肾阳虚衰等。

一、肝气乘脾

肝气乘脾之泄泻，多因脾胃素虚，情志不遂，肝郁气滞，横逆犯脾，致脾失健运，清浊不分，混杂而下。此类患者常伴有腹胀、腹痛、肠鸣等症，且每因情绪波动而加重。张景岳云："凡遇怒气便作泄泻者，必先怒时挟食，致伤脾胃，故但有所犯，即随触而发，此肝脾二脏之病也，盖以肝木克土，脾气受伤而然。"治此证，常以疏肝健脾为法，方用痛泻要方加减。肝气郁结为病之本，脾虚失运为病之标，故治当疏肝理气，健脾止泻。

1. 李某某，女，46 岁，化肥厂。2013 年 6 月 28 日初诊。

大便日 2～5 次，稀溏或蛋花状水样便，反复发作 1 年，时肠鸣作响，上中腹部胀塞不适，饮食少，时泛酸，呃气，舌苔白。大便常规正常。

诊断：泄泻。

方药：柴胡 10g，防风 10g，白术 10g，白芍 10g，黄连 10g，炮姜 8g，茯苓 50g，石榴皮 10g，葛根 30g，乌梅炭 10g，山楂炭 20g，党参 10g。6 剂。

2013 年 7 月 12 日诊，服药期间大便日 1～2 次，稍成形，泛酸，停药后又腹泻，前方加吴茱萸 5g，肉豆蔻 10g，去乌梅。6 剂。

2013 年 8 月 6 日诊，又腹泻 3 天，日 2～3 次，守前方 7 剂。

2. 叶某某，男，32岁，农技站。1980年11月29日初诊。

1977年起患慢性结肠炎，经常复发，发则腹痛，大便秘结与腹泻交替，饮食尚可，精神疲乏，脉缓。

诊断：泄泻。

方药：柴胡8g，白术10g，甘草10g，枳壳15g，党参12g，白芍15g，广木香6g，黄连10g，红枣3枚，山药15g，干姜5g，生姜3片。5剂。

3. 何某某，女，41岁，白莲乡。2006年11月22日初诊。

右侧小腹胀痛伴腹泻，间断2年。现症：腹痛，大便稀溏，肠鸣，泻后痛减，四肢怕冷，肢软乏力，饮食尚可，时泛酸(3年前胃胃镜：糜烂性胃炎)，口干苦，睡时差。心电图：窦性心动过速。

诊断：泄泻。

方药：柴胡10g，白术10g，茯苓50g，补骨脂10g，防风10g，五味子10g，石榴皮10g，肉豆蔻10g，炮姜5g，党参10g，白芍20g，黄芪20g。6剂。

4. 叶某某，女，35岁，武汉市。2008年8月2日初诊。

脐两侧上方胀痛不适，时作时止，大便日1次，不成形，时有便不尽感，无黏冻，服油腻易腹泻，纳食尚可，月经不调，白带不多，建议结肠镜检查，可能为结肠肿瘤。结肠镜检查提示：慢性结肠炎。钡餐灌肠检查：未见异常。B超：肝胆脾胰正常。

诊断：泄泻。

方药：柴胡10g，白芍30g，甘草10g，黄连10g，厚朴10g，广木香10g，党参10g，香附15g，白术10g，延胡索10g，川楝子10g，枳壳10g。6剂。

2008年9月3日诊，福建某医院电子镜肠镜：慢性结肠炎。前方加茯苓30g、白豆蔻5g。5剂。

5. 欧某某，女，40岁。1980年7月2日初诊。

素有慢性腹泻。现症：小腹正中阵痛3天，今天加剧，疼痛甚欲呕，今晨大便一次，稀溏便，肠鸣，舌苔白，脉缓。

诊断：泄泻。

方药：柴胡10g，乌药10g，枳壳10g，赤芍12g，甘草10g，小茴香3g，山楂炭20g，神曲10g，藿香10g，白豆蔻3g，广木香10g，莱菔子10g。7剂痛泻止。

6. 廖某某，女，51岁，自来水厂。2002年5月9日初诊。

腹泻反复发作10余年，多为稀溏便，右上腹部疼痛，右胁酸胀痛。B超示：胆囊炎、轻度脂肪肝。胃钡餐：轻度胃炎表现。肝功能正常，HBsAg(+)，DNA(−)。

诊断：泄泻。

方药：柴胡10g，吴茱萸8g，白术10g，肉豆蔻10g，五味子10g，炮姜8g，石榴皮10g，茯苓50g，广木香10g，厚朴10g，红枣5枚，黄连18g。5剂。

7. 方某某，女，59岁，凤山镇。2013年5月21日初诊。

2009年在武汉医院做食管癌手术，术后腹泻，间断发作，又腹泻5天。现症：大便日3～4次，今水样大便，脐腹胀痛，肠鸣，饮食稍差，肢软乏力，舌苔白厚。

诊断：泄泻。

方药：柴胡10g，厚朴10g，车前子15g，苍术10g，山楂炭20g，防风10g，葛根30g，茯苓30g，白头翁15g，炮姜5g，黄连10g，广木香10g。5剂。

2013年6月14日诊，腹泻止，大便成形，仍脐周疼痛，前方加延胡索10g，法半夏10g。6剂。

8. 夏某某，女，30岁，桥南村。2016年7月6日初诊。

大便日3～5次，稀溏便，便前腹痛，1年许。如进食油腻加重，或水样大便，饮食尚可，舌苔白。

诊断：泄泻。

方药：党参10g，柴胡10g，防风10g，黄连10g，砂仁10g，乌梅炭15g，苍术10g，山楂炭20g，白芍10g，陈皮10g，葛根20g，白头翁15g，炮姜5g。6剂。

2016年7月11日诊，症稍减轻，前方去陈皮。6剂。

2016年7月24日诊，大便日3次，便前腹痛减，大便稍成形，前方加茯苓30g。6剂。

9. 苏某某，女，52岁，县医院。2015年4月1日初诊。

患高血压10余年，坚持服药；近3年，每日上午排便6～7次，稀软便或稀水便，便前小腹痛，痛则欲便，月经不调，舌苔白薄黄。

诊断：泄泻。

方药：柴胡10，防风10g，白术10g，白芍20g，甘草10g，党参18g，石榴皮10g，砂仁10g，乌梅炭15g，炮姜5g，茯苓50g，黄连10g，广木香10g，葛根30g。

2015年6月22日诊，腹痛腹泻，大便稀溏或水样大便。

方药：柴胡10g，广木香10g，防风10g，苍术10g，葛根20g，石榴皮10g，山楂炭20g，党参10g，茯苓40g，炮姜5g，乌梅炭15g，厚朴10g，白芍10g。6剂。

10. 周某某，女，35岁。1980年6月28日初诊。

右上腹部(胆囊区)疼痛，恶心呕吐，痛放射背部，腹泻数月，复作20天，大便黏冻，小腹痛伴里急后重。

诊断：泄泻。

方药：柴胡10g，甘草10g，郁金10g，白芍15g，茵陈15g，广木香10g，延胡索10g，槟榔15g，陈皮10g，黄连10g，黄柏10g。4剂。

二、正虚邪实、寒热互结

正虚邪实、寒热互结之泄泻，多为久病体虚，复感外邪(湿邪)，或饮食所伤，或肝气乘脾，使脾胃运化失职，升降失司，而致泄泻。病初多为实证，久则由实转虚，或脾虚或肾虚。还有一类患者素体脾阳不足，而感邪之后，邪郁化热，或湿热留滞肠间，而形成正虚邪实，寒热夹杂。患者常表现为腹泻反复发作，大便稀溏，或夹黏冻，腹痛时作，舌苔厚腻。治以寒温并用、补泻兼施为法，方用乌梅丸、连理汤等加减。此证虚实夹杂，寒热交错，治当权衡轻重，既要扶正固本，又要祛邪止泻。若一味攻邪，恐伤正气；若一味补虚，则邪气难除。故常以调和寒热、补虚泻实为要。

1. 吴某某，女，43岁，石源河。2011年5月12日初诊。

近5个月来，脐周疼痛，肠鸣作响，大便稀软，或夹不消化残渣，伴头昏肢软乏力，口中乏味，月经基本规律，舌苔白，脉沉细。2011年3月10日罗田县人民医院检查，肝肾功能正常，TSH为9.95ng/ml，TT3为1.08ng/ml，TT4为9.50ng/ml；血常规：白细胞 $5.0\times10^{12}/L$，红细胞 $3.97\times10^{12}/L$，血红蛋白106g/L，血小板 $61\times10^{9}/L$，B超：肝胆脾胰正常。

诊断：泄泻。

方药：党参10g，炮姜8g，黄连10g，山楂20g，茯苓30g，苍术10g，石榴皮10g，黄芩10g，乌梅炭10g，扁豆10g，厚朴10g，广木香10g，甘草10g。5剂。

2011年6月27日诊，大便基本成形，时夹黏冻，或白带黄，脐腹疼痛，舌苔白中厚，前方加补骨脂10g，法半夏10g。5剂。

2011年7月11日诊，脐腹痛减，舌苔白稍厚，前方加苦参20g，白头翁10g，补骨脂10g，吴茱萸5g，肉豆蔻10g，去扁豆、甘草。6剂。

2011年7月21日诊，脐腹痛止，大便成形，舌苔白，脉细，守前方。6剂。随访告愈。

2. 童某某，男，48岁，栗子坳。2006年11月8日初诊。

腹泻7～8年，经治少效。现症：每日大便2～6次，稀溏便，如饮食不慎则水样便，进食油腻加重，饮食尚可，精神亦佳，舌苔白，脉缓。

诊断：泄泻。

方药：乌梅炭10g，黄连10g，党参10g，细辛3g，肉桂3g，厚朴5g，黄柏10g，当归10g，石榴皮10g，炮姜5g，砂仁10g，白术10g，茯苓30g。6剂。

2006年11月15日诊，大便日2～3次，软便，舌苔白，守前方去当归、白术，加苍术10g。6剂。

2006年11月22日诊，大便日2次，成形，前方继服。6剂。

2006年11月29日诊，大便日1～2次，成形，小腹痛减，饮食尚可，进食油腻，仍大便稀溏，精神尚可，舌质稍暗，苔白。

方药：乌梅炭10g，黄连10g，党参10g，细辛3g，肉桂3g，厚朴5g，黄柏10g，当归10g，石榴皮10g，炮姜5g，砂仁10g，白术10g，茯苓30g。6剂。

3. 肖某某，女，53岁，石源河。2013年3月8日初诊。

大便溏泻反复发作1年许，甚则水样便，时小腹胀痛，痛则肠鸣腹泻，便时常带黏冻，进食生冷油腻加重，舌苔白。

诊断：泄泻。

方药：苍术10g，厚朴10g，石榴皮10g，防风10g，黄连10g，黄芩10g，炮姜5g，茯苓

30g，白豆蔻 5g，广木香 10g，白头翁 15g，党参 10g，乌梅炭 10g，山楂炭 20g。6 剂。

2013 年 3 月 14 日诊，大便日 1 次，稍成形，仍肠鸣，前方加砂仁 10g，茅根 20g，去白豆蔻。6 剂。

4. 徐某某，男，56 岁，许家冲。2011 年 6 月 19 日初诊。

大便 3～4 次/d，稀溏便，不成形，甚则带黄黏冻，肠鸣作响 3～4 年，经治少效，纳食一般。罗田县人民医院肠镜：末段回肠炎。

诊断：泄泻。

方药：党参 10g，肉豆蔻 10g，补骨脂 10g，吴茱萸 5g，乌梅炭 10g，山楂炭 20g，黄连 10g，石榴皮 10g，炮姜 6g，苦参 15g，茯苓 30g，白术 10g。6 剂。

2011 年 7 月 12 日诊，药后泄止，又腹泻，日 3～4 次，带黏冻，前方加白头翁 15g，葛根 15g，去防风、茯苓。6 剂。

2011 年 7 月 14 日诊，药后大便成形，日 1 次，前方加防风 10g。6 剂。

2011 年 8 月 2 日诊，症状消失，大便成形。

方药：红参 100g，肉豆蔻 50g，炮姜 50g，石榴皮 50g，黄连 100g，苦参 80g，五味子 60g，乌梅炭 60g 桂枝 50g，扁豆 50g，黄柏炭 50g，吴茱萸 30g，当归 50g，白芍 50g，太子参 100g，白术 50g，甘草 50g，砂仁 50g，佛手 50g，鸡内金 50g，做小蜜丸。告愈。

5. 贺某某，女，45 岁，白莲乡。2011 年 5 月 18 日初诊。

近 7 年来大便日 2～5 次，稀软或水样便，甚则带黄白黏冻（如黏冻时小腹胀痛），纳食尚可，伴肢软，月经规律，伴头昏闷，目胞轻度浮肿，舌苔白，脉弦，血压 100/60mmHg。

诊断：泄泻。

方药：黄连 10g，石榴皮 10g，炮姜 5g，乌梅炭 10g，山楂炭 20g 白头翁 10g，白术 10g，茯苓 30g，党参 10g，补骨脂 10g，肉豆蔻 10g，秦皮 10g。6 剂。

2011 年 5 月 24 日诊，大便日 2 次，腹痛减，前方加苦参 15g，广木香 10g，去秦皮、山楂。6 剂。

2011 年 6 月 1 日诊，小腹痛止，大便日 2 次，头次成形，第二次稀溏，无黏冻，前方加白头翁 15g，炮姜改为 8g。5 剂。

6. 晏某某，男，48 岁，凤山镇。2013 年 12 月 19 日初诊。

大便稀溏或带黏冻，日 1～5 次，进食油腻生冷食物加重，反复发作 3～4 年，时小腹部胀痛，饮食尚可。

诊断：泄泻。

方药：党参 10g，干姜 5g，黄连 10g，石榴皮 10g，厚朴 10g，茯苓 30g，苦参 15g，苍术 10g，白头翁 15g，山楂炭 20g，乌梅炭 10g。6 剂。

2013 年 12 月 30 日诊，大便日 1 次，始成形后稀溏夹黏冻，痛减，守前方加广木香 10g，吴茱萸 3g。6 剂。

7. 姚某某，女，43 岁，凤山镇。2014 年 9 月 6 日初诊。

因混合痔经罗田县人民医院手术切除。现症：大便日 2～8 次，稀溏夹黏冻或黄或白，甚则水样便，小腹胀，肠鸣作响，6个月余，肢软乏力，睡眠差，舌淡苔白厚，脉沉弦。

2014年8月11日电子肠镜诊断：回肠炎，溃疡性结肠炎。

诊断：泄泻。

方药：党参10g，石榴皮10g，防风10g，葛根20g，黄连10g，白头翁20g，炮姜5g，厚朴10g，砂仁10g，乌梅炭10g，焦山楂20g，苦参10g。6剂。

2014年9月15日诊，大便稍成形，饮食一般，常小腹胀，舌苔白，脉沉弦。

方药：苍术10g，黄连10g，石榴皮10g，防风10g，厚朴10g，白头翁15g，干姜5g，党参10g，乌梅炭10g，葛根20g，山楂炭20g，吴茱萸3g。7剂。

8. 彭某某，男，61岁，骆驼坳。2014年10月16日初诊。

胃脘作胀，大便多稀溏，受凉或饮食不节、进食油腻肥甘则腹泻，时大便夹黏冻，时小腹痛，反复发作10余年，饮食差，伴头昏、肢软、乏力，舌质暗。

诊断：泄泻。

方药：党参10g，黄连10g，白头翁15g，广木香10g，石榴皮10g，乌梅炭10g，焦山楂20g，吴茱萸3g，防风10g，砂仁10g，白芍10g，甘草10g，炮姜5g。6剂。

2017年7月21日诊，大便软，饮食一般，伴头昏、肢软、乏力，舌苔白中厚，脉沉弦。

方药：党参10g，乌梅炭15g，石榴皮10g，黄连10g，厚朴10g，法半夏10g，砂仁10g，山楂炭20g，白头翁15g，广木香10g，苍术10g，防风10g，炮姜6g。6剂。

9. 尹某某，女，60岁，凤山镇。2011年8月26日初诊。

大便日3～5次，稀溏夹黄黏冻，时有里急后重感半年，进食油腻加重，伴头昏、肢软、乏力，心慌气短，困倦思睡，时尿赤涩不适，舌苔白。

诊断：泄泻。

方药：黄连10g，黄柏10g，苦参15g，党参10g，白头翁10g，石榴皮10g，炮姜4g，补骨脂10g，焦山楂20g，肉豆蔻10g，五味子10g，吴茱萸3g，车前子30g，茯苓30g。6剂。

2011年9月5日诊，大便日1～2次，成形，纳食尚可，前方加诃子8g，砂仁10g，党参8g。6剂。

10. 胡某某，女，22岁，浠水县。2003年12月15日初诊。

腹泻3个月余，日1～2次稀溏便，肠鸣腹胀不适，伴头昏肢软纳差，月经多推后，舌苔白稍厚，脉弦。

诊断：泄泻。

方药：苍术10g，茯苓50g，厚朴10g，炮姜5g，山楂炭15g，石榴皮10g，神曲10g，黄连10g，石莲子10g，麦芽30g，车前子15g，秦艽10g。5剂。

2003年12月22日诊，服药后大便先硬后溏，2～3日1次，时肠鸣，腹胀，头昏肢软均减轻，舌苔白。

方药：党参10g，苍术10g，炮姜6g，石榴皮10g，石莲米10g，黄连10g，茯苓50g，厚朴10g，神曲10g，山楂18g，覆盆子10g，砂仁10g。7剂告愈。

三、脾胃虚弱

脾胃虚弱之泄泻，多因脾胃受损，运化失职，水谷不化，清浊不分，故大便溏泄。脾阳不振，运化失常，则饮食减少，食后脘腹胀闷不舒，稍进油腻食物，大便次数增多。久泻不止，气血来源不足，故面色萎黄无华，身疲倦怠；舌淡苔白，脉细弱为脾肾虚弱之象。故治此证，当以健脾益气为主，佐以消食化湿。常用党参、茯苓、白术健脾益气，山楂、神曲消食和胃，鸡内金运脾消食。

1. 徐某某，女，55岁，浠水。2006年4月26日诊。

复4月7日诊，服药后腹痛减轻。现症：进食粉丝两次均腹泻，如吃青菜，自觉有一种冷气从胃至咽喉不适，伴右小腹胀痛，饮食尚可，大便日1次，时或腹泻，面萎黄。

诊断：泄泻。

方药：砂仁10g，党参10g，苍术10g，茯苓30g，白术10g，厚朴10g，焦山楂15g，神曲10g，鸡内金10g，麦芽30g，陈皮10g。5剂。

2006年6月16日诊，大便1～2日1次，成形，饮食不慎时大便稀溏，时嗳气，饮食尚可，面黄，舌苔白，脉弦细。

方药：党参10g，法半夏10g，砂仁10g，厚朴10g，鸡内金10g，茯苓30g，陈皮10g，神曲10g，红枣5枚，生姜5片，麦芽20g，苍术10g。6剂。

2007年2月2日诊，胃脘胀塞，小腹时胀，肠鸣，大便日1～2次，形小软便，时呃气，时睡眠差，多梦，饮食尚可，如饮食不慎时泛酸，舌苔淡，苔白中厚，脉弦。

方药：柴胡10g，防风10g，苍术10g，党参10g，砂仁10g，厚朴10g，茯苓30g，广木香10g，干姜5g，黄连10g，鸡内金10g，麦芽30g。6剂。

2. 朱某某，男，39岁，三里畈。1995年8月3日初诊。

大便溏泄年余，时或夹黏冻，三里畈医院作"阿米巴痢疾"治疗效果不明显。现头昏耳鸣眼花，大便日1～2次，稀溏。肠道钡餐：胃下垂1度，横结肠下垂2度。脉细。

诊断：泄泻。

方药：黄芪30g，石榴皮10g，葛根18g，藿香8g，山药18g，扁豆18g，柴胡10g，党参18g，苍术10g，白术10g，石莲子18g，茯苓30g，升麻10g。4剂。

3. 王某某，男，40岁。2012年6月5日初诊。

大便稀溏，日4～5次，反复发作2年，又作2月，水样便，无黏冻，肠鸣腹痛即泻，上午甚于下午，伴肢软乏力，头昏，舌淡苔白，脉沉细。

诊断：泄泻。

方药：党参15g，白术10g，葛根20g，茯苓30g，乌梅炭10g，山楂20g，陈皮10g，肉豆蔻10g，炮姜6g，石榴皮10g，防风6g，藿香8g。6剂。

2012年6月26日诊，大便稀软不成形，一日2次，前方加黄连10g，补骨脂10g，苍术10g，广木香10g，去藿香、陈皮。6剂。

4. 陈某某，女，49 岁，桥南。2012 年 5 月 31 日初诊。

大便稀溏年余，日 3～5 次，甚则水样便或带黏冻，如进食油腻加重，伴头昏肢软乏力，心慌，舌苔白。

诊断：泄泻。

方药：党参 10g，石榴皮 10g，苦参 10g，广木香 10g，白头翁 15g，乌梅炭 10g，炮姜 5g，焦山楂 20g，防风 8g，砂仁 10g，茯苓 30g，白茅根 15g。6 剂。

2012 年 6 月 7 日诊，大便成形，少许黏冻，日 1～2 次，守前方加黄连 10g。6 剂。

5. 叶某某，女，41 岁，土门坳。2017 年 4 月 28 日初诊。

大便稀溏，日 2～3 次，小腹胀，肠鸣作响，如饮食不慎或进食油腻则腹泻加重，饮食尚可，反复发作半年，口服 3 次中药后大便日 1 次，仍不成形，肠鸣消失，舌苔薄黄。

诊断：泄泻。

方药：党参 10g，乌梅炭 15g，苍术 10g，石榴皮 10g，焦山楂 20g，砂仁 10g，炮姜 10g，黄连 10g，厚朴 10g，沉香曲 6g，防风 10g，茯苓 30g。6 剂。

2017 年 5 月 30 日诊，脐腹部胀痛时作，伴头昏、肢软、乏力，纳呆食少，面色萎黄(今年 5 月在本院各项检查均正常)，舌淡苔白，脉细。

方药：黄芪 20g，石榴皮 10g，砂仁 10g，肉豆蔻 8g，炮姜 3g，茯苓 40g，炒白术 15g，防风 8g，薏苡仁 10g，葛根 10g，广木香 6g，党参 10g。6 剂。

6. 张某某，女，63 岁，凤山镇。2011 年 8 月 12 日初诊。

腹泄 10 余年，大便日 3～4 次，稀溏便，进食油腻则水样便，伴小腹胀，纳食一般，罗田县人民医院肠镜检查：结肠大致正常。

诊断：泄泻。

方药：党参 10g，白术 10g，肉豆蔻 10g，吴茱萸 5g，乌梅炭 10g，炮姜 6g，石榴皮 10g，砂仁 10g，甘草 10g，茯苓 30g，扁豆 10g。6 剂。

2011 年 8 月 22 日诊，大便成形，软便，日 1 次，前方党参加至 15g，车前子 30g。6 剂。

2011 年 9 月 22 日诊，大便日 1～2 次，多成形，前方加补骨脂 10g。6 剂。

7. 张某某，女，65 岁，三里畈。2011 年 5 月 14 日初诊。

大便稀溏，甚则腹泻水样便 3 年，每次量少，次数或多或少，甚则失禁，进食油腻加重，纳呆食少，舌淡苔白，脉细。

诊断：泄泻。

方药：党参 10g，石榴皮 10g，炮姜 6g，肉豆蔻 10g，吴茱萸 5g，白术 10g，扁豆 10g，茯苓 30g，黄芪 30g，甘草 10g，红枣 5 枚，乌梅炭 10g。6 剂。

2011 年 6 月 22 日诊，每日大便 1 次，稍成形，白天时而失控，排少许大便或稀水，日 1～5 次，时腰痛，脉沉细。

方药：黄芪 30g，升麻 5g，党参 10g，肉豆蔻 10g，白术 10g，柴胡 5g，甘草 10g，乌梅炭 10g，当归 10g，枳实 30g，红枣 10 枚，山药 30g。6 剂。

8. 史某某，女，28 岁，大崎。2007 年 12 月 24 日初诊。

前年患慢性胃炎，武汉治疗1年治愈，经复查（多次）肝肾功能正常。现症：肢软乏力，腰酸胀，睡差多梦，饮食尚可，月经多推后（12月5日人流1次），如饮食不慎腹痛腹泻稀溏便，尿、大便常规正常。

诊断：泄泻。

方药：苍术10g，党参10g，焦山楂15g，厚朴10g，广木香10g，鸡内金10g，茯苓30g，白豆蔻5g，麦芽30g，神曲10g，红枣5枚。6剂。

2008年1月28日诊，腰骶部胀而不适，时欲大便，量不多，但排不干净，成形。时有大便失控，伴头昏肢软乏力，饮食尚可，舌正常，脉沉缓。

方药：黄芪30g，乌梅炭10g，砂仁10g，干姜5g，枳实20g，党参10g，覆盆子10g，升麻5g，柴胡6g，当归10g，补骨脂10g，山药30g。6剂。

9. 何某某，男，67岁，大崎乡。2006年6月2日初诊。

腹泻间断发作年余，大便每日2～3次，甚则水样便，无黏冻。伴腰痛，头昏肢软乏力，饮食差，舌淡苔白。

诊断：泄泻。

方药：党参10g，苍术10g，茯苓30g，石榴皮10g，炮姜5g，补骨脂10g，五味子10g，黄连10g，肉豆蔻10g，红枣5枚，焦山楂20g，吴茱萸5g。6剂。

2006年6月9日诊，大便日1～3次，稀溏便，精神稍好，饮食尚可，舌苔白，脉缓。

方药：党参10g，吴茱萸5g，炮姜6g，苍术10g，肉豆蔻10g，五味子10g，茯苓30g，石榴皮10g，陈皮10g，砂仁10g，红枣10枚，补骨脂10g。6剂。

2006年6月30日诊，大便日1～2次，先硬后软，精神转佳，饮食增加，守前方加莲米10g，山药30g，太子参15g，去陈皮。6剂。

10. 罗某某，女，62岁，严家坳。2010年1月12日初诊。

肠鸣腹泻间断发作10余年，加重1年，甚则水样大便，日3～10次，纳食尚可，腰腹胀痛、心悸，舌苔白，头昏。

诊断：泄泻。

方药：党参10g，炮姜炭5g，山楂炭20g，乌梅炭10g，补骨脂10g，吴茱萸5g，肉豆蔻10g，石榴皮10g，茯苓30g，厚朴10g，炒苍术10g。6剂。

2010年3月11日诊，服药后大便成形，现又腹泻，日2～3次，稀溏便，伴腰痛，守前方加车前子10g。6剂。

四、肾阳虚衰

肾阳虚衰之泄泻，多为久病伤肾，或年老体衰，致肾阳不足，不能温煦脾土，运化失职，黎明五更前后阳气未复之时，因肾阳虚衰，当至而未至，阴寒较盛，故腹部作痛，肠鸣即泻，又称“五更泻”，泻后腑气通利，故泻后即安。肾阳虚衰，不能助脾阳腐熟水谷，故见完谷不化；阳虚不能温煦，则腹部喜暖，形寒肢冷。舌淡苔白，脉沉为肾阳虚衰之象。治宜温补命门，兼温脾阳，方用四神丸加减，方中补骨脂温补肾阳，肉豆蔻、吴茱萸温中散寒，五味子、乌梅收敛止泻，炮姜加强温肾暖脾之力。

1. 赵某某，女，62 岁，大河岸。1986 年 8 月 16 日初诊。

五更大便，日 1 次，大便稀溏，肛门坠胀，时有大便失禁，头昏肢软乏力，脉缓弦。

诊断：五更泻。

方药：补骨脂 12g，肉豆蔻 10g，红枣 5 枚，石榴皮 15g，五味子 6g，党参 18g，肉桂 6g，黄芪 8g，白术 10g，诃子 10g，山药 30g，吴茱萸 6g。5 剂。

1986 年 9 月 19 日诊，大便移至早晨，便稍干，无坠胀感，能自控，仍微头昏肢软。

方药：补骨脂 12g，肉豆蔻 10g，石榴皮 15g，五味子 6g，党参 18g，白术 10g，肉桂 6g，黄芪 20g，吴茱萸 6g，柯子 10g，山药 30g，炮姜 5g，红枣 5 枚。3 剂。

2. 张某某，女，36 岁，浠水县。2003 年 7 月 9 日初诊。

每晨（2 时左右—7 时）稀溏便 7～10 次、肠鸣 3 年，加重月余，纳食尚可，精神亦可，形体较前消瘦。3 月 12 日肠镜示：外痔、结肠功能紊乱、慢性阑尾炎。

诊断：五更泻。

方药：补骨脂 10g，五味子 10g，吴茱萸 10g，肉豆蔻 10g，石榴皮 10g，炮姜 6g，党参 18g，茯苓 30g，红枣 5 枚，砂仁 10g，白术 10g，甘草 6g，石莲子 10g。5 剂。

2003 年 7 月 23 日诊，仍每早 4 时左右腹泻 4～6 次，水样稀便，无腹痛，舌苔白，脉细。

方药：补骨脂 10g，吴茱萸 8g，肉豆蔻 10g，五味子 10g，党参 10g，乌梅炭 10g，茯苓 50g，山药 20g，扁豆 15g，炮姜 6g，苍术 10g，红枣 10 枚，石榴皮 10g。5 剂。

2003 年 10 月 13 日诊，服药后大便成形，日 1～2 次，近 1 周来又从早上 2 时左右开始腹泻 5～6 次，大便稀或水样便，肠鸣，纳差，舌苔白脉弦。

方药：补骨脂 10g，吴茱萸 8g，肉豆蔻 10g，五味子 10g，红枣 10 枚，石榴皮 10g，炮姜 8g，茯苓 60g，乌梅炭 10g，苍术 10g，石莲米 10g，山药 18g，防风 8g。6 剂。

3. 丁某某，女，30 岁，凤山镇。1983 年 10 月 28 日初诊。

五更泻年余，时轻时重，吃油腻加重，精神尚好，饮食亦可，舌苔白，脉缓细。

诊断：五更泻。

方药：附片 10g，山药 18g，石榴皮 15g，肉桂 6g，苍术 10g，白术 10g，红枣 5 枚，吴茱萸 10g，厚朴 10g，陈皮 10g，白豆蔻 10g，扁豆 15g，茯苓 20g。3 剂。

1983 年 11 月 8 日诊，精神尚好，饮食亦可，舌苔白，脉缓细。

方药：肉豆蔻 10g，肉桂 3g，乌梅炭 10 枚，附片 10g，苍术 10g，白术 10g，干姜 10g，花椒 3g，白豆蔻 3g，黄连 10g，细辛 3g，党参 15g，黄柏炭 10g。3 剂。

1983 年 11 月 14 日诊，仍肠鸣，稀溏便，食油腻加甚，饮食尚好，精神亦佳，舌苔白，脉缓。

方药：炮姜 10g，白术 10g，扁豆 15g，五味子 10g，茯苓 18g，红枣 5 枚，党参 15g，吴茱萸 10g，神曲 10g，附片 10g，山药 18g，肉豆蔻 8g。5 剂渐愈。

4. 方某某，女，30 岁，车队。1983 年 3 月 17 日初诊。

五更腹泻 3 年，食油腻加重，头昏肢软乏力，形寒怕冷，白带多，月经多为提前，腰骶部疼痛，脉缓。

诊断：五更泻。

方药：党参 18g，肉桂 3g，干姜 6g，附片 10g，茯苓 18g，红枣 3 枚，白术 10g，山药 30g，石连 10g，肉豆蔻 10g，扁豆 10g，石榴皮 10g。4 剂。

1983 年 4 月 10 日诊，症状减轻，脉弦缓。

方药：乌梅炭 10g，附片 10g，当归 10g，细辛 3g，花椒 8g，白芍 15g，肉桂 6g，黄连 8g，甘草 8g，党参 15g，黄柏炭 8g，茯苓 20g。7 剂。

5. 赵某某，女，50 岁，骆驼坳。2003 年 2 月 19 日初诊。

大便日 3～4 次，不成形 5～6 年，无里急后重感，纳食尚可，无黏冻（原钡餐示：胃下垂、结肠炎）。

诊断：泄泻。

方药：补骨脂 10g，吴茱萸 10g，肉豆蔻 10g，五味子 10g，炮姜 8g，茯苓 50g，白术 10g，山药 20g，扁豆 10g，党参 18g，陈皮 18g，红枣 10 枚。5 剂。

2003 年 3 月 7 日诊，大便日 1 次稍成形。2002 年 4 月 2 日肠镜、钡餐检查示重度胃下垂，慢性结肠炎伴结肠下垂（重度），纳食尚可，腰痛（腰椎骨质增生），舌苔白脉细。

方药：补骨脂 10g，吴茱萸 8g，肉豆寇 10g，五味子 10g，炮姜 8g，茯苓 60g，白术 10g，山药 20g，扁豆 8g，党参 18g，石莲米 10g，红枣 5 枚。5 剂。

6. 彭某某，男，61 岁，三港。2009 年 4 月 13 日初诊。

2006 年在县人民医院做食管癌手术。现症：大便腹泻，日 3～6 次，多为稀溏 6 个月，进食油腻及受凉加重，大便呈水样，肠鸣作响，进食不梗阻，时呃气，头昏肢软乏力，纳食一般，舌苔白中厚，脉浮细弦，肝功能正常。

诊断：泄泻。

方药：补骨脂 10g，炮姜 5g，吴茱萸 5g，茯苓 30g，党参 10g，肉豆寇 10g，乌梅炭 10g，砂仁 10g，防风 10g，红枣 5 枚，甘草 10g，白术 10g。6 剂。

2009 年 6 月 1 日诊，口服药物后大便日 1～2 次，成形，又因进食油腻后腹泻日 4～6 次，水样大便，时胸脘部闷胀，呃气稍舒，进食无梗塞感，伴头昏肢软乏力，舌苔白，脉细。

方药：党参 10g，补骨脂 10g，乌梅炭 10g，山楂炭 20g，苍术 10g，炮姜 5g，吴茱萸 5g，肉豆寇 10g，茯苓 30g，防风 8g，厚朴 10g，白豆蔻 5g，石榴皮 10g。6 剂。

7. 张某某，女，40 岁，浠水县。2003 年 4 月 17 日初诊。

腹泻 2 年。每日早 3 点左右，大便连 5～6 次，大便稀溏或软便，无腹痛。浠水县人民医院结肠镜示：结肠炎。

诊断：五更泻。

方药：补骨脂 10g，五味子 10g，炮姜 8g，肉豆蔻 10g，红枣 10 枚，山药 30g，石榴皮

10g，党参15g，扁豆10g，白术10g，石莲米10g，吴茱萸8g。5剂。

2003年4月23日诊，服药后每日3～4次，成形，无黏冻，无腹胀，纳食尚可。

方药：柴胡10g，防风10g，白芍20g，甘草10g，枳壳8g，乌梅炭10g，厚朴8g，党参10g，白术10g，茯苓30g，扁豆18g，薏苡仁20g。4剂。

8. 彭某某，女，26岁，凤山镇。1981年9月18日初诊。

腹泻年余，大便稀溏，食油腻更甚，形寒肢冷，头昏肢软乏力，舌淡，脉弦缓无力。

诊断：泄泻。

方药：党参15g，肉豆蔻10g，炮姜6g，白术10g，肉桂6g，甘草10g，乌梅炭10g，附片10g，茯苓15g，山药30g，石榴皮10g，红枣5枚。3剂。

1981年10月15日诊，腹泻减，头昏、腹胀，舌胖嫩，脉细缓。

方药：附片10g，肉桂3g，补骨脂10g，吴茱萸10g，党参15g，白术10g，干姜10g，肉豆蔻10g，五味子10g，茯苓15g，甘草10g，红枣3枚。3剂。

9. 朱某某，女，69岁，三里畈。2011年1月4日初诊。

腹泻间断发作3年，又作数月。现症：水样大便日10余次，肠鸣，纳食一般，形寒怕冷，伴肢软乏力，舌淡苔白，脉沉细。

诊断：泄泻。

方药：党参10g，炮姜8g，石榴皮10g，茯苓30g，白术20g，补骨脂10g，吴茱萸5g，肉豆蔻10g，乌梅炭10g，山楂炭10g，甘草10g，五味子10g。6剂。

2011年3月23日诊，又腹泻1周呈水样便，伴肠鸣，纳食尚可。

方药：党参10g，肉豆蔻10g，五味子10g，厚朴10g，石榴皮10g，炮姜5g，茯苓30g，苍术10g，车前子15g，砂仁10g，吴茱萸5g，红枣5枚。6剂。

2011年4月1日诊，大便日1～2次，成形，时肠鸣，守前方加山楂20g，去车前子。6剂。

10. 万某某，女，58岁，武昌。2011年10月20日初诊。

大便日3～4次稀溏便数年，如饮食不慎则带黏冻，常有里急后重感，伴肢软，易于疲劳。

诊断：泄泻。

方药：补骨脂10g，肉豆蔻10g，炮姜5g，五味子10g，茯苓30g，黄连10g，石榴皮10g，广木香10g，苍术10g，党参15g，焦山楂20g。5剂。

2011年10月30日诊，大便日两次，稍干，胃脘部不适，前方加吴茱萸3g、厚朴10g、茯苓30g，去五味子。5剂。

附：急性腹泻

暴泻（急性腹泻）多发病急骤，病程较短，容易治疗，本书中仅对暴泻证予以简述而病案从略。暴泻常分为寒湿泄泻、湿热泄泻、食滞肠胃三型。

（1）寒湿泄泻。为外感寒湿之邪，侵袭肠胃，或生冷瓜果内伤，脾失健运，升降失调，水谷不化，清浊不分，肠腑传导失司，故大便清稀，甚则如水样。寒湿内盛，肠胃气机受阻，则腹痛肠鸣。寒湿困脾，则纳呆脘闷。若兼有风寒之邪袭表者，则见恶寒发热，头痛、肢体疼痛等，舌苔白或白腻，脉濡缓为寒湿内盛之像。治宜解表散寒，芳香化浊，常用藿香正气散、胃苓汤随证加减。

(2) 湿热泄泻。湿热之邪，或夏令暑湿伤及肠胃，传化失常，暴注下迫，故泻下急迫；阻碍气机，则腹痛；湿热互结，则泻而不爽；湿热下注，故粪色黄褐而臭，肛门灼热；小便短黄，烦热口渴，舌红苔黄腻，脉滑数或濡数均为湿热内盛之象。治宜清热利湿，常用葛根芩连汤加白头翁、秦皮、公英、滑石等随证施治。

(3) 食滞肠胃。饮食不节，宿食内停，阻滞肠胃，传化失常，故腹痛肠鸣，脘腹胀满，宿食不化，浊气上逆，故嗳腐吞酸；宿食下注，则泻下臭如败卵；泻后腐浊外泄，故腹痛减轻；舌苔垢浊或厚腻，脉滑为宿食内停之象。治宜消食导滞，常用楂曲平胃散或保和丸等随证加减。

【按语】 慢性泄泻，当以调理脾胃为本，兼顾疏肝、温肾、祛湿等法。脾胃健，则运化复，泄泻自止；肝气舒，则脾土安，腹胀自消；肾阳足，则脾土暖，五更泄自愈。辨治须兼顾调理脾胃、疏肝理气、温肾助阳等法。

余在治疗慢性腹泻喜用炭药，炭药即中药炒炭，是指将原药材或生片，经高温处理，使药材外部炭化，内部保留固有性能即“存性”的一种特殊药物，炭药的炮制讲究外黑内黄，不能烧成白灰。中药制炭已有2000多年的历史，东汉时期的《金匮要略》中就有乱发烧炭的记载，唐代的《千金方》中用大黄烧炭治尿血，元代是炭药止血理论及制炭用于止血的发展时期，在“炭药止血”的理论指导下，大凡止血药物多以制炭入药，至今仍广泛用于临床的炭药主要是应用于治疗出血方面的疾病。

炭药止泻之功优于酸、涩之品。其一是炭药的炮制讲究外黑内黄，不能烧成白灰，这样就在保存了药物原有功效的基础上，又增加一个收涩之功。其二是因为各类炭药除具有收涩之性外，其本身就具有各种针对性的治疗慢性腹泻的功效。如黄芩苦寒，可清热燥湿；陈皮苦温，可理气燥湿；乌梅酸涩，可收敛止泻；炮姜辛温，可温中止泻。其三是具有各种不同治疗慢性腹泻功效的炭药，有针对性地配伍在一起组成方剂，则使方中炭药药力又一次得到正态综合。

27 便溏

便溏是指大便不成形，形似溏泥，排便次数或增多或不变，常伴有排便不畅、黏滞不爽之感。此证多因脾胃虚弱、运化失职、水谷不化所致。脾胃为后天之本，主运化水湿，脾虚则水湿不运，胃弱则腐熟无能，故见便溏。患者常迁延反复，饮食减少，食后脘闷不舒，稍进油腻食物大便次数明显增加，面色萎黄，舌淡苔白，脉细。治疗当以健脾和胃为主，兼以温阳化湿，涩肠止泻。

常用党参、白术、茯苓、肉豆蔻、炮姜、石榴皮、山楂、神曲、扁豆、黄连、葛根等随证加减。党参、白术、茯苓健脾补气，山药益气补脾肺肾，山楂、神曲消食化积，炮姜温运脾阳，石榴皮、肉豆蔻涩肠止泻，扁豆健脾化湿，黄连泻火解毒，葛根解热升津、升阳止泻。

1. 吴某某，男，74岁，凤山镇。2003年5月21日初诊。

大便稀溏月余，日2～3次，有里急后重感（原大便秘结，因口服"麻仁丸"2个月余），伴肠鸣，大便化验正常，纳食可，近2天似有感冒，有形寒感，口干喜热饮，舌苔白。

诊断：便溏。

方药：党参10g，炮姜8g，白术10g，茯苓30g，甘草10g，石榴皮10g，山楂18g，白豆蔻3g，防风10g，扁豆10g，五味子8g。4剂。

2003年5月26日诊，口干减轻，仍便溏稍稠，肛门有下坠感（轻），纳食尚可，舌苔白，脉缓。

方药：党参10g，炮姜8g，白术10g，茯苓30g，甘草10g，石榴皮10g，葛根15g，山药20g，肉豆蔻3g，扁豆10g，五味子8g，车前子18g，乌梅炭10g。5剂。

2003年6月4日诊，大便日2～3次，时成形，时稀溏，排便时肛门有坠胀感，纳食尚可，舌苔薄白，脉细弦。

方药：葛根15g，山药20g，乌梅炭10g，党参10g，炮姜8g，白术10g，砂仁8g，茯苓40g，石榴皮10g，扁豆10g，五味子10g，车前子18g，甘草8g。5剂。

2. 张某某，男，73岁，外贸。2005年10月17日初诊。

大便稀溏，已3年，日4次，肠鸣作响，每日上午5—12时排便，纳食、精神尚可，时轻时重，素有高血压，长期服药。血压140/80mmHg。舌苔白稍厚。

诊断：便溏。

方药：苍术10g，茯苓50g，石榴皮10g，乌梅炭10g，肉豆蔻10g，吴茱萸5g，山楂15g，厚朴10g，五味子10g，炮姜8g，黄连10g。5剂。

2005年10月24日诊，服药后肠鸣减，大便日1次，成形，纳食尚可，晚间肠鸣，舌胖苔白，血压170/100mmHg。

方药：苍术10g，茯苓50g，石榴皮10g，肉豆蔻10g，吴茱萸5g，山楂15g，厚朴10g，扁豆10g，五味子10g，炮姜5g，黄连10g，泽泻10g，党参10g。3剂。

2005年11月2日诊，日便1次，成形，纳食尚可，舌苔白，脉结滑，血压130/80mmHg。

方药：苍术10g，茯苓50g，石榴皮10g，肉豆蔻10g，吴茱萸5g，山楂18g，五味子10g，乌梅炭10g，厚朴10g，炮姜8g，石莲米10g。5剂。

3. 范某某，男，50岁，骆驼坳。2006年7月24日诊。

复7月17日诊，现症：大便日1～3次，多不成形，时而稀溏，时左上腹部疼痛，余正常，舌苔白，脉缓。

诊断：便溏。

方药：补骨脂10g，白术10g，肉豆蔻10g，五味子10g，黄连10g，炮姜6g，石榴皮10g，党参10g，甘草10g，吴茱萸5g，红枣5枚，山药20g，茯苓30g。6剂。

2006年8月7日诊，大便日2次，已成形，便前脘腹时胀，便后消失，饮食增多，精神尚可，舌苔白薄，脉缓。

方药：补骨脂10g，吴茱萸6g，肉豆蔻10g，五味子10g，山药20g，石莲米10g，炮姜5g，茯苓30g，党参10g，苍术10g，白术10g，扁豆10g，红枣5枚，石榴皮10g。6剂。

2006年8月23日诊，大便日1～3次，稍成形，腹胀减，饮食尚佳，时肠鸣，舌苔白。

方药：补骨脂10g，苍术10g，吴茱萸6g，五味子10g，肉豆蔻10g，石榴皮10g，黄连10g，广木香10g，砂仁10g，厚朴10g，红枣5枚，党参10g，山药20g，炮姜5g。6剂。

2006年8月28日诊，近4天大便日2次，成形，无腹胀痛、肠鸣感，纳食尚可，舌苔稍厚，脉弦。

方药：葛根10g，党参10g，白术10g，扁豆10g，茯苓30g，防风5g，黄连10g，广木香10g，砂仁10g，甘草10g，红枣10g，生姜5片，石榴皮10g。6剂告愈。

4. 朱某某，男，50岁，三里畈。2010年1月26日初诊。

小腹胀，进食油腻则稀溏便甚则水样大便，平时亦不成形，或先硬后溏，已20余年，经多方治疗少效，纳食不多。2009年7月3日胃镜示：慢性浅表性胃炎伴糜烂。病检：中度黏膜性炎症。肠镜：未见明显异常。

诊断：便溏。

方药：乌梅炭10g，焦山楂20g，石榴皮10g，炮姜3g，黄连10g，厚朴10g，党参10g，广木香10g，白术10g，防风10g，陈皮10g，白芍10g。6剂。

2010年2月5日诊，症状减轻，守前方加白豆蔻5g，肉豆蔻10g，补骨脂10g，吴茱萸5g，去陈皮、广木香。6剂。

2010年2月22日诊，大便1～2日1次，成形，纳差食少，精神稍差，去乌梅、吴茱萸，加五味子10g，鸡内金10g。7剂。

2010 年 3 月 17 日诊，因服芝麻糊等大便溏泄，日 1 次，时耳鸣，宗 1 月 26 日方剂，加黄芪 20g，山药 30g，扁豆 10g，补骨脂 10g，肉豆蔻 10g，去厚朴、陈皮、广木香，7 剂渐愈。

5. 匡某某，女，55 岁，电力局。2010 年 6 月 4 日初诊。

大便日 2～3 次，大便稀溏，肛门有坠胀感（轻度里急后重），纳呆食少，肢软乏力，已 10 余天，口干，饮亦不多。舌淡，苔中厚边薄，脉弦。2004 年做胆囊切除术。县医院血检：血糖 5.1mmol/L，大便常规未见异常。

诊断：便溏。

方药：黄连 10g，苍术 10g，石榴皮 10g，黄芩 10g，山楂炭 20g，广木香 10g，广木香 3g，党参 10g，法半夏 10g，蒲公英 30g，鸡内金 10g，茯苓 30g。6 剂。

2010 年 6 月 10 日诊，大便日 1 次，稍成形，时肛门坠胀，舌苔中厚，前方加吴茱萸 3g，去法半夏。6 剂。

6. 晏某某，男，21 岁，平湖乡。2010 年 7 月 27 日初诊。

大便稀溏约 40 天，日 4～6 次，便前小腹作痛，纳呆食少，厌食油腻，肢软乏力，舌苔白，脉缓，血压 90/60mmHg。

诊断：便溏。

方药：苍术 10g，山楂 20g，神曲 10g，厚朴 10g，黄连 10g，炮姜 5g，石榴皮 10g，白豆蔻 5g，茯苓 30g，乌梅炭 10g，防风 10g，陈皮 10g。6 剂。

2010 年 8 月 11 日诊，服药后大便正常，昨又作便溏，腹胀，宗前方加广木香 10g，肉豆蔻 10g，去陈皮，6 剂。

7. 胡某某，男，49 岁，一中。2013 年 8 月 5 日初诊。

大便稀溏，日 1～2 次，甚则夹黏冻，小腹两侧疼痛，舌苔白，脉沉弦。电子肠镜检查报告：结肠息肉、直肠炎。

诊断：便溏。

方药：党参 10g，炮姜 6g，黄连 10g，石榴皮 10g，砂仁 10g，乌梅炭 10g，焦山楂 20g，白术 10g，广木香 10g，白头翁 15g，吴茱萸 3g，茯苓 30g。6 剂。

2013 年 8 月 13 日诊，时小腹痛，大便不成形，前方加防风 10g，白芍 18g，柴胡 10g，甘草 10g，去乌梅、砂仁、茯苓。6 剂。

2013 年 9 月 2 日诊，服药后大便成形。腹痛便溏又作 2 天，守 8 月 13 日方。6 剂。

2013 年 9 月 13 日诊，大便成形，时小腹胀痛，前方继服 6 剂告愈。

8. 张某某，男，26 岁，凤山镇。2015 年 7 月 29 日初诊。

大便溏 1 年许，如进食油腻、生冷易加重，饮食尚可，舌正常，脉弦。

诊断：便溏。

方药：党参 10g，干姜 5g，黄连 10g，山楂 20g，乌梅炭 10g，砂仁 10g，石榴皮 10g，茯苓 30g，防风 10g，白术 10g，白芍 10g，陈皮 10g。6 剂。

2015 年 8 月 10 日诊，服药后症状减轻。

方药：白头翁15g，党参10g，干姜5g，黄连10g，山楂20g，乌梅炭10g，砂仁10g，石榴皮10g，茯苓30g，防风10g，白术10g，白芍10g，陈皮10g。6剂。

9. 徐某某，男，42岁，三里畈。2008年9月18日初诊。

大便溏，常带黏冻(白色)，日1～2次，小腹胀痛，痛则欲便，约3个月，纳食尚可，时肠鸣作响。

诊断：便溏。

方药：乌梅10g，黄连10g，厚朴10g，广木香10g，白头翁10g，秦皮10g，苦参10g，砂仁10g，干姜3g，黄柏10g，蒲公英30g，莱菔子30g。5剂。

2008年9月25日诊，小腹痛止，大便不带黏冻。

方药：党参10g，白术10g，乌梅10g，黄连10g，厚朴10g，广木香10g，白头翁10g，秦皮10g，苦参10g，砂仁10g，干姜3g，黄柏10g，蒲公英30g，莱菔子30g。6剂。

10. 张某某，男，64岁，缫丝厂。2004年7月1日初诊。

大便稀烂，不成形，日排便2次，甚则腹泻，腹不痛不胀4年余，食用马齿苋、蘑菇、藕等则大便成形，纳食尚可，舌苔白。

诊断：便溏。

方药：太子参10g，炮姜8g，白术10g，补骨脂10g，五味子10g，吴茱萸8g，肉豆蔻10g，石榴皮10g，茯苓50g，山药20g，黄连10g，乌梅10g。5剂。

2004年7月20日诊，大便日1～3次，稍成形，精神饮食尚可，舌苔白。

方药：党参10g，苍术10g，石榴皮10g，炮姜5g，乌梅10g，五味子10g，山药15g，肉桂3g，茯苓30g，砂仁10g，扁豆10g。5剂渐愈。

11. 王某某，男，42岁，建设局。2004年3月14日初诊。

自今年3月开始，大便稀溏，每日大便3～4次，多为进食后即欲大便，进油腻即腹泻，时有肛门下坠感，纳食尚可，肢软乏力，舌苔白稍厚。粪检未见异常。

诊断：便溏。

方药：党参10g，肉豆寇10g，砂仁10g，厚朴10g，吴茱萸3g，炮姜3g，石榴皮10g，茯苓30g，山楂18g，五味子10g，法半夏10g，陈皮10g，红枣5枚，石莲米10g。5剂。

2004年3月22日诊，大便软不成形，每日2～3次，小腹胀微痛。

方药：党参10g，苍术10g，石榴皮10g，炮姜8g，茯苓30g，山楂20g，神曲10g，扁豆15g，乌梅炭10g，黄连10g，甘草10g。5剂，症状明显好转。前方继服5剂。告愈。

12. 潘某某，男，80岁，罗田一中。2006年1月2日初诊。

大便日3～5次，五更左右排稀溏便半月许，伴肢软乏力，无黏冻，脉弦。血压145/80mmHg，2005年12月17日心电图大致正常。X胸片：慢性支气管炎。

诊断：便溏。

方药：补骨脂10g，五味子10g，吴茱萸5g，肉豆蔻10g，炮姜5g，砂仁10g，山楂15g，党参10g，茯苓20g，红枣5枚，石榴皮10g。5剂。

2006年5月10日诊，大便日1～3次，便软，腹不痛，纳食尚可，精神佳。

方药：补骨脂10g，茯苓18g，苍术10g，五味子10g，山药18g，厚朴10g，吴茱萸8g，扁豆18g，陈皮8g，肉豆蔻10g，车前子18g。5剂。

13. 汪某某，女，48岁，石源河。2006年1月2日初诊。

大便日1～3次，多为稀溏便，时小腹痛肠鸣，纳呆食少，时腰痛，睡差多梦，神疲肢软1年，绝经4年，白带时多，口干苦，脉细。血常规正常。B超示：肝脾稍大。

诊断：便溏。

方药：太子参100g，熟地150g，山药60g，扁豆60g，肉桂30g，淫羊藿50g，山茱萸60g，黄连80g，肉苁蓉50g，巴戟天50g，干姜30g，白术60g，茯苓100g，鸡内金60g，红参100g，丹参60g，佛手60g，甘草50g，麦芽100g，石榴皮50g，石莲米50g，做小蜜丸。服完告愈。

14. 徐某某，男，57岁，三港。2006年3月25日初诊。

患颈椎病3年，现颈项不舒，右上肢酸痛，近20余天又增大便稀溏，小腹作胀，大便日3～4次，脐部时痛，纳食一般，舌苔白。

诊断：便溏。

方药：苍术10g，厚朴10g，石榴皮10g，茯苓30g，山楂18g，神曲10g，广木香10g，黄连10g，陈皮10g，砂仁10g，车前子15g。5剂。

2006年4月16日诊，大便成形稍软，纳食一般，尿常规未见异常。

方药：葛根30g，山药30g，党参10g，黄连10g，苍术10g，木香5g，甘草10g，黄芪30g，扁豆10g，广木香10g，茯苓30g，陈皮10g。5剂告愈。

15. 龚某某，女，49岁，路口。2006年4月26日诊。

复4月21诊。服药后，大便日1次，稀溏便，便后黄黏冻，饮食一般，食后胃胀塞不适，伴头昏心慌，肢软乏力，口干，舌红苔白如粉稍厚。2006年4月28日电子结肠检查：①内痔；②直肠炎（轻度）。

诊断：便溏。

方药：党参10g，黄连10g，乌梅10g，炮姜6g，广木香10g，山楂20g，茯苓30g，石榴皮10g，白头翁15g，白芍10g，秦皮10g，厚朴10g。5剂。

2006年5月2日诊，大便稍成形。

方药：太子参18g，黄连10g，乌梅10g，炮姜6g，广木香10g，葛根20g，茯苓30g，石榴皮10g，白头翁15g，白豆蔻3g，秦皮10g，厚朴10g。5剂。

16. 徐某某，男，33岁，骆驼坳。2006年5月19日初诊。

大便日1次，稀溏便，每起床即便，大便夹食物残渣，时肠鸣，5～6年之久，饮食精神尚可，如受凉饮食不节，肥甘厚味则大便数次多，舌淡苔白，脉沉细。

诊断：便溏。

方药：补骨脂10g，肉豆蔻10g，吴茱萸10g，茯苓30g，山楂18g，五味子10g，炮姜5g，党参10g，石榴皮10g，苍术10g，红枣6枚。6剂。

2006年5月29日诊，大便稍成形。

方药：葛根 25g，补骨脂 10g，肉豆蔻 10g，吴茱萸 6g，茯苓 30g，山楂 18g，五味子 10g，炮姜 7g，太子参 15g，石榴皮 10g，苍术 10g，红枣 6 枚。6 剂。

17. 汪某某，男，41 岁，黄冈师范学院。2006 年 5 月 3 日初诊。

2004 年做结肠癌手术后，经化疗 6 次，恢复尚佳。现症：大便稀溏日 2～3 次，时或有少许黏冻，如进食油腻食物则腹泻，饮食精神尚可，舌苔白稍厚。

诊断：便溏。

方药：党参 10g，葛根 15g，石莲米 10g，茯苓 30g，焦山楂 15g，砂仁 10g，石榴皮 10g，黄连 10g，厚朴 10g，苍术 10g，五味子 10g，山药 20g，扁豆 10g。5 剂。

2006 年 5 月 30 日诊，经治疗好转。现症：大便溏软形小，日 1～2 次，无黏冻，睡眠差，舌苔厚，黄白色，脉弦。大便常规：白细胞 2～6 个/HPF。

方药：黄连 10g，石莲米 10g，石榴皮 10g，干姜 6g，葛根 15g，茯苓 18g，党参 10g，藿香 8g，白术 10g，广木香 8g，扁豆 10g，防风 8g。5 剂症状明显好转。

18. 樊某某，男，50 岁，骆驼坳。2006 年 7 月 17 日初诊。

大便稀溏反复发作 10 余年，加重 2 年。现症：大便稀溏，甚则水样便，日 3 次以上，左上腹部时有轻微胀痛，饮食尚可，精神尚可，舌苔白稍厚。

诊断：便溏。

方药：补骨脂 10g，白术 10g，五味子 10g，肉豆蔻 10g，苍术 10g，黄连 10g，炮姜 5g，厚朴 10g，石榴皮 10g，党参 10g，红枣 5 枚。6 剂药后症状减轻，前方继服 7 剂。

19. 叶某某，男，17 岁，骆驼坳。2006 年 8 月 9 日初诊。

大便 2～3 日 1 次，不成形，或先硬后溏，饮食尚可，伴头昏肢软乏力，上午精神稍差于下午，已 2 年，县人民医院结肠镜：未见异常，舌苔白薄。

诊断：便溏。

方药：党参 10g，黄芪 20g，白术 10g，茯苓 30g，砂仁 10g，厚朴 10g，陈皮 10g，焦山楂 15g，山药 15g，鸡内金 10g，麦芽 30g，红枣 5 枚。6 剂。

2006 年 11 月 26 日诊，服 8 月 9 日药后，大便成形。近 3 天，因饮食不慎，腹胀、嗳气，大便日 2～3 次稀溏便，纳食尚可。

方药：法半夏 10g，云苓 30g，五味子 10g，肉豆蔻 10g，补骨脂 10g，炮姜 8g，党参 10g，山药 18g，扁豆 10g，苍术 10g，黄连 10g。5 剂大便正常。

20. 李某某，女，35 岁，石源河。2005 年 2 月 9 日初诊。

大便稀溏，日 3～5 次，甚则少腹作痛，有肛门下坠感，时或便后有少许淡红血黏液，已 2 年病史，纳食尚可，每早便前腹痛，月经尚调，白带多，舌苔白。

诊断：便溏。

方药：黄连 10g，葛根 15g，干姜 5g，黄芩 10g，石榴皮 10g，厚朴 10g，广木香 10g，甘草 10g，白芍 15g，秦皮 10g，党参 15g，山楂 18g，砂仁 10g。6 剂。

2005 年 2 月 20 日诊，小腹时而不适，大便日 2～3 次成形软便，有下坠感，无肠鸣，伴腰骶部酸痛。

方药:苍术 10g,厚朴 10g,山楂 18g,神曲 10g,砂仁 10g,石榴皮 10g,茯苓 30g,党参 15g,陈皮 10g,黄连 10g,葛根 10g,干姜 6g,麦芽 30g。5 剂后以此方加减治疗渐愈。

【按语】 脾胃为后天之本,主运化水湿。脾主升,实五脏;胃主降,通六腑。便溏,多因脾胃虚弱,中阳不足,运化失职,不能腐熟水谷而致便溏。治宜健脾和中(或温中),常用参苓白术散、七味白术散、理中汤加减。或肾阳不足,命门火衰,不能温煦脾阳,厚肠道,充养后天,则大便稀溏,治宜温肾健脾,四神丸加减。亦有因素体脾阳不足者,感受湿热之邪,正虚邪实,寒热互结,阻滞肠胃而大便稀溏,治宜补脾健胃,寒热并调,常用六君子汤、泻心汤化裁。治疗各型便溏常加用乌梅炭、石榴皮以增其药效。

便溏一证,方书多未列专篇,似归属于泄泻,但二者有区别。便溏是指大便似溏泥,糊状不成形,大便次数多不增加,或稍有增加。泄泻是指大便次数增多,大便内含水量增多。

28 便　　秘

便秘是指大肠传导功能失常导致的以大便排出困难、排便时间或排便间隔时间延长为临床特征的一种大肠病证。正常人每日排便1～2次，或1～2日排便1次，便秘患者每周排便少于3次，或3天以上才排便1次，便质坚硬，排便费力，常有便后不尽感。便秘多系饮食所伤、情志失调、年老体虚、感受外邪，导致大肠传导异常，大便秘结。便秘既可以作为独立病症存在，亦可见于许多疾病病变过程中。

在《内经》中称便秘为“后不利”“大便难”；《伤寒论》称“阴结”“阳结”“不更衣”等。张仲景对便秘有较全面的认识，提出了寒、热、虚、实不同的发病机制。后世又因其病因不同有“风秘”“气秘”“寒秘”“热秘”等病名。

余治疗便秘遵循“保胃气，存津液”的原则，自拟润肠通便汤为基础方，随证加减，疗效满意。基础方：生白术80～120g，白芍30g，甘草10g，莱菔子30g，厚朴10g，枳壳10g，火麻仁10g，决明子10g。如脾肺气虚，健运无权，化源不足，传导无力，证见面色苍白，肢倦乏力，舌淡苔白，脉虚弱者加黄芪、党参、升麻、柴胡、陈皮等补气健脾；若阴血亏虚，不能下润大肠，肠道干涩，证见形体消瘦，头晕耳鸣，心烦少眠，口苦口干，潮热盗汗，腰膝酸软，舌红少苔，脉细数等，加玄参、生地、麦冬、玉竹、当归、肉苁蓉等滋阴养液，润肠通便。如兼肠胃积热，大便干结，腹胀，口臭加大黄或芦荟以助泻热通便。若阳虚内寒，温煦无权，肠道传送无力，加肉桂、干姜、附片以温阳通便。

1. 徐某某，女，55岁，三里畈。2006年2月13日初诊。

大便秘结，2～3日1次，已半年，如服通便药即排便，肛门坠胀不适，纳食尚可，血压150/100mmHg。

诊断：便秘。

方药：黄芪30g，柴胡5g，升麻5g，火麻仁18g，郁李仁18g，栝蒌仁15g，党参15g，枳实20g，玄参15g，生白术60g，大黄5g，当归10g。6剂。

2006年2月24日诊，大便成形，日1次，肛门有下坠感，纳食尚佳，伴肢软乏力，舌苔白薄。血压160/100mmHg。

方药：黄芪30g，柴胡15g，升麻5g，火麻仁18g，李仁15g，栝蒌仁15g，枳实20g，玄参15g，党参15g，大黄5g，生白术60g。6剂渐愈。

2. 彭某某，女，59岁，骆驼坳。2009年9月26日初诊。

大便秘结,3～7日1次,大便成形(常服用泻药),小腹部坠胀不适。2009年9月25日县人民医院肠镜:结肠大致正常,心电图正常。

诊断:便秘。

方药:生白术80g,升麻5g,枳实30g,乌药10g,厚朴10g,莱菔子30g,广木香10g,决明子15g,当归10g,麻仁15g。6剂。

2009年10月21日诊,又便秘3天,时胃胀,大便成形,宗前方加党参10g,砂仁10g。6剂。

2009年12月24日诊,胸闷气促,心慌,胸片:主动脉粥样硬化,心电图正常,前方加杏仁10g,苏子15g,桑白皮10g。6剂。

2010年1月19日诊,现症:大便1～2日1次,成形,小腹胀痛明显减轻,纳食尚可,时走路气促。舌苔白。

方药:生地80g,厚朴80g,枳实80g,白芍80g,肉苁蓉50g,火麻仁50g,莱菔子80g,大黄50g,砂仁50g,郁李仁50g,当归60g,决明子50g,阿胶、鹿胶、龟胶各50g,黄芪250g,三七60g,熟地150g,山茱萸、山药、丹皮、泽泻、茯苓各50g,玄参80g,太子参150g,白术80g,广木香50g,做小蜜丸。药服完后大便正常恢复。

3. 徐某某,女,44岁,育英高中。2011年11月30日初诊。

大便3～10天一次,大便成形,多无便意,常自服通便药以助排便约20余年,伴疲倦乏力,面色萎黄,皮肤浅褐,纳食差,月经尚调,经期腹痛1天,舌苔白稍厚,脉弦。

诊断:便秘。

方药:黄芪30g,火麻仁25g,生白术80g,厚朴30g,枳实10g,当归10g,决明子15g,桃仁10g,郁李仁10g,党参10g,干姜5g。6剂。

2011年12月14日诊,前方加肉桂3g,升麻5g,生白术改为100g。6剂。

4. 陶某某,女,50岁,浠水。2011年12月23日初诊。

大便秘结,间断发作20年,3～5日一行,多无便意,无腹痛、无肛门坠胀感,纳食尚可。2011年2月8日肠镜示:混合痔、慢性左半结肠炎伴直肠糜烂。

诊断:便秘。

方药:生白术90g,黄芪30g,干姜5g,肉桂3g,厚朴20g,枳实10g,砂仁10g,党参10g,甘草10g,火麻仁15g,决明子18g。5剂。

2012年1月13日诊,大便每日1次,形细,前方去麻仁、决明子,加莱菔子30g。6剂。

5. 徐某某,女,68岁,骆驼坳。2002年9月17日初诊。

大便数日1次,不易排出,干结,小便亦胀涩不适,头昏肢软乏力,早起咳嗽白痰数年,胸闷,纳差。胸部X光拍片:双肺未见实质性病变,考虑胸膜增厚;钡餐检查提示:①过敏性结肠炎;②胃下垂2度,建议进一步检查。血压120/80,mmHg。

诊断:便秘、咳嗽。

方药:黄芪20g,厚朴10g,陈皮8g,法半夏10g,肉苁蓉18g,莱菔子30g,杏仁10g,

栝蒌仁 12g，甘草 10g，麦芽 30g，当归 8g，芦荟 2g。3 剂。

2002 年 10 月 9 诊，仍大便秘结，数日 1 次，需服药导泄方可排便，伴咳嗽白痰，肢软乏力，头昏，脉细。

方药：黄芪 20g，太子参 10g，厚朴 10g，枳实 10g，大黄 8g，广木香 6g，桃仁 10g，栝蒌仁 10g，升麻 5g，莱菔子 30g，砂仁 10g，火麻仁 18g，柴胡 8g。4 剂。

6. 胡某某，女，69 岁，凤山镇。2009 年 8 月 17 日初诊。

大便干结，常口服麻仁丸后大便仍不爽，量少，肛门坠胀，纳食一般。2009 年 8 月 22 日罗田县人民医院结肠镜：结肠黑变病；2008 年 7 月 15 日胃镜：慢性浅表性胃炎，胃溃疡。

诊断：便秘。

方药：黄芪 30g，升麻 5g，生白术 80g，枳实 20g，厚朴 10g，生地 20g，肉苁蓉 15g，决明子 15g，莱菔子 30g，甘草 10g，广木香 10g，柴胡 6g。4 剂。

2009 年 8 月 25 日诊，肛门及小腹部坠胀减轻，心烦，纳呆食少，前方去生地、肉苁蓉，加砂仁 10g、党参 10g、枳实 10g、白芍 30g。6 剂。

2009 年 9 月 1 日复诊，服药后大便日 1～2 次，量多，排便时小腹胀痛，肛门坠胀。

方药：生白术 60g，莱菔子 30g，厚朴 10g，枳实 30g，黄芪 30g，升麻 3g，决明子 10g，火麻仁 10g，广木香 10g，砂仁 10g。4 剂。

2009 年 9 月 10 日诊，服药物后症状消失，昨又小腹胀，大便日 1 次，成形，前方改黄芪 20g、山楂 15g。5 剂。

2009 年 9 月 24 日诊，症状减轻，宗前方 5 剂。

2009 年 10 月 23 日诊，大便日 1 次，仍小腹作胀，前方加柴胡 5g，黄芪 10g，当归 10g。6 剂。

2009 年 12 月 21 日诊，病情稳定 9 月 1 日方加柴胡 5g，去广木香。5 剂，告愈。

7. 方某某，女，50 岁，凤山镇。2017 年 7 月 19 日初诊。

大便秘结 2 年，2～3 日 1 次，干结，月经停用 3 年，舌苔白。

诊断：便秘。

方药：生白术 100g，火麻仁 10g，厚朴 12g，枳实 10g，桃仁 10g，莱菔子 30g，玄参 15g，生地 20g，黄芪 30g，决明子 10g，芦荟 1g。6 剂。

2017 年 7 月 26 日诊，大便日 1 次，成形，精神转好，前方加当归 10g，去芦荟。6 剂。

8. 徐某某，女，74 岁，骆驼坳。2011 年 5 月 23 日初诊。

大便秘结 40 余天，靠服果导片（做腹腔疝手术半个月）通便，时小腹胀而不适，纳食不多，舌苔白，脉结。

诊断：便秘。

方药：生白术 100g，厚朴 10g，枳实 30g，莱菔子 30g，广木香 10g，决明子 15g，升麻 5g，黄芪 30g，白芍 30g，甘草 10g，乌药 15g，桃仁 10g。6 剂。

2011 年 6 月 9 日诊，大便不干结，日 1 次。

枳壳 30g，生白术 60g，广木香 10g，厚朴 10g，砂仁 10g，升麻 5g，黄芪 30g，柴胡 5g，甘草 10g，红枣 5 枚，肉桂 3g，莱菔子 3g。5 剂渐愈。

9. 彭某某，男，77 岁，黄石。2012 年 8 月 27 日初诊。

大便 4～5 天一次，先硬后稀溏，无腹痛，时腹胀，足冷，头昏，手颤，舌质淡苔白（素有糖尿病）。

诊断：便秘。

方药：生白术 80g，党参 10g，黄芪 20g，升麻 5g，玄参 15g，肉桂 3g，麻仁 15g，厚朴 10g，枳实 10g，白芍 30g，甘草 10g，莱菔子 18g。6 剂。

2012 年 9 月 17 日诊，大便 3 日 1 次，便形软小，前方加炮姜 3g，去玄参。6 剂。

10. 晏某某，女，31 岁，大河岸。2012 年 4 月 10 日初诊。

大便干结 5～6 年，纳食尚可，月经规律，坚持口服中药治疗。现症：口干苦，目干涩，舌苔白。

诊断：便秘。

方药：厚朴 100g，枳壳 60g，麻仁 100g，莱菔子 100g，广木香 50g，决明子 80g，砂仁 60g，大黄 50g，甘草 50g，白芍 100g，生白术 400g，党参 100g，做小蜜丸。6 剂。

2012 年 5 月 3 日诊，大便正常，现症：目干涩，口干，头面部发热，足冷，舌苔白。

方药：生地 20g，丹皮 10g，知母 10g，藿香 10g，仙茅 10g，黄柏 10g，沙参 10g，麦冬 10g，五味子 10g，菊花 10g，生牡蛎 50g。6 剂。

11. 胡某某，男，67 岁。1980 年 1 月 21 日初诊。

大便秘结（曾出血），心慌、口干苦，舌苔白稍厚，舌尖黄。

诊断：便秘。

方药：玄参 10g，生地 10g，麦冬 10g，大黄 10g，法半夏 10g，麻仁 10g，当归 10g，甘草 10g，茯苓 18g，白术 10g，郁李仁 10g。2 剂。

1980 年 2 月 22 诊，症状减轻，大便不秘结，微口干，舌质暗，苔中少边白稍厚，脉弦细滑。血压 140/90mmHg。

方药：玄参 10g，生地 10g，麦冬 10g，大黄 10g，法半夏 10g，麻仁 10g，当归 10g，甘草 10g，茯苓 18g，白术 10g，郁李仁 10g，丹参 13g，酸枣仁 10g。3 剂。

12. 方某某，女，65 岁，匡河。2009 年 9 月 14 日初诊。

大便数日 1 次，坚硬如栗，肛门坠胀不适 5 个月余，在英山县医院等治疗，时轻时重。2009 年 9 月 11 日罗田县人民医院肠镜：结肠大致正常。现症：口干渴，胃脘部胀塞，肢软乏力，纳呆食少，肛门坠胀。

诊断：便秘。

方药：生白术 80g，升麻 5g，厚朴 10g，枳实 20g，黄芪 30g，生地 20g，火麻仁 10g，决明子 10g，党参 10g，延胡索 10g，莱菔子 30g。6 剂。

2010 年 1 月 5 日诊，服前药后大便恢复正常，近些时大便日 4～5 次，每次量少，或硬如算珠或形小软。肛门胀痛，或抽掣痛，时胃胀，纳呆。

方药：白芍40g，甘草10g，生白术80g，厚朴10g，枳实10g，黄芪30g，升麻5g，柴胡5g，火麻仁15g，党参10g，延胡索15g，酸枣仁10枚，浮小麦50g，生地20g。6剂渐愈。

13. 蔡某某，女，40岁，凤山镇。2009年2月19日初诊。

肛门坠胀3天，大便3～4日1次，干结如羊粪，肢软乏力，头昏沉闷，纳食尚可，月经多为提前，经期前后右侧头部疼痛，舌苔白。

诊断：便秘。

方药：枳实30g，生白术60g，升麻5g，黄芪30g，厚朴10g，柴胡5g，决明子15g，芦荟2g，火麻仁15g，郁李仁18g，玄参15g。5剂。

2009年2月27日诊，肛门坠胀感消失，大便2日1次，成形，宗前方去芦荟，加大黄3g，莱菔子30g。5剂。

14. 徐某某，女，57岁，三里桥。2011年10月7日初诊。

小腹胀痛，大便3～4日1次，干结如粒月余，服用麻仁丸便秘症状亦未减，纳食尚可，口干苦，舌苔白稍厚。2011年9月23日本院电子肠镜：正常。

诊断：便秘。

方药：生白术90g，玄参18g，生地20g，芦荟2g，厚朴10g，枳实10g，决明子15g，莱菔子30g，火麻仁15g，郁李仁10g，广木香10g。6剂。

2011年10月17日诊，小腹胀痛，大便每日便一次，成形，前方加白芍40g，甘草10g。6剂。

15. 李某某，男，65岁，浠水。2010年5月3日初诊。

大便秘结2年，常服用“通便药”，量少稀溏，肛门坠胀不适，无黏冻。头昏心慌，脘腹空虚胀痛，疲倦无力，不思饮食，舌质淡白，舌苔白，脉弦细。

诊断：便秘。

方药：生白术90g，升麻5g，黄芪30g，柴胡5g，枳实30g，甘草10g，决明子15g，白芍30g，砂仁10g，党参10g，当归10g。6剂。

2010年5月13日诊，症状稍减。

方药：黄芪30g，党参10g，白术60g，生地20g，当归10g，甘草10g，火麻仁15g，陈皮10g，升麻6g，红枣5枚。5剂。

16. 叶某某，男，51岁，匡河。1986年7月16日初诊。

大便秘结半年，近月加重，头昏肢软乏力，舌质暗苔白。

诊断：便秘。

方药：白术50g，甘草10g，玄参15g，肉苁蓉15g，杏仁10g，生地12g，生首乌15g，桃仁10g，番泻叶3g，火麻仁12g，莱菔子15g，枳壳10g。3剂。

1986年8月9日诊，服前方后大便恢复正常，近4天又大便秘结，舌苔白，脉缓。

方药：生白术50g，甘草10g，厚朴10g，肉苁蓉15g，桃仁10g，玄参15g，生首乌15g，生地15g，枳壳10g，火麻仁15g，郁李仁10g，莱菔子10g，大黄8g。4剂。

17. 杨某某，女，55岁，白庙河。2006年4月28日初诊。

大便秘结数年，加重3年，3～5日1次，干结，如食油腻则腹泻，时伴大便时下血，时而燥热，伴出汗，心悸，肢软，舌苔白，脉细。

诊断：便秘。

方药：黄芪30g，枳实20g，槐花10g，生白术60g，桃仁10g，地榆10g，丹参15g，蒲公英20g，白芍20g，莱菔子20g，火麻仁20g，生地20g。6剂。

2006年6月16日诊，小腹胀而不适，按之嗳气，伴头昏肢软乏力，时汗出，心烦，失眠，饮食不多，大便日1次，先硬后软，口干喜饮，饮亦不多，舌苔稍津，苔白厚，脉弦。

方药：黄芪30g，厚朴10g，枳实10g，砂仁10g，丹参15g，酸枣仁30g，广木香10g，生白术50g，槐花10g，莱菔子30g，火麻仁15g，当归10g，生地10g。6剂。

18. 何某某，女，42岁，三里畈。2008年10月13日初诊。

大便秘结半年余，多为1周1次，状如羊粪，小腹胀，睡差多梦，每晚间可入睡3～5小时，白天哈欠频繁，月经尚可量少，晚间腰痛(子宫后倾)。

诊断：便秘。

方药：生白术100g，玄参15g，生地20g，莱菔子30g，火麻仁18g，郁李仁15g，决明子18g，厚朴10g，枳实10g，芦荟2g。5剂。

2008年11月1日诊，1～2日排便1次，成形稍干。要求丸药调治。

方药：生地100g，玄参80g，砂仁80g，莱菔子100g，酸枣仁80g，当归80g，杏仁80g，厚朴80g，枳实50g，大黄50g，广木香100g，阿胶、鹿胶、龟胶各50g，做小蜜丸。服完渐愈。

19. 董某某，女，43岁，三里桥。1983年4月3日初诊。

大便干结如羊屎1余年，3～7天大便一次，小腹及尾骨部作坠，脉缓。

诊断：便秘。

方药：麻仁15g，大黄8g，白芍30g，生白术60g，枳壳10g，厚朴10g，甘草10g，杏仁10g，莱菔子15g，玄参15g，生地15g。4剂。

1984年5月25日诊，去年服药后，大便正常，近又10余天未解，口中泛酸，纳食尚好，舌苔白，脉缓。

方药：生白术100g，黄连10g，党参15g，厚朴10g，白豆蔻6g，陈皮10g，大黄8g，山楂15g，神曲10g，干姜10g，枳实10g，法半夏10g。5剂渐愈。

20. 王某某，男，66岁，县城。2001年11月8日初诊。

大便秘结10余年，大便干结如栗，一般无便意，常口服通便药物以助排便，左小腹胀痛，去年地区医院肠镜检查正常。

诊断：便秘。

方药：生地100g，党参80g，肉苁蓉180g，火麻仁180g，莱菔子100g，芦荟30g，厚朴50g，枳实40g，白芍100g，当归30g，桃仁50g，甘草30g，广木香30g，郁李仁80g，党参180g，陈皮30g，生白术150g，做小蜜丸。服完告愈。

【按语】 便秘是临床常见病和多发病，严重危害人们的身体健康。中医对于便秘一般从实证和虚证两方面进行辨证论治。实证主要是热盛伤津、阴寒内结，虚证主要是津亏血少、气阴两亏。对于肠道热结、津亏液少、大肠传导失职所致的便秘，治疗常用麻子仁丸加减清热润肠。常用药物为大黄、麻仁清热润肠通便，枳实、厚朴行气以助排便，津亏液少较重的加生地、玄参以增液行舟。阴寒内结的一般是温阳通便。对于气虚者用黄芪、党参健脾益气，血虚的用当归、生地滋阴养血。

《中药学》中指出阴虚内热或津液亏耗燥渴者慎用白术，因中医认为便秘是大肠津液不足、传导迟滞之证，故白术因其性燥而用治便秘者甚少。但是临床中重用生白术，以生白术为君，健脾益气，运化脾胃，配伍养阴行气、润肠通便之品治疗便秘，疗效显著。现代研究认为便秘不仅只是大肠传导失职所致，便秘与脾胃运化功能密切相关，药理研究发现白术具有调节胃肠运动的功能。生白术治便秘，证之临床有效，重用生白术，健脾益气，运化脾胃，实为治本之图。

29 肛门坠胀

肛门坠胀一证，患者常感肛门下坠不适，便意频频，里急后重，欲便不解，严重者甚至放射至腰骶、臀部或大腿。此证或间断发作，或持续存在，临床颇为常见，尤多见于肛肠病术后患者。中医古籍中虽无"肛门坠胀"之名，但其病因病机、治疗原则及辨证论治，实与中气下陷、脾胃虚弱密切相关。

此病多因气虚升举无力所致，治疗当以健脾益气、升举提陷为主。常以补中益气汤为基础方，随证加减。方中黄芪大剂量使用，取其补中益气、升阳固表之效；党参、甘草补脾益气和中；白术健脾燥湿；当归和血养阴；柴胡、升麻升举清阳。诸药合用，共奏补气升提之功。

1. 徐某某，女，47 岁，三港。2002 年 12 月 9 日初诊。

肛门坠胀不舒，伴胃脘部胀痛，腰骶部胀痛 6～7 天，活动加重，纳食尚可，舌苔白，月经停 6 年，脉弦。腰椎片示：椎间隙变窄。

诊断：肛门坠胀、腰痛。

方药：牛膝 10g，杜仲 18g，鸡血藤 20g，独活 10g，附片 10g，白芍 30g，甘草 10g，黄芪 30g，当归 10g，白术 10g，熟地 18g，菟丝子 18g。4 剂。

2002 年 12 月 13 日诊，腰痛减轻，大便每日 2～3 次，肛门坠胀感减，舌苔白，脉弦。

方药：黄芪 30g，柴胡 10g，升麻 8g，白术 10g，甘草 10g，陈皮 10g，当归 10g，太子参 10g，红枣 5 枚，菟丝子 18g，补骨脂 10g，茯苓 50g。4 剂。

2003 年 1 月 2 日诊，服药后肛坠胀明显减轻，前日又作，腰痛亦减，纳食尚可，舌苔白脉缓。血压 110/70mmHg。

方药：黄芪 40g，白术 10g，陈皮 10g，熟地 18g，太子参 12g，柴胡 8g，升麻 8g，当归 10g，补骨脂 10g，菟丝子 18g，甘草 10g，红枣 5 枚，生姜 5 片，5 剂告愈。

2. 徐某某，女，51 岁，浠水县。2005 年 12 月 2 日初诊。

1998 年做子宫切除术。现症：肛门有坠胀感，大便日 3～5 次，成形，量不多，无黏冻，伴腰胀痛，时作时止，多为冬季为甚，又作月余，失眠多梦，纳食尚可，常伴前阴坠痛不适，如有物堵。舌淡苔白薄，脉细。

诊断：肛门坠胀(气虚下陷)。

方药：黄芪 30g，柴胡 10g，升麻 5g，当归 10g，甘草 10g，白术 20g，党参 10g，覆盆子 10g，补骨脂 10g，红枣 10 枚，生姜 5 片，浮小麦 30g，苦参 15g，枳实 20g。6 剂。

2005 年 12 月 21 日诊，肛门坠胀明显好转。现症：每日大便 1～2 次，夜尿减少，睡眠好转，尿前小腹胀痛，纳食尚可，舌淡苔白脉细。

方药：黄芪 30g，柴胡 10g，升麻 5g，当归 10g，炙甘草 10g，白芍 20g，党参 15g，覆盆子 10g，补骨脂 10g，枳实 20g，红枣 10 枚，浮小麦 50g，苦参 15g，白术 20g。6 剂告愈。

3. 叶某某，女，62 岁，白莲河。2016 年 12 月 21 日初诊。

肛门坠胀，反复发作 2 年，大便形小、软便，时胃脘作胀，饮食尚可，武汉检查为“痔疮”。素有胆囊炎、胃炎、支气管炎。舌苔白稍厚，脉弦。

诊断：肛门坠胀。

方药：黄芪 30g，升麻 6g，柴胡 6g，枳实 20g，白术 20g，党参 15g，白芍 30g，甘草 10g，砂仁 10g，当归 10g，炮姜 3g，乌梅 12g。6 剂。

2016 年 12 月 28 日诊，症状减轻，前方加石榴皮 10g，黄芪 10g。6 剂。

4. 彭某某，女，57 岁，骆驼坳。2008 年 5 月 26 日初诊。

肛门时有坠胀感，常欲便，反复发作 1 年，加重 15 天，每日下午为甚，大便 1～2 天一次，成形。前天呕吐痰涎 1 次，纳呆食少，舌苔白，脉弦。

诊断：肛门坠胀。

方药：黄芪 30g，枳实 10g，白术 20g，柴胡 6g，升麻 5g，党参 10g，当归 10g，甘草 10g，白芍 10g，红枣 5 枚，生姜 5 片，砂仁 10g。7 剂。

2008 年 6 月 18 日诊，服药肛门坠胀减轻，昨又加重，大便 1～3 日 1 次或 1 日 2 次，软便，纳呆食少，肢软乏力，舌苔白，脉沉弦。

方药：黄芪 30g，白术 20g，枳实 20g，升麻 5g，柴胡 5g，白芍 20g，甘草 10g，党参 10g，砂仁 10g，红枣 5 枚，当归 10g，厚朴 10g。6 剂。

2008 年 7 月 14 日诊，便时肛门仍有坠胀感（午时坠胀消失），时头昏纳食尚可，舌苔白，脉细。

方药：黄芪 30g，白术 10g，枳实 10g，升麻 5g，柴胡 5g，党参 10g，石榴皮 10g，厚朴 10g，当归 10g，砂仁 10g，干姜 3g，甘草 10g，白芍 15g，红枣 5 枚。6 剂。

5. 彭某某，男，53 岁，凤山镇。2009 年 1 月 6 日初诊。

肛门坠胀，大便日 2～3 次，成形，时肛门处渗水。现有少量分泌物，肛门潮湿感半年，近半年脐部微微作痛，纳食尚可。直肠镜：直肠炎，直肠息肉。

诊断：肛门坠胀。

方药：党参 10g，白术 20g，炮姜 5g，吴茱萸 3g，茯苓 30g，小茴香 3g，补骨脂 10g，乌梅 10g，石榴皮 10g，黄芪 30g，升麻 5g，柴胡 10g，枳实 30g。6 剂。

2009 年 1 月 14 日诊，大便日 2 次，时肛坠胀较前好转，肛门无渗水感，前方去小茴香，加肉豆蔻 10g。6 剂。

6. 郭某某，女，55 岁，白莲乡。2008 年 11 月 6 日初诊。

大便日 3～5 次，肛门坠胀 2 周，时欲便，无黏冻。饮食正常，舌苔白厚腻，肛肠科检查：痔疮。

诊断：肛门坠胀。

方药：升麻5g，柴胡5g，黄芪30g，当归10g，白术20g，甘草10g，枳实20g，党参10g，槐花10g，红枣5枚，生姜5片。6剂。

2008年11月13日诊，大便日1～3次，肛门坠胀减轻，守前方加覆盆子10g。7剂。

2008年11月21日诊，症状轻微，前方加茯苓30g。7剂渐愈。

7. 李某某，女，53岁，凤山镇。2017年3月16日初诊。

肛门坠胀，常欲大便，间断发作半年，发作时如肛门处胀痛不适，大便日1次，成形，又作20余天，日轻夜重，月经周期规律，舌苔白。

诊断：肛门坠胀。

方药：黄芪30g，白术20g，枳实20g，升麻6g，柴胡6g，当归10g，白芍15g，甘草10g，党参15g，红枣5枚，熟地20g。6剂。

2017年4月7日诊，肛门坠胀不适稍减。舌稍胖，苔白，脉沉弦。2017年4月6日肠镜：全大肠大致正常。

方药：黄芪30g，升麻6g，柴胡6g，党参15g，白术30g，枳壳30g，当归10g，甘草10g，陈皮10g，白芍20g。6剂。药后肛门坠胀消失。

2017年11月9日诊，肛门坠胀不适，又作月余，较前轻微。大便日1次成形，月经尚调，纳食尚可，舌淡苔白，脉细。

方药：黄芪30g，升麻6g，党参15g，白术30g，枳实30g，甘草10g，白芍20g，柴胡6g，当归10g，红枣10g。7剂。告愈。

8. 何某某，女，48岁，凤山镇。2010年4月10日初诊。

去年4月在某医院做“痔疮”手术，术后常觉肛门坠胀不适，近月来肛门坠胀，加重1周，便后手纸有少许血，常欲大便，日3～4次，成形，量少，纳食尚可，下午下肢轻度凹陷水肿。

诊断：肛门坠胀。

方药：黄芪30g，柴胡5g，升麻5g，当归10g，党参10g，槐花10g，枳实30g，白术30g，甘草10g，陈皮10g，红枣5枚，茯苓30g。6剂。

2012年10月10日诊，肛门坠胀又复作约10天，大便日1～2次，形小软便，纳食尚可，月经量多(子宫肌瘤)，舌淡边有齿痕。

方药：黄芪40g，柴胡5g，升麻5g，茯苓30g，当归10g，枳实20g，白术20g，覆盆子10g，白芍30g，甘草10g，乌梅10g。7剂症状消失。

9. 徐某某，女，56岁，凤山镇。2006年5月9日初诊。

自觉发热，双肩关节酸痛，臀部胀痛，下肢胀沉重不适，胫足浮肿，按之凹陷，大便1～2日一次，软溏便不成形，小腹胀痛，肛门坠胀月余，血压140/80mmHg。

诊断：肛门坠胀。

方药：黄芪30g，枳实20g，白术20g，党参10g，茯苓30g，厚朴12g，砂仁10g，柴胡5g，升麻3g，黄连10g，吴茱萸3g，干姜3g。5剂。

2006年8月26日诊，现症：两胁胀痛，肛门坠胀疼痛，时轻时重月余，大便日1～2

次，肛肠科会诊：痔疮。

方药：黄芪35g，枳实20g，白术20g，柴胡6g，升麻6g，白芍30g，甘草10g，党参15g，当归10g，广木香10g，延胡索15g。6剂。

10. 何某某，女，36岁，百货公司。1999年4月29日初诊。

自觉肛门处坠胀，甚则疼痛不适，反复发作2年，白带多，月经错乱，精神好，舌苔白，脉沉弦。

诊断：肛门坠胀。

方药：黄芪40g，升麻8g，枳实12g，白术10g，柴胡8g，当归10g，白芍30g，甘草10g，莱菔子30g，太子参15g，厚朴10g，大黄5g，广木香10g。5剂。

1999年6月20日诊，肛门处坠胀不适，矢气后坠胀减轻，大便日1～2次，成形、软，饮食尚可，舌苔白脉弦。

诊断：肛门坠胀。

方药：黄芪30g，广木香10g，枳实18g，白术10g，升麻5g，柴胡8g，赤芍12g，甘草10g，厚朴10g，黄连10g，麦芽30g，白豆蔻5g。5剂。

11. 徐某某，女，52岁，浠水。2006年11月6日初诊。

去年3月肛门坠胀，经服药后诸证消除，近肛门处时有下坠感又作月余，便后不减，尿频赤涩，尿胀不适(1998年做子宫切除术)，口干，伴头昏肢软乏力，舌红少苔，饮食尚可，脉弦细。

诊断：肛门坠胀。

方药：黄芪30g，柴胡5g，升麻5g，党参15g，白术20g，枳实20g，当归10g，甘草10g，红枣5枚，生姜5片，茯苓30g。6剂。

12. 高某某，女，48岁，浠水华桂。2009年4月20日初诊。

大便日1～3次，便软而成形，排便不爽，无黏冻，肛门坠胀疼痛不适月余，时会阴胀痛(县医院检查：痔疮)，伴头昏肢软乏力，舌淡苔白，脉沉细。

诊断：肛门坠胀。

方药：黄芪35g，柴胡5g，升麻5g，当归10g，白术30g，枳实30g，党参10g，甘草10g，槐花10g，厚朴10g，红枣5枚，生姜5片。6剂。

2009年5月1日诊，肛门坠胀减轻。

方药：黄芪30g，升麻5g，柴胡5g，党参10g，枳实10g，厚朴6g，当归10g，甘草10g，白术10g，槐花10g，红枣5枚，生姜5片。7剂。

13. 徐某某，女，74岁，骆驼坳。2011年12月3日初诊。

农历八月十二日做“痔疮”手术。现症：肛门处坠胀疼痛，便秘，纳食尚可，舌苔白，脉细。

诊断：肛门坠胀。

方药：黄芪40g，枳实30g，白术30g，柴胡5g，升麻5g，生白术50g，厚朴15g，当归10g，党参15g，白芍30g，甘草10g，芦荟2g。6剂。

2011 年 12 月 26 日诊，肛门坠胀减轻，少腹胀而不适，大便不甚干，守前方去白芍、甘草，加广木香 10g。6 剂。

14. 王某某，男，63 岁，凤山镇。2015 年 5 月 2 日初诊。

肛门坠胀不适，大便日 1～2 次，成形，肛门坠胀甚时恶心欲呕，微泛吐酸水月余，月经尚可，饮食尚可。舌苔白。

诊断：肛门坠胀。

方药：柴胡 6g，升麻 5g，黄芪 30g，当归 10g，枳实 20g，白术 20g，党参 10g，陈皮 10g，甘草 10g，砂仁 10g，厚朴 10g，红枣 5 枚。6 剂。

2015 年 11 月 17 日诊，肛门坠胀又发作 6 天，饮食尚可，舌苔白。

方药：黄芪 30g，柴胡 8g，枳实 20g，白术 20g，升麻 6g，当归 10g，党参 15g，甘草 10g，白芍 30g，陈皮 10g，厚朴 10g，红枣 5 枚。7 剂。肛门坠胀消失。

15. 王某某，男，34 岁，河铺镇。2012 年 11 月 13 日初诊。

大便干结，肛门坠胀，深圳某医院诊断混合痔伴血栓、直肠黏膜松弛，经手术治疗症状依然。现症：大便 2 日 1 次或干结，肛门常有坠胀感，纳食尚可，时小腹部作胀。舌苔白薄，脉沉细。

诊断：肛门坠胀。

方药：黄芪 35g，柴胡 5g，升麻 5g，党参 15g，当归 10g，枳实 20g，白术 20g，甘草 10g，茯苓 30g，丹参 15g，刺猬皮 15g，红枣 5 枚，生姜 5 片。6 剂。

2012 年 11 月 20 日诊，肛门坠胀明显减轻。

方药：黄芪 30g，枳实 30g，白术 30g，升麻 6g，柴胡 6g，白芍 30g，甘草 10g，党参 15g，当归 10g，红枣 5 枚，陈皮 10g。7 剂告愈。

【按语】 肛门坠胀一证，虽病位在肛门，然其根源实与脏腑功能失调密切相关，此病多因脾胃虚弱，中气不足，无力升举，反而下陷所致。唐容川曾言：“魄门之病，有由中气下陷，湿热下注者；有由肺经遗热，传于大肠者；有因肾经阴虚，不能润肠者；有因肝经血热，渗漏魄门者。”此论甚为精当，临证所见，肛门坠胀多与脾胃虚弱、中气下陷关系最为密切。

肛门坠胀与中医学中“后重”类似，刘河间云：“调气则后重自除。”《景岳全书》指出：“然调气之法，气陷者，举之则调，必使气和，乃为调也。”故治疗肛门坠胀当健脾益气、补中升陷为基本法则。以补中益气汤、芍药甘草汤、枳术丸为基础方，随症施治。调理气机，和营缓急，补气升陷。

30 口 苦

口苦是指口中有苦味，口苦一证，虽非独立病名，却是多种疾病中的常见症状。根据《素问·痿论》所言："肝气热，则胆泄口苦。"口苦多与肝胆疾病相关，胆气上逆则胆汁外泄，上溢于胃，胃气上逆，从胃至咽入口，导致口苦。治疗口苦，需调和肝胆、脾胃，常以疏肝利胆、清热化湿为主，兼以养阴润燥，调和脾胃。

常用龙胆泻肝汤加减，方中柴胡疏肝理气，龙胆草清泄肝胆实火，黄芩、黄连、山栀子清热泻火，生地、沙参、麦冬、玄参、石斛养阴生津润燥，口干甚者加石膏、知母、天花粉、乌梅清热生津，甘草调和诸药。

1. 汪某某，男，62岁，石桥铺。2002年5月23日初诊。

口苦、口臭10余年，大便日1次，干结，纳食不多，背心作胀，B超示肝外胆管扩张、胆囊炎，血压160/80mmHg。舌苔薄黄，脉弦滑。

诊断：口苦。

方药：柴胡10g，龙胆草10g，山栀10g，黄芩10g，生地20g，车前子12g，当归10g，木通5g，甘草10g，丹皮10g，沙参15g，茵陈12g。5剂。

2002年6月10日诊，服药时腹泻日5～6次，停药即止，口苦减轻，仍口臭，纳呆食少，舌苔白，脉弦。

方药：沙参18g，麦冬10g，黄芩10g，天花粉30g，柴胡10g，石膏20g，知母10g，甘草8g，茯苓20g，当归10g，生地10g，丹皮10g。4剂。

2. 王某某，男，45岁，九资河，初诊。

口干口苦，舌糜烂月余，时轻时重，早晨为甚，时右上腹部胀痛，纳食尚可，舌苔白。2010年6月30日B超提示：肝胆脾胰正常。血检肝功能正常，血压120/80mmHg。

诊断：口苦。

方药：生地20g，竹叶10g，甘草10g，柴胡10g，沙参18g，麦冬10g，黄芩10g，石斛10g，枳实10g，丹参15g，延胡索10g，川楝子10g。6剂。

2010年7月16日诊，口苦减轻，右侧胁胀痛，前方去川楝子，加郁金18g、蒲公英30g。6剂。

3. 朱某某，男，60岁，浠水。2008年4月30日初诊。

口干苦（晚间为甚）年余，睡眠差，时胃脘胀痛已1周，下肢微肿（静脉曲张）月余，大便秘结，纳食尚可。2007年9月25日胃镜：慢性浅表性胃炎；B超：胆囊炎。

诊断：口苦。

方药：柴胡10g，枳实10g，白芍10g，陈皮10g，甘草10g，茯苓50g，白术10g，砂仁

10g，蒲公英 30g，薏苡仁 30g，厚朴 10g，大枣 5 枚。6 剂。

2008 年 5 月 19 日诊，前症稍减，守前方加沙参 15g，广木香 10g，枸杞子 10g，去白术、厚朴、陈皮、生姜。7 剂。

2008 年 6 月 5 日诊，服上方后晚间口干苦已除，下肢浮肿明显消退，前日又因性功能减退，尿不尽，余沥不清，服用“补肾药”后口干苦症作，纳食尚可、睡差多梦，舌苔白，脉沉弦。

方药：柴胡 10g，沙参 15g，麦冬 10g，枸杞子 10g，枳实 10g，白芍 15g，甘草 10g，薏苡仁 30g，茯苓 30g，砂仁 10g，红枣 5 枚，蒲公英 30g。7 剂。

4. 叶某某，女，46 岁，凤山镇。2016 年 12 月 8 日初诊。

口苦、口臭、口干反复发作 10 余年，时轻时重，饮食尚可，睡眠稍差，月经尚调，大便日 1 次，多不成形，舌苔白，脉弦。

诊断：口苦、口臭。

方药：生地 20g，升麻 5g，黄连 10g，石膏 40g，当归 10g，甘草 10g，山栀 10g，麦冬 10g，乌梅 20g，柴胡 10g，玄参 15g。6 剂。

2016 年 12 月 16 日诊，症状稍减轻，前方加知母 10g，天花粉 10g。6 剂。

5. 胡某某，女，63 岁，平湖乡。2003 年 3 月 18 日初诊。

口干苦半年，日轻夜重，不喜饮，纳食尚可，右侧肢体关节酸痛，二便正常，舌红少苔，脉细。血压 150/90mmHg，B 超示胆囊小息肉伴胆囊炎，胃肠钡餐未见明显异常。

诊断：口苦。

方药：沙参 18g，石膏 30g，麦冬 10g，黄芩 8g，玄参 12g，桑叶 10g，生地 18g，甘草 10g，石斛 10g，五味子 10g，枸杞子 10g。5 剂。

2003 年 3 月 25 日诊，口干口苦减轻，血压 120/80mmHg，舌质红，少苔，脉细。

方药：沙参 18g，石膏 30g，麦冬 10g，黄芩 8g，玄参 12g，桑叶 10g，生地 18g，甘草 10g，石斛 10g，五味子 10g，枸杞子 10g，法半夏 10g，菊花 3g。10 剂。

6. 王某某，女，54 岁，浠水。2008 年 8 月 6 日初诊。

喜食辛辣、厚味，鼻唇干燥，口干喜饮半年，经治少效。纳食尚可，时腰痛，睡眠差多梦，口干苦，血压 110/70mmHg，血糖空腹 5.95mmol/L。

诊断：口干苦。

方药：沙参 15g，石膏 30g，麦冬 10g，五味子 10g，石斛 10g，生地 20g，甘草 10g，知母 10g，玄参 15g，天花粉 10g，酸枣仁 10g。7 剂。

2008 年 8 月 26 日诊，口苦消失、口干亦减，舌红苔白，大便干结日 1 次(服药后腹泻)守前方去天花粉，加黄芩 10g，桑叶 10g。7 剂。

2008 年 9 月 17 日诊，口干苦症消失，精神尚佳，舌红根白黄，守 8 月 26 日方，加黄芪 20g。6 剂。

2009 年 3 月 20 日诊，复 2008 年 9 月 17 日诊，口干苦又作月余，每日口渴喜饮，饮水约 5 碗，易饥，但进食不多，体重下降，尿亦不多，时大便干结，舌干红苔白，血糖正常。

方药：沙参18g，石膏30g，知母10g，五味子10g，生地20g，麦冬10g，甘草10g，玄参15g，黄芩10g，黄芪20g，石斛10g，乌梅10g。7剂。

2009年4月16日诊，口渴减，守前方，加山药20g。7剂。

2009年5月26日诊，症状明显好转，前方去黄芪、乌梅、黄芩，加沙参20g、竹叶10g、桑叶10g。7剂。

7. 徐某某，女，46岁，骆驼坳。2002年7月5日初诊。

口干苦，口臭，早晨为甚3年，纳食尚可，大便日1次，尿时黄，背心时作痛，白带多，舌苔薄黄。

诊断：口苦。

方药：柴胡10g，龙胆草10g，黄芩10g，生地18g，山栀10g，车前子18g，泽泻10g，当归10g，沙参18g，甘草10g，麦冬10g。5剂。

2002年8月3日诊，早晨口干苦减轻，纳食尚可，多食则胃胀，五心发热，四肢疲胀，月经规律，白带多夹黄，舌苔白。肝功能：总胆红素13.7mmol/L；B超示：胆囊炎，血压90/60mmHg。

方药：柴胡10g，沙参18g，生地10g，黄芩10g，蒲公英30g，龙胆草10g，苍术10g，车前子18g，当归10g，阴阳花20g。5剂。

8. 李某某，男，42岁，凤山镇。2008年2月27日初诊。

口苦六七年，日轻夜重，常需要饮水稍减，纳食可，二便调，舌苔中薄黄，舌边有齿痕。

诊断：口苦。

方药：柴胡10g，黄芩10g，沙参18g，大黄5g，石斛10g，麦冬10g，枸杞子10g，生地15g，丹皮10g，枳实10g，甘草10g，石膏30g。7剂。

2008年3月10日诊，症同前。

方药：龙胆草10g，生地20g，柴胡10g，黄芩10g，木通5g，山栀10g，车前子10g，当归10g，甘草10g，沙参15g，麦冬10g。6剂。

2008年3月24日诊，口干苦减轻，纳食精神尚可，舌苔白厚。

方药：柴胡10g，龙胆草10g，生地20g，黄芩10g，当归10g，石斛15g，甘草10g，山栀10g，麦冬10g，玄参20g，乌梅10g，五味子6g。6剂。

9. 周某某，男，56岁，凤山镇。2007年7月27日诊。

早起口干苦，饮食尚可，常背心有冷感(原胃痛胀症状减)，大便正常，舌暗苔白，脉细。

诊断：口苦。

方药：柴胡10g，黄芩10g，沙参15g，石斛10g，生地15g，鸡内金10g，砂仁10g，茯苓15g，甘草10g，红枣5枚，蒲公英20g。5剂。

2011年8月2日诊，口干口苦复作，伴右胁肋胀痛3天，精神稍差，早饭后常觉困倦，纳食一般，大便稀溏，舌质稍暗，苔白，脉弦细。

方药：柴胡10g，生地20g，黄芩10g，山栀10g，泽泻15g，当归10g，甘草10g，郁金

18g，蒲公英30g，车前子10g，丹参10g，沙参15g。5剂。

10. 何某某，男，42岁，北丰。2014年9月15日初诊。

口干、口苦、口臭约2年，口渴喜饮，饮食尚可，肢软乏力，多次血糖检查均正常，舌苔白。

诊断：口干苦。

方药：生石膏40g，沙参30g，麦冬10g，乌梅20g，丹皮10g，当归10g，生地20g，甘草10g，石斛10g，天花粉10g，知母10g，山药20g。6剂。

2014年9月25日诊，症状减轻，前方加龙胆草10g、柴胡10g、黄芩10g，去山药、乌梅。6剂。

11. 龚某某，女，53岁，骆驼坳。2007年8月24日初诊。

口苦2～3年，自觉右胁有胀感不适，饮食不多，大便干结1～2日1次，时肠鸣，伴头昏肢软，夜尿3～5次，脉细。血压130/80mmHg，尿常规正常。

诊断：口苦。

方药：柴胡10g，沙参18g，黄芩10g，蒲公英20g，厚朴10g，鸡内金10g，砂仁10g，大黄5g，法半夏10g，郁金15g，枳实10g，莱菔子20g。5剂。

2011年9月6日诊，时轻时重发作月余，伴右上腹部微痛，时腰痛，大便干结，1～3日1次，舌苔白稍厚，脉细缓。

方药：柴胡10g，黄芩10g，山栀10g，生地20g，车前子20g，大黄8g，枳实10g，当归10g，甘草10g，沙参15g，丹参10g。6剂。

12. 王某某，女，50岁，九资河。2006年12月27日初诊。

口干苦，不欲饮，晚间为甚，唇干，鼻干如火灼，早晨口中黏腻，唾血沫3～4口，大便干结，舌淡苔少，脉细。

诊断：口干苦。

方药：桑叶5g，生地20g，沙参15g，麦冬10g，石斛10g，枸杞子10g，石膏20g，柴胡10g，黄芩10g，甘草10g，红枣5枚。6剂。

2008年3月24日诊，又早起口干苦、口臭月余，纳食尚可，二便调，舌苔白根厚腐，脉弦。

方药：佩兰10g，薏苡仁30g，黄芩10g，白豆蔻5g，厚朴10g，法半夏10g，茯苓30g，黄连10g，石膏30g，生地20g，升麻5g，藿香10g。6剂。

13. 潘某某，女，37岁，凤山镇。2006年11月6日初诊。

间断口唇干燥，口苦2～3年，又作2个月余，口渴喜饮（日饮水一次性茶杯约5杯），二便调，饮食尚可，不厌油，月经尚调，鼻梁面颊，上唇皮肤暗褐，舌腻薄黄苔脉弦。

诊断：口干苦。

方药：柴胡10g，黄芩10g，麦冬10g，沙参15g，石膏20g，石斛10g，生地20g，桑叶10g，甘草10g，玄参15g，知母10g。6剂。

2007年8月28日诊，口干苦复发1周，时轻时重，时胃脘部胀塞，背痛（素有胆囊炎),纳食时差,大便尚可,舌苔白。

方药:柴胡 10g,黄芩 10g,龙胆草 10g,枳壳 10g,生地 15g,车前子 15g,泽泻 15g,当归 10g,甘草 10g,沙参 18g,白芍 10g,蒲公英 30g。5 剂。

14. 胡某某,男,64 岁,北丰。2003 年 9 月 8 日初诊。

口干苦,日轻夜重 2 个月,时胃脘部胀塞,伴头昏心悸,二便正常,此次发病前感冒,舌苔白薄脉弦。血压 110/70mmHg;B 超示:胆囊炎、肝脾稍大。HBsAg(—);肝功能:谷草转氨酶 27.93U/L,谷丙转氨酶 13.5U/L。

诊断:口苦。

方药:柴胡 10g,沙参 18g,黄芩 10g,枸杞子 10g,天花粉 10g,甘草 10g,枳实 10g,石斛 10g,生地 10g,麦芽 18g,法半夏 10g。5 剂。

2003 年 10 月 1 日诊,早晨时口苦,纳食正常,二便调,精神亦佳,舌苔薄黄。

方药:柴胡 10g,生地 15g,黄芩 10g,山栀 10g,法半夏 10g,甘草 10g,沙参 15g,砂仁 10g,茯苓 30g,麦芽 15g,石斛 10g。6 剂。

15. 贺某某,女,56 岁,骆驼坳。2009 年 5 月 6 日初诊。

胃脘部胀塞疼痛,反复发作数十年,口干苦 5 年,口渴不甚,饮水不多,时轻时重,纳食尚可,舌红苔白薄少津,血压 120/80mmHg。

诊断:口干苦。

方药:沙参 18g,生地 20g,麦冬 10g,石斛 30g,石苇 10g,五味子 10g,玄参 15g,知母 10g,甘草 10g,枸杞子 10g,沙参 18g。6 剂。

16. 蔡某某,男,43 岁,大崎。2009 年 8 月 31 日初诊。

口干苦,喜饮,饮食睡眠差 3 个月余,小腹胀而不适,肠鸣时作,大便日 1 次。肝功能:正常,HBsAg(—);血糖 5.65mmol/L。B 超检查示前列腺正常。

诊断:口干苦。

方药:柴胡 10g,枳实 10g,沙参 18g,川芎 10g,白芍 10g,龙胆草 10g,生地 20g,甘草 10g,石斛 10g,麦冬 10g,枸杞子 10g,砂仁 12g。6 剂。

2009 年 9 月 10 日诊,口苦减,精神尚可,尿时黄,舌苔薄黄。肠镜示正常;胃镜:糜烂性胃炎。

方药:龙胆草 10g,柴胡 10g,生地 20g,黄芩 10g,车前子 15g,甘草 10g,当归 10g,沙参 20g,麦冬 10g,蒲公英 30g,泽泻 10g,石斛 10g。6 剂。

17. 胡某某,男,54 岁,凤山镇。2012 年 6 月 4 日初诊。

口干苦,口臭,时轻时重 10 余天,进食油腻加重,舌红苔白薄黄。B 超:胆囊炎、轻度脂肪肝、前列腺肥大;胃镜:慢性浅表性胃炎;血糖血脂正常。自诉在黄冈检查心、肝、肺均正常。

诊断:口苦。

方药:柴胡 10g,龙胆草 10g,生地 20g,车前子 15g,泽泻 10g,当归 10g,甘草 10g,佩兰 10g,白芷 10g,山栀 10g,黄芩 10g,藿香 10g。6 剂。

2012年6月28日诊，口干唇燥，纳食尚可，时头昏，血压130/90mmHg，舌苔白脉弦。

方药：柴胡10g，石膏30g，丹皮10g，麦冬10g，沙参15g，五味子10g，黄芩10g，知母10g，升麻3g，黄连8g，生地15g，甘草10g。6剂。

18. 郑某某，男，67岁，凤山镇。2009年7月8日初诊。

口苦半年之久，伴口干，以晚间为甚，二便调，纳食尚可，口渴不甚（素有胆囊炎，胆石症），舌苔白。

诊断：口苦。

方药：柴胡10g，枳壳10g，白芍10g，甘草10g，石斛10g，麦冬10g，石膏30g，黄芩10g，生地20g，丹参10g，玄参10g，蒲公英20g。5剂。

2009年8月17日诊，口干苦减轻，时觉口内发酸，晚间口苦为甚，舌红苔薄黄。

方药：柴胡10g，龙胆草10g，山栀10g，生地20g，黄连10g，石膏30g，吴茱萸3g，沙参15g，甘草10g，泽泻10g，红枣5枚，石斛10g。5剂。

19. 余某某，女，45岁，凤山镇。2010年1月21日初诊。

口苦时轻时重1年，日轻夜重，口稍干，饮亦不多，纳食尚可，大便干结，1～2日1次，月经推后2个月，经量不多，小腹、腰胀痛。2009年9月25日诊，B超示：肝内胆管结石、胆囊炎、子宫肌瘤、陶氏腔积液。

诊断：口苦。

方药：柴胡10g，石斛10g，生地20g，龙胆草10g，山栀10g，大黄5g，蒲公英30g，黄芩10g，麦冬10g，沙参18g，甘草10g。5剂。

20. 吴某某，男，35岁，北丰。2010年4月7日初诊。

口干苦3个月，晚间为甚，纳食一般，睡差多梦，头昏肢软乏力，时口臭，大便日1次，舌质稍暗，苔白。B超示：肝胆脾未见异常。肝功能正常。乙肝小三阳。

诊断：口苦。

方药：柴胡10g，生地20g，龙胆草10g，黄芩10g，山栀10g，当归10g，麦冬10g，砂仁10g，藿香10g，神曲10g，甘草10g，蒲公英30g。5剂。

【按语】 临床中口苦多与肝胆湿热、胃气上逆有关。胆为清净之府，苦为胆之味，肝主疏泄，若肝胆经气湿热，胆汁外泄，逆而上溢于口，故见口苦。《素问·奇病论》曰："有病口苦……病名曰胆瘅。"《素问·痿论》："肝气热则胆泄，口苦，筋膜干。"可见，口苦与肝胆功能失调密切相关。肝气随脾气健而升，胆液随胃气和而降。口为脾之外窍，舌为心之外窍，故口苦与心、肝、脾、胃功能失调有一定关系。口苦之证，总因胆液上溢，胃气上逆所致。故治疗以泄胆和胃为大法，以疏肝利胆、清热化湿为主，兼以养阴润燥，调和脾。

31 黄　疸

黄疸一证，以身黄、目黄、小便黄为主要表现，病因多与湿邪相关。湿邪困脾，脾胃运化失常，肝胆疏泄失司，胆汁外溢，故而发黄。黄疸虽有阳黄、阴黄之分，然其根本在于湿邪为患，病理机制为湿邪蕴伏中焦，胆液不循常道随血泛溢而引发。阳黄多因湿热蕴蒸，熏染肌肤；阴黄则因寒湿阻遏，脾阳不振。治疗上，阳黄以清热利湿为主，阴黄则以健脾温化为要。然无论阳黄、阴黄，皆需注重脾胃之调理，湿邪不去，黄疸难消。

一、阳黄

阳黄一证，多因湿热蕴蒸，熏染肌肤而发黄。然湿热之邪，又有偏重于热、偏重于湿之别。热重于湿者，黄色鲜明，发热口渴，小便黄赤，大便秘结，舌苔黄腻，脉弦数；湿重于热者，黄色不如热重者鲜明，头重肢倦，胸脘痞满，恶心呕吐，腹胀纳呆，舌苔厚腻，脉弦。治疗上，热重于湿者，宜清热解毒，化湿利胆；湿重于热者，宜利湿化浊，佐以清热。临床中常用茵陈蒿汤、栀子柏皮汤等方剂，随证加减，效果显著。

（一）热重于湿

热重于湿者，目肤俱黄，黄色鲜明，发热口渴，小便黄赤，大便秘结，舌苔黄腻，脉弦数。此乃湿热蕴蒸、胆液外溢所致。治宜清热解毒，化湿利胆。临床中常用茵陈蒿汤合栀子柏皮汤加减，清热利湿，退黄效果显著。

1. 徐某某，男，28岁，浠水县。2002年6月18日初诊。

头昏肢软，纳食不多1周，皮肤黄染，目睛发黄如橘，尿赤黄，欲呕，大便日1次。肝功能：总胆红素51.5μmol/L，谷丙转氨酶440U/L，HBsAg(＋)。

诊断：黄疸。

方药：茵陈30g，蒲公英20g，板蓝根18g，六一散20g，败酱草15g，茯苓30g，佩兰10g，山栀10g，麦芽30g，白重楼18g，红枣5枚，大黄8g。4剂。

2002年6月22日诊，症状减轻，纳食尚可，皮肤、白睛黄稍退，舌正常，脉弦，血压100/60mmHg。

方药：茵陈30g，蒲公英20g，板蓝根18g，六一散20g，虎杖12g，茯苓30g，佩兰10g，山栀10g，麦芽30g，白重楼18g，红枣5枚，大黄8g。5剂。

2002年6月27日诊，巩膜、皮肤黄色明显消退，尿不黄，精神佳，纳食尚可，舌正常，脉弦。

方药：茵陈20g，蒲公英20g，山栀10g，虎杖12g，白重楼18g，大黄6g，甘草10g，茯苓60g，半枝莲15g，板蓝根18g，红枣5枚。5剂。

2002年7月2日诊，症状明显好转，纳食尚可。今肝功能：总胆红素18.6μmol/L，谷丙转氨酶85U/L，HBsAg(+)。舌苔白。

方药：茵陈20g，蒲公英20g，山栀10g，虎杖12g，白重楼18g，大黄6g，甘草10g，茯苓60g，半枝莲15g，板蓝根18g，红枣5枚，柴胡10g。6剂。

2002年7月12日诊，皮肤黄染已基本消失，纳食尚可，精神亦好，舌正常，脉弦。

方药：茵陈20g，虎杖15g，山栀8g，大黄5g，茯苓60g，蒲公英20g，半枝莲18g，车前子18g，白重楼18g，红枣5枚，丹参15g。6剂告愈。

2. 何某某，男，44岁，大崎。2005年3月30日初诊。

身目发黄，胃脘胀塞，食管内有哽塞感，时泛酸，知饥但纳呆食少，时腰胁疼痛，时食厌油，B超示：胆囊炎并息肉，胆囊肿大、肝外胆管轻度扩张。X线钡餐示：胃炎；肝功能：HBsAg(+)，总胆红素38.73μmol/L，谷草转氨酶583.83U/L，谷丙转氨酶685.83U/L；乙肝两对半示：大三阳。

诊断：黄疸(乙肝)。

方药：茵陈30g，柴胡10g，郁金15g，蒲公英20g，板蓝根15g，土茯苓20g，虎杖15g，厚朴10g，山栀10g，大黄5g，麦芽30g，神曲10g。5剂。

2005年4月4日诊，守前方去郁金，加六一散30g。8剂。

2005年4月13日诊，总胆红素25.57μmol/L，谷草转氨酶101.4U/L，谷丙转氨酶301.4U/L。守前方加延胡索15g，瓦楞子15g。10剂。

2005年4月25日诊，皮肤、目白睛黄疸渐退，精神转佳，纳食正常，时胃脘胀塞不适，服药后大便溏。血检：总胆红素16.74μmol/L，谷草转氨酶42.93U/L，谷丙转氨酶114.7U/L。

方药：柴胡10g，郁金15g，蒲公英20g，板蓝根10g，土茯苓15g，虎杖10g，砂仁10g，大黄5g，山栀10g，金钱草15g，麦芽15g，六一散20g。6剂。

2005年5月20日诊，复查肝功能已恢复正常，停药。

3. 李某某，男，33岁，二中。2002年11月11日初诊。

目发黄月余，伴头昏肢软，尿黄，HBsAg(+)，总胆红素42.7U/L。

诊断：黄疸。

方药：茵陈20g，柴胡10g，大黄8g，山栀10g，虎杖18g，赤芍18g，甘草10g，丹参18g，白花蛇舌草20g，秦艽10g，葛根20g，茯苓50g。5剂。

2002年11月21日诊，目黄染减退，纳食尚可，伴头昏肢软乏力，舌苔薄白脉弦。

方药：茵陈20g，茯苓50g，山栀10g，白花蛇舌草20g，虎杖18g，大黄8g，秦艽10g，葛根20g，丹参18g，甘草10g，赤芍20g。5剂。

2002年11月26日诊，黄疸明显减轻，精神转佳，纳食正常，舌苔薄白，脉弦。

方药：茵陈20g，茯苓50g，山栀10g，白花蛇舌草20g，虎杖18g，大黄8g，秦艽10g，葛根20g，丹参18g，甘草10g，赤芍20g，半边莲10g，虎杖10g，大黄5g。5剂。

4. 方某某，女，40岁，浠水县。2003年6月30日初诊。

胃脘胀塞不适，目黄尿黄，纳食不多，食则胃胀甚，肢软乏力，舌苔白。2003年6月18日血检：总胆红素76.99μmol/L，谷丙转氨酶625.64U/L；B超示：胆囊炎。

诊断：黄疸。

方药：茵陈20g，板蓝根18g，蒲公英20g，赤芍20g，白花蛇舌草20g，六一散30g，厚朴10g，红枣5枚，麦芽30g，茯苓50g，柴胡10g，神曲10g。5剂。

2003年7月7日诊，黄疸明显好转，今血检：总胆红素26.47μmol/L、谷草转氨酶133.71U/L、谷丙转氨酶228.28U/L、HBsAg(＋)。

方药：茵陈30g，山栀10g，板蓝根18g，蒲公英20g，紫草10g，虎杖15g，土茯苓20g，车前子18g，麦芽30g，柴胡10g，红枣5枚，白花蛇舌草20g。6剂。

5. 熊某某，男，28岁，白庙河。1986年5月10日初诊。

患胆石症1年，前天又突发右胁肋剧痛，发热(体温39℃)，昨天双目发黄，大便干结，尿深黄，头昏肢软纳呆，舌苔白，脉弦数。

诊断：黄疸。

方药：茵陈30g，柴胡10g，白芍20g，金钱草30g，大黄10g，延胡索10g，郁金20g，广木香10g，黄芩10g，六一散30g，枳实10g，蒲公英20g。5剂。

1986年5月18日诊，热退痛减，目黄，头昏心慌，不思饮食，恶心，大便秘，尿薄黄，脉弦。

方药：茵陈15g，蒲公英15g，板蓝根10g，败酱草15g，甘草10g，大黄10g，车前子10g，泽泻10g，滑石15g，麦芽15g，藿香10g。5剂。

6. 童某某，女，71岁，骆驼坳。2007年11月9日初诊。

11月6日呕吐，苦黄水，胃脘部疼痛，经当地卫生院治疗好转。现症：皮肤发黄尿黄，头昏脘胀，饮食差，舌质暗。B超：胆囊结石，胆囊炎，胆囊肿大，胰腺肿大。血检：总胆红素108.8μmol/L，间接胆红素38μmol/L，直接胆红素80.7μmol/L，谷丙转氨酶498U/L，谷草转氨酶357U/L，HBsAg(－)。

诊断：黄疸。

方药：茵陈30g，金钱草18g，柴胡10g，鸡内金10g，黄芩10g，大黄5g，白芍10g，枳实10g，六一散30g，广木香10g，山栀10g。3剂。

7. 郑某某，女，48岁，大河岸。2002年9月27日初诊。

8月19日脐部胀痛，微腹泻，呕吐；血常规正常；B超示：肝脾稍大、少量腹水、胆囊炎，脾稍大原因待查，诊断为“肠结核”；皮肤发黄5天，头昏肢软，不思饮食，B超示：肝脾稍大、少量腹水、胆囊炎。肝功能：血清总胆红素227μmol/L，谷丙转氨酶272U。

诊断：黄疸。

方药：茵陈30g，蒲公英20g，板蓝根18g，茯苓50g，车前子18g，白花蛇舌草20g，半枝莲18g，大黄8g，山栀10g，六一散30g，麦芽30g。5剂。

8. 胡某某，女，13岁，缫丝厂。2004年11月24日初诊。

黄疸在本院及武汉总医院住院治疗均未确诊，武汉作骨穿后昏迷抽搐发热，经治疗好转，肝脾肿大，黄疸不退，纳食现恢复正常，眼结膜黄，头昏（轻），大便2～3日1次，干结，舌苔白薄。

诊断：黄疸。

方药：茵陈15g，白花蛇舌草10g，板蓝根10g，五味子5g，半边莲5g，蒲公英10g，六一散15g，麦芽15g，玉竹5g，大黄3g，柴胡5g，山栀3g，丹参15g。6剂。

9. 叶某某，男，51岁，丝绸厂。初诊。

14日晚间突发性剑突下疼痛胀塞，目黄、尿黄，纳差欲呕，大便秘结，舌红苔黄，脉弦。B超示：胆囊壁厚毛糙，提示胆囊结石伴胆囊炎；肝功能：总胆红素116.2μmol/L，谷草转氨酶167U/L，谷丙转氨酶330U/L。

诊断：黄疸。

方药：茵陈30g，金钱草30g，柴胡10g，蒲公英20g，山栀10g，大黄6g，海金沙10g，鸡内金10g，广木香10g，郁金18g，枳实10g。5剂。

2004年5月23日诊，疼痛减轻，目黄，肤黄减退。

方药：柴胡10g，郁金15g，茵陈20g，金钱草15g，大黄5g，鸡内金10g，厚朴10g，白芍10g，枳实10g，广木香10g，山栀10g，砂仁10g，延胡索10g。6剂。

10. 徐某某，男，47岁，浠水。2000年8月13日初诊。

面目发黄，胃脘部作胀，不思饮食，食则腹胀，大便秘结（2～5天1次），头昏肢软乏力，纳呆食少，厌食油腻，腰痛，以右侧为甚，舌红苔黄。B超：胆囊炎。肝功能：总胆红素34.1μmol/L，谷丙转氨酶465U/L，乙肝表面抗原（—）。

诊断：黄疸。

方药：柴胡10g，茵陈30g，大黄8g，山栀10g，郁金18g，厚朴10g，枳实10g，黄芩30g，红枣5枚，泽泻10g，广木香10g，金钱草15g。5剂。

2000年8月20日诊，诸症减轻。现症：头昏，肢软，腹胀，尿黄，舌苔腻，脉弦滑。

方药：茵陈15g，大黄8g，败酱草15g，板蓝根10g，蒲公英15g，茯苓18g，厚朴10g，车前子12g，泽泻10g，神曲10g，栀子10g，红枣5枚，麦芽15g。5剂渐愈。

（二）湿重于热

湿重于热者，身目俱黄，黄色不如热重者鲜明，头重肢倦，胸脘痞满，恶心呕吐，腹胀纳呆，舌苔厚腻，微黄或白，脉弦。此乃湿邪困脾，脾胃运化失常所致。治宜利湿化浊，佐以清热。临床中常用茵陈五苓散加减，方中以茵陈清热利湿退黄，茯苓、猪苓、泽泻淡渗利湿，白术健脾燥湿，桂枝通阳化气，通利小便，使湿热得以下泄而黄自退。

1. 张某某，男，17 岁，石桥铺。1998 年 6 月 9 日初诊。

黄疸 2 个月，皮肤、目白睛仍发黄，时而腹胀，尿黄。1998 年 5 月 28 日肝功能：总胆红素 64.2μmol/L，谷丙转氨酶 22U/L。舌苔白，脉弦。

诊断：黄疸。

方药：桂枝 10g，白术 10g，茵陈 30g，赤芍 40g，秦艽 10g，蒲公英 20g，车前子 18g，泽泻 15g，白花蛇舌草 20g，丹参 15g，郁金 18g，葛根 15g。8 剂。

1998 年 6 月 13 日诊，症状减轻，尿稍黄，纳食精神尚可，舌质暗，脉弦。肝功能正常，总胆红素 31μmol/L，肝、胆、脾 B 超正常。

方药：茯苓 30g，丹参 20g，茵陈 30g，桂枝 10g，赤芍 40g，秦艽 10g，白花蛇舌草 20g，郁金 18g，白术 10g，车前子 18g，蒲公英 30g，红枣 5 枚。5 剂渐愈。

2. 王某某，女，14 岁，北丰。初诊。

发现黄疸年余，县医院血生化检验单：总胆红素 32.80μmol/L，间接胆红素 28.42μmol/L，谷草转氨酶 34U/L，谷丙转氨酶 10U/L，B 超示(县医院)：肝内胆管小结石，脾稍大。纳食精神尚可，舌苔白。

诊断：黄疸(湿重于热)。

方药：茵陈 20g，葛根 18g，秦艽 10g，柴胡 10g，茯苓 30g，白花蛇舌草 18g，赤芍 30g，丹参 12g，郁金 15g，车前子 10g，青黛 4g，红枣 5 枚，明矾 3g。6 剂。

2003 年 7 月 14 日诊，现症：头昏肢软，纳食尚可，月经尚规律，谷丙转氨酶 16U/L，谷草转氨酶 34U/L。

方药：金钱草 20g，茵陈 20g，茯苓 20g，柴胡 8g，赤芍 20g，丹参 8g，甘草 6g，枳实 8g，红枣 5 枚，栀子 8g，青黛 6g，明矾 3g。5 剂。

3. 晏某某，男，24 岁，凤山镇。2011 年 7 月 28 日初诊。

下肢轻度酸软乏力，纳食一般，尿黄 5 天，2011 年 7 月 27 日罗田县人民医院血检：总胆红素 45.2μmol/L、间接胆红素 34.4μmol/L、谷丙转氨酶 150U/L、谷草转氨酶 100U/L、甲肝抗体—。

诊断：黄疸。

方药：茵陈 30g，蒲公英 30g，车前子 15g，山栀 10g，土茯苓 30g，板蓝根 15g，虎杖 15g，丹参 20g，秦艽 10g，桂枝 10g。6 剂。

2011 年 8 月 8 日诊，血栓：间接胆红素 14.2μmol/L、谷草转氨酶 87U/L，谷丙转氨酶 60U/L，前方加郁金 15g。6 剂。

4. 余某某，男，45 岁，胡河。2005 年 1 月 11 日初诊。

复 12 月 29 日诊，前日又泻一次水样大便。现症：皮肤暗黄，目黄，尿深黄，腰背部疼痛，脐周时胀痛，纳食不多，时形寒怕冷。2005 年 1 月 12 日 B 超示：胆囊炎、胆囊肿大、脾稍大。血检：总胆红素 47.27μmol/L，谷丙转氨酶 49.84U/L。

诊断：黄疸。

方药：茵陈 20g，苍术 10g，桂枝 5g，茯苓 30g，砂仁 10g，石榴皮 10g，厚朴 10g，泽泻

10g,郁金 15g,蒲公英 20g,党参 15g,干姜 5g,麦芽 30g。6 剂。

2005 年 1 月 18 日诊,诸证减轻,舌苔白腻,脉缓。

方药:茵陈 20g,苍术 10g,桂枝 5g,茯苓 30g,砂仁 10g,甘草 10g,厚朴 10g,泽泻 10g,郁金 15g,蒲公英 20g,党参 15g,麦芽 30g。6 剂。

5. 罗某某,女,14 岁,三港。1980 年 11 月 12 日初诊。

面目黄,头昏肢软,腹痛,不思饮食,时欲呕,尿黄,舌苔白,脉缓。

诊断:黄疸。

方药:茵陈 20g,藿香 10g,泽泻 8g,蒲公英 15g,茯苓 15g,白术 8g,板蓝根 10g,滑石 15g,车前子 10g,桂枝 8g,神曲 10g,红枣 5 枚。5 剂。

1980 年 12 月 11 日诊,现已退黄,仍头昏肢软,饮食增加,肝区不痛,脉缓。

方药:茵陈 15g,板蓝根 10g,藿香 6g,党参 8g,桂枝 8g,蒲公英 8g,郁金 6g,白术 8g,茯苓 15g,红枣 3 枚,陈皮 6g,甘草 6g。5 剂渐愈。

6. 胡某某,女,55 岁,三里桥。2012 年 6 月 22 日初诊。

黄疸肝炎 1 个月,在凤山镇卫生院及人民医院住院 17 天。现症:目黄,肤黄,头昏肢软,腹胀不适,尿黄(县医院检查为乙肝;CT:胆石症)。

诊断:黄疸。

方药:金钱草 30g,茵陈 30g,郁金 18g,枳实 10g,桂枝 10g,滑石 30g,鸡内金 10g,海金沙 10g,丹参 18g,赤芍 30g,茯苓 30g,虎杖 15g。7 剂。

2017 年 7 月 2 日诊,精神转佳,纳呆食少,守前方加谷芽、麦芽各 20g。7 剂。

7. 方某某,男,50 岁,匡河。2004 年 12 月 8 日初诊。

头昏肢软乏力,胃脘部胀塞不适,不知饥,时欲呕,腿部肌肉痉挛,目黄、尿黄,形寒(下午为甚)5 天。钡餐:胃炎。B 超:肝稍大,肝内胆管结石。肝功能:HBsAg(—),总胆红素 26.24μmol/L,谷丙转氨酶 78.27U/L,谷草转氨酶 73.21U/L。

诊断:黄疸。

方药:茵陈 30g,金钱草 20g,山楂 15g,板蓝根 15g,蒲公英 20g,六一散 30g,藿香 10g,桂枝 8g,神曲 10g,栀子 10g,麦芽 30g。5 剂。

2004 年 12 月 13 日诊,症状好转,纳食增多,尿色变清,大便正常,舌苔白。

方药:茵陈 30g,金钱草 20g,山楂 15g,板蓝根 15g,蒲公英 20g,六一散 30g,桂枝 8g,神曲 10g,栀子 10g,虎杖 10g,生姜 5 片,土茯苓 10g。6 剂。

8. 杨某某,女,46 岁,浠水县。2003 年 8 月 28 日初诊。

胃脘部疼痛,连及两胁及背部,时轻时重 4～5 个月。现症:皮肤、眼睛发黄,伴头昏肢软乏力,欲呕。血检:HBsAg(—),总胆红素 50.04μmol/L,谷草转氨酶 25.34U/L,谷丙转氨酶 20.11U/L。胃镜示:浅表性胃炎伴胃窦糜烂,胃窦黏膜部萎缩。B 超示:肝胆脾正常。

诊断:黄疸。

方药:茵陈 30g,柴胡 10g,广木香 10g,桂枝 8g,山栀 10g,延胡索 10g,金钱草 20g,

赤芍 18g,蒲公英 18g,川楝子 10g,六一散 30g。5 剂。

2003 年 10 月 6 日诊,胁痛减轻,时连及背心,大便不结,今复查肝功能:谷丙转氨酶 20.00U/L,谷草转氨酶 31.27U/L。

方药:茵陈 30g,金钱草 20g,广木香 10g,柴胡 10g,延胡索 12g,桂枝 8g,山栀 10g,赤芍 18g,鸡内金 10g,川楝子 10g,六一散 30g。5 剂。

9. 夏某某,女,39 岁,胡河。2004 年 9 月 17 日初诊。

前年患胃病经治疗好转,近半月前因感冒服药后胃胀痛发作,右上腹部为甚,连及背心,厌油腻,呃气频繁,食后胀增,大便稀溏,日 2～3 次(10 余天),目黄尿黄,肢软乏力,B 超及肝功能均正常。

诊断:黄疸。

方药:茵陈 20g,柴胡 10g,蒲公英 20g,山栀 10g,郁金 15g,砂仁 10g,板蓝根 15g,法半夏 10g,厚朴 10g,神曲 10g,麦芽 15g。6 剂。

2004 年 9 月 24 日诊,症状好转。现症:时形寒发热(轻),头昏肢软乏力,咳嗽咽痒,咳嗽少痰,胃脘部胀痛连及背心,呃气频繁,纳食增加,大便日两次,稀溏,软便。

方药:柴胡 10g,法半夏 10g,黄芩 10g,蒲公英 20g,茵陈 20g,板蓝根 10g,杏仁 10g,桔梗 10g,大黄 3g,山栀 10g,神曲 10g,山楂 15g,麦芽 20g。6 剂。

2004 年 10 月 4 日诊,症状较前减轻,纳食增多,多食胃脘部作胀,时头昏肢软乏力,易于感冒,手足怕冷,现尿不黄,大便稀,时咳嗽,月经周期尚规律,时厌油,胸透未见明显异常。

方药:茵陈 30g,茯苓 30g,半边莲 15g,白花蛇舌草 15g,秦艽 10g,厚朴 10g,桂枝 5g,白术 10g,泽泻 10g,麦芽 30g,砂仁 10g,柴胡 10g。6 剂。

2004 年 10 月 18 日诊,复 10 月 4 日诊,黄疸减退,纳食增多,尿不黄。血检:总胆红素 30.50μmol/L,谷丙转氨酶 4.70U/L。

方药:茵陈 20g,蒲公英 15g,柴胡 10g,赤芍 18g,丹参 15g,白花蛇舌草 15g,半边莲 15g,山栀 10g,厚朴 10g,板蓝根 15g,红枣 5 枚,广木香 8g,郁金 15g。8 剂。

2004 年 11 月 5 日诊,黄疸退,食后胃脘部胀塞不适,精神转佳,口干苦。血检:总胆红素 27.87μmol/L,谷丙转氨酶 27.48U/L。

方药:柴胡 10g,茵陈 20g,白花蛇舌草 15g,葛根 18g,白芍 20g,丹参 15g,郁金 15g,蒲公英 20g,半枝莲 15g,麦芽 20g,砂仁 10g,神曲 10g。8 剂。

二、阴黄

阴黄一证,多因嗜食生冷,或阳黄证过服苦之品,损伤脾阳,寒湿阻遏,脾阳不振所致。其黄色晦暗如烟熏,神疲畏寒,纳呆脘闷,腹胀便溏,舌苔白腻,脉濡缓。此乃寒湿郁滞,阳气不宣,胆液外泄所致。治宜温中化湿,健脾退黄。临床中常用茵陈、桂枝、附片、干姜、金钱草、六一散、白术、蒲公英等基础方随症加减。

1. 熊某某,女,50岁,三里畈。2006年7月5日初诊。

复6月30日诊,仍面色黧黑,皮肤暗黄,浮肿症状减轻,精神转佳,饮食增多,睡尚可,尿少,大便日1次。B超:胆囊炎并息肉,肝实质回声轻度异常。血压140/80mmHg。

诊断:黄疸(阴黄)。

方药:黄芪30g,益母草20g,丹参15g,川芎10g,败酱草15g,茵陈20g,蒲公英20g,白花蛇舌草15g,白术10g,茯苓50g,板蓝根15g。10剂。

2006年7月14日诊,精神转佳,饮食增多,浮肿减轻,尿时黄,舌红肿,苔白黄边稍厚,各项检查大致正常。

方药:黄芪30g,益母草20g,丹参15g,川芎10g,败酱草15g,茵陈20g,蒲公英20g,茯苓50g,白术10g,白花蛇舌草20g,板蓝根15g,红枣5枚。10剂。

2006年7月24日诊,面目黧黑变淡,饮食正常,时胃脘作胀,大便正常,尿时黄,精神转佳。

方药:黄芪30g,丹参15g,川芎10g,败酱草15g,茵陈20g,蒲公英20g,白花蛇舌草18g,板蓝根15g,砂仁10g,白术10g,麦芽15g,红枣5枚。10剂。

2006年8月28日诊,面色黧黑稍淡,浮肿消退,纳食尚可,时欲呕,二便正常,舌苔淡胖,苔白,脉细弦。血检示:总胆红素21.1μmol/L,间接胆红素16.80μmol/L,直接胆红素16.8μmol/L。谷丙转氨酶69U/L,谷草转氨酶64U/L。

方药:茵陈30g,丹参15g,败酱草20g,板蓝根15g,川芎10g,桂枝5g,土茯苓30g,白术10g,黄芪30g,泽泻15g,红枣5枚,鸡内金10g,白茅根10剂。

2006年10月23日诊,面色稍暗,饮食尚佳,精神尚可。

方药:茵陈20g,虎杖15g,蒲公英20g,板蓝根10g,黄芪30g,土茯苓20g,桂枝10g,丹参20g,赤芍15g,柴胡10g,党参15g,砂仁10g,红枣5枚。8剂。

2. 李某某,男,45岁,平湖。1983年3月7日诊。

复3月2日诊,前天检查,黄疸指数30μmol/L。现症:面黄晦暗,脘腹胀甚,呃气短,大便稀,尿黄,口干苦,舌苔白薄黄,脉弦细。

诊断:阴黄。

方药:茵陈30g,鸡内金8g,砂仁6g,厚朴花10g,蒲公英15g,附片8g,麦芽10g,党参15g,干姜8g,藿香8g,山楂15g,白术10g。3剂。

1983年7月29日诊,已出院20天现头昏,牙龈出血,肢软心烦,尿黄,饮食减少,大便溏,日3～4次,舌红薄黄,脉弦细。

方药:茵陈15g,党参15g,女贞子15g,丹参10g,板蓝根10g,当归8g,茯苓10g,蒲公英15g,藿香10g,佩兰10g,神曲10g,谷芽15g。2剂。

1983年7月31日诊,服前方后症状减轻,舌红苔薄黄而干,脉细弦。

方药:茵陈15g,枸杞子10g,石斛10g,丹参10g,蒲公英15g,当归10g,党参10g,板蓝根10g,藿香80g,女贞子15g,谷芽10g,鸡内金10g。3剂。

1983年8月2日诊,精神转佳,每餐100～150g,尿色稍淡,大便成形,舌红少苔,脉弦细。

方药:茵陈 15g,枸杞子 10g,石斛 10g,丹参 10g,蒲公英 15g,当归 10g,党参 10g,板蓝根 10g,鸡内金 10g,女贞子 15g,谷芽 10g,乌药 10g。3 剂。

1983 年 8 月 5 日诊,每上午 9 点精神倦怠,仍头昏,尿时黄,睡觉及饮食尚可,口干,舌苔薄黄,脉细弦。

方药:党参 10g,蒲公英 15g,鸡内金 10g,黄芪 18g,丹参 10g,板蓝根 10g,藿香 8g,茵陈 15g,石斛 10g,枸杞子 10g,女贞子 10g,当归 10g,白芍 10g。3 剂。

1983 年 8 月 9 日复诊,头昏肢软乏力,口干,饮食尚好,睡亦佳,尿微黄,舌红薄黄苔,脉细弦。

方药:沙参 20g,枸杞子 10g,板蓝根 15g,女贞子 10g,制首乌 15g,蒲公英 15g,丹参 15g,甘草 6g,丹皮 6g,白芍 10g,谷芽 15g,山药 8g。3 剂。

1983 年 8 月 23 日诊,饮食尚可,精神亦佳,胃脘微胀,足时而浮肿,舌苔薄黄,脉细弦。

方药:茵陈 15g,乌药 15g,板蓝根 15g,沙参 18g,白芍 10g,山药 18g,枸杞子 10g,女贞子 10g,丹参 15g,蒲公英 15g,甘草 6g,黄芪 15g。4 剂。

1983 年 9 月 13 日诊,10 天前因左侧腹痛(肾结石)住院治疗,现头昏肢软乏力,饮食少,腹部塞胀,舌苔薄黄,脉弦。

方药:茵陈 20g,乌药 15g,厚朴花 10g,沙参 20g,白术 10g,山药 18g,茯苓 30g,蒲公英 15g,车前子 18g,丹参 15g,板蓝根 15g,鸡内金 10g。5 剂。

3. 肖某某,女,46 岁,三里畈。2010 年 11 月 19 日初诊。

去年 3 月罗田县人民医院因胆石症作胆囊切除术,术后 3 个月,皮肤发痒发黄,经武汉检查为肝内胆管梗塞,再次手术症状缓解。现症:肤色暗黄,精神一般,纳食欠佳,大便日 1～2 次,大便时稀,尿黄,舌胖边有齿痕。

诊断:黄疸(阴黄)。

方药:茵陈 30g,金钱草 30g,海金沙 15g,柴胡 10g,丹参 20g,赤芍 30g,蒲公英 30g,太子参 15g,白术 10g,干姜 10g,鸡内金 10g,厚朴 10g,砂仁 10g。6 剂。

2010 年 12 月 22 日诊,守前方加秦艽 10g。7 剂。

2011 年 3 月 28 日诊,纳食增多,精神转好,前方减砂仁 10g。8 剂。

4. 丁某某,男,53 岁,三里畈。2006 年 6 月 7 日诊。

4 月 10 日左右服中药 8 剂后,头昏肢软,腹胀,皮肤瘙痒,逐渐蜡黄,经人民医院住院 8 天,症状不减。现症:肤黄如烟熏,头昏肢软,胃脘作胀,泛吐酸水,饮食尚可,大便日 1 次,尿黄,时欲呕,舌苔白稍厚。

诊断:黄疸(阴黄)。

方药:茵陈 30g,葛根 15g,桂枝 5g,茯苓 30g,附片 5g,干姜 5g,虎杖 15g,白花蛇舌草 20g,白术 10g,丹参 20g,赤芍 30g,砂仁 10g,神曲 10g。5 剂。

2006 年 6 月 15 日诊,症状减轻。

方药:茵陈 30g,葛根 15g,桂枝 5g,茯苓 30g,附片 5g,干姜 5g,黄芪 15g,白花蛇舌草 20g,白术 10g,丹参 20g,赤芍 30g,砂仁 10g,党参 10g。5 剂。

5. 田某某，男，68岁，麻城市。2002年4月9日初诊。

剑突下疼痛，压痛明显，目睛皮肤黄染月余，纳食不多，肢软乏力，腹泻水样便（当地服药后引起）。B超示：右肾结石重度积水，胆总管下段梗阻。

诊断：黄疸（阴黄）。

方药：茵陈30g，金钱草30g，六一散30g，柴胡10g，蒲公英20g，车前子18g，郁金18g，附片10g，枳实10g，茯苓50g，广木香10g，厚朴10g。4剂。

2002年4月16日诊，剑突下疼痛减除，右腰痛，小腹亦胀痛，大便不泄，目、皮肤黄染，纳食差，尿黄，舌质暗苔白，脉弦细。

方药：茵陈30g，金钱草30g，六一散30g，白术10g，附片10g，太子参12g，茯苓50g，车前子20g，甘草8g，赤芍18g，丹参18g，麦芽30g。4剂。

6. 尹某某，男，41岁，七道河。2004年10月11日初诊。

黄疸约两个月，住院月余，黄疸减轻。现症：面色萎黄，尿黄，纳呆，精神尚可，口干，舌苔白。

诊断：黄疸（阴黄）。

方药：茵陈30g，桂枝5g，茯苓30g，白花蛇舌草20g，葛根15g，秦艽10g，板蓝根15g，泽泻10g，丹参15g，赤芍30g，蒲公英20g，苍术10g。6剂。

2004年10月25诊，饮食精神尚佳，肝功能检查：总胆红素46.07μmol/L，谷丙转氨酶47.45U/L，谷草转氨酶35U/L，大便正常，尿黄。

方药：茵陈30g，桂枝5g，茯苓30g，赤芍30g，丹参30g，苍术10g，干姜3g，党参10g，甘草10g，厚朴10g，红枣5枚，葛根15g。10剂。

7. 陈某某，女，28岁，凤山镇。1980年11月8日初诊。

黄疸住某医院26天，已出院11天，现症：面色萎黄，目黄染，头昏，肢倦乏力，口干、口渴，尿黄，黄疸指数32μmol/L，谷丙转氨酶160U/L，脉缓。

诊断：黄疸（阴黄）。

方药：茵陈18g，茯苓15g，红枣5枚，郁金10g，泽泻10g，麦芽10g，桂枝10g，沙参15g，白术10g，蒲公英15g，车前子10g，甘草10g。5剂。

1980年11月18日诊，胃脘胀痛，饮食尚可，精神转好，尿不黄，仍微头昏肢软。

方药：茵陈18g，党参10g，檀香10g，郁金10g，陈皮10g，甘草10g，板蓝根10g，厚朴10g，甘松10g，蒲公英15g，桂枝10g，赤芍10g。5剂。

8. 郭某某，女，50岁，凤山镇。2005年1月28日初诊。

黄疸肝炎在某医院住院治疗20余天，精神转佳，知饥思食，目白睛暗黄，小便黄，肝功检查：总胆红素24μmol/L，谷草转氨酶19.36U/L，谷丙转氨酶4.23U/L。舌苔白薄，脉弦。

诊断：黄疸（阴黄）。

方药：茵陈15g，蒲公英15g，柴胡10g，黄芩10g，土茯苓10g，丹参15g，赤芍15g，黄芪20g，秦艽10g，白花蛇舌草15g，茯苓20g，红枣5枚。6剂。

2005年3月14诊，精神转好，纳食稍差，时而肢关节酸痛，二便调，尿不黄，舌苔白薄，血检：总胆红素18.8μmol/L，谷丙转氨酶23.24U/L，谷草转氨酶20.37U/L。

方药：柴胡10g，黄芩10g，茵陈20g，茯苓30g，丹参15g，黄芪15g，砂仁10g，黄精10g，白术10g，红枣5枚，麦芽30g，党参10g。6剂。

9. 陈某某，男，57岁，浠水县。2007年5月10日初诊。

前年因黄疸肝炎在某医住院治疗，好转出院。近一年来，头昏肢软乏力，形寒怕冷，间断发作，脘腹作胀，饮食少，欲呕心烦，目黄、尿黄，皮肤暗黄，口干苦，浠溏大便，日1次。2007年11月2日B超：胆囊炎。

诊断：黄疸(阴黄)。

方药：茵陈30g，桂枝10g，蒲公英20g，鸡内金10g，山栀10g，党参15g，神曲10g，附片8g，黄芪15g，白术10g，丹参20g，赤芍10g，厚朴10g，麦芽20g。5剂。

2008年7月21日诊，头昏肢软乏力，纳呆食少，不思饮食，干呕，吐涎沫，困倦少气，尿黄。

方药：茵陈30g，法半夏10g，砂仁10g，党参10g，附片8g，蒲公英18g，茯苓30g，麦芽30g，柴胡10g，白术10g，淫羊藿10g，神曲10g。5剂。

10. 胡某某，女，36岁，大河岸。2002年9月12日初诊。

今年3月发现黄疸，在东莞治疗月余效果不佳，又在县医院治疗7天。现症：皮肤暗黄，结膜黄染，大便不结，腹部作胀。B超示：肝、脾肿大。肝功能：总胆红素57.9μmol/L，谷丙转氨酶69U/L，谷草转氨酶81U/L。

诊断：黄疸(阴黄)。

方药：茵陈30g，桂枝8g，茯苓50g，板蓝根18g，麦芽30g，蒲公英20g，白花蛇舌草20g，白术10g，秦艽10g，车前子18g，赤芍20g，白重楼10g，红枣5枚。7剂。

2002年9月21日黄疸稍退，精神转好，前方继服7剂。

【按语】 黄疸是以目黄、身黄、小便黄为主要临床症状，其中目睛黄染为本病的重要特征。其根本在于湿邪为患，受累脏腑主要是脾、胃、肝、胆，因湿困中焦，脾胃运化失常，肝胆疏泄失司，胆汁外溢，下注膀胱，从而表现目黄、肤黄、小便黄。虽有阳黄、阴黄之分，然其治疗大法，皆以化湿邪、利小便为主。阳黄多因湿热蕴蒸，治宜清热利湿；阴黄多因寒湿阻遏，治宜健脾温化。然无论阳黄、阴黄，皆需注重脾胃之调理，湿邪不去，黄疸难消。黄疸消退后，亦需注重善后调理。湿热余邪未清者，症见脘痞腹胀，纳呆食少，口苦尿黄，舌苔白腻，当继以清热化湿，常用茵陈、茯苓、猪苓、白术、厚朴、蒲公英、黄芩、白豆蔻等清热化湿，淡渗分利；若肝脾不调，疏泄运化失职，症见胁肋胀痛，肢倦乏力，食欲不振，舌苔白薄，脉弦细者，宜用柴胡、枳壳、白芍、党参、砂仁、甘草、茯苓、麦芽、建曲、川芎、丹参、木香等调和肝脾，理气助运；若黄疸日久，湿浊残留不清，结于胁下，气滞血瘀，肝脾肿大，胸胁疼痛，刺痛或隐痛不休，皮肤可见蛛丝纹缕，舌质紫暗，脉弦或细涩，宜予鳖甲煎丸疏肝理气，活血化瘀。

32 胁　痛

胁痛病位在胁肋部，位于胸壁两侧，自腋下至第十二肋骨之间，以一侧或两侧胁肋疼痛为主要表现。此证多为肝胆经气失和所致，然亦与脾胃、肺肾等脏腑密切相关。此证虽以肝胆为主，然其病因病机复杂多变，不可一概而论。根据临床所见，胁痛大致可分为肝郁气滞、肝胆湿热、气血亏虚三大证型。每型虽各有其特点，然其病机皆与肝失疏泄、气机不畅有关。治胁痛当以疏肝理气为要，然亦需辨明虚实寒热，方能药到病除。

一、肝郁气滞

肝为刚脏，性喜条达而恶抑郁。若情志不遂，或抑郁不舒，或暴怒伤肝，皆可致肝气郁结，疏泄失司，气机阻滞，不通则痛，发为胁痛。正如《金匮翼·胁痛统论》所言："肝郁胁痛者，悲哀恼怒，郁伤肝气。"临床所见，肝郁气滞之胁痛，多表现为胁肋胀痛，走窜不定，常伴脘痞胸闷，舌苔白，脉弦。此证当以疏肝解郁、通络行气、缓急止痛为治，常用柴胡疏肝散为基础方，随证加减。然需注意，肝郁日久，易化火伤阴，故用药当以疏肝而不伤阴为度。

1. 何某某，女，48 岁，农机公司。1985 年 11 月 4 日初诊。

右胁肋疼痛七八年，时轻时重，头昏肢软，心烦睡眠差，口干苦，精神差，舌中黄而干，脉细缓。

诊断：右胁痛（肝气郁结）。

方药：柴胡 10g，丹参 15g，香附 12g，甘松 10g，酸枣仁 10g，沙参 15g，白芍 15g，枳壳 10g，当归 10g，甘草 10g，川芎 10g，青皮 10g。3 剂。

1985 年 11 月 9 日诊，睡眠较差，纳食尚可，右胁腋前线十肋间处疼痛，如物爬在该处，脉细缓。

方药：柴胡 10g，薤白 10g，瓜蒌皮 10g，川芎 10g，甘草 10g，丹参 15g，青皮 10g，赤芍 12g，芥子 15g，当归尾 15g，乌药 15g，延胡索 10g。3 剂。

1985 年 11 月 15 日诊，右胁胀痛明显转好，精神、睡眠、纳食均转好，每日下午右胁胀痛稍增，舌淡苔白薄，脉弦细。

方药：柴胡 10g，赤芍 10g，丹参 15g，枳壳 8g，薤白 10g，乌药 15g，当归尾 10g，瓜蒌皮 10g，延胡索 10g，芥子 15g，青皮 10g，乳没共 10g，甘草 10g。3 剂。

1986 年 5 月 1 日诊，因心境不好，右胁肋疼痛复作，有麻木感，心烦睡眠差，纳呆食少，晚间手足心、背心发热，易烦易怒，口干苦，肝不大，脉弦细。

方药：柴胡 10g，丹皮 10g，百合 15g，龙齿 10g，当归 10g，山栀 6g，牡蛎 30g，白芍 20g，丹参 15g，红枣 5 枚，甘草 10g，酸枣仁 10g，乌药 10g，浮小麦 30g。3 剂。

1987 年 11 月 2 日诊，右胁肋胀痛连及背心复作，纳呆腹胀，肢软乏力，目微黄，舌苔白，脉弦。腹部 B 超显示：①胆系感染；②肝管结石待查。

方药：柴胡 10g，枳壳 10g，郁金 18g，茵陈 30g，白芍 20g，当归尾 10g，丹参 12g，广木香 10g，甘草 10g，枯矾 4g，大黄 8g，厚朴 10g。5 剂。

1987 年 11 月 14 日诊，昨日起开始右侧胁痛连及右侧肩胛部，纳食尚可，舌苔白，脉弦。

方药：柴胡 10g，山栀 10g，枳壳 10g，茵陈 30g，大黄 8g，郁金 18g，六一散 18g，广木香 6g，白芍 10g，赤芍 10g，金钱草 20g，海金沙 15g，茯苓 30g。4 剂。

1987 年 11 月 24 日诊，右侧胁肋痛止已 5 天，背部仍微有烧灼感，精神尚可，仍梦多，舌苔薄脉微厚，脉弦。

方药：柴胡 10g，山栀 10g，枯矾 4g，丹参 18g，白芍 10g，赤芍 10g，广木香 8g，茵陈 20g，枳壳 10g，党参 18g，金钱草 20g，郁金 18g，六一散 18g。3 剂。

1987 年 12 月 9 日诊，胁痛明显减轻，精神可，饮食尚可，脉弦。

方药：柴胡 10g，郁金 18g，枳壳 10g，丹参 18g，白芍 20g，甘草 10g，茵陈 30g，蒲公英 20g，当归尾 10g，金钱草 20g，茯苓 30g，厚朴 10g。5 剂。

1987 年 12 月 29 日 9 诊，仍右侧胁阵发胀痛，余无特殊，舌质正常，脉缓。

方药：柴胡 10g，郁金 18g，厚朴 10g，丹参 18g，白芍 20g，枳壳 10g，茵陈 30g，高良姜 10g，甘草 10g，金钱草 20g，广木香 8g，茯苓 30g。5 剂。

1988 年 1 月 11 日诊，右侧胁肋阵发胀痛，较前轻微，舌质正常，脉弦。

方药：柴胡 10g，郁金 18g，甘草 10g，茵陈 20g，青皮 10g，厚朴 10g，金钱草 20g，枳壳 10g，香附 15g，丹参 15g，白芍 18g。5 剂。

1988 年 1 月 18 日诊，右肋角疼痛止，纳食增加，脉弦。

方药：柴胡 10g，郁金 18g，甘草 10g，茵陈 20g，青皮 10g，厚朴 10g，金钱草 20g，枳壳 10g，香附 15g，丹参 15g，白芍 18g。5 剂。

2. 范某某，女，73 岁，县医院。2006 年 11 月 8 日初诊。

两胁肋疼痛间断发作 2 个月，痛无规律，如劳累则加重，饮食尚可，时欲呕，厌油腻，不泛吐酸水，背心作痛，舌苔白中厚脉弦，血压 180/90mmHg。2006 年 11 月 6 日县医院 B 超：慢性胆囊炎；钡餐：慢性胃炎，十二指肠憩室。

诊断：胁痛。

方药：柴胡 10g，延胡索 10g，蒲公英 15g，枳壳 10g，黄芩 10g，砂仁 10g，香附 10g，厚朴 10g，党参 10g，川芎 10g，广木香 10g，白芍 20g，甘草 10g。5 剂。

2006 年 11 月 15 日诊，两胁肋疼痛减轻，肢软亦减轻，饮食尚可，不呕，口干，饮亦不多，血压 180/90mmHg，舌中稍厚，脉缓时结。

方药：柴胡10g，川芎12g，白芍20g，香附15g，甘草10g，丹参15g，蒲公英20g，黄芩10g，枳壳10g，延胡索15g，乳没共10g，当归10g。5剂。

2006年12月4日诊，现症：仍胁肋隐隐作痛，头昏肢软乏力，饮食稍增，不呕，口干苦，大便微秘，脉右滑左弦，血压170/80mmHg。

方药：柴胡10g，川芎10g，生牡蛎30g，白芍30g，甘草10g，党参10g，丹参10g，当归10g，砂仁10g，乳没共10g，延胡索10g，黄芩10g。5剂。

3. 范某某，女，74岁，凤山镇。2007年8月29日初诊。

头昏肢软乏力，两胁胀痛，连及背心，饮食少，时欲呕心烦，口干苦，舌苔白，脉弦细，血压145/90mmHg。

诊断：胁痛。

方药：柴胡10g，枳壳10g，白芍18g，川芎10g，黄芩10g，香附15g，砂仁10g，郁金15g，川楝子10g，延胡索10g，麦芽15g，柑树叶10g。6剂。

2007年9月17日诊，头昏欲呕等症状明显好转。现症：肢软（轻）两胁时痛，口苦减，饮食稍增，背腰胀痛，舌正常，脉沉弦细，血压160/80mmHg。

方药：柴胡10g，黄芩10g，生牡蛎30g，砂仁10g，郁金15g，枳壳10g，白芍15g，麦芽15g，蒲公英10g，香附10g，党参10g，鸡内金10g。6剂。

4. 袁某某，男，27岁，浠水华桂。1980年10月29日初诊。

右胁肋疼痛，呈走窜性10个月，呃气，饮食少，多食则腹胀，头昏心慌肢软乏力，舌红少苔，脉细弦。

诊断：胁痛。

方药：柴胡10g，延胡索10g，当归10g，川楝子10g，佛手10g，白芍15g，甘草10g，麦冬10g，茯苓18g，薄荷4g，枸杞子10g，乳没共10g。5剂。

1980年12月8日诊，复10月29日诊，服前方后症状减轻，舌红少苔，脉细弦。

方药：沙参15g，香附12g，川芎10g，丹参10g，川楝子10g，郁金10g，白芍10g，延胡索10g，广木香10g，炙甘草10g，柴胡10g。4剂。

5. 陈某某，男，33岁，七里牌。1983年3月17日初诊。

右胁疼痛，时作时止，痛甚不能按压，饮食尚好，舌苔白，脉弦缓。

诊断：胁痛。

方药：柴胡10g，川芎10g，瓜蒌皮10g，白芍15g，香附15g，薤白10g，郁金10g，当归10g，甘草6g，乳没共10g，延胡索10g。3剂。

1983年3月22日诊，服前方后，胁痛减轻，口臭，饮食尚好，肢软乏力，舌苔白，脉弦。

方药：柴胡10g，香附15g，栝蒌皮10g，白芍15g，当归10g，薤白10g，郁金10g，延胡索10g，乳没共10g，川芎10g，甘草10g。4剂。

1983年3月30日诊，右胁疼痛时作，肢软乏力，大便日3～4次，稀烂，饮食少，形寒。舌苔白，脉细弦。

方药：柴胡10g，延胡索10g，柴胡10g，细辛3g，枳壳10g，白芍15g，干姜6g，香附12g，甘草10g，红枣3枚，党参10g，麦芽15g。5剂

6. 廖某某，男，30岁，河铺镇。1999年5月24日初诊。

右胁肋、上腹部胀痛2年，B超示：胆囊炎。背心作胀，大便时秘，纳食尚可，舌苔白，脉缓。

诊断：胁痛。

方药：柴胡10g，枳壳10g，甘草10g，赤芍20g，郁金18g，川芎10g，蒲公英30g，广木香8g，大黄8g，法半夏10g，黄芩10g，延胡索10g。5剂。

1999年6月1日诊，右胁痛明显减轻，口干苦，大便正常，舌苔白，脉弦。

方药：柴胡10g，枳壳10g，甘草10g，赤芍20g，郁金18g，川芎10g，蒲公英30g，广木香8g，大黄8g，法半夏10g，黄芩10g，延胡索10g，川楝子10g。5剂。

7. 许某某，女，33岁。1980年5月26日初诊。

右胁肋胀痛，放射至背部，下午较甚，大便结秘，呕吐，舌苔白稍厚，脉缓。

诊断：胁痛。

方药：柴胡10g，法半夏10g，广木香10g，大黄10g，白芍15g，甘草10g，延胡索10g，枳壳10g，厚朴10g，乳没共10g，郁金10g，生姜3片，莱菔子10g。4剂。

1980年6月2日诊。服前方后右胁疼痛消失，时欲呕，不思饮食，每餐50～100g，头昏肢软，舌苔白薄，脉缓。(既往胆囊炎病史)。

方药：藿香10g，法半夏12g，茯苓18g，旋覆花10g，代赭石15g，陈皮10g，甘草10g，砂仁6g，党参12g，生姜3片，苏叶10g，黄连6g。3剂。

8. 李某某，女，53岁，凤山镇。2007年11月13日初诊。

两胁肋疼痛，腰部胀痛，胃脘部胀塞，呃气时，泛吐酸水，肢软乏力，头昏，B超：胆囊炎，胆囊肿大，肝功能正常，HBsAg(—)。

诊断：胁痛。

方药：柴胡10g，黄芩10g，蒲公英30g，郁金18g，延胡索10g，厚朴10g，丹参15g，鸡内金10g，法半夏10g，砂仁10g，大黄5g，白芍30g，甘草10g，党参10g。6剂。

2007年11月21日诊，胁痛减轻，间断阵作，饮食增多，呃气减轻，时胃脘作胀，舌苔白薄。(B超：胆囊炎，肝囊肿)。

方药：柴胡10g，郁金18g，丹参15g，枳实10g，延胡索15g，川楝子10g，白芍20g，大黄5g，蒲公英20g，厚朴10g，广木香10g，香附15g，党参10g。6剂。

9. 张某某，男，41岁，平湖。2007年4月11日初诊。

右胁下胀痛不适1周，饮食尚可，肢软乏力(轻)，二便调，舌苔正常，脉缓。(乙肝病史)。

诊断：胁痛。

方药：柴胡10g，黄芩10g，蒲公英20g，郁金18g，枳壳10g，延胡索15g，党参10g，白芍20g，法半夏10g，甘草10g，香附15g，川楝子10g，丹参18g。6剂。

2007 年 4 月 20 日诊，HBV-DNA 1.63×10^3，胁痛减轻，守前方加丝瓜络 10g，柑树叶 10g。6 剂。

2007 年 5 月 7 日诊，症状减轻，守前方加板蓝根 10g，虎杖 15g，去川楝子、延胡索、法半夏。6 剂。

2007 年 7 月 18 日诊，右上腹部胀痛好转，饮食尚可，二便调，精神尚可，舌苔白。

方药：柴胡 10g，黄芩 10g，丹参 15g，郁金 18g，砂仁 10g，蒲公英 20g，白芍 15g，枳壳 10g，香附 15g，赤芍 15g，党参 10g，鸡内金 10g。7 剂。

10. 张某某，女，37 岁。1980 年 5 月 9 日初诊。

右侧胁肋疼痛 3 年，时轻时重，平时胃脘作胀，食油腻加重，大便秘结伴，头昏肢软乏力，痛甚连及背心，舌苔白，脉弦。B 超示：胆囊炎。

诊断：胁痛。

方药：柴胡 10g，郁金 20g，延胡索 10g，大黄 10g，枳实 10g，党参 15g，广木香 8g，茵陈 20g，甘草 8g，厚朴 10g，枯矾 4g，乳没共 10g。4 剂。

1980 年 5 月 24 日诊，右侧胁痛减轻。

方药：柴胡 10g，郁金 10g，茵陈 15g，白芍 15g，甘草 10g，蒲公英 15g，枳壳 10g，广木香 10g，大黄 10g，麦芽 15g，厚朴 10g，乳没共 10g，延胡索 10g，党参 10g。6 剂。

1980 年 6 月 3 日诊，右胁疼痛症好转，又咳嗽，咳白痰，口干苦，腹不胀。

方药：柴胡 10g，郁金 10g，茵陈 15g，白芍 15g，甘草 10g，蒲公英 15g，枳壳 10g，广木香 10g，乳没共 10g，延胡索 10g，丹参 10g，党参 10g，黄芩 10g。5 剂。

二、肝胆湿热

肝胆湿热之胁痛，多因外感湿热之邪，或饮食不节，脾失健运，湿从内生，郁而化热，侵及肝胆，致肝胆疏泄失常，脉络失和而发为胁痛。此证临床多见胁痛剧烈，常放射至肩背，伴脘腹胀满、恶心呕吐、口干口苦，舌红苔黄腻，脉弦滑。此证当以清热利湿、疏肝利胆为治，常用大柴胡汤、龙胆泻肝汤、茵陈蒿汤等方化裁。然需注意，湿热之邪易伤阴耗气，故清热利湿之时，亦当兼顾护阴益气，以防邪去正伤。

1. 陈某某，男，48 岁，乌雀林。2008 年 3 月 10 日初诊。

右胁肋疼痛，时作时止，或轻或重数年，纳食尚可，肢软乏力，舌苔白，脉缓。胃镜：慢性浅表性胃炎；肝功能不正常；乙肝核心抗体阳性。

诊断：胁痛（肝胆湿热）。

方药：柴胡 10g，蒲公英 30g，鸡内金 10g，虎杖 15g，茵陈 30g，板蓝根 15g，丹参 20g，赤芍 20g，郁金 15g，大黄 5g，枳实 10g。7 剂。

2008 年 3 月 20 日诊，胁痛减轻，时阵作痛，纳食尚可，肢软乏力，发现乙肝病毒携带 5 年，尿黄，B 超：肝血管病可能，肝囊肿，胆囊肿大，胆囊炎。肝功能：谷草转氨酶 45U/L，谷丙转氨酶 55U/L。

方药：柴胡 10g，丹参 20g，赤芍 15g，板蓝根 15g，茵陈 20g，虎杖 15g，龙胆草 10g，土茯苓 20g，当归 10g，党参 10g，白术 10g，红枣 5 枚。6 剂。

2008 年 4 月 2 日诊，服药后胁痛减轻，昨又作剑突下及右胁下胀痛，纳食增加，精神稍佳，舌苔白。

方药：柴胡 10g，茵陈 30g，丹参 18g，赤芍 20g，虎杖 15g，龙胆草 10g，党参 10g，板蓝根 15g，土茯苓 30g，郁金 18g，当归 10g，丝瓜络 10g，柑树叶 10g。7 剂。

2008 年 4 月 17 日诊，现症：右胁下、胃脘部时而疼痛，纳食精神均可，舌苔白，脉弦。

方药：柴胡 10g，茵陈 30g，丹参 18g，赤芍 20g，虎杖 15g，龙胆草 10g，党参 10g，板蓝根 15g，郁金 18g，延胡索 15g，枳壳 10g，蒲公英 20g。7 剂。

2008 年 5 月 2 日诊，右胁疼痛少许，精神纳食尚可，尿黄，舌苔白，脉弦。

方药：柴胡 10g，蒲公英 30g，茵陈 30g，大黄 5g，山栀 10g，土茯苓 30g，板蓝根 15g，丹参 15g，郁金 18g，枳壳 10g，虎杖 15g，红枣 5 枚。7 剂。

2. 叶某某，男，58 岁，三里畈。2005 年 3 月 28 日初诊。

右胁胀痛，大便日 3～4 次，稀溏便。B 超示：胆囊结石、胆囊炎、肝稍大。

诊断：胁痛（肝胆湿热）。

方药：金钱草 20g，鸡内金 10g，海金沙 10g，柴胡 10g，白芍 10g，枳实 10g，蒲公英 15g，郁金 18g，木香 10g，甘草 10g，茵陈 10g。6 剂。

2005 年 4 月 18 日诊，胁痛明显好转，饮食、精神转佳，大便日 3～4 次，时稀溏，或时带黏冻。

方药：柴胡 10g，茵陈 15g，海金沙 10g，鸡内金 10g，金钱草 20g，砂仁 10g，郁金 15g，枳实 10g，郁金 10g，白芍 20g，蒲公英 15g，甘草 10g。6 剂。

3. 姚某某，女，40 岁。骆驼坳。1980 年 3 月 29 日初诊。

两胁肋疼痛 3～4 年之久。胆囊区亦有疼痛，痛甚呕吐苦水，痛连背部，不思饮食，多食则胀，厌食油腻，食之则痛，大便秘结，尿有时黄，舌左边有瘀斑两块，脉虚。

诊断：胁痛（肝胆湿热）。

方药：柴胡 10g，大黄 10g，广木香 10g，丹参 15g，白芍 15g，甘草 10g，枳壳 10g，麦芽 15g，厚朴 10g，郁金 10g，延胡索 10g，黄芩 10g，乳没共 10g。4 剂。

1980 年 4 月 5 日诊，胁痛止，时而小腹部胀痛，头昏肢软乏力，饮食尚可，大便干结，尿微黄，口微苦，口唇黑，舌质暗边有瘀斑，脉细弦。

方药：柴胡 10g，党参 15g，赤芍 10g，白芍 10g，厚朴 10g，丹参 15g，当归尾 10g，茵陈 15g，郁金 10g，乳没共 10g，枳壳 10g，大黄 8g，广木香 10g，白术 10g。5 剂。

4. 詹某某，女，60 岁，胜利街。2002 年 10 月 21 日初诊。

右胁肋、上腹疼痛，连及背心，时作时止，厌油，大便干结，舌苔白，脉弦。B 超示：胆石症。

诊断：胁痛（肝胆湿热）。

方药：柴胡10g，金钱草30g，郁金18g，大黄8g，山栀10g，茵陈20g，广木香10g，枳实10g，厚朴10g，黄芩10g，白芍18g，甘草10g。6剂。

2002年12月5日诊，右胁、上腹疼痛减轻，纳食增多，今B超示胆结石。现仍胃脘部胀痛不适，呃气，脉弦，舌苔白。

方药：柴胡10g，金钱草30g，郁金18g，山栀18g，大黄8g，广木香10g，厚朴10g，鸡内金10g，白芍10g，枳实10g，蒲公英20g，黄芩10g。10剂。

2003年1月21日诊，疼痛减轻，元月1日脐周疼痛，医院胃镜示：浅表性萎缩性胃炎伴糜烂。泛酸水，呃气，舌苔白。

方药：柴胡10g，蒲公英10g，黄芩10g，黄连10g，吴茱萸8g，广木香10g，郁金18g，厚朴10g，枳实10g，法半夏10g，太子参10g，白芍10g，麦芽30g，鸡内金10g，大黄8g。4剂。

5. 王某某，女，40岁，骆驼坳。2004年5月26日初诊。

右胁肋胀痛，背心作痛，胆囊压痛(＋)，头昏心烦，肢软乏力，右腰痛，右小腹时痛，月经周期尚规律，月经色黑夹块，白带多夹黄。2003年10月10日B超示：胆囊结石、胆囊炎。

诊断：右胁胀痛(肝胆湿热)。

方药：柴胡10g，郁金18g，枳实10g，砂仁10g，厚朴10g，蒲公英30g，黄芩10g，广木香10g，大黄5g，白芍15g，党参15g，麦芽30g，椿树根白皮10g。5剂。

2004年6月21日诊，胃脘胀痛、右胛背部疼痛、右侧腰痛等症状减轻，白带减少。现症：失眠多梦，颈项酸痛。B超示胆囊结石。

方药：柴胡10g，白芍15g，郁金18g，厚朴10g，大黄8g，茵陈20g，金钱草20g，鸡内金10g，枳实10g，广木香10g，山栀10g，黄芩10g。6剂。

6. 张某某，女，50岁，三里畈。2003年6月4日初诊。

右胁肋胀痛连及右侧小腹作胀，纳食尚可，肢软乏力，已5个月许，时头昏，手指发麻，月经错乱。县医院B超示：胆囊炎。肝功能正常，HBsAg(＋)。钡餐：胃及十二指肠球炎。血压110/80mmHg。

诊断：胁痛(肝胆湿热)。

方药：柴胡10g，白芍18g，甘草10g，蒲公英30g，黄芩10g，茵陈18g，枳实10g，郁金18g，黄连10g，吴茱萸6g，法半夏10g，瓦楞子15g，广木香10g。5剂。

2003年6月20日诊，右胁痛减轻，精神转好，时胃脘胀，时泛酸水。肝功能：谷丙转氨酶14.25U/L，谷草转氨酶17.95U/L，HBsAg(＋)。

方药：柴胡10g，蒲公英30g，茵陈20g，白芍18g，郁金18g，厚朴8g，大黄8g，枳实10g，甘草10g，黄芩10g，麦芽30g，山栀10g。5剂。

7. 王某某，男，38岁，浠水县。2002年12月30日初诊。

右胁疼痛10余天，今年5月在北京检查肝功能：HBsAg(＋)，谷丙转氨酶44.11U/L，谷草转氨酶64.2U/L。浠水县人民医院血检：谷丙转氨酶44.1U/L，谷草转氨酶50U/L。

2002年12月30日血检：谷丙转氨酶57.97U/L，谷草转氨酶49.16U/L。B超示：胆囊炎、肝内胆管结石。

诊断：胁痛（肝胆湿热）。

方药：柴胡10g，茵陈20g，蒲公英20g，土茯苓20g，板蓝根18g，紫草10g，延胡索12g，大黄8g，山栀10g，厚朴10g，川楝子10g，广木香10g。5剂。

2003年1月4日诊，仍右肋、上腹部胀痛，舌质稍暗，苔白稍厚。血检：乙肝小三阳，谷丙转氨酶57.9U/L，谷草转氨酶49.16U/L。B超：胆囊炎，肝内胆管结石。

方药：柴胡10g，厚朴10g，枳实10g，甘草10g，延胡索10g，紫草12g，黄芩10g，郁金18g，板蓝根18g，蒲公英20g，土茯苓40g，赤芍30g。5剂。

2003年2月10日诊，肝功能：小三阳，谷丙转氨酶41.31U/L，谷草转氨酶37.96U/L。B超：肝内胆管结石。现仍右肋胀痛，纳食尚可，精神尚可。

方药：柴胡10g，蒲公英30g，紫草10g，白重楼10g，板蓝根18g，土茯苓20g，山栀10g，玉竹10g，茵陈18g，甘草10g，丹参18g，红枣5枚。8剂。

8. 章某某，女，53岁，浠水县。2005年11月4日初诊。

右胁肋间断疼痛10余年，B超示上部腹膜后占位性病变、肝内胆管结石，CT示肝右叶肝内胆管小结石、胆囊炎。

诊断：胁痛。

方药：柴胡10g，蒲公英20g，白芍30g，延胡索12g，丹参15g，郁金15g，甘草10g，茵陈15g，香附15g，枳壳10g，川楝子10g。6剂。

2005年11月18日诊，服药后症状减轻，大便1～2日1次，纳食稍差，伴头昏肢软，舌苔白薄。

方药：茵陈20g，蒲公英20g，柴胡10g，白芍30g，郁金15g，丹参15g，砂仁10g，枳实10g，黄芩10g，甘草10g，延胡索10g，党参10g，莪术10g。5剂。

2005年12月16日诊，现症：背心时而作胀，纳食增多，睡眠好，舌正常，脉弦。

方药：茵陈20g，蒲公英20g，柴胡10g，白芍30g，郁金15g，丹参15g，砂仁10g，枳实10g，黄芩10g，金钱草20g，党参10g，莪术10g。5剂。

9. 张某某，女，34岁，十里铺。2004年3月26日初诊。

右胁，上腹部胀痛，伴背心痛，大便秘，口干苦，厌油，舌苔白薄黄，尿频，腹胀，月经紊乱。

诊断：胁痛（肝胆湿热）。

方药：柴胡10g，蒲公英30g，黄芩10g，大黄10g，郁金18g，广木香10g，白芍18g，厚朴10g，枳实10g，茵陈20g，甘草10g。5剂。

2004年4月2日诊，胁痛明显减轻，背痛除，大便正常，尿频腹胀除，舌苔白，脉弦。

方药：柴胡10g，蒲公英30g，大黄10g，茵陈18g，白芍18g，郁金18g，厚朴10g，广木香10g，枳实10g，甘草10g，黄芩10g。6剂。

2004年4月16日诊，胃脘部疼痛，食后作胀，进食油腻疼痛增加，时泛酸水，大便

2～3日1次,口苦,苔薄黄。2004年4月13日X线钡餐:胃下垂,胃炎,十二指肠球部溃疡。2004年4月14日B超示:胆囊炎。

方药:柴胡10g,蒲公英10g,郁金18g,厚朴10g,枳壳10g,瓦楞子15g,白芍15g,大黄10g,广木香10g,黄连10g,甘草10g,延胡索15g,麦芽30g。5剂。

10. 孙某某,女,33岁。1980年7月19日初诊。

右胁肋胀痛,平时消化不好,胃脘胀塞不舒,呕吐,背部酸痛,大便时结,头昏肢软腰痛,白带多夹黄,脉细弦。

诊断:胁痛(胆囊炎)。

方药:柴胡10g,黄芩10g,蒲公英15g,大黄10g,广木香10g,白芍10g,甘草10g,郁金10g,茵陈12g,枳壳10g,香附10g,党参12g,当归10g。4剂。

1980年8月5日诊,右胁肋、上腹部(胆囊区)胀痛好转,胃脘部仍胀痛,痛甚欲呕,消化不好,头昏肢软,腰痛,大便秘结,尿黄稍淡,脉细弦。

方药:柴胡10g,黄芩10g,茵陈15g,大黄10g,广木香10g,白芍15g,甘草10g,枳壳10g,郁金10g,党参12g,当归10g,香附12g。5剂。

三、气血亏虚

肝体阴而用阳,气血亏虚,肝失所养,络脉失荣,亦可致胁痛。此证多见于久病体虚或劳倦过度之人,临床表现为胁肋隐隐作痛,遇劳加重,常伴头昏目眩、肢倦乏力,舌淡苔白,脉弦细。此证当以补气养血、柔肝舒络为治,常用归脾汤、逍遥散等方加减。然需注意,补益之时,亦当佐以理气之品,以防补而壅滞,反致气机不畅。

1. 胡某某,女,45岁,栗子坳。1983年2月1日初诊。

右胁疼痛半个月,头昏肢软乏力,食欲不振,尿微黄,脉弦细。

诊断:胁痛(气血亏虚)。

方药:柴胡10g,黄芪12g,丹参15g,佛手10g,郁金10g,白芍15g,延胡索10g,当归10g,甘草10g,川楝子10g,党参10g,麦芽15g。3剂。

1983年2月7日复2月1日诊,右胁疼痛减轻,心悸,饮食少,口稍干,脉弦细。

方药:柴胡10g,党参15g,甘草8g,佛手10g,郁金10g,香附12g,当归10g,延胡索10g,川楝子10g,白芍15g,黄芪15g,麦芽15g。3剂。

2. 徐某某,男,41岁,计生办。1983年2月1日初诊。

胁肋或左或右隐隐作痛,反复发作数年,时睡眠差,饮食尚可,舌苔白,脉弦细。

诊断:胁痛(肝血不足)。

方药:柴胡10g,枸杞子10g,熟地15g,枳壳10g,沙参15g,川楝子10g,白芍15g,延胡索10g,当归10g,甘草10g,香附12g,丹参15g。5剂。

1983年2月18日诊,复2月1日诊,胁痛减轻,但深吸气时作痛,饮食尚好,睡眠梦多，精神尚好，舌苔白薄，脉弦细。

方药：柴胡 8g，枸杞子 10g，川楝子 10g，佛手 10g，北沙参 15g，三七 5g，白芍 15g，延胡索 10g，当归 10g，甘草 10g，熟地 15g，丹参 15g。3 剂。

3. 胡某某，女，28 岁，二中。1986 年 5 月 20 日初诊。

右胁肋疼痛数年，间断发作，又痛 3 个月，伴头昏肢软乏力，纳差，月经时间增长（8 天），量多，白带多，舌苔白，脉弦。

诊断：胁痛（气血亏虚）。

方药：黄芪 20g，白芍 12g，党参 10g，柴胡 10g，甘草 10g，枳壳 8g，当归 8g，香附 15g，乌药 10g，丹参 15g，川芎 10g，延胡索 10g。3 剂。

1986 年 6 月 2 日诊，精神稍有好转，右胁肋仍疼痛，纳呆食少，睡眠差，白带多，脉细弦。

方药：柴胡 10g，延胡索 10g，枳壳 10g，白芍 15g，丹参 15g，川芎 8g，黄芪 20g，乌药 10g，乳没共（共）10g，当归 10g，青皮 10g，甘草 10g。3 剂。

4. 徐某某，女，53 岁，浠水县。2004 年 11 月 1 日初诊。

胸胁痛连及背心，时干呕，纳食稍差，腰时疼痛、时头昏，睡眠尚可，舌苔白。B 超：胆囊炎。

诊断：胁痛（气血亏虚）。

方药：柴胡 10g，蒲公英 20g，白芍 15g，枳壳 10g，党参 10g，甘草 10g，当归 10g，郁金 15g，砂仁 10g，黄芩 10g，鸡血藤 20g，广木香 10g，黄芪 20g，丹参 15g。10 剂。

2014 年 11 月 15 日诊，现症：头昏肢软，脘胁疼痛，连及背心，时呕吐黄苦水，纳差，时脘痛，呃气。

方药：黄芪 20g，蒲公英 15g，党参 10g，白芍 10g，郁金 15g，厚朴 10g，柴胡 10g，砂仁 10g，广木香 10g，法半夏 10g，黄芩 10g，甘草 10g，麦芽 20g。5 剂。

2005 年 1 月 11 日诊，胁痛、脘胀消失，时背心胀痛，纳食尚可，二便调。B 超示：胆囊炎、肝稍大、脾稍大、左肾结石。血压 120/80mmHg。

方药：黄芪 20g，郁金 15g，枳实 10g，厚朴 10g，蒲公英 20g，广木香 10g，党参 10g，砂仁 10g，大黄 5g，法半夏 10g，甘草 10g，赤芍 10g。5 剂。

5. 陶某某，男，53 岁，浠水。2006 年 9 月 11 日初诊。

今年 3 月发现肝内占位性病变（肝癌），经武汉医院介入治疗 1 次。现症：两胁肋胀痛，胃脘胀塞，饮食一般，多食则胀，嗳气频数，舌苔白厚，脉弦。2006 年 8 月 19 日 B 超：肝内实质性占位性病变。

诊断：胁痛（气血亏虚）。

方药：柴胡 10g，莪术 10g，丹参 15g，赤芍 10g，党参 10g，砂仁 10g，蒲公英 20g，鸡内金 10g，白术 10g，白花蛇舌草 20g，厚朴 10g，广木香 10g，黄芪 25g，鳖甲 20g。6 剂。

2006 年 9 月 15 日诊，服药后两胁胀痛减轻，精神尚可，饮食亦可，胃胀塞上半夜为甚，睡差多梦，大便日 1～4 次，多稀软便，口中泛清水，舌红苔白薄黄，脉弦。

方药:柴胡10g,莪术10g,赤芍10g,党参10g,砂仁10g,白花蛇舌草20g,半枝莲15g,鸡内金10g,黄芪25g,鳖甲20g,厚朴10g,白术10g,麦芽30g。5剂。

2006年9月20日诊,胃脘胀塞不适,下午至晚为甚,两胁时痛胀,饮食不多,多食则胀增,大便日1～3次,稀溏便,泛吐酸水,伴肢软乏力,尿黄。

方药:柴胡10g,厚朴10g,鸡内金10g,党参10g,丹参15g,莪术10g,瓦楞子25g,黄芪15g,白花蛇舌草20g,麦芽20g,桃仁10g,茵陈20g。6剂。

6. 简某某,女,34岁,石桥铺。2004年11月22日初诊。

右胁疼痛,脘胀不适,时泛酸水,头昏心烦,易怒失眠,背心作胀,舌淡苔白,脉弦细。

诊断:胁痛(气血亏虚)。

方药:柴胡10g,黄芪30g,党参15g,黄连10g,吴茱萸5g,瓦楞子15g,厚朴10g,郁金15g,砂仁10g,麦芽30g,枳实10g,广木香10g,佛手10g,丹参15g。6剂。

2004年11月29日诊,症状减轻。现症:胃脘部胀痛(轻)不适,时欲呕,纳食尚可,大便2～3日1次;胃镜:慢性浅表性糜烂性胃炎伴胆汁反流。

方药:佛手10g,柴胡10g,黄连10g,吴茱萸3g,党参15g,砂仁10g,法半夏10g,郁金15g,麦芽30g,广木香10g,红枣10枚,浮小麦30g,瓦楞子10g,生姜5片。6剂。

2004年12月13日诊,症状减轻,纳食尚可,舌苔白。

方药:柴胡10g,郁金15g,砂仁10g,蒲公英20g,法半夏10g,佛手10g,麦芽20g,党参10g,神曲10g,浮小麦30g,红枣10枚,炙甘草10g,黄芪15g。6剂。

2005年1月5日诊,服药后症状减轻,前天因感冒服药后胃内不适,欲呕,现症:见头昏肢软乏力,纳差,胁肋、胃脘胀塞不适,呃气,舌苔白。

方药:柴胡10g,郁金15g,砂仁10g,蒲公英20g,法半夏10g,佛手10g,太子参10g,黄芪15g,麦芽30g,瓦楞子15g,红枣10枚,浮小麦30g,炙甘草10g。8剂。

2005年1月14日诊,右胁肋胀痛、呃气、泛吐酸水等均减轻,大便正常,口微苦,舌苔白薄,脉弦细。

方药:柴胡10g,郁金15g,枳实10g,砂仁10g,法半夏10g,黄芩10g,黄芪15g,白芍10g,瓦楞子15g,蒲公英15g,香附15g,红枣10枚,浮小麦30g。6剂。

2005年3月11日复诊,右胁胀痛,连及背心,又作10余天,胃脘部胀痛,呃气,时泛吐酸水,伴头昏肢软,时欲呕,纳呆,时便秘,月经多超前,经色带黑,舌淡边稍暗,苔白。

方药:代赭石20g,旋覆花10g,柴胡10g,法半夏10g,黄芪15g,郁金15g,砂仁10g,党参10g,枳壳10g,蒲公英15g,生姜5片,香附15g,黄芩10g,广木香10g,麦芽30g。6剂。

2005年3月23日诊,仍胃脘部胀痛不适,口干苦,舌尖发麻,时泛酸,伴头昏,心慌,纳呆食少,大便成形,小腹作胀,舌苔白。

方药:柴胡10g,黄芪20g,莪术10g,瓦楞子15g,蒲公英20g,法半夏10g,黄连10g,吴茱萸5g,茯苓30g,砂仁10g,郁金15g,生姜5片。6剂。

2005年5月13日诊,两胁胀痛复作5天,伴头昏肢软,纳呆食少,大便日1次,泛酸减轻，舌苔白厚，脉细。

方药：柴胡10g，郁金15g，砂仁10g，法半夏10g，山栀10g，丹参15g，黄芪20g，麦芽30g，鸡内金10g，沙参15g，甘草10g，红枣10枚，浮小麦30g。6剂。

7. 叶某某，男，47岁，凤山镇。2004年9月13日初诊。

右侧胁肋胀痛阵作，肢软乏力，纳食不多知饥，多食胃胀，尿黄，尿量不多，大便日1次，成形。

诊断：胁痛、肝硬化（气血亏虚）。

方药：柴胡10g，黄芩12g，太子参10g，丹参15g，黄芪30g，郁金15g，茯苓30g，白术10g，茵陈20g，鸡内金10g，麦芽30g，枳壳10g。6剂。

2004年9月20日诊，仍右侧胁肋胀痛不适，知饥不能多食，食后胀甚，大便日1～2次，多为成形，脉弦，舌苔白厚。

方药：柴胡10g，当归10g，白术10g，丹参18g，太子参10g，鸡内金10g，延胡索10g，茯苓50g，黄芪20g，白芍10g，厚朴10g，麦芽30g，莪术10g。6剂。

8. 范某某，女，68岁，凤山镇。2002年5月21日初诊。

头昏肢软，两胁肋胀痛，纳食不多，心慌气短，二便正常，已月余，口干苦，舌质暗，苔白脉弦，血压150/80mmHg。

诊断：胁痛（气血亏虚）。

方药：柴胡10g，厚朴10g，法半夏10g，太子参12g，陈皮10g，黄芪15g，莪术10g，麦芽30g，甘草10g，黄芩10g，红枣5枚，生姜5片，广木香10g。4剂。

2002年5月27日诊，仍两胁肋胀痛，纳差，口苦，肢软乏力，舌苔白，稍厚，血压130/80mmHg。

方药：柴胡10g，黄芩10g，厚朴10g，川芎8g，枳壳10g，延胡索10g，香附12g，麦芽30g，青皮10g，延胡索10g，川楝子10g。4剂。

2002年8月10日诊，感冒风寒，恶寒发热，胁肋胀痛5～6天，伴头昏肢软乏力，四肢酸痛，舌苔白，脉弦，血压140/80mmHg。

方药：柴胡10g，黄芩10g，川楝子10g，延胡索10g，沙参18g，荆芥10g，防风10g，秦艽10g，川芎10g，红枣5枚，生姜5片。4剂。

2002年8月29日诊，两胁肋胀痛，背心作胀，大便不实，伴头昏肢软乏力，纳差，舌苔白，脉弦。

方药：柴胡10g，川芎10g，赤芍12g，香附12g，川楝子10g，延胡索12g，青皮10g，甘草10g，黄芩10g，太子参12g，枳壳10g。3剂。

2002年9月3日诊，胁痛，背胀减轻，伴头昏肢软乏力，纳食差，舌苔白，脉弦细，血压140/80mmHg。

方药：柴胡10g，川芎10g，赤芍12g，香附12g，延胡索12g，青皮10g，甘草10g，黄芩10g，太子参12g，黄芪20g，厚朴10g。3剂。

2002年9月6日诊，诸证转好，仍左上腹部胀痛不适，口干苦，脉弦。

方药：柴胡 10g，川芎 10g，黄芪 15g，延胡索 10g，川楝子 10g，广木香 10g，白芍 30g，甘草 10g，枳壳 10g，香附 12g，麦芽 30g。3 剂。

9. 徐某某，男，39 岁，凤山镇。1990 年 10 月 28 日初诊。

头昏肢软乏力，纳食不多，右胁肋胀痛不适，手足心时而发热，口干苦，舌苔正常，脉弦。肝功能正常。

诊断：胁痛（气血亏虚）。

方药：柴胡 10g，党参 18g，茵陈 20g，丹参 18g，当归 10g，玉竹 10g，白芍 18g，莪术 10g，延胡索 10g，甘草 10g，香附 15g，川楝子 10g。5 剂。

1990 年 11 月 5 日复 10 月 28 日诊，精神差，易疲倦乏力，右胁肋胀痛不适，仍晨起口干苦，脉弦。B 超：①肝质地欠均匀（早期肝硬化）；②脾轻度肿大。

方药：茵陈 30g，黄芪 20g，白芍 12g，玉竹 10g，莪术 10g，郁金 18g，柴胡 10g，当归 10g，党参 10g，丹参 15g，延胡索 10g，麦芽 18g。5 剂。

10. 徐某某，男，34 岁，三港。1988 年 1 月 23 日初诊。

右侧胁肋疼痛 5 个月，肢软乏力，纳食尚可，舌苔白边厚，脉弦。检查：乙肝。

诊断：胁痛（气血亏虚）。

方药：柴胡 10g，当归 10g，黄芪 18g，板蓝根 18g，白芍 18g，香附 12g，枯矾 4g，党参 20g，丹参 18g，枳壳 10g，黄柏 6g，甘草 10g，延胡索 10g。5 剂。

1988 年 3 月 17 日诊，右侧胁肋痛好转，时轻时重，纳食尚可，胆囊压痛（＋），口苦伴肢软乏力，舌苔白，脉弦。

方药：柴胡 10g，白芍 20g，青皮 10g，丹参 15g，甘草 10g，厚朴 10g，枳壳 10g，枯矾 4g，郁金 20g，延胡索 10g，香附 15g，麦芽 18g。4 剂。

1988 年 3 月 26 日诊，症状减轻，纳食尚可，肝功能正常，舌苔白，脉弦。

方药：柴胡 10g，白芍 20g，黄芪 20g，党参 15g，甘草 10g，厚朴 10g，枳壳 10g，枯矾 4g，郁金 20g，延胡索 10g，香附 15g，麦芽 18g。4 剂。

【按语】 胁痛一证，虽以肝胆为主，然其病因病机复杂，涉及多个脏腑。《景岳全书·胁痛》篇云："胁痛之病本属肝胆二经，以二经之脉皆循胁肋故也，然而心、肺、脾、胃、肾与膀胱皆有胁痛之病。此非诸经皆有此证，但以邪在诸经，气逆不解，必以次相传，延及少阳、厥阴，乃至胁肋疼痛。故凡以焦劳忧虑而致胁痛者，此心肺之所传也；以饮食劳倦而致胁痛者，此脾胃之所传也；以色欲内伤，水道壅闭而致胁痛者，此肾与膀胱之所传也。传至本经则无非肝胆病矣。"故胁痛者，虽以肝胆为主，但与脾、胃、肺等脏腑相关联。因肝胆之气失于疏泄，不但可以乘脾、犯胃，并可循经侮肺，而致肝肺升降失常。其他如肝虚胁痛，亦可因肾的阴精不足，不能养肝所致。

胁痛之辨治，应辨外伤内伤，审在气在血，察属脏属腑，明为虚为实。大抵胀痛多属气郁，隐痛多属血虚，刺痛多属血瘀。治疗大法遵循"通则不痛"之原则。凡因肝气郁结，肝失条达，气机不畅者，治宜疏肝理气；若湿热之邪，蕴结肝胆，气郁化火,疏泄失常者,当清热利湿,疏肝利胆;如肝气郁结日久,血因气滞而瘀,痹阻胁络,当祛瘀通络;若气血亏虚,肝络失养,当补养肝血,适当加入理气而不辛燥之品,补中寓通。

肝为刚脏,体阴而用阳,疏泄太过则伤阴,疏泄不及则气滞。故治胁痛,当以调和肝气为要,疏肝而不伤阴,补肝而不壅滞,方能奏效。此外,胁痛患者,多与情志有关,故治疗之时,亦当注重调畅情志,嘱患者保持心情舒畅,方能事半功倍。

33 乙型肝炎

乙型肝炎，作为病毒性肝炎的一种，主要通过输血、日常密切接触及母婴传播乙肝病毒所致。在中医理论中，本病多因感受湿热、疫毒之邪，饮食失当，正气不足等因素引起。病毒性肝炎分为急性和慢性两类，中医虽无"乙型肝炎"这一病名，但根据其病因、病机及临床表现，可归属于"黄疸""胁痛""瘟黄""郁证""鼓胀""积聚"等范畴。本书所载病案多为慢性乙型肝炎，其病机主要为湿热疫毒之邪蕴结中焦，胶结不解，加之情志不舒、饮食不节、劳倦内伤等诱因，日久导致脾胃不和，肝失条达，湿热化燥耗伤肝阴，肝郁气滞，血瘀成积，终成鼓胀。临床中常结合现代医学的检查手段，力求在整体调理的基础上，辨证施治，达到标本兼治的效果。

1. 雷某某，男，50岁，平湖。1998年6月5日初诊。

原患乙肝，右侧胁肋疼痛年余，肝功能异常。现症：右侧胁肋疼痛，右侧背部疼痛，大便少，数日1次，纳食尚可，精神一般，厌油，舌正常，脉弦。CT提示胰腺炎。

诊断：乙型肝炎（胁痛）。

方药：柴胡10g，青皮10g，川楝子10g，延胡索10g，赤芍18g，甘草10g，白芍20g，枳壳10g，蒲公英30g，广木香10g，大黄8g，当归尾10g，麦芽30g，橘子叶10g。5剂。

1999年10月7日诊，近月来又右胁肋胀痛，放射至背部，口干苦，大便秘结，舌苔白，脉弦。

方药：柴胡10g，郁金18g，茵陈20g，蒲公英30g，广木香10g，延胡索10g，枳实12g，甘草10g，白芍30g，大黄8g，板蓝根12g，红枣5枚，川楝子10g。5剂。

2000年10月6日诊，右侧胁肋胀痛不舒又作半个月，背心作胀，伴头昏肢软，大便日2～7次，量少，饮食差，舌苔白薄，脉弦细。

方药：柴胡10g，广木香10g，郁金18g，白芍30g，甘草10g，黄芩10g，延胡索10g，川楝子10g，香附12g，大黄8g，蒲公英20g，枸杞子10g。5剂。

2000年12月25日诊，右侧胁肋腰腹部胀痛10余天，面目浮肿，肢软乏力，纳食尚可，舌苔白。

方药：柴胡10g，益母草20g，丹参18g，郁金18g，白芍20g，茯苓30g，黄芪20g，香附15g，延胡索10g，枳壳10g，川楝子10g，白术10g。5剂。

2002年6月25日诊，右胁肋胀痛，腰痛，精神转佳，纳差，舌正常，脉弦细。B超示双肾呈轻度弥漫性改变。

方药：柴胡10g，枳壳10g，川芎10g，赤芍10g，蒲公英30g，茯苓50g，丹参10g，黄芪

30g,延胡索 10g,川楝子 10g,当归 10g,麦芽 30g。4 剂。

2002 年 10 月 22 日诊,右胁肋、右腰疼痛 10 余天,尿黄,纳食尚可,舌苔白脉细。

方药:枳壳 10g,白芍 30g,延胡索 12g,柴胡 10g,当归 10g,丹参 15g,川楝子 10g,香附 12g,川芎 10g,菟丝子 18g,补骨脂 10g,广木香 10g。4 剂。

2003 年 1 月 27 日诊,右胁肋胀痛,口干作渴,纳食尚可,舌苔白。

方药:柴胡 10g,沙参 18g,天花粉 20g,黄芩 10g,白芍 20g,甘草 10g,麦冬 10g,枸杞子 10g,郁金 18g,青皮 10g,厚朴 10g,枳实 10g。3 剂。

2003 年 3 月 20 日诊,右胁肋胀痛半个月,纳食尚可,大便秘结 2～3 日 1 次,口干苦,舌苔薄脉弦细。

方药:柴胡 10g,延胡索 15g,香附 10g,川楝子 10g,大黄 8g,白芍 18g,甘草 10g,郁金 15g,青皮 10g,乳没共 10g,川芎 10g。5 剂。

2003 年 4 月 21 日诊,右侧胁肋胀痛,右下腹部、臀髂部疼痛,近月加重,又增感冒,微恶寒发热,口干苦,肢软乏力,脉弦细,大便秘结。

方药:柴胡 10g,厚朴 10g,广木香 10g,蒲公英 30g,大黄 8g,枳壳 10g,香附 12g,川芎 12g,白芍 18g,甘草 10g,秦艽 10g,郁金 18g,延胡索 12g,生姜 5 片,红枣 5 枚。4 剂。

2003 年 8 月 22 日诊,右胁肋胀痛,放射至背部,大便秘结 3～5 日 1 次,口干苦,伴头昏肢软乏力,右侧肢软时而发麻,舌苔白薄。

方药:柴胡 10g,郁金 18g,蒲公英 30g,枳实 10g,白芍 18g,大黄 6g,黄芩 10g,姜黄 10g,甘草 10g,川芎 10g,香附 18g。5 剂。

2004 年 3 月 17 日诊,右胁肋胀痛连及背部,口干,大便秘。B 超:右侧睾丸胀痛,纳食尚可,肝胆脾正常,舌苔白,脉弦。

方药:延胡索 15g,川楝子 10g,枳壳 12g,柴胡 10g,川芎 12g,白芍 30g,甘草 10g,郁金 18g,香附 15g,枸杞子 10g,大黄 5g,蒲公英 20g。5 剂。

2004 年 5 月 31 日诊,诉 1994 年发现乙肝。现症:右胁肋疼痛连及背心,大便秘结 1～3 日 1 次,近年余早起舌尖渗血少许,口干苦,纳食尚可,舌淡苔白脉弦细。

方药:柴胡 10g,大黄 5g,蒲公英 30g,黄芩 10g,枳实 10g,白芍 20g,甘草 10g,砂仁 10g,茵陈 20g,郁金 15g,广木香 10g,玉竹 10g。6 剂。

2004 年 6 月 28 日诊,右胁胀痛,口干苦,痛连及右胁部、腰部,便秘,纳食尚可,睡尚可,舌苔白,脉弦。

方药:柴胡 10g,蒲公英 20g,白芍 20g,丹参 15g,大黄 5g,郁金 15g,广木香 10g,甘草 10g,枳实 10g,香附 15g,丹参 15g,黄芩 10g,党参 10g。6 剂。

2004 年 7 月 21 日诊,右胁肋疼痛连及背心,大便秘结,大便 2～3 日 1 次,舌苔白薄,右膝上肌肉麻木不适。

方药:柴胡 10g,蒲公英 20g,广木香 10g,白芍 30g,郁金 18g,甘草 10g,黄芩 10g,大黄 8g,香附 15g,枳壳 10g,川芎 10g,延胡索 15g。6 剂。

2004 年 9 月 27 诊,右侧胁肋胀痛 3 天,右侧睾丸肿痛,纳食尚可,大便秘结,2～3

日1次，精神尚可，舌苔白，脉弦。

方药：柴胡10g，枳壳10g，川芎10g，当归10g，香附15g，大黄5g，青皮10g，白芍30g，甘草10g，小茴香10g，丹参15g，荔枝10g，橘核10g。6剂。

2005年1月21日诊，右上腹部疼痛半个月，有刺痛感，口干苦，大便干结，纳食尚可，尿黄，脉弦细。

方药：柴胡10g，茵陈20g，黄芩10g，蒲公英15g，蒲黄10g，五灵脂10g，延胡索15g，川楝子10g，郁金15g，枳实10g，白芍15g，丹参15g。6剂。

2005年2月21日诊，右胁胀痛，纳呆食少，时呕吐，肢软乏力，背心作胀，尿黄，口干，时形寒怕冷，咳嗽白稠痰，头昏。肝功能：HBsAg(＋)，总胆红素14.49μmol/L，谷草转氨酶35.79U/L，谷丙转氨酶57.5U/L。

方药：柴胡10g，茵陈20g，黄芩10g，杏仁10g，蒲公英20g，法半夏10g，荆芥10g，白重楼15g，甘草10g，炙麻黄8g，桑白皮10g，石膏30g。5剂。

2005年3月23诊，右侧胁肋胀痛半个月，纳食尚佳，大便秘结，口干苦，精神尚佳，舌苔白，稍厚，尿黄。B超未见异常。肝功能：谷草转氨酶9.89U/L，谷丙转氨酶17.36U/L。HBsAg(＋)。

方药：柴胡10g，郁金15g，枳壳10g，广木香10g，茵陈20g，蒲公英15g，白芍15g，延胡索10g，川楝子10g，香附15g，丹参15g，大黄5g。6剂。

2005年4月22日诊，右胁胀痛不适，头昏肢软乏力月许，纳呆食少，大便少，口干苦，苔白薄。

方药：柴胡10g，郁金15g，白芍20g，甘草10g，香附15g，蒲公英20g，茵陈20g，大黄5g，延胡索15g，枳实10g，黄芪15g，丹参15g，土茯苓15g。8剂。

2005年5月25日复诊，右胁胀痛不适，大便时秘，纳食减少，不知饥，口干苦，舌淡白薄黄，早起舌面渗少许血。

方药：柴胡10g，郁金15g，丹参15g，白芍20g，甘草10g，茵陈20g，玉竹10g，大黄5g，黄芪20g，土茯苓15g，延胡索10g，旱莲草15g。8剂。

2005年6月22日诊，右胁肋胀痛，背胀痛，纳食尚可，舌时出血，大便干结，口干苦，脉弦，舌白稍黄。肝功能：乙肝小三阳，谷丙转氨酶153.75U/L。血常规、尿常规正常。B超示：胆囊炎、胆囊肿大。

方药：柴胡10g，茵陈30g，蒲公英20g，郁金15g，大黄10g，板蓝根15g，龙胆草5g，玉竹10g，枳实10g，广木香10g，延胡索15g，丹参15g，麦芽30g。6剂。

2005年8月24日诊，右胁肋胀痛，伴头昏肢软乏力，大便干结，口干苦，舌红苔薄白，脉弦。

方药：柴胡10g，茵陈15g，党参10g，丹参15g，郁金15g，黄芩10g，白芍10g，砂仁10g，麦芽30g，枳壳10g，鸡内金10g，大黄5g。8剂。

2005年10月21诊，右侧胁肋及右侧腰背胀痛不适10余天，胃内时嘈杂，纳食尚可，大便干结，日1次，肢软乏力，舌苔白。

方药：柴胡10g，蒲公英20g，郁金15g，茵陈20g，枳实10g，广木香10g，白芍15g，甘草10g，大黄5g，厚朴10g，延胡索10g。6剂。

2005年11月25日诊，右侧胁肋及右背胀痛明显好转，纳食尚可，时便秘，精神尚可，舌苔正常，脉弦细。

方药：柴胡10g，蒲公英20g，郁金15g，白芍15g，茵陈15g，枳实10g，大黄8g，黄芩10g，党参10g，砂仁10g，延胡索10g，甘草10g。6剂。

2005年12月23日诊，右胁肋胀痛连及右背部，舌边出血，口干苦，大便秘结10余天，纳食尚可，精神尚可，自诉右侧睾丸肿大1年，不痛，阳痿数年，舌淡红苔白，脉弦。

方药：茵陈20g，柴胡10g，蒲公英20g，丹参15g，大黄8g，白芍15g，枳实10g，郁金15g，甘草10g，旱莲草15g，广木香10g，女贞子10g。8剂。

2006年1月5日诊，舌边出血止，右胁肋连及右侧背部胀痛，纳食尚佳，大便干结，量少，右侧睾丸肿大，不痛。B超示：肝稍大，双肾正常。

方药：柴胡10g，茵陈20g，白芍30g，枳实10g，川芎10g，香附15g，甘草10g，郁金15g，丹参15g，乳没共10g，大黄5g，延胡索15g，茯苓30g。8剂。

2006年2月6日诊，右胁肋背部疼痛月余，时或刺痛，持续疼痛或轻或重，有时呕吐苦水，舌渗血，纳呆食少，形寒怕冷半月，晚间盗汗4天，时咳白痰。胸片提示慢性支气管炎。

方药：柴胡10g，蒲公英20g，郁金18g，白芍40g，五灵脂10g，蒲黄10g，延胡索15g，甘草10g，丹参15g，大黄10g，枳壳10g，香附15g，茵陈20g，乳没共15g。5剂。

2006年2月27日诊，服药后痛止，前日又作。现症：右胁肋疼痛，时烧心，口舌出血，纳食差，精神尚可，大便干结量少，舌红少苔，脉弦细。

方药：柴胡10g，郁金15g，白芍40g，甘草10g，黄连10g，吴茱萸3g，大黄8g，茵陈20g，丹参15g，当归10g，乳没共15g，蒲公英20g。8剂。

2006年3月24日诊，右胁胀痛，纳差食少，舌边出血，大便干结，量少。腹部CT：肝脏多发囊肿。B超示：肝实质弥漫性增宽（早期肝硬化），脾大，肝右叶囊肿。血检：乙肝小三阳。

方药：柴胡10g，延胡索10g，鳖甲15g，丹参15g，蒲公英20g，砂仁10g，白芍30g，甘草10g，大黄6g，莪术10g，鸡内金10g，麦芽30g，茵陈20g。8剂。

2006年3月31日复诊，牙龈出血明显好转，仍右胁肋胀痛，背胛胀痛不适，大便秘而不爽，纳食尚可，舌红少苔。

方药：柴胡50g，丹参50g，佛手50g，女贞子50g，黄芪200g，三七50g，桃仁50g，鳖甲100g，土茯苓50g，赤芍50g，当归50g，虎杖50g，板蓝根80g，甘草50g，鸡内金80g，砂仁50g，红枣100g，白术80g，大黄40g，土鳖虫40g，丹皮50g，麦芽80g，做小蜜丸。8剂。

2010年1月6日诊，乙肝、肝硬化10余年，经治症状稳定。现症：时右胁下胀痛，纳食一般，时泛吐酸水，时舌尖出血，舌红苔薄黄，脉细弦。

方药：柴胡60g，丹参100g，当归80g，桃仁50g，大黄50g，鳖甲150g，巴戟天60g，楮实子60g,土茯苓80g,赤芍80g,紫草50g,红参100g,砂仁60g,佛手50g,山豆根50g,墨旱莲60g,女贞子50g,黄芪250g,三七60g,太子参100g,白术80g,熟地150g,枣皮50g,土鳖虫30g,丹皮50g,做小蜜丸。6剂。此后以此方加减,每年服2~3料,至2016年,病情稳定。

2. 闫某某,女,33岁,药材。1984年4月17日初诊。

患乙肝3年,近又腹胀,纳食不正常,肢软乏力,易怒,口渴头昏,舌苔薄黄,脉弦。

诊断:乙型肝炎。

方药:土苓18g,当归尾10g,神曲10g,蒲公英15g,柴胡8g,麦芽15g,板蓝根15g,丹参15g,甘草10g,厚朴10g,白芍10g,黄芪18g。4剂。

1983年9月26日诊,乙肝住院49天,已出院10天,现仍头昏肢软无力,气短,耳鸣,腹胀,饮食少,右胁压痛,睡眠多梦,月经错乱,量多,经色黑,手足心发热,形寒怕冷,舌苔白,脉缓细。

方药:柴胡10g,郁金10g,板蓝根15g,当归10g,桂枝8g,蒲公英15g,白芍10g,党参15g,红枣5枚,丹参15g,槐花20g,制首乌15g。5剂。

1983年10月10日诊,头昏肢软减轻,双足发凉,形寒,饮食增加,月经已30天未来,舌苔白,脉缓。

方药:柴胡10g,党参15g,制首乌15g,当归10g,黄芪30g,红枣4枚,白芍10g,板蓝根15g,蒲公英15g,丹参15g,土茯苓20g,甘草10g。4剂。

1983年11月8日诊,症状均减,脉缓时结。

方药:黄芪30g,白芍10g,蒲公英15g,土茯苓20g,板蓝根15g,红枣10枚,丹参15g,党参15g,甘草10g,当归10g,制首乌15g,柴胡10g。5剂。

1983年11月14日诊,仍不耐劳,过劳即头昏倦无力,此次月经提前1周,饮食尚好,舌正常,脉缓。

方药:黄芪30g,板蓝根15g,五味子10g,白芍10g,土茯苓20g,党参15g,柴胡10g,丹参15g,酸枣仁15g,甘草10g,当归10g,乌药15g,蒲公英15g。10剂。

1983年12月3日诊,精神尚好,仍头昏面黄肢倦,饮食尚好,舌正常,脉缓。

方药:黄芪30g,板蓝根15g,五味子10g,土茯苓20g,党参15g,柴胡10g,丹参15g,酸枣仁15g,白芍10g,当归10g,制首乌15g,蒲公英15g。10剂。

3. 陈某某,男,37岁,缫丝厂。1986年4月25日初诊。

1985年10月7日因乙肝住院治疗,好转出院,前天又感冒,头昏肢软,右胁胀痛,纳呆食少,尿黄。

诊断:乙型肝炎。

方药:土茯苓18g,当归10g,茵陈30g,丹参15g,柴胡6g,蒲公英18g,甘草10g,败酱草12g,板蓝根18g,紫草10g,红枣5枚。4剂。

1986年5月9日诊,仍精神不佳,心烦,纳食不多,时而右胁作痛,舌苔白,脉弦。

方药:茵陈30g,板蓝根18g,玉竹10g,蒲公英18g,黄芪20g,丹参15g,土茯苓18g,

紫草10g,柴胡10g,泽兰10g,红枣5枚,六一散18g。8剂。

1986年5月24日诊,右鼻孔出血,精神尚可,纳食一般,舌苔白,脉缓。

方药:茵陈20g,玉竹10g,红枣5枚,土茯苓18g,黄芪20g,柴胡10g,紫草10g,丹参15g,甘草10g,泽兰10g,板蓝根18g,蒲公英10g。5剂。

1986年7月4日诊,饮食增多,仍肢软乏力,头昏睡眠差,舌苔白腻,脉缓。

方药:黄芪20g,丹参15g,紫草10g,太子参15g,柴胡8g,板蓝根15g,茵陈20g,玉竹10g,蒲公英15g,红枣5枚。3剂。

4. 周某某,男,23岁,河铺镇。2002年4月12日初诊。

头昏肢软,四肢酸痛,纳食尚可。肝功能:大三阳,HBV-DNA8. 91×10^5,舌正常。

诊断:乙肝肝炎。

方药:柴胡10g,蒲公英20g,虎杖18g,土茯苓20g,赤芍18g,白花蛇舌草20g,大黄8g,茵陈18g,白重楼18g,太子参10g,丹参18g。6剂。

2002年5月8日诊,精神好转,纳食增多,舌正常,脉弦。

方药:柴胡10g,蒲公英15g,虎杖15g,土茯苓20g,茵陈18g,白重楼15g,太子参10g,板蓝根10g,丹参18g,赤芍18g,甘草10g。6剂。

2002年5月16日诊,精神、饮食尚可,但时或左侧腰痛,泛吐酸水,今复查谷丙转氨酶65.8U/L。

方药:柴胡10g,蒲公英18g,虎杖15g,土茯苓18g,茵陈20g,白重楼18g,板蓝根18g,赤芍10g,丹参18g,甘草10g,瓦楞子15g。6剂。

2002年5月27日诊,精神、饮食均可,胃脘部胀痛,时泛吐酸水,舌苔白,脉弦。

方药:柴胡10g,蒲公英18g,虎杖15g,土茯苓18g,白重楼18g,茵陈18g,甘草10g,丹参15g,红枣5枚,瓦楞子18g,乌贼骨18g,黄芩10g。6剂。

2002年6月13日诊,精神、饮食均可,睡眠差,今复查谷丙转氨酶93U/L。舌苔白,脉弦。

方药:柴胡10g,板蓝根18g,紫草12g,白重楼18g,丹参18g,虎杖15g,茵陈18g,土茯苓18g,五味子10g,红枣10枚,赤芍12g。8剂。

2002年6月25日诊,头痛3天伴头昏,无恶寒发热、咳嗽等症,精神差,纳食尚可,尿黄。复查谷丙转氨酶93U/L。舌淡胖边有齿痕,脉弦。

方药:柴胡10g,板蓝根18g,紫草12g,白重楼18g,丹参18g,虎杖15g,茵陈18g,土茯苓18g,甘草10g,红枣10枚,赤芍12g,龙胆草10g,川芎10g。8剂。

2002年7月19日诊,精神转佳,饮食增多,舌苔白,脉弦。

方药:茵陈20g,板蓝根18g,土茯苓18g,虎杖15g,龙胆草10g,紫草12g,白重楼18g,甘草10g,赤芍18g,红枣5枚,茯苓30g,蒲公英20g,柴胡10g。8剂。

5. 张某某,男,65岁,审计局。2005年7月27日初诊。

7年前发现"乙肝",经治症状好转,目前无临床症状,纳食、睡眠均佳。2005年7月25日血检:总胆红素14.6μmol/L,谷丙转氨酶78U/L,谷草转氨酶104U/L,舌质稍暗苔白稍厚,脉缓。

诊断:乙型肝炎。

方药:柴胡10g,茵陈20g,龙胆草10g,五味子15g,蒲公英20g,红枣5枚,白花蛇舌草10g,土茯苓15g,甘草10g,板蓝根15g,丹参15g。10剂。

2005年8月15日诊,2005年7月25日肝功能:谷草转氨酶104U/L,谷丙转氨酶78U/L;8月10日血检:谷草转氨酶26U/L,谷丙转氨酶27U/L;乙肝两对半示:小三阳。现症:精神、纳食正常,睡眠稍差。舌苔正常,脉弦。

方药:柴胡50g,丹参80g,桃仁50g,太子参100g,三七60g,黄芪250g,白术80g,甘草80g,鳖甲100g,板蓝根80g,赤芍80g,巴戟天80g,枣皮60g,当归50g,蒲公英80g,虎杖50g,五味子50g,丹皮50g,砂仁50g,佛手50g,红参80g,山药50g,土茯苓60g,莪术50g,枸杞子60g,做小蜜丸。

2006年12月25日诊,服药后无临床症状,饮食尚可,精神亦佳,舌苔正常,脉缓。2006年11月肝功能:谷丙转氨酶23U/L,谷草转氨酶:24U/L,乙肝两对半:小三阳,HBV-DNA:阴性。

方药:柴胡80g,桃仁60g,鳖甲150g,丹参100g,三七60g,黄芪250g,巴戟天50g,山茱萸50g,鸡内金50g,佛手50g,熟地100g,板蓝根80g,虎杖50g,红参100g,山药80g,莪术50g,枸杞子50g,土茯苓80g,蒲公英80g,砂仁50g,赤芍50g,党参100g,黄精60g,甘草50g,做小蜜丸。

2009年3月23日诊,B超:胆囊炎,胆囊肿大,脾稍大。口干苦,无特殊临床症状,HBsAg(—)。

方药:柴胡10g,黄芩10g,蒲公英30g,土茯苓30g,郁金15g,板蓝根10g,虎杖10g,甘草10g,丹参20g,赤芍30g,白花蛇舌草20g,党参10g。7剂。

6. 严某某,男,53岁,肖家坳。2004年11月5日诊。

复10月25日诊,精神转佳,纳食睡眠尚可,舌苔白薄,咳嗽少痰。血检:乙肝小三阳。

诊断:乙肝。

方药:柴胡80g,板蓝根200g,丹参180g,五味子250g,甘草50g,党参80g,黄芪100g,赤芍80g,做小蜜丸。

2004年12月24日5诊,睡眠纳食精神尚可,时口苦,腰部胀痛,时而咳嗽少痰,不耐疲劳,舌苔白薄,血检:HBsAg(+),谷草转氨酶88.47U/L,谷丙转氨酶52.72U/L。

方药:柴胡10g,黄芩10g,虎杖10g,板蓝根15g,蒲公英20g,赤芍15g,丹参15g,白花蛇舌草15g,土茯苓15g,党参10g,茵陈15g,红枣5枚。10剂。

2005年1月5日诊,睡眠尚可,纳食正常,二便调,精神亦佳,舌苔白。方药:柴胡10g,党参10g,黄芪15g,茵陈15g,白花蛇舌草10g,丹参10g,蒲公英15g,赤芍10g,虎杖10g,土茯苓10g,五味子10g。8剂。

7. 晏某某,男,22岁,北丰。2003年12月26日初诊。

患乙肝小三阳年余,经治疗少效。现症:头昏肢软易疲劳,右胁肋胀,口苦,微厌油,舌苔白稍厚。

诊断:乙肝。

方药:柴胡10g,丹参18g,枳实10g,蒲公英20g,白芍20g,茵陈20g,玉竹10g,麦芽10g,广木香10g,党参12g,甘草10g,红枣5枚。5剂。

2004年1月5日诊,症状减轻,2003年12月31日县妇幼保健院检查小三阳,服药后胸中不适感,舌苔白,HBV-DNA弱阳性。

方药:柴胡10g,茵陈20g,玉竹10g,虎杖10g,土茯苓15g,丹参15g,蒲公英20g,黄芪18g,赤芍18g,麦芽30g,山豆根15g,红枣5枚,厚朴10g。10剂。

2004年2月2日诊,症状减轻。现症:右胁肋胀痛,伴头昏肢倦,纳食尚可,尿黄,口中时发苦,呃气,大便2～4日1次。

方药:柴胡10g,黄芩10g,枳壳10g,白芍18g,麦芽30g,茵陈20g,大黄8g,山栀10g,山豆根10g,郁金18g,厚朴10g,红枣5枚。10剂。

8. 熊某某,男,42岁,浠水县。2004年3月10日初诊。

今年元月因恶心呕吐,在广州佛山检查:谷草转氨酶82U/L,谷丙转氨酶226U/L,总胆红素55.5μmol/L,直接胆红素10.35μmol/L,浠水县人民医院检查:乙肝两对半大三阳,谷丙转氨酶78.85U/L。舌苔白稍厚。

诊断:乙肝。

方药:茵陈30g,柴胡10g,白重楼18g,板蓝根18g,赤芍15g,丹参18g,蒲公英20g,甘草10g,土茯苓18g,五味子10g,白花蛇舌草20g,紫草10g。10剂。

2004年3月22日诊,现症右胁胀痛,精神饮食尚可。血检:总胆红素28.91μmol/L,谷草转氨酶56.02U/L,谷丙转氨酶116.71U/L。

方药:柴胡10g,龙胆草10g,茵陈30g,赤芍20g,半枝莲18g,大黄8g,丹参15g,板蓝根18g,神曲10g,五味子15g,虎杖15g,乌梅10g,土茯苓20g。10剂。

9. 何某某,男,10岁,古庙河。2005年3月21日初诊。

时作头昏,纳食一般。血检:HBsAg(+),总胆红素16.15μmol/L。舌苔白稍厚。

诊断:乙肝。

方药:柴胡5g,黄芩5g,白花蛇舌草15g,茵陈8g,蒲公英10g,砂仁5g,土茯苓5g,丹参5g,麦芽15g,板蓝根8g。10剂。

2005年6月1日诊,现症:肢软,纳食尚可,舌苔白稍厚。2005年5月4日血检:谷丙转氨酶63.29U/L,谷草转氨酶49.52U/L。

方药:柴胡5g,蒲公英10g,茵陈10g,党参10g,板蓝根5g,白花蛇舌草8g,半边莲5g,虎杖5g,土茯苓5g,丹参8g,砂仁5g,麦芽20g。10剂。

2005年7月8日诊,肝功能:谷草转氨酶39.72U/L,谷丙转氨酶67.9U/L。纳食不多,腹不痛。

方药:柴胡5g,丹参5g,土茯苓8g,虎杖5g,黄芪15g,党参5g,白花蛇舌草10g,茵陈10g,赤芍10g,砂仁5g,甘草5g。10剂。

2005 年 8 月 19 日诊，纳食尚可，精神亦可，舌边多个瘀点，苔白薄，脉细弦。血检：谷丙转氨酶 30.65U/L，谷草转氨酶 33.9U/L。

方药：黄芪 15g，党参 10g，柴胡 15g，丹参 10g，鳖甲 10g，土茯苓 10g，麦芽 15g，砂仁 10g，鸡内金 5g，板蓝根 5g，蒲公英 10g。10 剂。

2005 年 10 月 7 日诊，精神转佳，纳食尚可，舌边 2 条瘀带，2005 年 7 月 29 日，谷丙转氨酶 30.65U/L，谷草转氨酶 33.35U/L。

方药：黄芪 15g，党参 10g，柴胡 5g，丹参 10g，土茯苓 10g，鸡内金 5g，板蓝根 5g，蒲公英 5g，巴戟天 5g，赤芍 5g，麦芽 15g。10 剂。

2006 年 7 月 12 日诊，现症：饮食增加，精神佳，面部多个白斑，二便调，2006 年 5 月 5 日，HBV-DNA 1.88×10^{9}。

方药：黄芪 15g，柴胡 8g，桃仁 6g，丹参 10g，巴戟天 8g，党参 8g，当归 5g，赤芍 5g，黄芩 5g，土茯苓 10g，甘草 5g，板蓝根 10g。10 剂。

2006 年 10 月 6 日诊，现症：精神尚可，饮食尚可，睡亦安，时肢软乏力，乙肝小三阳，今血检：HBV-DNA 5.10×10^{5}。

方药：柴胡 5g，丹参 8g，赤芍 8g，板蓝根 10g，砂仁 5g，蒲公英 10g，虎杖 5g，黄芪 15g，党参 10g，巴戟天 5g，土茯苓 10g，红枣 5 枚。10 剂。

10. 闻某某，男，19 岁，河铺镇。2005 年 12 月 2 日初诊。

今年体检发现“乙肝”。现症：胃脘部胀塞不适，纳食不多，时肢软头昏，二便调。肝功能：总胆红素 12.67μmol/L，谷丙转氨酶 15.26U/L，谷草转氨酶 13.83U/L。

诊断：乙肝。

方药：柴胡 10g，蒲公英 20g，土茯苓 15g，丹参 15g，赤芍 10g，厚朴 10g，党参 10g，砂仁 10g，虎杖 12g，陈皮 10g，麦芽 30g，甘草 10g，茵陈 20g。10 剂。

2005 年 12 月 14 日诊，现症：纳呆食少，厌食油腻，精神尚可，睡梦多，血检：乙肝大三阳。总胆红素 17μmol/L，谷丙转氨酶 26.36U/L，HBV-DNA 3.3×10^{8}。

方药：柴胡 100g，叶下珠 100g，土茯苓 80g，黄芪 250g，三七 60g，菟丝子、枸杞子、五味子、覆盆子、补骨脂各 50g，虎杖 80g，巴戟天 80g，枣皮 50g，苦参 80g，太子参 100g，山豆根 60g，红参 100g，砂仁 80g，佛手 50g，板蓝根 100g，白术 80g，丹皮 60g，丹参 80g，蒲公英 80g，麦芽 100g，大黄 30g，桃仁 60g，鳖甲 100g，做小蜜丸。

11. 方某某，男，21 岁，古庙河。2005 年 4 月 22 日初诊。

发现“乙肝”3 年。现症：右胁胀痛，肢软乏力 10 余天，纳食尚可，睡梦多，舌苔白，血检：乙肝大三阳，总胆红素 11.48μmol/L，谷草转氨酶 790.29U/L，谷丙转氨酶 122.82U/L。

诊断：乙肝。

方药：茵陈 20g，柴胡 10g，虎杖 15g，板蓝根 15g，土茯苓 15g，紫草 10g，丹参 15g，蒲公英 15g，砂仁 10g，黄芩 10g，赤芍 10g，党参 10g，黄芪 15g，麦芽 15g。6 剂。

2005 年 4 月 29 日诊，纳食尚可，精神转佳，睡差多梦，大便日 1 次，尿黄，舌苔白。

B超示:胆囊炎。肝功能:谷丙转氨酶227.7U/L,谷草转氨酶55.56U/L。

方药:茵陈20g,蒲公英20g,土茯苓15g,板蓝根15g,虎杖15g,郁金15g,赤芍10g,丹参15g,甘草10g,黄芩10g,红枣5枚。8剂。

2005年5月6日诊,吃饭睡觉均佳,大便服药时溏泄,尿黄,精神尚可,舌正常,脉弦细,血检:谷丙转氨酶176.28U/L,谷草转氨酶65.25U/L。

方药:柴胡10g,蒲公英15g,茵陈18g,土茯苓10g,石榴皮10g,丹参10g,枸杞子10g,赤芍10g,板蓝根10g,五味子10g,白术10g,红枣5枚。5剂。

12. 张某某,男,50岁,三里畈。2005年5月16日初诊。

腹胀纳差,时欲呕半个月,1990年发现"乙肝",2005年5月12日在皮肤病院肝功能检查:乙肝小三阳。大便微秘,日1次,尿淡黄,舌苔正常,脉弦。

诊断:乙肝。

方药:茵陈20g,柴胡10g,黄芩10g,法半夏10g,神曲10g,板蓝根15g,土茯苓15g,白花蛇舌草20g,甘草10g,大黄5g,蒲公英20g。10剂。

2005年6月27日诊,现症:纳食增多,知饥,时而胃脘胀塞不适,精神转佳,尿黄,大便日1次,成形,舌正常,脉缓。

方药:茵陈20g,柴胡10g,板蓝根15g,丹参15g,白花蛇舌草15g,土茯苓15g,砂仁10g,鸡内金10g,蒲公英20g,大黄5g,党参10g,麦芽30g。10剂。

2005年7月18日诊,纳呆,精神尚可,二便调。

方药:黄芪30g,柴胡10g,丹参15g,板蓝根15g,土茯苓15g,蒲公英20g,白花蛇舌草15g,党参10g,茵陈10g,砂仁10g,龙胆草5g,当归10g。8剂。

13. 潘某某,男,18岁,肖家坳。2006年8月9日初诊。

去年发现乙肝。现症:时头昏肢软乏力,饮食一般,睡尚可,舌淡苔白。2006年7月6日血检:乙肝大三阳,HBV-DNA 3.8×10^5。

诊断:乙肝。

方药:柴胡10g,黄芪20g,巴戟天10g,丹参10g,当归10g,板蓝根15g,土茯苓15g,赤芍10g,党参10g,甘草10g,砂仁10g,茵陈15g。10剂。

2006年9月8日诊,精神尚可,饮食稍增,腹胀消失,大便稀溏。血检:乙肝大三阳,HBV-DNA 3.8×10^5。

方药:柴胡10g,黄芪20g,土茯苓20g,丹参10g,当归10g,板蓝根15g,巴戟天10g,党参10g,砂仁10g,苍术10g,石榴皮10g,蒲公英15g。10剂。

2006年10月13日诊,B超:胆囊炎,肝脾正常,时肠鸣,大便日1次,稀溏,守前方加白扁豆15g,山药15g。10剂。

14. 徐某某,男,43岁,白莲。2007年9月12日诊。

复9月3日诊,现症:右上腹部时胀痛,小腹作胀,时肢软乏力,饮食稍增,舌苔白薄,脉沉。B超:胆囊炎。血检:乙肝小三阳。

诊断:乙肝。

方药：柴胡10g，虎杖15g，土茯苓30g，板蓝根15g，茵陈20g，丹参15g，赤芍15g，郁金18g，蒲公英20g，大黄5g，麦芽20g，鸡内金10g。7剂。

2007年11月3日诊，精神转佳，饮食增多，仍胁肋胀时而痛，大便正常，舌苔白，脉弦细。

方药：叶下珠100g，柴胡50g，桃仁50g，虎杖80g，板蓝根80g，土茯苓50g，黄芪250g，三七60g，菟丝子50g，枸杞子50g，覆盆子50g，补骨脂50g，丹参80g，赤芍80g，砂仁50g，鸡内金80g，太子参100g，山豆根50g，苦参60g，红参100g，鳖甲100g，莪术60g，当归80g，紫草50g，巴戟天80g，甘草50g，女贞子50g，黄精50g，大黄50g，做小蜜丸。

15. 杨某某，男，45岁，栗子坳。2007年3月9日初诊。

多下半夜下肢酸软，时作时止，精神差，饮食正常，舌苔白。血检：谷草转氨酶38U/L，谷丙转氨酶57U/L，乙肝小三阳，HBV-DNA 1.17×10^5。

诊断：乙肝。

方药：茵陈15g，土茯苓20g，柴胡10g，黄芪20g，板蓝根15g，蒲公英20g，龙胆草8g，白术10g，薏苡仁20g，丹参15g，赤芍10g，红枣5枚。8剂。

2007年4月20日诊，精神较佳，饮食正常，原下半夜酸软减轻，大便稀软，性易激动，舌苔白薄，脉弦。2007年3月9日，血检：乙肝小三阳，HBV-DNA 1.17×10^5，肝功能：谷草转氨酶63U/L，谷丙转氨酶106U/L。

方药：柴胡10g，虎杖15g，丹参15g，板蓝根15g，龙胆草10g，党参10g，赤芍15g，蒲公英20g，白芍10g，甘草10g，红枣5枚、土茯苓20g，生地15g，当归10g。10剂。

2007年5月4日诊，血检：谷草转氨酶54U/L，谷丙转氨酶33U/L。前方续服10剂。

16. 王某某，女，44岁，大河岸。2003年10月13日初诊。

患乙肝数年，近头昏失眠烦躁，气短乏力，纳差，腰脊部疼痛，月经规律，舌苔白脉细。血检：乙肝小三阳。

诊断：乙型肝炎。

方药：柴胡10g，大黄6g，蒲公英20g，山豆根18g，土茯苓18g，赤芍10g，板蓝根15g，厚朴10g，太子参10g，麦芽30g，黄芪18g，茵陈20g。8剂。

2003年12月10日诊，服药后症状好转，现头昏肢软睡眠差，纳食尚可，胃脘部胀塞，大便时秘，时而面目浮肿，舌苔白脉缓。血检：小三阳，乙肝DNA6.58×10^5。

方药：柴胡10g，大黄8g，蒲公英20g，山豆根12g，白重楼18g，厚朴10g，党参10g，茵陈20g，黄芪20g，丹参15g，赤芍15g，麦芽30g，厚朴10g。8剂。

17. 尹某某，男，27岁，七道河。2003年2月7日初诊。

1991年始发现乙肝，间断治疗。现症：头昏肢软，纳呆，大便秘结，舌苔薄黄，肝功能：谷草转氨酶68U/L、谷丙转氨酶125U/L、乙肝大三阳。

诊断：乙肝。

方药：茵陈30g，蒲公英20g，板蓝根18g，柴胡10g，土茯苓30g，紫草10g，赤芍20g，丹参15g，山栀10g，大黄8g，厚朴10g，麦芽30g。5剂。

2003年2月12日诊，症状稍减轻。肝功能：谷丙转氨酶130.62U/L、谷草转氨酶65.85U/L，乙肝大三阳。大便秘结，舌苔白厚腐。B超：胆囊炎。

方药：柴胡10g，板蓝根15g，丹参18g，大黄10g，土茯苓30g，紫草15g，蒲公英30g，虎杖15g，茵陈20g，太子参15g，甘草10g，当归10g。10剂。

18. 王某某，男，38岁，浠水县。2003年3月6日初诊。

血检：乙肝大三阳，谷丙转氨酶43.5U/L，谷草转氨酶42.5U/L。现症：胃胸骨后胀塞不适，返酸呃气，纳食尚可。

诊断：乙肝。

方药：茵陈20g，柴胡10g，虎杖10g，板蓝根18g，茯苓30g，白重楼10g，紫草10g，赤芍18g，丹参18g，甘草10g，红枣3枚。5剂。

2003年3月24日诊，现症：头昏肢软，胃脘部胀塞不适，舌苔白，脉细。血检：乙肝"大三阳"。

方药：柴胡10g，黄连10g，吴茱萸8g，瓦楞子15g，蒲公英20g，土茯苓30g，枳实10g，法半夏10g，白花蛇舌草20g，麦芽30g，广木香10g，香附10g，党参10g，生姜5片。5剂。

2003年10月6日诊，头昏肢软乏力，纳食尚可，今血检：谷丙转氨酶58.7U/L、谷草转氨酶33.97U/L。4月30日浠水医院胃镜示：浅表性胃炎伴胃底及胃窦糜烂。咳嗽1周，感冒引起，大便日1～2次，稀便，舌苔白，脉细弦。

方药：柴胡10g，黄芪20g，白术10g，蒲公英30g，法半夏10g，白重楼18g，荆芥10g，茯苓30g，茵陈20g，土茯苓30g，麦芽30g，丹参18g。6剂。

19. 熊某某，男，33岁，大崎乡。2003年3月24日初诊。

正月初五始感觉不适，在县人民医院检查为乙肝(大三阳)，经治疗后好转，纳食尚可，尿正常，自诉肝功能恢复正常，舌苔白稍厚。县医院2003年2月27日肝功检查：总胆红素33.7μmol/L，谷草转氨酶452U/L，谷丙转氨酶820U/L。

诊断：乙型肝炎。

方药：柴胡10g，土茯苓30g，紫草10g，蒲公英18g，麦芽30g，虎杖12g，板蓝根18g，甘草10g，赤芍18g，当归10g，丹参18g，茵陈12g。5剂。

2003年4月19日诊，症状消失，血检：肝功能正常，HBsAg(+)，HBCAg(+)，其余均为(—)。

方药：柴胡10g，土茯苓30g，紫草10g，板蓝根18g，蒲公英18g，虎杖12g，当归10g，丹参18g，茵陈20g，玉竹10g，麦芽30g，甘草10g。5剂。

20. 龚某某，男，33岁，凤山镇。2003年7月28日初诊。

头昏肢软乏力，纳食尚可，呃气，食后胃胀不适3～4个月之久，舌苔白口干苦。实验室检查：肝功正常，乙肝小三阳。

诊断：乙肝。

方药：蒲公英20g，土茯苓20g，柴胡10g，佩兰10g，薏苡仁20g，白豆蔻3g，甘草10g，白术10g，麦芽30g，茵陈15g。5剂。

2003年8月4日诊，症状稍减，纳食尚可，食后腹胀不适，舌苔白脉弦。

方药：黄芪18g，太子参15g，白芍10g，赤芍15g，丹参15g，土茯苓30g，蒲公英15g，柴胡10g，茵陈15g，麦芽30g，厚朴10g，红枣5枚。8剂。

2003年8月20日诊，血检：乙肝小三阳，肝功能正常。腹胀肢软乏力，大便秘结，舌苔白厚。

方药：茵陈20g，厚朴10g，苍术10g，土茯苓18g，白花蛇舌草15g，藿香10g，白豆蔻5g，薏苡仁20g，六一散20g，麦芽30g，佩兰10g，大黄5g。6剂。

2003年9月22日诊，3天前因饮酒后剑突下疼痛不适，伴胀塞，口干苦，肢软乏力，伴腰痛，大便微秘，舌苔白厚黄中黑(抽烟)。

方药：黄芪20g，柴胡10g，茵陈20g，土茯苓20g，赤芍20g，丹参18g，广木香10g，蒲公英18g，延胡索10g，太子参10g，甘草10g，玉竹20g。5剂。

2003年10月29日诊，症状明显好转，纳食精神睡眠恢复正常。

方药：黄芪20g，太子参10g，茵陈20g，山豆根12g，柴胡10g，赤芍10g，丹参10g，蒲公英20g，当归10g，土茯苓20g，甘草10g，女贞子10g。5剂。

【按语】 乙型肝炎为临床常见而难以治愈之疾，祖国医学中虽无此病名，但近20多年来，中西医的辨病与辨证相结合，对本病进行了深入探讨。如陈立华在《病毒性肝炎中医辨治释要》中把病毒性肝炎的病因病机归纳为："湿热毒邪内侵是发生本病的基本原因，肝胆脾胃不和是脏腑病变的基础。气滞血瘀症积是病变发展的基本过程，阴阳气血亏损是病程久的必然结果。"

乙型肝炎虽为湿热疫毒所致，但其病机复杂，往往涉及肝、脾、肾等多个脏腑。湿热疫毒内侵，首先损伤脾胃，导致脾胃运化失常，湿热内生，进一步影响肝胆疏泄功能，形成肝郁气滞。气滞则血瘀，瘀久则成积，积久则成鼓胀。因此，治疗上不仅要清热解毒，更要注重调理脾胃、疏肝理气、活血化瘀。

余积数十年临床经验，提出湿热疫毒(乙型肝炎病毒)为致病的主要原因；病机是正气虚弱(免疫力低下)、肝气郁结、气滞血瘀(肝组织损害、微循环障碍)，三者互为因果，正虚邪恋，病势缠绵，病情反复。治宜补虚扶正，解毒祛邪，活血化瘀，软坚散结。常用补虚扶正药：黄芪、党参、巴戟天、女贞子、楮实子、黄精、白芍、当归、白术、甘草、枸杞子、熟地、肉苁蓉、黑蚂蚁等；解毒祛邪药：叶下珠、山山豆根、苦参、虎杖、茵陈、紫草、土茯苓、白花蛇舌草、半枝莲、板蓝根等；活血化瘀药：赤芍、丹参、三七、桃仁、川芎、延胡索、郁金等；疏肝软坚药：柴胡、鳖甲、牡蛎、五味子、佛手、茯苓、鸡内金、山楂等。随证组方，辨证加减。

此外，乙型肝炎患者往往伴有情志不舒、饮食不节等问题，因此在治疗过程中，须强调调畅情志、合理饮食的重要性。情志不舒则肝气郁结，饮食不节则脾胃受损，二者均可加重病情。因此，患者在服药的同时，还需保持心情舒畅，饮食清淡，避免过度劳累，方能取得更好的疗效。

34 鼓 胀

鼓胀是以腹大胀满，绷急如鼓，皮色苍黄，脉络显露为特征。本病多因酒食不节、情志所伤、虫毒感染或黄疸、积聚病后续发所致。本病最早见于《内经》，如《灵枢·水胀》记载其症状有“腹胀，身皆大，大与肤胀等也，色苍黄，腹筋起”。鼓胀为临床疑难重症之一，历代医家十分重视。其病变部位在肝、脾、肾，肝脾肾三脏功能失调，气滞、血瘀、水停留腹中。初起损在肝脾，迁延日久，可由气及血，且瘀血亦可化水，使水湿更盛；晚期及肾，正气亏虚，气、血、水相互交结，则神昏、痉厥、出血等变症丛生。

鼓胀属难治之证，若能早期治疗，尚可有效，或带病延年。本证病机复杂，本虚标实，虚实错杂，应根据病者的具体情况，虚者先补后攻，待患者胜攻时再攻；实者先攻后补；实中兼虚或虚中挟实者宜攻补兼施。

常用柴胡、芍药、枳实疏肝理气解郁；苍术、厚朴、陈皮健脾理气除湿；白术、茯苓、泽泻健脾利水；胁痛不移者，可加延胡索、丹参、莪术行气活血止痛；气虚少气者，加党参、黄芪；脘腹胀满者，加郁金、枳壳、砂仁、鸡内金；肾阳不足，畏寒肢肿者，加附子、干姜、白术温阳健脾。实证为主则着重祛邪治标，根据具体病情，合理选用行气、化瘀、健脾利水之剂，若腹水严重，也可酌情暂行攻逐同时辅以补虚；虚证为主则侧重扶正补虚，视证候之异，分别施以健脾温肾，滋养肝肾等法，同时兼以祛邪。

1. 程某某，男，66岁，凤山镇。2007年9月19日初诊。

腹部膨胀，下肢浮肿1周许，肢软乏力，饮食少，多食则脘胀不适，尿黄，舌红薄白苔，脉细。B超提示：肝硬化腹水，胆囊炎，脾大。

诊断：鼓胀。

方药：柴胡10g，莪术10g，枳实10g，茯苓30g，丹参20g，桃仁10g，鸡内金10g，茵陈20g，党参10g，赤芍10g，白术10g。6剂。

2007年9月28日诊，腹部及下肢水肿明显减退，饮食增多，仍肢软乏力，睡差多梦，舌苔白薄。

方药：柴胡10g，鳖甲30g，丹参15g，茵陈20g，茯苓50g，白术20g，桃仁10g，砂仁10g，当归10g，大腹皮10g，车前子15g，板蓝根15g，党参10g，茅笋30个(巴茅草根芽)。6剂。

2007年10月8日诊，下肢轻度浮肿，腹部膨胀，饮食增多，可进一碗半左右，尿量增多，精神转好，舌红苔白，脉弦细。

方药：柴胡 10g，鳖甲 30g，莪术 10g，黄芪 20g，白术 10g，丹参 15g，鸡内金 10g，茯苓 30g，桃仁 10g，党参 10g，茵陈 20g，板蓝根 10g，大腹皮 10g，茅笋 30 个。6 剂。

2007 年 10 月 15 日诊，饮食正常，下肢浮肿基本消退，精神尚可。现症：仍腹部膨胀，舌薄红苔白，脉缓无力。

方药：黄芪 20g，白术 10g，柴胡 10g，茯苓 50g，鳖甲 20g，鸡内金 10g，莪术 10g，党参 10g，茵陈 20g，板蓝根 15g，蒲公英 20g，丹参 15g。7 剂。

2. 李某某，男，49 岁，罗田一中。1983 年 9 月 26 日初诊。

腹胀，腹水呈阳性，饮食少，头昏肢软无力，尿黄量少（每日 800ml 左右），大便日 1 次，口干微渴，脉缓细，舌苔薄黄。

诊断：鼓胀。

方药：黄芪 15g，鸡内金 10g，厚朴 8g，白术 10g，三七 8g，党参 15g，车前子 20g，丹参 15g，佛手 10g，泽泻 20g，茯苓 30g，茵陈 8g。3 剂。

1983 年 10 月 3 日诊，停药 1 天，尿量约 1000ml，症状同前，饮食增加，舌苔薄白，脉缓细。

方药：黄芪 20g，鸡内金 10g，厚朴 8g，白术 10g，三七 8g，党参 15g，车前子 20g，丹参 15g，佛手 10g，泽泻 20g，茯苓 30g，茵陈 18g。4 剂。

1983 年 11 月 8 日诊，精神尚好，饮食后腹胀，腹部有少量水，大便日 1 次，尿清，舌红苔白薄，脉细弦。

方药：黄芪 15g，鸡内金 10g，茯苓 10g，党参 15g，丹参 12g，大腹皮 10g，枸杞子 10g，麦芽 18g，砂仁 8g，厚朴 10g，神曲 10g，白术 10g。5 剂。

1983 年 11 月 19 日诊，面色转红，仍有头昏，睡时牙齿出血，睡佳，饮食尚可，每餐 150g 左右，二便正常，舌红苔薄黄，脉弦细。

方药：黄芪 15g，女贞子 10g，当归 10g，党参 15g，麦芽 15g，丹参 15g，枸杞子 10g，砂仁 8g，茯苓 18g，乌药 15g，白芍 10g。4 剂。

3. 万某某，男，44 岁，三里桥。1981 年 8 月 19 日初诊。

肝硬化、黄疸，面浮身肿，腹水（+），饮食不多，多食则胀，腹泻，舌黄暗，舌苔白稍厚。

诊断：鼓胀（肝硬化）。

方药：茵陈 18g，白术 10g，车前子 15g，厚朴 12g，草豆蔻 6g，陈皮 10g，茯苓 30g，附片 6g，丹参 15g，泽泻 10g，干姜 4g，谷芽 15g。4 剂。

1981 年 8 月 26 日诊，服药后面浮肿消退，腹水少量，饮食增多，每餐 200～250g，腹不觉胀，尿黄便溏好转，脉缓弦细。

方药：茵陈 18g，白术 10g，车前子 15g，厚朴 10g，草豆蔻 6g，陈皮 10g，茯苓 30g，附片 6g，丹参 15g，泽泻 12g，干姜 4g，谷芽 15g。4 剂。

1981 年 8 月 31 日诊，症同前，腹泻，腹水又稍增。

方药：党参15g，白术10g，车前子15g，厚朴10g，草豆蔻6g，丹参15g，茯苓30g，附片6g，陈皮10g，泽泻12g，干姜4g，生谷芽15g。5剂。

1981年9月13日诊，饮食增多，腹胀减轻，尿量增加，口干，不欲饮食，大便稀溏日两次，舌质稍暗，脉缓。

方药：党参15g，白术10g，丹参15g，厚朴10g，草豆蔻6g，车前子15g，茯苓10g，附片6g，陈皮10g，茵陈10g，泽泻12g，炮姜6g，莪术10g，生谷芽10g。4剂。

1981年9月17日诊，头昏减，肢软，饮食尚可，大便昨3次稀溏，尿微黄。舌苔，脉缓。

方药：党参15g，白术10g，丹参15g，厚朴10g，白豆蔻3g，莪术10g，茯苓30g，附片8g，车前子15g，山药15g，炮姜6g，谷芽15g，麦芽15g，泽泻10g。3剂。

1981年9月21日诊，腹部膨胀基本消失，饮食尚可，大便日三四次，仍稀溏，尿不黄，舌淡苔白两边稍厚，脉缓。

方药：党参15g，泽泻10g，炮姜8g，厚朴10g，白术10g，丹参15g，麦芽15g，茯苓30g，白豆蔻3g，莪术10g，山药15g，附片8g，车前子15g。3剂。

1981年9月29日诊，头昏肢倦减轻，饮食佳，大便日3～4次，稀溏便，尿不黄，腹胀消，舌红苔白，脉缓。

方药：党参15g，泽泻10g，炮姜6g，厚朴10g，白术10g，丹参15g，茯苓30g，白豆蔻3g，麦芽15g，山药15g，附片8g，车前子10g。4剂。

1981年11月20日诊，诸症均减，腹水消失，饮食尚好，大便日3次，稀软，尿不黄，口微渴，舌苔薄黄，脉缓。

方药：党参15g，泽泻10g，车前子10g，丹参10g，附片8g，鳖甲20g，山药15g，炮姜8g，白术12g，茯苓30g，鸡内金10g，麦芽15g。4剂。

1981年11月30日诊，又腹胀尿少，大便三四次，溏泄，饮食不多，头昏肢软，脉沉细。

方药：茵陈15g，车前子15g，厚朴10g，大腹皮10g，干姜10g，泽泻12g，麦芽15g，附片10g，草果3枚，党参15g，茯苓30g，白术10g，丹参15g。3剂。

1981年12月11日诊，病情稳定，微腹胀，大便溏，日二三次，饮食不多，头昏肢软，舌苔白薄，脉缓。

方药：茵陈15g，车前子15g，白术10g，干姜10g，泽泻10g，麦芽15g，党参10g，附片10g，厚朴10g，陈皮10g，茯苓30g，丹参15g。5剂。

4. 杨某某，女，55岁，浠水。2009年6月24日初诊。

1987年发现乙肝，2006年出现腹水，经治疗消退，2002年患糖尿病，口服降糖药物治疗。现症：头昏肢软乏力，胸闷，胸骨时疼痛，腹胀，大便日1次，尿黄，口干苦，喜饮，舌红苔白厚。

诊断：肝硬化、糖尿病。

方药：黄芪30g，生地20g，丹参15g，山药30g，柴胡10g，麦冬10g，当归10g，甘草

10g，沙参 18g，鳖甲 15g。6 剂。

2009 年 7 月 7 日诊，近几天又因感冒头昏发热，守前方加板蓝根 30g，黄精 10g。7 剂。

2009 年 7 月 20 日诊，守前方加楮实子 15g。6 剂。

2009 年 8 月 10 日诊，守前方去麦冬，黄精，加茯苓 30g。7 剂。

2009 年 8 月 31 日诊，头昏睡眠差多梦，肢软乏力，口干喜饮，大便 2 天 1 次，干结，双手蜘蛛痣，手关节酸痛。舌红少苔。

方药：黄芪 30g，生地 20g，丹参 15g，酸枣仁 20g，山药 30g，黄精 10g，五味子 10g，玄参 15g，山栀 10g，苍术 10g，合欢皮 15g。7 剂。

5. 徐某某，男，50 岁，胜利镇。2009 年 9 月 7 日初诊。

2008 年 8 月 9 日因右侧胸腹部疼痛在本院住院，疼痛减轻，好转出院。现症：头昏目胀胃胀纳食不多，大便日 3～4 次，睡眠差，舌苔中暗黄。8 月 9 日 B 超：肝硬化，肝内实质性病灶（血管瘤），胆囊炎伴胆囊肿大。

诊断：肝硬化。

方药：柴胡 10g，茵陈 30g，蒲公英 30g，厚朴 10g，郁金 18g，党参 10g，虎杖 10g，砂仁 10g，黄芩 10g，赤芍 20g，丹参 20g，鸡内金 10g，麦芽、谷芽各 20g。10 剂。

2009 年 9 月 22 日诊，症状减轻，小腹部时作胀，大便溏，日 1～2 次，肢软乏力，守前方去黄芩，加白术 20g。10 剂。

2009 年 10 月 12 日症状好转，大便日 2 次，稀溏便，守前方加黄芪 30g，莪术 10g，白术 30g，去虎杖。7 剂。

2010 年 7 月 19 日诊，现症：头昏耳鸣，纳食尚可，食后腹胀，舌苔白中厚。

方药：柴胡 10g，土鳖甲 5g，丹参 15g，莪术 10g，当归 10g，鸡内金 10g，白术 30g，叶下珠 15g，党参 10g，甘草 10g，赤芍 15g，麦芽 20g，砂仁 10g。10 剂。

2010 年 9 月 6 日诊，头昏、睡眠差，烦躁不安，大便不成形，守前方加合欢皮 20g、黄芪 20g，去甘草、莪术。10 剂。

2010 年 9 月 16 日诊，头昏耳鸣，前方加牡蛎 50g，去莪术、叶下珠，10 剂。

2010 年 11 月 29 日诊，症状减，时觉疲劳，宗 7 月 19 日方药，加蒲公英 30g、黄芩 10g、黄芪 20g，去莪术 10g、甘草 10g。10 剂。

2011 年 2 月 14 日诊，现症：正月初三腹泻，腹胀 3 天，初五入院经治腹泻止，现头昏肢软乏力，纳呆食少，脘腹胀气不舒，呃气烧心，大便日两次成形，舌质多块瘀斑，右胁肋微痛。

方药：柴胡 10g，板蓝根 15g，茵陈 20g，厚朴 10g，蒲公英 30g，虎杖 15g，丹参 20g，赤芍 10g，甘草 10g，砂仁 10g，土茯苓 30g，鸡内金 10g，麦谷、芽各 30g，神曲 10g。10 剂。

2013 年 4 月 6 日诊，经以前治疗病情稳定，精神尚可，饮食正常。现症：右胁肋胀痛，时或鼻出血，大便干，舌质稍暗，苔白。

方药：柴胡 10g，丹参 15g，郁金 18g，鳖甲 30g，桃仁 10g，砂仁 10g，叶下珠 30g，佛手

10g，赤芍 18g，党参 10g，当归 10g，丹皮 10g，女贞子 15g。10 剂。

6. 潘某某，男，32 岁，三里畈。2000 年 8 月 22 日初诊。

2 月始起腹部鼓胀，日渐消瘦，经服中药后，腹鼓胀减轻，精神较差，饮食尚好。B 超：肝硬化腹水。现症：腹部鼓胀，二便调，饮食精神尚好，舌正常。

诊断：鼓胀。

方药：柴胡 10g，莪术 10g，枳实 10g，丹参 18g，党参 12g，白术 10g，茯苓 30g，车前子 18g，白丑、黑丑各 10g，槟榔 10g，地龙 10g，白芍 18g。5 剂。

2000 年 9 月 1 日诊，症状同前。

方药：黄芪 20g，莪术 10g，枳实 10g，赤芍 20g，党参 10g，白丑、黑丑各 10g，地龙 10g，厚朴 10g，苍术 10g，车前子 20g，泽泻 18g，益母草 20g。5 剂。

2000 年 9 月 18 日诊，仍腹部鼓胀，尿少，饮食尚好，肢软乏力，头昏，舌苔白，脉弦。

方药：柴胡 10g，泽泻 10g，猪苓 10g，车前子 18g，白术 10g，白丑、黑丑各 10g，党参 12g，益母草 20g，红枣 5 枚，白芍 18g，甘草 10g，茅笋、茅根各 10g。5 剂。

2000 年 11 月 2 日诊，精神较佳，纳食尚可，仍腹胀鼓大，消瘦，尿量增多，舌淡脉弦细。

方药：黄芪 15g，车前子 18g，泽泻 12g，茯苓 30g，白丑、黑丑各 10g，白术 10g，党参 10g，丹参 10g，莪术 10g，柴胡 10g，猪苓 10g，麦芽 15g。5 剂。

2000 年 11 月 17 日诊，尿量增多，精神好转，知饥，纳食尚可，大便调，舌淡苔白。

方药：黄芪 20g，薏苡仁 18g，茯苓 30g，白丑、黑丑各 10g，白术 10g，党参 10g，莪术 10g，柴胡 10g，麦芽 30g，猪苓 12g，厚朴 8g，丹参 15g。5 剂。

7. 叶某某，女，46 岁，大河岸。2008 年 8 月 22 日初诊。

今年 5 月因腹胀就诊某医院，经检查诊断为肝硬化腹水，治疗后症状时好时坏。现症：面色暗滞，微浮肿，脘腹膨鼓，双下肢水肿，纳食、精神一般，舌苔白，脉沉细。2008 年 6 月 12 日浙江金华医院 CT 提示：①肝硬化，脾肿大、腹水；②肝内胆管多发结石。患者因肝硬化、腹水、脾大及脾功能亢进，胆结石并胆囊炎在县人民医院住院（2008 年 7 月 5 日至 8 月 9 日）。肝功能：总胆红素 85μmol/L，直接胆红素 54.2μmol/L，间接胆红素 31.4μmol/L，谷草转氨酶 216U/L，谷丙转氨酶 112U/L。

诊断：鼓胀（肝硬化）。

方药：柴胡 10g，鳖甲 20g，鸡内金 10g，茯苓 50g，丹参 30g，茵陈 30g，赤芍 30g，厚朴 10g，金钱草 30g，当归 10g，郁金 15g，白术 10g。7 剂。

2008 年 9 月 3 日诊，下肢浮肿明显消退，头昏肢软乏力，纳食尚可，胃脘时胀，尿黄尿少，舌质红苔白，脉沉细。

方药：柴胡 10g，鳖甲 20g，生牡蛎 50g，丹参 20g，赤芍 20g，茵陈 20g，党参 10g，郁金 15g，鸡内金 10g，白术 10g，当归 10g，厚朴 10g，枳实 10g。7 剂。

2008 年 9 月 19 日诊，症同前，守前方去生牡蛎，加莪术 10g。8 剂。

2008 年 10 月 8 日诊，左上腹部胀痛，目黄，肢软，纳食尚可，不厌油腻，舌苔白。

B超:肝硬化,肝囊炎,脾肿大。

方药:柴胡10g,丹参15g,蒲公英30g,茵陈30g,鳖甲15g,桃仁10g,赤芍20g,党参15g,白术10g,当归10g,鸡内金10g,茯苓50g。8剂。

2008年11月5日诊,现症:饮食尚可,大便微秘,口干苦,尿黄。

方药:茵陈30g,白花蛇舌草30g,半枝莲20g,茯苓50g,桂枝8g,白术10g,泽泻20g,丹参30g,赤芍40g,秦艽10g,板蓝根15g,土茯苓30g。6剂。

2008年11月27日诊,症稍减,前方加甘草10g,红枣5枚。7剂。

2008年12月26日诊,仍目黄,肢软乏力,右胁肋胀痛时作,纳呆食少,此次住院10天,症同前。2008年12月20日CT:肝硬化、腹水,肝内胆管结石,肝内胆管扩张,巨脾。

方药:茵陈30g,柴胡10g,赤芍40g,丹参30g,白术10g,茯苓30g,党参10g,金钱草30g,鸡内金10g,白花蛇舌草30g,当归10g,郁金18g。8剂。

2009年1月19日诊,饮食增多,仍两胁胀痛,尿黄,大便干结,前方加大黄5g。6剂。

2009年4月20日诊,皮肤晦暗,纳食尚可,时右侧胁肋胀痛,大便日4～5次,肢软头昏,舌苔白,脉弦。

方药:茵陈30g,虎杖15g,白花蛇舌草20g,赤芍30g,丹参15g,土茯苓30g,柴胡10g,郁金18g,板蓝根10g,当归10g,车前子15g,楮实子10g。8剂。

2009年5月6日诊,现症:面色晦暗,目黄,尿黄,肢软乏力,纳食尚可,大便日5～6次,量少,时足部浮肿,舌苔白。B超:①肝硬化并腹腔少量腹水;②胆囊结石,胆囊炎;③脾大。血检:肾功能正常。

方药:茵陈30g,桂枝8g,茯苓50g,白术30g,白花蛇舌草20g,丹参20g,赤芍40g,甘草10g,车前子15g,泽泻15g,红枣5枚,金钱草18g。8剂。

8. 贺某某,女,58岁,三港。2004年10月11日初诊。

胃脘、腹部膨胀、疼痛20余天,纳食不多,大便黑色伴面色萎黄,头昏肢软乏力。血压90/60mmHg。钡餐:胃炎。B超:肝硬化伴中量腹水,HBsAg(－);血常规正常。

诊断:鼓胀(肝硬化)。

方药:柴胡10g,茯苓50g,砂仁10g,厚朴10g,车前子15g,丹参15g,莪术10g,黄芩10g,党参15g,枳实10g,广木香10g,苍术10g。5剂。

2004年10月18日诊,服药后知饥,饮食稍增。现症:胃脘部胀痛,微呃气,肢软乏力。

方药:柴胡10g,丹参15g,茵陈20g,白花蛇舌草15g,莪术10g,茯苓30g,鳖甲10g,半枝莲10g,党参10g,白术10g,麦芽30g。7剂。

2004年11月5日诊,腹胀,时牙龈出血,肢软乏力,大便正常,唇红,口干苦,舌苔白中厚,脉弦。

方药:柴胡60g,鳖甲50g,黄芩50g,黄芪100g,三七50g,丹参80g,赤芍50g,党参80g,当归50g,白术50g,甘草50g,砂仁60g,佛手50g,茯苓80g,麦芽100g,做小蜜丸。

2004年12月13日诊，牙龈出血止，纳食增，精神转佳。B超：肝脾稍大，少量腹水，胆囊炎。肝功能：总蛋白14.66g/L；谷草转氨酶156.55U/L；谷丙转氨酶96.25U/L。

方药：柴胡10g，茯苓50g，土茯苓18g，蒲公英20g，鳖甲10g，桃仁10g，党参10g，半枝莲15g，茵陈15g，玉竹10g，板蓝根15g，五味子10g，乌梅10g。6剂。

2005年4月20日诊，症状减轻，肢软乏力，时而鼻、牙龈少量出血，纳食不多。3月14日B超：肝硬化伴少量腹水、胆囊炎、脾肿大。血检：总胆红素28.88μmol/L，谷草转氨酶80.74U/L，谷丙转氨酶25.95U/L。

方药：茵陈20g，鳖甲15g，莪术10g，柴胡10g，丹参15g，玉竹10g，砂仁10g，白术10g，茯苓30g，桃仁10g，大黄炭5g，白花蛇舌草20g，黄芪15g，郁金15g。8剂。

2005年5月25日诊，又感冒10余天，当地医院治疗好转，现右胁疼痛，胃胀，纳呆食少，头昏肢软乏力，小腿肚(腓肠肌)胀痛，舌红苔白中厚，B超示：肝硬化并少量腹水、肝大、胆囊炎。血检：总胆红素39.59μmol/L，谷草转氨酶38.95U/L，谷丙转氨酶34.7U/L。

方药：柴胡10g，茵陈20g，茯苓50g，砂仁10g，玉竹10g，鸡内金10g，麦芽30g，大黄3g，丹参15g，莪术10g，白花蛇舌草15g，黄芪15g，白术10g，郁金15g。8剂。

2005年7月25日诊，腹胀，右胁时痛，头昏肢软乏力，腹部膨臌，腹水征(＋)，纳食尚可。口干苦，舌红苔白稍厚。肝功能：直接胆红素9.33μmol/L，总胆红素23.7μmol/L，总蛋白59.32g/L，谷草转氨酶103.46U/L，谷丙转氨酶72.11U/L。

方药：柴胡10g，丹参10g，鸡内金10g，茯苓50g，桃仁10g，党参15g，白术15g，当归10g，蒲公英20g，车前子15g，枳实10g，益母草15g，麦芽30g。6剂。

2005年9月21日诊，精神转佳，纳食一般，便秘，肢软乏力睡眠差，时足浮肿，舌淡苔白，脉细。血检：总胆红素23.03μmol/L，谷丙转氨酶38.75U/L，谷草转氨酶77.7U/L。

方药：茵陈20g，柴胡10g，丹参10g，鸡内金10g，蒲公英20g，鳖甲10g，桃仁10g，茯苓50g，白术10g，黄芪15g，党参10g，麦芽30g。8剂。

2005年10月14日诊，面色萎黄，精神差，肢软乏力，尿黄，时下肢浮肿，服利尿药后消退，舌红苔白薄。2005年5月25日B超示：肝硬化并少量腹水、脾肿大、胆囊炎。

方药：柴胡10g，黄芪20g，党参10g，白术10g，莪术10g，鳖甲10g，茵陈20g，玉竹10g，麦芽30g，鸡内金10g，桃仁10g，大黄5g，郁金15g。8剂。

2006年3月8日诊，近10余天又腹部膨胀，下肢浮肿，胸闷气促，不能平卧，头昏肢软乏力，舌苔白，脉弦细。2006年2月10日血检：直接胆红素42.3μmol/L、谷丙转氨酶42U/L，谷草转氨酶45U/L；两对半：HBsAb(＋)。

方药：苍术10g，白术30g，茯苓50g，党参10g，丹参15g，茵陈18g，柴胡10g，车前子15g，泽泻20g，葶苈子15g，砂仁10g，厚朴10g，红枣10枚。3剂。

9. 付某某，男，53岁，大河岸。2004年11月12日初诊。

右侧胁肋及脘腹部膨鼓胀痛，发热，肢软乏力，饮食不多，服药(不详)腹泻。B超：肝硬化并少到中量腹水，胆囊壁水肿，胆囊息肉，脾肿大。肝功能：总胆红素34.11μmol/L，谷草转氨酶 134.72U/L，谷丙转氨酶 92.15U/L。

诊断：鼓胀（肝硬化）。

方药：柴胡 10g，莪术 10g，茯苓 50g，丹参 15g，茵陈 30g，白术 10g，蒲公英 20g，车前子 15g，党参 10g，鳖甲 15g，麦芽 30g，砂仁 10g。4 剂。

2004 年 12 月 13 日诊，右侧胁肋疼痛减轻，饮食正常，但多食则胃脘胀而舒，腹泻止，时而下午下肢浮肿。

方药：柴胡 10g，鳖甲 18g，茵陈 30g，玉竹 10g，丹参 15g，茯苓 50g，桃仁 10g，黄芪 15g，党参 10g，砂仁 10g，白术 10g，莪术 10g。10 剂。

2004 年 12 月 29 日诊，纳食增加，精神尚可，大便日 1 次，舌苔白，脉细弦。B 超复查：肝硬化少量，脾脏肿大，胆囊炎，胆囊壁水肿，胆息肉。

方药：柴胡 10g，茵陈 20g，丹参 15g，板蓝根 15g，鳖甲 15g，砂仁 10g，莪术 10g，厚朴 10g，槟榔 15g，桃仁 10g，赤芍 20g，茯苓 50g。12 剂。

10. 叶某某，男，45 岁，祝家山。2004 年 9 月 6 日初诊。

既往有肝硬化病史。现症：面色暗黄，肢软乏力，纳呆食少，脘腹部膨胀，大便日 1～2 次，量少，尿黄，舌苔白，脉弦细。B 超示：肝硬化并腹水。

诊断：鼓胀（肝硬化）。

方药：柴胡 10g，党参 10g，厚朴 10g，茯苓 30g，白术 10g，当归 10g，丹参 15g，砂仁 10g，麦芽 30g，茵陈 20g，黄芩 15g，枳实 10g。6 剂。

2004 年 9 月 27 日诊，右侧胁肋下胀痛不适较前减轻，尿黄，量增多，纳食尚可，肢软乏力，大便日 1～2 次，稀软，时而成形，口苦，质少淡黄白中裂或浅沟。

方药：柴胡 10g，茵陈 18g，枳实 10g，党参 10g，丹参 15g，黄芪 20g，莪术 10g，茯苓 50g，白术 10g，广木香 5g，生牡蛎 50g，鳖甲 10g。6 剂。

2004 年 11 月 1 日诊，右侧胁肋疼痛稍减，腹胀，纳食多则腹胀为甚，尿少，伴肢软乏力面黄，脉弦。

方药：党参 10g，苍术 10g，柴胡 10g，丹参 15g，黄芪 18g，茯苓 50g，莪术 10g，茵陈 20g，枳实 10g，厚朴 10g，鸡内金 10g，陈皮 10g。6 剂。

11. 王某某，男，48 岁，大河岸。1980 年 10 月 24 日初诊。

头昏肢软，面黄、尿黄、腹部膨胀，腹水征（＋），饮食少，每餐 100g 左右，舌边有瘀点，脉弦。

诊断：鼓胀。

方药：茵陈 20g，白术 10g，陈皮 10g，郁金 10g，草豆蔻 10g，莪术 10g，车前子 10g，丹参 15g，厚朴 10g，茯苓 15g，板蓝根 10g，麦芽 15g（另：牵牛子 40g、小茴香 10g 共碾细末，每次 5g，日 2～3 次）。5 剂。

1980 年 11 月 1 日诊，服前方后腹胀减轻，食欲增多（每餐 150～200g），尿仍黄，口干，不思饮食，舌边有瘀斑，脉弦。

方药：茵陈 20g，草豆蔻 10g，鸡内金 10g，郁金 10g，丹参 15g，陈皮 10g，车前子 10g，厚朴花10g，茯苓10g，莪术10g，白术10g，麦芽15g，当归10g，小茴香10g（另：牵牛子40g、小茴香10g共碾细末，每次5g，日2～3次）。

12. 柯某某，女，54岁，凤山镇。1980年10月24日初诊。

1965年发现肝炎，未经治疗，今年开春以来服药治风湿，近2个月来肝区胀痛时而刺痛，面浮身肿，腹部鼓大，腹水征（＋），肝脾未触及。纳呆食少，尿黄，脉沉弦缓。

诊断：鼓胀。

方药：厚朴12g，泽泻10g，陈皮10g，丹参15g，苍术10g，麦芽15g，莪术10g，茯苓30g，山楂10g，莱菔子10g，车前子10g，腹皮10g，枳壳10g。5剂。

1981年10月8日诊，肝区胀痛减轻，每餐进食约100g，口渴喜饮，尿仍少，腹胀大。

方药：厚朴12g，炒白丑10g，炒黑丑10g，枳壳10g，苍术10g，泽泻10g，山楂15g，茯苓30g，栀子10g，丹参15g，车前子10g，槟榔12g，麦芽15g。5剂。

1981年10月30日诊，腹膨、胀痛稍减。

方药：柴胡10g，苍术10g，枳壳10g，厚朴10g，麦芽15g，川芎6g，茯苓20g，黄连6g，香附10g，丹参15g，甘草6g，车前子15g，党参10g。5剂。

13. 张某某，女，63岁，县车队。1986年6月28日初诊。

腹膨胀3个月，检查为肝硬化腹水，现腹部胀，伴头昏肢软乏力，纳呆食少，消瘦，面部赤丝红缕甚多，舌苔白，脉细缓。

诊断：鼓胀。

方药：黄芪15g，泽泻15g，土鳖虫4g，茯苓30g，丹参15g，神曲10g，山药20g，柴胡8g，白术8g，车前子15g，当归8g，猪苓10g。5剂。

1986年7月15日诊，腹胀加重，精神不好，纳呆食少，尿少，舌胖红苔白薄，脉细。

方药：黄芪20g，泽泻15g，厚朴10g，太子参15g，猪苓10g，当归8g，茯苓30g，丹参15g，陈皮8g，车前子15g，大腹皮12g，枳壳8g，神曲10g。3剂。

1986年7月22日诊，感冒6天，仍头昏痛心悸，胃脘作胀，欲呕咳嗽气闭，形寒怕冷，舌苔白，脉缓。

方药：柴胡10g，茯苓18g，生姜3片，青蒿10g，黄芩10g，荆芥穗10g，菊花10g，法半夏10g，甘草6g，白芷8g，沙参18g，红枣5枚，神曲10g，藿香10g。2剂。

1986年8月4日诊，感冒初愈，仍腹部膨胀，尿少足肿，头昏肢软乏力，舌苔白，脉缓。

方药：茯苓30g，猪苓15g，神曲10g，苍术8g，车前子15g，大腹皮10g，黄芪20g，太子参15g，厚朴12g，泽泻12g，广木香3g，山楂15g，丹参15g。3剂。

1986年8月9日诊，头昏肢软乏力，纳呆食少，腹部膨胀，舌苔白，脉缓。

方药：黄芪15g，猪苓10g，丹参12g，太子参10g，泽泻10g，陈皮10g，茯苓30g，大腹皮10g，当归8g，车前子15g，厚朴10g，薏苡仁15g。4剂。

1986年8月18日诊，精神好转，纳食稍增，仍腹胀膨，足浮肿，尿不多，舌苔白，脉弦。

方药：黄芪 18g，大腹皮 10g，当归 8g，党参 10g，厚朴 10g，泽泻 10g，茯苓 30g，丹参 12g，猪苓 15g，车前子 15g，莪术 10g，神曲 10g。4 剂。

1986 年 8 月 26 日诊，近 2 天精神差，纳食不多，腹部膨胀，舌苔白薄，脉缓。

方药：黄芪 18g，大腹皮 10g，当归 8g，党参 10g，厚朴 10g，泽泻 10g，茯苓 30g，丹参 12g，猪苓 15g，车前子 15g，莪术 10g，神曲 10g，白豆蔻 5g。3 剂。

1986 年 8 月 29 日诊，症状同前。

方药：太子参 18g，柴胡 10g，神曲 10g，大腹皮 10g，当归 8g，车前子 10g，白豆蔻 3g，丹参 15g，茯苓 10g，莪术 10g，厚朴 10g，陈皮 8g，山楂 10g。3 剂。

1986 年 9 月 4 日诊，症状减轻，纳食增多。

方药：山药 20g，车前子 20g，赤芍 8g，扁豆 20g，神曲 10g，丹参 15g，黄芪 20g，三棱 10g，茯苓 30g，太子参 20g，莪术 10g，桂枝 5g。3 剂。

1986 年 9 月 16 日诊，腹胀减，纳食增，精神好转，微形寒，舌苔白薄，脉缓细。

方药：山药 20g，车前子 20g，赤芍 8g，扁豆 20g，神曲 10g，丹参 15g，黄芪 20g，三棱 10g，茯苓 30g，太子参 20g，莪术 10g，桂枝 6g。3 剂。

1986 年 10 月 3 日诊，精神尚可，饮食稍增，近又感冒 10 余天，形寒微咳，鼻塞，舌苔白，脉缓。

方药：山药 15g，车前子 20g，桂枝 6g，扁豆 15g，神曲 10g，黄芪 15g，丹参 10g，陈皮 6g，太子参 15g，茯苓 20g，莪术 10g。9 剂。

1986 年 10 月 18 日诊，10 月 7 日左右患痢疾，现仍腹胀尿少，肢软乏力，纳差，食后作胀，时形寒。舌尖边稍暗，脉弦细。

方药：山药 15g，太子参 15g，黄芪 15g，茯苓 30g，丹参 12g，猪苓 15g，车前子 10g，桂枝 5g，莪术 10g，当归尾 8g，厚朴 10g，神曲 10g，麦芽 18g。3 剂。

1986 年 11 月 3 日诊，因大便干结，口服某医泻药，两天大便水样，昨起腹泻止，腹部膨胀减，按之软，精神较差，纳食尚可，舌边有瘀斑苔白薄，脉弦细。

方药：山药 15g，太子参 15g，黄芪 15g，茯苓 30g，丹参 12g，猪苓 15g，车前子 10g，桂枝 5g，莪术 10g，当归尾 8g，厚朴 10g，神曲 10g，麦芽 18g。4 剂。

1986 年 12 月 31 日诊，精神尚好，近几天饮食稍差，大便时秘时溏，腰痛，胃脘作胀小便少，头昏闷，咳嗽白痰，舌苔白，脉弦。

方药：柴胡 10g，荆芥穗 10g，防风 8g，法半夏 10g，茯苓 20g，黄芩 6g，甘草 8g，陈皮 10g，红枣 5 枚，生姜 5 片，杏仁 10g，党参 15g。3 剂。

14. 南某某，男，52 岁，浠水。1989 年 9 月 10 日初诊。

去年 7 月 24 日始起，口干苦，腹部鼓胀（肝硬化，腹水）经治疗好转。现症：消瘦面黝黑，腹部胀，头昏肢软乏力，口干，尿黄，舌苔白，脉弦。B 超：①早期肝硬化；②胆囊炎。

诊断：鼓胀。

方药：柴胡 8g，党参 15g，山药 15g，茵陈 20g，白术 10g，莪术 10g，玉竹 10g，茯苓 30g，郁金 15g，丹参 15g，当归 10g，砂仁 6g。10 剂。

1989年10月12日诊，经服10剂中药后症状较前好转，纳食尚可，腹水消失。肝功能正常。现症：背心作胀，脚腓肠肌痉挛，舌干苔白，脉弦。

方药：茵陈20g，当归10g，红枣5枚，柴胡10g，甘草8g，神曲10g，沙参15g，党参10g，玉竹10g，茯苓30g，白术10g，丹参15g。10剂。

15. 彭某某，男，32岁，三港。1992年6月12日初诊。

脘腹作胀，尿量不多，消瘦伴肢软乏力，B超：肝硬化（腹水）。咳少许白痰，尿黄舌红少苔，脉弦细。肝功检查为大三阳。

诊断：鼓胀（肝硬化、腹水）。

方药：丹参15g，枳实10g，白芍10g，柴胡10g，厚朴10g，当归10g，茯苓30g，白术30g，女贞子10g，黄芪18g，益母草30g，茵陈30g。5剂。

1992年8月16日诊，腹胀减轻，精神转佳，纳食增多，时或腹泻，舌红苔白。

方药：柴胡10g，茵陈20g，当归10g，山药18g，干姜3g，丹参10g，苍术10g，茯苓30g，莪术10g，厚朴10g，党参15g，黄芪18g。5剂。

16. 滕某某，女，54岁，凤山镇。1997年2月22日初诊。

去年肝功检查为大三阳，腹部膨胀，尿少，经治疗好转，现症脘腹部胀塞，下肢浮肿，减轻，纳食增加，精神尚可，舌苔红，脉弦。

诊断：鼓胀。

方药：柴胡10g，莪术10g，丹参18g，赤芍18g，蒲公英30g，当归10g，山药18g，黄芪18g，茯苓30g，枳实10g，白术10g，车前子18g，麦芽30g，白茅根30g。5剂。

1997年3月17日诊，腹胀减轻，纳食增加，下肢下午浮肿，精神佳，舌苔白，脉弦。

方药：柴胡10g，莪术10g，丹参18g，黄芪20g，白术20g，车前子20g，茯苓30g，猪苓18g，当归10g，枳实12g，土鳖虫13g，赤芍12g。5剂。

1997年4月1日诊，仍腹胀下肢浮肿，舌苔白，脉缓细。

方药：黄芪30g，莪术10g，泽泻18g，柴胡10g，白术30g，车前子20g，茯苓30g，赤芍30g，麦芽30g，陈皮8g，大腹皮10g。8剂。

1997年12月3日诊，近10余天下肢浮肿，腹部膨胀，面目微肿，纳食稍减，精神差，下肢凹陷性水肿。舌少苔，脉弦细。

方药：车前子18g，白术10g，黄芪30g，柴胡10g，泽泻18g，丹参18g，莪术10g，山药18g，枳实10g，厚朴10g，麦芽30g。4剂。

1998年1月5日诊，服药后浮肿消退，精神佳，纳食亦增，仍面色萎黄，乏力，大便正常。舌红苔白，脉弦。

方药：柴胡10g，茯苓30g，山药20g，扁豆10g，丹参18g，赤芍10g，黄芪20g，党参10g，当归10g，莪术10g，车前子20g，麦芽18g。5剂。

17. 郭某某，男，64岁，骆驼坳。2009年9月7日初诊。

腹胀，纳呆食少，食后增重，肢软乏力，双下肢水肿，腹部膨胀（腹水），2009年5月2日腹部CT：①肝硬化；②腹腔积水；③肝囊肿；④巨脾。

诊断:鼓胀。

方药:黄芪30g,白术30g,茯苓50g,当归10g,党参10g,鸡内金10g,丹参15g,砂仁10g,车前子15g,莪术10g,葶苈子15g,红枣5枚。5剂。

2009年9月17日诊,症状减轻。

方药:黄芪30g,白术30g,茯苓50g,当归10g,党参10g,鸡内金10g,丹参15g,砂仁10g,车前子15g,莪术10g,葶苈子15g,车前仁30g,红枣5枚。6剂。

18. 陈某某,女,69岁,严家坳。2005年1月10日初诊。

腹部臌胀,下肢浮肿月余,纳呆食少,尿少,便秘。B超示:肝内胆管结石、肝实质回声异常,肝硬化可能性大、大量腹水,胆囊结石胆囊炎、胆囊肿大、脾肿大。

诊断:鼓胀。

方药:茵陈20g,茯苓40g,莪术10g,柴胡10g,枳实10g,厚朴10g,砂仁10g,车前子10g,白术10g,丹参10g,赤芍10g。4剂。

2005年4月4日诊,胃脘胀痛,腰背痛,头昏肢软乏力,纳呆食少,腹部臌胀,大便秘结,B超示:肝硬化伴中量腹水、脾肿大、胆囊结石、胆囊炎、肝内胆管结石梗阻。

方药:柴胡10g,黄芩10g,郁金15g,茵陈20g,砂仁10g,厚朴10g,广木香10g,大黄5g,茯苓30g,丹参15g,鳖甲10g,党参10g,鸡内金10g。5剂。

2005年5月2日诊,服前方后症状减轻。现症:腹部臌胀,头昏心慌,肢软、气短乏力,纳呆食少,大便秘结,腹水征(+)。

方药:柴胡10g,茵陈18g,莪术10g,鳖甲10g,郁金10g,白术10g,丹参10g,砂仁10g,鸡内金10g,黄芪15g,茯苓50g。6剂。

19. 王某某,男,54岁,浠水。2017年7月27日初诊。

患乙肝3年,肝硬化1年。现症:脘腹胀鼓而不适,食后胀增,肢软乏力,双足胫水肿,舌苔白薄黄。B超:肝硬化,少量腹水,巨脾。

诊断:鼓胀。

方药:柴胡10g,鳖甲30,砂仁10g,白术30g,丹参10g,生牡蛎50g,党参15g,枳实10g,黄芪15g,鸡内金10g,莪术10g,当归10g,白茅根30g。8剂。

2017年8月16日诊,症状减轻,饮食增多精神转好,守前方,10剂。

2017年9月5日诊,病情稳定,守前方10剂。

20. 闫某某,女,41岁,胜利镇。1983年5月11日初诊。

1977年患急性黄疸肝炎,现面目足浮肿,心慌,脘腹部作胀,时而出现腹水,饮食少,肢倦无力,尿少深黄,舌暗苔薄黄白,脉缓弦。

诊断:鼓胀。

方药:党参18g,茵陈18g,车前子30g,茯苓30g,厚朴10g,苍术10g,白术10g,广木香8g,黄连8g,泽泻30g,大腹皮10g,干姜5g。5剂。

1983年5月16日诊,腹胀、腹水及足肿,服药后明显消退,饮食稍增,肢软乏力,舌苔白,脉缓细。

方药：黄芪 30g，丹参 10g，鸡内金 10g，柴胡 10g，砂仁 10g，白术 20g，党参 10g，茯苓 30g，当归 10g，枳实 10g，莪术 10g，谷芽、麦芽各 20g。6 剂。

【按语】 鼓胀一证，前人将其列为风、劳、鼓、膈四大疑难重证之一，说明本病顽固，治愈的难度大。其病因多端，或由酒食不节，或由情志所伤，或劳欲过度，亦有虫毒感染、黄疸积聚续发而成。病机复杂，本虚标实，虚实错杂，尤以肝、脾、肾三脏功能失调为要。初起多责之于肝脾，气滞血瘀，水湿内停；日久则累及于肾，正气亏虚，气、血、水三者交结，变证丛生，甚则神昏、痉厥、出血，危象迭现。

治鼓胀当辨明虚实，分清主次。实证者，气滞、血瘀、水湿为患，治宜行气、化瘀、利水；虚证者，肝脾肾亏虚，治宜健脾、温肾、养肝。然临床多见虚实夹杂，故攻补兼施为常法。吾常以柴胡、芍药、枳实疏肝理气，苍术、厚朴、陈皮健脾除湿，白术、茯苓、泽泻利水消肿。若见胁痛不移，加延胡索、丹参、莪术以活血止痛；气虚者，加党参、黄芪以益气扶正；肾阳不足者，加附子、干姜以温阳化水。

鼓胀与水肿虽有相似之处，然二者病机迥异。鼓胀以单腹胀大为主，四肢多不肿，面色青晦，腹皮青筋显露，多与肝病相关；水肿则头面四肢先肿，继及全身，面色㿠白，多与肾病相关。临证之时，须详辨病史、体征，结合现代检查手段，方能准确施治。

吾常告诫患者，鼓胀之病，贵在早治。若迁延日久，正气耗损，则难挽危局。故患者当戒酒节食，调畅情志，配合药石，方能带病延年，渐趋康复。

35 水 肿

水肿一症，乃体内水液潴留，泛滥肌肤所致。头面、眼睑、四肢，甚至全身浮肿，皆为其临床表现。《金匮要略》称之为水气病，究其病因，多由外感风邪水湿，或内伤饮食劳倦，致使水液运行失常，泛滥成肿。水液之运行，赖肺气之通调，脾气之转输，肾气之开阖，三焦之决渎，膀胱之气化。故肺、脾、肾三脏功能失调，实为水肿形成之关键。水肿的治疗需辨明阴阳虚实，方能奏效。今将水肿分为阳水与阴水两大类进行辨治。

一、阳水

阳水者，多因外感风邪、水湿、疮毒、湿热等邪气，导致肺失宣降，脾失健运而成。其病起急骤，病程较短，常于数日内成肿。肿多始于头面，由上至下，延及全身，或上半身肿甚。皮肤绷紧光亮，按之凹陷即起，常伴烦热口渴，小便赤涩，大便秘结等表、实、热证。《医学入门》有云："阳水多外因，涉水冒雨，或兼风寒、暑气而见阳证。"治宜发汗、利水、攻下等法。若肺气失宣，三焦壅滞，水道不通，症见恶寒发热，咳嗽咽痛，面部浮肿，小便短少，苔薄脉浮等，治宜疏风宣肺，清热利水，方用越婢汤、五皮饮等。若湿热壅盛，症见浮肿不退，烦热口渴，小便赤涩，大便秘结，腹胀满，苔黄脉数等，治宜清热逐水，方用八正散、疏凿饮子等。

1. 叶某某，男，13 岁，石桥铺。2002 年 8 月 8 日初诊。

早晨面目浮肿 1 周，伴咳嗽，胸闷，少痰。尿检：蛋白质±，隐血 3+。

诊断：水肿（肾炎）。

方药：金银花 12g，益母草 15g，茯苓 50g，石苇 18g，连翘 12g，蒲公英 20g，半边莲 15g，半枝莲 15g，丹皮 8g，紫花地丁 10g，旱莲草 18g。5 剂。

2002 年 8 月 15 日诊，咳嗽、胸闷、浮肿减轻。尿检：潜血 3+。

方药：益母草 18g，丹皮 8g，蒲公英 18g，石苇 10g，金银花 10g，连翘 10g，紫花地丁 10g，蒲黄 8g，小蓟 8g，野菊花 10g，茯苓 30g。5 剂。

2002 年 8 月 23 日诊，咳嗽止，早起双目微浮肿。尿常规：蛋白质+，隐血+。舌苔白，脉缓。

方药：益母草 18g，地龙 8g，蝉蜕 8g，地肤子 8g，蒲公英 18g，丹皮 8g，连翘 10g，石苇 18g，金银花 18g，紫花地丁 10g，旱莲草 15g，茯苓 40g。7 剂。

2002 年 9 月 1 日诊，浮肿消退，尿常规正常，前方继服 7 剂。

2. 徐某某，男，60 岁，北丰。2003 年 11 月 5 日初诊。

头昏，手足面部浮肿 8 天，尿少，剑突下疼痛 20 余天，伴肢软，纳食尚好，腰痛。血压 160/100mmHg，血常规正常。尿检：白细胞 2～3，尿蛋白 2＋。心电图：左室肥厚伴劳损。

诊断：水肿。

方药：茯苓 80g，益母草 20g，地龙 10g，蒲公英 20g，牛膝 15g，黄芩 10g，泽泻 15g，金银花 15g，杜仲 10g，丹参 18g，白术 10g。5 剂。

2003 年 11 月 24 日诊，手足浮肿消退，仍剑突下胀痛，肢软乏力头昏，纳食尚可，血压 150/90mmHg，心二尖瓣、主动脉瓣可闻及杂音，腰痛。尿检：白细胞 1～3，尿蛋白 3＋。

方药：益母草 20g，黄芪 18g，茯苓 50g，蒲公英 20g，车前子 18g，地龙 10g，蝉蜕 10g，白术 10g，黄芩 10g，牛膝 10g，丹参 18g。6 剂。

2003 年 12 月 8 日诊，浮肿消退。现症：胃胀，纳食差，腰痛，血压 150/100mmHg，听诊二尖瓣收缩杂音。心电图：左室肥厚伴劳损。尿常规：红细胞 1～2，白细胞 3～5，尿蛋白 2＋。

方药：地肤子 10g，益母草 20g，黄芪 20g，车前子 18g，茯苓 50g，金银花 18g，连翘 10g，蒲公英 20g，土茯苓 20g，蝉蜕 10g，地龙 10g，野菊花 15g。8 剂。

2003 年 12 月 15 日诊，腰痛浮肿减轻，目涩，纳食尚佳，舌苔薄微黄，血压 150/100mmHg。尿检：白细胞 1～3，尿蛋白＋。

方药：益母草 20g，地龙 10g，蝉蜕 10g，地肤子 10g，金银花 12g，黄芪 20g，土茯苓 20g，连翘 18g，蒲公英 20g，菊花 10g，丹参 18g，白术 10g。6 剂告愈。

3. 郑某某，女，43 岁，匡河。2008 年 7 月 8 日初诊。

6 号下午雨淋后，四肢浮肿，伴肢软乏力、腰痛，口苦，纳差，舌苔白，脉沉弦，2008 年 7 月在县人民医院检查：尿蛋白＋。

诊断：水肿。

方药：麻黄 8g，薏苡仁 30g，茯苓 50g，苍术 10g，桑白皮 10g，甘草 10g，车前子 15g，蒲公英 30g，猪苓 15g，益母草 20g。5 剂。

2008 年 7 月 14 日诊，浮肿消退，今尿检正常，时腰痛，前方去麻黄，车前子，益母草，加黄芪 30g，防己 10g，茅根 15g，丹参 15g。6 剂。

2008 年 8 月 6 日诊，今尿检：蛋白＋。宗 7 月 14 日方，去防己、白术、苍术，加熟地 20g。7 剂。

2008 年 8 月 15 日诊，今尿检：蛋白＋。

方药：黄芪 30g，白术 10g，前仁 20g，蒲公英 20g，猪苓 15g，益母草 20g，甘草 10g，土茯苓 20g，熟地 20g，白茅根 20g，玉米须 15g。7 剂。

2008 年 8 月 27 日诊，今尿检正常，守前方加茯苓 30g。7 剂。

4. 方某某，女，63 岁，河铺镇。2004 年 10 月 11 日初诊。

面部浮肿20余天(其间又感冒经治疗好转)。现症:胃脘部发热不适有气短感,睡差多梦,血压130/80mmHg。武汉检查颈椎腰椎退行性改变。尿常规:白细胞1～2,隐血3+。

诊断:水肿。

方药:益母草20g,茯苓50g,蒲公英20g,野菊花15g,金银花15g,石苇20g,连翘15g,小蓟10g,大黄炭3g,旱莲草15g,丹参15g。6剂。

2004年10月20日诊,浮肿减轻。现症:头昏肢软乏力,睡眠差,胃脘部作胀,纳差,时便秘,心慌气短。尿检:白细胞1～3。

方药:益母草20g,茯苓50g,蒲公英20g,黄芪30g,六一散30g,生地10g,金银花15g,石苇20g,小蓟10g,大黄炭3g,旱莲草15g,丹参15g。6剂。

2004年11月8日诊,浮肿减轻。现症:头昏肢软乏力,胃胀减,纳食增,大便干结,日1次。今尿检:尿蛋白+-。血压100/60mmHg。

方药:黄芪30g,生地10g,益母草15g,石苇10g,蒲公英20g,茯苓50g,六一散30g,丹参15g,大黄5g,旱莲草15g,小蓟10g,连翘15g,白茅根20g。6剂。

2004年11月19日诊,浮肿减轻,仍头昏肢软乏力,纳食尚可,尿急尿痛。尿检:隐血++。B超:双肾、输尿管正常。

方药:益母草20g,茯苓50g,蒲公英20g,野菊花15g,金银花15g,连翘15g,小蓟10g,大黄炭5g,旱莲草15g,半边莲15g,半枝莲15g,蒲黄炭10g。6剂。

2005年3月11日诊,服用去年方药后,面浮足肿消退,尿常规检查恢复正常。近1周又时而面目浮肿,肢软乏力,纳食尚可,脐左侧时而有一包块,腰痛,时泛酸,呃气,舌苔白,脉细弦。X线钡餐示:胃下垂;尿常规:正常。

方药:黄芪30g,益母草18g,茯苓30g,白术10g,泽泻15g,黄连10g,吴茱萸3g,瓦楞子15g,砂仁10g,当归5g,红枣5枚。6剂。

5. 熊某某,女,45岁,凤山镇。2004年7月5日初诊。

血压高2个月余,今血压150/90mmHg。现症:面部,足部浮肿月余,腰不痛,精神、纳食尚可,白带多。

诊断:水肿。

方药:地龙10g,茯苓50g,白术10g,益母草20g,蒲公英15g,薏苡仁20g,泽泻10g,车前子10g,防己10g,桑白皮10g,姜皮10g。5剂。

2004年7月12日诊,浮肿明显消退,精神,纳食尚可,血压140/85mmHg,尿常规正常。

方药:益母草20g,地龙10g,茯苓40g,泽泻10g,金银花18g,蒲公英15g,车前子10g,连翘15g,甘草10g。5剂。

6. 周某某,女,43岁,匡河。2005年12月5日初诊。

浮肿、胸闷,肢软乏力,纳呆食少,面色萎黄,停经6个月,舌苔白稍厚,血压140/80mmHg。尿检:白细胞+,蛋白质++。

诊断：水肿。

方药：益母草 20g，地龙 10g，地肤子 10g，蝉蜕 10g，土茯苓 20g，黄芪 30g，丹参 15g，蒲公英 20g，金银花 15g，连翘 15g，石苇 15g，半边莲 15g，玉米须、白茅根各 30g。8 剂。

2005 年 12 月 16 日诊，浮肿消退，精神转佳，纳食稍增。现症：时腰背酸痛，右肩关节酸痛，活动不利，日轻夜重，舌苔白厚。血压 140/80mmHg。尿常规：隐血＋，蛋白质＋。

方药：益母草 20g，地龙 10g，地肤子 10g，蝉蜕 10g，土茯苓 30g，蒲公英 20g，半边莲 15g，丹参 15g，半枝莲 15g，丹皮 10g，连翘 15g，黄芪 20g，石苇 15g，白茅根、玉米须各 30g。8 剂。

2005 年 12 月 26 日诊，浮肿已消，纳食一般，时腰背部酸痛，右肩关节痛时轻时重，不能高举过头，舌苔白薄。血压 140/80mmHg。尿检：白细胞 1～2，无隐血、蛋白。

方药：益母草 20g，地龙 10g，地肤子 10g，蝉蜕 10g，土茯苓 30g，蒲公英 20g，半边莲 15g，丹参 15g，半枝莲 15g，丹皮 10g，连翘 15g，黄芪 20g，石苇 15g，白茅根、玉米须、黄芪各 20g，白术 10g。8 剂。

7. 凃某某，女，34 岁，栗子坳。2005 年 7 月 4 日初诊。

早起面部浮肿，足部轻度水肿，按之凹陷，右胁胀痛，时腰痛。今尿检：隐血＋＋＋，蛋白质±。血压 100/70mmHg。

诊断：水肿（肾炎）、胁痛。

方药：益母草 20g，蒲公英 20g，茯苓 50g，金银花 15g，半边莲 15g，蝉蜕 10g，地肤子 10g，紫花地丁 15g，丹皮 10g，白茅根 20g，连翘 10g。5 剂。

2005 年 7 月 8 日诊，右胁痛减轻，面足轻度浮肿，面部生小丘疹数个，精神差，纳食尚可，时腰痛，舌苔白，脉弦。今尿检：隐血±。

方药：益母草 20g，蒲公英 20g，茯苓 50g，半边莲 15g，蝉蜕 10g，金银花 15g，地肤子 10g，紫花地丁 10g，连翘 15g，丹皮 10g，白茅根 20g，蒲黄炭 5g。6 剂。

8. 李某某，男，24 岁，凤山镇。1990 年 4 月 26 日初诊。

病起 1 个月，1 个月前突然发热，身痛，腰痛，浮肿，当地诊断为肾炎，治疗效果不显。现症：腰痛，头昏肢软乏力，浮肿，下肢为甚，舌苔白，脉细。

诊断：水肿。

方药：蒲公英 18g，紫花地丁 15g，当归 10g，地肤子 10g，连翘 18g，丹参 10g，苦参 15g，益母草 18g，蝉蜕 6g，金银花 20g，茯苓 30g，甘草 10g。5 剂。

1990 年 5 月 14 日诊，现症：浮肿消，精神转佳，纳食增多，前天腰腹疼痛 1 天（现已消失），足微肿，舌苔白，脉细。尿检：红细胞 1～3，白细胞 2～3，蛋白 3＋。

方药：黄芪 10g，金银花 20g，当归 8g，地龙 10g，连翘 18g，蝉蜕 10g，苦参 10g，丹参 10g，地肤子 10g，益母草 15g，红枣 5 枚。5 剂。

1990 年 5 月 26 日诊，仍浮肿，按压之凹陷，腰痛较前减轻，精神好转，脉细，舌苔白。尿检：蛋白 3＋。

方药：黄芪 30g，金银花 28g，白术 10g，地龙 10g，丹参 10g，泽泻 15g，益母草 25g，茯苓 30g，地肤子 10g，蝉蜕 8g，桂枝 4g，苦参 15g。5 剂。

9. 徐某某，女，45 岁，凤山镇。2002 年 1 月 26 日初诊。

浮肿、胸闷，肢软乏力 7 天，因月经期，先未尿检。今早尿检：蛋白质＋。胸片：右下肺炎、右下胸膜炎。

诊断：水肿。

方药：麻黄绒 10g，白重楼 18g，葶苈子 15g，红枣 10 枚，金银花 18g，黄芩 10g，蒲公英 20g，益母草 18g，杏仁 10g，桑白皮 10g，石膏 30g。3 剂。

2002 年 1 月 30 日诊，浮肿，胸闷症减轻，精神好转，纳食尚佳，尿常规：蛋白质＋、潜血强阳性。

方药：麻黄绒 10g，白重楼 18g，葶苈子 15g，红枣 10 枚，金银花 18g，连翘 18g，桑白皮 10g，益母草 20g，石膏 30g，蒲黄 10g，茯苓 30g，泽泻 10g。3 剂。

2002 年 2 月 6 日诊，浮肿消退，精神转佳，月经已 15 天未尽，量少淋漓，纳食尚可，血压 120/80mmHg。

方药：益母草 20g，地龙 10g，地肤子 10g，蝉蜕 10g，金银花 18g，蒲公英 20g，蒲黄 10g，茯苓 20g，连翘 15g，白术 10g。4 剂。

10. 方某某，女，65 岁，河铺镇。2006 年 1 月 16 日初诊。

面目浮肿，腰痛（晚间为甚），小腹作胀，下午足胫浮肿加重，纳食尚可，舌红少苔，脉弦细，血压 120/80mmHg。血检：尿素氮 7.28mmol/L，肌酐 89.26μmol/L；血常规：白细胞 3.1×10^{9}/L，其余正常。

诊断：水肿。

方药：益母草 20g，黄芪 30g，川芎 10g，败酱草 15g，丹皮 10g，半边莲 15g，半枝莲 15g，旱莲草 15g，三七 10g，蒲黄炭 10g，大黄炭 5g，生地 18g。8 剂。

2006 年 2 月 27 日诊，服药后浮肿消退。现症：早起面目浮肿，两胁胀，胃脘胀气，纳食尚可，时食后胀甚，伴头昏目胀，肢软乏力，睡差失眠，血压 120/80mmHg。尿检：隐血＋＋。

方药：益母草 20g，半边莲 15g，丹皮 10g，蒲公英 20g，旱莲草 15g，茯苓 50g，三七 10g，丹参 15g，连翘 15g，石苇 15g，厚朴 15g，砂仁 10g。6 剂。

2006 年 3 月 10 日诊，现症：面目浮肿，肢软，腰痛，胃脘胀塞不适，嗳气稍舒，尿检：隐血 2＋。B 超示：双肾、输尿管膀胱未见异常。

方药：益母草 20g，半边莲 15g，茯苓 30g，蒲公英 20g，杜仲 15g，旱莲草 15g，丹皮 10g，蒲黄炭 10g，丹参 15g，金银花 15g，仙鹤草 15g，熟地 20g，肤子 10g。6 剂。

11. 朱某某，女，45 岁，凤山镇。2006 年 7 月 17 日初诊。

面足浮肿，时轻时重月余，足踝部按之凹陷，时腰痛，近几天肢软无力。尿常规：蛋白＋。

诊断：水肿。

方药：益母草 20g，茯苓 50g，土茯苓 15g，蒲公英 20g，金银花 18g，连翘 20g，六一散

30g，石苇 15g，瞿麦 15g，车前子 15g，丹参 15g，白茅根 20g。5 剂。

2006 年 7 月 24 日诊，尿检正常。浮肿明显好转，守前方去土苓、连翘，加泽泻 10g、猪苓 15g、苍术 10g。5 剂。

12. 熊某某，女，45 岁，三里畈温泉。2008 年 2 月 20 日初诊。

面部浮肿月余，早晨为甚，头昏肢软，腰痛月余，纳食尚可，时手麻，血压 120/80mmHg。血常规：白细胞 4.7×10^{9}/L，红细胞 4.02×10^{12}/L，血小板 179×10^{9}/L。尿检：隐血＋＋＋，白细胞±，脓细胞＋1。

诊断：水肿(肾炎)。

方药：益母草 30g，茯苓 50g，蒲公英 30g，车前子 15g，泽泻 5g，白术 10g，石苇 18g，桂枝 5g，连翘 15g，丹参 15g，黄芪 20g。7 剂。

2008 年 3 月 1 日诊，症状减轻。今尿检：隐血±。前方去益母草、连翘、石苇，加白术 10g、防己 10g、当归 10g、熟地 20g。7 剂。

13. 张某某，女，18 岁，栗子坳。1981 年 2 月 21 日初诊。

浮肿 10 余天，尿黄量少，扁桃体左侧肿大，饮食尚好。

诊断：水肿。

方药：姜皮 10g，苍术 10g，白术 10g，桑白皮 10g，茯苓 30g，猪苓 10g，陈皮 10g，车前子 15g，益母草 15g，白茅根 30g，泽泻 10g，甘草 10g，冬瓜皮 10g。2 剂。

1981 年 2 月 24 日诊，浮肿减轻，仍足肿，尿量增多。

方药：茯苓 30g，苍术 10g，白术 10g，姜皮 10g，甘草 10g，牛膝 10g，车前子 15g，陈皮 10g，薏苡仁 30g，泽泻 10g，猪苓 10g，白茅根 30g。4 剂。

14. 蔡某某，女，47 岁，北丰。1985 年 1 月 25 日初诊。

自 7 月开始足肿，渐至全身浮肿，现面色萎黄，浮肿，时足肿，时腹胀，纳差，尿少，舌淡苔白滑黄。

诊断：水肿。

方药：黄芪 30g，泽泻 10g，厚朴 10g，防己 12g，猪苓 10g，白术 10g，茯苓 30g，大腹皮 10g，红枣 5 枚，车前子 15g，木香 5g，冬瓜皮 15g。3 剂。

1985 年 2 月 15 日诊，面目浮肿减轻，睡眠差，尿少，精神稍差，纳食尚可，舌苔白，脉弦。

方药：茯苓 30g，泽泻 12g，大腹皮 10g，桂枝 8g，车前子 10g，陈皮 10g，苍术 10g，红枣 5 枚，猪苓 12g，栝蒌皮 10g，甘草 10g。4 剂。

15. 许某某，女，19 岁，河东街。1986 年 5 月 24 日初诊。

面部、足胫浮肿，肢软乏力，纳差，舌苔白，脉缓。

诊断：水肿。

方药：茯苓 15g，猪苓 15g，陈皮 10g，苍术 10g，厚朴 10g，甘草 8g，红枣 5 枚，泽泻 10g，栝蒌皮 10g，益母草 20g，防己 10g。3 剂。

1986 年 6 月 2 日诊，服药后浮肿减退，近又肿 3 天，前天起尿涩尿频，舌苔白，脉缓。

方药：蒲公英18g，连翘15g，益母草15g，茯苓30g，猪苓15g，六一散18g，栝蒌皮10g，泽泻10g，木通10g，瞿麦10g，车前子15g，山栀10g。3剂。

16. 裴某某，男，48岁，罗田一中。2005年12月19日初诊。

面目浮肿，下肢水肿，伴头昏肢软，纳食尚可，食后胃脘作胀，腰时胀痛，血压120/80mmHg。尿检：蛋白±。血生化：总胆红素10.79μmol/L，尿素氮11.57μmol/L，肌酐100.57mmol/L，谷丙转氨酶24.29U/L。

诊断：水肿。

方药：茯苓50g，益母草20g，车前子10g，苍术10g，泽泻15g，桂枝5g，丹参15g，姜皮10g，猪苓50g，厚朴10g。5剂。

2005年12月26日诊，腰时痛，水肿稍退，守前方去桂枝、猪苓、陈皮、苍术，加金银花15g、蒲公英20g、大黄5g、白术15g、薏苡仁20g。6剂。

17. 王某某，女，55岁，凤山镇。2011年7月6日初诊。

面部、足胫浮肿，按之凹陷20余天，伴肢软乏力头昏，纳食一般，血压110/80mmHg（高血压坚持服药），口中自觉发热，舌苔白稍厚。2011年7月4日县人民医院尿常规、肝肾功能、甲状腺功能均正常。

诊断：水肿。

方药：黄芪30g，泽泻50g，白术20g，前仁30g，泽泻20g，车前子15g，防己10g，桂枝6g，猪苓10g，党参10g，红枣5枚，苍术10g。6剂。

2011年7月19日诊，浮肿消退，精神好转。前方去防己、猪苓，加当归10g。6剂。

18. 吴某某，女，42岁，古河。2012年4月16日初诊。

去年冬月浮肿在罗田县人民医院住院诊断为“肾炎”。现症：面部及足部浮肿，纳食尚可。尿检：白细胞＋＋、尿蛋白＋＋、隐血3＋。

诊断：水肿。

方药：猪苓15g，泽泻30g，茯苓50g，蒲公英30g，黄芪30g，旱莲草20g，玉米须30g，益母草30g，白茅根30g，甘草10g，仙鹤草20g，阿胶15g。7剂。

2012年4月26日诊，浮肿明显消退，精神转佳，尿检：尿蛋白3＋，隐血3＋。守前方加滑石30g、炙甘草10g、生地20g。7剂。

19. 何某某，女，54岁，河铺镇。2013年8月14日初诊。

农历六月初一在县医院因慢性肾炎住院13天，好转出院。现症：面浮面色萎黄，头昏肢软乏力，腰腿疼痛时作（腰椎病），饮食尚可，尿常规正常，肾功能正常，血压90/60mmHg。

诊断：水肿。

方药：黄芪30g，车前子30g，茯苓30g，党参10g，白术20g，泽泻20g，桂枝8g，防己10g，猪苓30g，甘草10g，红枣5枚。7剂。

2013年8月27日诊，尿检：尿蛋白＋－，白细胞1～2。前方加白茅根30g、玉米须20g、益母草20g、丹参15g，去防己、红枣。6剂。

2013年9月4日诊，尿检正常，前方加阿胶15g。6剂。

2013年9月11日诊，浮肿消退，精神转佳，尿检正常，前方（9月4日方），续服6剂。

20. 陈某某，女，16岁，凤山镇。2003年9月1日初诊。

1996年患肾炎。现症：双目浮肿月余，肢软乏力，县医院血常规正常。今尿检：蛋白30mg/dl。

诊断：水肿。

方药：益母草18g，茯苓50g，金银花15g，连翘15g，车前子10g，地龙10g，苏叶10g，防风8g，蝉蜕10g，蒲公英20g，地肤子8g，姜皮10g。4剂。

2003年9月10日诊，浮肿消退，精神尚可，尿常规正常，舌苔白脉缓。

方药：茯苓50g，益母草15g，白术10g，蒲公英20g，金银花15g，地肤子8g，连翘12g，蝉蜕8g，车前子12g，泽泻10g。5剂。

二、阴水

阴水者，多因脾肺虚弱或肾气亏损所致。《类证治裁·肿胀》云："因肺脾肾虚致水溢者，为阴水。"其病起缓慢，病程较长，或由阳水转化而来。肿处皮肤松弛，按之凹陷不易恢复，甚则按之如泥，常伴小便少但不赤涩，大便溏薄，神疲气怯等里、虚、寒证。治以健脾、温肾、扶正为主。临床中常见阴水患者多因久病体虚，或饮食劳倦过度，导致脾肾阳虚，水湿内停。治疗时，需注重温阳化气，健脾利水，方用真武汤、实脾饮等。若肾阳衰微，水湿泛滥，症见全身浮肿，腰以下肿甚，畏寒肢冷，小便不利，舌淡苔白，脉沉细等，治宜温肾助阳，化气行水，方用济生肾气丸等。

1. 瞿某某，女，64岁，凤山镇。2005年9月7日初诊。

手肘以下，膝以下浮肿半年，按之凹陷，肢软乏力，纳食尚可，伴头昏，尿量不多，血压120/80mmHg，尿常规：蛋白质±。

诊断：四肢水肿。

方药：黄芪40g，丹参10g，当归10g，苍术10g，白术10g，鸡血藤15g，车前子10g，泽泻15g，猪苓15g，甘草10g，益母草15g。5剂。

2005年9月16日诊，现症：肘以下、膝以下肢体浮肿，按之凹陷，肢体酸重，疼痛，5～6个月，尿量少，腰不痛。

方药：桂枝8g，茯苓50g，苍术10g，泽泻15g，厚朴10g，猪苓15g，桑白皮10g，薏苡仁20g，益母草20g，车前子15g，党参10g。5剂。

2005年9月23日诊，膝以下浮肿，按之凹陷，四肢关节酸痛，纳食不多，尿常规时蛋白质（±）。血压120/80mmHg，甲功三项：T3、T4正常，TSH 3.92ng/L。

方药：桂枝10g，白术10g，苍术10g，薏苡仁20g，茯苓50g，泽泻15g，独活10g，川芎10g，鸡血藤20g，黄芪30g，防己10g。6剂。

2005年9月28日诊，手肿，下肢浮肿，按之凹陷，四肢关节酸痛，手握有不适感，纳食稍差。

方药：黄芪30g，防己10g，白术10g，桂枝10g，泽泻15g，党参10g，薏苡仁20g，木瓜10g，红枣5枚，生姜5片，茯苓50g，车前子16g，鸡血藤20g。6剂。

2005年10月17日诊，四肢浮肿轻微，四肢、手指关节酸痛，伸屈不利，纳食稍差，肢软，头昏乏力，舌苔白，脉弦。

方药：黄芪30g，防己10g，白术10g，苡仁20g，鸡血藤20g，桂枝10g，木瓜10g，泽泻10g，细辛3g，丹参15g，红枣5枚，生姜5片，白芍15g。6剂。

2005年10月24日诊，四肢浮肿基本消退，时而面微肿，肘以下、膝以下肌肉酸痛，项下胸部压按有痛感，纳食转佳，头昏减，舌苔白中厚，脉细弦，血压130/80mmHg。

方药：黄芪30g，防己10g，白术10g，薏苡仁20g，鸡血藤20g，桂枝10g，木瓜10g，细辛3g，泽泻10g，茯苓30g，红枣5枚，生姜5片，砂仁10g，白芍20g。6剂。

2005年11月4日诊，四肢时而微肿，手指活动自如，肢体有冷感消失，头昏明显减轻，下肢如捏按有痛感，纳食正常，二便正常，舌苔白中稍厚。

方药：黄芪30g，防己10g，白术10g，苍术10g，薏苡仁20g，桂枝10g，木瓜10g，茯苓50g，砂仁10g，红枣10枚，生姜5片，细辛3g，鸡血藤20g。6剂。

2005年11月14日诊，上肢浮肿基本消除，下肢仍浮肿，按之凹陷，仍按之有痛感，纳食睡眠尚可，舌苔白中稍厚。

方药：黄芪30g，防己10g，苍术10g，杏仁20g，党参10g，桂枝10g，当归10g，细辛3g，赤芍10g，丹参15g，鸡血藤20g，红枣5枚，茯苓50g，生姜5片。6剂。

2005年11月21日诊，四肢微浮肿，左肘关节、双膝关节时而酸痛，纳食正常，精神好转，舌正常，脉细迟。

方药：黄芪30g，防己10g，苍术10g，白术10g，薏苡仁20g，太子参10g，桂枝10g，当归6g，细辛3g，鸡血藤10g，茯苓50g，白芍10g，红枣5枚，生姜5片。6剂。

2005年11月28日诊，上肢水肿基本消退，手指活动自如，下肢轻度浮肿，纳食、精神尚可，舌苔白，脉弦细。

方药：黄芪30g，防己10g，苍术10g，白术10g，薏苡仁20g，太子参10g，桂枝10g，当归6g，细辛3g，鸡血藤10g，茯苓50g，白芍10g，红枣5枚，生姜5片。6剂。

2005年12月5日诊，症状稳定，前日右足趾疼痛，自贴膏药后痛止，纳食、精神尚可，时耳鸣，舌苔正常，脉缓。

方药：桂枝10g，白芍10g，细辛3g，黄芪30g，当归10g，薏苡仁20g，甘草10g，茯苓30g，白术10g，鸡血藤20g，红枣5枚，生姜5g。6剂。

2005年12月14日诊，四肢水肿消失，精神、饮食正常，头不昏，时耳鸣响，睡亦佳，手指活动自如，时腰痛，舌正常，脉缓。

方药：太子参100g，熟地150g，黄芪250g，三七60g，菟丝子、枸杞子、五味子、覆盆子、补骨脂各50g，茯苓100g，丹参50g，枣皮50g，薏苡仁60g，巴戟天50g，白术60g，红参50g,车前子50g,泽泻60g,肉桂30g,陈皮50g,砂仁50g,山药80g,川芎50g,厚朴50g,苍术50g,丹皮50g,淫羊藿30g,当归50g,做小蜜丸。随访告愈。

2. 肖某某,男,67岁,河铺镇。2014年10月8日初诊。

全身浮肿3年,反复发作,伴头昏头痛,四肢腰骶部疼痛,肿处按之凹陷,饮食一般,阳痿亦3年,舌苔白厚,脉沉弦。血常规、肝肾功能、甲功五项均正常。

诊断:水肿。

方药:黄芪40g,防己10g,茯苓(连皮)50g,车前子20g,泽泻30g,薏苡仁30g,党参10g,白术20g,桂枝8g,益母草20g,丹参10g。7剂。

2014年10月27日诊,症状减轻,排尿无力,前方加熟地20g。7剂。

2014年11月15日诊,服前方后浮肿消退,精神转佳,舌淡红边有齿痕,苔中白厚,脉沉细。

方药:熟地20g,黄芪40g,防己10g,茯苓50g,车前子20g,泽泻30g,薏苡仁30g,党参10g,白术20g,桂枝8g,益母草20g,丹参10g。7剂。

2014年11月25日诊,病情稳定,前方桂枝加5g。6剂。

2015年5月27日诊,又全身轻度浮肿,伴肢软乏力,饮食尚可,舌淡苔白,脉沉细。

方药:黄芪40g,熟地20g,茯苓50g,桂枝5g,益母草20g,薏苡仁30g,泽泻30g,车前子15g,党参18g,防己10g,白术20g,白茅根30g。6剂。

3. 方某某,女,44岁,三里畈。2004年8月23日初诊。

面部浮肿,足肿,时轻时重数年,尿,血,T3,T4,TSH检查均正常,肢软困倦头昏,胸微闷,睡眠差,血压100/70mmHg,末次月经量多,左侧腰痛,纳食差,舌淡苔白,脉弦。

诊断:水肿。

方药:黄芪30g,白术10g,茯苓80g,甘草10g,薏苡仁20g,防己10g,党参10g,鸡血藤15g,车前子15g,泽泻10g,当归10g,丹参15g。6剂。

2004年9月13日诊,口服中药后浮肿消退,诸证明显好转。仍头昏肢软乏力,舌苔白。要求做丸药缓调。

方药:黄芪250g,三七60g,菟丝子50g,枸杞子50g,五味子50g,覆盆子50g,补骨脂50g,巴戟天50g,肉苁蓉50g,熟地150g,山药50g,泽泻50g,丹皮50g,枣皮50g,人参100g,白术50g,茯苓80g,炙甘草50g,陈皮50g,法半夏50g,淫羊藿50g,薏苡仁50g,阿胶、鹿胶、龟胶各50g,做小蜜丸告愈。

4. 江某某,女,40岁,肖家坳。2005年1月28日初诊。

下午下肢浮肿甚,时腰痛,月经期浮肿加重,受凉症状亦加剧,月经规律,二便正常,舌质暗苔白厚。

诊断:水肿。

方药:苍术10g,茯苓50g,厚朴10g,泽泻15g,薏苡仁20g,益母草18g,砂仁10g,车前子15g,桂枝3g,丹参15g,黄芪15g,姜皮10g。5剂。

2005年2月4日诊,症状明显好转,如稍劳累即浮肿,纳食尚可,二便调。

方药：太子参 100g，黄芪 250g，三七 60g，熟地 150g，苍术 60g，茯苓 100g，白术 50g，砂仁 80g，陈皮 50g，甘草 50g，菟丝子、枸杞子、五味子、覆盆子、补骨脂各 50g，丹参 80g，薏苡仁 80g，泽泻 80g，山药 80g，红参 100g，车前子 80g，广木香 30g，淫羊藿 30g，肉桂 30g，猪苓 50g，当归 50g，丹皮 50g，做小蜜丸告愈。

5. 余某某，女，42 岁，平湖乡。2010 年 2 月 1 日初诊。

面浮足肿 10 余年，时轻时重（原县医院诊断为"甲减"）。现症：浮肿，口干苦，肢软酸痛，纳食尚可，月经尚规律，舌淡苔白脉沉迟。2010 年 2 月 6 日，血检：TSH 55.55mIU/ml，T3 2.03pg/ml，T4 0.1pg/ml。

诊断：水肿（甲减）。

方药：黄芪 30g，党参 10g，淫羊藿 10g，白术 30g，茯苓 50g，甘草 10g，薏苡仁 30g，桂枝 10g，熟地 20g，防己 10g，车前子 15g。7 剂。

2010 年 2 月 26 日诊，浮肿减轻精神转好，舌胖苔白，脉沉迟。守前方加鸡血藤 30g，仙茅 10g。7 剂。

6. 龚某某，女，41 岁，骆驼坳。2008 年 10 月 23 日初诊。

目眶下微浮肿，纳食尚可，月经尚调量少，睡差多梦，时头昏，胃胀，腰骶部酸痛，舌苔白，血常规正常，尿常规：隐血十，白细胞 1～4。

诊断：面部水肿。

方药：熟地 50g，肉苁蓉 50g，淫羊藿 50g，肉桂 30g，红参 100g，鸡内金 50g，阿胶、龟胶、鹿胶各 50g，紫河车 50g，当归 50g，白芍 80g，川芎 50g，厚朴 50g，巴戟天 50g，黄芪 250g，三七 60g，菟丝子 50g，枸杞子 50g，覆盆子 50g，补骨脂 50g，山茱萸 50g，山药 50g，丹皮 50g，泽泻 50g，茯苓 150g，广木香 50g，太子参 100g，白术 50g，甘草 50g，砂仁 50g，佛手 50g，蒲公英 80g，黄连 50g，丹参 80g，酸枣仁 80g，做小蜜丸。

7. 陈某某，男，53 岁，浠水。2012 年 7 月 23 日初诊。

面目及足部浮肿 1 年许，时轻时重，纳食差，脉缓，武汉大学中南医院：血常规、甲状腺功能测定均正常。

诊断：水肿。

方药：黄芪 30g，茯苓 50g，苍术 10g，厚朴 10g，车前子 18g，泽泻 18g，薏苡仁 30g，防己 10g，丹参 15g，桂枝 10g，猪苓 20g，甘草 10g。7 剂。

2012 年 8 月 13 日诊，症状减轻，守前方加益母草 30g，白茅根 30g。7 剂。

8. 王某某，男，71 岁，凤山镇。2014 年 5 月 26 日诊。

今年正月十八日，再次中风（2010 年第一次中风），左侧肢软乏力，经住院治疗，功能基本恢复，稍乏力。现症：双下肢浮肿，按之凹陷（左甚于右），饮食欠佳，尿检正常，肝肾功能正常，心电图正常。

诊断：水肿（中风后）。

方药：黄芪 50g，水蛭 5g，茯苓 50g，泽泻 30g，车前子 20g，当归 10g，白术 10g，车前子 30g，丹参 15g，川芎 10g，益母草 30g。6 剂。

2014 年 6 月 18 日诊，药后浮肿消退，昨又稍肿，左下肢稍乏力，前方加桂枝 10g，蜈蚣 1 条。6 剂。

9. 杨某某，女，42 岁，凤山镇。2015 年 5 月 20 日初诊。

右踝关节水肿，按之凹陷，反复发作 8～9 年，气候变化加重近 1 周，面目浮肿，尿常规正常。

诊断：水肿。

方药：黄芪 30g，防己 10g，茯苓 50g，车前子 15g，泽泻 20g，苍术 10g，益母草 20g，薏苡仁 30g，白茅根 30g，丹参 10g。6 剂。

2015 年 6 月 8 日诊，症状明显好转，守前方加桂枝 5g。6 剂。

10. 何某某，男，59 岁，县供销社。2010 年 1 月 8 日初诊。

去年 4 月因胆石切除术。现症：面目浮肿 3～5 天，微腰酸胀，纳食尚可，但进食肥甘厚味大便次数增多，稀软量少，尿常规正常，血压 110/80mmHg。

诊断：水肿。

方药：黄芪 30g，苍术 10g，茯苓 30g，薏苡仁 30g，桂枝 10g，白术 10g，甘草 10g，砂仁 10g，陈皮 10g，丹参 15g，红枣 10 枚。5 剂。

2010 年 1 月 20 日诊，症状减轻，要求作丸药治疗。

方药：红参 100g，阿胶、鹿胶、龟胶各 50g，肉苁蓉 50g，丹参 80g，白芍 50g，当归 60g，川芎 60g，巴戟天 60g，肉桂 30g，淫羊藿 50g，熟地 50g，鸡内金 50g，柴胡 50g，莪术 50g，黄芪 250g，三七 60g，菟丝子、枸杞子、五味子、覆盆子、补骨脂各 50g，山茱萸、山药、丹皮、泽泻各 50g，茯苓 150g，太子参 100g，白术、甘草、砂仁、佛手各 50g，薏苡仁 60g，鸡血藤 50g，做小蜜丸。

11. 何某某，女，58 岁，三里畈。2017 年 6 月 9 日初诊。

面目手足胫浮肿反复发作 3 年，时轻时重，头昏肢软乏力，睡差多梦（血压高坚持服药）尿常规正常，今甲功五项：TSH 为 11.31μIU/ml，FT3 为 2.88pg/ml，FT4 为 0.91ng/ml，甲状腺过氧化物酶抗体为 239.6IU/ml，甲状腺结合球蛋白抗体为 848.6IU/ml。

诊断：水肿。

方药：黄芪 30g，淫羊藿 10g，茯苓 50g，党参 18g，白术 20g，车前子 20g，泽泻 20g，当归 10g，桂枝 6g，甘草 10g，熟地 20g，枣皮 10g。7 剂。

2017 年 6 月 19 日诊，症状减轻浮肿亦减，守前方加仙茅 10g。10 剂。

12. 王某某，女，42 岁，三里畈。2006 年 11 月 13 日初诊。

颜面浮肿，以目胞为甚（4 年前患肾炎治愈），时或下肢，足部浮肿，伴头昏心慌，腰痛，饮食尚可，月经尚可。今尿常规：正常。

诊断：水肿。

方药：熟地 180g，丹参 80g，茯苓 150g，白术 60g，薏苡仁 60g，砂仁 50g，黄芪 250g，三七 60g，菟丝子 50g，枸杞子 50g，覆盆子 50g，补骨脂 50g，肉苁蓉 50g，党参 100g，红参 100g，阿胶、龟胶、鹿胶各 50g，山药 50g，丹皮 50g，泽泻 5g，淫羊藿 30g，肉桂 30g，甘草

50g,当归50g,做小蜜丸。

13. 刘某某,女,63岁,县人大。2009年9月12日初诊。

面目轻度浮肿数年,时轻时重,如遇阴雨天气,或过度疲劳,则浮肿加重,肢软乏力,睡眠差,纳食一般,舌淡苔白,脉沉细。

诊断:水肿(功能性水肿)。

方药:熟地60g,淫羊藿50g,红参100g,阿胶、龟胶、鹿胶各60g,薏苡仁80g,丹参80g,白术80g,太子参100g,茯苓100g,当归80g,巴戟天60g,肉苁蓉60g,砂仁80g,白芍50g,山茱萸50g,山药50g,丹皮50g,泽泻50g,茯苓150g,菟丝子50g,枸杞子50g,五味子50g,覆盆子50g,补骨脂50g,佛手50g,川芎50g,女真60g,做小蜜丸。此方为基础方,稍事加减,每年服1～2剂,坚持数年,2019年告知浮肿消退,精神、睡眠、饮食均正常。

14. 姜某某,女,50岁,工商局。2009年5月8日初诊。

早起目眼浮肿,下午足踝浮肿,按压凹陷,间断发作3年,夏季为甚,伴头昏肢软,纳食尚可,睡眠稍差,时阵发作燥而汗出,月经停用1年,血压130/90mmHg。尿常规:白细胞3～5;血常规:正常。

诊断:水肿(湿肿)。

方药:黄芪30g,薏苡仁30g,茯苓50g,仙茅10g,淫羊藿10g,白术10g,生地20g,黄柏10g,生牡蛎50g,防己10g,女贞子20g,丹皮10g。5剂。

15. 周某某,男,31岁,大河岸。1986年5月16日初诊。

浮肿3年,近年余一直浮肿未消,头昏肢软乏力,纳呆食少(去年医院诊断为肾病综合征),形寒怕冷无汗,舌苔白,脉沉。

诊断:水肿。

方药:附片10g,茯苓30g,淫羊藿12g,白术8g,泽泻10g,巴戟天10g,防己10g,车前子8g,猪苓20g,黄芪30g,党参15g。3剂。

1986年5月23日诊,症状稍减,尿蛋白3+。

方药:附片10g,车前子18g,厚朴10g,茯苓30g,泽泻12g,陈皮10g,白术10g,广木香5g,党参15g,草果8g,大腹皮12g,黄芪20g。9剂。

16. 江某某,女,46岁,白庙河。2004年11月15日初诊。

面部及足部浮肿,时肿时消,尿频尿急时作10余年,伴腰痛,时头昏,纳食尚可,时燥热出汗,月经周期规律,尿常规正常,县医院检查甲状腺功能正常。

诊断:水肿。

方药:黄芪30g,防己10g,茯苓50g,白术10g,薄荷15g,泽泻10g,鸡血藤15g,益母草15g,六一散30g,石苇15g,丹参15g,白茅根10g。6剂。

2004年11月29日诊,仍面部及足部浮肿,时作时消,时腰痛,燥热出汗消失,原血常规、尿常规、甲状腺功能均正常。尿检:白细胞0～2,尿蛋白+－。

方药:茯苓50g,白术15g,车前子15g,泽泻15g,苍术10g,桂枝3g,猪苓15g,益母草 15g,蒲公英 20g,石苇 15g,丹参 15g。5 剂。

2005 年 1 月 17 日诊,浮肿加重,时腰痛,弯腰时痛甚,月经规律,查 T3、T4、TSH、血、尿常规正常,舌质暗苔白。

方药:茯苓 50g,苍术 10g,白术 10g,桂枝 5g,益母草 20g,车前子 18g,黄芪 20g,猪苓 10g,甘草 10g,党参 10g,防己 10g,泽泻 15g,鸡血藤 20g。6 剂。

2005 年 1 月 28 日诊,仍浮肿,下午下肢浮肿甚,时腰痛,月经期浮肿加重,受凉症状亦加剧,月经规律,二便正常,舌质暗苔白厚。

方药:苍术 10g,茯苓 50g,厚朴 10g,泽泻 15g,薏苡仁 20g,益母草 18g,砂仁 10g,车前子 15g,桂枝 3g,丹参 15g,黄芪 15g,栝蒌皮 10g。5 剂。

2005 年 2 月 4 日诊,症状明显好转,如稍劳累即浮肿,纳食尚可,二便调。

方药:太子参 100g,黄芪 250g,三七 60g,熟地 150g,苍术 60g,茯苓 100g,白术 50g,砂仁 80g,陈皮 50g,甘草 50g,菟丝子、枸杞子、五味子、覆盆子、补骨脂各 50g,丹参 80g,薏苡仁 80g,泽泻 80g,山药 80g,红参 100g,车前子 80g,广木香 30g,淫羊藿 30g,肉桂 30g,猪苓 50g,当归 50g,丹皮 50g,做小蜜丸渐愈。

17. 肖某某,男,63 岁,浠水。2008 年 5 月 5 日初诊。

去年患“肾炎”经治愈。现症:上月右下肢“丹毒”经住院治疗已愈,此后双下肢浮肿,按之凹陷以右下肢为甚,纳食尚可,腰痛减轻,夜尿频而量少,心慌,舌苔白,脉弦。尿检:葡萄糖+、蛋白质++。血压 160/100mmHg。

诊断:水肿。

方药:薏苡仁 30g,土茯苓 30g,蒲公英 30g,茯苓 50g,杜仲 15g,黄芩 10g,黄芪 20g,丹参 15g,防己 10g,车前子 15g,连翘 15g。6 剂。

2008 年 5 月 19 日诊,现症:右下肢浮肿,足部皮肤起小丘疹,发痒,全身皮肤发痒,纳食尚佳,时心慌脉弦,血压 160/100mmHg,血糖 4.95mmol/L。

方药:黄柏 10g,莪术 10g,茯苓 50g,土茯苓 20g,蒲公英 30g,白藓皮 10g,生地 20g,蝉蜕 10g,金银花 20g,当归 10g,大青叶 20g,地肤子 10g。5 剂。

2008 年 7 月 18 日诊,早上面目微浮肿,舌苔白中厚腻,脉沉弦。血压 140/100mmHg。尿检:隐血+,蛋白+。

方药:益母草 30g,茯苓 50g,车前子 20g,蒲公英 30g,玉米须 20g,地龙 10g,蝉蜕 10g,泽泻 20g,黄芪 20g,白术 10g,丹参 15g,茅根 20g。8 剂。

2008 年 7 月 30 日诊,面部浮肿减轻,下肢仍水肿,按之凹陷,胃脘胀塞食后胀增,纳食尚可,舌苔白,脉沉弦,血压 130/90mmHg,2008 年 7 月 29 日浠水县人民医院血常规正常,尿素氮 5.1mmol/L,尿酸 29.1μmol/L,肌酐 53μmol/L。

方药:桂枝 8g,白术 10g,泽泻 30g,蝉蜕 10g,地龙 10g,黄芪 30g,茯苓 60g,益母草 30g,蒲公英 30g,猪苓 15g,甘草 10g。8 剂。

2008 年 8 月 11 日诊,浮肿减轻,双下肢水肿亦减,腹胀减轻。现症:双下肢轻度浮肿,按之凹陷,又足发痒,胃脘部胀塞,食后腹胀,舌苔白,脉沉弦,血压 130/80mmHg,尿检：尿蛋白(十一)。

方药：①内服方。桂枝10g，地龙10g，白术10g，泽泻30g，蝉蜕10g，益母草30g，蒲公英30g，黄芪30g，猪苓15g，茯苓30g。8剂。②蛇床子20g，大黄15g，黄柏10g，艾叶10g，虎杖15g，苦参30g，煎水外洗。3剂。

2008年8月25日诊，下肢轻度浮肿，肢软乏力，腹胀消，纳食稍差，舌苔白，脉弦，血压130/80mmg，守前方加丹参15g，车前子30g，白茅根20g，茯苓改为60g。8剂。

18. 陈某某，女，16岁，凤山镇。2003年9月1日初诊。

1996年患肾炎。现症：双目浮肿月余，肢软乏力，县医院血常规正常，今尿检：蛋白30mg/dl。

诊断：水肿。

方药：益母草18g，茯苓50g，金银花15g，连翘15g，车前子10g，地龙10g，苏叶10g，防风8g，蝉蜕10g，蒲公英20g，地肤子8g，姜皮10g。4剂。

2003年9月10日诊，浮肿消退，精神尚可，尿常规正常，舌苔白脉缓。

方药：茯苓50g，益母草15g，白术10g，蒲公英20g，金银花15g，地肤子8g，连翘12g，蝉蜕8g，车前子12g，泽泻10g。5剂。

19. 周某某，女，49岁，古庙河。2006年5月12日初诊。

头昏肢软，背心胀痛，时而浮肿，间断发作两年余，饮食尚可，腰骶疼痛，月经超前，23天左右一次，白带夹。黄量多，味臭。时外阴瘙痒，时小腹胀而不适，咳嗽时胸闷。尿检：红细胞细胞2～3，蛋白＋。血压130/80mmHg。

诊断：水肿。

方药：益母草20g，茯苓30g，泽泻15g，蒲公英20g，麻黄18g，法半夏10g，黄芩10g，杏仁10g，桑白皮10g，苍术10g，薏苡仁20g，金银花15g，茅根。6剂。

2006年5月22日诊，症状减轻，去泽泻，加沙参15g。6剂。

20. 刘某某，女，39岁，县政府。1983年5月7日初诊。

1976年因雨淋后面目、手足浮肿，时轻时重，经多次尿检未见异常，困倦思睡，经前后浮肿加重，舌苔白，脉缓。

诊断：水肿。

方药：苍术15g，车前子15g，陈皮10g，泽泻12g，防己10g，甘草6g，猪苓15g，茯苓15g，桂枝8g，姜皮10g，厚朴10g，黄芪15g。4剂。

1983年5月12日诊，面目手足浮肿减轻，遇阴雨天加甚，困倦思睡，目胀涩，饮食正常，月经规律，经前后浮肿加剧，舌苔白，脉缓。

方药：黄芪15g，车前子10g，茯苓皮15g，白茅根30g，防己10g，泽泻15g，红枣5枚，苍术10g，白术10g，桂枝10g，生姜3片，茯苓30g，白芍10g，甘草6g。7剂。

【按语】《景岳全书·肿胀》篇曰：“凡水肿等证，乃脾肺肾三脏相干之病。盖水为至阴，故其本在肾；水化于气，故其标在肺，水唯畏土，故其制在脾。今肺气虚则气不化精而化水，脾虚则土不制水而反克，肾虚则水无所主而妄行。”故肺、脾、肾三脏功能失调，实为水肿形成之关键。肺主一身之气，若肺气失于通调，水液不能下输膀胱；脾主运化，若脾土失于运化，水湿内停；肾主水液，若肾气失于蒸化，开阖不利，水无所主而妄行，则水液潴留，形成水肿。

《素问·汤液醪醴论》提出："平治于权衡，去菀陈莝……开鬼门，洁净府。"《金匮要略》云："诸有水者，腰以下肿，当利小便；腰以上肿，当发汗乃愈。"余治疗水肿时，常依据这些原则，采用发汗、利尿、逐水及健脾益气、温阳利水等法。阳水多实，治以祛邪为主，常用发汗、利水、攻下等法；阴水多虚，治以扶正为主，常用健脾、温肾、化气行水等法。然临床中，水肿之病机往往虚实夹杂，治疗时需灵活变通，不可拘泥于一法一方。

36 淋证

淋证是以小便频数短涩、淋沥刺痛、小腹拘急，或痛引腰腹、排尿不利等为主要症状的一类疾病。多因外感湿热、饮食不节、情志失调、体虚劳倦，导致肾与膀胱气化不利或气化无权所致。正如《诸病源候论》所言："诸淋者，由肾虚而膀胱热故也。"类似于西医的急、慢性尿路感染，泌尿道结核，尿路结石，急、慢性前列腺炎，乳糜尿，尿道综合征等病证。《景岳全书》提出"凡热者宜清，涩者宜利，下陷者宜升提，虚者宜补，阳气不固者宜温补命门"的治疗原则，根据病情的不同，灵活运用清热、利湿、补虚、温阳等法。临床中常见的淋证类型有热淋、石淋、劳淋等三类。

一、热淋

热淋是淋证中最为常见的一种类型，主要表现为小便频数、赤短涩痛，常伴有腰痛或小腹胀痛。多因恣食辛热、肥甘；或酗酒，酿成湿热；或下阴不洁，秽浊之邪侵入下焦，酿成湿热；或风热风寒之邪乘虚袭表，太阳经气先病，引动膀胱湿热之邪；或因心火亢盛，下移小肠。以上诸因皆可导致湿热蕴结下焦，膀胱气化不利，发生热淋。正如《诸病源候论》所言："热淋者三焦有热，气搏于肾，流入于胞而成淋也，其状小便赤涩。"常用生地、滑石、甘草、茯苓、车前子、萹蓄、瞿麦、蒲公英、金银花为基础方，随证加减。方中茯苓、车前子利水渗湿；金银花、连翘、蒲公英、甘草清热解毒；瞿麦、萹蓄利水通淋；栀子、滑石清热利湿。诸药合用，共奏清热利湿通淋之效。

1. 曾某某，女，48 岁，凤山镇。2001 年 11 月 12 日初诊。

2001 年 11 月 4 日开始自觉排尿胀涩不适，尿频，口服中西药物治疗少效。现症：右侧腰痛，小腹胀痛，尿赤涩，舌苔白，脉弦。

诊断：淋证。

方药：生地 18g，木通 6g，半枝莲 12g，石苇 10g，连翘 18g，瞿麦 18g，蒲公英 18g，竹叶 6g，知母 10g，黄柏 10g，茯苓 30g。3 剂。

2001 年 11 月 16 日诊，尿赤涩好转，腰痛明显减轻，仍尿黄，精神差，胃脘部不适，舌苔白厚，尿蛋白十一。

方药：生地 18g，木通 6g，半枝莲 12g，石苇 10g，连翘 18g，瞿麦 18g，蒲公英 18g，知母 10g，黄柏 10g，茯苓 30g，地龙 10g，丹参 15g。5 剂告愈。

2. 汪某某，女，48岁，石桥铺。2002年4月3日初诊。

尿频尿急，小腹作胀，腰骶部胀痛10余天，白带多，月经提前，时或浮肿。尿常规：蛋白质+，隐血+。

诊断：淋证。

方药：萹蓄12g，瞿麦12g，车前子18g，茯苓30g，蒲公英20g，生地18g，六一散30g，山栀10g，泽泻10g，金银花12g。4剂。

2002年4月16日诊，症状明显减轻，仍时腰骶部胀痛。尿检：隐血2+(月经净后3天)。

方药：萹蓄15g，六一散20g，瞿麦15g，金银花18g，山栀10g，茯苓50g，蒲公英30g，连翘18g，生地10g，车前子18g。4剂告愈。

3. 王某某，女，55岁，古庙河。2002年7月27日初诊。

发热，恶寒20天，头昏心慌，肢软乏力，下肢浮肿，胃脘胀塞，腹部臌胀，面色萎黄，素有“类风湿性关节炎”，心二、三尖瓣可闻及收缩期杂音。B超：肝脾肿大，胆囊炎。血常规：白细胞$4.6\times10^{9}/L$，红细胞$3.21\times10^{12}/L$，血红蛋白54g/L。尿检：隐血3+，蛋白质3+。

诊断：淋证(肾盂肾炎?)。

方药：金银花18g，六一散30g，连翘18g，蒲公英20g，石苇18g，荆芥10g，柴胡10g，地龙10g，紫花地丁10g，茯苓50g，黄芩10g。6剂。

2002年8月10日诊，症状减轻，精神较佳，仍下肢浮肿，有尿涩感。尿常规：尿蛋白质±，隐血2+。

方药：六一散30g，金银花12g，蒲公英20g，石苇18g，生地15g，瞿麦15g，萹蓄12g，茯苓50g，野菊花10g，连翘18g，益母草15g，柴胡10g。5剂诸症消失。

4. 王某某，女，27岁，浠水华桂。2004年9月13日初诊。

昨日发热，头昏肢软乏力，小腹胀，尿赤涩，白带夹黄量多，B超未见明显异常。尿常规：尿蛋白+，隐血3+，白细胞3～5。

诊断：淋证。

方药：金银花15g，石苇15g，车前子15g，茯苓30g，生地15g，益母草20g，连翘15g，防风10g，六一散20g，蒲公英20g，地龙10g，荆芥10g。5剂。

2004年9月20日诊，发热头昏、尿频症状减轻，精神好转。今尿常规：隐血++，白细胞3～5。

方药：金银花15g，石苇15g，六一散30g，蒲公英20g，野菊花10g，连翘15g，瞿麦15g，山栀10g，生地15g，萹蓄10g，车前子15g。5剂。

2004年10月4日诊，临床症状消失。尿检：隐血1+。舌苔白。

方药：金银花15g，石苇15g，六一散30g，蒲公英20g，野菊花10g，连翘15g，山栀10g，生地15g，半枝莲12g，小蓟10g，蒲黄10g，三七8g。6剂告愈。

5. 王某某，女，14岁，骆驼坳。2005年7月27日初诊。

尿频、尿急，赤涩点滴，甚则失禁，无尿痛感，间断发作5～6年。月经来潮。尿常规：隐血++。

诊断：淋证。

方药：半枝莲10g，半边莲10g，六一散20g，生地10g，三七5g，石苇15g，连翘15g，益母草15g，小蓟5g，蒲黄炭5g，丹皮5g，覆盆子8g。5剂。

2005年8月24日诊，仍尿频尿急，纳食尚可，武汉协和医院B超示：膀胱未见异常。

方药：半边莲15g，六一散30g，生地10g，石苇10g，萹蓄10g，瞿麦10g，车前子15g，蒲公英15g，木通3g，竹叶5g，连翘15g。6剂。

6. 吕某某，女，57岁，浠水路口。2006年6月12日初诊。

复5月19日诊，服药后症减，后又腰痛，尿频赤涩。6月6日尿检：隐血+++，蛋白质++。现症：腰痛，头昏肢软乏力，时尿赤涩。今尿检：隐血±。

诊断：淋证。

方药：金银花20g，石苇15g，六一散30g，生地15g，萹蓄15g，瞿麦10g，蒲公英20g，茯苓30g，车前子15g，连翘15g，虎杖15g。6剂。

2006年6月19日诊，症减轻，守前方6剂。

7. 杨某某，男，50岁，三里畈。2007年12月6日初诊。

尿频、尿急、尿痛3天，伴腰痛，尿黄，时常带血。B超：泌尿系正常。尿常规：白细胞1～3。

诊断：淋证。

方药：石苇15g，六一散30g，蒲公英20g，生地20g，车前子15g，金银花15g，瞿麦20g，萹蓄10g，木通5g，土茯苓30g，白茅根20g。5剂。

2007年1月2日症状好转，时而滴白，守前方。5剂。

2007年12月20日诊，又作2天，前方加琥珀10g、虎杖15g、王不留行15g，去木通。6剂。

8. 瞿某某，女，69岁，浠水胡河。2007年1月15日初诊。

时尿胀涩，精神稍差。尿检：白细胞1～3，蛋白+。血压180/100mmHg，舌苔白。

诊断：淋证。

方药：益母草20g，土茯苓20g，地龙10g，萹蓄10g，蒲公英20g，车前子15g，钩藤10g，菊花10g，丹参15g，金银花10g，石苇10g，黄芩10g，白茅根10g。8剂。

2007年1月24日诊，血压110/80mmHg。现症：时尿胀涩，尿频，精神饮食稍差，舌苔白。尿常规：蛋白质+，白细胞0～1。

方药：益母草15g，生地15g，地龙10g，萹蓄15g，蒲公英20g，六一散30g，石苇15g，黄芩10g，金银花15g，车前子15g，蝉蜕10g，白茅根20g。6剂。

2007年2月2日诊，服药后尿赤涩明显好转，时有轻微胀涩，咳嗽半个月，咳痰白，量少，时觉咽中如有痰阻，饮食尚可，舌苔白薄，脉弦细，血压140/80mmHg。尿检：蛋白+。

方药：益母草20g，蒲公英20g，车前子15g，金银花10g，黄芩10g，石韦15g，茯苓30g，连翘15g，丹参15g，六一散30g，白茅根20g，地龙10g。8剂渐愈。

9. 王某某，女，43岁，三里畈。2007年4月2日初诊。

前日发热恶寒，头身腰痛，尿时赤涩胀痛（阵作），头昏肢软乏力。尿检：白细胞＋＋＋＋。

诊断：淋证。

方药：石韦18g，萹蓄15g，瞿麦15g，蒲公英20g，六一散30g，连翘15g，大黄5g，生地15g，荆芥10g，金银花15g，野菊花10g，白茅根20g。6剂。

2007年4月9日诊，症状基本消失。现症：时左侧腰部胀痛，饮食尚可，精神转佳，时心慌，右侧小腿外侧时发麻。2007年4月9日尿检：正常。舌苔白，脉缓。

方药：金银花20g，石韦20g，黄芩10g，六一散30g，蒲公英20g，生地15g，瞿麦10g，萹蓄10g，连翘15g，车前子15g，土茯苓20g，白茅根30g，甘草6g。6剂告愈。

10. 雷某某，男，62岁，凤山镇。2014年9月2日初诊。

6月20日做前列腺微创手术，术后尿赤涩，尿痛，尿频尿急，伴欲大便，饮食差，胃脘部胀塞不适，舌苔白中厚。

诊断：淋证。

方药：石韦30g，滑石30g，琥珀8g，瞿麦20g，萹蓄10g，生地20g，白芍30g，甘草10g，白茅根30g，山栀10g，延胡索15g，牛膝10g，桃仁10g。6剂。

2014年9月9日诊，症状稍减轻，前方加金钱草30g，蒲公英30g，龙胆草10g，海金沙15g，去山栀。6剂。

11. 江某某，女，47岁，凤山镇。2008年6月20日初诊。

尿频赤涩不适，时作时止10余年，加重1年，近又加重，尿前小腹作胀，尿后尿道赤涩，口干，时泛酸，大便干结，有痔疮。2008年6月16日妇科阴道赘生物病检：考虑尖锐湿疣。

诊断：淋证。

方药：生地20g，黄柏10g，石韦20g，六一散30g，车前子18g，琥珀8g，萹蓄10g，瞿麦10g，蒲公英30g，大黄5g，土茯苓30g，白茅根3g。6剂。

2008年7月2日诊，诸症均稍减，仍尿黄尿，赤涩减轻，守前方加萆薢10g。6剂。

12. 郭某某，女，65岁，凤山镇。2012年11月19日初诊。

尿频赤涩10余天，腰背部胀痛，呃气。原B超：胆囊结石、胆囊炎。今日尿检：蛋白＋＋，隐血＋＋。

诊断：淋证。

方药：生地20g，石韦30g，蒲公英30g，瞿麦10g，萹蓄10g，滑石30g，土茯苓30g，山栀10g，车前子18g，连翘20g，白茅根10g，玉米须20g。6剂。

2012年11月27日诊，诸症减轻，舌苔白厚。尿常规：隐血＋，蛋白＋。守前方加小蓟炭10g、仙鹤草30g、旱莲草20g、半边莲20g，去瞿麦、连翘、土茯苓。6剂。

13. 李某某，女，17 岁，招待所。1983 年 6 月 20 日初诊。

自 8 岁起，时发尿急尿频，小腹作胀，尿黄，遇热出汗多即发，头昏心悸，肢软乏力，饮食不正常，月经尚规律，脉缓。

诊断：淋证。

方药：生地 15g，山栀 10g，赤小豆 10g，木通 10g，车前子 10g，连翘 10g，六一散 20g，石韦 10g，金钱草 15g，黄柏 10g，茯苓 18g，泽泻 10g。4 剂。

1983 年 7 月 2 日诊，症状稍减，舌尖红苔白，脉缓。

方药：生地 18g，山栀 10g，连翘 10g，木通 10g，石韦 10g，金钱草 20g，六一散 20g，茯苓 20g，萹蓄 15g，知母 8g，黄柏 10g，赤小豆 15g。4 剂。

14. 万某某，女，32 岁，凤山镇。1980 年 5 月 3 日初诊。

小腹胀痛，尿频尿急尿胀，白带多已月余，头昏肢软。

诊断：淋证。

方药：乌药 10g，冬葵子 10g，沉香 6g，甘草 10g，当归 10g，白芍 15g，滑石 30g，石苇 15g，青皮 10g，白茅根 30g，瞿麦 20g。3 剂。

1980 年 5 月 6 日诊，小腹胀痛减轻，尿次减少，仍时胀痛，舌淡脉弦。

方药：白芍 15g，甘草 10g，沉香 10g，石苇 10g，青皮 10g，当归 10g，瞿麦 10g，茯苓 18g，滑石 15g，乌药 10g。3 剂。

15. 陈某某，女，51 岁，浠水。2017 年 7 月 21 日初诊。

左侧腰腹痛（肾区）胀，尿频，尿时有涩赤，尿道口有感染。尿常规：隐血 3＋。

诊断：淋证。

方药：生地 20g，瞿麦 15g，萹蓄 10g，石苇 30g，白茅根 30g，小蓟 10g，滑石 30g，甘草 10g，蒲黄炭 10g，蒲公英 30g，仙鹤草 30g。6 剂。

2017 年 8 月 3 日诊，尿赤涩感减轻。尿常规：隐血＋＋。守前方加旱莲 20g、地榆 15g。7 剂渐愈。

二、石淋

石淋，又称“砂淋”或“砂石淋”，主要表现为小便滴沥、尿中排出砂石，或小便突然中断，或茎中疼痛。石淋多因湿热下注，煎熬尿液，结为砂石，亦与气滞血瘀、脾肾亏虚等因素有关。正如《食医心鉴》所言：“石淋者，淋而出石，肾主水，水结而成石也。”临床常用石苇、滑石通淋滑窍，排泄砂石；车前子降火利尿；瞿麦利水通淋；金钱草、海金沙、鸡内金加强利水通淋之效；腰腹疼痛难忍者，加白芍、甘草缓急止痛；兼尿血者，加大蓟、小蓟、蒲黄，以凉血止血；热甚者，加金银花、连翘、蒲公英清热解毒。诸药共奏清热利湿，排石通淋之效。

1. 余某某，男，42 岁，三里桥。1980 年 10 月 8 日初诊。

9 月 22 日突发右侧腰痛，放射至该侧小腹，尿急尿频（痛前尿血 3 次），脉弦。

诊断：石淋。

方药：金钱草 30g，大黄 12g，六一散 30g，海金沙 15g，山栀 10g，茯苓 15g，瞿麦 15g，车前子 15g，石苇 15g，萹蓄 10g，琥珀 6g。5 剂。

1980 年 10 月 13 日诊，仍尿频尿急，涩痛尿黄，脉弦，苔白。B 超检查：左侧输尿管结石。

方药：瞿麦 15g，木通 10g，金钱草 30g，生地 15g，六一散 30g，沉香 10g，乌药 10g，山栀 10g，琥珀 6g，石苇 10g，车前子 12g，海金沙 15g(共碾细末，每日 3 次，每次 10g，开水冲服)。

1980 年 10 月 19 日诊，尿频尿急消失，睾丸胀痛不舒，舌苔白腻，脉弦。

方药：瞿麦 15g，六一散 30g，生地 15g，木通 10g，金钱草 30g，沉香 10g，乌药 10g，车前子 15g，琥珀 6g，石苇 12g，栀仁 10g，海金沙 15g。5 剂。

2. 陈某某，女，35 岁，白庙河。1980 年 4 月 5 日初诊。

左侧小腹胀痛，腰痛，四肢酸胀，尿赤涩，尿路胀涩，B 超检查：左侧肾结石。

诊断：石淋。

方药：金钱草 30g，滑石 20g，甘草 10g，瞿麦 10g，山栀 10g，车前子 10g，茯苓 18g，木通 10g，生地 10g，海金沙 15g，萹蓄 10g。4 剂。

1980 年 4 月 21 日诊，左侧腰、小腹仍有胀痛，尿道胀涩。

方药：金钱草 30g，滑石 20g，甘草 10g，瞿麦 10g，车前子 10g，泽泻 10g，茯苓 18g，海金沙 15g，木通 10g，石苇 10g，陈皮 10g，山栀 6g。5 剂。

1980 年 4 月 26 日诊，症状明显好转，时尿道胀涩不适。

方药：金钱草 30g，滑石 20g，甘草 10g，瞿麦 10g，车前子 10g，泽泻 10g，茯苓 18g，海金沙 10g，木通 10g，石苇 10g，陈皮 10g，山楂 6g。5 剂。

3. 朱某某，女，48 岁，塔山。2002 年 7 月 29 日初诊。

右侧腰痛，尿频尿急尿痛 1 天，呕吐 1 次，上腹作痛，舌苔白。B 超示：左侧肾轻度积水，输尿管结石可能。

诊断：淋证。

方药：金钱草 20g，六一散 30g，车前子 18g，泽泻 10g，茯苓 30g，石苇 20g，瞿麦 18g，萹蓄 12g，海金沙 18g，延胡索 12g。5 剂。

2002 年 8 月 5 日诊，左侧腰腹痛减轻。B 超示：左侧输尿管下段结石并左肾轻度积水。舌黄白厚。

方药：金钱草 20g，六一散 30g，车前子 18g，石苇 18g，海金沙 15g，瞿麦 18g，萹蓄 12g，大黄 5g，茯苓 50g，蒲公英 20g，延胡索 12g。5 剂。

4. 毛某某，男，50 岁，骆驼坳。2008 年 10 月 4 日初诊。

右肾区、小腹疼痛半月，时轻时重，尿频尿赤涩。B 超：右肾内多个强光团其中一个大小为 0.8cm×0.5cm，提示右肾多发性结石，右侧输尿管上段扩张，右肾轻度积水。

诊断：石淋。

方药：金钱草 30g，海金沙 15g，鸡内金 10g，石苇 10g，六一散 30g，青蒿 15g，瞿麦 15g，延胡索 15g，车前子 15g，琥珀 8g，茯苓 30g，白茅根 20g。6 剂。

2008 年 10 月 18 日诊，疼痛减轻，守前方，去延胡索、白茅根，加冬葵子 10g、王不留行 10g。6 剂。

5. 叶某某，男，50 岁，白莲乡。2003 年 2 月 25 日初诊。

原肾结石，腰痛。B 超检查提示肾结石，服中药后其痛减轻，无特殊不适，舌苔白。

诊断：石淋。

方药：金钱草 30g，六一散 30g，海金沙 15g，石苇 10g，鸡内金 10g，穿山甲 8g，瞿麦 18g，萹蓄 15g，生地 10g，茯苓 30g，车前子 18g。4 剂。

2003 年 3 月 11 日诊，经治疗后腰痛消失。B 超示：左肾结石。心电图：正常。

方药：金钱草 30g，鸡内金 10g，海金沙 18g，莪术 10g，石苇 18g，萹蓄 10g，穿山甲 8g，王不留行 10g，瞿麦 10g，六一散 30g。5 剂。

2003 年 6 月 20 日诊，原肾结石，近 4 天又发作，腰痛，腹痛，尿频尿急尿赤。B 超示：双肾结石。

方药：海金沙 10g，蒲公英 18g，金钱草 20g，六一散 20g，鸡内金 10g，石苇 18g，萹蓄 15g，瞿麦 18g，穿山甲 6g，茯苓 30g，车前子 18g。5 剂。

6. 郭某某，男，58 岁，浠水县。2005 年 11 月 18 日初诊。

小腹部疼痛 3 天，不吐不泻，纳食尚可，大便日 1 次，成形，精神尚可，尿黄。X 线钡餐示：胃下垂伴球炎。B 超示：肝内胆管结石、右肾结石并轻度积水、肝稍大、脾稍大。

诊断：石淋。

方药：金钱草 30g，延胡索 10g，六一散 30g，海金沙 15g，鸡内金 10g，车前子 15g，柴胡 10g，蒲公英 20g，甘草 5g，白芍 30g。5 剂。

2005 年 11 月 23 日诊，腹痛止，纳食、睡眠均正常。

方药：金钱草 30g，六一散 30g，海金沙 10g，鸡内金 10g，蒲公英 20g，车前子 15g，白芍 30g，茯苓 30g，石苇 15g，瞿麦 10g。6 剂。

7. 何某某，女，60 岁，凤山镇。2008 年 1 月 4 日初诊。

右侧腰腹疼痛，2007 年 8 月 5 日 B 超：右侧输尿管下段结石，右肾积水。自购排石颗粒口服约 2 个月，今复查：右侧输尿管结石，右肾积水。尿无痛感，纳食正常。

诊断：石淋。

方药：金钱草 30g，海金沙 10g，当归 10g，石苇 20g，车前子 15g，瞿麦 15g，六一散 30g，蒲公英 20g，萹蓄 10g，茯苓 50g。7 剂。

2008 年 1 月 18 日诊，腰痛消失，前方加王不留行 15g。7 剂。

8. 陈某某，女，63 岁，大河岸。1980 年 10 月 4 日初诊。

小腹胀痛，尿急胀涩，微痛，时轻时重，已 2 个月，头昏肢软，饮食少，手足关节疼痛，脉弦沉。血压 140/80mmHg。B 超：肾结石。

诊断：石淋。

方药：车前子10g，石苇15g，北沙参15g，萹蓄10g，茯苓15g，荔枝核10g，山栀10g，黄芪15g，六一散20g，乌药10g，升麻6g，柴胡8g。4剂。

1980年10月11日诊，服药后，症状减轻，尿时小腹胀痛，尿急尿黄，饮食稍多，头昏肢软，手足关节酸痛，脉滑。

方药：车前子12g，琥珀6g，石苇15g，萹蓄12g，六一散20g，金钱草30g，山栀10g，木通10g，荔枝核10g，乌药10g，橘核10g，生地15g。4剂。

9. 董某某，女，32岁，机械厂。1980年10月16日初诊。

13日始觉头昏腰痛，尿频、尿急、尿痛，尿道赤涩，今天上午又发热恶寒，精神不好，不吃东西，舌苔白薄，脉滑。尿检：白细胞、上皮细胞满视野，蛋白2+。体温37.4℃。

诊断：淋证。

方药：金钱草20g，蒲公英15g，石苇10g，六一散30g，木通10g，瞿麦15g，山栀10g，车前子10g，萹蓄10g，金银花15g，泽泻10g，连翘15g。4剂。

1980年10月30日诊，服药后，膀胱刺激征消失，寒热退，仍头昏肢软乏力，饮食少。10月27日尿检：白细胞+。舌淡苔白腻，脉缓。

方药：蒲公英15g，石苇10g，木通10g，金银花15g，紫花地丁10g，生地10g，山栀10g，萹蓄10g，瞿麦10g，车前子10g，六一散20g，茯苓15g。4剂。

10. 彭某某，女，24岁，三港。1980年11月18日初诊。

今年5月起间断发作尿急、尿频、尿痛、尿黄，近期加重。B超提示：右肾结石。

诊断：石淋。

方药：海金沙15g，车前子15g，山栀10g，沉香10g，乌药15g，玄参10g，琥珀6g，瞿麦10g，木通10g，生地15g，萹蓄12g，茯苓15g。5剂。

1980年11月29日诊，症状较前减轻，尿时尿道疼痛，尿黄，脉缓。

方药：海金沙15g，乌药15g，沉香10g，瞿麦10g，木通10g，琥珀6g，萹蓄10g，茯苓15g，生地15g，山栀10g，车前子15g，玄参10g，茯苓15g。5剂。

11. 李某某，女，64岁，白莲河。2008年8月27日初诊。

尿频、尿赤涩10余天，伴腰痛腹痛，时肉眼血尿，头昏肢软乏力，纳呆食少。B超：右肾结石。尿检：尿蛋白(1～3)。

诊断：石淋。

方药：金钱草30g，六一散30g，石苇20g，生地20g，瞿麦15g，萹蓄15g，车前子15g，海金沙10g，鸡内金10g，茯苓50g，白茅根20g。6剂。

2008年9月13日诊，症状减轻，守前方加大黄5g，蒲公英30g，去海金沙，茯苓。6剂。

12. 叶某某，女，54岁，白莲。2009年11月20日初诊。

形寒发热，右侧腰痛(肾区)，尿频，尿急尿痛尿血8天，经当地治疗少效。B超：右侧肾结石；尿检：隐血3+，蛋白2+，白细胞3+。

诊断：淋证(肾结石、肾盂肾炎)。

方药：蒲公英 30g，六一散 30g，石苇 20g，生地 20g，野菊花 10g，萹蓄 15g，瞿麦 10g，大黄 5g，金银花 15g，虎杖 15g，荆芥 10g，白茅根 30g。5 剂。

2009 年 11 月 25 日诊，症状明显好转。尿检：尿隐血±，守前方去荆芥，大黄，加山栀 10g，砂仁 10g，金钱草 30g，鸡内金 10g。6 剂。

2009 年 12 月 11 日诊，B 超正常。尿检：白细胞 0～2。前方去荆芥、大黄。5 剂。

13. 肖某某，女，19 岁，凤山镇。1981 年 8 月 24 日初诊。

左侧小腹昨突发性疼痛，甚则呕吐，持续不止，尿频尿急，赤涩疼痛，不发热。B 超提示：左侧输尿管结石。

诊断：石淋。

方药：延胡索 10g，香附 12g，枳壳 10g，乌药 10g，滑石 20g，广木香 10g，白芍 30g，金钱草 30g，乳没共 10g，甘草 10g，琥珀 6g，柴胡 10g。2 剂。

1981 年 8 月 26 日诊，腹痛等证消失。

方药：金钱草 30g，鸡内金 10g，茯苓 20g，琥珀 6g，乌药 10g，滑石 20g，泽泻 10g，枳壳 10g，石苇 15g，甘草 10g，白芍 20g，车前子 15g。5 剂。

14. 徐某某，男，30 岁，三港。2004 年 12 月 20 日初诊。

今年 11 月 20 日左侧中下腹部疼痛（结石）经门诊治疗痛止，12 月 17 日又作左侧肾区及小腹部剧痛。B 超：左侧肾结石伴轻度积水，右侧输尿管结石伴上段扩张。

诊断：石淋。

方药：金钱草 20g，鸡内金 10g，海金沙 10g，石苇 15g，六一散 30g，瞿麦 15g，萹蓄 15g，大黄 5g，琥珀 5g，生地 10g，山栀 10g。5 剂。

2005 年 1 月 2 日腹痛止，时有尿时不适感。

方药：金钱草 30g，海金沙 15g，鸡内金 10g，石苇 20g，六一散 30g，萹蓄 10g，瞿麦 15g，车前子 15g，茯苓 30g，蒲公英 20g，泽泻 15g。6 剂。

15. 夏某某，男，21 岁，骆驼坳。2006 年 7 月 24 日初诊。

时而小腹胀痛，间断发作年余，又作 1 天，右小腹胀痛。2006 年 7 月 21 日 B 超：双肾结石。

诊断：石淋。

方药：金钱草 30g，六一散 30g，海金沙 15g，鸡内金 10g，石苇 20g，瞿麦 10g，萹蓄 15g，白芍 30g，延胡索 15g，香附 15g，茯苓 50g。6 剂。

2006 年 8 月 23 日诊，痛减，守前方加琥珀 8g。7 剂。

三、劳淋

劳淋是淋证中较为复杂的一种类型，主要表现为小便淋沥不断，涩痛不甚，遇劳即发。劳淋多因久淋不愈，湿热耗伤正气，或久病体弱，或房室劳伤，或思虑过度，导致脾肾亏虚，脾虚则中气下陷，肾虚则下元不固，而致尿时艰涩疼痛，遇劳即发。正如《诸病源候论·淋病诸候》所言："劳淋者，谓劳伤肾气，而生热成淋也。"

治疗劳淋常以健脾益气、补肾固涩为法,常用黄芪、党参、白术、茯苓等药为基础方,随证加减。若脾虚中气下陷,加升麻、柴胡升提中气;若肾虚下元不固,加菟丝子、覆盆子补肾固涩。诸药合用,共奏健脾益气、补肾固涩之效。

1. 郭某某,女,53 岁,电力局。2001 年 4 月 10 日初诊。

1995 年始患血压升高,近 2 个月来尿频尿急,有赤涩感,尿量亦多,发作时血压升高,伴头昏目胀,肢软乏力,失眠多梦,舌苔白,脉弦(发作时心悸不适),时而尿检蛋白、潜血阳性。武汉附一医院检查 B 超:双肾输尿管膀胱正常,未见明显异常。

诊断:劳淋。

方药:炙甘草 10g,百合 18g,生地 18g,竹叶 10g,益智仁 10g,大枣 10 枚,芡实 20g,乌药 18g,山药 20g,茯苓 20g。4 剂。

2001 年 4 月 16 日诊,自觉症状减轻,夜尿少,精神转佳,舌苔薄白,口干减轻,脉弦。

方药:炙甘草 10g,百合 18g,生地 18g,竹叶 10g,益智仁 10g,大枣 10 枚,芡实 20g,乌药 18g,山药 20g,茯苓 20g,北沙参 12g,浮小麦 10g,白茅根 10g。5 剂。

2001 年 5 月 8 日诊,如过劳则小腹有坠胀感,夜尿 1 次,无尿频尿急、伴头昏肢软乏力,睡仍差,舌苔白,脉弦。

方药:炙甘草 12g,百合 18g,生地 18g,竹叶 10g,益智仁 10g,芡实 20g,山药 20g,茯苓 30g,乌药 18g,大枣 10 枚,浮小麦 20g。5 剂告愈。

2. 李某某,女,56 岁,交通局。2002 年 10 月 21 日初诊。

小腹部发热,夜晚消失,活动后加重,夜尿频,有坠胀胀涩感,纳食尚可,尿不黄,脉弦细。妇检:子宫附件正常。

诊断:劳淋。

方药:柴胡 10g,黄芪 30g,生地 18g,升麻 5g,太子参 10g,甘草 10g,丹皮 10g,红枣 10 枚,木通 5g,当归 10g,苦参 15g。4 剂。

2002 年 12 月 25 日诊,症状减轻,仍尿频,小腹胀,腰痛,尿不黄,舌苔白,脉弦,血压 120/80mmHg。

方药:黄芪 30g,柴胡 8g,升麻 8g,菟丝子 10g,益智仁 10g,五味子 10g,甘草 10g,白术 10g,补骨脂 10g,生地 20g,红枣 10 枚,枸杞子 10g。5 剂。

3. 周某某,女,64 岁,设备厂。2002 年 8 月 26 日初诊。

尿频、小腹胀、腰酸胀痛,反复发作,尿隐血半年。协和医院检查诊断为:膀胱出口梗阻性可疑? 神经性膀胱炎。4 月 15 日膀胱镜检查:膀胱炎。B 超:未见异常。现症:肢软无力,小腹作胀,胀则欲尿,舌苔白腻,脉弦细。

诊断:劳淋。

方药:黄芪 30g,升麻 3g,柴胡 8g,六一散 30g,党参 10g,当归 8g,小茴香 3g,丹皮 10g,半枝莲 18g,半边莲 18g,白术 10g,石苇 20g,连翘 18g。4 剂。

2002 年 9 月 2 日诊,仍尿频,小腹作胀,口干,烦躁,睡差、多梦,纳食差,舌苔黄白腐,脉弦。

方药：炙甘草 10g，生地 18g，竹叶 8g，木通 6g，红枣 10 枚，益智仁 10g，茯苓 30g，浮小麦 30g，白茅根 30g。8 剂。

2002 年 9 月 20 日诊，尿频、尿急、尿胀较前显著减轻，仍睡眠差，口苦，纳差，舌苔白稍厚，脉弦。

方药：黄芪 30g，苦参 20g，丹参 18g，酸枣仁 12g，甘草 5g，茯苓 30g，木通 6g，红枣 10 枚，浮小麦 30g，葛根 20g，生地 20g，竹叶 8g。5 剂渐愈。

4. 徐某某，女，45 岁，凤山镇。2008 年 3 月 31 日初诊。

尿频、尿急小腹作胀、尿不黄月余，神疲乏力，纳食尚可，月经错乱，舌苔白厚。尿检：白细胞 1～2。

诊断：劳淋。

方药：黄芪 30g，覆盆子 10g，补骨脂 10g，桑螵蛸 10g，山药 30g，乌药 10g，菟丝子 10g，白术 10g，五味子 10g，金樱子 10g，红枣 5 枚，益智仁 10g。6 剂。

2008 年 4 月 25 日诊，服药症减，停药又作。

方药：炙甘草 10g，黄芪 30g，柴胡 5g，升麻 5g，党参 10g，白术 10g，陈皮 10g，当归 10g，桑螵蛸 10g，红枣 5 枚，生姜 5 片。6 剂。

5. 汪某某，女，76 岁，凤山镇。2017 年 3 月 1 日初诊。

又尿频 5 天，时小腹部坠胀不适，尿频数，晚间 4～5 次，尿量正常，尿常规正常，伴头昏，肢软乏力，脘腹作胀，舌淡苔白，脉沉细。

诊断：劳淋。

方药：黄芪 20g，覆盆子 10g，生地 20g，乌药 10g，甘草 10g，茯苓 30g，桑螵蛸 10g，蒲公英 30g，车前子 20g，白茅根 30g，砂仁 10g。5 剂。

2017 年 3 月 8 日诊，症状减轻，右侧小腹部胀痛，呃气。前方加厚朴 10g、柴胡 10g。5 剂。

2017 年 3 月 17 日诊，腹痛尿频消除，近又呃气频繁，胃脘部胀塞，不知饥，舌苔薄黄。

方药：柴胡 10g，黄芩 10g，蒲公英 20g，枳实 10g，厚朴 10g，砂仁 10g，法半夏 10g，郁金 18g，山楂 20g，神曲 10g，广木香 10g，麦芽 15g。6 剂。

6. 姜某某，女，47 岁，凤山镇。2008 年 7 月 9 日诊。

复前诊，尿频尿急症状减轻，仍尿后不适，微胀痛，尿黄，口苦，大便干结，纳呆食少，月经多提前 20 天左右一潮，量多，经期 7 天左右，白带时多，时外阴作痒。B 超：①左侧附件炎；②宫颈轻度肥大。

诊断：劳淋。

方药：萆薢 10g，六一散 30g，生地 20g，黄柏 10g，蒲公英 30g，萹蓄 10g，土茯苓 30g，苦参 15g，石苇 20g，龙胆草 8g，车前子 10g，当归 10g，白茅根。6 剂。

2008 年 7 月 17 日诊，前方去苦参，加金银花 15g。6 剂。

2008 年 9 月 5 日诊，症状减轻，伴头昏心慌，B 超：胆囊炎，肝内实质性病灶，宫颈息肉，附件炎。守前方加黄芪 30g、党参 10g，去苦参、车前子。6 剂。

2008 年 9 月 12 日诊，病情好转。

方药：柴胡 6g，升麻 5g，黄芪 30g，党参 10g，白术 10g，石苇 15g，丹参 15g，生地 20g，六一散 30g，砂仁 10g，当归 10g。7 剂。

2008 年 9 月 24 日诊，尿频次数减少，尿痛已消失。现症：头昏肢软乏力，胃脘胀塞不舒，心慌气短，尿时而黄，尿道口微痛，睡差多梦，舌质稍暗少苔脉沉弦。

方药：黄芪 30g，柴胡 5g，升麻 5g，当归 10g，白术 10g，生地 15g，六一散 30g，蒲公英 30g，砂仁 10g，厚朴 10g，鸡内金 10g，麦芽、谷芽各 20g。6 剂渐愈。

7. 孙某某，女，74 岁，凤山镇。2009 年 10 月 30 日初诊。

患糖尿病 10 余年，坚持注射胰岛素治疗，前年起间断尿频、尿急、尿痛，在武汉中南医院住院治疗，仍反复发作。现症：头昏肢软乏力，小腹作胀，尿急尿频，舌红苔白薄。

诊断：劳淋（消渴）。

方药：黄芪 30g，柴胡 5g，升麻 5g，六一散 30g，当归 10g，琥珀 8g，生地 20g，白茅根 30g，酸枣仁 10g，石苇 15g，党参 10g，补骨脂 15g。6 剂。

2009 年 11 月 6 日诊，症状稍减轻，前方加白芍 35g，甘草 10g，黄芪 40g，去酸枣仁。5 剂。

8. 周某某，女，65 岁，设备厂。2002 年 5 月 30 日初诊。

尿频、尿急 3 个月，武汉协和医院膀胱镜示：膀胱炎。经治症状稍减，仍尿急尿频不适，腰时痛，小腹作胀，下午为甚，舌质暗，舌边白厚稍腻脉弦。

诊断：劳淋。

方药：石苇 18g，萹蓄 10g，六一散 30g，瞿麦 10g，生地 18g，山栀 10g，车前子 18g，茯苓 30g，乌药 10g，益智 10g，蒲公英 20g，覆盆子 10g。4 剂。

2002 年 6 月 3 日诊，仍尿频、尿胀涩不适，晚间 3～10 余次，尿量中等，小腹作胀，肢软乏力，口干，纳食尚可，大便日 2～3 次，已 3 月，舌苔白黄稍腻，脉弦。

方药：石苇 18g，萹蓄 18g，瞿麦 15g，茯苓 50g，车前子 18g，生地 15g，木通 6g，竹叶 10g，黄芪 10g，升麻 5g，柴胡 8g，当归 10g。4 剂。

2002 年 6 月 7 日诊，仍尿频，小腹作胀，无痛感，口干作渴，头昏肢软乏力，纳呆食少，已 3 个月之余，经武汉多方治疗均效果不佳，舌苔白稍厚。

方药：炙甘草 12g，生地 18g，红枣 10 枚，滑石 20g，竹叶 10g，木通 8g，益智仁 10g，乌药 12g，茯苓 30g，石苇 18g，浮小麦 30g，山豆根 20g。5 剂。

2002 年 10 月 10 日诊，服前方后症状明显减轻，但稍劳后即尿急、尿频，睡差多梦，口干，大便秘结，舌苔白，脉缓。

方药：生地 20g，苦参 20g，甘草 10g，黄连 8g，肉桂 3g，酸枣仁 12g，茯苓 30g，红枣 10 枚，丹参 18g，竹叶 8g，木通 6g，龙齿 10g。5 剂。

9. 康某某，女，27 岁，石粉厂。1980 年 11 月 16 日初诊。

服前方后症状好转，面部、手足微水肿，腰痛减轻，饮食稍增，尿仍黄，但不痛不尿频，脉弦。

诊断：劳淋。

方药：黄芪 15g，生地 10g，山栀 8g，茯苓 30g，瞿麦 10g，白术 10g，草豆蔻 10g，益母草 10g，萹蓄 10g，泽泻 10g，蒲公英 15g，车前子 10g，甘草 10g，陈皮 10g。10 剂。

1980 年 11 月 28 日诊，服前方后症状减轻，仍面部、足部水肿，腰背部胀痛，饮食稍增，脉弦细。

方药：生地 10g，萹蓄 10g，白术 10g，沉香 6g，木通 10g，山栀 8g，甘草 10g，琥珀 6g，车前子 10g，茯苓 20g，蒲公英 15g，益母草 15g，瞿麦 12g，黄芪 10g，金银花 15g。5 剂。

10. 程某某，女，48 岁，凤山镇。2002 年 3 月 14 日初诊。

腰背酸痛，小腹作胀，尿赤涩胀痛，月经正常，尿常规：白细胞 2～5。

诊断：劳淋。

方药：黄芪 30g，升麻 6g，柴胡 8g，生地 18g，茯苓 30g，石苇 10g，山栀 10g，滑石 18g，益智仁 10g，乌药 10g，木通 6g，太子参 10g。4 剂。

2002 年 3 月 22 日诊，仍腰痛，小腹作胀，尿后疼痛减轻，大便不秘结，舌苔白脉弦。

方药：黄芪 20g，升麻 6g，柴胡 8g，生地 18g，六一散 30g，车前子 18g，石苇 10g，萹蓄 15g，瞿麦 10g，蒲公英 20g，茯苓 30g。4 剂。

11. 方某某，女，59 岁，浠水县。2005 年 6 月 24 日初诊。

尿频、尿急、赤涩不适 1 个月许，小腹胀痛，日轻夜重，又感冒 3 天，头昏腰痛，肢软，舌苔白，脉弦细。尿常规：隐血±，蛋白＋。

诊断：劳淋。

方药：黄芪 30g，柴胡 5g，升麻 5g，六一散 30g，茯苓 30g，生地 15g，石苇 10g，车前子 15g，党参 10g，蒲公英 15g。5 剂。

2005 年 7 月 15 日诊，服药后症状减轻，又因割谷疲劳而发作。现症：尿频尿急胀痛不适，日轻夜重，舌苔白，脉缓，尿常规正常。

方药：黄芪 30g，柴胡 5g，升麻 5g，白芍 15g，六一散 30g，石苇 15g，车前子 10g，瞿麦 10g，小茴香 3g，党参 10g，红枣 10 枚，生地 15g。6 剂。

12. 匡某某，男，48 岁，白庙河。2016 年 8 月 15 日初诊。

尿频、滞涩不舒 20 个月，多方治疗不效。武汉医院 B 超示：前列腺肥大；膀胱镜示：膀胱炎。现症：排尿不爽，白天 30～40 分钟 1 次，晚 4～5 次，时有排不尽感，常需排大便以助排尿，睡差多梦，舌苔白腻，脉细弦。

诊断：劳淋。

方药：炙甘草 10g，桑螵蛸 10g，生地 20g，益智仁 10g，覆盆子 10g，乌药 10g，山药 20g，白茅根 30g，菟丝子 15g，大枣 10 枚，浮小麦 50g，王不留行 15g。6 剂。

2016 年 8 月 22 日诊，症状减，前方，去益智仁、山药，加石苇 30g，滑石 30g，琥珀 6g。6 剂。

2016 年 8 月 29 日诊，症状同前。

方药：白花蛇舌草 30g，王不留行 15g，皂角刺 15g，石苇 20g，虎杖 15g，车前子 30g，甘草10g，赤芍30g，莪术10g，土茯苓30g，生地20g，滑石30g，白茅根30g。6剂。

2016年9月5日诊，症状减轻，仍尿赤涩、尿等待，排尿40余分钟1次，时腰胀痛，舌苔白。

方药：白花蛇舌草30g，石苇20g，王不留行15g，皂角刺15g，滑石30g，虎杖15g，车前子30g，白茅根30g，土茯苓30g，赤芍30g，生地20g，莪术10g。6剂。

2016年9月9日诊，仍尿频、尿赤涩，时需蹲位排尿，每次尿量少，昨夜尿6次，舌苔白。土茯苓30g，黄芪30g，桑螵蛸10g，覆盆子10g，生地20g，炙甘草10g，王不留行15g，白茅根30g，大枣10枚，浮小麦50g，白花蛇舌草30g，赤芍30g。7剂。

2016年9月13日诊，症同前。守前方去覆盆子、土茯苓，加滑石30g、石苇20g。6剂。

2016年9月22日诊，症状稍减，守前方。6剂。

仍尿时胀涩不适，夜尿3～4次，常需蹲下排尿，舌苔白。

方药：黄芪30g，白花蛇舌草30g，生地20g，葛根30g，皂角刺15g，王不留行15g，石苇20g，大枣10枚，浮小麦50g，琥珀6g，炙甘草10g，黄柏10g。6剂。

2016年10月4日诊，排尿较前畅快，稍疲乏，纳呆，舌苔白，守前方。6剂。

2016年10月10日诊，时会阴部胀痛，守前方加赤芍20g、莪术10g、黄芪20g，去皂角刺。6剂。

2016年10月21日诊，症状减轻，守10月10日方。6剂。

2016年10月29日诊，症状稳定，守10月10日方。6剂。

2016年11月4日诊，夜尿频数，4～6次，守前方，加桑螵蛸10g、附片10g、乌药10g。6剂。

2016年11月28诊，仍排尿滞涩不适，夜尿5～6次，时排尿不畅，需蹲下方可排出，中午时有疲劳感，舌苔正常。

方药：生地20g，黄柏10g，枣皮10g，茯苓40g，丹皮10g，山药20g，肉桂3g，甘草10g，泽泻15g，桑螵蛸10g，知母10g，赤芍30g。6剂。

2016年12月5日诊，晚间排尿不畅。

方药：黄芪20g，土茯苓30g，王不留行15g，黄柏10g，甘草10g，莪术10g，赤芍20g，丹参15g，皂角刺10g，蒲公英20g，车前子20g，乌药15g。6剂。

2016年12月12日诊，守前方加牛膝10g、桃仁10g。6剂。

2016年12月19日诊，症状减轻，守12月5日方，加红枣10枚、浮小麦50g、葛根30g，去丹参、乌药。6剂。

13. 樊某某，女，43岁，白莲河。2008年5月22日初诊。

小腹部疼痛半月，痛甚欲呕，腰痛胀，尿频、尿急、尿黄，目眼浮肿，肢软乏力。B超：双肾、输尿管、膀胱未见明显异常。尿检：隐血±，血细胞：+。

诊断：劳淋。

方药：车前子15g，蒲公英30g，石苇20g，瞿麦15g，萹蓄15g，生地20g，六一散30g，大黄 5g，小茴香 3g，金钱草 20g，白茅根 30g。6 剂。

2008 年 6 月 5 日诊，诸症均减，末次月经 5 月 28 日，6 月 3 日经净，经量不多。现症：小腹仍时轻微作痛，无尿频尿急感，肢软乏力头昏，纳食尚可，腰时痛，舌苔白，脉细。

方药：黄芪 30g，白术 10g，党参 10g，生牡蛎 50g，当归 20g，柴胡 10g，川芎 10g，熟地 20g，甘草 10g，白芍 20g，茯苓 50g，红枣 5 枚。6 剂。

2008 年 6 月 13 日诊，纳呆食少，肢软乏力，困倦思睡，前方去甘草、白芍，加炙甘草 10g，砂仁 10g，酸枣仁 15g，红枣 10 枚，浮小麦 50g。6 剂。

14. 刘某某，男，44 岁，凤山镇。1999 年 7 月 12 日初诊。

小便余沥不尽，时尿道口有白浊，夜尿 3～6 次，伴头昏肢软乏力，小腹作胀。血糖 4.85mmol/L，尿常规正常。B 超：肝胆脾未见异常，前列腺增生。

诊断：劳淋。

方药：黄芪 30g，当归 10g，升麻 6g，柴胡 10g，蒲公英 30g，莪术 10g，赤芍 18g，丹参 15g，白术 10g，熟地 15g，菟丝子 15g，陈皮 10g。5 剂。

1999 年 7 月 26 日诊，症状较前好转，夜尿 1～2 次，精神转佳，腰背作胀，舌正常，脉缓。

方药：黄芪 20g，蒲公英 30g，陈皮 8g，柴胡 10g，莪术 10g，杜仲 12g，赤芍 15g，白术 10g，独活 8g，菟丝子 18g，升麻 8g，木瓜 10g。5 剂。

15. 朱某某，男，74 岁，凤山镇。2010 年 2 月 20 日初诊。

时尿频，夜尿多，尿不尽、尿等待，时小腹胀，肛坠胀不适，时腰痛，舌苔白厚微黄腻，脉沉弦。

诊断：劳淋。

方药：熟地 20g，补骨脂 10g，莪术 10g，王不留行 15g，虎杖 15g，黄芪 30g，刘寄奴 20g，丹参 15g，菟丝子 15g，桃仁 10g，赤芍 10g，石苇 15g。7 剂。

2010 年 3 月 1 日诊，药后症状减轻。B 超示：前列腺增生、肥大。尿检：白细胞 1～2。守前方加蒲公英 30g、皂角刺 15g、白茅根 30g。6 剂。

【按语】 淋证的治疗，根据不同类型有清热、利湿、补虚、温阳等法。热淋多因湿热蕴结下焦，治疗以清热利湿为主；石淋多因湿热下注，治疗以排石通淋为主；劳淋多因脾肾亏虚，治疗以健脾益气、补肾固涩为主。临证中常以《景岳全书》提出的治疗原则为指导，结合患者的具体情况，辨证施治，疗效满意。

37 夜间尿频

夜间尿频，中医称之为“夜尿多”，是指夜间小便次数明显增多，影响睡眠的一种病证。正常人在夜间排尿 0～2 次，若超过此数，则属异常。此病多因肾阳不足，封藏失职，膀胱失约所致。肾主水，司开阖，膀胱主藏尿液，故夜间多尿责之于肾和膀胱。夜尿频多见于中老年人，患者多伴有肾阳虚、脾肾两虚等症状，常表现为腰酸乏力、精神不振、睡眠不佳等。治疗上常以温肾壮阳、固精缩尿为主，辅以健脾益气。常用熟地、菟丝子、巴戟天、补骨脂温肾壮阳、固精缩尿；桑螵蛸、覆盆子、益智仁、金樱子温肾固精缩尿；山药健脾益肾；黄芪补气升阳。若有兼症，当辩证施药。

1. 张某某，女，41 岁，凤山镇。2002 年 8 月 10 日初诊。

口干喜饮，纳食尚可，多梦失眠，夜尿多，每晚 4～5 次小便，心悸，月经规律，腰痛，目涩，血压 120/80mmHg，空腹血糖 4.52mmol/L。

诊断：夜尿多。

方药：山药 20g，益智仁 10g，菟丝子 18g，乌药 10g，金樱子 10g，芡实 20g，五味子 10g，补骨脂 10g，红枣 5 枚，莲须 10g，煅牡蛎 30g，煅龙骨 20g。4 剂。

2002 年 11 月 26 日诊，症状减轻。

方药：补骨脂 10g，菟丝子 10g，五味子 10g，益智仁 10g，黄芪 30g，麦冬 10g，酸枣仁 10g，生地 20g，甘草 10g，丹参 10g，茯苓 30g，红枣 10 枚。4 剂。

2002 年 12 月 12 日诊，口干减，夜尿减为 1～3 次，伴心悸，腰痛，纳食尚可。

方药：补骨脂 10g，菟丝子 18g，五味子 10g，益智仁 10g，黄芪 30g，酸枣仁 10g，生地 20g，红枣 10 枚，甘草 10g，珍珠母 50g，覆盆子 10g，丹参 18g。5 剂告愈。

2. 徐某某，女，49 岁，凤山镇。2011 年 10 月 11 日初诊。

前年做子宫肌瘤手术，此后夜尿频 7～8 次，每次量不多，常觉小腹作胀，胀则欲便，已 3 年，睡差，纳食尚可，伴头昏肢软乏力，舌苔白。多项检查：尿、膀胱未见异常。

诊断：夜尿多。

方药：升麻 5g，柴胡 5g，炙甘草 10g，补骨脂 10g，覆盆子 10g，五味子 10g，菟丝子 15g，桑螵蛸 10g，黄芪 30g，乌药 10g，山药 30g，红枣 10 枚，浮小麦 50g。6 剂。

2011 年 11 月 28 日诊，药后症状消失，又作 1 周，守前方。6 剂。

3. 陈某某，女，45 岁，桥南村。2016 年 1 月 8 日初诊。

晚间夜尿频数，4～7 次，5 年，加重 1 年，每次尿时不爽，多为有规律。腰时痛，睡差多梦，月经规律，白天尿 4 次左右，舌淡脉细。尿常规正常。

诊断：夜尿多。

方药：炙甘草 10g，桑螵蛸 10g，生地 20g，乌药 10g，山药 30g，百合 30g，大枣 10 枚，浮小麦 50g，覆盆子 10g，益智 10g，合欢皮 30g，五味子 10g。6 剂。

2016 年 1 月 14 日诊，症状减轻，前方加白茅根 50g，去乌药。6 剂。

2016 年 1 月 20 日诊，每晚尿 4 次，守前方加生牡蛎 50g、黄芪 30g，去五味子、白茅根。6 剂。

2016 年 1 月 26 日诊，昨夜尿 4 次，尿时不爽减轻，守前方。6 剂。

2016 年 2 月 1 日诊，每晚 2～3 次，尿时不适，舌红边有齿痕，脉沉细。

2016 年 2 月 10 日诊，诸症明显减轻。

方药：桑螵蛸 50g，生地 150g，益智仁 60g，红参 100g，酸枣仁 60g，合欢皮 60g，丹参 60g，太子参 100g，乌药 50g，炙甘草 60g，红枣 60g，浮小麦 100g，百合 60g，做小蜜丸。药后恢复正常。

4. 徐某某，女，31 岁，骆驼坳。1979 年 8 月 22 日初诊。

夜尿多，每晚 3～8 次，多则 9 次，有 3 年病史，夜间小腹胀，伴头昏，肢软乏力，舌淡，脉细。

诊断：夜尿多。

方药：熟地 15g，益智仁 10g，菟丝子 12g，枸杞子 10g，补骨脂 10g，白芍 10g，五味子 10g，巴戟天 12g，乌药 10g，黄芪 15g，金樱子 12g，芡实 18g。5 剂。

1979 年 10 月 13 日诊，夜尿每晚 3～4 次。

方药：枸杞子 10g，熟地 15g，菟丝子 10g，巴戟天 12g，山茱萸 10g，金樱子 15g，乌药 10g，山药 15g，牡蛎 30g，益智仁 10g，覆盆子 10g，红枣 4 枚。6 剂。

1979 年 10 月 27 日诊，夜尿每晚 2～3 次，尿后腹胀减轻。

方药：熟地 15g，白芍 10g，金樱子 15g，芡实 15g，山药 15g，山茱萸 10g，乌药 10g，益智仁 10g，覆盆子 10g，红枣 5 枚，肉桂 3g，菟丝子 15g。4 剂。

5. 郭某某，女，35 岁，白莲。2005 年 8 月 22 日初诊。

夜尿 4～5 次，已 5 年，加重月余，睡眠差，多梦，精神差，纳食尚可，月经多提前，量中等，白带时多，舌苔白薄。

诊断：夜尿多。

方药：生地 20g，黄连 10g，肉桂 3g，覆盆子 10g，苦参 10g，合欢皮 20g，百合 40g，炙甘草 10g，丹参 20g，五味子 10g，生牡蛎 50g，红枣 10 枚，浮小麦 30g。6 剂。

2005 年 10 月 24 日诊，夜尿 3～4 次，量少，睡眠差多梦，纳食尚可，伴心慌肢软乏力，月经基本规律，舌淡苔白，脉弦细。

方药：熟地 150g，酸枣仁 50g，太子参 100g，巴戟天 80g，肉苁蓉 60g，黄芪 250g，三七 60g，菟丝子、枸杞子、五味子、覆盆子、补骨脂各 50g，桑螵蛸 50g，阿胶、鹿胶、龟胶各 50g，红参 100g，山药 80g，金樱子 50g，芡实 80g，益智仁 50g，肉桂 30g，淫羊藿 50g，茯苓

80g，砂仁 80g，甘草 50g，丹参 80g，当归 50g，白术 60g，白芍 80g，酸枣仁 80g，佛手 50g，做小蜜丸。渐愈。

6. 郑某某，男，51 岁，七道河。2014 年 4 月 19 日初诊。

夜尿频，约 10 余次，排尿不畅，尿时胀痛 3 年，余正常，县医院诊断，前列腺炎。

诊断：夜尿多。

方药：黄柏 10g，益智 10g，虎杖 18g，石苇 20g，土茯苓 30g，莪术 10g，王不留行 18g，蒲公英 30g，白花蛇舌草 30g，滑石 30g，甘草 10g，生地 20g。7 剂。

2015 年 2 月 26 日诊，夜尿频 5～6 次量少，白天尚可，饮食尚可，舌苔白。

方药：黄柏 1 袋，刘寄奴 1 袋，皂角刺 2 袋，王不留行 1 袋，蒲公英 3 袋，菟丝子 2 袋，丹参 1 袋，覆盆子 1 袋，熟地 2 袋，益智 1 袋，虎杖 2 袋，桑螵蛸 1 袋。6 剂(上为免煎颗粒剂)。

7. 肖某某，男，41 岁，凤山镇。2004 年 3 月 10 日初诊。

睡差多梦，夜尿多，一般 3～4 次，量正常，晨起目胀浮肿，尿检正常，血压 120/80mmHg。

诊断：夜尿多。

方药：补骨脂 12g，菟丝子 15g，五味子 1g，覆盆子 10g，桑螵蛸 10g，枸杞子 10g，山茱萸 10g，茯苓 30g，丹参 15g，肉桂 3g，酸枣仁 12g，黄芪 20g。5 剂。

2004 年 4 月 28 日诊，夜尿多，每日 2～4 次，时腰痛，精神尚可，性功能减退(1 年许)，舌苔白(原高血压，血糖高)。

诊断：夜尿多。

方药：红参 100g，阿胶、龟胶、鹿胶各 60g，淫羊藿 60g，肉苁蓉 60g，巴戟天 60g，益智 50g，当归 60g，丹参 60g，韭子 60g，狗脊 5 条，桑螵蛸 50g，仙茅 50g，白芍 60g，阳起石 50g，蛇床子 50g，熟地 150g，山茱萸 50g，山药 50g，丹皮 50g，泽泻 50g，茯苓 50g，太子参 100g，白术 50g，甘草 50g，砂仁 50g，佛手 50g，菟丝子 50g，枸杞子 50g，五味子 50g，覆盆子 50g，补骨脂 50g，鹿角 50g，做小蜜丸。告渐愈。

8. 徐某某，女，37 岁，酒厂。2012 年 3 月 17 日初诊。

尿频 2 年，晚间为甚，每晚 3～6 次，尿量亦不少，伴腰痛，月经尚可，白带多夹黄，尿黄。尿常规：隐血＋＋，血糖正常。

诊断：夜尿多。

方药：补骨脂 10g，覆盆子 10g，山药 30g，乌药 10g，益智 10g，五味子 10g，生地 20g，煅牡蛎 50g，车前子 15g，甘草 10g，红枣 5 枚，白茅根 30g。6 剂。

2013 年 1 月 8 日诊，去年经治后恢复正常，近 10 天又夜尿多，每晚 2～4 次，腰痛夜睡差，纳食尚可，不渴，月经规律，白带多夹黄，气短。

方药：黄芪 30g，补骨脂 10g，菟丝子 15g，覆盆子 10g，益智仁 10g，五味子 10g，煅牡蛎 30g，甘草 10g，淫羊藿 10g，红枣 5 枚，吴茱萸 6g，枸杞子 10g。5 剂。告渐愈。

9. 谢某某，女，20 岁，凤山镇。2014 年 4 月 6 日初诊。

尿频2年,现每晚少则5次,多则10余次,无胀痛感,睡眠差多梦,饮食尚可,月经尚调。

诊断:夜尿多。

方药:生牡蛎50g,炙甘草10g,五味子30g,苦参10g,桑螵蛸10g,乌药15g,覆盆子10g,益智10g,黄芪20g,黄连10g,肉桂3g,红枣10枚,浮小麦30g。6剂。

2014年6月5日诊,每晚夜尿2~4次,时有尿不尽感,伴腰痛,饮食尚可,舌苔白稍厚,脉弦。

方药:熟地20g,菟丝子15g,桑螵蛸10g,车前子18g,五味子10g,土茯苓30g,枸杞子10g,山药30g,乌药10g,黄芪30g,王不留行15g,炙甘草10g,大枣10枚,浮小麦50g。6剂。

10. 彭某某,女,34岁,严家坳。1978年7月11日初诊。

夜尿每晚5~8次,每次量少,多梦睡差,甚则梦尿于床,月经尚调,白带时多,尿前左侧小腹胀痛,纳食尚可,舌苔白薄。

诊断:夜尿多。

方药:生地20g,覆盆子10g,石菖蒲10g,补骨脂10g,丹参15g,菟丝子15g,枸杞子10g,山药20g,五味子10g,黄芪20g,炙甘草10g,红枣10枚,浮小麦50g,合欢皮20g,猪脬(猪膀胱)煮水煎药,1个猪脬煎3剂药。6剂。

1978年7月21日诊,药后夜尿减少,继服6剂。渐瘥。

11. 叶某某,女,75岁,白莲乡。2014年10月23日初诊。

夜晚尿3~8次,量时多时少,伴腰酸头昏,肢软乏力,饮食一般,曾在多所医院检查未见异常,月经规律,时腰酸痛(患高血压20年,坚持服药)。

诊断:夜尿多。

方药:熟地20g,桑螵蛸10g,山药30g,乌梅15g,黄芪30g,乌药10g,金樱子20g,芡实30g,菟丝子20g,补骨脂10g,覆盆子10g,益智10g。6剂。

2014年11月6日诊,夜尿3~4次,量不多,睡差。

方药:熟地20g,覆盆子10g,乌药10g,补骨脂10g,黄芪30g,菟丝子15g,山药30g,五味子10g,酸枣仁10g,炙甘草10g,红枣10枚,浮小麦50g,煅牡蛎50g,益智仁10g。7剂。

12. 何某某,女,27岁,凤山镇。2013年10月18日初诊。

夜尿频数,日3~5次,每次量不多,时头昏肢软乏力,时腰痛,月经周期规律,饮食尚可,舌苔白,脉缓,血压90/60mmHg,舌苔白。

诊断:夜尿多。

方药:熟地20g,黄芪30g,桑螵蛸10g,补骨脂10g,覆盆子10g,益智10g,乌药15g,炙甘草10g,红枣10枚,浮小麦50g,生地15g,白茅根30g。6剂。

13. 王某某,男,64岁,石源河。2017年11月3日初诊。

小腹部胀而不适,晚间尿频3~8次,常尿等待、尿不尽感(原B超提示肾结石)舌苔白,脉弦沉。B超提示:①左肾结石;②前列腺增生并钙化灶。

诊断:夜尿多(前列腺增生)。

方药:熟地20g,虎杖15g,王不留行15g,莪术10g,蒲公英30g,皂角刺15g,蒲公英30g,丹参20g,赤芍30g,白花蛇舌草20g,菟丝子15g,黄柏10g。7剂。

2017年11月15日诊,小腹胀明显减轻,夜尿2～4次,前方续服。7剂。

14. 闻某某,女,40岁,凤山镇。1978年7月25日初诊。

夜尿频数,夏季2～3次、冬季5次,每日尿前外阴发痒,每次量不多,纳食精神尚可,大便日1次成形,月经规律,白带不多,舌苔白,脉细。

诊断:夜尿多、阴痒。

方药:煅牡蛎50g,柴胡10g,炙甘草10g,生地20g,木通5g,白茅根30g,竹叶10g,丹参15g,覆盆子10g,百合40g,红枣10枚,浮小麦50g,合欢皮20g,酸枣仁10g,5剂,药后夜尿减少,继以5剂量做小蜜丸。渐愈。

15. 夏某某,女,52岁,凤山镇。2017年9月12日初诊。

近3个月以来夜尿频数5～6次,每次尿量不多,无胀痛感,但排尿不爽。黄冈市人民医院检查:膀胱小结石,诊断为慢性膀胱炎;尿常规:正常。睡差多梦,腰时痛,停经1年,舌苔白,脉沉弦。

诊断:夜尿多。

方药:炙甘草10g,桑螵蛸10g,生地20g,乌药10g,山药20g,五味子30g,煅牡蛎50g,红枣10枚,浮小麦50g,覆盆子10g,益智仁10g,白茅根30g。6剂,症状减轻。前方续服7剂。

【按语】《诸病源候论·小便病诸候》有云:"肾为脏,膀胱肾之腑也,其为表里俱主水。肾气下通于阴,府既虚寒,不能温其脏,故小便白而多,其至夜尿偏甚者,则内阴气生是也。"昼为阳,夜为阴,夜间阴盛阳衰,摄纳无权,故夜间小便频数。夜尿频的患者多因肾阳不足,封藏失职,膀胱不约所致。肾主水,司开阖,膀胱主藏尿液,故夜间多尿责之于肾和膀胱。治疗上常以温肾壮阳、固精缩尿为主,常用药物如熟地、菟丝子、巴戟天、补骨脂等,效果显著。此外,夜尿频的患者多伴有脾肾两虚,故在治疗时,常加入健脾益气的药物,如黄芪、山药等,以增强疗效。

38 前列腺炎

前列腺炎是成年男性的常见病，尤以慢性前列腺炎最为多见。此病多因湿热蕴结、瘀血阻滞、肾气亏虚所致，临床表现多样，常见尿频、尿急、尿痛，会阴部、耻骨上区及腰骶部不适、钝痛或酸痛，性功能减退、阳痿、遗精、早泄，晨起或大小便后尿道口常有乳白色黏稠分泌物等症状。中医将其归属为淋证（膏淋、劳淋）、浊证（白浊、赤浊、精浊）、遗精、阳痿、腰痛等范畴。治疗上以清热利湿、理气活血、补肾健脾、养阴清热为基本原则。

1. 曹某某，男，38 岁，凤山镇。2001 年 10 月 26 日诊。

复 10 月 22 日诊，原前列腺炎经治疗排尿正常，左侧腹股沟处发热（自觉）时轻时重，纳食尚可，二便正常，舌苔白。

诊断：前列腺炎。

方药：地骨 10g，苍术 10g，黄柏 10g，知母 10g，丹皮 10g，枸杞子 10g，牛膝 10g，生地 12g，杜仲 10g，女贞子 10g，茯苓 30g。4 剂。

2001 年 11 月 27 日诊，复 10 月 30 日诊，原左侧腹腹沟处发热，服前方后热退，时有如冷风吹，仍有尿淋漓不尽之感，二便正常，舌苔薄白。

方药：柴胡 10g，枳实 10g，甘草 10g，白芍 30g，小茴香 3g，茯苓 18g，杜仲 10g，菟丝子 10g，蛇床子 5g，白术 10g。3 剂。

2. 田某某，男，73 岁，山东省。2002 年 12 月 17 日初诊。

尿时尿道疼痛，赤涩不舒 2 年，夜尿多。B 超提示：前列腺炎。舌苔白厚。

诊断：前列腺炎。

方药：生地 18g，六一散 30g，石苇 10g，山栀 10g，王不留行 10g，车前子 18g，茯苓 30g，黄柏 10g，蒲公英 20g，连翘 18g，知母 10g。4 剂。

2003 年 1 月 3 日诊，复 12 月 17 日诊，尿时疼痛减轻，夜尿每晚 1 次，舌苔白稍厚，脉弦伴咳嗽，心慌，关节痛。

方药：土茯苓 20g，石苇 18g，车前子 18g，六一散 20g，生地 12g，王不留行 10g，萹蓄 10g，连翘 12g，黄柏 10g，知母 8g，小茴香 3g。4 剂。

3. 陈某某，男，46 岁，凤山镇。2003 年 1 月 6 日诊。

复 12 月 30 日诊，停服双氯芬酸钠，仍会阴、阴囊胀痛，腹痛减轻。B 超示：前列腺炎。舌质暗，薄苔。

诊断：前列腺炎。

方药：柴胡 10g，吴茱萸 6g，白芍 30g，三七 10g，甘草 10g，延胡索 15g，蜈蚣 1 条，川芎 15g，白芷 8g，连翘 20g，小茴香 3g，枳实 10g，王不留行 10g。4 剂。

2003 年 1 月 18 日诊，前天在县医院做手术(尿道海绵体切开排脓)。现症：手术处有痛而不适感，腹内侧有痛感，低热，纳差，舌苔白。

方药：土茯苓 30g，蒲公英 30g，虎杖 10g，丹皮 10g，赤芍 18g，甘草 10g，连翘 8g，三七 18g，当归尾 10g，延胡索 15g，黄柏 10g，生地 12g。4 剂。

2003 年 1 月 27 日诊，复 1 月 18 诊，仍尿有不适感，有轻微痛感，背恶寒，舌淡苔白右边浮黄，口干作渴。

方药：金银花 18g，连翘 18g，土茯苓 30g，虎杖 12g，三七 10g，琥珀 8g，六一散 20g，生地 15g，天花粉 20g，白芷 8g，黄芪 15g，当归 8g。5 剂。

2003 年 3 月 7 日诊，复 2 月 19 诊，症状减轻，睾丸时痛，纳食尚可，无尿急尿痛感，尿不黄，精神尚可，舌苔薄白，脉弦。

方药：生地 10g，赤芍 18g，桃仁 10g，当归 10g，三七 10g，虎杖 15g，甘草 10g，丹皮 10g，金银花 18g，连翘 18g，琥珀 6g，板蓝根 18g。5 剂。

2003 年 3 月 12 日诊，复 3 月 7 诊，症状明显好转，纳食尚可，舌苔白。

方药：柴胡 10g，生地 12g，赤芍 18g，土茯苓 30g，连翘 18g，三七 10g，延胡索 18g，白芷 10g，黄芪 18g，板蓝根 18g，蒲公英 20g，小茴香 3g，当归 10g，丹皮 10g。5 剂。

2003 年 3 月 20 日诊，近几天会阴部、龟头部位疼痛加剧(阵发)，二便基本正常，舌苔白，脉弦细。

方药：蒲黄 10g，五灵脂 10g，全蝎 5g，蜈蚣 1 条，延胡索 18g，三七 10g，赤芍 18g，甘草 10g，香附 18g，当归尾 10g，川芎 8g，白芷 10g。3 剂。

2003 年 3 月 25 日诊，会阴部龟头部位疼痛减轻，阵发，二便基本正常，舌苔白，脉弦细。

方药：白芍 40g，甘草 10g，延胡索 18g，虎杖 18g，穿山甲 10g，三七 10g，板蓝根 18g，连翘 18g，王不留行 12g，蒲公英 30g，黄柏 10g，香附 12g。3 剂。

4. 朱某某，男，21 岁，浠水县。2003 年 7 月 21 日初诊。

小腹胀痛，会阴部亦胀痛，尿后黏性分泌物已年余，伴腰酸胀痛，头昏肢软，纳食尚可，尿黄，舌苔白，脉弦。B 超示：前列腺呈炎性改变。

诊断：前列腺炎。

方药：蒲公英 20g，黄柏 10g，赤芍 18g，小茴香 3g，石苇 20g，土茯苓 15g，王不留行 10g，赤芍 10g，六一散 30g，连翘 18g，虎杖 15g，全蝎 5g。5 剂。

2003 年 7 月 30 日诊，复 7 月 21 诊，会阴部疼痛减，小腹胀痛减，尿后分泌物减少，伴头昏肢软乏力，纳食一般，日大便 1～2 次，稍稀。

方药：蒲公英 20g，虎杖 12g，赤芍 15g，王不留行 10g，莪术 10g，金银花 12g，连翘 15g，小茴香 3g，六一散 30g，天葵子 10g，菊花 15g，土茯苓 15g。7 剂。

5. 顾某某，男，38 岁，黄冈庙。2005 年 4 月 6 日初诊。

小腹胀而不适，尿赤涩，余沥不清，夜尿频数，每晚尿 4～5 次，已 3～4 年。右胁肋胀痛10余天，纳食稍差，肢软乏力，性功能减退，早泄、阳痿，原B超示前列腺炎。肝功能：谷草转氨酶18.31U/L，谷丙转氨酶51.72U/L；B超示：脂肪肝、胆囊炎、前列腺炎。

诊断：前列腺炎。

方药：虎杖15g，地龙10g，王不留行15g，丹参15g，莪术10g，蒲公英15g，连翘15g，皂角刺15g，土茯苓15g，郁金15g，柴胡10g，桃仁10g。6剂。

2005年12月5日诊，复4月6日诊，服前方后症状渐减至消除，近又发作。现症：小腹胀痛，尿余沥不尽，夜尿频数，4～5次，纳食尚可，性功能减退。B超示：前列腺炎、脂肪肝。

方药：熟地180g，酸枣仁50g，巴戟天50g，王不留行80g，莪术60g，丹参80g，土茯苓80g，桃仁80g，大黄30g，地龙50g，虎杖80g，蒲公英80g，革薢50g，当归60g，菟丝子80g，红珠50g，黄芪250g，三七60g，丹皮80g，泽泻50g，穿山甲30g，做小蜜丸。

6. 顾某某，男，28岁，黄冈庙。2004年4月14日初诊。

会阴部胀2年，经治疗稍减，2004年3月18日B超示：前列腺增生。舌苔白厚中黄。

诊断：前列腺炎。

方药：王不留行10g，虎杖15g，丹参15g，土茯苓20g，黄柏10g，赤芍15g，蒲公英30g，皂角刺15g，莪术10g，连翘18g，金银花15g。6剂。

2004年5月10日诊，复4月14日诊，临床症状消失，纳食增加，舌苔白稍厚。B超复查：前列腺切面形态正常。

方药：蒲公英15g，莪术10g，皂角刺10g，连翘15g，王不留行10g，金银花10g，虎杖10g，丹参15g，土茯苓15g，黄柏10g，生地15g。6剂。

7. 李某某，男，40岁，大河岸。2005年5月30日初诊。

小腹胀痛，阴囊潮湿，尿余沥不尽，时腰痛，睾丸时胀痛，甚则睾丸痛引小腹，睡差多梦，纳食尚可，舌正常，手睡后发麻，黄冈市医院检查为“前列腺炎”。

诊断：前列腺炎。

方药：地龙10g，虎杖15g，蒲公英20g，连翘15g，莪术10g，王不留行10g，金银花15g，赤芍15g，甘草10g，桃仁10g，六一散30g，小茴香3g。5剂。

2005年6月29日诊，复5月30日诊，睾丸疼痛减轻，仍阴囊潮湿，左脐腹疼痛，大便时干时稀，纳食尚可，睡差。

方药：地龙10g，虎杖15g，蒲公英20g，连翘15g，莪术10g，王不留行10g，金银花15g，赤芍15g，桃仁10g，六一散30g，小茴香3g。6剂。

8. 王某某，男，38岁，北丰。2007年2月23日初诊。

腰骶部疼痛，尿后尿道疼痛，时尿不尽，症状时轻时重，血压110/80mmHg。B超：前列腺炎，前列腺钙化。

诊断：前列腺炎。

方药：王不留行10g，虎杖15g，地龙10g，连翘18g，石苇15g，桃仁10g，丹参15g，蒲公英20g，车前子15g，土茯苓30g，萹蓄10g。5剂。

2007年2月28日诊，服药后腰骶部疼痛明显减轻，尿后尿道刺痛，尿道口轻度红肿，时尿不尽。

方药：王不留行15g，虎杖15g，土茯苓20g，连翘18g，石苇15g，萹蓄10g，地龙10g，蒲公英20g，车前子15g，莪术10g，丹参18g，生麦芽50g，六一散30g。10剂。

9. 范某某，男，25岁，骆驼坳。2003年10月17日初诊。

时睾丸坠胀不适，无尿赤涩感，性欲减退5年。前列腺B超示：切面内光点分布不均，右叶内见两个光点，提示前列腺炎。

诊断：前列腺炎。

方药：蒲公英30g，王不留行10g，连翘18g，赤芍15g，穿山甲10g，茯苓50g，莪术10g，野菊花15g，蜈蚣1条，丹参18g，补骨脂12g，熟地18g。5剂。

2003年12月31日复诊，时睾丸坠胀减轻。

方药：熟地18g，补骨脂10g，菟丝子10g，蜈蚣1条，王不留行10g，蒲公英30g，穿山甲10g，野菊花15g，莪术10g，赤芍15g，连翘18g，丹参15g。5剂。

10. 李某某，男，47岁，凤山镇。2003年3月19日初诊。

小便无力，淋漓不净，夜尿多，舌苔白厚，脉缓，B超示：前列腺炎。

诊断：前列腺炎。

方药：六一散30g，虎杖12g，土茯苓20g，苍术10g，黄柏10g，牛膝18g，王不留行15g，蒲公英20g，丹参18g，连翘18g，莪术10g。4剂。

2003年3月24日诊，尿黄不痛，夜尿较前减少，无尿不尽感，舌苔白稍厚，脉缓。

方药：王不留行10g，蒲公英20g，六一散30g，赤芍10g，土茯苓20g，莪术10g，虎杖18g，车前子18g，茯苓20g，石苇18g，连翘18g。5剂。

11. 佘某某，男，35岁，凤山镇。2008年1月2日初诊。

2007年6月开始尿频，2007年10月同济医院诊断为"前列腺炎"，支原体、衣原体检查为阴性，经西药治疗3个月余，症状好转，尿后不适，尿黄。

诊断：前列腺炎。

方药：知母10g，黄柏10g，生地20g，枣皮10g，虎杖10g，泽泻10g，丹皮10g，泽泻10g，丹皮10g，丹参15g，覆盆子10g，王不留行10g，蒲公英20g。7剂。

2008年1月18日诊，无尿痛，纳食尚可，舌苔白薄，性功能减退。

方药：虎杖18g，蒲公英20g，熟地20g，补骨脂10g，蜈蚣1条，甘草10g，菟丝子15g，女贞子10g，枸杞子10g，酸枣仁10g，覆盆子10g。7剂。

12. 朱某某，男，56岁，三里畈。2008年5月17日初诊。

尿频、尿等待，时而尿不尽3～4年，腰骶酸痛，时或尿时滴黏冻黏涎，头昏肢软乏力，纳食尚可，性功能减退(半月前颈椎片：颈椎病)，原B超显示前列腺炎。脉沉细。

诊断：前列腺炎。

方药：熟地20g，黄芪30g，刘寄奴15g，王不留行15g，莪术10g，虎杖15g，连翘15g，覆盆子10g，皂角刺15g，地龙10g，蒲公英30g，丹参15g。6剂。

2008年5月22日诊，症稍减轻，去覆盆子、地龙，加黄柏10g、萆薢10g。5剂。

13. 吴某某，男，32岁，胜利街。2008年7月31日初诊。

夜尿多，每日2～3次，时有尿不尽感，性功能稍差、早泄。皮肤病院检查：卵磷脂小体＋＋，颗粒细胞少许，红细胞－，白细胞－。B超：前列腺轻度肥大，前列腺炎。

诊断：前列腺炎。

方药：虎杖18g，王不留行10g，莪术10g，蒲公英30g，丹参15g，连翘18g，黄芪30g，刘寄奴15g，土茯苓30g，赤芍10g，皂角刺15g。8剂。

2008年8月17日诊，经治好转。现症：纳食稍差，尿余沥不尽，夜尿3～5次，腰痛，小腹作胀，舌质稍暗，脉弦细，血压160/100mmHg，B超示前列腺炎。

方药：菟丝子12g，补骨脂10g，益智10g，黄芪20g，莪术10g，五味子10g，王不留行15g，牛膝10g，茯苓20g，枸杞子10g，丹参12g，乌药10g。5剂。

14. 胡某某，男，42岁，大河岸。2005年1月31日初诊。

尿频，夜尿4～5次，有余沥不尽感，时早泄，伴肢体关节酸痛，时有冷感，时有燥热、阴囊潮湿感，B超示前列腺炎。

诊断：前列腺炎。

方药：虎杖12g，土茯苓15g，王不留行10g，丹参15g，蒲公英20g，莪术10g，连翘15g，赤芍10g，桃仁10g，皂角刺15g，甘草10g。5剂。

2005年9月5日诊，尿频、小腹胀，尿道细如线，余沥不尽，夜尿3～4次，近又2月许，时头昏、腰痛，纳呆食少，舌淡苔白。

方药：黄芪30g，柴胡5g，升麻5g，莪术10g，王不留行10g，延胡索10g，党参10g，虎杖15g，地龙10g，甘草5g，皂角刺15g。6剂。

15. 周某某，男，42岁，白庙河。2012年12月21日初诊。

小腹部胀痛伴阴囊潮湿及夜尿增多约10余年，尿量不少，尿时阴茎作胀2个月余，口干，舌红苔白，脉缓。B超：前列腺稍大。

诊断：前列腺炎。

方药：蒲公英30g，虎杖15g，王不留行15g，莪术10g，丹参15g，连翘20g，当归10g，赤芍20g，覆盆子10g，小茴香3g，甘草10g，败酱草10g。7剂。

2013年2月16日诊，尿频，夜尿3次以上，时尿不尽，尿等待，时小腹胀，性功能减退，饮食尚可。

方药：熟地20g，虎杖20g，王不留行18g，皂角刺20g，覆盆子10g，菟丝子15g，莪术10g，连翘20g，蒲公英30g，黄柏10g，砂仁10g，石苇30g，车前子30g。6剂。

16. 陈某某，男，40岁，三里畈。2008年8月23日初诊。

素有痔疮，便时出血6～7年，时作时止。现症：肢软乏力，头昏，睡时差，胁肋胀痛，口干苦，夜尿5～6次，小腹胀痛，阳痿月余，舌苔白，脉弦。血检：HBsAg(－)；肝功正常；去年B超：前列腺炎。

诊断：前列腺炎。

方药：黄芪 40g，莪术 10g，虎杖 15g，刘寄奴 15g，皂角刺 15g，菟丝子 15g，王不留行 15g，熟地 20g，覆盆子 10g，丹参 15g，当归 10g，桑螵蛸 10g。7 剂。

2008 年 10 月 25 日诊，腰痛，肢软乏力，足趾发麻，纳食尚可，时尿频，尿白，耳鸣头昏，舌苔白中厚。

方药：鹿角 10g，熟地 20g，白芍 30g，木瓜 10g，牛膝 15g，王不留行 15g，蜈蚣 2 条，甘草 10g，莪术 10g，丹参 20g，酸枣仁 10g，黄柏 10g。6 剂。

17. 刘某某，男，58 岁，骆驼坳。2009 年 2 月 25 日初诊。

夜尿 4～5 次，时有尿不尽，尿痛，尿路变细，时腰痛，纳食尚可，舌苔白。

诊断：前列腺炎。

方药：王不留行 15g，刘寄奴 15g，琥珀 8g，莪术 10g，蒲公英 30g，白花蛇舌草 20g，丹参 15g，牛膝 10g，虎杖 15g，土茯苓 30g，六一散 30g，熟地 20g。6 剂。

2009 年 3 月 2 日诊，夜尿 1 次，尿痛减，守前方加皂角刺 20g，琥珀 6g。6 剂。

2009 年 8 月 17 日诊，B 超示前列腺肥大，夜尿 1～2 次，守前方，去牛膝，加皂角刺 20g。7 剂。

18. 刘某某，男，57 岁，骆驼坳。2008 年 3 月 19 日初诊。

尿频、尿急、尿赤涩，夜尿多，间断发作年余，伴腰痛，时精神稍差，纳食尚可。2008 年 3 月 10 日 B 超：前列腺肥大。尿常规：正常。心电图：窦性心动过缓，56 次/min。

诊断：前列腺炎。

方药：皂角刺 20g，虎杖 15g，王不留行 10g，莪术 10g，赤芍 15g，丹参 15g，蒲公英 30g，六一散 30g，地龙 10g，黄芪 30g，刘寄奴 10g。7 剂。

2008 年 3 月 31 日诊，症状减轻，前方加石苇 20g、白茅根 30g、王不留行 15g。7 剂。

19. 张某某，男，49 岁，三里畈。2014 年 12 月 18 日初诊。

夜尿频 4～6 次，尿时等待，尿细分叉，性功能减退年余，时右胁下疼痛。B 超：胆囊炎，胆囊肿大，左肾囊肿，前列腺肥大。

诊断：前列腺炎。

方药：白花蛇舌草 30g，虎杖 15g，蒲公英 30g，莪术 10g，皂角刺 20g，丹参 20g，土茯苓 30g，蜈蚣 2 条，王不留行 18g，赤芍 20g，槐花 10g，僵蚕 18g。6 剂。

2015 年 1 月 5 日诊，症状明显好转，夜尿 2～3 次，时痔疮出血，前方加地榆 10g。6 剂。

20. 彭某某，男，73 岁，黄石市。2009 年 4 月 13 日初诊。

小腹坠胀，尿频尿赤涩，尿时欲大便，尿不尽，舌苔白厚，纳食尚可。

诊断：前列腺炎。

方药：黄芪 30g，王不留行 15g，莪术 10g，刘寄奴 15g，虎杖 15g，皂角刺 15g，石苇 10g，桃仁 10g，厚朴 10g，小茴香 3g，丹参 15g，补骨脂 10g。6 剂。

2009 年 6 月 10 日诊，症状减轻，守前方。10 剂。

2009 年 11 月 18 日诊，肠镜：直肠息肉。现症：大便 2～3 天 1 次，成形，夜尿 3 次。

方药：生白术50g，法半夏10g，厚朴10g，桃仁10g，玄参15g，莱菔子30g，当归10g，芦荟2g，黄连10g，广木香10g，党参10g，乌梅10g。6剂。

2009年12月28日诊，大便时秘结，脉结，守前方，加黄芪20g、升麻3g，去广木香。10剂。

【按语】 中医学认为本病多因下焦湿热、肾气亏虚、瘀血阻滞所致。如外感湿热或寒湿化热，蓄结膀胱而累及于肾；或房事不节、不洁，秽浊之邪侵袭下焦，内犯膀胱；或嗜食肥甘，过度饮酒，湿热内生，下注膀胱；湿热蕴结，日久不去，阻遏气血运行则气滞血凝。本书的病例多为慢性前列腺炎，患者以实证为多见，即使是虚证也多兼有下焦湿热或瘀阻。因其多为湿热、瘀结或脾肾亏虚，故清热利湿，补益脾肾，佐以活血化瘀为基本治疗法则。

常用土茯苓、蒲公英、白花蛇舌草、王不留行、栀子、石苇、黄芩、黄柏、虎杖等。若小腹、会阴部、腰骶部、尿道等处疼痛，多为气滞血瘀，治宜行气化瘀，选用泽兰、赤芍、丹参、莪术、三棱、琥珀、延胡、穿山甲、桃仁、小茴香、香附、刘寄奴、皂角刺等；如年高体弱，久病不愈导致肾气亏虚，阴精耗伤，症见头晕、耳鸣、腰膝酸软、小便频数、淋沥不尽，或阳痿、早泄等，治宜益肾填精，固涩下元为主，兼用清热利湿或活血化瘀之品；若偏阳虚者以济生肾气汤为基本方；若偏阴虚者可用知柏地黄汤加味。

39 阳痿（早泄、遗精）

阳痿是指男性未过“八八”天癸未尽之年，阴茎不能勃起，或勃起不坚，或坚而不能持久，致使不能行房事者。《素问·痿论篇》云：“思想无穷，所愿不得，意淫于外，入房太甚，宗筋弛纵，发为筋痿。”筋痿即阳痿，多因恣情纵欲，致命门火衰；或思虑忧郁，损伤心神；亦有湿热下注，宗筋弛纵，伤及阴器而致阳痿。然临床所见，湿热下注者较少，多为命门火衰，诚如张景岳所言：“火衰者十居七八，火盛者仅有之耳。”常用鹿角胶、菟丝子、淫羊藿、韭子、巴戟天、杜仲温肾壮阳；熟地、当归、枸杞子、山茱萸滋补肾阴；金樱子、芡实益精滋阴。湿热下注者，可用知柏地黄丸加减，阳痿之病，虽在肾，实与心、肝、脾三脏密切相关，治当兼顾。

1. 朱某某，男，38岁，凤山镇。2009年2月24日初诊。

性功能明显减退1个月余，多痿而不举，B超未见异常。睡眠纳食可。

诊断：阳痿。

方药：熟地30g，韭子10g，阳起石10g，蛇床子10g，蜈蚣2条，巴戟天10g，酸枣仁10g，仙茅10g，淫羊藿10g，肉苁蓉10g，甘草10g，枸杞子10g。5剂。

2009年3月24日诊，每周可同房1次，仍性功能较前差，守前方加鹿角10g，去蛇床子。6剂，症状明显改善。

2. 朱某某，男，50岁，凤山镇。2009年2月3日初诊。

阳痿2个月，举而不坚，时腰痛（腰椎骨质增生，腰椎间盘突出），阴囊潮湿，纳食尚可，精神尚可。

诊断：阳痿。

方药：熟地30g，巴戟天15g，肉苁蓉10g，韭子10g，蜈蚣2条，阳起石10g，淫羊藿10g，仙茅10g，山茱萸10g，蛇床子10g，甘草10g，补骨脂15g。5剂。

2009年2月13日诊，症状明显好转，仍性欲差，守前方加菟丝子18g。10剂。渐渐复常。

3. 付某某，男，22岁，凤山镇。1988年1月19日初诊。

结婚3个月，近2个月来阳痿，举而不坚，时而好转，半个月来几乎每晚做梦遗精，头昏肢软乏力，纳食尚可，舌红苔白，脉细。

诊断：阳痿、遗精。

方药：黄柏8g，砂仁8g，金樱子15g，龟板20g，甘草10g，熟地18g，芡实18g，丹参15g，煅牡蛎30g，酸枣仁10g，莲须10g，煅龙骨20g。5剂。

1988年1月25日诊，遗精止，头昏肢软乏力好转，舌红，脉细。

方药：黄柏8g，砂仁8g，金樱子15g，龟板20g，甘草10g，熟地18g，芡实18g，丹参15g，煅牡蛎30g，酸枣仁10g，莲须10g，煅龙骨20g。5剂。

1988年2月24日诊，遗精止，性欲增强，精神佳，食欲正常，睡眠好，脉缓。

方药：黄柏8g，砂仁8g，金樱子15g，龟板20g，甘草10g，熟地18g，芡实18g，煅牡蛎30g，煅龙骨20g，白术10g，党参15g，莲须10g。7剂渐愈。

4. 李某某，男，36岁，白莲乡。2008年1月23日初诊。

性功能减退，阳痿早泄3年，伴阴囊潮湿，尿液不多，纳食尚可，口干苦，舌苔白薄黄，在外地确诊为“前列腺炎”。

诊断：阳痿、早泄。

方药：熟地20g，刘寄奴10g，虎杖15g，王不留行15g，莪术10g，蜈蚣1条，蒲公英20g，黄芪30g，山茱萸10g，琥珀10g，丹参15g，黄柏10g。10剂。

2008年2月18诊，症状稍减，仍性欲差、早泄，阴囊潮湿，时尿黄，腰骶疼痛。守前方加土苓30g、皂角刺15g，去琥珀，10剂。

2008年7月2日诊，服药后症状减轻。

方药：熟地20g，刘寄奴15g，山茱萸10g，蜈蚣2条，虎杖18g，丹参15g，巴戟天10g，王不留行10g，黄芪30g，琥珀10g，炙甘草10g，黄柏10g，淫羊藿10g。5剂。

2008年9月6日诊，性功能有明显所改善，要求做丸药。

方药：熟地50g，肉苁蓉50g，巴戟天80g，刘寄奴60g，丹参80g，蜈蚣30条，王不留行80g，紫河车50g，虎杖60g，当归80g，穿山甲50g，黄柏80g，赤芍80g，琥珀50g，阿胶、龟胶、鹿胶各60g，淫羊藿50g，仙茅60g，狗肾5条，黄芪250g，三七60g，菟丝子50g，枸杞子50g，覆盆子50g，补骨脂50g，山茱萸50g，山药50g，丹皮50g，泽泻50g，茯苓50g，太子参100g，白术50g，甘草50g，砂仁50g，佛手50g，做小蜜丸。告愈。

5. 朱某某，男，52岁，实验小学。2012年6月18日初诊。

早泄，阳举不坚(前列腺炎经治疗好转)，时腰酸，纳食尚可，舌苔白。

诊断：阳痿。

方药：补骨脂10g，菟丝子10g，巴戟天10g，王不留行15g，丹参10g，阳起石10g，仙茅10g，五味子10g，车前子15g，覆盆子10g，蜈蚣2条。6剂。

2012年6月30日复诊，症状好转，舌苔白腻，守前方加薏苡仁30g、土茯苓30g。6剂。

6. 林某某，男，25岁，凤山镇。2012年6月15日初诊。

遗精间断发作5年，甚则1～4天一次。现症：面色萎黄，腰膝酸痛，多为梦遗，性功能减退，或早泄，或举而不坚，脉沉迟，舌淡边有齿痕。

诊断：阳痿。

方药：黄芪30g，莲须10g，熟地20g，巴戟天10g，补骨脂10g，覆盆子10g，山药30g，金樱子20g，芡实30g，煅牡蛎50g，牛膝10g，五味子10g。6剂。

2012年6月21日诊，症状减轻，要求做丸服用。

方药：生地80g，金樱子80g，莲须80g，益智50g，牛膝50g，巴戟天50g，丹参50g，阿胶、龟胶、鹿胶各50g，乌梅50g，党参180g，砂仁50g，佛手50g，菟丝子、枸杞子、五味子、覆盆子、补骨脂各50g，熟地150g，山茱萸、山药、丹皮、泽泻、茯苓各50g，黄芪250g，三七60g、白芍50g，黄柏60g，甘草50g，做小蜜丸。告渐愈。

7. 王某某，男，81岁，凤山镇。2005年5月2日初诊。

遗精，尿中带黏液约2个月(B超示：前列腺炎)，今年因肺感染伴心衰住院4次，现伴头昏、心悸、口干、纳食一般，活动甚则喘气，舌质暗，苔白。夜尿5～10次。

诊断：遗精(前列腺炎)。

方药：金樱子15g，芡实20g，五味子10g，菟丝子10g，煅牡蛎30g，煅龙骨30g，黄芪20g，丹参10g，覆盆子10g，莲须10g，熟地20g，石菖蒲10g。5剂。

2005年5月9日诊，服前药后自觉症状减轻，服至第三剂药时伴尿胀塞不适，昨进食肉后今腹泻3次，头昏心悸，时气喘，咳嗽，今咳白涎痰，口唇紫，口干，脉弦细，血压120/80mmHg。

方药：黄芪20g，菟丝子10g，补骨脂10g，覆盆子10g，莲须10g，石菖蒲10g，萆薢10g，熟地15g，山药20g，五味子10g，丹参15g，煅龙骨15g。5剂。

2005年5月16日诊，尿赤涩减轻，尿时流畅，夜尿5次许，尿时带黏液，自觉尿有痒感，口干，头昏肢软，纳食尚可，气喘胸闷，口唇紫，舌质暗，苔右厚腐，脉细。

方药：黄芪20g，菟丝子10g，补骨脂10g，覆盆子10g，莲须10g，石菖蒲10g，萆薢10g，熟地15g，山药15g，五味子10g，丹参15g，煅牡蛎20g，煅龙骨20g。4剂。

8. 李某某，男，50岁，实验中学。2009年7月1日初诊。

腰部酸痛，睡后加重，活动后消失(原CT检查腰椎间盘突出)，性功能减退半年，举而不坚，早泄，舌淡苔白，脉沉细。

诊断：阳痿、早泄。

方药：补骨脂15g，巴戟天10g，蜈蚣1条，仙茅10g，菟丝子10g，阳起石10g，锁阳10g，炙甘草10g，红枣10枚，浮小麦50g，当归10g。6剂。

2009年8月11日诊，症状减轻，每周可性生活1次，守前方加熟地20g、山茱萸10g。7剂。

2010年2月6日诊，近月来性功能又有所减退，守2009年8月11日方加淫羊藿10g、韭子10g、枸杞子10g，去浮小麦。7剂，性功能恢复正常。

9. 张某某，男，50岁，平湖。2015年11月10日初诊。

性功能减退2个月，阴茎举而不坚。或痿而不举，饮食正常，腰脊酸胀，睡差多梦，头昏心慌。B超示前列腺正常。

诊断：阳痿。

方药：熟地2袋、鹿角2袋、淫羊藿1袋、巴戟天1袋、锁阳2袋、韭子1袋、阳起石2袋、蜈蚣2袋、枸杞子1袋、菟丝子2袋、肉苁蓉1袋。6剂(颗粒剂)。

2015年11月16日诊，症状减轻，守前方。6剂。

10. 叶某某，男，55岁，白莲乡。2004年8月16日初诊。

性功能减退10余年，加重半年，萎软不用，纳食睡眠尚可，舌苔白，脉细。

诊断：阳痿。

方药：菟丝子15g，蛇床子10g，枸杞子10g，覆盆子10g，补骨脂10g，蜈蚣1条，熟地18g，淫羊藿10g，巴戟天10g，茯苓30g，甘草10g，红枣10枚。6剂。

2004年9月17日诊，性功能稍有好转，精神纳食尚可，脉弦细。

方药：熟地15g，菟丝子15g，枸杞子10g，覆盆10g，仙茅10g，淫羊藿10g，五味子10g，补骨脂10g，蜈蚣2条，桑寄生15g，丹参15g，锁阳15g。6剂。

11. 汪某某，男，55岁，凤山镇。2009年7月14日初诊。

性功能减退3年，阳痿，举而不坚，早泄，经治疗少效，B超：前列腺增生。血糖5.26mmol/L，夜尿多，时有尿急，纳食睡眠尚可。

诊断：阳痿。

方药：补骨脂10g，蜈蚣1条，覆盆子10g，熟地20g，菟丝子15g，巴戟天10g，肉苁蓉10g，丹参15g，阳起石10g，韭子10g，五味子10g，仙茅10g。6剂。

2009年7月27日诊，昨性交一次，成功，时举而不甚坚，守前方。6剂。

2009年8月17日诊，较前好转，前方加黄芪30g，锁阳10g，淫羊藿10g，去枸杞子、仙茅、丹参、肉苁蓉、五味子。7剂。

12. 叶某某，男，54岁，白莲河。2012年11月22日初诊。

夜尿频繁3～4年，加重2个月，每晚5～6次，量不少，尿时龟头有微痒感，性功能差，多阳痿而不举，纳食尚可。B超：前列腺稍增大。

诊断：阳痿。

方药：熟地20g，王不留行15g，莪术10g，蜈蚣2条，覆盆子10g，菟丝子15g，车前子20g，五味子10g，补骨脂10g，桑螵蛸10g，黄柏10g，虎杖15g。6剂。

2012年12月1日复诊，症状稍有好转，宗前方加枸杞子10g，去补骨脂。6剂。

13. 方某某，男，39岁，三里桥。2012年3月12日初诊。

性功能减退3年，阴茎痿软无力，早泄，腰膝酸痛，精神尚可，饮食正常。

诊断：阳痿、早泄。

方药：韭子10g，熟地20g，阳起石10g，淫羊藿10g，巴戟天10g，蜈蚣2条，山茱萸10g，丹参10g，炙甘草10g，红枣10枚，浮小麦50g，覆盆子10g。6剂。

2012年3月23日诊，症状稍转好，守前方加补骨脂15g、五味子10g、菟丝子10g、鹿角20g，去杏仁、浮小麦、丹参。6剂。

14. 熊某某，男，47岁，三里畈。2016年3月22日初诊。

性功能减退3年，多举而不坚，或早泄，夜尿多排而不畅，时腰痛，饮食尚可，大便日2～3次，多不成形，或腹泻，舌苔白。

诊断：阳痿。

方药：熟地20g，附片10g，肉桂3g，山药30g，覆盆子10g，菟丝子20g，白术15g，巴戟天10g，补骨脂10g，五味子10g，车前子18g，枸杞子10g，蜈蚣2条，僵蚕20g。6剂。

2017年7月6日诊，排尿通畅，B超复查前列腺正常。现症：性功能转好，伴腰痛饮食尚可，舌红苔白，脉沉。

方药：熟地20g，酸枣仁10g，鹿角10g，蛇床子10g，淫羊藿10g，蜈蚣3条，僵蚕20g，巴戟天10g，锁阳10g，补骨脂10g，菟丝子15g，肉桂3g。7剂。

15. 姚某某，男，48岁，石桥铺。2012年4月13日初诊。

性功能减退，难以勃起，举而不坚，多为早泄（原前列腺B超正常），晚间口干渴，饮食正常，舌苔白，脉沉细。

诊断：阳痿。

方药：生地20g，黄柏10g，砂仁10g，金樱子10g，芡实30g，覆盆子10g，补骨脂10g，甘草10g，菟丝子15g，酸枣仁10g，五味子10g，车前子15g，煅牡蛎50g。6剂。

2012年5月10日诊，症状同前，守前方去生地、黄柏、砂仁、车前子、生牡蛎，加熟地20g，巴戟天10g，蜈蚣2条，山药30g，淫羊藿10g。7剂。

2012年9月20日诊，症状有所改善，纳食尚可，睡眠差，脉细弦沉。

方药：熟地20g，酸枣仁10g，菟丝子15g，阳起石10g，淫羊藿10g，韭子10g，覆盆子10g，鹿角10g，蜈蚣3条，甘草10g，巴戟天10g，仙茅10g。6剂。

16. 杨某某，男，45岁，浠水。2013年2月27日初诊。

早泄4～5年，同房后易汗出，余正常，舌苔白。

诊断：早泄。

方药：芡实30g，金樱子30g，覆盆子10g，熟地20g，山茱萸10g，乌药10g，山药30g，黄柏10g，砂仁10g，甘草10g，知母10g，肉桂3g，煅牡蛎50g。7剂。

2013年3月13日诊，前方加五味子10g，乌梅10g，去乌药。7剂。

2013年3月22日诊，同房时汗出减轻，仍早泄，前方加黄芪30g，丹皮10g，泽泻10g，去肉桂、熟地。7剂。

17. 余某某，男，23岁，三港。2005年2月4日诊。

复1月21日诊，饮食、精神尚可，夜尿不多，性功能减退，举而不坚，早泄。B超示前列腺炎。

诊断：阳痿早泄。

方药：补骨脂10g，菟丝子10g，五味子10g，女贞子10g，枸杞子10g，覆盆子10g，蜈蚣1条，肉苁蓉10g，芡实10g，金樱子15g，甘草10g，红枣5枚。6剂。

2005年2月18日诊，仍阴茎举而不坚，早泄，无腰痛，精神、饮食尚可，时尿黄。

方药：黄柏10g，蜈蚣1条，土茯苓15g，金银花15g，连翘15g，虎杖10g，莪术10g，丹参15g，赤芍15g，肉苁蓉15g，王不留行10g，蛇床子10g。6剂。药后症状明显改善，前方续服7剂。

18. 丁某某，男，37岁，计生局。2009年3月20日初诊。

性功能减退(稍差)2 年,举而不坚,早泄,饮食睡眠均可,时尿黄,易脱发,大便稀溏,舌苔白中厚。

诊断:早泄。

方药:苍术 10g,黄柏 10g,枣皮 10g,甘草 10g,白豆蔻 6g,茯苓 50g,蜈蚣 1 条,巴戟天 10g,佩兰 10g,六一散 30g,锁阳 10g。6 剂。

2009 年 5 月 9 日诊,性功能改善,大便稍好转,前方加砂仁 10g。6 剂。

2009 年 5 月 25 日诊,仍性功能稍差,大便先硬后溏,时腰痛,舌苔正常。

方药:熟地 20g,补骨脂 10g,巴戟天 15g,韭子 10g,菟丝子 10g,山茱萸 10g,益智 10g,淫羊藿 10g,仙茅 10g,白术 10g,丹参 15g,白花蛇舌草 10g。6 剂。

2009 年 5 月 30 日诊,脱发止,性功能较前改善,时或早泄,纳食尚可,舌苔白。

方药:熟地 20g,蜈蚣 1 条,补骨脂 10g,巴戟天 10g,韭子 10g,仙茅 10g,山茱萸 10g,阳起石 10g,茯苓 30g,淫羊藿 10g,菟丝子 10g,甘草 10g。6 剂。

19. 张某某,男,17 岁,北丰。2005 年 7 月 18 日初诊。

遗精半年,3～7 日 1 次,无梦,性欲差,无腰痛,无其他特殊不适,舌苔白,脉缓。

诊断:阳痿、遗精。

方药:黄柏 10g,砂仁 10g,甘草 10g,莲须 10g,煅牡蛎 50g,覆盆子 10g,石菖蒲 10g,茯苓 30g,知母 10g,生地 20g,五味子 10g,乌梅 10g。6 剂。

2005 年 8 月 5 日诊,服药后 10 天未遗,昨天又发作,无其他特殊不适,舌苔白稍厚,脉缓。

方药:黄柏 10g,砂仁 10g,甘草 10g,莲须 10g,煅牡蛎 50g,石菖蒲 10g,茯苓 30g,知母 10g,生地 20g,五味子 10g,山药 30g,金樱子 15g,桑葚 15g,芡实 30g。6 剂渐愈。

20. 林某某,男,57 岁,建行。2014 年 4 月 28 日诊。

复 2003 年 11 月 22 日诊,服前药后,性功能明显转好。现症:心悸,左胸疼痛,泛吐酸水,时耳鸣作响,时性功能不佳,临事举而不坚,舌苔白,脉细弦。

诊断:阳痿、心悸。

方药:红参 100g,阿胶、龟胶、鹿胶各 60g,党参 150g,仙茅 50g,赤芍 60g,桃仁 50g,淫阳藿 50g,水蛭 40g,丹参 60g,白术 60g,砂仁 60g,佛手 60g,炙甘草 50g,川芎 50g,龙齿 50g,黄芪 250g,三七 60g,菟丝子 50g,枸杞子 50g,五味子 50g,覆盆子 50g,补骨脂 50g,熟地 250g,山茱萸 50g,山药 50g,丹皮 50g、泽泻 50g,茯苓 50g,狗肾 4 条,做小蜜丸。渐愈。

【按语】 阳痿一病,虽为男科常见,然其病因复杂,涉及心、肝、脾、肾四脏。此病多因肾阳不足,命门火衰,或思虑过度,损伤心脾,亦有湿热下注,宗筋弛纵所致。治疗当以温肾壮阳为主,兼以滋阴益精,调和心脾。湿热下注者,则需清热利湿,兼顾补肾。常以鹿角胶、菟丝子、淫羊藿、韭子等温肾壮阳,熟地、当归、枸杞子等滋补肾阴,金樱子、芡实益精固涩。湿热者,则以知柏地黄丸加减。

遗精者,乃成年男子睡眠时精液自泄,有梦而遗者称梦遗,无梦而遗者称滑精。《寿世保元》云："少年壮盛，鳏旷愈时，强制性欲，不自知觉，此泄如瓶之满而溢也，是以无病，不可药也。"然若每周遗精两次以上，或一日数次，甚或见于非睡眠时，则属病理现象，需及时调治。

早泄者，乃同房时过早射精，随后阴茎即软，不能正常行房事。《沈氏尊生》所谓："未交即泄，或乍交即泄。"早泄与遗精不同，遗精为不性交而精自遗泄，早泄是性交之始，其精自泄而不能进行正常性交。阳痿与早泄，病因病机基本相同，早泄或为阳痿之早期症状，阳痿多为早泄进一步发展之结果。

张景岳云："遗精之始，无不病由于心……及其既病而求治，则尤当以持心为先，然后随证调治，自无不愈。使不知求本之道，全持药饵，而欲望成功者，盖亦几希矣。"故治疗阳痿、遗精、早泄，除药物调治外，清心寡欲，精神调养，尤为重要，不可忽视。吾临证多年，深感此病不仅关乎肾，更与心、肝、脾密切相关，治当兼顾，方能奏效。

40 尿血

尿血，古称“溺血”，是指小便中混有血液或夹血丝、血块，尿道多无疼痛感。此病多因湿热下注、阴虚火旺、疫毒或药毒伤肾所致。病位在肾与膀胱，主要病机不外热伤脉络与脾肾气虚。外感热邪或阴虚内热，均可致下焦热盛，灼伤脉络，血渗膀胱。脾气亏虚，统摄无权，血不循经；或劳倦内伤，久病体弱，终致肾气亏虚，封藏失职，血随尿出，可见尿血。

尿血之证，多因邪热损伤肾与膀胱血络致营血妄行，血从尿出。此邪热有实火与虚火之别，实火治宜清热泻火，常用小蓟饮子为基础方随证加减。方中小蓟甘凉入血分，功擅清热凉血止血，又可利尿通淋，尤宜于尿血、血淋之证。生地黄甘苦性寒，凉血止血，养阴清热；蒲黄、藕节凉血止血消瘀；滑石、木通清热利水通淋；当归养血活血，引血归经；甘草调和诸药。诸药合用以凉血止血。虚火治宜滋阴凉血，方用大补阴丸为主，方中以黄柏、知母清相火；地黄、龟板、猪脊髓滋补肾阴。无论实火、虚火所引起尿血证，临证常加用仙鹤草、白茅根、墨旱莲等以增强止血之力。

1. 李某某，女，53 岁，浠水竹瓦。2009 年 9 月 23 日初诊。

左小腹部胀痛，大便干结，如羊粪，日 5～6 次量少，反复尿血 20 余年。在省人民医院检查：直肠、乙状结肠炎，腰椎骨质增生。现症：腹内自觉发热，微痛，以左侧为甚，肠鸣，尿赤涩胀痛，尿频，停经 5 年。血常规正常。尿检：隐血＋＋＋。

诊断：尿血、便秘。

方药：生地 20g，生白术 80g，柴胡 5g，升麻 5g，广木香 10g，丹皮 10g，知母 10g，玄参 15g，旱莲草 20g，女贞子 15g，炙甘草 10g，浮小麦 50g，红枣 10 枚，白芍 30g。7 剂。

2009 年 10 月 6 日诊，尿血 2＋，守前方加大黄炭 5g、白茅根 30g、黄芪 20g，去玄参。7 剂。

2009 年 10 月 13 日诊，症状明显减轻，仍小腹部发热，肠鸣，小便日 2～5 次，量少，尿频，尿隐血＋(48 岁绝经)。

方药：生地 20g，黄柏 10g，枣皮 10g，知母 10g，旱莲草 20g，大黄炭 3g，仙鹤草 20g，黄芪 30g，升麻 5g，柴胡 10g，白茅根 30g，丹皮 10g，泽泻 15g。7 剂，告愈。

2. 朱某某，女，35 岁，石源河。2002 年 3 月 28 日初诊。

发现尿血、蛋白尿发现 2 个月余。现症：腰背酸痛，肢软乏力，心慌，尿赤涩不适，面色萎黄，纳呆，舌红苔薄黄，B 超示肾脏正常，尿蛋白 3＋，隐血 3＋。

诊断：尿血。

方药：蝉蜕 10g，地龙 10g，益母草 10g，金银花 15g，石苇 18g，连翘 18g，白花蛇舌草 20g，半边莲 18g，地肤子 10g，大黄炭 8g，蒲黄炭 10g，仙鹤草 15g。5 剂。

2002 年 4 月 22 日诊，尿频尿急减轻，大便秘结，腰微痛，白带多。尿检：蛋白质2+，隐血 2+。血压 90/60mmHg。

方药：蝉蜕 10g，蒲公英 20g，地龙 10g，仙鹤草 18g，半枝莲 18g，半边莲 20g，大黄炭 10g，石苇 18g，蒲黄炭 10g，丹皮 10g，地肤子 10g，生地 18g，六一散 30g。5 剂。

3. 叶某某，男，15 岁，石桥铺。2003 年 3 月 19 日初诊。

患肾炎半年之久，时好时作，又感冒，咳嗽少痰，不浮肿，舌苔白。尿常规：尿蛋白＋＋，隐血 2+。

诊断：尿血。

方药：半枝莲 20g，半边莲 20g，蒲公英 15g，丹皮 8g，益母草 15g，地龙 10g，蝉蜕 8g，小蓟 8g，蒲黄 8g，山栀 8g，仙鹤草 15g，旱莲草 10g。6 剂。

2003 年 3 月 27 日诊，纳食精神均可，无浮肿。今尿复查：蛋白±，隐血 3+。

方药：半枝莲 15g，半边莲 15g，旱莲草 15g，小蓟 8g，蒲黄 8g，益母草 10g，石苇 18g，连翘 10g，生地 15g，蒲公英 15g，六一散 15g，仙鹤草 10g。6 剂。

2003 年 4 月 22 日诊，咳嗽少痰。尿检：隐血＋，红白细胞 0～2 个/μl。

方药：半枝莲 15g，半边莲 18g，蒲黄 8g，小蓟 10g，旱莲草 15g，生地 10g，益母草 15g，丹皮 8g，蒲公英 20g，石苇 20g，连翘 18g，仙鹤草 18g。6 剂渐愈。

4. 王某某，女，27 岁，浠水华桂。2004 年 9 月 13 日初诊。

昨日发热，头昏肢软乏力，小腹胀，尿赤涩，白带夹黄，量多。B 超未见明显异常。尿常规：尿蛋白＋，隐血 3+，白细胞 3～5 个/μl。

诊断：淋证。

方药：金银花 15g，石苇 15g，车前子 15g，茯苓 30g，生地 15g，益母草 20g，连翘 15g，防风 10g，六一散 20g，蒲公英 20g，地龙 10g，荆芥 10g。5 剂。

2004 年 9 月 20 日诊，发热头昏、尿频症状减轻，精神好转。今尿常规：隐血＋＋，白细胞 3～5 个/μl。

方药：金银花 15g，石苇 15g，六一散 30g，蒲公英 20g，野菊花 10g，连翘 15g，瞿麦 15g，山栀 10g，生地 15g，萹蓄 10g，车前子 15g。5 剂。

2004 年 9 月 27 日诊，尿频尿赤涩减轻。现症：头昏腰痛，肢软乏力。尿检：蛋白＋－，隐血 2+。血压 120/80mmHg。

方药：小蓟 10g，蒲黄炭 10g，半边莲 10g，益母草 15g，蒲公英 15g，生地 15g，三七 10g，半枝莲 12g，六一散 30g，山栀 10g，金银花 12g。6 剂。

2004 年 10 月 20 日诊，现症：头昏睡差，纳食尚可，血压 110/80mmHg。今尿检：隐血 3+。

方药：半边莲 15g，半枝莲 15g，石苇 18g，小蓟 10g，蒲黄 10g，六一散 30g，生地 15g，三七 10g，蒲公英 20g，连翘 15g，旱莲草 15g，仙鹤草 15g，丹皮 10g。6 剂。

2005 年 1 月 10 日诊，昨下午感冒恶寒发热，腰痛，大便后肛门滴血，纳食尚可，月经规律，白带不多。尿常规：隐血＋＋＋、蛋白质＋。

方药：半枝莲 18g，半边莲 15g，丹皮 10g，小蓟 10g，蒲黄炭 10g，生地 15g，蒲公英 20g，地榆 15g，槐花 10g，大黄炭 5g，山栀 10g。6 剂。

2005 年 1 月 26 日诊，服前方后恶寒发热消失，腰痛消除。现症：双下肢酸软乏力，纳食尚可。今尿检：隐血＋，白细胞少见。1 月 14 日浠水县人民医院 B 超示：肾、输尿管未见异常。舌苔白。

方药：半边莲 15g，半枝莲 18g，蒲公英 20g，石苇 15g，丹皮 10g，旱莲草 15g，蒲黄炭 10g，三七 10g，生地 15g，金银花 15g，小蓟 10g，大黄炭 5g，益母草 15g。6 剂渐愈。

5. 尹某某，男，17 岁，凤山镇。2004 年 5 月 12 日初诊。

曾患肝炎，肾炎。现症：头昏肢软乏力，尿血，纳呆食少。肝功正常；B 超：肾、输尿管、膀胱正常，肝大。又感冒 4 天。

诊断：尿血。

方药：蒲公英 20g，金银花 18g，杏仁 10g，桔梗 10g，甘草 10g，款冬花 10g，石苇 18g，连翘 15g，仙鹤草 15g，桑白皮 10g，黄芩 10g，前胡 16g。5 剂。

2004 年 5 月 17 日诊，症状减轻，仍纳差，感冒后咳嗽白痰不多，舌苔白。胸透正常。尿检：隐血 2＋。

方药：生地 15g，石苇 18g，连翘 18g，小蓟 10g，半枝莲 18g，蒲公英 30g，黄芩 10g，蒲黄炭 10g，旱莲草 15g，益母草 15g，仙鹤草 15g。6 剂。

6. 熊某某，男，16 岁，石桥铺。2006 年 12 月 15 日初诊。

时面目浮肿，上楼有气促感，饮食尚可，又感冒 3 天，咳嗽，头昏，腰痛，尿赤涩，舌苔薄黄，脉虚。血压 110/85mmHg。B 超：肝稍大，双肾正常。肝功能：正常；肾功能：正常；尿检：隐血＋＋＋，白细胞 0～2 个/μl。

诊断：尿血、感冒。

方药：益母草 15g，半边莲 10g，金银花 10g，肤子 10g，旱莲草 10g，茯苓 20g，连翘 15g，石苇 15g，丹皮 5g，丹参 10g，黄芪 15g，白茅根 20g。5 剂。

2006 年 12 月 22 日诊，感冒咳嗽消失，上楼不喘，浮肿消失，饮食一般，精神尚可，舌苔白薄。

方药：益母草 20g，半边莲 10g，蒲公英 15g，生地 15g，丹皮 10g，金银花 10g，连翘 10g，石苇 15g，小蓟 10g，蒲黄炭 10g，旱莲草 10g，茅根 20g。6 剂。

2007 年 1 月 3 日诊，症状较前减轻，饮食增多，舌苔白稍厚，脉弦。尿检：隐血＋＋，白细胞 1～3 个/μl。

方药：益母草 15g，半边莲 10g，蒲公英 15g，生地 15g，丹皮 10g，石苇 10g，连翘 15g，旱连 10g，蒲黄 10g，小蓟 10g，三七 6g。6 剂。

2007 年 1 月 10 日诊，又感冒咳嗽 5 天，鼻塞流鼻涕，咳嗽少痰，精神稍差，饮食少，舌苔白薄黄，脉弦。尿检：隐血+。

方药：炙麻黄5g，蒲公英20g，黄芩10g，辛夷10g，杏仁10g，贝母10g，桔梗10g，甘草10g，金银花15g，白重楼10g，石苇15g，白茅根15g，藕节10g。6剂。

7. 吴某某，男，32岁，北丰。2007年6月25日初诊。

发现"乙肝小三阳"5年。现症：头昏肢软，困倦思睡，饮食尚可，尿黄，舌苔白薄黄。2007年5月18日B超：肾输尿管正常；肝功能：正常；尿检：隐血+，蛋白质±。县医院B超：肝、胆、脾、双肾输尿管未见异常。

诊断：尿血。

方药：熟地20g，山药15g，黄芪30g，丹参15g，白术10g，旱莲草15g，茯苓30g，丹皮10g，甘草10g，土茯苓30g，白茅根20g。6剂。

2007年7月11日诊，尿常规：隐血(一)，蛋白±。原方加玉米须15g、黄芪30g、地龙10g、蝉蜕10g，去丹皮、土茯苓。6剂。

8. 徐某某，男，31岁，骆驼坳。2014年8月6日初诊。

患肾炎10年，反复发作。现症：目前无特殊治疗症状，舌苔白稍厚。尿检：隐血++++。

诊断：尿血。

方药：生地20g，仙鹤草30g，旱莲草20g，石苇20g，丹皮10g，连翘15g，白茅根30g，益母草20g，小蓟炭10g，蒲黄炭10g，黄芪20g，蒲公英30g，藕节10g。8剂。

2014年10月7日诊，尿隐血++。

方药：红参100g，党参100g，大黄炭50g，赤芍80g，小蓟炭50g，仙鹤草80g，阿胶80g，当归60g，生地100g，金樱子60g，芡实80g，做小蜜丸。

9. 凡某某，女，43岁，浠水白莲。2007年9月26日初诊。

耻骨处及阴部疼痛7～8个月之久，持续不止，经期加重并两小腹、腰骶部作痛，月经30～40天一次，经期10余天，量多，白带夹黄夹脓或黑已5～6年，舌苔白，脉弦。2007年9月8日B超：右侧附件囊性包块；尿检：隐血+++，蛋白(+一)。

诊断：尿血。

方药：石苇20g，连翘20g，白芍40g，甘草10g，旱莲草15g，蒲黄炭10g，香附15g，半枝莲20g，半边莲15g，六一散20g，延胡索10g，葛根30g。6剂。

2008年1月18日诊，症状减轻，月经规律，经前耻骨处疼痛，白带仍多，纳食尚可，食后胃内灼热辣感。钡餐：慢性胃炎，胃下垂2度。

方药：半边莲15g，半枝莲15g，丹皮10g，旱莲草15g，生地20g，蒲公英30g，蒲黄10g，连翘15g，六一散30g，延胡索15g，香附15g，茅根30g，益母草20g。7剂。

2008年2月29日诊，又感冒2天，腰痛肢软乏力，伴胃痛，尿隐血+，蛋白+一。前方加砂仁10g、厚朴10g，去半边莲、连翘。7剂。

10. 胡某某，男，31岁，纤维板厂。1983年4月27日初诊。

血尿3年，时发时止，今年4月3日血尿至今，现左侧腰痛，头昏肢软乏力，背心作胀，活动加剧，饮食正常，口臭，口苦，舌苔白腻，脉弦。

诊断：血尿、腰痛。

方药：生地 15g，熟地 15g，木通 10g，菟丝子 15g，山茱萸 10g，旱莲草 10g，六一散 15g，牛膝 10g，女贞子 15g，阿胶 10g，白芍 10g，大蓟 10g，小蓟 10g，猪苓 10g。3 剂。

1983 年 5 月 8 日诊，腰痛消除，头昏轻，肢软好转，仍背心作胀，口苦，舌苔白腻，脉弦。

方药：生地 15g，熟地 15g，木通 10g，菟丝子 15g，山茱萸 10g，旱莲草 15g，六一散 15g，牛膝 10g，女贞子 15g，阿胶 10g，白芍 10g，猪苓 10g，大蓟 10g，小蓟 10g。3 剂。

1983 年 5 月 17 日诊，腰痛除，头昏心烦均减，唯背心微作胀，阴雨天加甚，口微苦，苔白腻，脉弦缓。

方药：生地 15g，熟地 15g，女贞子 15g，菟丝子 10g，山茱萸 10g，白芍 10g，枸杞子 10g，牛膝 10g，阿胶 10g，旱莲草 15g，六一散 10g。4 剂。

1983 年 6 月 6 日诊，又腹痛腹胀，背心作胀，今晨尿深黄。尿检：红细胞 4～5；饮食尚好，舌苔白，脉缓。

方药：生地 15g，熟地 15g，木通 10g，阿胶 10g，山茱萸 10g，旱莲草 15g，六一散 15g，牛膝 10g，女贞子 15g，菟丝子 15g，大蓟 10g，小蓟 10g，白芍 10g。4 剂。

1983 年 6 月 13 日诊，血尿止，腰背疼痛，肢软乏力。

方药：生地 15g，熟地 15g，六一散 18g，大黄炭 8g，山茱萸 10g，阿胶 10g，二蓟 10g，丹皮 10g，木通 10g，丹参炭 15g，旱莲草 15g，山栀 10g，赤芍 10g。5 剂。

11. 陈某某，女，43 岁，凤山镇。2000 年 10 月 24 日初诊。

尿血月余，如洗肉水样夹有血块，余无异常。武汉同济医院检查未见异常，县人民医院检查未见异常。大便微秘，月经 6～7 日，量稍多。

诊断：血尿。

方药：石苇 18g，连翘 18g，大黄炭 10g，蒲黄炭 10g，小蓟 10g，六一散 20g，地榆 18g，旱莲草 18g，仙鹤草 20g，丹皮 10g，山栀 10g，生地 15g。5 剂。

2000 年 11 月 8 日诊，肉眼血尿消失，腰背作胀，口干苦，精神尚可，尿镜下红细胞＋＋。

方药：黄芪 30g，大黄炭 10g，黄柏 10g，蒲黄炭 10g，小蓟 10g，地榆 10g，丹皮 10g，旱莲草 18g，仙鹤草 18g，山栀 10g，生地 15g，连翘 18g。5 剂。

12. 徐某某，男，64 岁，浠水华桂。2008 年 12 月 10 日初诊。

间断血尿半年，尿血或夹血块，尿时有痛感，精神尚可，饮食佳，时剑突下疼痛。2008 年 11 月 26 日 B 超：膀胱充盈，后壁见突状光团；协和医院 CT：膀胱右后壁结节。

诊断：血尿。

方药：石苇 20g，生地 20g，仙鹤草 20g，丹参 10g，旱莲草 15g，六一散 30g，小蓟炭 10g，蒲黄炭 10g，丹皮 10g，琥珀 8g，茅根 30g，半边莲 15g。6 剂。

2009 年 1 月 13 日诊，口服药后尿血止，痛亦消除，前日又尿赤涩，肉眼血尿，尿时尿道疼痛，伴头昏心慌，CT 复查未见明显异常。

方药：石苇 20g，生地 20g，仙鹤草 20g，丹参 10g，旱莲草 20g，六一散 30g，小蓟炭 10g，蒲黄炭 10g，丹皮 10g，半边莲 15g，白茅根 20g，琥珀 10g。8 剂。

13. 陈某某，女，44 岁，凤山镇。2007 年 5 月 29 日初诊。

小便如洗肉水 20 余天，沉淀后如脓样物，尿时先有痛感。昨县医院检查：肾输尿管未见异常（因未憋尿，拒作膀胱检查）。舌苔白稍厚，脉细。

诊断：尿血。

方药：生地 18g，六一散 30g，小蓟 10g，蒲黄 10g，石苇 15g，丹皮 10g，金银花 15g，丹参 15g，半边莲、半枝莲、茅根各 30g，仙鹤草 15g。5 剂。

2007 年 6 月 5 诊，现症：肉眼未见血尿，右小腹不适，尿黄，口干苦，脉弦。尿检：隐血＋＋＋。

方药：半枝莲 20g，半边莲 18g，丹皮 10g，旱莲草 18g，蒲黄炭 10g，小蓟 10g，大黄炭 8g，石苇 18g，连翘 20g，生地 18g，六一散 30g，仙鹤草 15g。7 剂，尿血渐除。

14. 王某某，男，12 岁，大河岸。2008 年 7 月 21 日初诊。

2002 年在罗田县人民医院诊断为"肾炎"，常尿隐血，经反复治疗时好时坏，今年 5 月后，隐血不消。现症：头时昏，纳差，舌苔白稍厚，脉细。2008 年 7 月 13 日武汉中南医院 B 超未见异常。

诊断：尿血。

方药：旱莲草 10g，半边莲 10g，半枝莲 10g，生地 10g，丹皮 8g，黄芪 15g，蒲公英 10g，丹参 10g，仙鹤草 10g，白茅根 15g，连翘 10g。7 剂。

2008 年 7 月 30 诊，尿检：隐血＋＋，前方加益母草 20g，石苇 15g，蒲黄 5g，黄芪改为 20g，去连翘，半枝莲。7 剂。

2008 年 8 月 8 日诊，尿血（＋），前方加大黄炭 3g。7 剂。后续服 7 剂，尿检正常。

15. 徐某某，女，52 岁，三里桥。2010 年 10 月 9 日初诊。

2008 年因宫颈癌放化疗后症状控制，近 1 个月来，尿血，时作时止，肉眼血尿，不痛，无尿频尿急感。血检：癌胚抗原 2.91mg/L；B 超示：左肾囊肿。2010 年 8 月 18 日同济医院膀胱壁新生物镜检：慢性炎性病变。

诊断：血尿。

方药：小蓟炭 10g，藕节 10g，白茅根 30g，生地 20g，蒲黄炭 10g，仙鹤草 20g，旱莲 20g，滑石 30g，丹皮 10g，侧柏炭 10g，山栀炭 10g，石苇 20g。6 剂。

2010 年 10 月 18 日诊，肉眼血尿消失。尿检：隐血＋＋。守前方加蒲公英 30g。6 剂。

【按语】 尿血一证，古已有之，历代医家多有论述。尿血虽多见于肾与膀胱病变，但其病因病机复杂，不可一概而论。现代医学将血尿分为肉眼血尿和镜下血尿，前者肉眼可见尿液呈红色或洗肉水样，后者指尿色外观基本正常，需显微镜检查方能确定。中医学中的"尿血"，以前无尿检时，即肉眼血尿，指血从小便中排出，尿色因之而淡红、鲜红、红赤，甚或兼夹血块，多无疼痛；现包括肉眼血尿和镜下血尿。《丹溪心法》云："痛者为淋，不痛者为溺血。"故中医临床一般以痛为血淋，不痛为尿血。尿血多属肾与膀胱的病变，如排尿一开始有血，而后来清晰无血的，多为尿道出血；排尿至最后几滴有血的，为膀胱出血；小便始终混有血液的，多为肾脏出血。在治疗上须分清虚实，实火者，清热泻火为主，常用小蓟饮子加减；虚火者，滋阴凉血为主，常用大补阴丸加减。无论虚实，均可加用仙鹤草、白茅根、墨旱莲等以增强止血之力。此外，还须注重调理脾胃，因脾胃为后天之本，气血生化之源，脾胃健运，则气血调和，尿血自止。

41 紫斑

紫斑，亦称紫癜，是血溢于皮肤、黏膜之下，形成瘀斑、瘀点，压之不褪色的病症。此病在西医中多指过敏性紫癜和血小板减少性紫癜。从中医角度来看，紫斑的病机主要在血分，有虚实之分。外因多为风热之邪侵袭，湿热挟毒蕴阻于肌表血分，迫血妄行，外溢于皮肤孔窍，以实证为主；内因则多为素体心脾气血不足，肾阴亏损，虚火上炎，血不归经，以虚证为主。临床上，紫斑可分为热盛迫血、阴虚火旺、气不摄血等证型。治疗以清热凉血、滋阴降火、益气摄血为基本原则。

1. 杨某某，女，33岁，凤山镇。2004年6月9日初诊。

头昏肢软乏力，纳呆食少，失眠多梦，面黄数月，昨下午发现双下肢皮肤多块大小不等的青紫斑，月经规律，舌淡苔白。县医院诊断血小板减少，血检血小板6万。HBsAg(+)，谷草转氨酶26.93U/L，谷丙转氨酶11.03U/L。

诊断：紫斑。

方药：黄芪30g，丹皮10g，当归10g，五味子10g，旱莲草15g，丹参15g，酸枣仁10g，生地18g，水牛角15g，生牡蛎30g，仙鹤草15g。5剂。

2004年6月18日诊，双下肢紫斑渐退。现症：头昏肢软，面色萎黄，失眠，睡差多梦。血常规检查：血小板7万。

方药：黄芪40g，丹皮10g，当归10g，旱莲草15g，丹参15g，生地20g，酸枣仁10g，仙鹤草15g，生牡蛎30g，五味子10g，水牛角15g。6剂。

2. 左某某，女，26岁，百货公司。1987年6月7日初诊。

1987年3月，因发现皮肤多处大小不一的紫色点，以下半身为甚。就诊于县人民医院，血检血小板5万，确诊为血小板减少症。因拒绝激素治疗，前来就诊，要求中药治疗，拟用犀角地黄汤、当归补血汤加减治疗2个月。复前诊，上肢腋前有两处出血点，今检查PLT80×10^9/L，伴头昏肢软乏力，舌苔薄黄，脉细。

诊断：紫斑。

方药：黄芪50g，蒲黄10g，芥炭10g，大黄炭10g，旱莲20g，丹参10g，丹皮10g，当归8g，甘草6g，生地18g，仙鹤草15g，藕节15g。5剂。

1987年6月23日诊，今血检PLT100×10^9/L，伴头昏肢软乏力，近3天又咳嗽，喉中有气闭感，咳嗽少痰，舌苔白，脉弦。

方药：黄芪50g，蒲黄10g，荆芥炭10g，大黄炭10g，旱莲20g，丹参10g，丹皮10g，当归8g，甘草6g，生地18g，仙鹤草15g，藕节15g，犀角2g。5剂。后随访数年，未再复作。

3. 王某某，女，54岁，浠水。2013年5月8日初诊。

常皮肤撞击后出现瘀斑，右鼻时出血数年，饮食尚可，口干唇干，舌红少苔，脉弦细。

诊断：紫斑。

方药：生地 20g，丹皮 10g，旱莲草 20g，女贞子 15g，水牛角 30g，赤芍 20g，仙鹤草 30g，大黄炭 5g，丹参 15g，黄精 10g，当归 10g。7 剂。

2013 年 5 月 16 日诊，症状减轻，前方加鸡血藤 30g。7 剂。

4. 瞿某某，男，49 岁，凤山镇。2010 年 11 月 5 日初诊。

服药后血小板上升下降反复，自购西药服用后，今血小板数 $24\times10^9/L$，纳食尚可，舌质稍暗，苔白薄。

诊断：紫斑（血小板减少）。

方药：鸡血藤 30g，仙鹤草 30g，党参 10g，丹皮 10g，生地 20g，旱莲 20g，赤芍 15g，甘草 10g，枣皮 10g。10 剂。

2010 年 11 月 24 日诊，血小板数 $71\times10^9/L$，守前方。10 剂。

2011 年 3 月 3 日诊，双下肢皮下出血点甚多，齿舌出血，3 月 29 日血小板 $139\times10^9/L$。方药：水牛角 30g，生地 20g，丹皮 10g，旱莲 20g，黄芪 20g，仙鹤草 30g，丹参 20g，黄芩 10g，甘草 10g，赤芍 10g。5 剂。

5. 蒋某某，男，49 岁，凤山镇。2010 年 6 月 4 日初诊。

患血小板减少症数月，纳食尚可，精神稍觉疲乏，无特殊临床症状。舌苔白，脉弦细，今血小板 $52\times10^9/L$。

诊断：紫斑（血小板减少）。

方药：黄芪 40g，鸡血藤 30g，阿胶 15g，生地 30g，丹皮 10g，赤芍 10g，水牛角 30g，旱莲 20g，仙鹤草 20g，党参 10g，当归 10g。7 剂。

2010 年 6 月 18 日诊，肢软乏力，头自汗出，纳食尚可，今血小板 $44\times10^9/L$，余正常，守前方加黄精 10g、白芍 20g、仙鹤草 30g、当归 10g、红枣 5 枚。7 剂。

2010 年 7 月 9 日诊，今血小板 $41\times10^9/L$，易汗出，肢软乏力，舌苔白，守前方加阿胶 10g，五味子 10g，白术 30g，党参 10g。7 剂。

2010 年 7 月 27 日诊，肢软，血小板 $57\times10^9/L$，舌质稍暗，守前方。10 剂。

2010 年 8 月 11 日诊，血小板 $70\times10^9/L$，守 7 月 9 日方药，加枸杞子 10g、黄柏 10g。10 剂。

2010 年 8 月 30 日诊，血小板 $75\times10^9/L$，守 7 月 9 日方药。10 剂。

6. 李某某，女，24 岁，凤山镇。2009 年 6 月 22 日初诊。

于 2009 年 6 月 18 日诊，因牙龈、皮肤出血 1 天，在武汉广州军区总医院确诊为“特发性血小板减少性紫癜”，入院时血小板 $20\times10^9/L$，经治疗，精神、食欲、睡眠尚可，牙龈无出血，舌苔白，脉细。

诊断：紫斑（血小板减少）。

方药：黄芪 30g，仙鹤草 20g，生地 20g，旱莲草 20g，当归 10g，白芍 40g，丹皮 10g，甘草 10g，水牛角 30g，丹参 15g，茜草炭 10g，红枣 5 枚。7 剂。

2009 年 6 月 26 日诊，血小板 152×10^9/L，精神尚可，守前方，加黄芪 40g，熟地改生地 20g。10 剂。

7. 王某某，女，56 岁，桥南村。2005 年 1 月 24 日初诊。

皮下出血，身体皮肤稍碰即发紫，牙龈出血 3 年，诊断为血小板减少症。纳食尚可，绝经 10 年。血常规：白细胞 4.1×10^9/L，红细胞 2.7×10^{12}/L，血红蛋白 99g/L，血小板 45×10^9/L。

诊断：紫斑（血小板减少）。

方药：黄芪 40g，当归 10g，丹皮 10g，生地 20g，赤芍 10g，丹参 15g，旱莲草 18g，甘草 10g，水牛角 30g，玄参 10g，三七 10g。6 剂。

2005 年 1 月 31 日诊，守前方，去玄参，加仙鹤草 15g，阿胶 10g。6 剂。

8. 廖某某，男，49 岁，凤山镇。2011 年 5 月 18 日初诊。

复 3 月 8 日诊，经武汉人民医院治疗，现仍用每日泼尼松 5mg，服用 1 个月，上周血小板 34×10^9/L。现症：自觉舌边有辣感，舌胖。

诊断：紫斑（血小板减少）。

方药：仙茅 10g，淫羊藿 10g，仙鹤草 30g，黄芪 30g，鸡血藤 30g，甘草 10g，生地 20g，丹皮 10g，水牛角 20g，白术 15g，当归 10g，赤芍 10g。10 剂。

2011 年 6 月 3 日诊，服泼尼松每日 7 片，今血小板 45×10^9/L，前方白术改为 20g，炙甘草 10g。5 剂。

2011 年 6 月 19 日诊，泼尼松减至 5 片，今血小板 43×10^9/L，舌胖边有齿痕，舌苔白中厚。

方药：仙茅 10g，淫羊藿 10g，仙鹤草 30g，黄芪 30g，白术 20g，前仁 30g，茯苓 30g，当归 10g，党参 18g，鸡血藤 30g，丹参 15g，黄精 10g。10 剂。

2011 年 7 月 8 日诊，现泼尼松 3 片，已 8 天，今血小板 51×10^9/L，舌淡苔白，脉沉细，前方加枸杞子 10g，山茱萸 10g，巴戟天 10g，去黄芩，车前子。10 剂。

2011 年 8 月 1 日诊，20 天前感冒 1 周，服药感冒治愈。血小板 71×10^9/L，舌稍暗，口干脉沉细。生地 20g，丹皮 10g，水牛角 30g，赤芍 10g，黄芪 30g，白术 30g，甘草 10g，当归 10g，党参 15g，黄精 20g，白芍 10g，白茅根 20g。10 剂。

9. 陈某某，男，48 岁，凤山镇。2009 年 6 月 12 日初诊。

2008 年 12 月因牙龈出血在县医院检查血小板 40×10^9/L，转湖北省人民医院检查血小板 10×10^9/L，住院治疗 25 天，经激素治疗半年，症状时轻时重。现症：头昏肢软，时而潮热出汗，牙龈出血。

诊断：紫斑（血小板减少）。

方药：黄芪 40g，当归 10g，仙鹤草 20g，鸡血藤 30g，水牛角 30g，生地 20g，丹皮 10g，赤芍 10g，黄精 10g，红枣 5 枚，丹参 15g。6 剂。

2009 年 6 月 18 日诊，血小板 95×10^9/L，守前方。6 剂。

2009 年 6 月 25 日诊，血小板 96×10^9/L，精神转佳，守前方。6 剂。

10. 李某某,女,24岁,凤山镇。2010年7月12日初诊。

患“原发性血小板减少症”1年,服用泼尼松半年,停药后反复,目前无特殊不适,舌淡苔白薄,脉细,血小板数 30×10^9/L。

诊断:紫斑(血小板减少)。

方药:黄芪40g,太子参10g,当归10g,熟地20g,山茱萸10g,巴戟天10g,仙鹤草30g,鸡血藤30g,旱莲20g,水牛角30g,丹皮10g,赤芍10g,丹参20g。10剂。

2010年9月7日诊,守前方加白术30g。10剂。

11. 刘某某,男,24岁,凤山镇。2011年11月9日初诊。

原7月在天津检查“血小板减少”,坚持服西药治疗后血象时轻时重,今血检:血小板 46×10^9/L。

诊断:紫斑(血小板减少)。

方药:黄芪30g,鸡血藤30g,仙鹤草30g,淫羊藿10g,仙茅10g,当归10g,生地20g,党参15g,白术20g,丹皮10g,水牛角30g。7剂。

2011年11月21日诊,守前方,加赤芍15g。10剂。

12. 胡某某,女,38岁,凤山镇。2009年8月3日初诊。

患血小板减少3年,先后在省人民医院住院2次,口服激素2年。现症:如感觉不适,自行口服“强的松”治疗两天,面部满月脸。血常规:白细胞 11.4×10^9/L,红细胞 4.04×10^{12}/L,血红蛋白80g/L,血小板 265×10^9/L。

诊断:紫斑(血小板减少)。

方药:黄芪30g,生地20g,水牛角10g,丹皮10g,当归10g,旱莲草15g,茜草炭10g,丹参10g,白芍20g,仙鹤草20g,红枣5枚。7剂。

2009年8月11日诊,纳差,舌鲜红,疼痛,加玄参15g,麦冬10g,麦芽、谷芽各20g,山楂15g。3剂。

13. 张某某,男,49岁,凤山镇。2011年8月15日初诊。

复5月18日诊,口干减,精神好转,血小板 40×10^9/L,现服泼尼松减至5片,舌淡无齿印苔白。

诊断:紫斑(血小板减少)。

方药:生地20g,丹皮10g,赤芍10g,水牛角20g仙鹤草30g,黄芪30g,白术30g,鸡血藤30g,黄精10g,当归10g,白茅根30g,旱莲草20g。10剂。

2011年8月30日诊,血小板 49×10^{12}/L,精神稍差,口干减轻,前方加党参15g,熟地20g,制首乌20g,去茅根、生地、水牛角。10剂。

14. 李某某,女,43岁,骆驼坳。2015年3月27日初诊。

2010年双下肢皮下瘀斑淤点,诊断为过敏性紫癜。反复发作。现症:头昏肢软,思睡,呃气,纳呆,时皮肤出现青紫淤点,月经尚可。尿常规隐血+。

诊断:紫斑。

方药:黄芪40g,当归10g,旱莲草18g,砂仁10g,法半夏10g,党参10g,乌梅20g,防风10g，银柴胡10g，五味子10g，丹参10g，酸枣仁15g。6剂。

2015年4月8诊，现症：时右面部左侧浮肿，头昏，乏力，舌淡苔白。

方药：乌梅15g，防风10g，仙鹤草30g，旱莲草20g，白茅根30g，蝉蜕10g，银柴胡10g，五味子10g，丹参10g，黄芪30g，生地20g，石苇20g，连翘20g。7剂。

15. 汪某某，女，45岁，饭店。1986年3月23日初诊。

皮下出血10个月，经诊断为过敏性紫癜，现皮下仍有出血点，下肢为甚，时关节疼痛，腹部亦微痛。

诊断：紫斑。

方药：麻黄8g，防风8g，独活8g，羌活8g，蝉蜕20g，荆芥8g，红花10g，地龙15g，丹参18g，当归尾8g，细辛5g，牛膝10g，炙甘草8g，川乌5g，草乌5g。3剂。

1986年4月6日诊，停药6天，前天起又皮下出血点，头昏腹痛，脉弦。

方药：麻黄8g，细辛5g，乌药5g，制首乌18g，蝉蜕20g，广木香15g，牛膝15g，独活6g，羌活6g，丹参15g，荆芥10g，当归尾8g，丹皮10g，生地15g，红花10g。4剂。

【按语】 紫斑一病，虽表现为皮肤上的瘀斑、瘀点，但其病根在血分，涉及心、脾、肾等多个脏腑。外感风热、湿热挟毒固然是常见的诱因，但患者素体气血不足、肾阴亏损、虚火上炎等内因也不可忽视。外感风热、湿热挟毒者，当以清热凉血为主，常用犀角地黄汤、黄连解毒汤等方剂；而素体气血不足、肾阴亏损者，则需以滋阴降火、益气摄血为法，常用当归补血汤、六味地黄丸等方剂。此外，紫斑患者常伴有血小板减少，治疗时还需兼顾提升血小板，常用仙鹤草、旱莲草、鸡血藤等药物。对于虚实夹杂的患者，既要清热凉血，又要兼顾滋阴降火、益气摄血。临床须根据其具体病情，灵活调整方药，力求标本兼治。

42 消　渴

消渴是以多饮、多食、多尿、乏力、消瘦，或尿有甜味为临床表现的一种疾病。本病与西医学的糖尿病基本一致。消渴病发病率高、病程长、并发症多，严重危害人类健康。中医在改善症状、防治并发症等方面有较好的疗效。《内经》认为五脏虚弱、过食肥甘、情志失调是引起消渴的原因，而内热是其主要病机。《证治准绳·消瘅》在前人论述的基础上，对三消的临床分类做了规范，"消而多饮者为上消，消谷善饥为中消，渴而便数有膏为下消"。本病的病机为阴虚燥热。由于阴虚火旺，煎津熬液，津亏液少，血行不畅而致血瘀；阴虚日久则气亦亏虚。故本病的特点是阴虚为本，燥热为标，继而导致气虚、血瘀。故清热润燥，益气滋阴，活血化瘀为本病的治疗原则。

常用沙参、麦冬、玄参、天花粉、黄芪、生地、丹皮、知母、石膏等为基础方加减。方中天花粉、麦冬、沙参、玄参、生地生津清热，养阴增液；石膏、知母清胃泻火；肺燥有热者，加地骨皮、黄芩清肺；身体困倦，气短乏力者，加党参、黄芪、黄精补益正气；气短汗多者，加五味子、山萸肉敛气生津；肾阴亏虚者，加熟地、山萸肉、枸杞子、五味子、山药补肾益精。

1. 余某某，女，53岁，古庙河。2006年3月22日初诊。

今年正月发现血糖增高，出现多食、多饮、消瘦而就诊。现症：口渴喜饮，纳食尚可，尿多，口干苦，精神尚佳，舌暗苔白薄，血压120/80mmHg。血检：餐后血糖21.94mmol/L、总胆固醇5.65mmol/L、甘油三酯2.41mmol/L，空腹血糖19.60mmol/L；尿常规：尿糖3+，酮体+-。

诊断：消渴。

方药：沙参15g，石膏30g，黄芪30g，生地20g，玄参15g，苍术10g，桑白皮15g，地骨皮10g，知母10g，麦冬10g，山药30g，五味子10g。8剂。

2006年4月7日诊，现症：口渴明显好转，尿量减少，纳食尚可，舌苔白，脉弦。空腹血糖11.77mmol/L，餐后2小时：20.25mmol/L。

方药：沙参15g，五味子10g，玄参15g，黄芪30g，苍术10g，石膏40g，桑白皮15g，地骨皮10g，知母10g，天花粉10g，山药30g，麦冬10g，生地15g。8剂。

2006年5月3日诊，现症：口渴症状基本消失，目胀涩不适，尿次数减少，精神尚可。血糖：空腹8.38mmol/L，餐后2小时14.81mmol/L。

方药：黄芪30g，苍术10g，玄参15g，生地15g，石膏30g，地骨皮10g，桑白皮10g，沙参15g,麦冬10g,五味子10g,丹参15g。8剂。

2006年11月24日诊,经治好转,体重增加,口渴不甚,空腹血糖6.44mmol/L。

方药:黄芪30g,山药30g,生地20g,黄连10g,苍术10g,玄参15g,桑白皮10g,地骨皮10g,五味子10g,麦冬10g,沙参15g。6剂。

2007年3月5日诊,经治疗好转。现症:口渴不甚,饮食亦不多,精神好转,舌苔白。血糖餐后13.18mmol/L,空腹血糖8.43mmol/L。

方药:黄芪30g,山药30g,桑白皮10g,地骨皮10g,苍术10g,玄参10g,沙参15g,黄连10g,麦冬10g,生地20g,丹参15g,黄精10g。10剂。

2. 王某某,女,72岁,严坳。1998年3月12日初诊。

口干作渴,饮水甚多,1个月有余,尿稍多,尿如泔水,血糖4.6mmol/L。

诊断:消渴。

方药:生地15g,沙参18g,天花粉20g,石斛10g,枸杞子10g,麦冬10g,甘草10g,丹皮10g,黄芩10g,山栀10g,知母10g,石膏15g。4剂。

1998年4月28日诊,服前方后口渴,多尿症状减轻,自购消渴丸、达美康导致头昏心悸,口干口渴,尿不多,大便干结。尿常规:白细胞4～5,蛋白+-,血糖4.8mmol/L。

方药:沙参18g,石膏30g,麦冬10g,玄参18g,天花粉30g,山药18g,五味子10g,石斛18g,知母10g,生地18g,枸杞子10g。5剂。

1998年5月4日诊,服前方口干减轻,大便正常,前方去山药、玄参、五味、加法半夏10g,竹茹10g,生姜5片。5剂。

3. 刘某某,男,49岁,凤山镇。2002年10月4日初诊。

口渴喜饮,多食、多尿、消瘦2个月余。空腹血糖14.96mmol/L,餐后2小时血糖23.42mmol/L,尿糖++。

诊断:消渴。

方药:生地15g,天花粉30g,山药30g,苍术10g,玄参18g,沙参18g,五味子10g,桑白皮10g,麦冬10g,女贞子10g,黄芪30g。5剂。

2002年10月16日诊,服前方后症状明显好转,精神转佳,今空腹血糖5.81mmol/L,舌苔少,脉弦。

方药:生地18g,天花粉30g,山药30g,沙参18g,五味子10g,石膏30g,黄芪30g,苍术10g,山栀10g,桑白皮10g,玄参12g。5剂。

4. 郑某某,女,26岁,骆驼坳。2002年2月8日初诊。

消瘦(体重40kg),喜饮水、尿多,纳食不多,精神差。空腹血糖16.5mmol/L、甘油三酯2.2mmol/L、肌酐70.1μmol/L、胆总固醇4.82mmol/L。X线钡餐:十二指肠炎。

诊断:消渴。

方药:沙参18g,生地20g,天花粉30g,山药20g,麦冬10g,苍术10g,山栀10g,黄芪30g,玄参12g,五味子10g,桑白皮10g,地骨皮10g。5剂。

2002年2月20日诊,症状减轻,口渴减,尿量减少,大便时泻,精神转佳,舌苔白,脉缓。

方药：沙参18g，生地18g，天花粉30g，山药20g，黄芪30g，苍术10g，五味子10g，山栀10g，丹参10g，神曲10g。5剂。

2002年3月4日诊，口渴饮水不多，尿量减少，大便稀，日1～2次，精神好转，停经4个月，舌苔黄。

方药：沙参18g，生地12g，天花粉30g，山药20g，苍术10g，山栀10g，黄芪20g，五味子10g，桑白皮10g，砂仁10g，石斛10g，丹参12g。5剂。

2002年4月8日诊，头昏肢软乏力，不口渴，停经5月。今随机血糖12.4mmol/L，总胆固醇5.3，甘油三酯1.9，血肌酐97.9。

方药：黄芪30g，沙参18g，麦冬10g，天花粉20g，山药20g，五味子10g，生地18g，白术10g，麦芽30g，砂仁10g，神曲10g，丹参18g。5剂。

5. 晏某某，女，64岁，平湖乡。2002年7月1日初诊。

心烦易饥，多食，肢软乏力，尿稍多，大便日2～3次，空腹血糖9.2mmol/L。

诊断：消渴。

方药：生地18g，沙参18g，麦冬10g，天花粉30g，山药18g，酸枣仁10g，黄芪30g，当归10g，五味子10g，茯苓40g，白术10g。5剂。

2002年7月30日诊，症状明显减轻，舌苔白薄，脉细，今空腹血糖5.5mmol/L，餐后2小时血糖10.2mmol/L。

方药：生地18g，沙参18g，麦冬10g，天花粉30g，山药18g，酸枣仁10g，黄芪30g，当归10g，五味子10g，茯苓40g，白术10g，丹参12g。6剂。

6. 卢某某，女，73岁，凤山镇。2002年6月20日初诊。

胃脘部胀塞不适，纳呆不知饥，食后胀增，口干作渴，舌苔白少苔。血糖(空腹)12.4mmol/L，B超示胆囊炎。

诊断：消渴。

方药：黄芪30g，苍术10g，玄参15g，生地18g，山药18g，麦芽30g，天花粉30g，麦冬10g，枸杞子10g，厚朴8g，沙参15g。4剂。

2003年8月15日诊，肢软乏力，困倦思睡，心烦气短，(头昏减轻)。血糖餐前5.75mmol/L，餐后2小时9.60mmol/L。

方药：黄芪30g，天花粉30g，生地12g，山药30g，太子参12g，白术10g，五味子10g，沙参12g，甘草10g，茯苓30g，丹参10g。5剂。

2003年8月29日诊，自觉皮内发热，伴头昏肢软乏力，舌苔中黄，血压140/80mmHg。

方药：沙参18g，麦冬10g，玄参15g，生地15g，丹皮10g，天花粉30g，黄芪20g，山栀10g，柴胡10g，丹参15g，甘草8g，山楂18g。4剂。

2002年9月24日诊，现症：口渴基本消失，精神转佳，舌苔白，脉弦细，今餐前血糖6.7mmol/L，餐后2小时血糖9.9mmol/L，血压120/80mmHg。

方药：生地15g，麦冬10g，天花粉30g，山药30g，黄芪20g，太子参15g，苍术10g，山栀 10g，桑白皮 10g，五味子 10g，丹皮 10g。5 剂。

2004 年 7 月 23 日诊，头昏心慌，肢软乏力，口渴不甚，进食亦不多，舌淡苔白薄，血压 115/80mmHg。血糖：餐前 7.03mmol/L，餐后 2 小时 11.03mmol/L。

方药：沙参 15g，生地 15g，五味子 10g，地骨皮 10g，苍术 10g，玄参 10g，黄芪 20g，山药 20g，桑白皮 10g，党参 10g。7 剂。

7. 刘某某，女，53 岁，七道河。2003 年 6 月 20 日诊。

近半年来周身肌肉疼痛，呈走窜性，口干渴，形体日渐消瘦，足发麻，时腹泻，舌质暗，苔白，脉弦，今血糖（空腹）19.50mmol/L。

诊断：消渴。

方药：黄芪 30g，山药 30g，天花粉 30g，沙参 18g，五味子 10g，杜仲 10g，苍术 10g，山栀 10g，玄参 10g，秦艽 10g，葛根 20g，鸡血藤 20g。5 剂。

2003 年 7 月 2 日诊，现症：口渴、周身肌肉酸痛均减轻，精神稍好转，舌边紫暗，足发麻，自汗多，乏力气短。

方药：黄芪 30g，山药 30g，天花粉 30g，沙参 18g，川芎 10g，苍术 10g，葛根 20g，山栀 10g，鸡血藤 18g，全蝎 5g，茯苓 30g，地骨皮 10g。5 剂。

2003 年 9 月 24 日诊，今空腹血糖 9.17mmol/L，餐后 2 小时血糖 15.2mmol/L。现症：肌肉酸痛减轻，肢软乏力头昏，大便日 2～3 次，舌暗苔白薄。

方药：黄芪 30g，生地 12g，山药 30g，天花粉 30g，苍术 10g，黄连 10g，五味子 10g，桑白皮 10g，白术 10g，丹参 18g，沙参 18g，木瓜 10g。6 剂。

8. 徐某某，男，65 岁，浠水县。2004 年 1 月 28 日初诊。

2003 年 4 月 8 日检查 B 超示胆囊炎。尿糖 3＋。现症：消瘦，口渴喜饮，每日喝水 2～3 暖水瓶开水，尿多，舌红苔白。

诊断：消渴。

方药：沙参 18g，麦冬 10g，黄芪 30g，生地 20g，玄参 12g，石膏 30g，知母 10g，五味子 10g，山药 30g，苍术 10g，山栀 10g。8 剂。

2004 年 2 月 11 日诊，口渴多饮、多尿，餐前血糖 12.65mmol/L，餐后血糖 19.86mmol/L。

方药：沙参 18g，麦冬 10g，黄芪 30g，生地 20g，玄参 12g，石膏 30g，知母 10g，五味子 10g，苍术 10g，山栀 10g，天花粉 30g，山药 20g。6 剂。

2004 年 5 月 10 日诊，症状减轻，现浮肿 5 天，腰不痛。尿常规正常，血糖：餐前 8.70mmol/L，餐后 20.06mmol/L。

方药：生地 15g，天花粉 30g，山药 30g，苍术 10g，山栀 10g，玄参 15g，茯苓 30g，地骨皮 10g，桑白皮 10g，黄芪 30g，五味子 10g。7 剂。

9. 叶某某，女，54 岁，叶家河。2004 年 7 月 19 日初诊。

糖尿病服药 2 个月症状好转。现症：头昏肢软乏力。血糖：空腹 17.29mmol/L，餐后 2 小时 30.52mmol/L。

诊断：消渴。

方药：黄芪 30g，生地 20g，山药 20g，桑白皮 10g，沙参 18g，苍术 10g，地骨皮 10g，五味子 10g，山栀 10g，玄参 15g，甘草 5g。8 剂。

2004 年 8 月 9 日诊，口渴减轻，纳食减少，仍头昏肢软，舌淡苔白，脉细弦。血糖：餐前 8.45mmol/L，餐后 2 小时 22.63mmol/L。

方药：黄芪 20g，玄参 15g，苍术 10g，生地 15g，地骨皮 10g，山药 30g，五味子 10g，麦冬 10g，沙参 15g，葛根 15g，桑白皮 10g。6 剂。

2004 年 9 月 6 日诊，空腹血糖 10.68mmol/L，餐后血糖 16.97mmol/L。现症：头昏肢软乏力，口渴，纳差，舌苔白，脉细。

方药：黄芪 20g，玄参 15g，苍术 10g，桑白皮 10g，地骨皮 10g，麦冬 10g，沙参 10g，五味子 10g，山栀 10g，山药 15g，丹参 10g，生地 15g。6 剂。

10. 周某某，女，54 岁，三里畈。2004 年 9 月 15 日初诊。

自去年起体重下降约 5kg，纳食尚可，口干时喜饮，尿时有泡沫，时欲呕，空腹血糖 12.13mmol/L，尿糖 3＋。

诊断：消渴。

方药：沙参 18g，玄参 15g，生地 15g，山药 30g，麦冬 10g，桑白皮 10g，骨皮 10g，黄芪 20g，苍术 10g，石膏 30g，知母 10g，栀子 10g。6 剂。

2004 年 9 月 27 日诊，口渴减，饥饿感亦减，尿量减少，尿糖(－)，尿蛋白(±)，空腹血糖 7.85mmol/L，餐后 2 小时血糖 17.39mmol/L。

方药：沙参 15g，黄芪 30g，玄参 15g，苍术 10g，生地 15g，栀子 10g，地骨皮 12g，桑白皮 10g，丹参 15g，山药 20g，五味子 10g。6 剂。

2005 年 11 月 28 日诊，口渴易饥，多尿，头昏肢软乏力，消瘦。舌红苔白。尿检：蛋白质±。血糖：餐前 8.09mmol/L，餐后 2 小时 15.22mmol/L。

方药：沙参 15g，石膏 30g，地骨 10g，桑白皮 15g，天花粉 10g，麦冬 10g，玄参 10g，苍术 10g，五味子 10g，甘草 10g，黄芪 30g，山药 15g。10 剂。

11. 胡某某，男，53 岁，三里桥。2005 年 7 月 11 日初诊。

发现“糖尿病”3 年，坚持服西药治疗，症状时轻时重。现症：头昏肢软乏力，口渴喜饮，多食，舌苔白稍厚。6 月 27 日餐前血糖 14.81mmol/L，尿糖＋＋。

诊断：消渴。

方药：黄芪 30g，生地 20g，山药 30g，苍术 10g，五味子 10g，桑白皮 10g，地骨皮 10g，山栀 10g，沙参 15g，麦冬 10g，石膏 30g，知母 10g。8 剂。

2005 年 7 月 22 日诊，口渴减轻，尿次数减少，仍头昏肢软乏力，饥饿时甚，舌苔白。2005 年 7 月 21 日血糖：餐前 8.00mmol/L，餐后 2 小时 10.40mmol/L，尿糖＋。

方药：黄芪 30g，生地 20g，山药 30g，苍术 10g，五味子 10g，桑白皮 10g，地骨 10g，山栀 10g，沙参 15g，麦冬 10g，石膏 30g，知母 10g。8 剂。

12. 郑某某，男，68 岁，高家湾。1994 年 10 月 4 日初诊。

5 年前自觉上半身怕冷，在当地医院治愈，今又发作 8 天，伴口干喜饮，尿多，舌淡红苔白,脉弦。

诊断:消渴。

方药:生地18g,黄柏8g,肉桂3g,天花粉20g,知母8g,丹参18g,牛膝10g,淫羊藿10g,白芍10g,枸杞子10g,生牡蛎30g。5剂。

1995年3月9日诊,服前方20剂药后自觉症状消除,但开年又发作。现症:上身发热作躁,口干作渴,多饮多尿,头昏,目干胀,舌苔白,脉弦。

方药:生地18g,黄柏8g,丹参18g,天花粉20g,知母8g,白芍10g,牛膝10g,肉桂3g,珍珠母50g,枸杞子10g,淫羊藿10g,生牡蛎30g,石膏30g。10剂,诸证渐消。

13. 罗某某,女,36岁,麻城。2005年2月28日初诊。

患糖尿病约4年,服消渴丸症状控制,近月停药症状加重,多饮,多食,消瘦更甚。血糖:空腹24.45mmol/L,餐后28.83mmol/L;总胆固醇6.25mmol/L,甘油三酯1.50mmol/L;尿检:酮体++,葡萄糖++。

诊断:消渴。

方药:黄芪30g,生地20g,山药20g,五味子10g,玄参18g,沙参15g,苍术10g,山栀10g,桑白皮10g,麦冬10g,地骨皮10g,葛根20g。5剂。

2005年3月18日诊,口渴饮水减少,进食亦减,精神转佳,月经周期规律。今尿糖+++。血糖:餐前14.95mmol/L,餐后2小时21.43mmol/L。现症:口干喜饮、肢软乏力。

方药:黄芪30g,生地20g,山药30g,苍术10g,山栀10g,沙参18g,地龙10g,桑白皮10g,葛根20g,五味子10g,玄参15g,麦冬10g,石膏30g,知母10g。8剂。

14. 徐某某,女,53岁,栗子坳。2007年5月7日初诊。

原有哮喘、胃炎病,近3年形体日渐消瘦(体重下降5kg)。现症:头昏肢软,口干,饮食差,口渴欲饮(每日进水1暖水瓶),时腰痛,舌质干,苔白。2007年5月4日县医院尿检:葡萄糖+++;血糖:9.35mmol/L(空腹)。

诊断:消渴。

方药:黄芪30g,玄参15g,山药30g,麦冬10g,沙参15g,生地20g,桑白皮10g,黄连10g,丹参15g,地骨皮10g,石膏30g,苍术10g。6剂。

2007年5月21日诊,症状稍好转。现症:口干,口渴喜饮,但不多,饮食不多,舌干苔白,脉缓。尿糖+++,随机血糖13.61mmol/L。

方药:沙参15g,石膏30g,知母10g,黄连10g,麦冬10g,山药20g,桑白皮10g,生地20g,玄参15g,苍术10g,山栀10g,黄芪30g,五味子10g。6剂。

15. 尹某某,女,49岁,凤山镇。2003年2月10日初诊。

1997年起发现糖尿病,时轻时重,去年期间因饮食不慎症状加重,面目微浮肿。尿时不适,精神稍差,舌苔白脉缓。尿糖3+,白细胞2~3,蛋白+,随机血糖19.6mmol/L。

诊断:消渴。

方药:生地10g,天花粉30g,山药20g,沙参18g,玄参15g,桑白皮10g,地骨皮10g,

黄芪 30g，山栀 10g，苍术 10g，五味子 10g，丹参 18g。10 剂。

2003 年 3 月 3 日诊，头昏心悸，肢体乏力，排尿时有胀痛感，口干苦，舌少苔。餐后血糖 14,76mmol/L。

方药：黄芪 30g，生地 18g，五味子 10g，玄参 18g，桑白皮 10g，地骨皮 10g，石膏 30g，苍术 10g，麦冬 10g，沙参 18g，山药 30g，天花粉 30g。10 剂。

2003 年 11 月 17 诊，现症：目涩胀，腰痛，肢软乏力，舌苔薄白。空腹血糖 12.6mmol/L，尿糖 3+。

方药：玄参 10g，生地 15g，天花粉 20g，黄芪 20g，山药 20g，苍术 10g，茯苓 30g，山栀 10g，五味子 10g，沙参 18g，麦冬 10g，丹参 18g。8 剂。

2003 年 12 月 5 日诊，晨起面浮，下午足肿，精神尚可，舌苔白脉弦。空腹血糖 9.6mmol/L，餐后 2 小时血糖 12.4mmol/L。

方药：黄芪 30g，生地 20g，沙参 18g，麦冬 10g，五味子 10g，茯苓 30g，泽泻 10g，天花粉 30g，山药 50g，苍术 10g，山栀 10g，五味子 10g。7 剂。

【按语】 消渴一病，自古便有“三消”之说，即上消、中消、下消。上消者，肺热津伤，口渴多饮；中消者，胃火炽盛，多食善饥；下消者，肾阴亏虚，尿频如脂。《医学心悟》中指出：“治上消者，宜润其肺，兼清其胃；治中消者，宜清其胃，兼滋其肾；治下消者，宜滋其肾，兼补其肺。深得治消渴之大旨矣。”然临证所见，此病虽有三消之分，实则三症常并存，唯轻重有别耳。然无论何消，其根本在于阴虚燥热，日久则气阴两虚，甚则血瘀内生。故治消渴，当以滋阴清热为主，兼以益气活血。

吾常以沙参、麦冬、玄参、天花粉等滋阴清热，黄芪、生地、五味子等益气养阴，佐以丹参、丹皮等活血化瘀。临证时，需因人而异，辨证施治。若肺燥热盛，加地骨皮、黄芩以清肺热；若气短乏力，加党参、黄精以补气；若肾阴亏虚，加熟地、山萸肉以滋肾阴。如此，方能标本兼治，缓图其效。

现代医学之糖尿病，与中医消渴病颇为相似。西医以降糖为主，重在控制血糖；而中医则从整体出发，重在调理脏腑功能，改善症状，防治并发症。吾以为，二者各有所长，若能结合运用，疗效更佳。然中医治疗消渴，贵在持之以恒，不可急于求成。患者亦当配合调摄饮食，节制情志，方能收效长远。

43 自　汗

自汗一证，乃人体不因劳累、天热、穿衣过厚或服发汗药物等因素而自然出汗的证候。此证多因阴阳失调，营卫不和，腠理不固，致汗液外泄失常。《医学正传》有言："自汗者，无时而戢然出，动则为甚，属阳虚，胃气之所司也。"叶天士亦谓："阳虚自汗，治宜补气以卫外。"古有"阳虚自汗，阴虚盗汗"之说，然临床所见，往往兼夹错杂，虚实并存，不可一概而论。自汗一证，表证、里证、虚证、实证皆可出现，然以虚证为多，亦有虚实夹杂者，需辨明标本，权衡主次，方能施治得当。

常以黄芪、防风、白术、五味子、桂枝、牡蛎、甘草、龙骨等药随证加减。黄芪、防风、白术（玉屏风散）益气固表，五味子、龙骨生津敛汗，桂枝温经通阳，牡蛎收敛固涩，甘草调和诸药。然临证之时，需细察病机，方能奏效。

1. 向某某，女，55 岁，凤山镇。2011 年 9 月 19 日初诊。

自汗出，伴手颤半个月，纳食尚可，睡差多梦，面颊黄褐斑，口干苦，素有高血压坚持服药。血检：TSH 为 1.62ng/L，FT3 为 3.93ng/ml，FT4 为 0.84ng/L。

诊断：自汗。

方药：黄芪 30g，防风 6g，白术 10g，五味子 10g，夜交藤 30g，生地 15g，炙甘草 10g，煅牡蛎 50g，大枣 10 枚，浮小麦 50g，煅龙骨 30g。5 剂。

2011 年 9 月 25 日诊，诸症明显好转，前方去防风，加百合 40g、当归 10g。5 剂。

2011 年 11 月 9 日诊，复 9 月 19 日诊，原服药后自汗止，10 月又患"带状疱疹"，后自汗又作。汗后怕冷，纳食尚可，舌苔白，脉缓。

方药：黄芪 30g，防风 10g，白术 10g，生地 20g，五味子 10g，煅牡蛎 50g，煅龙骨 50g，丹参 15g，酸枣仁 10g，大枣 10 枚，浮小麦 50g，白芍 10g。5 剂告愈。

2. 王某某，男，38 岁，北丰。1978 年 7 月 25 日初诊。

左侧从腰部至大腿外侧至足部自汗，夏季甚于冬季，汗出如水流，湿衣，已 7 年，经治疗少效。现症：左侧腰以下肢体外侧自汗如水流，伴头昏，出汗时胸闷气促，纳食时多时少，肢软乏力，舌苔白厚，舌质红。

诊断：自汗。

方药：黄芪 30g，防风 8g，白术 10g，五味子 10g，丹参 15g，甘草 10g，桂枝 5g，白芍 15g，煅牡蛎 50g，煅龙骨 30g，茯苓 50g，白豆蔻 3g，红枣 10 枚，浮小麦 30g。6 剂。

1978 年 8 月 4 日诊，症状稍减，前方续服 6 剂。症状明显减轻，前方继服 7 剂。

3. 亚某某，男，27 岁。1980 年 6 月 14 日初诊。

头昏肢软，常自汗，能食，舌质暗苔白，脉缓。

诊断：自汗。

方药：黄芪10g，当归6g，党参12g，白术10g，煅牡蛎30g，龙齿30g，红枣5枚，莲米10g，防风3g，甘草10g。3剂。

1980年6月23日复诊，自汗好转，仍轻微头昏肢软。

方药：黄芪15g，当归6g，党参12g，白术10g，牡蛎30g，龙齿30g，红枣5枚，莲米10g，防风3g，甘草10g。5剂。

4. 杨某某，男，62岁，凤山镇。1999年5月6日初诊。

背部自汗2年，动则汗出，如不擦汗，则易感冒，时而胃脘作胀，舌苔白，脉弦。

诊断：自汗。

方药：黄芪40g，五味子10g，防风8g，煅牡蛎30g，附片8g，白术10g，红枣5枚，白芍10g，甘草10g，沙参15g。4剂。

1999年10月26日诊，复6月17日诊，背部出汗减少，右下肢外侧酸胀，以膝下为甚，饮食、精神尚可，舌苔白，脉弦，血压120/80mmHg。

方药：黄芪40g，生地18g，白芍18g，防风10g，沙参15g，煅牡蛎30g，白术10g，附片10g，五味子10g，甘草10g，红枣5枚，牛膝18g。5剂。

5. 余某某，女，46岁，林业局。1999年8月3日初诊。

4月因感冒住院，治愈出院，常自汗，每次自觉身上烘热后随即自汗，约1分钟后自行汗止，多为1～2小时发作一次，伴头昏肢软乏力，口苦，手足心发热，纳食稍少，月经错乱，舌苔白，脉细。

诊断：自汗。

方药：黄芪30g，淫羊藿10g，黄芩8g，生地18g，栀子10g，煅牡蛎30g，丹皮10g，白术10g，红枣5枚，黄柏10g，五味子10g，防风6g。5剂。

1999年8月10日诊，发热明显好转，汗出减少，效不更方，继服6剂告痊。

6. 江某某，女，55岁，一中。2009年6月29日初诊。

自汗以头面部为主(动则大汗淋漓)，头昏闷，目胀，右侧头部时疼痛，县人民医院颈椎片检查：颈椎病。子宫切除10余年，时阵发烘热，口干，不欲饮食，大便干，睡差多梦，舌苔白，脉细，血压90/60mmHg。

诊断：自汗。

方药：黄柏10g，生地25g，知母10g，枣皮10g，五味子10g，煅牡蛎50g，仙茅10g，百合40g，炙甘草10g，红枣10枚，浮小麦30g，黄芪30g。6剂。

2009年7月7日诊，阵作烘热、汗出明显好转，宗前方续服6剂。渐愈。

7. 王某某，女，29岁，财政所。1986年5月13日初诊。

5月2日人工流产(妊5个月时)。现症：头昏心悸，面浮足肿，形寒怕风，头身自汗出，甚则汗出不止，手心发热，晚间加重，腰腹胀痛，纳呆食少，口渴甚饮，舌淡苔白薄，脉细缓。

诊断：自汗。

方药：黄芪 30g，神曲 8g，附片 8g，沙参 15g，麦冬 10g，生牡蛎 30g，红枣 5 枚，五味子 8g，甘草 8g，桂枝 6g，白芍 8g。5 剂。

1986 年 5 月 20 日诊，诸症明显好转，前方继服 6 剂。告愈。

8. 徐某某，男，61 岁，浠水。2008 年 12 月 11 日初诊。

自汗 3 个月许，活动即自汗出，甚则汗湿粘衣，头昏、心慌气短，时而盗汗，皮肤发痒，晚间为甚，不咳嗽，饮食尚可，舌苔白中厚，脉弦。

诊断：自汗。

方药：黄芪 40g，白术 10g，防风 8g，生地 20g，黄柏 10g，黄芩 10g，煅牡蛎 50g，煅龙骨 30g，五味子 10g，乌梅 10g，甘草 10g，红枣 5 枚，浮小麦 30g。6 剂。

2008 年 12 月 21 日诊，盗汗止，自汗明显好转，舌苔白稍厚，脉沉。

方药：黄芪 30g，五味子 10g，防风 10g，白术 10g，煅牡蛎 50g，煅龙骨 30g，麦冬 10g，浮小麦 50g，大枣 10 枚，炙甘草 10g，乌梅 20g，生地 20g。7 剂渐愈。

9. 熊某某，男，23 岁，三里畈。2008 年 1 月 21 日初诊。

自幼动则易汗出，以胸背为甚，动则身热汗出，纳食精神尚佳，二便调，头发花白，体形肥胖，舌苔中白厚，质稍暗。

诊断：自汗。

方药：黄柏 10g，生地 20g，丹皮 10g，黄芪 20g，黄芩 10g，栀子 10g，煅牡蛎、龙骨各 50g，五味子 10g，当归 10g，薏苡仁 30g，白豆蔻 5g。7 剂。

2008 年 2 月 22 日诊，自汗明显好转，前方加红枣 5 枚，浮小麦 30g，佩兰 10g。7 剂。

10. 程某某，男，64 岁，龚家河。2017 年 10 月 9 日初诊。

今年 4 月反复感冒，此后自汗出，虽治少效。现症：自汗常出，稍动剧烈，大汗淋漓，汗出湿衣，汗出又易于感冒，如汗出多时，心烦少气，纳食尚可，舌胖苔白，脉缓。

诊断：自汗。

方药：黄芪 30g，白术 10g，防风 10g，附片 10g，白芍 10g，五味子 30g，甘草 10g，桂枝 8g，红枣 10 枚，浮小麦 30g，煅牡蛎 30g，麦冬 10g。6 剂。

2017 年 10 月 18 日诊，汗出减少，前方续服 6 剂。

2017 年 10 月 25 日诊，明显好转，仍时觉少气乏力，前方加太子参 15g，6 剂，告愈。

11. 李某某，女，28 岁。2006 年 6 月 28 日初诊。

头昏，汗多湿衣，日换衣数次，心慌气短，失眠多梦，口干苦，作渴喜饮，不思饮食，月经量多，舌苔白，脉缓。

诊断：自汗。

方药：黄芪 30g，麦冬 10g，乌梅 12g，北沙参 15g，白术 10g，浮小麦 40g，酸枣仁 10g，五味子 10g，红枣 10 枚，煅牡蛎 30g，白芍 10g，生地 15g。10 剂。

2006 年 7 月 10 日诊，自汗症明显减轻，精神稍差，睡眠转佳，饮食尚可，二便调，舌苔白，脉缓。

方药：黄芪 300g，熟地 250g，三七 60g，菟丝子 50g，枸杞子 50g，大枣 80g，浮麦 80g，阿胶、龟胶、鹿胶各 50g，肉苁蓉 50g，巴戟天 50g，白术 80g，白芍 50g，太子参 100g，酸枣仁 80g，砂仁 50g，乌梅 50g，茯苓 50g，陈皮 50g，炙甘草 50g，五味子 60g，黄精 50g，红参 100g，做小蜜丸。告愈。

12. 朱某某，女，32 岁，凤山镇。2006 年 3 月 7 日初诊。

正月初三感冒经治疗好转。现症：仍鼻塞肢软乏力，饮食一般，手足冷，常自汗出，甚则汗出湿衣，易于疲劳，舌苔白薄，脉缓。

诊断：自汗。

方药：黄芪 30g，五味子 10g，煅牡蛎 50g，麦冬 10g，白术 10g，防风 5g，甘草 10g，茯苓 30g，红枣 5 枚，浮小麦 30g，生地 20g。5 剂。

2006 年 3 月 15 日诊，自汗减轻，伴头昏肢软乏力，纳差，口干苦，舌稍暗苔薄黄，脉弦。

方药：黄芪 30g，知母 6g，麦冬 10g，党参 15g，防风 6g，五味子 8g，浮小麦 30g，白术 10g，煅龙骨 15g，煅牡蛎 20g，甘草 10g。5 剂。告愈。

13. 刘某某，女，72 岁，凤山镇。2012 年 10 月 22 日初诊。

白天易出汗，背部为甚，汗多湿衣 5 年余，汗后易疲劳，纳食尚可，易口腔溃疡。血检：甲状腺功能测定正常。

诊断：自汗。

方药：红参 100g，生地 80g，黄柏 50g，黄芩 50g，丹参 50g，黄芪 200g，阿胶、龟胶、鹿胶各 50g，砂仁 50g，甘草 50g，乌梅 60g，五味子 50g，杜仲 60g，白术 60g，佛手 50g，杜仲 60g，熟地 150g，山茱萸、山药、丹皮、泽泻、茯苓各 50g，当归 50g，白芍 50g，巴戟天 50g，肉苁蓉 50g，做小蜜丸。

14. 王某某，男，53 岁。1986 年 5 月 20 日初诊。

咳喘，自汗出 5 天，咳痰少许白色涎沫，动则尤甚，心烦，形寒，胸背怕冷，不思饮食，精神困倦，舌淡红苔白薄，脉缓。

诊断：自汗。

方药：桂枝 10g，煅牡蛎 30g，苏子 10g，桑白皮 10g，甘草 8g，干地龙 10g，黄芪 15g，附片 10g，僵蚕 10g，党参 10g，款冬花 10g。5 剂。

1986 年 5 月 30 日诊，诸症明显减轻，现仍头昏心慌，舌淡苔白薄，脉细。

方药：桂枝 10g，白芍 10g，黄芪 15g，党参 10g，麦冬 10g，五味子 10g，煅牡蛎 30g，龙骨 30g，红枣 10 枚，酸枣仁 10g，杏仁 10g，附片 8g。5 剂，告愈。

15. 王某某，男，36 岁，浠水县。2004 年 8 月 11 日初诊。

近 3 年来易自汗出，有怕热感，精神、纳食尚可，夜尿多为三次，睡眠差。T3 为 1.32ng/ml，T4 为 72.85ng/ml，TSH 为 2.29ng/ml。

诊断：自汗。

方药：生地 15g，黄芪 20g，防风 10g，白术 10g，当归 10g，黄芩 10g，知母 10g，黄柏

10g,煅牡蛎 50g,五味子 10g,红枣 10 枚。6 剂。

2000 年 8 月 21 日诊,症状减轻。

方药:黄芪 30g,防风 10g,白术 10g,生地 18g,黄芩 10g,煅牡蛎 30g,五味子 10g,白芍 10g,山栀 10g,甘草 10g,淫羊藿 10g,红枣 10 枚。5 剂。

【按语】 自汗一证,虽古有“阳虚自汗,阴虚盗汗”之说,然临证所见,病因复杂,不可拘泥于古法。余以为,自汗之证,多因阴阳失调、营卫不和、腠理不固所致。然其病机,既有阳虚卫外不固,亦有阴虚内热迫津外泄,更有湿热郁蒸、痰湿内阻等因。故临证之时,需细察病机,辨明虚实,方能施治得当。

《医林绳墨·汗证》云:“汗由血化,血自气生;在内为血,发外为汗也。又汗为心之液,自汗之证,未有不由心肾俱虚而得者,阴虚阳必凑,发热而自汗;阳虚阴必乘,发厥而自汗。此阴阳虚实之所致也。”陈修园亦云:“古人盗汗属阴虚,自汗阳虚卫外疏。”然余以为,自汗虽多属阳虚,然亦有气虚、血虚、湿热、痰湿等因,不可一概而论。

余临证所见,自汗之证,常见以下几种:一为营卫不和自汗,因素体表虚,卫气不固,营卫不和而自汗恶风,发热恶寒,周身酸楚,舌苔薄白,脉缓,治宜桂枝汤调和营卫;二为气虚自汗,自汗常作,动则益甚,气短气促,精神倦怠,极易感冒,舌淡苔薄白,脉细,治宜益气固表,方选玉屏风散、补中益气汤加减;三为阳虚自汗,阳气虚弱,阳不敛阴,卫外不固而自汗出,常伴形寒肢冷,纳呆便溏,腰膝酸软,面白唇淡,脉细弱,治宜温阳敛阴,常选参附汤、玉屏风散加减;四为热郁于内自汗,热淫于内,迫津外泄,蒸蒸汗出,或但头汗出,或手足汗出,口渴喜饮,大便干结,尿短赤,舌红苔黄,脉洪或滑数,治宜清热泻火,选用竹叶石膏汤,若肝胆湿热者,宜龙胆泻肝汤清热利湿。

总之,自汗之证,病因复杂,临证之时,需细察病机,辨明虚实,方能施治得当。余常以黄芪、防风、白术、五味子、桂枝、牡蛎、甘草、龙骨等药随证加减,然亦需根据患者具体病情,灵活变通,方能奏效。

44 内伤发热

内伤发热，乃因阴阳亏虚、脏腑功能失调，或气血水湿郁遏所致，临床以发热为主要表现。此病证在《素问·调经论》中已有论述，所谓："有所劳倦，形气衰少，谷气不盛，上焦不行，下脘不通，胃气热，热气熏胸中，故内热。"此病多因劳倦、饮食、情志、瘀血、湿热及脏腑阴阳气血亏虚等因素引发，病位涉及多个脏腑。起病较缓，病程较长，常表现为低热，或自觉发热而体温不高，伴有头晕、神疲、自汗或盗汗等症状。治疗上以调理阴阳、补虚泻实为基本原则，注重整体调理，兼顾局部症状。

1. 周某某，女，47岁，白莲。1991年3月4日初诊。

五心烦热，下午至晚间发热为甚，白天稍轻年余，劳则加剧，伴头昏心悸，少气肢软，纳呆食少，白带多，腰痛，小腹胀，口苦，舌苔白，脉弦。

诊断：内伤发热。

方药：柴胡10g，知母10g，地骨皮10g，黄芪30g，甘草10g，当归10g，党参10g，青蒿15g，白芍10g，丹皮10g，白术10g，红枣5枚。5剂。

1991年3月18日复诊，五心烦热减轻，肢软乏力，小腹作胀（子宫下垂），少气，口干微渴，舌苔白，脉细。

方药：生地18g，熟地18g，地骨皮15g，白薇10g，银柴胡10g，甘草10g，知母10g，沙参12g，丹皮10g，青蒿10g，甘草10g，桂枝10g。5剂。烦热渐除。

2. 瞿某某，女，33岁，外贸。1980年12月28日初诊。

发热1个月有余，腋下体温37.7℃，每天下午3—5时发热较甚，不出汗，昨天服三仁汤后头痛心烦，不思饮食，舌苔白稍腻。

诊断：内伤发热。

方药：柴胡10g，甘草10g，红枣3枚，黄芪10g，党参10g，黄芩10g，茯苓15g，青蒿15g，秦艽10g，地骨皮18g，法半夏10g，生姜3片，陈皮10g。3剂。

1980年12月31日复诊，体温37℃，每天上午9时发心慌，微汗出，口渴，舌苔白薄，脉细弦。

方药：黄芪30g，地骨皮18g，龙齿15g，党参30g，甘草10g，牡蛎30g，柴胡10g，白术10g，五味子10g，当归10g，红枣3枚，酸枣仁15g。5剂。热退身爽。

3. 童某某，女，27岁，黄州缫丝厂。1980年9月2日初诊。

1980年3月25日诊，突发高热（39℃）经住院治疗高热退，但低热（37～38℃）20天，头昏肢软，心烦气短，口干苦，月经尚规律。血检：血小板60×10^9/L、白细胞3.0×

10^9/L。在武汉检查均未确诊，舌淡，脉缓。

诊断：内伤发热。

方药：黄芪 25g，当归 10g，党参 15g，柴胡 10g，白芍 10g，升麻 3g，地骨皮 20g，甘草 10g，青蒿 10g，知母 10g，白术 10g，丹皮 10g。7 剂。药后诸症渐消。

1981 年 4 月 22 日复诊，手足心发热又发作月余，无定时，肢软乏力，纳呆心烦，多梦，月经尚规律，白带多，舌淡黄白薄，脉缓。

方药：黄芪 20g，党参 10g，白芍 10g，柴胡 6g，白术 10g，红枣 5 枚，青蒿 10g，甘草 8g，生姜 3 片，地骨皮 10g，丹皮 8g，知母 6g。7 剂。渐愈。

4. 王某某，女，38 岁，宜林。2004 年 8 月 13 日初诊。

手足心发热又作数日（发热数年，多为夏季发作），伴肢软乏力，头昏，纳食尚可，月经尚规律，下眼眶暗黑，不盗汗，不耐疲劳，舌苔白，脉缓。

诊断：内伤发热。

方药：黄芪 30g，柴胡 10g，升麻 5g，青蒿 10g，当归 10g，丹皮 10g，白术 10g，党参 10g，陈皮 10g，红枣 5 枚，生姜 5 片。5 剂。

2004 年 8 月 28 日复诊，手足心发热减轻，少气乏力，时头昏，纳食一般，时腰痛（有颈椎病、腰椎病）。

方药：黄芪 30g，党参 18g，五味子 10g，山茱萸 10g，甘草 10g，白术 10g，丹参 10g，丹皮 10g，生地 15g，知母 10g，柴胡 8g，升麻 5g。7 剂告愈。

5. 周某某，女，42 岁，凤山镇。2011 年 8 月 11 日初诊。

入夏后月余，出现手足心发热，上午甚于下午，肢软乏力，阵作汗出，日数次，近几天失眠，烦躁不安，月经尚调，舌苔白，脉细。

诊断：内伤发热。

方药：黄芪 30g，柴胡 10g，生地 20g，黄柏 10g，知母 10g，丹皮 10g，当归 10g，党参 10g，淫羊藿 10g，秦艽 10g，枣皮 10g，炙甘草 10g，浮小麦 50g，红枣 10 枚。6 剂，热退神爽。

2017 年 9 月 19 日诊，手足心发热或阵作烘热又复作半月，睡差多梦，肢软乏力，纳食一般，咽干不适或咳嗽少许白痰年余，月经尚可，舌苔白，脉缓。

方药：生地 20g，柴胡 10g，桔梗 10g，炙甘草 10g，丹皮 10g，黄柏 10g，知母 10g，党参 10g，蒲公英 30g，玄参 10g，青蒿 10g，黄芪 15g。6 剂。

2017 年 9 月 27 日诊，阵作烘热退，仍手足心轻微发热，出汗，咽干，守前方加浙贝母 10g。6 剂告愈。

6. 方某某，女，36 岁，浠水。2008 年 6 月 25 日初诊。

五心发热 2 个月，肢软乏力、睡差多梦，纳食尚可、月经尚调，舌苔白，脉细。

诊断：内伤发热。

方药：柴胡 10g，丹皮 10g，黄芪 30g，地骨皮 10g，青蒿 10g，知母 10g，当归 10g，升麻 5g，党参 10g，红枣 5 枚，生姜 5 片，白薇 10g。7 剂。

2008 年 7 月 18 日诊，头昏目胀，肢软乏力，纳呆食少，手心热减轻，白带多，右胁肋胀痛，肝右胁下3cm质软，口中乏味，脉弦细。

方药：柴胡10g，当归10g，玉竹10g，白芍10g，党参10g，丹参15g，甘草10g，黄芪18g，神曲10g，地骨皮10g，茵陈20g。5剂。

7. 何某某，女，50岁，三里畈。2013年8月8日初诊。

手足心发热，下午为甚，10余年，肢软乏力，口干，睡浅多梦，纳稍差。B超示肝胆脾胰正常。

诊断：内伤发热。

方药：黄芪30g，柴胡10g，丹皮10g，当归10g，白术10g，生地20g，党参10g，白芍10g，山栀10g，甘草10g，大枣10枚，浮小麦50g。6剂。

2013年9月22日诊，五心发热又作1周，肢软乏力，心烦，过劳加重，纳食一般，口干苦。

方药：黄芪30g，当归10g，柴胡10g，升麻5g，白术10g，甘草10g，生地15g，陈皮10g，党参10g，砂仁10g，鸡内金10g，红枣5枚，生姜5片，丹参15g。6剂。

8. 夏某某，女，43岁，浠水路口。1979年8月13日初诊。

头昏肢软，面黄浮肿，手足发热，倦怠无力，舌苔淡黄，脉缓。

诊断：内伤发热。

方药：黄芪15g，柴胡10g，青蒿10g，丹皮10g，当归10g，党参10g，丹参12g，白术10g，茯苓18g，红枣5枚，生姜3片，白芍10g。5剂，症状明显减轻。

1980年3月18日诊，近1周来又头昏心烦，肢软，不思饮食，手足心发热，疲倦无力，日渐消瘦，口干作渴，舌苔白，脉缓。

方药：党参15g，麦冬10g，藿香6g，酸枣仁15g，五味子10g，白术10g，陈皮10g，草豆蔻10g，茯神18g，甘草10g，黄芪15g，生地15g。5剂饮食增多，发热渐退。

9. 夏某某，女，43岁，严家坳。1979年8月13日初诊。

头昏肢软，面色浮肿，手足发热，倦怠无力，舌苔淡黄，脉缓。

诊断：内伤发热。

方药：黄芪15g，柴胡10g，青蒿10g，丹皮10g，当归10g，党参10g，丹参12g，白术10g，茯苓18g，红枣5枚，生姜3片，白芍10g。5剂。

1980年3月18日诊，近1个月又头昏心烦，肢软，不思饮食，手足心发热，疲倦无力，日渐消瘦，口干作渴，舌苔白，脉缓。

方药：党参15g，麦冬10g，藿香6g，酸枣仁15g，五味子10g，白术10g，陈皮10g，草豆蔻10g，茯神18g，甘草10g，黄芪15g，生地15g。5剂。

10. 汪某某，女，39岁，凤山镇。1981年8月10日初诊。

双肘至手心、膝至足心自觉发热半年，过劳则甚，疲倦乏力，思睡，饮食可（素有肝炎），脉缓细。

诊断：内伤发热。

方药：黄芪15g，白术10g，甘草8g，柴胡15g，陈皮10g，党参10g，升麻6g，地骨皮

20g，鳖甲 15g，当归 10g，青蒿 10g。5 剂。

1982 年 4 月 22 日诊，又手足心发热月余，发无定时，肢软乏力，纳呆心烦，多梦，月经尚规律，白带多，舌淡黄白薄，脉缓。

方药：黄芪 20g，党参 10g，白芍 10g，柴胡 6g，白术 10g，红枣 5 枚，青蒿 10g，甘草 8g，生姜 5 片，地骨皮 10g，丹皮 8g，知母 6g。6 剂。

11. 张某某，男，50 岁，浠水但店。1980 年 4 月 12 日初诊。

鼻窦炎手术后月余，头顶昏闷，但以每次饭后较甚，不思饮食，手心发热（每晚半夜为甚），每晚半夜咳嗽、心慌半小时左右，脉细弦。

诊断：内伤发热。

方药：黄芪 20g，党参 20g，白术 10g，酸枣仁 15g，川芎 12g，地骨皮 15g，女贞子 15g，丹参 10g，龙齿 20g，牡蛎 30g，羌活 6g，麦芽 15g，当归 10g。6 剂。

1980 年 6 月 6 日诊，手足心发热，疲劳加甚，小便黄，肢软乏力，腰痛，舌苔白，脉弦细，肝功能正常。

方药：青蒿 15g，黄芪 30g，党参 10g，地骨 15g，甘草 10g，当归 10g，知母 10g，丹皮 10g，白术 10g，柴胡 10g，升麻 5g。6 剂。精神转佳，发热渐退。

12. 陈某某，女，36 岁，石源河。1983 年 7 月 28 日初诊。

五心发热七八年，近半年来加重，头昏心烦，四肢倦怠，饮食少，劳动加重，月经周期规律，周期 30 天，经期 7～8 天，量多，经色黑夹块，舌苔白，稍红，脉细缓。

诊断：内伤发热。

方药：黄芪 30g，甘草 10g，鳖甲 12g，柴胡 8g，升麻 8g，青蒿 10g，当归 10g，秦艽 10g，知母 10g，党参 10g，地骨皮 15g，白芍 10g。5 剂。

1983 年 8 月 25 日诊，自觉手足心发热减轻，近因过劳加重，肢软乏力，纳食尚可，白带多。血检：肝功能正常，血沉 6mm/h，抗 O＜500IU/ml。

方药：柴胡 10g，黄芪 30g，升麻 8g，地骨 15g，白薇 10g，党参 15g，丹皮 10g，秦艽 10g，知母 10g，红枣 5 枚，陈皮 10g，当归 10g。5 剂。

13. 王某某，女，24 岁，凤山镇。2011 年 3 月 8 日初诊。

晚间手心发热 1 年余，伴肢软乏力，纳食一般，月经周期规律，经前腹痛，经量中等，面部皮肤暗褐。舌红苔薄白，脉缓。

诊断：内伤发热。

方药：柴胡 10g，丹皮 10g，党参 10g，黄柏 10g，知母 10g，生地 20g，枸杞子 10g，黄芪 30g，地骨 10g，当归 10g，丹参 15g，甘草 10g。6 剂。

2011 年 7 月 3 日诊，近 1 周又手足心发热，过劳则加重，睡尚可，时腰痛（腰椎间盘突出），舌苔白。

方药：黄芪 30g，柴胡 10g，当归 10g，党参 10g，升麻 5g，陈皮 10g，丹皮 10g，生地 20g，白术 10g，甘草 10g，红枣 5 枚，生姜 5 片，杜仲 20g。7 剂告愈。

14. 何某某，女，46 岁，三里畈。2009 年 7 月 27 日初诊。

手足心发热，下午为甚，伴头昏肢软乏力，纳呆食少，睡差多梦，时胃脘部胀塞，月经停用2年。2009年6月20日诊胃镜：慢性浅表性胃炎；2009年5月20日县医院B超：①肝内胆管结石；②胆囊炎。

诊断：内伤发热。

方药：柴胡10g，秦艽10g，黄芪30g，升麻5g，青蒿10g，当归10g，甘草10g，白芍10g，红枣5枚，生姜5片，黄芩10g。5剂。

2009年8月5日诊，症状减轻，守前方加知母10g。6剂渐愈。

15. 熊某某，女，38岁，凤山镇。2009年7月2日初诊。

手足心发热数年，多为下午为甚，发热时有汗出，月经尚调，量多，时口干苦，舌苔白，脉细，血压140/90mmHg。

诊断：内伤发热。

方药：柴胡10g，生地20g，丹皮10g，青蒿10g，胡黄连6g，黄芪18g，地骨皮10g，升麻3g，丹参18g，红枣5枚，黄柏10g，知母10g。6剂。

2009年7月14日诊，症状明显减轻，时手麻；血压130/80mmHg，体温36.0℃，守前方加当归10g。6剂。

16. 胡某某，女，37岁，凤山镇。2008年5月23日初诊。

头昏目胀，易烦易怒，睡眠差，不耐作劳，手足心发热，纳食一般，月经提前(23～25天)，量中等，面颊皮肤稍褐，伴颈项酸胀，腰酸胀(颈椎CT：C4、C5、C6骨质增生)，舌质稍暗黄，脉沉弦细。

诊断：内伤发热。

方药：黄芪30g，柴胡10g，当归10g，生地20g，升麻5g，酸枣仁20g，党参10g，白术10g，炙甘草10g，红枣10枚，浮小麦30g，葛根30g，川芎15g，丹皮10g。6剂。

2008年6月5日诊，复5月23日诊，手足心发热、黄褐斑症减轻。现症：头昏肢软无力，睡差多梦(昨日入睡3～4小时)，腰颈酸胀减轻，纳食尚可，舌质稍暗苔白厚，脉细。

方药：黄芪30g，柴胡10g，升麻5g，酸枣仁30g，丹参10g，合欢皮20g，炙甘草10g，当归10g，百合40g，生地20g，珍珠母50g，浮小麦30g，红枣10枚，川芎10g。6剂。

17. 江某某，男，46岁，凤山镇。2008年6月16日初诊。

每天(夏季)气温高时，晚10时左右阵发烘热即汗出，如气温30℃以下时一般不作，已3年，时泛酸，性功能减退，脉沉细。

诊断：内伤发热。

方药：生地20g，黄柏10g，枣皮10g，丹皮10g，知母10g，淫羊藿10g，仙茅10g，珍珠母50g，生牡蛎50g，甘草10g，黄芪20g，黄芩10g，红枣10枚，浮小麦50g。7剂。

2008年8月18日诊，症状减轻，守前方去淫羊藿，加五味子10g。6剂。

18. 余某某，女，52岁，冷库。1986年7月10日初诊。

低热40天(体温37.8℃)，手心为甚，头昏肢软乏力，纳呆，欲呕，睡差怕冷，自汗出，舌苔白。6月9日做右肾切除术。

诊断:内伤发热。

方药:桂枝10g,地骨皮12g,黄芪15g,红枣5枚,秦艽10g,白芍10g,生姜5片,甘草10g,当归8g,茯苓20g。3剂。

1986年7月19日复诊,近几天每日下午2时左右发热,4时左右即退,上午精神差,倦怠乏力,舌苔薄白。

方药:青蒿15g,白芍10g,茯苓30g,鳖甲15g,黄芪18g,红枣5枚,生地15g,地骨皮18g,生姜5片,桂枝10g,当归8g,甘草10g。4剂。

1986年7月23日复诊,仍每日下午发热(37.2℃),1～2小时出汗即退,精神饮食尚可。舌苔白,脉沉滑。

方药:竹叶10g,麦冬10g,丹皮8g,石膏30g,茯苓30g,生地10g,知母10g,黄芪15g,山栀6g,甘草10g,沙参18g,地骨皮10g。5剂,热渐退告愈。

19. 邱某某,男,50岁,凤山镇。2001年9月6日初诊。

皮肤瘙痒,皮内发热(烘热不适),不出汗,皮肤干燥,2月之久。口服多种中西药物治疗少效,口不干渴,尿不黄,纳食尚可,二便调,舌淡有裂纹,脉弦。

诊断:内伤发热。

方药:麻黄绒10g,桂枝10g,杏仁10g,石膏40g,甘草10g,赤芍10g,红枣5枚,生姜5片,蝉蜕10g,连翘10g。3剂。

2001年9月11日复诊,服用方药后,皮肤烘热症状减轻,能出汗,汗后热减,精神差,舌苔淡裂纹明显好转。

方药:麻黄绒10g,桂枝10g,杏仁10g,石膏40g,甘草10g,赤芍10g,红枣5枚,生姜5片,蝉蜕10g,连翘10g,沙参18g,丹参10g。5剂渐愈。

20. 张某某,男,80岁,石桥铺。1999年7月31日初诊。

1957年因修水库淋雨后形寒畏冷,虽盛夏亦需穿棉衣,1963年前来经治而愈。去年复发,经治好转。今年3月始起背心怕冷,皮内发热如灼,日轻夜重,甚则不能入睡,口渴喜饮,尿多清,不出汗,肢软,纳食正常。舌质暗,苔薄黄,脉弦紧。

诊断:内伤发热。

方药:麻黄8g,红枣5枚,丹皮10g,桂枝8g,生姜5片,知母10g,杏仁10g,沙参10g,赤芍10g,甘草10g,地骨皮10g,天花粉20g,石膏30g。5剂。

1999年9月15日诊,仍皮内发热,症状减轻,发热微出汗,口渴干,饮食尚可,舌苔白质暗。

方药:麻黄绒8g,红枣5枚,白薇10g,桂枝8g,青蒿10g,沙参15g,甘草10g,赤芍10g,生石膏30g,生姜5片,知母10g。5剂。

2001年3月20日诊,自觉皮内发热症又作,如火灼不出汗,口干喜饮,尿清长,形寒。怕冷,纳食尚可。舌质暗,苔白。

方药:麻黄8g,石膏30g,青蒿10g,桂枝8g,甘草10g,杏仁10g,红枣5枚,生姜5

片，黄芩10g，白芍10g，秦艽10g，沙参10g。6剂，告愈。

【按语】 内伤发热与外感发热，虽同为发热，然病因、病机、症状迥异。内伤发热多因脏腑功能失调，气血阴阳亏虚所致，病程较长，常表现为低热或自觉发热，伴有头晕、乏力、自汗等症状。外感发热则多因外邪侵袭，起病急骤，常为高热，伴有恶寒、头痛、鼻塞等外感症状。临床中常以《医宗金鉴》所述“内伤之发热，热在肌肤，以手扪之，热从内泛”为鉴别要点，结合患者的具体症状，辨证施治。

内伤发热与虚劳病亦有相似之处，然内伤发热以发热为主症，虚劳则以全身虚弱为主。内伤发热多因劳倦、饮食、情志等因素引发，若病因消除，发热亦可随之缓解。虚劳则多因气血阴阳亏虚，病程较长，缠绵难愈。

总之，内伤发热，病因复杂，病程缠绵，多因长期劳倦、情志不舒或饮食失调所致。发热虽不高，但患者常感五心烦热，伴有头晕、心悸、乏力等症状。其治疗需注重调理脏腑功能，以调和阴阳、补益气血为主，兼顾清热、化瘀、利湿等法，常取得满意疗效。

45 燥证

燥证，乃中医常见之证候，主要表现为眼干、口鼻干燥，严重者甚至无泪、无涕、无唾液。此证与西医学中的干燥综合征颇为相似。燥证之成因，多因内热伤津，或久病精血亏虚，或失血过多，或汗、吐、下后，津液亏损所致。《内经》有云："诸涩枯涸，干劲皴揭，皆属于燥。"张三锡亦言："金者水之源，金受火克，不能生水而源于上，则不能荣养皮肤、肠胃、筋骨，诸燥证作矣。"治宜滋阴清热、养血润燥。常用生地、沙参、麦冬、石膏、石斛、五味子、玄参、乌梅、甘草等药为基础方，随证加减，以滋阴清热、养阴生津。

1. 张某某，男，77岁，凤山镇。2017年8月30日初诊。

患糖尿病20余年，现注射胰岛素，每日30U，病情稳定。近2个月来，咽喉干、口干、鼻干、目涩，每晚凌晨3—8时为甚，白天症状轻微，口干时心烦难受，伴口苦带腥味，舌质暗苔少，脉细弦。

诊断：燥证。

方药：炙甘草10g，乌梅30g，麦冬10g，赤芍30g，生地20g，丹皮10g，桃仁10g，柴胡10g，玄参20g，石膏50g，知母10g，当归尾10g，黄柏10g，红枣10枚，浮小麦50g。6剂。

2017年9月11日诊，症状减轻，前方去赤芍、柴胡、桃仁、当归，加沙参30g、石斛10g。6剂。

2. 江某某，女，59岁，罗田一中。2013年11月15日初诊。

口干、口苦1年，食欲不振，口唇、皮肤干燥，阴内干涩不舒，头昏肢软乏力，饮食不多。武汉陆军总医院检查：排除干燥综合征、糖尿病。大便干结，舌淡红苔少津。

诊断：燥证。

方药：生地30g，玄参15g，麦冬10g，乌梅30g，五味子10g，石膏30g，枸杞子10g，花粉10g，石斛10g，桃仁10g，决明子15g，黄精10g。6剂。

2013年12月2日诊，症状减轻，前方继服7剂。

2013年12月30日诊，口干苦减轻，仍阴部干燥不适，前方加巴戟天10g、天冬10g。8剂诸证渐消。

3. 刘某某，男，62岁，胜利镇。2013年12月9日初诊。

口干、唇干半月，口渴喜饮（每日饮水1小开水瓶），饮食不多，血糖正常，时咳嗽（肺气肿），伴脐腹部时疼痛，舌红干燥裂纹多。

诊断：燥证。

方药：沙参30g，麦冬10g，石膏40g，乌梅20g，五味子10g，石斛10g，天花粉10g，枸杞子 10g,玄参 10g,生地 20g,桑叶 10g,杏仁 10g。6 剂。

2013 年 12 月 13 日诊,症状减轻,守前方继续口服。7 剂渐愈。

4. 王某某,女,63 岁,凤山镇。2015 年 10 月 30 日初诊。

口干鼻燥,就医多处,治疗少效。2008 年去武汉某医院,亦未确诊,虽治无效。现症:咽痒干咳少痰,口鼻干燥,饮食尚可,舌质稍暗,苔白。

诊断:燥证。

方药:沙参 30g,炙麻黄 10g,胖大海 5g,贝母 10g,僵蚕 10g,生地 20g,石膏 30g,乌梅 20g,桔梗 10g,甘草 10g,玄参 10g,花粉 10g。6 剂。

2015 年 11 月 10 日诊,咳嗽明显好转,口干减轻,常嗳气,饮食尚可。

方药:沙参 30g,石膏 30g,天花粉 10g,麦冬 10g,生地 20g,甘草 10g,石斛 10g,玄参 15g,黄连 10g,吴茱萸 3g,胖大海 5g,煅瓦楞子 25g。6 剂。后以此方加减续服 10 剂,渐愈。

5. 王某某,女,54 岁,浠水。2008 年 3 月 12 日初诊。

口干、喜饮 3 个月余,纳食尚可,尿频,精神尚可,时便秘,舌红苔白少津,尿常规正常。

诊断:燥证。

方药:沙参 15g,石膏 40g,玄参 15g,生地 20g,麦冬 10g,五味子 10g,石斛 10g,甘草 10g,知母 10g,枸杞子 10g,黄连 10g。6 剂。

2008 年 3 月 19 日诊,服药前两剂时腹泻。现症:口干、尿频均减轻,舌红苔白稍厚。

方药:沙参 15g,石膏 40g,生地 20g,麦冬 10g,五味子 10g,石斛 10g,甘草 10g,知母 10g,枸杞子 10g,覆盆子 10g,天花粉 10g,鸡内金 10g。6 剂。

6. 张某某,女,64 岁,电力公司。2011 年 2 月 25 日初诊。

口干月余,日轻夜重,饮亦不多,纳食尚可,大便 2～3 日 1 次,舌红苔白,脉细缓。2010 年 11 月 14 日血糖为 4.76mmol/L,素有“甲减”已 5 年。

诊断:燥证。

方药:沙参 20g,麦冬 10g,生地 20g,石斛 10g,石膏 30g,五味子 10g,知母 10g,甘草 10g,枸杞子 10g,丹皮 10g,桑叶 10g。6 剂。

2011 年 3 月 9 日诊,症状明显减轻。

方药:玄参 10g,沙参 20g,麦冬 10g,生地 20g,石斛 10g,石膏 30g,五味子 10g,知母 10g,甘草 10g,枸杞子 10g,丹皮 10g,桑叶 10g。6 剂。

7. 范某某,女,42 岁,白莲乡。2015 年 4 月 30 日初诊。

口干、多饮月余。肢软乏力,饮食尚可,形寒怕冷,呃气,失眠多梦,舌胖苔白。2015 年 3 月 23 日县医院血检:肝、肾功能、血糖均正常;胃镜:慢性浅表性胃炎伴糜烂,Hp(+)。

诊断:燥证。

方药:沙参 30g,麦冬 10g,生地 20g,石膏 30g,枸杞子 10g,玄参 10g,石斛 10g,乌梅 30g,山药 30g,五味子 10g,黄芪 30g,法半夏 10g,黄精 30g。6 剂。

2015年5月18日诊，口干阵作，大便日1次，守前方。6剂。

2015年5月28日诊，口干好转，服药时便秘，前方加大黄6g。6剂。

8. 李某某，女，48岁，白莲河。2016年11月9日初诊。

口干、眼干4年，饮食不多，饮食尚可，停经2个月，精神尚可，舌干少津，脉沉细。

诊断：燥证。

方药：沙参30g，麦冬10g，黄精10g，石膏30g，石斛10g，五味子10g，乌梅20g，生地20g，玄参15g，甘草10g，枸杞子10g，知母10g。7剂。

2016年11月22日诊，口干减轻，手指遇冷则麻木不适，饮食尚可。

方药：北沙参20g，麦冬10g，黄精10g，石膏30g，石斛10g，五味子10g，乌梅20g，生地20g，玄参15g，甘草10g，枸杞子10g，知母10g。7剂。

9. 方某某，女，60岁，凤山镇。2014年3月24日初诊。

口干1年。口渴喜饮，伴头昏肢软乏力，睡眠差多梦。血糖正常。胃镜：慢性浅表性胃炎；已做胆囊切除术，血压150/80mmHg。

诊断：燥证。

方药：沙参30g，麦冬10g，五味子10g，石膏30g，石斛10g，丹皮10g，天花粉10g，玄参10g，生地20g，甘草10g，黄精10g，知母10g。6剂。

2014年4月1日诊，口干减轻，精神好转。

方药：黄芩10g，黄芪20g，沙参30g，麦冬10g，五味子10g，石膏30g，石斛10g，玄参10g，生地20g，甘草10g，黄精10g，知母10g。6剂。

10. 周某某，女，59岁，凤山镇。2009年4月3日初诊。

胸闷，口干，口渴饮食不多，皮肤瘙痒，咳嗽黄痰，月经错乱。血检：正常；心电图正常，胸片示支气管炎。

诊断：燥证。

方药：生地20g，石膏30g，玄参15g，沙参18g，山栀10g，石斛10g，麦冬10g，黄芩10g，黄芪30g，仙鹤草20g，柴胡10g，甘草10g。6剂。

2009年4月13日诊，血糖5.8mmol/L，守前方，去玄参，加茯苓50g、五味子10g。6剂。

2009年4月24日诊，血糖5.62mmol/L，嘈杂不适，月经淋漓不净，前方加黄连10g、吴茱萸3g、煅瓦楞子25g、砂仁10g，去甘草、柴胡、黄芩。6剂。

11. 许某某，女，64岁，凤山镇。2002年3月4日初诊。

农历去年腊月二十三日患“痄腮”，经治症状消失。现症：鼻腔、咽喉、口舌干燥，舌红干，少许黄苔。

诊断：燥证。

方药：沙参18g，玄参12g，麦冬10g，五味子10g，石膏30g，石斛15g，生地18g，甘草10g，枸杞子12g，丹皮6g，天花粉10g。5剂。

2002年3月20日诊，仍口干，纳食稍增，舌红少苔（舌干燥），鼻咽干燥，脉细。

方药：桑叶 10g，石膏 30g，生地 20g，玄参 15g，麦冬 10g，沙参 18g，石斛 10g，五味子 8g，天花粉 20g，甘草 10g，山药 10g，白术 10g。5 剂。

2002 年 3 月 28 日诊，鼻燥口干减轻，纳食尚可，舌红，脉细。

方药：沙参 18g，麦冬 10g，生地 20g，石膏 30g，山药 20g，天花粉 20g，玄参 10g，知母 8g，石斛 12g，枸杞子 10g，桑叶 10g，甘草 8g。5 剂渐愈。

12. 陈某某，男，44 岁，浠水。2011 年 8 月 15 日初诊。

口干，易烦易怒，大便时干，厌食油腻，尿黄，目眦痒，皮屑多，舌苔白。B 超：胆囊炎、左肾结石。

诊断：燥证。

方药：柴胡 10g，郁金 18g，当归 10g，白芍 10g，黄芩 10g，丹皮 10g，栀子 10g 生地 20g，川芎 10g，沙参 15g，丹参 10g，茯苓 30g。6 剂。

2011 年 8 月 23 日诊，口干、皮屑等消失。心电图正常，胸片正常。

方药：柴胡 10g，郁金 18g，当归 10g，白芍 10g，黄芩 10g，鸡内金 10g，砂仁 10g，生地 20g，川芎 10g，沙参 15g，丹参 10g，茯苓 30g。6 剂渐愈。

13. 罗某某，女，38 岁，浠水。2000 年 10 月 18 日初诊。

前年始起口干，日渐消瘦，现体重 30kg（瘦 20 余 kg），口干，舌燥，口干起黏涎，时欲呕，无汗，皮肤干燥。经血检：肝功能、血糖均正常，县医院住院检查亦未确诊，虽治效果不佳。舌红，脉数。

诊断：燥证。

方药：沙参 18g，麦冬 10g，生地 18g，法半夏 10g，玄参 12g，砂仁 10g，石膏 20g，五味子 10g，石斛 15g，枸杞子 10g，甘草 10g。7 剂。

2000 年 12 月 15 日诊，症状明显好转，舌干燥，苔白，脉细。停经 7 个月，白带多。

方药：黄芪 20g，天花粉 20g，沙参 18g，麦冬 10g，生地 18g，五味子 10g，石膏 20g，石斛 10g，枸杞子 10g，砂仁 10g，麦芽 30g，玄参 18g。8 剂。

14. 张某某，女，53 岁，凤山镇。2016 年 7 月 4 日初诊。

间断乏力、口干、舌干、目燥 3 年，武汉同济医院住院 7 天，出院诊断为结缔组织病待查、双肾囊肿。现症：口干舌燥，但饮水不多，肢软乏力，睡眠差，易惊易醒。舌红干，白苔少津，脉沉细。

诊断：燥证。

方药：沙参 30g，乌梅 20g，五味子 10g，麦冬 10g，玄参 15g，生地 20g，石膏 30g，石斛 10g，枸杞子 10g，知母 10g，甘草 10g，天花粉 10g。6 剂。

2017 年 2 月 16 日诊，自觉胃内发热上冲至口鼻，口干鼻燥（无涕），每气温高或情绪不佳易引发或加重，时胃胀泛吐酸水（2004 年做子宫切除术）。舌苔白，脉细弦。

方药：桑叶 10g，生地 20g，黄柏 10g，丹皮 10g，百合 30g，砂仁 10g，炙甘草 10g，瓦楞子 25g，红枣 10 枚，浮小麦 50g，麦冬 10g，石膏 30g。6 剂。

15. 潘某某，男，53 岁，凤山镇。2007 年 10 月 27 日初诊。

前年发现乙肝“小三阳”。现症：口臭，口苦，口舌干燥，大便干结，饮食尚可，时胃脘作胀，背心作胀。舌苔白，脉弦。

诊断：燥证。

方药：柴胡 10g，黄芩 10g，沙参 15g，大黄 5g，甘草 10g，蒲公英 20g，金银花 15g，菊花 10g，石膏 20g，石斛 10g，知母 10g，麦冬 10g。6 剂。

2017 年 11 月 25 日诊，10 年前，前来诊治，服中药治疗，症状基本消失。近数月来精神稍差，口干口臭又作，口唇发干，纳食尚可，大便日 1～2 次，多不成形，舌质稍暗（2017 年 9 月 28 日血糖检测 5.51mmol/L，原乙肝病毒携带，今复查肝功能、HBV-DNA ＜420IU/ml）。

方药：沙参 30g，麦冬 10g，玄参 15g，生地 20g，五味子 10g，乌梅 15g，石膏 30g，石斛 10g，丹皮 10g，知母 10g，甘草 10g。6 剂。

16. 杨某某，女，29 岁，凤山镇。2017 年 12 月 26 日初诊。

口鼻干燥，日轻夜重，时轻时重约 1 年，月经周期规律，量少，经期腹痛，阴道干燥不适，舌红稍暗，苔薄黄，结婚 1 年未孕。2017 年 11 月 20 日罗田县人民医院 B 超：①宫颈肥大；②纳氏囊肿。

诊断：燥证。

方药：沙参 20g，生地 20g，麦冬 10g，五味子 15g，乌梅 15g，石斛 10g，石膏 30g，桑叶 10g，玄参 15g，甘草 10g，百合 20g。6 剂。

2017 年 12 月 28 日诊，鼻腔发热发减轻，血糖 5.6mmol/L，舌质稍暗少津，脉细。

方药：沙参 30g，麦冬 10g，生地 20g，五味子 10g，乌梅 15g，石斛 10g，石膏 30g，桑叶 10g，玄参 15g，甘草 10g，百合 20g。6 剂。

17. 姜某某，女，59 岁，一中。2014 年 3 月 11 日诊。

复 2013 年 11 月 15 日诊，精神转好，近又口干口苦，唇干鼻燥，饮食不多，大便干结，肢软乏力，舌红苔白。

诊断：燥证。

方药：西洋参 100g，生地 180g，麦冬 60g，玄参 80g，乌梅 80g，五味子 80g，沙参 150g，桃仁 50g，决明子 60g，酸枣仁 50g，芦荟 20g，当归 80g，白芍 80g，甘草 50g，黄精 60g，丹皮 50g，山药 80g，枸杞子 60g，黄芪 200g，做小蜜丸。告愈。

18. 周某某，女，51 岁，凤山镇。2014 年 8 月 23 日初诊。

口干、舌燥 5 个月，日轻夜重，饮食一般，胃脘胀鸣响，眼睛鼻子不干，阵作烘热，汗出，已 3 年，绝经 1 年，舌质稍暗苔白，血糖 5.05mmol/L。

诊断：燥证。

方药：沙参 30g，麦冬 10g，玄参 15g，乌梅 20g，生地 20g，甘草 10g，五味子 10g，石斛 10g，石膏 30g，桑叶 10g，知母 10g。5 剂。

2014 年 11 月 24 日诊，口干燥症状时轻时重，饮食尚可，舌苔白稍干。

方药：沙参 30g，生石膏 30g，知母 10g，麦冬 10g，乌梅 20g，石斛 10g，甘草 10g，生地

20g,玄参15g,当归10g,丹皮10g。6剂诸证明显好转。

19. 雷某某,男,57岁,平湖。2013年6月11日初诊。

口舌干燥,咽干、唇干1年余。口渴,饮不多,纳食尚可,头昏、肢软、乏力,时腰痛,咽喉如有物梗,舌苔白根厚。随机血糖6.8mmol/L。

诊断:燥证。

方药:沙参30g,麦冬10g,生地20g,石膏30g,五味子10g,玄参15g,桑叶10g,乌梅10g,石斛10g,枸杞子10g,知母10g。6剂。

2013年8月6日诊,口干、咽干减轻,口渴不欲饮,伴肢软,饮食尚可。舌质稍暗,白腐苔。

方药:沙参30g,石膏30g,玄参15g,生地20g,麦冬10g,乌梅10g,五味子10g,石斛10g,枸杞子10g,知母10g,天花粉10g。6剂。

20. 刘某某,女,56岁,大崎。2008年4月2日初诊。

患"高血压"20余年,曾患脑血栓,坚持服降压西药,去年胃镜检查为糜烂性胃炎。现症:口鼻干燥,喜饮,口臭。血生化检查:血糖正常、乙肝两对半阴性,血压140/80mmHg。

诊断:燥证。

方药:生地20g,沙参15g,石斛10g,麦冬10g,石膏30g,枸杞子10g,天花粉10g,甘草10g,知母10g,玄参15g,五味子10g。8剂。

2009年3月6日诊,去年经治,诸症明显好转,近又觉咽中不适,口干鼻燥,鼻塞,黄浊涕,干咳少痰(夜重白轻),舌苔白中厚。今血压110/80mmHg,血糖检查正常。

方药:辛夷10g,苍耳子10g,石膏30g,杏仁10g,桔梗10g,甘草10g,蒲公英20g,胖大海5g,僵蚕10g,枸杞子10g,沙参15g,石苇10g,黄芩10g。6剂。告愈。

【按语】 燥证有外燥、内燥之分,本书所录多为内燥。内燥之成因,多由阴虚体质,或热甚伤津;或汗、吐、下伤津亡液;或失血过多,或久病精血内夺;或瘀血内阻等原因,以致津血不能滋润而引起。"诸涩枯涸,干劲皴揭,皆属于燥。"燥证常见症状:在外则皮肤干枯皴揭;在内则津少烦渴;在上则咽干鼻燥,舌干少苔,干咳少痰;在下则肠枯便秘,小便短少。内燥多为虚证,阴亏失润,治宜甘寒滋润之剂,甘能生血,寒能胜热,润能去燥。

常用生地、沙参、麦冬、石膏、石斛、五味子、玄参、乌梅、甘草等药,以滋阴清热、养阴生津。若兼有气虚者,可加黄芪、黄精;若兼有血瘀者,可加桃仁、红花;若兼有痰湿者,可加半夏、茯苓。总之,治燥证须灵活变通,不可拘泥于一法一方。

燥证之治,贵在持之以恒。患者须耐心服药,配合饮食调理,方能见效。吾常告诫患者,饮食宜清淡,忌辛辣燥热之品,多食滋阴润燥之物,如梨、百合、银耳等。如此,方能标本兼治,达到最佳疗效。

46 虚　　劳

虚劳一证，实为脏腑久亏、元气耗伤所致。此病非一朝一夕之疾，多因禀赋薄弱、后天失养，或外感内伤日久，气血阴阳渐衰而成。临证所见，虚劳虽分气、血、阴、阳四类，然其本不离脾肾二脏。肾为先天之本，藏精化气；脾为后天之源，运化气血。若脾肾不固，则百骸失养，诸虚丛生。

今人劳心劳力，饮食不节，熬夜耗神者众，故虚劳之证愈见频发。气虚者，多现神疲懒言、自汗脉细；血虚者，面色萎黄、心悸目眩；阴虚则五心烦热、舌红少苔；阳虚者，形寒肢冷、舌淡脉沉。然临证之时，常见虚实夹杂，或气血两虚，或阴阳并损，不可拘泥一法。此证之治，必先辨明脏腑所伤，次察气血盛衰，再以补益为纲，辅以调和之剂。如气虚者，黄芪、党参为君，佐以升提；血虚者，当归、熟地为要，兼养肝脾。用药之道，贵在缓补久调，切不可急功近利，反伤正气。

一、气虚

气虚多由先天禀赋不足、后天失养、劳伤过度或久病失养所致。其病机在于元气不足，脏腑功能减退。表现为面色苍白、少气懒言、语声低微、自汗心悸、四肢乏力、头晕等。不同脏腑之气虚，其表现各异，如肺气虚为短气自汗、声音低怯、咳嗽气喘、胸闷，易于感冒，甚至水肿、小便不利；肾气虚则为神疲乏力、眩晕健忘、腰膝酸软、小便频数而清、女性白带清稀、呼吸浅促、呼多吸少等；脾气虚可出现饮食减少，食后胃脘不舒，倦怠乏力，形体消瘦，大便溏薄等；心气虚常出现心悸、气短、多汗，劳则加重，神疲体倦等。治疗气虚主要是补气健脾。

常用黄芪、党参、白术等药物，以增强脾胃功能，促进气血生化。同时，气虚患者易感外邪，在补气的同时，还需兼顾固表，防止外邪侵袭。

1. 蔡某某，女，64岁，大河岸。2004年7月9日初诊。

面色萎黄，微畏风寒，少气乏力，头昏心慌，大便日1次，口干苦，舌淡苔白。

诊断：虚劳（气虚）。

方药：黄芪20g，北沙参10g，白术10g，五味子10g，麦冬10g，甘草10g，砂仁10g，炒麦芽30g，桂枝5g，红枣5枚，白芍10g，防风5g。4剂。

2004年7月26日诊，症状明显好转，又感冒3天，恶风出汗，头昏，形寒，睡差多梦，平时有恐惧感，口微干苦，面萎黄，舌淡苔白，血压100/70mmHg。

方药：黄芪20g，沙参18g，五味子10g，炒麦芽30g，白芍10g，桂枝3g，佛手10g，甘草 10g，红枣 5 枚，白术 10g，防风 3g，酸枣仁 10g。5 剂渐愈。

2. 廖某某，女，34 岁，河铺镇。2005 年 10 月 3 日初诊。

头昏肢软乏力，睡差多梦，易烦、心悸，面色萎黄，易于感冒，纳呆食少，月经尚调，舌质稍暗，血压 85/60mmHg。

诊断：虚劳（气虚）。

方药：黄芪 250g，三七 60g，菟丝子、枸杞子、五味子、覆盆子、补骨脂各 50g，当归 60g，砂仁 80g，熟地 150g，白芍 60g，太子参 100g，肉苁蓉 80g，巴戟天 50g，酸枣仁 50g，甘草 50g，红参 100g，阿胶、鹿胶、龟胶各 50g，枣皮 50g，茯苓 80g，黄精 60g，制首乌 80g，佛手 50g，肉桂 30g，淫羊藿 50g，山药 50g，做小蜜丸。

2006 年 4 月 7 日诊，服药后症状减轻。现症：易于疲劳，睡差多梦，纳食一般，月经尚调，又感冒 3 天，鼻塞咳嗽，舌苔白，血压 100/60mmHg。

方药：太子参 100g，白术 60g，佛手 50g，砂仁 50g，阿胶、龟胶、鹿胶各 50g，肉苁蓉 50g，巴戟天 50g，茯苓 80g，丹参 60g，当归 50g，红枣 100g，补骨脂 50g，枸杞子 50g，菟丝子 50g，覆盆子 50g，熟地 150g，山茱萸 50g，丹皮 50g，泽泻 50g，山药 50g，黄芪 250g，酸枣仁 80g，女贞子 50g，做小蜜丸。渐愈。

3. 王某某，女，42 岁，纺织公司。1981 年 11 月 9 日初诊。

今年元月因发热在县医院治疗，高热退后低热持续两个月，右上腹部疼痛，肝功能正常，在武汉检查发现胃下垂，饮食尚好，近七八天头昏，低热（体温 37.1～37.8℃），舌淡苔白，脉缓细。

诊断：虚劳（气虚）。

方药：柴胡 6g，白术 10g，甘草 8g，党参 10g，黄芪 10g，青蒿 10g，丹皮 8g，地骨皮 15g，红枣 5 枚，升麻 3g，秦艽 10g，生姜 3 片。7 剂。

1981 年 12 月 21 日诊，服药后低热退，饮食稍增，近又胃脘部自觉发胀，月经规律，舌淡，脉虚缓。

方药：黄芪 20g，甘草 6g，红枣 5 枚，党参 15g，陈皮 6g，生姜 3 片，升麻 4g，白术 10g，当归 6g，柴胡 6g，枳实 10g。5 剂。

4. 周某某，女，37 岁，胜利街。2002 年 8 月 7 日初诊。

头昏肢软乏力、心慌气短已 2 个月余，纳食尚可，易出汗，月经规律，夜睡差，舌苔白，脉弦。血糖 5.8mmol/L，心电图正常。

诊断：虚劳（气虚）。

方药：黄芪 30g，党参 18g，苍术 10g，茯苓 20g，厚朴 10g，薏苡仁 20g，杜仲 10g，砂仁 10g，陈皮 10g，当归 8g，红枣 5 枚。5 剂。

2002 年 8 月 26 日诊，症状明显减轻，纳食尚可，舌苔白，脉弦细。

方药：黄芪 30g，太子参 18g，苍术 10g，茯苓 20g，厚朴 10g，薏苡仁 20g，砂仁 10g，陈皮 10g，当归 10g，红枣 5 枚，熟地 15g，白芍 10g。5 剂渐愈。

5. 方某某，男，43 岁，匡河。2008 年 4 月 7 日初诊。

肢软乏力，腰骶部胀痛，大便日1次，肛门坠胀，纳食尚可，近又增右上腹部胀痛，呃气，睡差梦多或失眠。舌淡苔白薄，脉细。

诊断：虚劳（气虚下陷）。

方药：黄芪30g，升麻6g，柴胡6g，党参10g，白术10g，枳实20g，砂仁10g，当归10g，杜仲15g，鸡内金10g，蒲公英30g。6剂。

2008年4月16日诊，症状明显减轻，大便日1次，稀软便，纳食尚可，右胁胀，舌苔白，脉细。守前方加干姜5g、鹿角10g，去鸡内金。6剂渐愈。

6. 易某某，女，48岁，凤山镇。2006年9月25日初诊。

易自汗，精神疲倦，上午甚于下午，卧床休息后，人觉一切正常，起床后，双下肢静脉小血管显露，平卧后消失，起床后腰痛，肢体酸胀，腰骶部为甚，先后3年，多方治疗少效，近年几乎多半卧床。CT示椎间盘退变。

诊断：虚劳（气虚夹湿）。

方药：黄芪40g，桂枝5g，当归10g，川芎10g，甘草10g，鸡血藤20g，丹参15g，细辛3g，白术10g，红枣5枚，生姜5片。5剂。

2006年10月2日诊，现症：每天上午头昏肢软乏力，头目、腰、肢体酸胀不适，平卧后症状减轻，起立后下肢皮肤血管显露，卧则消失，时自汗，饮食尚可，睡亦佳，舌苔白。

方药：黄芪40g，当归10g，桂枝10g，细辛3g，川芎10g，薏苡仁30g，丹参15g，地龙10g，桃仁10g，赤芍10g，木瓜10g。6剂。

2006年10月18日诊，今日上午症较前好转，左下肢较前变温，仍易于疲惫乏力，饮食佳。

方药：黄芪40g，当归10g，桂枝10g，细辛3g，川芎10g，赤芍10g，地龙10g，桃仁10g，牛膝10g，杜仲20g，丹参15g，熟地15g。6剂。

2006年11月3日诊，服药期间明显好转，停药后又觉疲乏，左下肢怕冷，甚则如冷风刺骨，守前方加附片10g，生姜5片，甘草10g，红枣5枚，去丹参，地龙，杜仲，10剂。

7. 杨某某，男，70岁，凤山镇。2003年2月28日初诊。

去年腊月因感冒后咳嗽10余天，经治咳止。现症：精神疲乏，纳呆食少，胸闷气闭，活动加重10余天，舌质暗，脉细涩。县医院X线检查示：心影呈“主动脉”型，左室肥厚，提示“高血压性冠心病?”；B超：中度脂肪肝；心电图示：窦性心律，电轴轻度左偏，血压110/80mmHg。

诊断：虚劳（气虚血瘀）。

方药：黄芪18g，太子参10g，川芎10g，当归尾10g，薤白10g，赤芍10g，丹参18g，桃仁10g，茯苓30g，法半夏10g，生姜皮10g，枳实8g。3剂。

2003年3月3日诊，仍时而气短胸闷，两乳间胀痛不适，活动加重，纳食尚可，舌苔白，脉弦。

方药：桂枝8g，黄芪30g，太子参18g，川芎10g，当归8g，赤芍10g，丹参18g，甘草8g，桃仁10g，枳实10g，红枣5枚，生姜5片。4剂。

2003年4月23日诊，胸闷，气短乏力，时而恍惚，纳食、睡眠尚可，舌苔白，脉细。

方药：黄芪30g，桂枝8g，川芎10g，赤芍8g，太子参10g，桃仁10g，薤白10g，栝蒌皮10g，丹参18g，甘草10g，红枣5枚，生姜5片。4剂。

2003年4月28日诊，仍动则气促，时气短，不活动症减，自己不觉胸闷，患老年痴呆，时而自己哭泣，舌暗苔白稍厚。

方药：黄芪20g，川芎10g，桃仁10g，赤芍10g，薤白10g，栝蒌皮10g，甘草10g，当归尾10g，丹参18g，枳实10g，茯苓50g，桂枝6g。4剂。

2003年5月12日诊，胸闷、气短、乏力减轻，睡眠饮食尚可，仍时而精神恍惚，舌稍暗，脉弦细。

方药：黄芪30g，赤芍10g，丹参12g，当归尾10g，桂枝5g，桃仁10g，川芎10g，太子参10g，水蛭5g，甘草8g，石菖蒲10g，葛根15g。5剂。

8. 徐某某，女，47岁，凤山镇。1981年8月12日初诊。

腰痛腹胀，大便五六天一次，肛门坠胀不舒，精神疲倦，饮食尚可，此次月经停经70天，脉细。

诊断：虚劳(气虚)。

方药：黄芪20g，党参10g，陈皮10g，当归10g，白芍20g，丹参15g，升麻6g，甘草10g，柴胡6g，白术30g。3剂。

1981年9月19日诊，服前药后症状明显好转，近约1周又觉腰、腹胀，肛门坠胀不舒，精神差，脉缓。

方药：黄芪15g，柴胡8g，火麻仁15g，党参18g，白芍20g，陈皮8g，白术40g，甘草10g，红枣3枚，升麻6g，当归8g，生姜3片。7剂渐愈。

9. 戴某某，女，35岁，凤山镇。1980年11月19日初诊。

头昏肢倦乏力，自觉形寒，心烦不安，腰痛，月经量多，白带多，脉缓。

诊断：虚劳(气虚)。

方药：黄芪30g，当归10g，桂枝8g，熟地10g，阿胶10g，白术10g，红枣3枚，生姜3片，白芍10g，酸枣仁10g，甘草10g，参须10g。6剂。

1981年5月23日诊，近2个月来，又自觉形寒，头昏肢软，心悸气短，不思饮食，口中乏味，时欲呕，月经20天一次，量多。脉缓细。

方药：桂枝10g，白术10g，苍术10g，茯苓20g，藿香8g，白芍10g，法半夏10g，红枣3枚，党参30g，甘草10g，生姜3片，黄芪50g，酸枣仁10g，炒麦芽15g。5剂渐愈。

10. 江某某，女，47岁，白庙河。2015年9月11日初诊。

说话自感吃力，伴头昏肢软，易于疲劳，睡差多梦(前年作子宫肌瘤术)，舌苔白中稍厚，脉缓。

诊断：虚劳(气虚)。

方药：黄芪40g，党参10g，桔梗18g，甘草10g，法半夏10g，胖大海5g，蝉蜕10g，木蝴蝶10g，僵蚕10g，贝母10g，玄参10g，炙麻黄8g。6剂。

2016年9月19日诊，去年经治，药后病除，近2个月又心慌气短乏力，头昏肢软，时手麻，饮食尚可，时胃脘胀塞不适，月经不调，舌胖苔白，脉细。肝功能、心电图检测基本正常。

方药：黄芪40g，党参18g，莪术10g，砂仁10g，苍术10g，厚朴10g，五味子10g，麦冬10g，陈皮10g，酸枣仁10g，红枣10枚，浮小麦50g，炙甘草10g。7剂。

11．戴某某，女，38岁，北丰。1979年10月14日初诊。

头昏耳鸣，倦怠无力，心烦不安，不耐劳力，稍劳动则肢软酸胀，手足心发热（低），困倦喜睡，饮食少，脉细。

诊断：虚劳（气虚）。

方药：柴胡8g，党参15g，当归10g，白术10g，陈皮10g，升麻6g，甘草10g，桂枝10g，白芍10g，生姜5片，红枣5枚，炒麦芽10g。5剂。

1979年10月25日诊，症状减轻，耳鸣已消失，全身酸胀好转，肢软无力，头昏，不耐劳动，动则发热（手足心）畏寒，喜睡，舌淡少苔，脉缓。

方药：柴胡8g，党参20g，当归10g，白术10g，陈皮10g，黄芪15g，甘草10g，桂枝10g，白芍10g，红枣5枚，炒麦芽15g，生姜3片，西洋参5g。6剂。

1979年11月5日诊，疲劳症状好转，精神较好，近4～5天胸闷痛，仍不耐作劳，过劳则发热，舌淡少苔，脉缓。

方药：柴胡6g，党参10g，当归10g，白术10g，陈皮10g，黄芪30g，甘草10g，桂枝10g，白芍15g，红枣4枚，生姜3片，炒麦芽15g。5剂。

1980年6月18日诊，自觉形寒畏风，手心发热，精神疲倦，困倦多睡，不思饮食，时欲呕，头昏不耐劳作，舌淡少苔，脉细弦。

方药：黄芪15g，党参20g，白术10g，桂枝10g，柴胡6g，白芍10g，当归8g，陈皮10g，红枣5枚，生姜3片，草豆蔻10g，山楂15g，参须10g。3剂。

1980年7月25日诊，精神转佳，头昏饮食少，脉细。

方药：黄芪20g，党参15g，白术15g，当归10g，甘草10g，酸枣仁15g，桂圆肉10g，桂枝8g，白芍10g，陈皮10g，生姜5片，丹参10g，参须8g。6剂告愈。

12．王某某，女，38岁，凤山镇。1990年10月8日初诊。

头昏心悸，肢软乏力，面目微浮，纳呆食少，睡差多梦，已半月之久，舌苔淡，脉细。

诊断：虚劳（气虚）。

方药：黄芪30g，当归10g，桂枝8g，苦参15g，茯苓30g，五味子6g，酸枣仁10g，白术10g，丹参15g，炙甘草10g，何首乌15g。8剂。

1991年2月24日诊，头昏心烦，恶寒怕冷，肢倦乏力、易烦易怒，饮食不多，时而呕恶，睡差多梦，舌苔白，脉弦细。

方药：柴胡10g，当归10g，法半夏10g，桂枝10g，白芍10g，红枣3枚，黄芪15g，甘草10g，生姜3片，党参10g，茯苓15g，黄芩6g。5剂。

13．余某某，女，25岁，张家山。2004年2月9日初诊。

原患贫血。现症：面色苍白，头昏，月经周期规律，又感冒3天，末次月经腊月二十八日。血常规：白细胞$11.7\times10^{9}/L$，红细胞$4.33\times10^{12}/L$，血红蛋白75g/L；尿常规：尿蛋白2+，血压120/70mmHg。

诊断：虚劳（气血亏虚）。

方药：黄芪30g，茯苓50g，丹皮10g，当归10g，山药20g，金樱子10g，芡实20g，土茯苓18g，熟地15g，白术10g，蒲公英20g，五味子10g。6剂。

2004年3月3日诊，症状减轻，纳食尚可。2003年7月8日在协和医院检查：肝功能正常，尿素氮3.8mmol/L，尿检正常。

方药：黄芪40g，熟地18g，白术10g，当归10g，酸枣仁10g，丹参15g，太子参10g，砂仁10g，甘草10g，红枣5枚，鸡血藤20g，枸杞子10g。6剂。

14. 戴某某，女，37岁，河东街。1980年10月4日初诊。

头昏肢软神疲，困倦思睡多梦，不思饮食，口中乏味，舌淡，脉细缓。

诊断：虚劳（气血亏虚）。

方药：黄芪30g，升麻3g，白术15g，白芍10g，生姜3片，党参10g，甘草10g，草豆蔻10g，柴胡8g，参须10g，当归身10g，红枣5枚。6剂。

1981年3月13日诊，服前方后，症状好转，近又头昏心慌，气短饮食少，舌淡，脉细缓。

方药：黄芪20g，当归10g，柴胡6g，神曲10g，党参12g，白芍10g，升麻3g，藿香6g，白术10g，甘草10g，陈皮10g，砂仁6g，山茱萸10g，红枣10g。5剂。

15. 胡某某，女，48岁，骆驼坳。2006年9月22日诊。

复2005年8月1日诊，面色萎黄，头昏心慌，肢软乏力，饮食尚可，面目轻度浮肿，舌淡苔白薄。B超：脾肿大，附件炎，子宫增大，右肾囊肿，腹腔少量积液。血常规：白细胞$4.5\times10^{9}/L$，红细胞$2.15\times10^{12}/L$，血红蛋白89g/L。

诊断：虚劳（气血亏虚）。

方药：黄芪40g，党参15g，熟地20g，制首乌15g，丹参15g，白芍10g，甘草10g，当归10g，鸡血藤20g，陈皮10g，红枣5枚。6剂。

2006年9月29日诊，浮肿消退，精神转佳。现症：头昏肢软，左上腹部痛，腰痛，饮食尚可，面黄，舌淡，脉细。

方药：黄芪30g，熟地18g，当归10g，砂仁10g，鸡血藤15g，茯苓30g，甘草10g，党参10g，白术10g，白芍10g，红枣5枚，生姜5片。8剂。

二、血虚

血虚证主要表现为面色淡白或萎黄、唇舌爪甲色淡、头晕眼花、心悸多梦、神疲乏力、健忘、手足发麻，妇女月经量少、色淡、月经后期或经闭，脉细等。血虚之名始见于《素问·调经论》曰："气之所并为血虚，血之所并为气虚。"血虚与西医的贫血类似。血虚的病因多与先天禀赋不足、脾胃虚弱生化无源、各种急慢性出血、久病不愈、思虑过度耗伤阴血，或瘀血阻络新血不生等有关。中医学认为“有形之血不能速生，无形之气所当急固”，治疗血虚须益气养血。

常用黄芪、党参、当归、茯苓、白术、熟地、红枣、甘草、白芍、川芎为基础方加减。方中黄芪、党参、熟地、红枣益气养血；白术、茯苓健脾渗湿；当归、白芍养血和营，滋养心肝；川芎活血行气，使熟地、当归、白芍补而不滞；甘草益气和中，调和诸药。有出血者，加旱莲草、蒲黄炭凉血止血；不思饮食者，加山楂、神曲健胃消食。

1. 许某某，女，22 岁，储蓄所。1980 年 10 月 6 日初诊。

面黄、头昏心慌，气短，饮食稍差，困倦思睡，肢软乏力，月经周期 26 天，经期一次 3～4 天左右，量多，脉虚。

诊断：虚劳(血虚)。

方药：熟地 15g，制首乌 15g，广木香 6g，当归 10g，白术 10g，陈皮 10g，黄芪 10g，参须 10g，甘草 10g，酸枣仁 10g，茯苓 15g。5 剂。

1980 年 11 月 26 日诊，服前方后月经量稍少，头昏心慌、气短减轻，饮食增多，精神好转，脉缓。

方药：熟地 15g，制首乌 15g，参须 6g，当归 10g，白术 10g，广木香 6g，黄芪 20g，白芍 10g，陈皮 10g，甘草 10g，酸枣仁 12g，茯苓 15g。5 剂。

1981 年 12 月 7 日诊，精神好转，饮食增多，唯心悸多梦，目胀涩不舒，舌苔薄，脉缓。

方药：黄芪 15g，制首乌 15g，菊花 10g，党参 10g，枸杞子 10g，酸枣仁 10g，熟地 15g，甘草 10g，丹参 15g，当归 10g，山茱萸 10g，红枣 3 枚。5 剂告愈。

2. 蔡某某，男，24 岁，建筑公司。1981 年 2 月 23 日初诊。

面色萎黄，眼睑、口唇苍白，头昏心烦气短，肢软乏力，饮食尚可。舌淡白，脉弦。

诊断：虚劳(血虚)。

方药：黄芪 20g，白术 10g，酸枣仁 15g，党参 15g，当归 10g，山药 15g，熟地 20g，陈皮 10g，甘草 10g，白芍 12g，制首乌 15g，红枣 5 枚。5 剂。

1981 年 3 月 4 日诊，较前症状稍轻，脉缓。

方药：黄芪 200g，制首乌 150g，甘草 100g，红参 60g，党参 100g，酸枣仁 150g，枸杞子 80g，鹿茸 15g，熟地 150g，广木香 60g，茯神 80g，砂仁 80g，陈皮 80g，丹参 80g，白术 100g，山茱萸 80g，当归 80g，山药 100g，白芍 100g，桂圆肉 8g，红枣 100g，做小蜜丸。渐愈。

3. 郭某某，女，38 岁，农行。1981 年 8 月 8 日初诊。

面色萎黄，面足浮肿，头昏、心悸，纳呆食少，舌淡脉细。

诊断：虚劳(血虚)。

方药：黄芪 20g，当归 10g，制首乌 15g，党参 15g，熟地 15g，鸡血藤 12g，白术 10g，白芍 10g，甘草 10g，陈皮 10g，川芎 6g，丹参 10g。3 剂。

1981 年 8 月 12 日诊，浮肿好转，仍心悸头昏，睡眠差，肢软乏力，舌淡，脉细。

方药：黄芪 30g，熟地 12g，酸枣仁 10g，党参 15g，白芍 10g，丹参 10g，白术 10g，当归

8g，草豆蔻 10g，陈皮 10g，制首乌 15g，鸡血藤 10g。3 剂。

1981 年 8 月 19 日诊，症较前减轻，饮食较前增加，舌淡，脉细缓。

方药：黄芪 30g，熟地 12g，酸枣仁 15g，党参 15g，白芍 10g，丹参 15g，白术 10g，当归 8g，草豆蔻 10g，陈皮 8g，制首乌 15g，桂圆肉 10g，草豆蔻 10g。5 剂。

4. 龚某某，男，41 岁，严坳。1983 年 10 月 12 日初诊。

面色萎黄，头昏心慌，肢软无力，饮食不多，胸骨部疼痛（隐痛）时吞酸水，腰痛，舌苔白，脉弦缓。

诊断：虚劳（血虚）。

方药：白芍 12g，红枣 5 枚，川芎 10g，黄芪 30g，熟地 15g，党参 15g，白术 10g，山药 15g，炙甘草 15g，桂枝 10g，生姜 3 片。3 剂。

1983 年 11 月 26 日诊，服前方后精神转佳，饮食稍增，胸部疼痛减轻，腰痛目胀涩，腹内鸣响，大便干结，舌苔白，脉缓。

方药：川芎 12g，杭菊 15g，红枣 5 枚，党参 15g，黄芪 30g，熟地 15g，炙甘草 15g，白术 10g，山药 15g，延胡索 10g，桂枝 10g，生姜 3 片。5 剂。

5. 王某某，女，43 岁，骆驼坳。2002 年 7 月 26 日初诊。

面色萎黄，微浮肿，头昏心慌肢软乏力，月经尚规律，量不多，舌淡。血常规：白细胞 9.2×10^{9}/L，红细胞 2.26×10^{12}/L，血红蛋白 63g/L。

诊断：虚劳（血虚）。

方药：黄芪 40g，熟地 18g，当归 10g，太子参 10g，白术 10g，茯苓 30g，鸡血藤 20g，丹参 10g，白芍 10g，甘草 10g，红枣 5 枚。5 剂。

2002 年 8 月 5 日诊，头昏肢软，浮肿减轻，精神好转，饮食增多，舌苔白。

方药：黄芪 40g，党参 10g，熟地 18g，当归 8g，鸡血藤 15g，白术 10g，茯苓 12g，甘草 10g，五味子 10g，丹参 18g，红枣 5 枚。5 剂。

2002 年 8 月 16 日诊，肿消，精神好转，纳食增多，仍头昏闷，舌苔白厚。血常规：白细胞 5.9×10^{9}/L，红细胞 3.31×10^{12}/L，血红蛋白 105g/L。

方药：黄芪 30g，当归 8g，熟地 15g，川芎 10g，茯苓 50g，党参 10g，鸡血藤 18g，白术 10g，红枣 5 枚，甘草 10g，生牡蛎 30g。5 剂渐愈。

6. 杨某某，女，36 岁，三港。2004 年 7 月 2 日初诊。

面黄，面足浮肿，头昏心慌，肢软乏力，纳呆食少，月经周期规律，量中等，色黑，尿常规正常，舌淡苔白厚。血常规：白细胞 4.9×10^{9}/L，红细胞 3.4×10^{12}/L，血红蛋白 62g/L。血压 90/60mmHg。

诊断：虚劳（血虚）。

方药：黄芪 40g，熟地 10g，当归 10g，白术 10g，鸡血藤 10g，白芍 10g，丹参 15g，五味子 10g，甘草 10g，酸枣仁 10g，红枣 5 枚，炒麦芽 30g。7 剂。

2004 年 7 月 14 日诊，症状明显好转，浮肿消退，纳食增加。血常规：白细胞 8.2×10^{9}/L，红细胞 3.54×10^{12}/L，血红蛋白 84×10g/L。

方药：黄芪30g，熟地10g，当归10g，白术10g，鸡血藤10g，白芍10g，党参10g，五味子10g，甘草10g，酸枣仁10g，红枣5枚，炒麦芽30g。6剂。

7. 吴某某，女，28岁，浠水团陂。2006年12月1日初诊。

头昏心悸，肢软乏力，面色萎黄，气短，动则为甚，目胀涩，月经周期规律，经期5天，量稍多，饮食佳，舌淡苔白，脉虚。

诊断：虚劳（血虚）。

方药：黄芪40g，熟地20g，当归10g，丹参15g，白术10g，甘草10g，茯苓30g，党参10g，柴胡10g，白芍10g，红枣5枚。6剂。

2006年12月22日诊，症状明显好转。现症：心慌头昏均轻，饮食增多，月经量减少，白带夹黄，舌淡苔白，脉细。

方药：柴胡80g，太子参100g，红参100g，丹参80g，阿胶、龟胶、鹿胶各50g，巴戟天60g，肉苁蓉80g，熟地180g，丹皮50g，莪术80g，山茱萸80g，黄精80g，黄芪250g，三七60g，菟丝子50g，枸杞子50g，覆盆子50g，补骨脂50g，桃仁80g，当归50g，蒲公英50g，制首乌100g，山药50g，土茯苓80g，黄芩80g，黄柏50g，砂仁80g，鸡内金80g，大枣60g，做小蜜丸。渐愈。

8. 胡某某，女，49岁，骆驼坳。2007年12月19日初诊。

头昏肢软乏力，月经周期规律，量稍多，经期5～6天，饮食尚可，伴心慌怕冷，面黄，睑唇苍白，舌淡苔白。

诊断：虚劳（血虚）。

方药：黄芪40g，当归10g，党参10g，熟地20g，鸡血藤20g，白芍10g，砂仁10g，甘草10g，旱莲草15g，丹参10g，红枣5枚，茯苓30g。8剂。

2008年1月9日诊，浮肿消退，诸证减轻，纳食尚可，时心慌气短，右胁下胀痛，舌淡苔白，脉缓。

方药：黄芪40g，太子参10g，熟地20g，鸡血藤20g，当归10g，山茱萸10g，白芍10g，白术10g，茯苓50g，砂仁10g，甘草10g。6剂。

2008年3月21日诊，症又作，守前方加柴胡10g。6剂。

9. 何某某，女，47岁，浠水白莲。1980年4月7日初诊。

头昏心慌，肢软无力，面色萎黄，眼睑口唇苍白，时发热恶寒，自汗出，咳嗽好转，白痰，口干渴，脉虚，舌淡边有齿痕。

诊断：虚劳（血虚）。

方药：黄芪30g，白术25g，党参15g，五味子10g，麦冬12g，当归6g，熟地10g，制首乌15g，玉竹10g，地骨皮15g，青蒿15g，丹皮10g。3剂。

1980年4月22日诊，仍发热（37～38.5℃），面色苍白，饮食尚可，盗汗，眼睑、指甲苍白，头昏心慌，舌苔淡白。

方药：黄芪30g，当归6g，生地15g，熟地15g，白术10g，牡蛎30g，龙骨30g，麦冬10g，制首乌15g，党参25g，甘草10g，红枣5枚，炒麦芽15g，阿胶10g。4剂。

1980 年 4 月 26 日诊，发热退，体温 37℃，面色仍苍白，心慌头昏，舌淡，眼睑指甲苍白，时而自汗，脉弦。

方药：黄芪 30g，当归 8g，生地 15g，熟地 15g，牡蛎 15g，地龙 15g，制首乌 15g，党参 15g，甘草 10g，阿胶 10g，炒麦芽 15g，丹参炭 15g，黄精 12g。5 剂。

1980 年 5 月 10 日诊，面目轻度水肿，头昏心慌气短，指甲、唇、眼睑苍白，耳鸣，肛门坠胀，舌质淡，脉虚而无力，体温 37.8℃。

方药：黄芪 30g，当归 10g，熟地 15g，制首乌 15g，党参 15g，旱莲草 15g，丹参 15g，枸杞子 10g，红花 4g，炒麦芽 15g，鸡血藤 15g，阿胶 10g。5 剂。

1980 年 5 月 15 日诊，低热 37.1℃，肿消、盗汗减轻，仍自觉烦躁，心慌，头昏气短，肢软无力，指甲、眼睑苍白，面色萎黄，耳鸣，舌淡稍有红色，脉虚数。

方药：黄芪 20g，当归 8g，生地 15g，熟地 15g，阿胶 10g，鹿胶 10g，制首乌 20g，枸杞子 10g，白术 15g，丹参 10g，鸡血藤 10g，红花 4g，酸枣仁 10g。5 剂渐愈。

10. 姚某某，女，46 岁，凤山镇。1981 年 9 月 24 日初诊。

4 月 28 在武汉做卵巢癌全切除术，面目浮肿，头昏食少，心烦气短胸闷，阴道常有少许出血。白细胞 3.4×10^{9}/L，红细胞 3.74×10^{12}/L，血红蛋白 60g/L，舌苔胖边有齿痕，脉结。

诊断：虚劳（血虚）。

方药：红参 10g，炙甘草 10g，白术 10g，当归 10g，旱莲草 15g，党参 10g，白芍 10g，红枣 3 枚，山药 15g，制首乌 15g，五味子 10g，炒麦芽 15g。3 剂。

1981 年 9 月 29 日诊，浮肿减轻，阴道下血停止至今已 4 天，胸闷稍轻，仍头昏饮食少，脐周微痛，舌质暗白薄苔，脉细。

方药：红参 10g，炙甘草 10g，太子参 15g，当归 10g，旱莲草 18g，白术 15g，白芍 10g，桂圆肉 10g，山药 20g，制首乌 15g，五味子 10g，炒麦芽 15g。5 剂。

1981 年 10 月 6 日诊，阴道仍有少许下血症状，较前稍好，关节微痛，舌质暗，脉缓细。

方药：红参 10g，桂枝 4g，旱莲草 15g，黄芪 30g，当归 10g，桂圆肉 10g，白术 15g，白芍 10g，炒麦芽 15g，山药 20g，制首乌 15g，红枣 5 枚。7 剂。

11. 刘某某，女，25 岁，牌形塆。2002 年 8 月 7 日初诊。

复 8 月 1 日诊，浮肿减轻，足部有麻木感，肢软，纳食尚可，现肢软面色黄。血检：血红蛋白 88g/L。

诊断：虚劳（血虚）。

方药：黄芪 30g，茯苓 50g，当归 8g，熟地 18g，益母草 18g，白术 10g，党参 10g，车前子 12g，鸡血藤 18g，红枣 5 枚。4 剂。

2002 年 8 月 15 日诊，浮肿减轻，仍头昏肢软乏力，纳差。血检：白细胞 4.4×10^{9}/L，红细胞 3.25×10^{12}/L，血红蛋白 87g/L。

方药：黄芪 30g，当归 10g，熟地 18g，白术 10g，女贞子 10g，党参 10g，川芎 10g，白芍

10g,柴胡 10g,茯苓 50g,红枣 5 枚,生姜 5 片。4 剂。

2002 年 8 月 30 日诊,精神、纳食尚可,仍双目浮肿,月经规律。血常规:白细胞 3.9 $\times 10^9$/L,红细胞 3.79$\times 10^{12}$/L,血红蛋白 97g/L。

方药:黄芪 30g,当归 10g,党参 10g,熟地 18g,白术 10g,茯苓 80g,甘草 10g,红枣 5 枚,薏似仁 20g,陈皮 10g,鸡血藤 20g。5 剂。

12. 王某某,女,49 岁,凤山镇。2003 年 6 月 20 日初诊。

头昏肢软浮肿,心悸气短,月经紊乱,或前或后,每次月经 7～10 天。肝功正常,HBsAg(－),血常规:血红蛋白 69g/L。

诊断:虚劳(血虚)。

方药:茯苓 50g,黄芪 40g,大黄炭 5g,蒲黄炭 10g,当归 10g,熟地 12g,丹皮 10g,旱莲草 18g,阿胶 10g,艾叶 3g,益母草 18g,党参 18g。5 剂。

2003 年 7 月 7 日诊,月经停,仍头昏肢软乏力,心悸气短,下肢足部浮肿,面黄,舌苔白,脉弦细。红细胞 2.83$\times 10^{12}$/L、血红蛋白 79g/L。

方药:黄芪 40g,太子参 10g,熟地 18g,当归 10g,鸡血藤 10g,茯苓 30g,白芍 10g,白术 10g,甘草 10g,丹参 18g,红枣 5 枚。5 剂。

13. 何某某,女,42 岁,凤山镇。1981 年 11 月 16 日初诊。

头昏肢软,腰痛,饮食时多时少,精神不佳,易烦易怒,颈两侧颈淋巴结多个肿大疼痛,口干,舌淡边有齿痕,脉细。血检:白细胞 2.1$\times 10^{12}$/L,血红蛋白 100g/L,红细胞 4.2$\times 10^{12}$/L。舌淡边有齿痕,脉缓。

诊断:虚劳(血虚)。

方药:制首乌 18g,白术 10g,川芎 6g,当归 10g,党参 15g,女贞子 15g,熟地 10g,陈皮 10g,炒麦芽 15g,丹参 15g,甘草 10g,白芍 10g。3 剂。

1981 年 11 月 26 日诊,精神好转,腰痛减轻,舌淡苔薄白,脉缓。

方药:熟地 20g,玉竹 10g,白芍 10g,制首乌 15g,党参 10g,当归 10g,炒麦芽 10g,甘草 15g,丹参 15g,枸杞子 10g,酸枣仁 10g。7 剂。

14. 高某某,女,18 岁,印刷厂。1980 年 10 月 19 日初诊。

9 月 28 日始发热(39.0℃),喉痛,左侧淋巴结肿大,经打针服药后症状好转,但面色萎黄水肿,手足亦微浮,头昏肢软,不思饮食,舌淡左边有淤点,血压 140/100mmHg。

诊断:虚劳(血虚、水肿)。

方药:黄芪 15g,熟地 20g,防己 10g,生姜皮 10g,白术 10g,当归 10g,茯苓(连皮)30g,车前子 10g,红枣 5 枚,甘草 10g,陈皮 10g。4 剂。

1980 年 10 月 27 日诊,症状减轻,头不昏,饮食增加,血压 120/80mmHg,舌边有淤点,脉细。

方药:黄芪 15g,防己 10g,当归 10g,白术 10g,红枣 5 枚,茯苓(连皮)30g,车前子 10g,生姜 3 片,甘草 10g,陈皮 10g,熟地 20g。7 剂。

15. 徐某某,女,27 岁,三里桥。1980 年 8 月 25 日初诊。

头昏心慌，睡眠差多梦，食欲不振，疲乏无力，面色萎黄，眼睑、指甲苍白，月经2月未来潮，舌淡脉细。

诊断：虚劳（血虚）。

方药：黄芪18g，川芎10g，党参15g，熟地15g，白芍10g，益母草15g，当归10g，白术10g，甘草10g，丹参15g，酸枣仁10g。4剂。

1980年12月17日诊，服药后精神较佳，饮食增多，月经尚规律，色黑夹块，眼睑白，舌淡，脉缓细。

方药：熟地15g，黄芪15g，陈皮10g，党参15g，白芍10g，川芎6g，当归8g，白术10g，红枣3枚，制首乌10g，甘草10g，酸枣仁10g。3剂。

三、阳虚

阳虚是指人体阳气虚衰，机能减退或衰弱，以阳热不足、代谢活动减退、机体反应性低下为病理特征。其病机在于阳气不足，温煦功能减退。主要表现为畏寒肢冷、面色苍白、大便溏薄、小便清长、脉沉微无力等。治宜温阳益气。

常用附片、当归、桂枝、肉桂、制首乌、鹿角、淫羊藿、仙茅、补骨脂等为基础方，随证加减。附片回阳救逆、温经散寒、补火助阳，桂枝温经通阳，党参、黄芪补中益气、生津养血，肉桂散寒温脾，制首乌、当归补益精血，鹿角、补骨脂、仙茅、淫羊藿补肾助阳。

1. 徐某某，女，34岁，凤山镇。2013年11月7日初诊。

今年5月游泳两次后感全身形寒畏冷，口干、口中发凉，口中有冰冷感（自觉口、舌均有冷感），背心怕冷，饮食尚可，月经尚调，二便正常。舌淡苔白，脉沉细。

诊断：阳虚。

方药：党参10g，附片10g，白术10g，炮姜8g，甘草10g，覆盆子10g，茯苓30g，砂仁10g，白芍10g，生姜30g。6剂。

2013年11月13日诊，症状稍减。

方药：麻黄10g，细辛3g，附片10g，甘草10g，白术10g，干姜8g，茯苓30g，党参15g，淫羊藿10g，生姜30g。6剂。

2014年5月21日诊，诸症较前有明显好转，守前方加红枣10枚、浮小麦50g、茯苓50g。8剂渐愈。

2. 王某某，女，73岁，石桥铺。2015年6月25日初诊。

形寒怕冷10余年，近年加重。现症：形寒、畏冷，自觉身体常有冷风吹感，鼻孔无涕，如背冷易咳作，饮食尚可，肢软乏力，二便调，舌质稍暗黄白，脉弦。

诊断：阳虚。

方药：黄芪30g，附片10g，白术10g，党参18g，细辛3g，当归10g，鹿角10g，熟地20g，麻黄10g，甘草10g，白芍10g，生姜5片。7剂。

2015年7月27日诊，症状同前，加桂肉3g。7剂。

2015年8月24日诊，症状减轻，守前方10剂。

2015年11月2日诊，精神转佳，前方加桂枝6g。10剂。

2016年4月14日诊，症状明显好转，续服前方7剂渐愈。

3. 匡某某，女，58岁，电力。2013年11月29日初诊。

背心如置冰感，伴腰背疼痛，手冷头昏，易于感冒，饮食尚可(原乙肝，口服拉米夫定治疗，100mg，每日1次，已口服15个月)。

诊断：阳虚。

方药：桂枝10g，附片10g，党参15g，细辛3g，黄芪30g，鹿角10g，甘草10g，当归10g，白芍10g，生姜30g，红枣5枚。7剂。

2017年12月15日诊，原背冷经治消除，近背心怕冷又作月余，纳食尚可，颈项酸胀，原CT颈椎扫描：颈椎间盘突出。舌苔白，脉沉细。

方药：桂枝10g，白芍10g，细辛3g，当归10g，附片10g，川芎10g，黄芪30g，甘草10g，红枣5枚，生姜5片，鹿角10g。7剂。告愈。

4. 冯某某，女，62岁，凤山镇。2005年4月4日初诊。

头顶部发冷20余年，加重3年。现症：头顶部畏冷怕风，气温增高则冷减，时而面部浮肿，面部常自汗出，活动稍重，纳食尚可，睡多梦，大便日1次，时或4～5日1次，时溏时秘，舌苔白脉细，血压140/90mmHg。

诊断：阳虚。

方药：黄芪30g，党参10g，吴茱萸5g，附片10g，干姜5g，桂枝5g，当归10g，甘草10g，生姜5片，细辛3g，白术10g，红枣5枚。5剂。

2005年4月11日诊，头顶怕冷减轻，睡差多梦，纳呆食少，精神稍差。

方药：黄芪30g，党参10g，吴茱萸3g，附片10g，干姜5g，桂枝5g，当归10g，甘草10g，生姜5片，细辛3g，白术10g，红枣5枚。7剂。

5. 姚某某，女，44岁，凤山镇。2010年11月2日初诊。

两胛部内怕冷，如冷风吹感。常需以棉被裹背心，口干喜饮，饮亦不多，纳食尚可，睡差多梦，月经不调。

诊断：阳虚。

方药：桂枝10g，白芍20g，附片10g，甘草20g，丹参15g，麦冬10g，黄芪20g，白术10g，生姜5片，川芎15g，当归10g。7剂。

2014年3月17日诊，原背经治症状消失，近20天来又背部觉冷，腰背酸痛，伴头昏闷痛，饮食尚可，月经尚可，舌胖边有齿痕，脉沉弦。

方药：麻黄10g，附片10g，白术20g，黄芪30g，细辛3g，甘草10g，桂枝10g，党参10g，熟地20g，白芍20g，生姜30g，红枣5枚，5剂渐愈。

6. 周某某，女，35岁，凤山镇。2012年11月6日诊。

复2009年1月诊，形寒怕冷又作月余，伴腰背冷，睡眠差，纳食尚可，月经多为提前

3～4天，量较前少，舌淡，脉弦细，大便微秘，血压90/70mmHg。

诊断：阳虚。

方药：桂枝10g，附片10g，白术10g，黄芪20g，甘草10g，党参10g，细辛3g，白芍10g，当归10g，红枣5枚，生姜5片，熟地20g。6剂。

2013年3月16日诊，症状减轻，纳食尚可，舌苔白，守前方加龙齿30g，炙甘草10g，浮小麦50g，红枣10g。7剂渐愈。

7. 张某某，女，38岁，白龙井。2017年12月11日初诊。

形寒怕冷5～6年。现症：自觉特别怕冷，全身关节酸冷，手足冷甚发麻，背部常如冷水浇泼感，睡差多梦，上午精神疲倦，月经周期尚规律，经量少，舌淡苔白，脉沉细。

诊断：阳虚。

方药：桂枝10g，附片10g，细辛3g，当归10g，黄芪30g，甘草10g，党参10g，白术10g，红枣5枚，生姜5片，丹参15g。6剂。

2017年12月25日诊，怕冷症状减轻，精神转佳，仍多梦，守前方加五味子30g。6剂。

2018年1月8日诊，现怕冷基本消失，多梦，左下肢酸胀，舌苔白，守12月25日方药加独活15g。7剂告愈。

8. 沈某某，男，25岁，凤山镇。2004年11月3日初诊。

手足发凉数年，纳食尚可，精神稍差，易于疲劳，睡眠差，舌苔白薄，脉沉细。

诊断：阳虚。

方药：黄芪30g，桂枝10g，细辛3g，当归10g，淡附片10g，党参10g，甘草10g，鸡血藤15g，熟地15g，淫羊藿10g，红枣5枚，生姜5片。6剂。

2004年11月15日复诊，精神稍差，易于疲劳，纳食尚可，舌苔白。

方药：黄芪30g，当归10g，细辛3g，附片10g，桂枝5g，熟地15g，甘草10g，鸡血藤20g，川芎15g，太子参10g，生姜5片。5剂。

9. 李某某，男，26岁，骆驼坳。2014年6月10日初诊。

11年前出汗后随即淋冷水浴，此后背胛部怕冷，常觉有凉风吹感，如背靠冷物即咳痰白涎痰，饮食一般，睡尚可，口干苦，舌胖大边有齿痕，舌中白厚。

诊断：阳虚。

方药：茯苓50g，法半夏12g，陈皮10g，芥子18g，桂枝10g，甘草10g，白术20g，僵蚕10g，蜈蚣2条，枳实10g。6剂。

2014年7月3日诊，症状稍减。

方药：麻黄10g，附片10g，细辛3g，茯苓50g，法半夏12g，桂枝10g，甘草10g，白术20g，车前子30g。大枣5枚，生姜5片。7剂。

10. 魏某某，女，30岁，凤山镇。1989年9月28日初诊。

自3月起，自觉阴内发冷，月经周期正常，白带不多，肢软乏力，纳呆食少，舌淡苔白，脉沉细。

诊断：阳虚。

方药：黄芪30g，附片8g，熟地18g，党参18g，当归8g，菟丝子12g，龟板20g，淫羊藿10g，甘草10g，红枣10枚，肉桂4g，制首乌18g，白芍10g。5剂。

1989年10月4日诊，症状稍减，前方继服7剂。渐愈。

11. 朱某某，女，53岁，黄州。2011年12月6日初诊。

背部恶寒1年，秋冬季为甚。大便每日1～2次，稀溏便，纳呆食少，前日恶寒发热(39℃)，服感冒药后第二天热退，口干，月经尚调，量多。舌苔白，患有子宫肌瘤。

诊断：阳虚。

方药：桂枝10g，白芍10g，炮姜3g，甘草10g，黄芩10g，当归10g，鸡血藤20g，附片8g，白术10g，生姜5片。5剂。

2011年12月26日诊，服药后恶寒明显好转，前日腹泻，水样大便，或稀溏；大便检查正常。

方药：苍术10g，山楂20g，白豆蔻5g，厚朴10g，石榴皮10g，茯苓30g，车前子10g，神曲10g，防风10g，陈皮10g，泽泻10g。5剂。

12. 童某某，女，29岁，北丰。1983年1月27日初诊。

四肢酸软无力，手无力拿物，腰痛，形寒怕冷，头昏心慌，饮食少，尿频作胀。

诊断：阳虚。

方药：黄芪30g，党参18g，淫羊藿10g，桂枝10g，白芍10g，杜仲15g，白术10g，红参3g，当归10g，甘草10g，附片10g，麻黄10g。4剂。

1983年2月6日诊，仍肢软乏力，饮食少，心慌气短，心烦，多梦，月经尚规律，舌暗红苔白，脉缓。

方药：黄芪50g，柴胡10g，麻黄10g，党参30g，升麻6g，淫羊藿10g，白芍10g，桂枝10g，熟地15g，甘草8g，葛根15g，当归10g。7剂。

13. 沈某某，女，44岁，三里桥。2016年3月10日初诊。

右腰臀部、大腿、膝关节、肘关节发凉怕冷，反复发作2年，饮食尚可，月经量少，白带时多，舌苔白，脉沉弦细。

诊断：阳虚。

方药：桂枝10g，当归10g，细辛3g，附片10g，木瓜10g，鹿角10g，白芍20g，甘草10g，茯苓30g，苍术10g，独活10g，骨碎补10g，生姜5片。6剂。

2016年3月29日诊，肢体酸痛消失，仍肢体发凉、怕冷，守前方加熟地20g、蜈蚣2条，去茯苓、木瓜。6剂。

14. 赵某某，女，53岁，凤山镇。2007年4月9日初诊。

小腹部自觉发凉4年，冬天为甚，手足亦感觉怕冷，二便正常，精神尚可，舌苔少白薄，脉沉弦，月经停用2年。

诊断：阳虚。

方药：党参10g，甘草10g，炮姜5g，白术10g，丹参15g，当归10g，桂枝5g，细辛3g，红枣5枚，吴茱萸5g。6剂。

2007年4月20日诊，症状减轻，守前方加附片10g、黄芪30g、肉桂5g，去桂枝。6剂。

15. 刘某某，男，51岁，凤山镇。2011年4月12日初诊。

形寒怕冷，精神差，乏力，去年上半年发现肾结石，夜尿多日5～6次，量少，性功能减退，脉细弦。

诊断：阳虚。

方药：熟地20g，补骨脂10g，淫羊藿10g，桂枝10g，白术10g，黄芪30g，附片10g，菟丝子10g，巴戟天10g，丹参10g，白芍10g，生姜10g。6剂。

2011年5月16日诊，夜尿1～2次，怕冷减，性功能仍差。前方加肉苁蓉10g、仙茅10g、肉桂5g，去桂枝。6剂。

2011年5月27日诊，阳痿明显好转，大便日2～5次。前方续服7剂。

四、阴虚

阴虚证可见低热、手足心热、午后潮热、盗汗、咽干口燥、心烦失眠、头昏耳鸣等，舌红少苔，脉细数。其病机在于阴液亏少，机体失去濡养，导致阳热之气相对偏盛。阴虚多由热病之后，或杂病日久伤耗阴液，或五志过极，或过服温燥之品等，使阴液耗损致阴液亏少、机体失去濡养所致。由于阴不制阳，则阳热之气相对偏盛而生内热。阴虚患者常伴有气虚，故在滋阴的同时，还需补气。治宜健脾益气，滋阴清热。

常用黄芪、党参、麦冬、玄参、生地、白术、牡蛎、龙骨等随证加减。黄芪、党参补中益气，麦冬滋阴清热、清心除烦，玄参清热养阴，生地清热凉血、养阴生津，白术补气健脾、止汗，牡蛎、龙骨平肝潜阳、收敛固涩。

1. 王某某，女，49岁，北丰。2003年8月1日初诊。

头顶部发热(阵作)10天，纳食尚可，口干苦，舌红苔薄黄，脉弦细。血压140/80mmHg。

诊断：阴虚(头顶发热)。

方药：生地18g，黄柏10g，知母10g，丹皮10g，菊花10g，枸杞子10g，石膏30g，生牡蛎50g，丹参18g，甘草10g，麦冬10g。5剂。

2003年8月8日复诊，仍头顶部发热，纳食尚可，口渴不甚饮，舌苔白。血压145/80mmHg。

方药：丹皮10g，生地18g，知母10g，黄柏10g，黄芩10g，玄参18g，柴胡10g，甘草10g，赤芍18g，代赭石18g，葛根20g，青蒿10g。5剂。

2003年8月18日复诊，头顶部发热症状减轻，口干，大便不结，舌苔白薄，脉细弦，血压150/80mmHg。

方药：生地18g，丹皮10g，牛膝10g，菊花10g，女贞子10g，枸杞子10g，黄柏10g，知母 10g，仙茅 8g，石膏 20g，珍珠母 50g，甘草 10g。5 剂。

2. 郭某某，女，67 岁，白莲乡。2015 年 11 月 3 日初诊。

头顶部自觉发热，间断发作，睡觉多梦，时头昏，饮食尚可，舌红少苔，脉细滑。血压 120/80mmHg。

诊断：阴虚（头顶阵作发热）。

方药：黄柏 10g，丹皮 10g，知母 10g，生牡蛎 50g，枣皮 10g，生地 20g，炙甘草 10g，大枣 10 枚，浮小麦 50g，白芍 18g，枸杞子 10g，柴胡 10g。6 剂。

2015 年 11 月 13 日诊，服药后症状减轻，昨又因吵架又作，现头枕后发热，腰痛，守前方 6 剂，告愈。

3. 陈某某，女，46 岁，浠水路口。2008 年 10 月 21 日初诊。

腰骶部及大腿内侧烘热月余，大便先硬后软，肛门有坠胀感，纳食尚可，头昏心慌，肢软乏力，月经或提前或退后，白带不多，睡差多梦，时作时止 6～7 年，脉弦细。

诊断：阴虚（腰骶部发热）。

方药：黄柏 10g，知母 10g，黄芪 30g，枣皮 10g，丹皮 10g，炙甘草 10g，酸枣仁 20g，丹参 20g，生地 20g，红枣 10 枚，浮小麦 50g，生牡蛎 50g，百合 40g。6 剂。

2008 年 11 月 5 日复诊，肛门坠胀减，腰骶及两下肢和足心烘热亦轻，日轻夜重。

方药：牛膝 10g，知母 10g，川柏 10g，生地 20g，炙甘草 10g，丹皮 10g，酸枣仁 30g，丹参 20g，珍珠母 50g，百合 40g，柴胡 10g，泽泻 20g，黄芪 30g。6 剂。

4. 崔某某，男，32 岁，三里畈。2003 年 4 月 3 日初诊。

白天阴囊部时而发热难受，甚如火烤，晚睡减轻或消失，余正常，舌苔白。广州 2000 年检查为前列腺炎。

诊断：阴虚（阴囊发热）。

方药：黄柏 10g，知母 10g，丹皮 10g，生地 18g，牛膝 12g，土茯苓 18g，甘草 10g，柴胡 10g，丹参 18g，赤芍 10g，山茱萸 10g，泽泻 10g。5 剂。

2003 年 4 月 11 日诊，复 4 月 3 诊，自觉白天阴囊部时而发热减轻。

方药：黄柏 10g，知母 10g，丹皮 10g，生地 18g，牛膝 12g，茯苓 18g，甘草 10g，柴胡 10g，丹参 18g，山茱萸 10g，女贞子 10g，红枣 5 枚，5 剂症状消失。

5. 黄某某，女，41 岁，大河岸。2016 年 1 月 22 日初诊。

右胁肋下处自觉发热（阵作），反复发作 2 年，饮食尚可，睡眠差，月经尚调，舌苔白，脉细弦。

诊断：阴虚（右胁下发热）。

方药：柴胡 10g，生地 20g，丹皮 10g，黄柏 10g，黄芩 10g，枸杞子 10g，川芎 10g，炙甘草 10g，白芍 18g，大枣 10 枚，浮小麦 50g。6 剂。

2016 年 1 月 28 日诊，发热明显好转，前方继服 6 剂。

2016 年 3 月 2 日诊，有轻微发热，前方加知母 10g。6 剂。

2016 年 3 月 18 日诊，B 超示肝胆脾未见异常；全胸片正常。3 月 2 日方加丹参

15g、合欢皮30g，去黄芩。6剂告愈。

6. 唐某某，女，41岁，凤山镇。2010年3月17日初诊。

双足掌发热，日轻夜重年余，常需用冷物或冰物敷上稍舒，晚间不能盖被，影响睡眠，肛门发痒，月经尚可，量稍少，白带不多。舌红苔白薄，脉沉细。

诊断：阴虚（足掌发热）。

方药：黄柏10g，知母10g，生地20g，山茱萸10g，丹皮10g，牛膝10g，炙甘草10g，百合40g，大枣10枚，浮小麦50g，肉桂3g，玄参15g。7剂。

2010年4月1日诊，舌红苔白，脉沉缓，足不出汗，黄柏加至15g。8剂。

2010年7月23日诊，服药后症状消失，又作1周，宗前方加青蒿10g。7剂告愈。

7. 朱某某，女，50岁，胜利。2000年3月4日初诊。

自觉皮内灼热，微汗出，日数次，下午为甚，如受惊恐，即燥热汗出，肢软无力，纳食尚可，口干苦，月经规律，白带多夹黄。胸片示支气管炎；心电图正常。

诊断：阴虚（皮内灼热）。

方药：柴胡10g，沙参18g，黄芪20g，黄芩10g，五味子10g，白芍18g，甘草10g，丹皮10g，生牡蛎30g，生姜3片，红枣5枚，蒲公英20g，淫羊藿10g。5剂。

2000年3月10日诊，症状稍减，前方加黄柏10g，去淫羊藿。5剂。

2000年3月22日复诊，每五更仍自觉皮内灼热，自汗出，心慌，肢软无力，纳食尚可，脉弦细。

方药：沙参18g，黄芪20g，淫羊藿10g，黄柏10g，生地18g，丹皮10g，五味子10g，煅牡蛎30g，知母10g，白芍10g，麦冬10g，甘草10g。5剂渐愈。

8. 晏某某，男，78岁，三里畈。2011年6月20日初诊。

素有高血压、糖尿病，坚持服降压药及打胰岛素，今血压170/80mmHg。现症：小腹腰骶部皮肤发热已3个月，呈游走性，上午甚于下午，以小腹为甚，舌苔白，脉沉细（原血小板减少5年）。

诊断：阴虚（皮肤阵作烘热）。

方药：生地20g，黄柏10g，丹皮10g，牛膝10g，知母10g，枸杞子10g，丹参10g，柴胡10g，玄参10g，甘草10g，地骨皮10g。6剂。

2011年7月15日诊，症状明显好转，现血小板$38\times10^{9}/L$，前方加水牛角30g，鸡血藤30g，仙鹤草30g，仙茅10g，去柴胡、生地、牛膝。5剂。

2011年7月19日诊，血小板$97\times10^{9}/L$，宗前方继服6剂。

9. 张某某，女，71岁，凤山镇。2006年5月24日初诊。

皮肤自觉发热如火烘，呈走窜性，不汗出，时头昏，改变体位加重，口干喜饮，饮食尚可，大便微秘，舌质红，无苔，脉细。

诊断：阴虚（皮肤灼热）。

方药：柴胡10g，沙参15g，丹参15g，生地10g，甘草10g，荆芥10g，防风10g，黄芩10g，地骨皮10g，青蒿10g，红枣5枚，生姜5片。5剂。

2006年6月2日诊，皮内烧灼感减轻，仍口干不欲饮，舌光无苔，皮内燥而少汗，守前方去荆芥，加石斛10g，麦冬10g，生地15g，夜交藤15g。5剂。

10. 付某某，女，70岁，凤山镇。2005年6月27日初诊。

自觉小腹皮内发热，阴部有热气感，口干，睡眠差，时燥热不汗出，舌红少苔，脉细。

诊断：阴虚（皮内灼热）。

方药：生地20g，麦冬10g，百合40g，合欢皮20g，五味子10g，炙甘草10g，丹参15g，生牡蛎50g，枣仁20g，红枣10枚，浮小麦30g。5剂。

2005年7月8日诊，皮内灼热明显好转，口干，舌淡红苔薄白，早晨牙龈出少许血，二便正常，纳差，前方加炒麦芽30g，鸡内金10g，砂仁10g。5剂。

11. 徐某某，女，31岁，浠水。2007年5月11日初诊。

入睡2小时后，心窝处、手足心发热2年，全身有燥热感，口干喜饮，饮食尚可，月经多为23天一次，量少，色黑，易烦，睡差多梦，舌质稍暗苔白，脉细弦。

诊断：阴虚（五心发热）。

方药：生地20g，黄柏10g，枣皮10g，丹皮10g，茯苓30g，地骨皮10g，仙茅10g，淫羊藿5g，炙甘草10g，大枣10枚，浮小麦30g，鳖甲15g，知母10g。6剂。

2007年5月18日复诊，症状明显好转，无汗出，仍有时烦躁，舌质稍暗，脉弦细。

方药：生地20g，黄柏10g，枣皮10g，丹皮10g，茯苓10g，地骨皮10g，淫羊藿5g，仙茅10g，炙甘草10g，红枣10枚，浮小麦30g，鳖甲20g，知母10g。5剂。

12. 唐某某，女，41岁，凤山镇。2010年8月12日初诊。

双足掌心发热，如火灼2年，日轻夜重，甚则需敷冰块方舒，放置被外，冬天甚于夏天。纳食尚可，大便干结，月经提前，舌淡红苔白，脉细。

诊断：阴虚（足掌心发热）。

方药：生地30g，黄柏12g，牛膝10g，山茱萸10g，丹皮10g，知母10g，炙甘草10g，百合40g，浮小麦50g，大枣10枚，玄参12g，青蒿10g。6剂。

2011年10月25日诊，双足掌发热，影响睡眠，纳食尚可，月经量少，无规律，原患乙肝小三阳，HBV-DNA 2.798×10^3IU/ml。

方药：黄柏10g，知母10g，生地20g，枣皮10g，牛膝10g，丹皮10g，茯苓30g，泽泻10g，秦艽10g，丹参10g，龟板30g。6剂。

2011年11月9日诊，晚间可入睡，前方加炙甘草10g，大枣10枚，浮小麦50g，生地30g，牡蛎50g，去龟板、秦艽。6剂。

2011年11月22日诊，服药后症状好转，晚间睡安，无发热感，月经尚可。要求服丸药以巩固疗效。

方药：生地180g，知母60g，黄柏80g，酸枣仁60g，丹参60g，牛膝50g，丹皮80g，秦艽50g，五味子50g，枣皮60g，银柴胡50g，泽泻50g，山药80g，地骨皮50g，炙甘草50g，红枣60g，浮小麦80g，做小蜜丸，告愈。

13. 江某某，男，44岁，银行。1980年10月2日初诊。

下牙龈及下唇黏膜处发红疼痛，口干、鼻唇干燥、目涩，素有神经衰弱(失眠头昏)，昨起咳嗽少痰，舌红少苔，脉细。

诊断：阴虚。

方药：沙参 15g，石膏 15g，杏仁 10g，麦冬 10g，木通 10g，枇杷叶 10g，玄参 15g，生地 15g，贝母 10g，甘草 10g，桑叶 10g，桔梗 10g。5 剂。

1981 年 3 月 17 日诊，经去年治疗，诸症渐除。近 1 月来又头昏肢倦乏力，睡差盗汗，饮食不多，精神不好，腰时痛，舌红少苔，脉细缓。

方药：黄芪 30g，白芍 10g，党参 15g，白术 12g，五味子 10g，红枣 5 枚，煅牡蛎 30g，酸枣仁 10g，生地 20g，莲米 10g，煅龙骨 30g，陈皮 10g。5 剂渐愈。

14. 林某某，女，57 岁，汽运公司。2011 年 12 月 2 日初诊。

上半身常烘热，口干欲饮，下肢常觉冷感，头发稀疏，睡尚可，纳食尚可，37 岁绝经，舌苔白，脉弦细。

诊断：阴虚。

方药：生地 20g，黄柏 10g，丹皮 10g，知母 10g，仙茅 10g，淫羊藿 10g，枣皮 10g，沙参 20g，茯苓 30g，丹参 15g，生牡蛎 50g，玄参 15g。6 剂。

2011 年 12 月 13 日诊，症较前减轻，血糖 5.4mmol/L。

方药：生地 20g，沙参 20g，麦冬 10g，五味子 10g，石膏 30g，石斛 10g，玄参 18g，黄精 10g，知母 10g，桑叶 10g，甘草 10g。5 剂。

15. 童某某，女，63 岁，平湖乡。2010 年 3 月 5 日初诊。

鼻孔内发热如火灼，时带少许血 3 年，时轻时重，胃脘时胀塞，背心时胀，乏力，厌食油腻，纳食尚可，时泛酸，嗅觉正常。舌红苔薄黄，脉弦细。五官科会诊未见异常。

诊断：阴虚(鼻腔发热)。

方药：沙参 18g，生地 20g，麦冬 10g，黄芩 10g，桑叶 10g，辛夷 10g，苍耳 10g，石膏 30g，甘草 10g，玄参 15g，杞子 10g，知母 10g。6 剂。

2010 年 3 月 29 日诊，鼻腔内发热症状明显减轻，守前方加黄柏 10g。7 剂。

【按语】 虚劳一证，乃脏腑亏损、元气虚弱之总称。治虚劳当以“补虚培元”为纲，然补法非一味堆砌补药，须分阴阳、别气血、辨脏腑。临证数十年，深悟“脾肾为虚劳之根”之理。肾精不足者，先天失养，当以熟地、鹿角、菟丝子填精固本；脾虚失运者，后天匮乏，必用黄芪、白术、茯苓健脾益气。若气血两虚，则归脾汤、八珍汤化裁；阴阳俱损，需左归丸、右归丸并施。

然虚劳日久，常兼瘀滞、痰湿、郁火，此时须补中寓通。如气虚血瘀者，补阳还五汤加丹参、桃仁；阴虚夹火者，知柏地黄丸佐青蒿、地骨皮。此外，尤重“药食同源”，常嘱患者以山药、红枣、莲子食疗辅之，徐徐图效。

《内经》云：“形不足者，温之以气；精不足者，补之以味。”此言虚劳调治之要。然当今之人，多求速效，滥用温燥或滋腻之品，反致气血壅滞。每遇此类，必以平和之剂缓调，如小建中汤、四君子汤之类，佐以行气消导之药，使补而不滞。

虚劳之愈，非独赖药石，更需调摄心神、节劳养性。若心浮气躁，纵有良方亦难收全功。故临证之际，常劝患者“三分治，七分养”，顺应四时，起居有常，方能固本培元，渐复生机。

47 颤证

颤证一证，乃头部或肢体摇动、颤抖为主要表现。轻者仅见头摇或手足微颤，重者则头部震摇大动，甚则痉挛扭转，双手及上下肢颤动不已，或兼项强、四肢拘急。此病多因体弱正虚，脑髓失充，或气血亏虚，痰热内蕴，瘀血阻络，致使经脉失养，内动肝风，肢体失控而发。病位在脑，以肾为本，以脾为根，以肝为标。治疗当以填补精髓、益气补血、清热化痰、熄风定颤为主。

1. 陈某某，男，21岁，化肥厂。1982年4月29日初诊。

头阵发性摇动不止已半年，下午加重，失眠梦多，颈项强而不舒(停止不强)，舌红苔白，脉细弦。

诊断：颤证。

方药：炙甘草15g，僵蚕10g，酸枣仁15g，丹参15g，全蝎3g，当归6g，牡蛎30g，白芍20g，红枣10枚，龙骨30g，葛根15g，红花6g。4剂。

1982年5月4日诊，头摇减轻(时短、摇少)，仍睡差多梦，颈强而不舒，饮食尚好，舌苔白稍厚，质红，脉细迟。

方药：炙甘草15g，白芍15g，桑叶10g，丹参15g，酸枣仁15g，菊花10g，牡蛎30g，全蝎3g，钩藤10g，珍珠母30g，僵蚕10g，红枣10枚。4剂。

1982年5月15日诊，因打篮球3天过度疲劳，摇头加重。

方药：牡蛎30g，葛根15g，酸枣仁15g，珍珠母30g，白芍10g，桑叶10g，红枣10枚，丹参15g，全蝎4g，菊花10g，炙甘草15g，僵蚕10g，钩藤10g。4剂。

1982年5月25日诊，因劳累而复发如前3天，二便正常，舌苔白，脉缓。

方药：石决明30g，白芍15g，钩藤10g，珍珠母30g，粉葛根15g，菊花10g，丹参15g，全蝎3g，生地10g，炙甘草15g，僵蚕10g，当归尾10g，红枣10枚。4剂。

1982年6月9日诊，白天不发，每晚睡时即摇头1～4分钟，睡眠饮食尚好，舌苔白，脉缓。

方药：龟板30g，石决明30g，白芍15g，钩藤12g，牡蛎30g，粉葛15g，菊花10g，丹参15g，地龙10g，红枣10枚，炙甘草10g，僵蚕10g，当归10g。4剂。

1982年6月13日诊，仍每睡时(平卧)即摇头，侧卧不摇，颈仍僵而不舒，饮食睡眠尚好，舌苔黄，脉缓。

方药：葛根18g，生地15g，甘草10g，僵蚕10g，当归10g，桂枝8g，地龙10g，钩藤12g，红枣3枚，白芍15g，菊花10g，天麻10g。4剂。

1982年10月3日诊，颈项酸而不舒，口微干，舌红，脉弦。

方药：葛根18g，白芍15g，桂枝8g，僵蚕10g，生地15g，甘草8g，全蝎30g，当归10g，红枣3枚，地龙10g，天麻10g，茯苓15g。5剂。

1983年1月7日诊，服前方后摇头消失，近5天又发作，每晚初睡时，头摇数分钟，颈痛不舒，饮食尚好，舌红苔白黄薄，脉弦。

方药：葛根20g，白芍15g，桂枝8g，僵蚕10g，生地15g，红枣10枚，全蝎10g，当归10g，甘草10g，地龙10g，茯苓15g，钩藤10g。4剂。

1983年1月22日诊，夜睡时轻微摇头片刻，白天尚好，饮食亦佳，颈发酸，口干作渴，尿黄，舌红苔白稍厚微黄，脉弦。

方药：玄参15g，全蝎4g，生牡蛎30g，生地15g，地龙10g，麦冬10g，僵蚕10g，龟板15g，葛根20g，白芍18g，甘草10g，天麻10g。5剂。渐愈。

2. 陈某某，男，55岁，三里畈。2009年11月18日初诊。

左侧面部肌肉抽动3年，时轻时重，左侧腰痛，睡眠纳食尚可，舌苔白，脉弦。

诊断：颤证。

方药：天麻10g，蜈蚣2条，全蝎5g，白芍30g，生牡蛎50g，丹参15g，葛根30g，钩藤10g，菊花10g，当归10g，石决明30g，川芎10g。7剂。

2009年12月2日诊，症状减轻。

方药：僵蚕10g，珍珠母50g，天麻10g，蜈蚣2条，全蝎5g，白芍30g，生牡蛎50g，丹参15g，葛根30g，钩藤10g，菊花10g，当归10g，石决明30g，川芎10g。7剂。

3. 余某某，男，56岁，水电局。2008年6月3日初诊。

左侧面部肌肉抽搐月余，在三里桥卫生院打针6天。现症：左侧面部、眼睑部抽搐阵作10～20次，每次1～3分钟，纳食尚可。血压144/80mmHg。

诊断：颤证。

方药：全蝎5g，蜈蚣1条，僵蚕10g，钩藤18g，蝉蜕10g，丹参15g，白芍30g，甘草10g，当归10g，生牡蛎50g，地龙10g。8剂。

2008年6月13日诊，抽搐次数减少，日10余次，早起为甚，前方加蜈蚣2条，钩藤20g，葛根30g。6剂。

2008年6月23日诊，症状较前减轻，守前方加天麻10g。6剂。

2008年7月1日诊，舌苔白腻，症状减轻，每日抽7～8次，守前方7剂。

2008年8月18日诊，现症：左眼周围轻微抽动日5～6次，余均正常。

方药：天麻10g，石决明30g，蜈蚣1条，白芍40g，甘草10g，僵蚕10g，全蝎5g，当归10g，防风10g，丹参15g，葛根15g。7剂。

2008年9月12日诊，现左眼下方时而抽动日数次，睡差则症增，守前方去石决、防风，加生牡蛎30g，蜈蚣1条，葛根20g。7剂。

2008年9月23日诊，左眼外眦轻微抽动，日5～6次，前方加蝉蜕5g。7剂。

2008年10月10日诊，症状明显减轻，守9月12日方，去天麻。6剂。

2008年10月16日诊，守前方，石决改为珍珠母50g，加钩藤15g。7剂。渐愈。

4. 黄某某,女,59 岁,七道河。1980 年 12 月 3 日初诊。

头不时摇动,甚则手亦颤动,头昏心慌不安,脉弦细。血压 130/90mmHg。

诊断:颤证。

方药:制首乌 15g,女贞子 12g,石决明 30g,白芍 15g,牡蛎 30g,地龙 10g,当归 10g,珍珠母 30g,全蝎 3g,钩藤 10g,僵蚕 10g,杭菊 10g。5 剂。

1980 年 12 月 15 日诊,头时而摇摆不定,心烦,每次发作甚时不能入睡,全身颤抖,自觉心中抑郁不舒,昨晚又发作较甚一次,饮食尚可,头昏闷,心慌不安,脉细弦。

方药:炙甘草 12g,牡蛎 30g,女贞子 10g,酸枣仁 10g,石决明 30g,制首乌 10g,五味子 10g,钩藤 10g,地龙 10g,白芍 15g,枸杞子 10g,红枣 3 枚。3 剂。

1981 年 3 月 31 日诊,头顶疼痛发热,头摇震颤,甚则不能自主,每次发作前多失眠、心烦,脉弦细。

方药:炙甘草 15g,全蝎 6g,牡蛎 30g,丹参 15g,僵蚕 10g,石决明 30g,钩藤 10g,制首乌 15g,磁石 30g,桑叶 10g,白芍 10g,红枣 10 枚,五味子 10g。5 剂。

5. 李某某,男,19 岁,骆驼坳。2004 年 4 月 14 日初诊。

双下肢不自主颤动 6～7 年。血检:ASO≥600IU/ml,血沉 14mm/h。

诊断:颤证。

方药:鸡血藤 20g,地龙 10g,全蝎 5g,蜈蚣 1 条,白芍 30g,当归 10g,丹参 15g,威灵仙 15g,甘草 10g,牛膝 15g,茯苓 50g。5 剂。

2004 年 6 月 16 日诊,服前方后症状减轻,不碍行动,纳食尚可。

方药:鸡血藤 20g,地龙 10g,全蝎 5g,蜈蚣 1 条,白芍 30g,当归 10g,丹参 15g,威灵仙 15g,木瓜 15g,牛膝 10g,茯苓 50g,苍术 10g。6 剂。

6. 彭某某,男,64 岁,骆驼坳。2004 年 2 月 25 日初诊。

右侧肢体颤抖 3 年,加重年余。现症:右侧上下肢颤抖不适,口舌颤抖,伴心慌肢软乏力。

诊断:颤证。

方药:钩藤 10g,牡蛎 30g,地龙 10g,全蝎 5g,白芍 20g,蜈蚣 1 条,丹参 18g,女贞子 10g,枸杞子 10g,当归 10g,生地 20g,蝉蜕 15g。5 剂。

2004 年 4 月 9 日诊,症状减轻,时心慌,纳食尚可。

方药:当归 10g,白芍 20g,全蝎 5g,蜈蚣 1 条,丹参 18g,女贞子 18g,地龙 10g,生牡蛎 30g,珍珠母 50g,生地 18g,甘草 10g,钩藤 15g。5 剂。

2004 年 4 月 28 日诊,颤抖明显减轻,心悸减。现症:头昏心悸,纳食尚可,舌黄,血压 130/70mmHg。

方药:白芍 15g,熟地 10g,当归 10g,地龙 10g,全蝎 5g,牡蛎 5g,钩藤 10g,丹参 10g,珍珠母 30g,茯苓 30g。5 剂。

2004 年 6 月 14 日诊,震颤减轻,近 1 周来感冒,头昏,咳嗽黄稠痰,纳差,不发热恶寒,舌苔白,脉弦,血压 130/80mmHg,胸透示双下肺轻度支气管炎表现。

方药：柴胡 10g，黄芩 10g，法半夏 10g，地龙 10g，蜈蚣 1 条，杏仁 10g，桑白皮 10g，白重楼 15g，僵蚕 10g，茯苓 30g，沙参 18g，麦芽 30g。5 剂。

7. 方某某，女，37 岁，白莲。2009 年 6 月 11 日初诊。

去年农历冬月因惊吓后头昏、心慌、颤抖，睡差多梦，甚则全身颤抖，胸闷，如有气从腹部上冲至喉部，月经正常，纳食尚可。

诊断：颤证。

方药：生地 20g，百合 40g，牡蛎 50g，炙甘草 10g，五味子 10g，酸枣仁 30g，丹参 20g，茯苓 30g，红枣 10 枚，浮小麦 50g，白芍 18g。7 剂。

2009 年 6 月 19 日诊，症状减轻，前方加黄芪 30g，龙齿 30g，柴胡 10g，去茯苓。7 剂。

2009 年 6 月 26 日诊，如情绪不好易引发，时胸闷，纳食尚可，睡差多梦，血压 120/80mmHg。

方药：柴胡 10g，黄芪 30g，生地 20g，百合 40g，生牡蛎 50g，酸枣仁 30g，炙甘草 10g，丹参 20g，五味子 10g，红枣 10 枚，茯苓 30g，浮小麦 50g。6 剂渐愈。

8. 聂某某，女，41 岁，三里畈。2015 年 5 月 13 日初诊。

手足颤抖，舌亦不自主颤动约 10 年，加重 2 年，情绪不好则加重，县医院 CT 未见异常，饮食尚可。

诊断：颤证。

方药：熟地 20g，天麻 10g，生牡蛎 30g，羌活 10g，防风 10g，钩藤 20g，菊花 10g，当归 10g，白芍 30g，木瓜 10g，甘草 10g，蜈蚣 2 条。6 剂。

2015 年 6 月 9 日诊，症状减轻。

方药：僵蚕 10g，熟地 20g，天麻 10g，生牡蛎 30g，羌活 10g，防风 10g，钩藤 20g，菊花 10g，当归 10g，白芍 30g，木瓜 10g，甘草 10g，蜈蚣 2 条。7 剂。

9. 雷某某，女，73 岁，北丰。2002 年 2 月 4 日初诊。

右侧上下肢麻木发抖 5 个月，日渐加重，伴头昏、心慌、肢软，血压 180/100mmHg，纳呆食少，舌苔白，脉滑。

诊断：颤证。

方药：天麻 10g，地龙 10g，杜仲 12g，黄芩 10g，菊花 12g，钩藤 10g，葛根 18g，甘草 10g，川芎 8g，茯苓 30g，桑寄生 10g，牛膝 10g。4 剂。

2002 年 2 月 18 日诊，心悸明显好转，仍右上肢麻木发抖，血压 160/80mmHg，舌苔白，脉弦滑。

方药：地龙 10g，天麻 10g，钩藤 10g，全蝎 6g，丹参 18g，生牡蛎 30g，白芍 18g，牛膝 10g，代赭石 20g，茯苓 30g，女贞子 10g。4 剂。

2002 年 4 月 4 日诊，感冒 3 天，肢体震动加重，右手发麻，力稍差，纳食尚可，血压 160/80mmHg，舌体胖，薄白苔。

方药：地龙 10g，天麻 10g，蝉蜕 10g，全蝎 6g，牛膝 18g，白芍 10g，代赭石 20g，龟板

15g,枸杞子10g,钩藤10g,蜈蚣1条。4剂。

2002年6月1日诊,手脚震颤,右侧为甚,手指麻,伴头昏肢软乏力,纳食稍差,血压150/85mmHg,脉结,舌苔白。

方药:白芍18g,牛膝12g,黄芩10g,代赭石20g,龟板15g,钩藤10g,全蝎6g,枸杞子10g,菊花10g,天麻10g,地龙10g,茯苓50g。4剂。

2002年6月28日诊,手脚震颤减轻,仍头昏心烦,精神尚可,纳食尚可,舌胖,质暗,脉弦。血压150/85mmHg。

方药:天麻10g,地龙10g,牛膝18g,黄芩10g,川芎8g,钩藤12g,生地12g,茯苓50g,菊花10g,代赭石20g,白芍10g,牡蛎50g。4剂。

10. 雷某某,女,45岁,凤山镇。2017年4月4日初诊。

不自主的头摇动,偶有睡差3年。饮食尚可,42岁绝经,舌苔白(某医院CT检查:颈椎病,腰椎病)。

诊断:颤证。

方药:熟地20g,天麻10g,羌活10g,生牡蛎30g,枣皮10g,菊花10g,钩藤15g,制首乌20g,白芍15g,木瓜10g,甘草10g。6剂。

2017年4月14日诊,症状减轻。

方药:熟地20g,蜈蚣2条,当归10g,黄芪30g,天麻10g,羌活10g,生牡蛎30g,枣皮10g,菊花10g,钩藤15g,制首乌20g,白芍15g,木瓜10g,甘草10g。10剂。

11. 曲某某,男,60岁,骆驼坳。2014年6月16日初诊。

手指、足趾抽筋,日作4～5次,已20余天,受冷加重,自服钙片3个月,无效,饮食尚可。

诊断:颤证。

方药:桂枝10g,白芍40g,甘草10g,木瓜15g,蜈蚣2条,地龙10g,僵蚕10g,丹参10g,当归10g,钩藤20g。5剂。

2014年7月5日诊,症状明显好转,间断而作。

方药:葛根30g,桂枝10g,白芍40g,甘草10g,木瓜15g,蜈蚣2条,地龙10g,僵蚕10g,丹参10g,当归10g,钩藤20g。6剂。

12. 胡某某,女,65岁,邮政。2014年10月29日初诊。

高血压20余年,坚持服药。现症:下唇不时抽动,头昏肢软乏力,血压160/100mmHg。

诊断:颤证。

方药:杜仲10g,黄芩10g,钩藤15g,菊花10g,桑寄生10g,天麻10g,地龙10g,法半夏10g,牛膝10g,生牡蛎50g,僵蚕10g,当归10g。6剂。

2014年11月4日诊,唇抽动明显好转。现症:胃胀泛酸呃气。

方药:黄连10g,吴茱萸3g,瓦楞子25g,黄芩10g,党参10g,干姜3g,贝母10g,蒲公英30g,法半夏10g,砂仁10g,乌贼骨10g。6剂。

13. 彭某某,女,39岁,骆驼坳。2007年1月5日初诊。

头不自主摇动，阵作，间断发作10余年，左小腿腓肠肌胀痛，饮食睡眠均正常，月经尚规律，无手麻手颤。

诊断：颤证。

方药：生牡蛎50g，丹参15g，地龙10g，僵蚕10g，蜈蚣1条，白芍30g，钩藤10g，蝉蜕10g，甘草10g，全蝎5g。6剂。

2007年1月19日诊，症状明显减轻。

方药：天麻10g，生牡蛎50g，丹参15g，地龙10g，僵蚕10g，蜈蚣1条，白芍40g，钩藤10g，蝉蜕10g，甘草10g，全蝎5g。6剂。

14. 王某某，女，48岁，凤山镇。2006年7月19日初诊。

左侧下眼睑左侧口角时而抽搐不适3～4个月，伴头昏（原脑血供血不足），血压130/80mmHg，月经尚调。

诊断：颤证。

方药：葛根30g，僵蚕10g，蜈蚣1条，全蝎5g，白芍30g，甘草10g，地龙10g，生牡蛎50g，丹参15g，当归10g，钩藤15g，蝉蜕10g。5剂。

2006年7月28日诊，仍左侧下眼睑口角，时而抽动，时轻时重，伴头昏，饮食尚可，月经尚调，时腰脊疼痛，血压140/90mmHg，舌苔正常，脉弦。

方药：蜈蚣1条，全蝎5g，僵蚕10g，地龙10g，钩藤10g，蝉蜕10g，生牡蛎50g，白芍40g，甘草10g，茯苓30g，防风5g，丹参15g。6剂。

15. 彭某某，女，36岁，骆驼坳。2004年4月14日初诊。

双手颤抖，时头摇动，可自主控制，性情激动时发作，伴头昏、心慌约20年，纳食正常，月经规律。血检：ASO≤500IU/ml，血沉22mm/h，肝功、甲功正常。

诊断：颤证。

方药：柴胡10g，炙甘草10g，五味子10g，百合15g，生地18g，生牡蛎50g，茯苓30g，丹参15g，珍珠母50g，红枣10枚，白芍30g。6剂。

2004年5月12日诊，手颤、头摇症状时轻微发作，较前明显好转，纳食尚可，睡亦佳，舌苔白薄，脉弦细。

方药：枸杞子10g，柴胡10g，炙甘草10g，五味子10g，制首乌15g，生地18g，茯苓30g，丹参15g，白芍30g，牡蛎30g，百合15g，红枣10枚，浮小麦30g。6剂。

【按语】 颤证一证，自古有之。《素问·至真要大论》云："诸风掉眩，皆属于肝。"所谓"掉"，即震颤之意。此病多发于中老年人，起病隐袭，渐次加重。然近年来，年轻患者亦不少见，多因劳倦过度、情志不调所致。余临证多年，深感此病虽以肝肾阴虚为本，然常兼夹痰热、瘀血等实邪，故治疗不可一味滋补，当辨其虚实，标本兼顾。

颤证之病，虚者多因肝肾阴虚，水不涵木，肝风内动；实者则因痰热内蕴，瘀血阻络，筋脉失养。临证所见，纯虚纯实者少，虚实夹杂者多。故治疗时，常以滋阴养血、平肝熄风为主，佐以清热化痰、活血通络。若见痰热明显，则加僵蚕、全蝎以化痰熄风；若瘀血阻络，则加丹参、红花以活血通络。此外，颤证患者多伴有失眠、焦虑，故安神定志亦为治疗要法，常用酸枣仁、龙骨、牡蛎等以宁心安神。

治疗颤证，不可急于求成。此病多为慢性，病程较长，故用药当循序渐进，缓缓图之。患者亦需调摄情志，避免过度劳累，方能收效。临证所见，凡能坚持治疗、配合调养者，多能渐趋康复。然若病情反复，则需细察其因，或为外感诱发，或为情志波动，或为劳倦过度，皆当随证治之，不可拘泥于一法一方。总之，颤证一证，虽属难治，然若能辨明虚实，标本兼顾，缓缓调治，多能收效。

48 郁　证

郁证是由于情志不舒、气机郁滞，脏腑功能失调而致心情抑郁、情绪不宁、胸部满闷、胁肋胀痛，或易怒易哭，或咽中如有异物梗塞等症为主要临床表现的一类病证。《古今医统集合·郁证门》曰："郁为七情不舒，遂成郁结，既郁之久，变病多端。"《杂病源流犀烛·诸郁源流》云："诸郁脏气病也，其原本于思虑过深，更兼脏气弱，故六郁之病生焉。"说明机体的"脏气弱"是郁病发病的内在因素。治宜理气开郁、调畅气机、怡情易性是治疗郁病的基本原则。

常用柴胡疏肝散、逍遥散、甘麦大枣汤等为基础方加减治疗。胁肋胀满疼痛甚者，加郁金、青皮、佛手疏肝理气；嗳气频作，脘闷不舒者，可加旋覆花、代赭石、苏叶和胃降逆；兼有血瘀而见胸胁刺痛，舌质有瘀点、瘀斑者，可加当归、丹参、川芎、郁金、红花活血化瘀；肝火上炎，而见头痛、目赤、耳鸣者，加菊花、钩藤、刺蒺藜清热平肝；躁扰、失眠者，加酸枣仁、柏子仁、茯神、制首乌养心安神；血虚风动、肝阳上亢者，可加珍珠母、牡蛎、龙齿、琥珀平肝潜阳、镇惊安神。

1. 郝某某，男，17岁，石桥铺。2003年8月6日初诊。

上半年在精神病院住院15日，症状好转。现症；易烦易怒，失睡多梦，心悸，肢软乏力，易汗出，舌淡苔白，脉缓。

诊断：郁证。

方药：柴胡10g，生牡蛎50g，龙齿15g，黄芪15g，酸枣仁10g，郁金18g，白芍18g，丹参18g，五味子10g，甘草10g，红枣5枚，百合18g。6剂。

2003年9月12日诊，症状减轻，纳食增加，睡眠转好，仍易烦伴头昏，舌红苔白薄，脉滑。

方药：柴胡10g，石菖蒲10g，茯苓30g，丹参18g，生牡蛎50g，生龙齿15g，黄连10g，沙参18g，百合18g，生地18g，酸枣仁10g，苦参10g。5剂。

2. 汪某某，女，70岁，三里桥。2011年9月3日初诊。

心烦不安，甚则欲哭，坐立不安20天，睡差多梦，伴腰痛，背胀，纳呆食少，口干甚饮。钡餐：胃炎；心电图：窦性心律，ST段、T波异常。脉细。

诊断：郁证。

方药：炙甘草10g，酸枣仁20g，生牡蛎50g，五味子10g，夜交藤30g，生地20g，丹参15g，党参15g，柴胡10g，大枣10枚，浮小麦50g，百合40g。6剂。

2011年9月14日诊，诸证均减轻，前方加黄连10g，肉桂3g，郁金10g。6剂。

3. 张某某，男，46岁，石桥铺。2012年3月21日初诊。

胸中郁闷不舒年余，时轻时重，时睡差多梦，纳食尚可，舌苔白，脉弦。

诊断：郁证。

方药：柴胡10g，丹参10g，当归10g，白芍10g，甘草10g，香附15g，川芎10g，郁金15g，党参10g，茯苓10g，白术10g，红枣5枚，夜交藤30g，生姜5片。6剂。

2012年3月7日诊，胸痛减轻，仍胸中有堵塞不适感，纳食正常，舌苔白，脉弦细。前方郁金改为10g，去生姜。7剂。

2012年4月27日诊，症状好转，时口苦，宗前方加浮小麦50g。7剂渐愈。

4. 黄某某，女，29岁，白莲乡。2014年11月28日初诊。

心烦易怒，常觉胸闷不适，睡差多梦，胃脘胀塞，常有烧心感，咽中如有物梗，月经多提前，25天左右1次，白带时多，舌苔白，脉弦细。B超：左侧附件囊性包块。

诊断：郁证。

方药：柴胡10g，川芎10g，白芍15g，炙甘草10g，香附15g，党参10g，山栀10g，当归10g，郁金18g，大枣10枚，浮小麦50g。6剂。

2014年12月17日诊，症状好转，月经调和，量稍多。前方加黄芪30g，熟地20g，去栀子。6剂。

5. 邓某某，女，39岁，凤山镇。2009年9月3日初诊。

失眠多梦，易心烦郁闷，纳呆食少，头昏肢软乏力，面色稍暗，月经推后35～40天来潮一次，夹块，舌苔白，脉弦。

诊断：郁证。

方药：柴胡10g，炙甘草10g，百合40g，郁金18g，酸枣仁30g，丹参20g，合欢皮20g，五味子10g，珍珠母50g，红枣10枚，浮小麦5g，黄连5g，生地20g。6剂。

2009年9月22日诊，口服方药后症状好转，又失眠3天。前方加石菖蒲10g，生牡蛎50g，去珍珠母。6剂。

6. 龚某某，女，42岁，三里桥。2013年4月15日初诊。

时烦躁不安，睡眠差，饮食尚可，左侧足部阵作烘热，足心发热，时乳房胀痛，口干，舌苔白，面部稍暗，形寒怕冷。

诊断：郁证。

方药：柴胡10g，郁金10g，白芍30g，炙甘草10g，丹参15g，川芎10g，香附18g，当归10g，大枣10枚，浮小麦50g，川芎10g，黄芪30g。6剂。

2013年4月24日诊，足部烘热止，乳胀消，头昏闷不适，前方去丹参。6剂。

2013年5月3日诊，目胀流泪，宗4月24日方加防风10g。6剂。

2013年5月24诊，现症：足掌疼痛，行走加重（1984年左足被蛇咬），左甚于右，时阵作烘热，月经多提前，经期腰腹痛，乳房胀痛（经净胀痛止），四肢关节酸痛，舌苔白。

方药：柴胡10g，香附18g，川芎15g，枳实10g，当归10g，白芍30g，炙甘草10g，徐长卿15g，延胡索15g，浮小麦50g，大枣10枚，乌药10g。6剂。

2013 年 6 月 6 日诊，症状减轻，又增左足掌跟疼痛，前方加鹿角 10g。6 剂。

7. 曾某某，女，29 岁，土门坳。2015 年 5 月 7 日初诊。

患精神病 8 年，坚持服药。现症：头昏肢软乏力，大便多不成形，日 1～2 次，如进食油腻或生冷瓜果则腹泻，时泛酸，舌苔白。

诊断：郁证。

方药：党参 10g，苍术 10g，石榴皮 10g，乌梅炭 10g，砂仁 10g，茯苓 30g，山楂 20g，防风 10g，干姜 5g，黄连 10g，陈皮 10g，柴胡 10g。6 剂。

2015 年 6 月 9 日诊，精神转佳，仍大便溏，前方加茯苓 20g，肉豆蔻 10g，炮姜 6g，去干姜、防风。6 剂。

8. 黄某某，女，51 岁，浠水。1979 年 12 月 26 日初诊。

近两天夜晚有幻视，心烦肢软，头昏失睡，耳鸣，脉细。

诊断：郁证。

方药：炙甘草 15g，酸枣仁 10g，合欢皮 10g，夜交藤 10g，五味子 10g，牡蛎 30g，珍珠母 30g，党参 10g，茯苓 15g，红枣 5 枚。3 剂。

1979 年 12 月 29 日诊，幻视消失，仍头昏耳鸣，腰痛。

方药：炙甘草 15g，酸枣仁 10g，丹参 15g，合欢皮 10g，夜交藤 10g，牡蛎 30g，珍珠母 30g，郁金 10g，熟地 15g，茯苓 15g，白芍 10g，红枣 3 枚。5 剂。

9. 喻某某，女，36 岁，凤山镇。1980 年 7 月 17 日初诊。

3 月 7 日开始头痛、头昏、心慌，肢软腰痛，肢酸痛，不思饮食，夜恐惧害怕（有癔症史）。

诊断：郁证。

方药：炙甘草 15g，龙齿 15g，牡蛎 30g，桂枝 8g，白芍 10g，党参 15g，黄芪 15g，当归 10g，红枣 10 枚，丹参 15g，茯苓 18g，陈皮 10g，酸枣仁 12g。5 剂。

1980 年 7 月 25 日诊，服前方后症状减轻，饮食不多，腰痛白带多，经前腹痛，时胃脘胀痛。方药：黄芪 15g，党参 15g，白芍 12g，桂枝 6g，炙甘草 15g，龙齿 15g，牡蛎 30g，酸枣仁 15g，茯神 18g，丹参 10g，草豆蔻 10g，陈皮 10g，红枣 10 枚，浮小麦 30g。5 剂。

10. 邓某某，女，17 岁，县车站。1983 年 9 月 15 日初诊。

今年 4 月开始，精神恍惚，经精神医院治疗后好转。现头昏，失眠（每晚 2 小时左右）饮食少，经闭已半年，舌苔白，脉缓。

诊断：郁证。

方药：柴胡 10g，赤芍 10g，牛膝 10g，桃仁 10g，当归尾 10g，枳壳 10g，红花 10g，川芎 10g，丹参 15g，大黄 6g，牡蛎 30g。3 剂。

1983 年 9 月 24 日诊，服药后症状稍减，舌暗，脉滑。

方药：柴胡 10g，当归 10g，丹参 18g，红花 10g，赤芍 10g，酸枣仁 15g，炒麦芽 15g，大黄 6g，黄芪 20g，桂枝 3g，川芎 10g，枳壳 8g，甘草 6g。5 剂。

11. 李某某，女，46 岁，三里畈。2002 年 11 月 26 日初诊。

今年6月因血检诊断为“乙肝”时而昏倒，此后精神抑郁，每晚五更时发作，自诉心烦，捶胸稍舒，甚则手颤，纳食不多，舌淡苔白。血压100/70mmHg。

诊断：郁证。

方药：柴胡10g，甘草12g，红枣10枚，酸枣仁10g，五味子10g，牡蛎30g，丹参18g，苦参20g，珍珠母50g，白芍18g，石菖蒲10g，黄芪10g。4剂。

2002年12月9日诊，症状较前减轻。现症：晨5点左右突发饥饿感，心慌气短，如进食后症状加重，自觉腹内发热感，睡眠差，多梦。

方药：柴胡10g，炙甘草12g，红枣10枚，酸枣仁12g，五味子10g，珍珠母50g，苦参18g，黄芪30g，生牡蛎30g，石菖蒲10g，茯苓30g，党参10g。5剂。

12. 朱某某，男，62岁，浠水县。2005年2月4日初诊。

1969年做甲亢手术，术后右侧颈项甲状腺处痛胀不适，前年某医院诊断：甲减。去年农历六月十二日又小中风一次，左侧肢体乏力，怕冷。现症：甲状腺右侧跳动，疼痛，发热，睡眠差，头昏、心烦，易烦易疲劳(武汉某医院诊断为抑郁症)，大便微秘，血压180/100mmHg。

诊断：郁证。

方药：柴胡10g，黄芩10g，生牡蛎50g，玄参15g，丹皮10g，赤芍10g，生地20g，炙甘草10g，百合40g，合欢皮20g，酸枣仁10g，丹参15g，红枣10g，浮小麦30g。3剂。

2005年3月28日诊，服前方后睡眠好转20余天。现症：每晚能睡2～3小时，肢软乏力，面部浮肿，胃胀，二便尚调，左侧手麻木，舌苔白，脉滑，血压150/85mmHg。

方药：百合40g，合欢皮20g，酸枣仁20g，丹参15g，五味子10g，甘草10g，石菖蒲10g，柴胡10g，生牡蛎50g，生地20g，玄参10g，红枣10枚，茯苓50g，浮小麦30g。7剂渐愈。

13. 石某某，女，42岁，浠水县。2005年9月2日初诊。

20天前因争吵而头昏心慌少气，面部发热，汗出，睡眠差；前5天曾通宵不眠一夜，纳食尚可，时干呕，月经规律，下肢有冷感。血压100/60mmHg，心电图正常；脑血流图示脑供血不足。

诊断：郁证。

方药：生地20g，柴胡10g，百合40g，苦参15g，知母10g，仙茅10g，淫羊藿5g，酸枣仁20g，五味子10g，炙甘草10g，红枣10枚，浮小麦30g，生牡蛎50g。6剂。

2005年9月9日诊，服药后症状明显好转，纳食增加，近两天又头昏，时而面部烘热，上身出汗，下肢怕冷，耳鸣。

方药：生地20g，百合40g，苦参15g，知母10g，黄柏10g，仙茅10g，淫羊藿10g，生牡蛎50g，炙甘草10g，石菖蒲10g，柴胡10g，红枣10枚，浮小麦30g。6剂。

14. 毛某某，女，17岁，古庙河。2005年12月12日初诊。

失眠，不自主哭笑，时有幻听感，多唾，纳差，月经错乱，白带时多，舌苔白厚。

诊断：郁证。

方药：胆南星10g，石菖蒲10g，柴胡10g，丹参15g，酸枣仁15g，甘草10g，百合40g，合欢皮20g，法半夏10g，生牡蛎50g，磁石20g，黄连10g，苦参15g，红枣10枚，浮小麦50g。5剂。

2005年12月21日诊，服药后症状减轻，月经已用5天，此间又不自主发笑，有幻听（初发病时亦为经期），纳食稍增，舌苔白。

方药：柴胡10g，当归10g，党参10g，丹参15g，黄连10g，大黄5g，胆南星10g，生牡蛎50g，龙骨30g，黄芩10g，远志10g，石菖蒲10g。5剂。

15. 陈某某，男，39岁，栗子坳。2007年12月24日初诊。

头昏失眠多梦，常自觉胸部、颈项胀而不适，捶打后减轻，饮食尚可。县医院诊断为"忧郁症"，服药症状减轻，停药后症状又现，口时干，舌苔白，脉细。

诊断：郁证。

方药：柴胡15g，郁金18g，红枣30g，丹参15g，珍珠母50g，百合40g，当归10g，生地20g，炙甘草10g，黄连10g，肉桂3g，红枣10枚，浮小麦50g。7剂。

2008年1月5日诊，症状减轻，仍时有气短叹息，两胁胀，前方加川芎10g，枳壳10g。7剂。

2008年2月15日诊，睡觉好转。现症：两胁肋胀而不适，时呃气，头昏，前方去郁金，当归，加香附15g，黄芪15g。7剂。渐愈。

16. 王某某，女，21岁，凤山镇。2007年3月14日初诊。

不寐5天，头昏心慌心烦，易惊易热，时笑，诉头痛，胃脘部胀痛，舌苔白厚，脉弦。

诊断：郁证。

方药：法半夏10g，黄连10g，大黄10g，胆南星10g，石菖蒲10g，生牡蛎50g，茯苓50g，磁石30g，枳实10g，丹参15g，炙甘草10g，大枣10枚，浮小麦30g。6剂。

2007年3月21日诊，症状明显好转，月经量多，饮食增多，舌苔白厚，前方加丹参15g，柴胡10g。6剂。

17. 肖某某，男，45岁，三里畈。2006年9月29日初诊。

面色稍暗黄，睡差多梦，间断发作10余年，时气短乏力，饮食正常，胃脘部自觉胀痛，大便日1～2次，舌质稍暗，苔白稍厚，脉弦细。血压95/60mmHg，肝功能检查：正常；胃镜：慢性浅表性胃炎。

诊断：郁证。

方药：柴胡10g，合欢皮20g，炙甘草10g，厚朴10g，枳实10g，党参10g，黄芪20g，丹参20g，酸枣仁20g，琥珀6g，红枣10枚，浮小麦30g。6剂。

2006年11月8日诊，服药后症状减轻。现症：胃脘部有胀痛感，饮食尚可，伴头昏气短，肢体乏力，舌苔白稍厚，脉弦。

方药：柴胡10g，厚朴10g，砂仁10g，丹参10g，黄芪20g，莪术10g，鸡内金10g，丹参15g，酸枣仁15g，合欢皮20g，蒲公英20g。6剂。

18. 王某某，女，40岁，河铺镇。2011年8月23日初诊。

7月27日晚间1时左右，突然惧怕、出现幻觉，烦躁不安，纳食尚可，月经尚可，在武汉精神病院未能确诊，面部皮肤暗、浅黑，舌苔白稍厚。

诊断：郁证。

方药：百合40g，生地20g，磁石30g，胆南星9g，炙甘草10g，丹参20g，酸枣仁20g，法半夏10g，夏枯草15g，大枣10枚，浮小麦50g，五味子30g。5剂。

2011年8月30日诊，恐惧感消失，前方加黄连10g，大黄10g，石菖蒲10g，去五味子。6剂。

19. 李某某，男，17岁，大河岸。2009年9月14日初诊。

睡差多梦，时神志不清4天，吵闹不安，纳差，大便干结，舌苔白，脉弦。

诊断：郁证。

方药：磁石10g，黄连10g，大黄8g，胆南星8g，法半夏10g，黄芩10g，远志10g，生牡蛎50g，丹参15g，沉香10g，茯苓30g，甘草10g。5剂。

2009年9月21日诊，神志清醒，守前方。5剂。

2009年9月29日诊，精神转好，大便仍干结，前方大黄加至10g。6剂。

2009年10月6日诊，精神转佳，睡安食增，守前方加柴胡10g，山栀10g，贝母10g，去远志，甘草。6剂，渐愈。

20. 朱某某，女，46岁，凤山镇。2002年8月19日初诊。

近1周阵发上半身发热，出汗，约1分钟恢复正常，常自觉烦躁胸闷，心慌不舒，月经今年错乱，已2个月未来，血压100/80mmHg。

诊断：郁证。

方药：柴胡10g，生地18g，仙茅10g，淫羊藿10g，女贞子10g，知母10g，丹皮10g，白芍18g，白术10g，郁金18g，红枣5枚，当归10g。4剂。

2002年10月11日诊，服前方后症状减轻，服药后月经来潮，足冷，心情不畅，舌苔白，脉弦。

方药：牡蛎20g，太子参8g，山栀5g，黄芪15g，五味子8g，枸杞子10g，柴胡10g，生地18g，仙茅10g，淫羊藿10g，女贞子10g，知母10g，丹皮10g，白芍18g，白术10g，郁金18g，当归10g，甘草8g。10剂渐愈。

【按语】 郁证一病，病程多缠绵，病因多与情志不舒、气机郁滞相关。郁证虽属情志之病，但其根本在于脏腑功能失调，尤以肝气郁结为多见。治疗时常以疏肝理气、调畅气机为基本原则，兼顾患者体质虚实，灵活运用柴胡疏肝散、逍遥散、甘麦大枣汤等方剂加减。

郁证之治，实证者，不可一味攻伐，应注意理气而不耗气，活血而不破血，清热而不败胃，祛痰而不伤正，方为上策；对于虚证患者，主张补益心脾、滋养肝肾，但需注意补而不滞，滋而不腻。正如《临证指南医案》所言：“郁证之治，不重在攻补，而在乎用苦泄热而不损胃，用辛理气而不破气，用滑润濡燥涩而不滋腻气机，用宣通而不揠苗助长。”

此外，郁证多因情志所伤，故药物治疗之外，须劝导患者移情易性，保持心情舒畅，方能事半功倍。叶天士曾言："郁证全在病者能移情易性。"确为至理，临证时以此为要，常获良效。

49 梅核气

梅核气是指咽中如有炙脔，吞之不下，吐之不出，此乃痰气交阻，肝郁气滞所致，多见于中年女性，尤以情志抑郁者为甚。此病多因情志抑郁而起病，自觉咽中如有物梗，但无咽痛及吞咽困难。咽中梗塞感与情绪波动有关，在心情愉快、工作繁忙时，症状可减轻或消失，而当心情抑郁或注意力集中于咽部时则梗塞感加重。此病是因情志不舒，肝气郁结，痰凝气滞，上逆于咽喉而成。治疗当以疏肝理气、化痰散结为主，辅以和胃降逆。若兼有食滞、火郁、血瘀等症，则需随证加减。

方用厚朴、紫苏、郁金理气宽胸，开郁畅中；半夏、陈皮、茯苓、生姜化痰散结，和胃降逆，诸药合用有辛香散结、行气开郁、降逆化痰的作用。口苦、嘈杂、呕吐者，加黄连、黄芪、吴茱萸、旋覆花、代赭石清肝泻火，降逆止呕；兼有食滞腹胀者，加神曲、麦芽、山楂、鸡内金消食化滞。

1. 刘某某，女，30 岁，河铺。1980 年 3 月 13 日初诊。

喉中如有物梗，咽中时有痰涎，如有菜叶滞塞咽中感，吐之不出，咽之不下，不妨碍进食，呃气，精神抑郁，喜唾涎沫，舌苔白，脉弦。

诊断：梅核气。

方药：代赭石 15g，旋覆花 10g，法半夏 10g，陈皮 10g，麦冬 10g，甘草 10g，桔梗 15g，枇杷叶 10g，茯苓 18g，厚朴 10g，枳壳 10g，生姜 3 片。4 剂。

1980 年 4 月 6 日诊，症状减轻，脉细弦。

方药：代赭石 15g，旋覆花 10g，法半夏 10g，陈皮 10g，麦冬 10g，甘草 10g，桔梗 15g，茯苓 18g，枳实 10g，厚朴 10g，生姜 3 片，红枣 3 枚，郁金 10g。5 剂。

2. 闫某某，女，42 岁，电力局。1981 年 2 月 9 日初诊。

复 1980 年 12 月诊，咽部不舒如有物梗阻，时轻时重，呃气，不妨碍饮食，脉细缓。

诊断：梅核气。

方药：苏叶 10g，甘草 10g，薄荷 3g，厚朴 10g，陈皮 10g，生姜 3 片，法半夏 12g，川芎 6g，藿香 8g，茯苓 18g，郁金 6g，红枣 3 枚。4 剂。

1981 年 2 月 14 日诊，服药后症状减轻，近几天夜睡后出汗，舌后稍厚白苔，脉缓。

方药：厚朴 10g，苏叶 6g，藿香 10g，代赭石 15g，陈皮 10g，生姜 3 片，旋覆花 10g，茯苓 15g，栀子 4g，法半夏 12g，甘草 10g，红枣 3 枚。4 剂。

1981 年 2 月 19 日诊，近几天因食糍粑等物泛酸，喉中不舒，呃气，舌苔白后稍厚，脉缓。

方药：厚朴 10g，甘草 6g，山栀 6g，代赭石 15g，陈皮 10g，旋覆花 10g，茯苓 15g，生姜 3 片，法半夏 12g，苏叶 10g，藿香 10g，砂仁 10g。4 剂。

1981 年 2 月 23 日诊，喉中有物梗阻明显减轻，不泛吐酸水，饮食尚好。

方药：苏叶 10g，藿香 10g，川芎 6g，法半夏 10g，甘草 10g，郁金 10g，厚朴 10g，砂仁 10g，生姜 3 片，茯苓 15g，山栀 10g，红枣 3 枚。5 剂渐愈。

3. 郭某某，女，38 岁，农行。1981 年 3 月 4 日初诊。

喉中如有梗阻，已 15 天，胃脘胀塞不适，呃逆稍舒，饮食正常，脉弦细。

诊断：梅核气。

方药：旋覆花 10g，法半夏 12g，厚朴 12g，生姜 3 片，代赭石 15g，黄连 10g，神曲 10g，黄芩 10g，山楂 15g，藿香 10g，苏叶 10g，干姜 10g，党参 10g。3 剂。

1981 年 3 月 16 日诊，服前方后症状减轻，饮食稍增，仍喉中时有物梗、胃中胀塞、泛酸。

方药：旋覆花 10g，黄连 10g，茯苓 18g，代赭石 15g，干姜 10g，神曲 10g，苏叶 10g，黄芩 10g，生姜 3 片，法半夏 10g，党参 10g，藿香 10g。5 剂。

4. 胡某某，女，43 岁，浠水。1988 年 2 月 3 日初诊。

咽中如有物梗，右侧为甚已月余，咽干，纳食尚可，咽部暗红，舌苔白，脉缓。

诊断：梅核气。

方药：青果 10g，苏叶 6g，白重楼 15g，甘草 10g，法半夏 10g，僵蚕 10g，桔梗 15g，厚朴 10g，连翘 10g，胖大海 4g，玄参 15g，蒲公英 18g。4 剂。

1988 年 3 月 5 日诊，口服药物后喉中稍舒，近日又作，咽中有异物感，纳食尚可，舌苔白，脉弦。

方药：青果 10g，厚朴 10g，蒲公英 18g，甘草 10g，法半夏 12g，胖大海 4g，桔梗 15g，玄参 10g，苏叶 8g，连翘 18g，僵蚕 10g，生姜 5 片。4 剂。

5. 胡某某，男，28 岁，凤山镇。2002 年 8 月 7 日初诊。

头昏胸闷，肢软乏力，纳呆食少，咽如有物梗，咳不出吞不下，尿黄，脉弦。

诊断：梅核气。

方药：苍术 10g，车前子 20g，茯苓 30g，党参 10g，炒麦芽 30g，砂仁 10g，贝母 10g，法半夏 10g，桔梗 10g，僵蚕 10g，全蝎 5g。4 剂。

2002 年 8 月 28 日诊，咽喉部症状减轻，胸闷消失，舌苔白，脉弦。

方药：僵蚕 10g，全蝎 5g，威灵仙 20g，法半夏 10g，贝母 10g，桔梗 12g，茯苓 30g，海藻 18g，连翘 18g，玄参 10g，白重楼 18g，蒲公英 20g。4 剂。

6. 李某某，女，52 岁，骆驼坳。2003 年 12 月 12 日初诊。

上月中旬进食蔬菜时咽喉下如物梗，服药少效。现症：自觉左咽有物梗，呃气稍舒，时咽干，进食不碍，舌苔白，脉弦。X 线片示：胸内甲状腺肿，咽部滤泡增生。

诊断：梅核气。

方药：桔梗 12g，甘草 10g，苏叶 10g，法半夏 10g，茯苓 30g，玄参 18g，生牡蛎 30g，厚朴10g，僵蚕10g，旋覆花10g，生姜5片，红枣5枚。5剂。

2003年12月24日诊，服药后症状消失。近3天症状又作，仍咽喉部有物梗阻感，咽微干，喉时干苦，不碍进食，舌苔白。

方药：玄参18g，生牡蛎50g，贝母10g，僵蚕10g，苏叶10g，厚朴10g，法半夏10g，陈皮10g，茯苓30g，威灵仙10g，桔梗10g，甘草10g，生姜5片，红枣5枚。6剂，症状渐消失。

7. 汪某某，女，40岁，大河岸。2004年1月5日初诊。

自觉咽喉部梗塞10余天，常觉咽喉部不适如有痰涎，进流汁无碍，食管钡餐未见异常。

诊断：梅核气。

方药：苏叶10g，厚朴10g，茯苓40g，桔梗15g，法半夏10g，甘草10g，青果10g，陈皮10g，金银花15g，蒲公英18g，生姜5片，山豆根15g。5剂。

2004年1月12日诊，服药后症状稍减，仍时有梗塞感，纳食尚可。

方药：苏叶10g，厚朴10g，法半夏10g，青果10g，桔梗15g，甘草10g，茯苓30g，党参15g，蒲公英20g，牛蒡子15g，生姜5片，红枣5枚。5剂。

8. 张某某，男，15岁，骆驼坳。2004年2月9日初诊。

咽中不适，喉部常有堵塞感，干咳少痰已5月余，精神稍差，纳食尚可，舌苔白。

诊断：梅核气。

方药：贝母8g，连翘10g，白重楼10g，威灵仙10g，僵蚕10g，玄参10g，桔梗10g，甘草10g，法半夏10g，青果8g，苏叶8g，厚朴8g。5剂。

2004年2月18日诊，咽中不适稍好转，干咳少痰，纳食、精神尚佳，舌苔白薄。

方药：苏叶8g，厚朴8g，法半夏10g，僵蚕10g，玄参10g，威灵仙8g，桔梗10g，甘草10g，白重楼10g，青果5g，生姜5片，红枣5枚。5剂。

9. 肖某某，女，33岁，骆驼坳。2005年3月14日初诊。

右上腹阵作性胀痛，咽中时如有物梗，吞咽不利，纳食正常，月经规律。

诊断：梅核气。

方药：苏叶10g，法半夏10g，茯苓30g，桔梗10g，青果10g，枳实10g，旋覆花10g，代赭石20g，沙参15g，厚朴10g，砂仁10g，生姜5片，红枣5枚。5剂。

2005年4月8日诊，症状减轻，右胁时痛，守前方加僵蚕10g。

方药：僵蚕10g，苏叶10g，法半夏10g，茯苓30g，桔梗10g，青果10g，枳实10g，旋覆花10g，代赭石20g，沙参15g，厚朴10g，砂仁10g，生姜5片，红枣5枚。5剂渐愈。

10. 张某某，男，35岁，凤山镇。2007年10月24日初诊。

咽中如有物梗，吞之不下，咳之不出，时清嗓子，口水多，不碍进食，饮食亦佳，约2年之久，舌苔白薄，脉缓。

诊断：梅核气。

方药：苏叶10g，厚朴10g，法半夏10g，青果10g，威灵仙20g，桃仁10g，僵蚕10g，玄参15g，桔梗10g，贝母10g，陈皮10g，茯苓30g，红枣5枚，生姜5片。6剂。

2007年11月7日诊，症状减轻，前方去桃仁、威灵仙，加全蝎5g、蒲公英20g。6剂。

2007年11月28日诊，饮食尚可。

方药：青果10g，贝母10g，桔梗10g，甘草10g，蒲公英20g，玄参15g，僵蚕10g，威灵仙20g，桃仁10g，法半夏10g，茯苓30g，山豆根10g。7剂。

2007年12月11日诊，症状基本消失，咽喉明显好转，前方加生地10g。6剂。

11. 方某某，男，14岁，凤山镇。2009年1月初诊。

咽喉时有不适，干咳少痰，自觉呼吸有鸣响，白色痰，咽干，常鼻塞，舌苔白。

诊断：梅核气。

方药：青果10g，僵蚕10g，玄参15g，辛夷1g，苍耳子10g，防风10g，白重楼10g，炙麻黄8g，沙参18g，桔梗10g，黄芩10g，贝母10g。5剂。

2009年1月15日诊，症状减轻，前方加蝉蜕10g，蒲公英20g。3剂。

2009年2月2日诊，症状较前减轻，鼻塞流黄涕，守前方加白芷10g、蒲公英20g。6剂。

12. 肖某某，男，38岁，白庙河。2009年1月22日初诊。

咽中如有物梗，吞之不下，咳之不出，时咽干，咳少许白痰约1年，近10余天伴胸闷，纳食尚可，舌苔白。

诊断：梅核气。

方药：麻黄5g，木蝴蝶10g，青果10g，蝉蜕10g，僵蚕10g，白重楼18g，蒲公英30g，贝母10g，法半夏10g，桔梗10g，金银花15g，蒲公英30g。6剂。

2009年1月31日诊，胸闷明显好转，仍咽中如有痰涎，较前减少，守前方加甘草10g，连翘18g。10剂。

13. 何某某，男，65岁，三里畈。2009年3月24日初诊。

咽喉部不适，如有物梗，吞之不下，咳之不出，不碍饮食10余天，纳食尚可，时太阳穴处疼痛，舌苔白，脉弦。

诊断：梅核气。

方药：苏叶10g，桔梗10g，甘草10g，法半夏10g，贝母10g，玄参15g，僵蚕10g，蒲公英30g，牛蒡子10g，茯苓30g，红枣5枚，生姜5片。6剂。

2009年4月6日诊，咽干，饮食不多，咽喉部不适明显好转。

方药：木蝴蝶10g，胖大海5g，苏叶10g，桔梗10g，甘草10g，法半夏10g，贝母10g，玄参15g，僵蚕10g，蒲公英30g，牛蒡子10g，茯苓30g，6剂告愈。

14. 郝某某，男，65岁，凤山镇。2010年12月10日初诊。

咽中不适月余，微痛，咳嗽黄痰，量少，纳食尚可，胃脘微胀，不发热恶寒，咽红，舌苔白中厚，脉弦。

诊断：梅核气。

方药：炙麻黄绒10g，杏仁10g，沙参20g，贝母10g，桔梗10g，蒲公英30g，牛蒡子10g，青果10g，冬花10g，茯苓30g，胖大海5g，黄芩10g。6剂。

2010年12月18日诊，症状减轻，前方加木蝴蝶10g，甘草10g，僵蚕10g，去黄芩，青果、牛蒡子。6剂。

15. 江某某，男，46岁，河铺镇。2011年7月28日初诊。

自觉咽喉部似有物梗，食管有梗塞感，但不碍进食，饮食睡眠均可，腰脊部酸胀痛但不甚，时头昏，舌苔白中厚，脉弦。

诊断：梅核气。

方药：黄芪30g，天麻10g，白术10g，茯苓30g，川芎18g，丹参10g，白芍30g，甘草10g，独活15g，白芷10g，法半夏10g，桔梗10g。6剂。

2011年8月9日诊，腰痛明显好转，头昏闷，常觉咽似有物梗，时欲呕，前方去独活、白芷，加苏梗10g，黄连10g，砂仁10g。6剂。

2011年8月18日诊，症状减轻，守前方6剂。

2011年10月5日诊，腰痛头昏症状明显减轻。现症：咽喉部有轻微物梗感，胸闷不适，纳食尚可，二便调，舌淡苔白黄腻，脉沉弦。

方药：佩兰10g，藿香10g，厚朴10g，法半夏10g，前仁10g，白豆蔻5g，黄芩10g，茯苓30g，贝母10g，枳实10g，桔梗10g，甘草10g。5剂。

2011年11月4日诊，症状明显好转，前方去佩兰、枳实，加苏梗10g，僵蚕10g。6剂。

16. 秦某某，女，53岁，三里畈。2011年12月28日初诊。

咽中如有痰涎，时痒，呃气频数，胃脘胀塞，时泛酸，咳嗽1周，纳食尚可，绝经2年。

诊断：梅核气。

方药：法半夏10g，厚朴10g，代赭石30g，旋覆花10g，茯苓30g，陈皮10g，桔梗12g，贝母10g，蒲公英30g，黄连10g，吴茱萸5g，苏叶10g。5剂。

2012年1月5日诊，症状减轻。

方药：法半夏10g，厚朴10g，党参10g，煅瓦楞子25g，代赭石30g，旋覆花10g，茯苓30g，陈皮10g，桔梗12g，贝母10g，蒲公英30g，苏叶10g。5剂。

17. 汪某某，男，42岁，石源河。2013年7月23日初诊。

咽中如有物梗，常有少许分泌物，咽干，咳少许痰，不碍进食，舌苔白薄黄。武汉同济医院检查：喉炎，鼻咽炎；B超示：脂肪肝、双肾结石；胃镜：慢性糜烂性胃炎。

诊断：梅核气。

方药：桔梗12g，甘草10g，法半夏10g，蒲公英30g，胖大海5g，贝母10g，青果10g，玄参15g，苏梗10g，厚朴10g，茯苓30g，僵蚕10g。6剂。

2013年7月31日诊，症状稍减，前方去苏梗、贝母，加旋覆花10g，代赭石30g，生姜5片。6剂。

18. 王某某，男，36岁，浠水。2014年5月1日初诊。

食欲差2个月，咽中时如有物梗或咳嗽，时口苦，伴肢软乏力，睡差多梦，大便微秘，脉弦。

诊断：梅核气。

方药：法半夏10g，党参10g，山楂20g，砂仁10g，鸡内金10g，苍术10g，炒谷芽、炒麦芽各20g，陈皮10g，藿香10g，厚朴10g，神曲10g。6剂。

2014年7月2日诊，症状减轻。

方药：苏叶10g，法半夏10g，党参10g，山楂20g，砂仁10g，鸡内金10g，苍术10g，炒谷芽、炒麦芽各20g，陈皮10g，藿香10g，厚朴10g。6剂。

19. 邱某某，女，60岁，凤山镇。2008年8月25日初诊。

咽中如有物梗，纳食尚可，不碍进食，头昏肢软，睡差多梦10余天，舌苔白腐脉弦，其便秘结(素有高血压)，HBsAg(—)，胃镜：慢性浅表性胃炎。

诊断：梅核气。

方药：苏叶10g，厚朴10g，法半夏10g，桔梗10g，贝母10g，青果10g，荆芥10g，茯苓30g，枳壳10g，蒲公英30g，生姜5片，红枣5枚，僵蚕10g。6剂。

2008年9月2日诊，服药后症状减轻，现时呃气，血压130/80mmHg。

方药：旋覆花10g，代赭石20g。苏叶10g，厚朴10g，法半夏10g，桔梗10g，贝母10g，茯苓30g，枳壳10g，蒲公英30g，生姜5片，僵蚕10g。6剂。

20. 徐某某，男，42岁，团陂。2017年8月4日初诊。

咽喉部梗塞，咳少许白痰，常如有物梗(不碍进食)，饮食尚可，不泛吐酸水，胸闷不快，心中抑郁1年许。2017年6月1日浠水县人民医院胃镜诊断：糜烂性胃炎(Ⅰ级)，食管炎(Ⅰ级)。舌胖边有齿痕苔白，脉缓。

诊断：梅核气。

方药：苏叶10g，厚朴10g，法半夏10g，贝母10g，桔梗20g，甘草10g，胖大海5g，茯苓30g，红枣8g，生姜8g，蒲公英20g，僵蚕10g。6剂。

2017年8月11日诊，症状减轻，咽干，前方加玄参15g，6剂渐愈。

【按语】 本病多因情志抑郁，肝气失于疏泄，津液运行受阻，凝聚成痰，痰凝气滞，上逆于咽喉。患者自觉咽中如有“梅核”堵塞感，亦即《金匮要略》中所说“咽中如有炙脔”，咯之不出，吞之不下，但饮食无碍，后世称之为“梅核气”。

治疗此病，当以疏肝理气、化痰散结为主，辅以和胃降逆。若患者兼有口苦、嘈杂、呕吐等症，则加黄连、吴茱萸等清肝泻火；若兼有食滞腹胀，则加神曲、麦芽等消食化滞；如气郁日久，化火伤阴，应清泄养阴；若兼血瘀，宜疏通瘀滞。此外，梅核气患者常因情绪波动而症状加重，故在治疗时，除药物外，还需注重心理疏导，帮助患者调节情绪，方能取得良效。

50 痹　证

吾行医六十余载，痹证一疾，乃临证所遇最多者。每每见患者辗转求医，肢节疼痛，屈伸不利，甚者形骸枯槁，不禁感慨良多。此病虽非急症暴疾，然缠绵难愈，耗人气血，损及筋骨，实为医者当深思熟虑之疾。今将毕生所悟，结合先贤典籍，略述一二，以启后学。

痹者，闭也。《素问·痹论》早有明训："风寒湿三气杂至，合而为痹。"此语虽简，却道尽痹证之根源。然临证所见，非尽外邪之过也。余以为，痹证之成，本在正气亏虚，标在邪气壅滞。盖"正气存内，邪不可干"，若卫气不足，腠理空虚，风、寒、湿、热诸邪方得乘虚而入，阻遏经络，气血失畅，故痛、麻、酸、重诸症丛生。正如《济生方》所言："皆因体虚，腠理空疏，受风寒湿气而成痹。"此乃痹证之总纲，不可不察。

然痹证之变，错综复杂，非独外邪为患。余尝观久痹之人，多兼痰瘀胶结之象。何也？盖因初病之时，医者或过用辛燥之品以祛风散寒，或滥投苦寒之剂以清热除湿，虽可暂缓其痛，却易耗气伤阴，致使气血凝滞，津液不归正化，反成痰浊，与瘀血互结，深入骨骱。此即《医林改错》所云："久病入络，瘀血阻痹。"故痹证日久，必见关节肿大、畸形，屈伸艰难，此非独邪气之盛，实乃正气衰而痰瘀生也。

痹证之治，首当明辨虚实。新病多实，久病多虚。实者，风寒湿热外袭，气血壅塞；虚者，肝脾肾三脏亏损，筋骨失养。然临证所见，纯虚纯实者少，虚实夹杂者多。如颈椎病一疾，虽属"项痹"，然其本在肝肾不足。《内经》云："五八肾气衰。"中年之后，肾精渐亏，肝血不足，不能濡养筋骨，颈椎退变始生。加之劳损外伤，或感风寒湿邪，局部气血受阻，遂致颈项僵痛、上肢麻木。此时若一味祛邪，恐更伤正气；若专事补益，又恐闭门留寇。故余常以补肝肾、益气血为本，佐以温经通络、化瘀祛痰，方如芎芪桂葛汤，取黄芪、当归补气生血，鹿角、骨碎补壮骨填髓，葛根、桂枝舒筋活络，气血得充，经络得通，痹痛自缓。

再如肩周炎，俗称"五十肩"，多发于年近半百之人。此疾虽属"肩痹"，然其根在气血衰少。《内经》言："年四十而阴气自半。"肝肾亏虚，筋骨失养，加之劳伤过度，风寒乘虚客于肩臂，气血凝滞，故见肩痛如掣，夜不能寐。余治此证，必重养血荣筋、温阳散寒。常用桂枝、姜黄温通肩臂，鸡血藤、白芍柔筋止痛，更以蜈蚣、全蝎搜剔络中伏邪。若见肩冷如冰者，加附片、细辛以破阴凝；若兼气血两虚，则重用黄芪、熟地，辅以鹿角胶峻补精血。如此标本兼顾，方可收桴鼓之效。

至于腰痹、膝痹，则与肾气衰惫密切相关。腰为肾之府，膝为筋之会。肾主骨，肝主筋，若肝肾精血不足，骨髓空虚，外邪易袭，发为腰膝冷痛、步履维艰。余治此类顽痹，必用鹿角、熟地、杜仲等填补下元，辅以蜈蚣、土鳖虫通络逐瘀。曾遇一老妪，膝肿如鹤，积年不愈，余以麻黄、芥子宣通腠理，配鹿角、白芍养血柔筋，佐以虫类药搜风剔络，终使肿消痛止。此皆遵"治痹不离肝肾"之旨也。

痹证之难，犹在辨证。风、寒、湿、热四邪，或单行，或兼夹，或化热，或转寒，变化多端。如风湿热痹，关节红肿灼痛，不可拘泥于温散，当以四妙散加金银花藤、地龙清热利湿；若寒湿凝滞，痛如锥刺，则非乌头、细辛不能破其阴霾。更有痰瘀交阻者，必见舌紫暗、脉涩滞，此时需大胆用乳香、没药活血定痛，白芥子、僵蚕化痰散结。余尝治一背痹患者，痛如束带，夜不能卧，辨为痰瘀阻络，投以芥子、蜈蚣合当归、丹参，三剂痛减，十剂而安。

今人治痹，多倚重现代检查，此虽可为辅，然不可舍本逐末。如类风湿性关节炎，西医谓"自身免疫病"，中医则属"尪痹"，乃正虚邪恋、痰瘀蚀骨之证。余治此疾，早期重在祛邪，中期攻补兼施，晚期必填精补肾、蠲痹通络。曾有一妇人，手指变形如梭，晨僵难握，余以黄芪、桂枝扶正，全蝎、乌梢蛇搜邪，佐以熟地、龟胶滋肾，调治半年，竟得屈伸自如。此皆赖中医整体观之妙也。

总之，痹证之治，贵在知常达变。外邪宜祛，但不可伤正；内虚当补，却忌滋腻碍邪。痰瘀胶结者，需峻药缓图；久病入络者，必虫蚁搜剔。余平生所集验案四千余，皆以此法为纲，今择其精要，按部位分类，附以方药，供同道参详。

一、项痹（颈椎病）

余观今之世人，埋头案牍，久视屏幕，项痹之患日益增多。此病虽在颈项，实关乎肝肾。《内经》云："肝主筋，肾主骨。"中年之后，肝肾渐亏，精血不足，筋骨失养，加之风寒湿邪乘虚而入，遂致颈项僵痛、头晕手麻。更有甚者，邪气上扰清窍，则见眩晕耳鸣；阻滞经络，则肢体痿弱。治此疾，当以补肝肾、益气血为本，兼以祛风散寒、活血通络。余常用芎芪桂葛汤加减，取黄芪、当归补气生血，葛根升清舒筋，桂枝温通经脉，佐以鹿角、骨碎补强筋壮骨，使气血充盈，筋骨得养，则痹痛自除。

1. 彭某某，女，42岁，骆驼坳。2008年9月1日初诊。

头昏肢软乏力，时欲呕，纳食一般，手麻腰痛，舌苔白，脉沉弦。血压100/70mmHg，颈椎斜位拍片：颈椎生理曲度变直，颈椎5～6椎体边缘见轻度骨质增生，后缘较明显。

诊断：项痹。

方药：天麻10g，川芎15g，葛根30g，桂枝10g，白芍30g，生牡蛎50g，丹参15g，泽泻30g，茯苓30g，法半夏10g，甘草10g，红枣5枚，生姜5片。7剂。

2008年11月4日诊，服药后头昏目眩症消失，近又时头昏欲呕3天，时手麻，睡差多梦，饮食尚可，时腰痛，月经规律。血压100/70mmHg。

方药：天麻10g，黄芪30g，川芎15g，葛根30g，生牡蛎50g，茯苓50g，桂枝10g，白芍30g，泽泻30g，法半夏10g，甘草10g，红枣5枚。7剂。

2. 何某某，男，58岁，大崎。2011年8月23日初诊。

枕后头痛，颈项酸胀不适，头昏闷手麻，右胁肋胀痛，时心慌，微胸闷2个月，口干苦，纳食一般，舌苔白薄，脉沉弦。血压140/90mmHg，颈椎拍片：L5～L7椎体下缘骨质增生，C5棘突水平唇缘韧带钙化。

诊断：项痹。

方药：葛根30g，桂枝10g，白芍30g，甘草10g，川芎20g，白芷10g，蜈蚣2条，骨碎补15g，羌活10g，僵蚕10g，黄芪30g，丹参20g。6剂。

2011年11月7日诊，药后诸证减轻，因感冒咳嗽头痛项强，但较前轻微，前方加法半夏10g，天麻10g，去骨碎补。6剂。

3. 徐某某，女，60岁，凤山镇。2009年7月1日初诊。

颈项酸痛不适间断发作数年，加重半年。现症：颈项、肩胛部酸痛，时手指发麻，右手活动不利，拇指关节时疼痛，舌苔白，脉弦，素有高血压。血压150/90mmHg。2009年5月15日颈椎片：颈椎退行性改变

诊断：项痹。

方药：黄芪30g，川芎18g，白芍30g，桂枝10g，甘草10g，骨碎补12g，蜈蚣1条，地龙10g，威灵仙15g，羌活10g，延胡索15g，丹参15g。6剂。

2009年7月7日诊，症状明显好转，前方续服7剂。

4. 陈某某，男，68岁，浠水华桂。2009年6月12日初诊。

颈项酸痛，胸闷不适，头昏闷胀，时手及下肢发麻，间断发作3～4年，加重半年，纳食尚可，舌苔白。血压130/80mmHg(原颈椎片：颈椎病。心电图：冠心病?)，既往有高血压。

诊断：项痹。

方药：桂枝10g，黄芪30g，丹参15g，赤芍20g，葛根30g，川芎15g，当归30g，骨碎补15g，鸡血藤30g，甘草10g，生牡蛎50g。7剂。

2009年7月6日诊，服前方后症状消失，又作4天，血压140/80mmHg，前方加蜈蚣1条，白芍30g，去赤芍。7剂。

5. 周某某，女，48岁，乌雀林。2009年6月9日初诊。

颈、背部疼痛，夜间轻微，白天为重(去年县医院颈椎片检查：轻度变形，胸椎未见明显异常)，去年3月胃镜检查胃幽门溃疡；经治疗背痛消失，时头痛，月经正常。

诊断：项痹。

方药：葛根30g，川芎18g，桂枝10g，白芍35g，甘草10g，骨碎补15g，鸡血藤30g，蜈蚣1条，黄芪30g，当归10g，延胡索15g，白芷10g。3剂。

2009 年 6 月 18 日诊，服上方药后脊椎疼痛明显减轻。现症：枕后颈项酸痛，肩部及前胸部酸胀，进食有梗塞感，纳食尚可（原全胸片正常），舌苔白，脉弦。颈椎 MRI 示颈椎轻度变形。2009 年 6 月 14 日县人民医院胃镜：慢性浅表性胃炎。

方药：葛根 30g，川芎 18g，桂枝 10g，黄芪 30g，骨碎补 15g，蜈蚣 1 条，当归 10g，鸡血藤 30g，白芍 30g，甘草 10g，僵蚕 10g，延胡索 15g，鹿角 10g。5 剂。

6. 程某某，男，49 岁，浠水。2007 年 1 月 8 日初诊。

颈项僵痛，右肩部疼痛渐至肘关节疼痛，右胸部阵痛，手握力差，时右手指发麻，活动自如，饮食尚佳，时咳嗽白痰（抽烟）。患高血压病 3～4 年，今血压 160/100mmHg，颈椎正位片：生理曲度尚可，C3～7 椎体缘均见不同程度骨质增生。全胸片示：未见明显异常。

诊断：项痹。

方药：葛根 30g，桂枝 10g，鸡血藤 20g，蜈蚣 1 条，白芍 40g，甘草 10g，川芎 15g，白芷 10g，威灵仙 20g，羌活 10g，地龙 10g，乳没共 10g。6 剂。

2007 年 3 月 21 日诊，服前方后症状消失，又因过劳而发作。现症：颈项强而不适，右肩关节，背部胀痛半个月，时手麻，伴头昏痛，脉沉弦，舌苔白，血压 160/100mmHg。

方药：葛根 30g，桂枝 10g，鸡血藤 20g，蜈蚣 1 条，白芍 40g，甘草 10g，川芎 15g，威灵仙 20g，羌活 10g，乳没共 15g，丹参 15g，地龙 10g。6 剂。

7. 王某某，女，50 岁，浠水。2007 年 7 月 2 日初诊。

颈项酸胀，右上肢阵作发麻疼痛，甚则如电击感，右臀、膝关节酸痛月余，伴头昏，胃脘部胀塞微痛，饮食少，食后胀增 10 余天，月经周期无规律，白带夹黄，味臭。肝、胆、脾 B 超正常。X 线钡餐：胃下垂；颈椎片：颈椎退行性改变。

诊断：项痹。

方药：黄芪 30g，桂枝 8g，鸡血藤 20g，羌活 10g，白芍 10g，威灵仙 15g，甘草 10g，砂仁 10g，牛膝 10g，蜈蚣 1 条，厚朴 10g，红枣 5 枚，芥子 15g。6 剂。

2007 年 7 月 11 日诊，服药后症状减轻。

方药：黄芪 30g，桂枝 8g，鸡血藤 20g，羌活 10g，白芍 10g，威灵仙 15g，甘草 10g，砂仁 10g，牛膝 10g，蜈蚣 2 条，厚朴 10g，红枣 5 枚，芥子 15g，熟地 20g，鹿角 10g。6 剂。

2007 年 7 月 20 日诊，药后诸症明显好转，前方继服 7 剂。

8. 徐某某，女，51 岁，浠水华桂。2009 年 9 月 2 日初诊。

左侧颈项酸痛，连及右侧肩关节、胸下腋下疼痛月余，经门诊治疗少效，日轻夜重。胸片：支气管炎伴感染；颈椎片：颈椎骨质增生。

诊断：项痹。

方药：蜈蚣 2 条，全蝎 5g，桂枝 10g，姜黄 10g，羌活 10g，白芍 30g，甘草 10g，丹参 15g，乳没共 16g，当归 10g，威灵仙 15g，川芎 15g，生姜 5 片。5 剂。

2009 年 9 月 16 日诊，症状稍减，前方加延胡索 15g，去生姜。5 剂。

2009 年 9 月 29 日诊，症状明显好转，前方 6 剂。

9. 李某某,女,70岁,麻城。2009年9月3日初诊。

右侧颈项及肩胛部酸痛20余天,头昏,右侧手麻(阵发)。血压150/80mmHg。去年颈椎片:颈椎骨质增生。

诊断:项痹证。

方药:黄芪30g,桂枝10g,白芍30g,川芎15g,葛根30g,丹参10g,鸡血藤20g,蜈蚣1条,天麻10g,当归10g,羌活10g,骨碎补10g,鹿角10g。6剂。

2010年1月14日诊,药后诸症显著好转,现时腓肠抽筋,时咳白痰,前方加木瓜10g,去当归。6剂。

10. 田某某,女,58岁,三里畈。2010年11月12日初诊。

颈项酸胀疼痛,背脊疼痛2年,日轻夜重,舌苔白。2010年1月30日MRI示:颈椎退行性改变,C3/4、C5/6、C6/7椎间盘突出。胸椎片示:未见异常。

诊断:项痹。

方药:羌活10g,葛根30g,桂枝10g,白芍30g,蜈蚣2条,甘草10g,川芎16g,当归10g,木瓜10g,鹿角10g,黄芪30g。6剂。

2010年11月26日诊,症状稍减,前方去木瓜,加威灵仙20g,延胡索15g,蜈蚣1条。6剂。

11. 方某某,女,55岁,古河。2011年10月31日初诊。

头昏心慌气短,颈项酸胀,四肢关节酸软,腰骶部疼痛,纳食一般,常形寒怕冷,易于感冒,大便2～3天1次,时干结。高血压20余年,今血压120/90mmHg,坚持服药。

诊断:项痹。

方药:黄芪30g,熟地20g,桂枝10g,白芍30g,甘草10g,细辛3g,当归10g,独活15g,木瓜10g,茯苓30g,川芎18g,牛膝10g。6剂。

2011年12月12日诊,药后明显好转。又作5天,颈项酸胀,头昏,前方加丹参15g。6剂。

12. 魏某某,男,58岁,武汉。2012年10月23日初诊。

左侧颈项疼痛反复发作3年,时作时止,近又增左侧臀髋部疼痛4个月,甚则活动不利,舌苔白,脉沉细。

诊断:项痹。

方药:鹿角10g,川芎20g,白芍40g,甘草10g,熟地20g,蜈蚣2条,全蝎5g,骨碎补10g,鸡血藤30g,乳没共16g,丹参20g,当归20g。7剂。

2012年11月16日诊,症状明显减轻,前方加徐长卿20g,独活15g,威灵仙15g,去骨碎补、鸡血藤。7剂。

13. 胡某某,女,49岁,浠水。2012年6月16日初诊。

头昏,颈项酸胀,肩部及肘关节酸痛,手指晨僵,夜间腹胀,纳食一般,月经不调。2011年6月24日罗田县人民医院CT:颈椎3/4、4/5、5/6、6/7椎间盘不同程度后方突出、颈椎退行性改变;类风湿因子252IU/ml(参考值0～30IU/ml)。

诊断：项痹。

方药：葛根30g，桂枝10g，白芍30g，甘草10g，鸡血藤30g，川芎20g，白芷10g，蜈蚣2条，僵蚕10g，丹参20g，威灵仙15g，木瓜10g。7剂。

2012年6月28日诊，症状减轻，前方加黄芪30g，延胡索15g，羌活10g，白芍改为40g，去白芷、丹参。6剂。

14. 邱某某，女，54岁，三里畈。2006年11月8日初诊。

头昏闷月余，头顶如碾压感，右手拇、食、中指麻木，饮食尚可。血压150/90mmHg，县医院经颅多普勒：双侧椎动脉痉挛。颈椎片：颈椎轻度肥大性改变。

诊断：项痹。

方药：黄芪30g，桂枝6g，丹参15g，生牡蛎50g，川芎15g，葛根30g，白芍20g，当归10g，甘草10g，鸡血藤20g，红枣5枚，生姜5片。6剂。

2006年11月15日诊，头昏闷症状减轻。现症：仍头昏闷不适，手指麻木消失，饮食正常，睡尚可，血压180/90mmHg。

方药：葛根30g，川芎15g，桂枝5g，天麻10g，生牡蛎50g，茯苓50g，甘草10g，菊花10g，钩藤10g，白芍15g，丹参15g，红枣5枚，生姜5片。6剂。

15. 江某某，男，43岁，白庙河。2016年6月27日初诊。

颈项、左肩至手指怕冷、怕风，如遇冷风或接触冷水，上肢如触电感、麻木疼痛已半年，经上海等多家医院治疗均无效，舌苔白。

诊断：项痹。

方药：鹿角10g，桂枝10g，白芍30g，蜈蚣2条，葛根30g，川芎15g，黄芪30g，细辛3g，甘草10g，骨碎补10g，威灵仙10g，芥子15g。6剂。

2016年7月4日诊，症状减轻，前方继服6剂。

2016年7月11日诊，症状稳定，前方加鸡血藤30g、羌活10g，去芥子。6剂。

2016年7月18日诊，诸症明显好转，前方续服6剂。

二、背痹

背为阳经所过，督脉所主。背痹一证，多因阳气不足，风寒湿邪客于太阳、督脉，气血凝滞而成。其痛或如负重，或如束带，日轻夜重，甚则彻夜难眠。余尝见患者背心冷如冰，虽盛夏亦需覆被，此乃阳虚寒凝之象。治背痹，当温阳散寒为先，活血通络为佐。常用麻黄附子细辛汤合当归四逆汤加减，取附子、细辛破阴回阳，当归、桂枝温经通脉，更以蜈蚣、全蝎搜剔络邪。若兼痰瘀交阻，则加白芥子、乳香化痰逐瘀。盖背痹之治，非温不通，非通不达，阳气一振，阴霾自散。

1. 雷某某，女，44岁，七道河。2008年1月2日初诊。

复12月12日诊，背脊酸痛，以进食肉类而多发，平时疼痛略显好转，背心怕冷，胃内常烦而不适，频频作呃，纳食尚可，二便调，月经无规律，白带多。原B超：胆囊炎；胃镜:慢性浅表性胃炎;心脏B超:主动脉轻度关闭不全,左心室扩大。在武汉的医院胸椎正侧位:正常。

诊断:背痹。

方药:熟地20g,麻黄10g,细辛3g,附片10g,川芎10g,黄芪30g,乳没共10g,当归10g,丹参15g,砂仁10g,白芍30g,甘草10g,生姜5片。8剂。

2008年2月22日诊,症状减轻,背冷稍减,前方加桂枝5g,红枣5枚。8剂。

2008年3月5日诊,腰背部疼痛、背冷轻微,时呃气,二便调,白带多。

方药:桂枝10g,白芍10g,麻黄10g,熟地20g,细辛3g,当归10g,砂仁10g,甘草10g,黄芪30g,附片10g,茯苓30g,白术10g。7剂。

2008年3月17日诊,背痛背冷均较前稍减,纳食增,仍白带多,舌淡苔白,前方加川芎10g,鸡血藤20g,白芍20g。7剂。

2008年3月27日诊,右腕部疼痛,活动加重,纳食尚可,白带亦减,舌苔白,脉缓。

方药:川芎10g,鸡血藤20g,白芍20g,桂枝10g,麻黄10g,熟地20g,细辛3g,当归10g,砂仁10g,黄芪30g,附片10g,白术10g,甘草10g。7剂。

2008年4月14日诊,服前方痛除,近4天又左侧颈项酸胀痛,纳食尚可,舌苔白,前方加葛根30g,法半夏10g,去麻黄。7剂。

2008年4月28日诊,颈项酸痛除,背酸胀甚轻,纳食尚可,月经规律,白带多,舌苔白,脉弦。

方药:葛根30g,川芎12g,鸡血藤20g,白芍10g,桂枝10g,熟地20g,细辛3g,当归10g,砂仁10g,黄芪30g,附片8g,白术10g,法半夏10g。7剂。

2008年5月6日诊,胃内嘈杂不适,昨天又项背酸胀,纳食尚可,呃轻,舌苔白,前方去法半夏,加白芍20g。7剂。

2008年6月2日诊,现症:背心时作疼痛(轻)、腰酸胀,纳食一般,肢软乏力,口干苦(早甚),时胃内嘈杂,呃气,月经无规律,白带多。B超:胆囊炎,胃镜:浅表性胃炎伴糜烂;心脏B超:主动脉轻度关闭不全,左心扩大。脉沉弦,舌苔白。

方药:黄芪30g,熟地20g,鸡血藤20g,砂仁20g,丹参15g,桂枝10g,川芎10g,当归10g,白芍20g,白术10g,附片8g,红枣5枚,甘草10g。7剂。

2008年6月17日诊,呃气减轻、纳食尚可,守前方去丹参,加党参10g,蒲公英30g,煅瓦楞子25g。7剂。

2008年11月7日诊,现症:背部如受凉则作痛,如保暖则消失,胃脘部胀呃气,口中泛酸,时饮食差,时欲呕,月经错乱,白带多(原胃镜:慢性浅表性胃炎伴糜烂;B超:胆囊炎;心脏B超:主动脉瓣轻度关闭不全,左心扩大),做丸剂缓稠。

方药:熟地50g,淫羊藿50g,鸡血藤60g,川芎50g,当归60g,白芍80g,附片50g,丹参50g,肉苁蓉50g,巴戟天50g,桂枝50g,红参100g,广木香50g,阿胶、龟胶、鹿胶各50g,蒲公英80g,乌贼骨50g,黄芪250g,三七60g,菟丝子50g,枸杞子50g,覆盆子50g,补骨脂50g,熟地150g,山茱萸50g,山药50g,丹皮50g,泽泻50g,茯苓50g,太子参

100g，白术50g，甘草50g，砂仁50g，佛手50g，做小蜜丸。背冷痛渐除。

2. 杨某某，女，34岁，三里畈。1981年8月21日初诊。

背部疼痛约10余年，以往卧则痛，起床活动后即除，近两个月来疼痛加剧，呃气，心烦、头昏、肢软，颈项不舒，易出汗，足心发热，舌淡。

诊断：背痹。

方药：桂枝10g，川芎8g，秦艽10g，葛根30g，地龙10g，生姜3片，白芍20g，木瓜10g，丹参10g，甘草10g，羌活6g，党参10g。3剂。

1981年8月25日诊，背部疼痛减轻，颈项亦感舒畅，仍心烦头昏易出汗，足心发热，舌淡，脉缓。

方药：桂枝10g，川芎18g，秦艽10g，葛根30g，地龙12g，丹参10g，白芍12g，木瓜10g，党参10g，甘草10g，羌活8g，生姜3片。4剂。

1981年9月13日诊，背部疼痛减轻，颈项稍有不舒，头昏心烦均减，不耐作劳，脉缓。

方药：桂枝12g，川芎18g，秦艽10g，葛根30g，地龙12g，丹参10g，白芍12g，木瓜10g，党参10g，甘草10g，羌活8g，生姜3片。4剂。

3. 徐某某，女，37岁，十里铺。1987年9月12日初诊。

右侧肩胛部内侧有1.5cm×1.5cm面积疼痛月余，曾作风湿治疗未效，胃脘部作胀，头昏心悸，肢软乏力，脉细弦。

诊断：背痹。

方药：柴胡10g，赤芍10g，乌药10g，川芎15g，香附15g，桃仁8g，延胡索10g，当归尾10g，丹参15g，葛根15g，羌活8g，僵蚕10g。3剂。

1987年9月20日诊，疼痛减轻，纳食尚可，胃脘作痛，舌苔白。

方药：桂枝10g，葛根15g，莱菔子10g，川芎15g，僵蚕10g，香附12g，羌活8g，甘草10g，芥子10g，细辛3g，白芍10g，赤芍10g，厚朴10g。3剂。

4. 彭某某，男，74岁，凤山镇。1999年8月2日初诊。

右背、胛部疼痛（有右肺癌病史，在武汉医院放疗，经治疗后肺部肿块缩小），伴头昏肢软，纳呆食少，舌质暗，脉细。

诊断：背痹。

方药：白花蛇舌草20g，延胡索10g，桃仁10g，柴胡10g，莪术10g，黄芪15g，丹参18g，赤芍18g，白术10g，蒲公英20g，沙参15g，五灵脂10g。5剂。

1999年10月5日诊，此方稍事加减服30剂，疼痛明显减轻，精神转佳，饮食增多，舌苔正常，脉弦细。

方药：柴胡10g，黄芪30g，莪术10g，白花蛇舌草20g，半枝莲15g，赤芍12g，白芍30g，甘草10g，玄胡10g，五灵脂10g，三七10g，沙参18g。7剂。

5. 郭某某，女，75岁，严坳。2003年2月27日初诊。

正月十四中午打盹醒后，突感背、肩胛部胀痛，活动受限，日轻夜重，不咳不喘，纳食尚可,脉弦。

诊断:背痹。

方药:羌活10g,川芎10g,葛根18g,防风10g,赤芍8g,玄胡10g,白芷10g,甘草10g,秦艽10g,白芍20g,香附10g,桂枝6g。4剂。

2003年3月6日诊,服前方后,左侧背部胀痛明显减轻。

方药:羌活10g,川芎10g,葛根18g,防风10g,赤芍8g,延胡索10g,白芷10g,甘草10g,秦艽10g,白芍20g,当归10g,桂枝6g,芥子10g,乳香、没药(共)10g。4剂。

6. 某某家,男,45岁,石桥铺。2010年10月15日初诊。

半月前曾跌伤腰背部,此后颈项酸痛胀,背部(胸椎4～5椎体处)为甚,每晚睡后疼痛,起床活动后渐渐减轻,连及剑突下胀痛,纳食尚可,舌苔白,脉弦。胸椎片示:部分椎体边缘骨质增生。

诊断:背痹。

方药:桂枝10g,葛根30g,川芎18g,蜈蚣2条,白芍30g,甘草10g,羌活10g,鸡血藤30g,威灵仙15g,延胡索15g,土鳖虫10g,香附15g。7剂。

2010年10月21日诊,症状明显减轻,守前方加骨碎补10g。7剂。

7. 余某某,男,31岁,骆驼坳。2004年8月27日初诊。

背脊疼痛月余,活动甚或久坐则胀痛,休息减轻,背部怕冷,纳食尚可,不厌油腻,尿黄,时头昏。

诊断:背痹。

方药:葛根30g,香附15g,鸡血藤15g,川芎15g,羌活10g,白芍30g,甘草10g,威灵仙15g,木瓜10g,延胡索10g,秦艽10g。5剂。

2004年9月22日诊,背痛减轻,如劳累其背胀酸痛症状加重,休息减轻,纳呆食少,背不冷。

方药:鸡血藤20g,川芎12g,白芍30g,全蝎5g,蜈蚣1条,甘草10g,威灵仙15g,羌活10g,丹参15g,独活10g,木瓜10g。6剂渐愈。

8. 胡某某,女,52岁。2010年12月15日初诊。

去年10月9日在罗田县人民医院做直肠癌手术。现症:1年来常觉有冷风吹感,近1个月觉左肩胛内疼痛不适,纳食一般,舌质暗紫,多块瘀斑。X线钡餐示:慢性胃炎、十二指肠球炎。

诊断:背痹。

方药:桂枝10g,白芍30g,羌活10g,川芎15g,威灵仙15g,甘草10g,丹参15g,法半夏10g,桃仁10g,当归10g,赤芍15g。3剂。

2010年12月31日诊,背痛减轻,血压130/80mmHg,前方加黄芪30g、酸枣仁10g、葛根20g、天麻10g、煅牡蛎50g,去桃仁、羌活、延胡索、威灵仙。5剂。

9. 余某某,女,31岁,建筑公司。1980年11月25日初诊。

9天前因汽车挡板打伤头项部缝合4针,现背心胀痛,活动受限,不能俯仰,胸有气闭感,呃气即舒,脉弦。

诊断:背痹。

方药:桂枝10g,三七10g,薤白10g,法半夏10g,赤芍10g,丹参15g,乳没共10g,大黄10g,川芎15g,五加皮10g,红花10g,生姜皮15g,香附12g。4剂。

1980年12月1日诊,服前方后,背心疼痛好转,能俯仰但仍疼痛。

方药:桂枝10g,法半夏12g,生姜3片,薤白10g,乳没共10g,栝蒌皮10g,丹参15g,五加皮10g,大黄10g,枳壳10g,川芎15g,赤芍10g,红枣3枚,三七10g。4剂。

10. 陈某某,男,48岁,石源河。1987年1月17日初诊。

背心作痛,四肢酸胀疼痛,肢体麻胀,纳食尚可,已20余年,舌苔白,脉缓。

诊断:背痹。

方药:细辛4g,芥子15g,黄芪20g,薏苡仁30g,法半夏12g,白芍10g,牛膝12g,桂枝10g,当归10g,丹参15g,附片10g,红枣5枚。5剂。

1987年2月20日诊,服前方症减,现又背肩胛部酸胀,有凉感,胀甚连及颈项,纳食稍差,伴头昏,舌苔白微腻,脉弦。

方药:细辛5g,芥子16g,当归10g,薏苡仁30g,法半夏10g,羌活10g,桂枝10g,黄芪20g,葛根18g,附片15g,川芎10g,甘草10g。5剂。

1987年4月8日诊,背心部疼痛轻,面浮足肿,舌苔白,脉弦。

方药:附片15g,鹿角18g,羌活10g,桂枝10g,黄芪20g,葛根8g,薏苡仁30g,川芎10g,甘草10g,细辛5g,当归10g,芥子10g。5剂。

1987年6月2日诊,背心部疼痛、冷感均减,仍胀而不适,浮肿消失,舌苔白腻,脉弦。

方药:桂枝10g,羌活10g,细辛4g,葛根20g,茯苓30g,苍术10g,川芎18g,芥子12g,白豆蔻4g,薏苡仁30g,甘草10g,佩兰10g。4剂。

11. 赵某某,男,40岁,大河岸。2006年10月20日初诊。

背部脊柱(4～9椎体处)胀痛不适3个月,晚间五更为甚,起床活动后症状好转,影响睡眠,时连及腹部,饮食尚可。

诊断:背痹。

方药:葛根30g,桂枝10g,白芍30g,川芎15g,羌活10g,乳没共10g,丹参10g,徐长卿20g,当归10g,甘草10g,红枣5枚,生姜5片,蜈蚣1条。6剂。

2006年12月22日诊,服药后症状明显好转,饮食尚可,舌苔白,脉弦。

方药:葛根30g,川芎10g,丹参15g,乳没共18g,蜈蚣2条,当归10g,桂枝10g,白芍30g,甘草10g,徐长卿20g,羌活10g,鸡血藤20g。6剂背痛渐除。

12. 雷某某,女,40岁,七道河。2007年11月6日初诊。

复10月18日诊,背脊(胸椎)疼痛年余,服药后痛减。现症:背心怕冷,左侧背部疼痛,日轻夜重,饮食尚可,肢稍软,时呃气,月经多为推后,脉沉。胸片正常。

诊断:背痹。

方药:熟地20g,川芎18g,葛根30g,鸡血藤20g,威灵仙15g,乳没共16g,黄芪30g,骨碎补10g,羌活10g,蜈蚣2条,白芍30g,甘草10g,丹参15g,生姜5片。7剂。

2007年11月17日诊,症状减轻,前方加当归10g。6剂。

2007年12月4日诊,前方加鹿角10g、附片10g、细辛3g,去葛根、威灵仙。7剂。

2007年12月11日诊,背脊时疼痛,时胃脘胀痛,时欲呕,舌苔白,脉沉弦。2007年10月18日心脏B超:主动脉轻度关闭不全,左心室扩大;胃镜:慢性浅表性胃炎伴糜烂。

方药:熟地20g,麻黄10g,细辛3g,附片10g,川芎10g,黄芪30g,乳没共16g,丹参15g,当归10g,蜈蚣1条,白芍30g,甘草10g,生姜5片。7剂。

2007年12月20日诊,病症好转,前方加威灵仙15g。7剂。

13. 汪某某,男,43岁,石桥铺。1980年9月14日初诊。

背痛、胸痛,背部较甚,怕冷,饮食少,肢软,舌苔白厚,脉弦。

诊断:背痹。

方药:川乌10g,甘草10g,栝蒌皮10g,麻黄10g,花椒10g,黄芪15g,薤白10g,陈皮10g,白芍10g,郁金10g。3剂。

1980年9月19日诊,仍胸背疼痛,困倦多睡,饮食少,肢软,舌苔白稍厚,脉弦缓。

方药:麻黄绒10g,乳没共10g,白芍15g,生姜10g,细辛4g,川芎10g,附片15g,枳壳10g,青皮10g,甘草10g,芥子20g,延胡索10g。4剂。

1980年10月5日诊,服药后病痛减轻,纳呆食少,肢软乏力,咳嗽黄痰,胃脘部亦时痛,舌苔薄黄,脉弦缓。

方药:麻黄绒10g,川芎10g,丹参15g,细辛4g,芥子10g,延胡索10g,附片18g,枳壳10g,白芍15g,甘草10g,乳没共10g,生姜3片。5剂。

14. 肖某某,男,34岁,河铺镇。2005年6月3日初诊。

背部疼痛反复发作3年,时轻时重。武汉同济医院作颈椎、胸椎、腰椎正侧位片未见明显异常。现症:腰背疼痛又作5天,伴头痛(太阳穴处疼痛),休息减轻,纳食尚可,脉紧。

诊断:背痹。

方药:桂枝10g,葛根30g,川芎12g,白芍40g,全蝎5g,蜈蚣1条,甘草10g,延胡索10g,香附15g,丹参15g,威灵仙15g,羌活10g。6剂。

2005年6月10日诊,诸症较前均减,纳食正常,舌白,脉弦。

方药:桂枝10g,葛根30g,川芎10g,全蝎5g,蜈蚣1条,白芍40g,甘草10g,羌活10g,鸡血藤20g,独活10g,红枣5枚,生姜5片,香附15g。6剂。

15. 陈某某,女,53岁,凤山镇。2013年10月10日初诊。

2006年北京做颌面癌手术,2012年武汉作肺癌手术。现症:肢软乏力,背部胀而不适,活动减轻,饮食尚可,舌淡边有齿痕,舌苔白,脉弦细。

诊断:背痹。

方药：桂枝10g，白芍30g，黄芪30g，甘草10g，薤白10g，丹参10g，枳壳10g，栝蒌皮10g，当归10g，川芎10g，砂仁10g，葛根30g。6剂。

2013年10月31日诊，背痛除，时心慌，去姜、葛根，加红枣10枚，浮小麦50g，紫石英30g。6剂。

三、肩痹（肩周炎）

肩痹一证，俗称“五十肩”，多发于年近半百之人。此疾虽在肩臂，实因气血衰少，筋脉失养。《内经》言：“五八肾气衰。”肝肾不足，营卫俱虚，风寒湿邪乘虚袭入，阻滞肩络，故见肩痛如折，举臂艰难，夜卧尤甚。余治此疾，首重养血温经，常用黄芪桂枝五物汤加味，取黄芪益气，桂枝通阳，白芍柔筋，更以姜黄、羌活专走肩臂，蜈蚣、全蝎搜风通络。若肩冷如冰者，加附子、细辛以破寒凝；若筋脉拘急，则重用白芍、甘草缓急止痛。肩痹之治，贵在持之以恒，内服外敷并用，方能渐收全功。

1. 李某某，男，54岁，骆驼坳。2008年7月7日初诊。

左肩关节疼痛半个月，日轻夜重，活动不利，痛甚至肘腋，痛处怕冷，饮食正常，舌苔白。

诊断：肩痹。

方药：姜黄10g，羌活10g，蜈蚣1条，白芍30g，桂枝10g，川芎15g，鸡血藤20g，威灵仙15g，乳没共16g，丹参15g，当归10g，延胡索15g，熟地20g。6剂。

2008年7月11日诊，症状稍减，前方去熟地、丹参，加黄芪30g，细辛3g。6剂。

2008年7月24日诊，左肩关节疼痛减轻，活动自如，舌正常，脉弦。

方药：羌活10g，姜黄10g，蜈蚣2条，白芍30g，甘草10g，桂枝10g，威灵仙20g，鸡血藤20g，川芎15g，延胡索15g，乳没共16g，生姜5片，黄芪20g。7剂。

2008年8月4日诊，疼痛轻微，前方续服7剂渐愈。

2. 夏某某，男，23岁，胜利镇。2004年12月17日初诊。

肩关节疼痛3～4个月，甚则活动不利，肩背常有凉风吹的感觉。颈椎片未见明显异常，右侧肩关节片未见明显异常。

诊断：肩痹。

方药：羌活10g，黄芪30g，桂枝10g，川芎12g，全蝎5g，蜈蚣1条，姜黄10g，芥子15g，鸡血藤15g，威灵仙15g，白芍30g，香附10g，甘草10g。8剂。

2004年12月31日诊，仍右侧肩关节酸胀，有冷感，现可抬举过头。

方药：羌活10g，桂枝10g，川芎12g，全蝎5g，蜈蚣1条，姜黄10g，鸡血藤15g，威灵仙15g，白芍30g，甘草10g，葛根30g，桑白皮10g，松节10g。8剂。

2005年1月17日诊，右肩关节酸痛减轻，活动稍有不利，纳食尚可。

方药：桂枝10g，黄芪15g，鸡血藤15g，威灵仙15g，羌活10g，葛根30g，葛根30g，川芎12g,白芍30g,蜈蚣1条,全蝎5g,甘草10g,姜黄10g,延胡索10g,香附15g。10剂。

2005年1月28日诊,症状减轻,时觉酸痛甚,前方加延胡索15g、桑寄生15g。10剂。

2005年2月21日诊,前方去女贞子、桑寄生,加附片10g、细辛3g,10剂。

2005年3月7日诊,右肩周胀痛,颈项酸胀,活动时痛甚,纳食尚可。

方药:黄芪20g,桂枝10g,羌活10g,全蝎5g,蜈蚣1条,葛根20g,川芎15g,白芍30g,鸡血藤15g,威灵仙15g,女贞子10g,甘草10g。10剂。

2005年3月30日诊,右上肢现能高举过头,活动自如,舌苔白。

方药:鹿角10g,桂枝10g,白芍40g,鸡血藤15g,威灵仙15g,姜黄10g,川芎10g,甘草10g,蜈蚣1条,黄芪20g,延胡索15g,香附15g。10剂告愈。

3. 卢某某,女,60岁,骆驼坳。2007年12月18日初诊。

右肩关节酸痛,活动不利半年,不能高举过头,日轻夜重,痛处怕冷,饮食尚可,上周骆驼坳医院拍片肩关节未见异常。

诊断:肩痹。

方药:葛根30g,桂枝10g,川芎15g,威灵仙20g,鸡血藤20g,羌活10g,姜黄10g,乳没共16g,丹参15g,当归10g,蜈蚣1条,生姜5片,白芍10g,甘草10g。6剂。

2008年1月2日诊,仍右肩关节酸胀痛,日轻夜重,痛处怕冷,纳食尚可,脉弦。

方药:乌梢蛇50g,蜈蚣20g,白芍100g,甘草50g,丹参80g,乳没共60g,川芎60g,当归50g,熟地150g,山茱萸50g,山药50g,丹皮50g,泽泻50g,茯苓50g,徐长卿60g,威灵仙80g,羌活50g,鹿胶100g,太子参100g,白术50g,砂仁50g,佛手50g,桂枝50g,红参100g,鸡血藤80g,葛根80g,做小蜜丸。

2008年3月6日诊,右肩关节疼痛轻微,伸举自如,但上举时仍肩关节酸胀,舌苔白,脉缓。

方药:乌梢蛇50g,蜈蚣20条,白芍100g,当归50g,乳没共80g,川芎80g,鹿胶100g,桂枝50g,威灵仙50g,鸡血藤80g,红参100g,葛根80g,黄芪250g,三七60g,熟地150g,山茱萸50g,山药50g,丹皮50g,泽泻50g,茯苓50g,太子参100g,白术50g,甘草50g,砂仁50g,佛手50g,羌活50g,姜黄50g,做小蜜丸。告愈。

4. 李某某,女,61岁,骆驼坳。2012年6月5日初诊。

右肩关节疼痛4月,活动不利,近又增头昏闷,耳闭气,左甚于右,纳食尚可,舌苔白,血压110/80mmHg。

诊断:肩痹。

方药:黄芪30g,桂枝10g,丹参10g,葛根30g,甘草10g,羌活10g,川芎15g,桔梗10g,莱菔子10g,磁石30g,白芍30g,蝉蜕1g,生姜5片。6剂。

2012年6月11日诊,右肩关节疼痛明显好转,仍耳闭,守前方加丹参20g,鸡血藤20g,去生姜。6剂。

5. 方某某,男,53岁,地质队。1983年1月27日初诊。

左肩上臂酸痛半个月(1979年曾患过1次),早上四五点钟时剧痛,左手怕冷,微发麻,活动自如,但握物酸胀不舒,饮食不多,舌苔白,脉缓弦。

诊断:肩痹。

方药:桂枝10g,全蝎4g,当归10g,北沙参5g,羌活10g,全蜈蚣2条,甘草10g,姜黄10g,白芍15g,秦艽10g,威灵仙10g,芥子15g,地龙10g。4剂。

1983年3月4日诊,疼痛感轻,饮食尚好,脉缓。

方药:桂枝10g,全蝎4g,地龙10g,羌活10g,蜈蚣2条,当归10g,威灵仙15g,白芍15g,北沙参5g,姜黄10g,芥子15g,秦艽10g。5剂。

6. 万某某,男,47岁,搬运站。1981年2月12日初诊。

左手上臂、肩关节曾用力损伤后,一直酸痛3个月,痛处发凉,脉缓。

诊断:肩痹。

方药:桂枝10g,全蝎6g,芥子10g,附片10g,蜈蚣2条,高良姜10g,羌活10g,僵蚕10g,秦艽10g,细辛6g,麻黄8g,乳没共10g,生姜3片。4剂。

1981年2月16日诊,左上肢疼痛减轻,上举不便,肩头发凉,脉弦,血压110/70mmHg。

方药:桂枝12g,地龙12g,川芎10g,全蝎5g,蜈蚣2条,赤芍10g,白芍10g,附片10g,木瓜10g,甘草10g,细辛3g,生姜3片,乳没共10g,威灵仙10g。5剂。

7. 方某某,男,57岁,油厂。2003年3月14日初诊。

复3月5诊,肩胛部疼痛,晨起痛甚,自觉背部有冷感,舌苔白稍厚,脉弦。

诊断:肩痹。

方药:茯苓50g,枳实10g,法半夏10g,葛根18g,川芎15g,蜈蚣1条,羌活10g,姜黄10g,甘草10g,芥子20g,威灵仙18g,细辛3g。5剂。

2003年3月19日诊,肩胛部疼痛减轻,背冷消失,纳食尚可,舌苔白薄黄,脉弦,血压120/80mmHg。

方药:甘草10g,白术10g,茯苓50g,枳实10g,法半夏10g,葛根20g,川芎15g,蜈蚣1条,麻黄8g,细辛3g,附片10g,生姜5片。5剂。

8. 彭某某,女,56岁,九资河。2007年8月29日初诊。

右肩部疼痛3~4个月余,右手不能平举上抬,当地诊断为"类风湿",服药后胃脘部胀塞不适,饮食少,舌苔白中厚。

诊断:肩痹。

方药:桂枝6g,川芎10g,羌活10g,姜黄10g,白芍30g,威灵仙15g,乳没共10g,当归10g,蜈蚣1条,鸡血藤20g,甘草10g,红枣5枚,生姜5片。6剂。

2007年9月24日诊,又因过劳右肩部疼痛加重,手麻,但较前为轻,右手指关节酸痛,舌边紫暗,苔白薄。

方药:桂枝8g,川芎12g,羌活16g,姜黄10g,白芍30g,威灵仙15g,乳没共16g,当归10g,蜈蚣1条,鸡血藤20g,甘草10g,黄芪20g。6剂。

2008年3月10日诊,服药后症状消失,近1个月又右肩关节酸痛,活动不利,可上举，纳食尚可，胃脘部胀塞，舌苔中白厚，脉缓。

方药：桂枝10g，川芎15g，羌活10g，姜黄10g，白芍30g，甘草10g，威灵仙20g，乳没共10g，丹参15g，蜈蚣1条，鸡血藤20g，当归10g，生姜5片。6剂。

9. 李某某，女，66岁，三里畈。2008年2月26日初诊。

右肩胛部疼痛间断发作数年，又作5天，微形寒，活动受凉加重，纳食尚可，右肋疼痛（曾损伤）。

诊断：肩痹。

方药：桂枝10g，葛根30g，川芎10g，乳没共16g，丹参15g，白芍30g，甘草10g，羌活10g，姜黄10g，细辛3g，当归10g，生姜5片。7剂。

2008年3月14日诊，右肩部疼痛减轻。现症：头昏心慌，右肩胛时痛，纳食尚可，时呃气，舌苔白。

方药：桂枝10g，黄芪30g，葛根30g，白芍10g，威灵仙15g，甘草10g，细辛3g，姜黄10g，羌活10g，鸡血藤20g，川芎15g，蜈蚣1条，生姜5片。6剂。

10. 叶某某，男，52岁，牌形湾。2012年6月5日初诊。

右肩关节酸胀发麻不能后伸月余，纳食尚可，精神亦佳，舌苔白，脉弦，血压110/80mmHg。

诊断：肩痹。

方药：桂枝10g，羌活10g，姜黄10g，川芎18g，蜈蚣2条，白芍30g，甘草10g，芥子15g，威灵仙15g，细辛3g，丹参15g，当归10g，生姜5片。6剂。

2012年6月15日诊，酸胀疼痛稍减轻，守前方加鸡血藤30g，乳没共16g，延胡索15g，去芥子、威灵仙。6剂。

11. 胡某某，女，49岁，浠水华桂。2012年12月1日初诊。

颈项及双侧肩关节酸痛，左肩部为甚，不能平举或后展，手指晨僵（颈椎间盘突出、类风湿性关节炎），舌苔白，脉弦。

诊断：肩痹。

方药：葛根30g，威灵仙15g，蜈蚣2条，白芍40g，鸡血藤30g，乌梢蛇10g，甘草10g，羌活10g，徐长卿20g，桂枝10g，鹿角10g，金银花藤30g，川芎15g。7剂。

2013年1月1日诊，仍左侧肩部疼痛，前方加姜黄10g、乳没共16g、葛根30g，去徐长卿、鹿角。6剂。

2013年1月23日诊，左肩关节疼痛减轻，可平举，不能过头，左肘及右膝关节亦痛，饮食尚可。

方药：羌活10g，姜黄10g，白芍40g，甘草10g，蜈蚣2条，川芎20g，葛根30g，桂枝10g，细辛3g，当归20g，鸡血藤30g，骨碎朴10g，鹿角10g，金银花藤20g。7剂。

12. 吴某某，男，44岁，外贸。1980年12月28日初诊。

左肩关节疼痛近2个月，活动不利（已4～5年病史，时作时止），脉缓。

诊断：肩痹。

方药：桂枝 10g，全蝎 6g，细辛 3g，川芎 10g，地龙 10g，乳没共 10g，姜黄 10g，蜈蚣 3 条，羌活 10g，秦艽 10g，木瓜 10g，附片 12g。4 剂。

1981 年 1 月 10 日诊，服药后左肩关节疼痛好转，手不麻，仍肩关节疼痛，痛处怕冷。

方药：桂枝 10g，全蝎 6g，附片 12g，川芎 10g，地龙 10g，木瓜 12g，羌活 10g，蜈蚣 3 条，细辛 4g，姜黄 10g，秦艽 10g，乳没共 10g。5 剂。

13. 赵某某，男，50 岁，凤山镇。2008 年 8 月 27 日初诊。

右肩关节酸痛 5 个月，症状时轻时重，抬举困难，痛甚至肘关节，微怕冷感，手不发热，纳食尚可，时或下肢或上肢酸痛。

诊断：肩痹。

方药：葛根 30g，桂枝 10g，川芎 15g，白芍 30g，蜈蚣 2 条，甘草 10g，威灵仙 15g，乳没共 16g，丹参 20g，当归 10g，姜黄 10g，羌活 10g。6 剂。

2008 年 9 月 2 日诊，症状减轻，服药后腹泻，前方去乳没共，丹参，加鸡血藤 20g，红枣 5 枚，生姜 5 片。6 剂。

14. 陈某某，男，70 岁，三里畈，2003 年 10 月 20 日初诊。

左肩臂疼痛年余，手不能平举，日轻夜重，纳食尚可，胸透支气管炎。

诊断：肩痹。

方药：全蝎 5g，蜈蚣 1 条，僵蚕 10g，川芎 15g，葛根 20g，延胡索 15g，羌活 10g，白芍 30g，甘草 10g，黄芪 15g，芥子 20g，法半夏 10g，松节 10g，桑枝 10g。5 剂。

2003 年 11 月 5 日诊，肩臂疼痛减轻，需要常甩手，左手不能平举，进食有梗塞感。食管钡餐：贲门部新生物可能性大。

方药：全蝎 5g，蜈蚣 1 条，川芎 10g，桂枝 10g，姜黄 10g，羌活 10g，黄芪 20g，鸡血藤 20g，芥子 18g，白芍 18g，甘草 10g，威灵仙 18g。5 剂。

15. 叶某某，女，34 岁，骆驼坳。2002 年 4 月 6 日初诊。

右肩酸胀痛，晚甚，放射至两乳 3 个月余，纳食尚可，痛处怕冷，微咳，不胸闷。

诊断：肩痹。

方药：桂枝 10g，姜黄 10g，羌活 10g，延胡索 20g，川芎 15g，威灵仙 18g，柴胡 10g，全蝎 6g，蜈蚣 1 条，当归 10g，秦艽 10g，芥子 18g。4 剂。

2002 年 4 月 13 日诊，症状减轻，纳食尚可，月经尚规律，舌苔白脉弦，血压 90/60mmHg。

方药：柴胡 10g，全蝎 6g，蜈蚣 1 条，川芎 10g，姜黄 10g，羌活 10g，白芍 18g，当归 10g，延胡索 18g，甘草 10g，威灵仙 18g，芥子 18g。5 剂。

四、腰痹（腰椎病）

腰为肾之府，乃人身之枢纽。腰痹之成，多因肾气亏虚，风寒湿邪乘虚内袭，或跌扑损伤，瘀血阻滞。《诸病源候论》云："肾主腰腿，劳损于肾，动伤经络，又为冷风所侵，气血搏击，故腰痛也。"其症或痛如锥刺，或酸重如坠，甚则放射至腿足，步履维艰。余治腰痹，必以补肾壮骨为要，常用鹿角、熟地、杜仲填补下元，辅以独活、威灵仙祛风除湿，更佐蜈蚣、土鳖虫通络止痛。若见下肢麻木者，加黄芪、鸡血藤益气通络；若痛处冷如冰，则非附子、肉桂不能温散阴寒。腰痹日久，多兼痰瘀，需耐心调治，方能渐复。

1. 江某某，男，62岁，白庙河。2015年5月26日初诊。

腰骶部疼痛放射至左臀，大腿后侧，活动不利，间断发作4年，近年加重，下肢发麻。舌苔白，脉沉缓。CT：腰椎退行性改变，L3/4、L4/5、L5/S1椎间盘突出症。

诊断：腰痹。

方药：鹿角10g，蜈蚣2条，白芍30g，甘草10g，乳没共16g，丹参20g，当归20g，骨碎补10g，鸡血藤30g，熟地20g，杜仲10g，全蝎5g，延胡索15g。8剂。

2015年6月8日诊，前方加土鳖虫6g，去全蝎。8剂。

2015年6月19日诊，疼痛减轻，前方加徐长卿15g、威灵仙10g、独活15g，去鸡血藤、丹参、骨碎补、鹿角。8剂。

2015年6月29日诊，症状明显好转，熟地20g，独活15g，白芍30g，乳没共16g，杜仲15g，威灵仙10g，延胡索15g，蜈蚣3条，土鳖16g，甘草10g，鹿角10g，当归10g。8剂。

2. 胡某某，男，56岁，大河岸。2009年5月2日初诊。

右侧腰骶部疼痛，连及右侧大腿至膝关节，日轻夜重已3个月(原右侧股骨骨折)，舌苔白，脉弦。腰椎片：腰椎骨质增生。

诊断：腰痹。

方药：熟地20g，蜈蚣2条，白芍30g，甘草10g，乳没共16g，丹参15g，当归10g，鹿角10g，鸡血藤30g，威灵仙15g，骨碎补15g，牛膝10g。6剂。

2009年5月16日诊，右侧腰骶部、右侧膝部疼痛较前有明显好转，纳食尚可。腰椎CT示：腰椎间盘突出。

方药：熟地20g，蜈蚣2条，白芍30g，甘草10g，乳没共16g，丹参15g，当归10g，鸡血藤30g，骨碎补15g，杜仲15g，鹿角10g，威灵仙15g。7剂。

2009年7月15日诊，疼痛基本消失，宗前方。7剂。

3. 肖某某，男，56岁，胜利镇。2004年9月10日初诊。

腰骶部疼痛，放射至双下肢至足趾已10余天，痛处怕冷，活动不利，胜利医院腰椎片示：腰椎骨质增生，纳食稍差，舌苔白。

诊断：腰痹。

方药：鹿角10g，蜈蚣1条，全蝎5g，白芍30g，甘草10g，鸡血藤15g，威灵仙15g，香附15g，狗脊10g，独活10g，徐长卿15g，附片10g，生姜5片。6剂。

2004年10月8日诊，腰骶部疼痛减轻，痛处怕冷，舌苔白。

方药：鹿角10g，蜈蚣1条，全蝎5g，白芍30g，甘草10g，鸡血藤15g，威灵仙15g，香附15g，狗脊10g，独活10g，徐长卿15g，附片10g，生姜5片。5剂。

2004年10月20日诊，活动稍剧仍痛，纳食尚可。

方药：鸡血藤20g，附片10g，白芍40g，蜈蚣1.5条，全蝎5g，独活15g，甘草10g，香附15g，鹿角10g，木瓜15g，延胡索15g，生姜5片。6剂。

4. 方某某，男，42岁，河铺镇。2004年11月22日初诊。

本月初六早晨大便时，突发腰骶部疼痛放射至右侧下肢，动弹不得。腰椎片示：腰椎退行性改变。

诊断：腰痹。

方药：熟地15g，鸡血藤20g，牛膝10g，威灵仙15g，狗脊15g，蜈蚣1条，全蝎5g，鹿角10g，延胡索15g，白芍40g，甘草10g。6剂。

2004年11月29日诊，口服药后症状明显减轻，可行走，痛处有冷感。

方药：熟地15g，鸡血藤20g，牛膝10g，威灵仙15g，狗脊15g，蜈蚣1条，全蝎5g，鹿角10g，延胡索15g，白芍40g，甘草10g，附片10g，生姜5片。6剂。

2005年1月5日诊，服前方后其痛消失，前日因受凉，右侧腰骶部疼痛又作，疼痛发麻，日轻夜重，纳食尚可。

方药：鹿角10g，蜈蚣1条，蝎尾5g，甘草10g，白芍40g，鸡血藤15g，威灵仙15g，熟地10g，独活10g，香附15g，延胡索15g。6剂。

5. 赵某某，男，45岁，大河岸。2004年12月17日初诊。

腰骶部疼痛，放射至右侧下肢麻木疼痛、活动不利月余，脉细弦，苔白。腰椎片示：腰椎骨质增生。

诊断：腰痹。

方药：鹿角10g，蜈蚣1条，全蝎5g，威灵仙15g，鸡血藤20g，香附15g，白芍40g，甘草10g，乳没共10g，独活12g，延胡索5g，熟地15g。5剂。

2004年12月22日诊，腰骶部疼痛消除，仍右侧臀部沿坐骨神经部麻木，活动不利，纳食尚可。

方药：鹿角10g，蜈蚣1条，全蝎5g，鸡血藤20g，香附15g，白芍40g，甘草10g，乳没共10g，独活12g，川芎12g，黄芪15g，熟地15g。5剂。

2005年3月25日诊，服前方10剂后疼痛消除，近1周受凉后，右侧臀部麻木、疼痛，活动自如，纳食、睡眠尚佳，舌苔白。

方药：鹿角10g，黄芪15g，川芎10g，蜈蚣1条，全蝎5g，威灵仙15g，鸡血藤20g，当归10g，牛膝10g，白芍40g，甘草10g，丹参15g。5剂。

6. 郭某某，男，43岁，浠水县。2005年7月22日初诊。

腰骶部疼痛月余，痛甚放射至大腿后侧，休息后其痛增加，舌红苔白厚。腰椎片示：L3～L5椎体骨质增生。

诊断：腰痹。

方药：鹿角10g，蜈蚣1条，白芍40g，甘草10g，威灵仙15g，独活10g，鸡血藤20g，香附15g，杜仲15g，全蝎5g，延胡索15g。6剂。

2005 年 8 月 1 日诊，腰骶部酸痛，放射至左下肢大腿后侧至足，胃脘作胀，纳食尚可，舌苔白，脉弦。

方药：独活 15g，桑寄生 15g，威灵仙 15g，鸡血藤 20g，白芍 30g，甘草 10g，熟地 15g，蜈蚣 1 条，延胡索 10g，杜仲 10g，香附 15g，骨碎补 10g。6 剂。

2005 年 8 月 8 日诊，服药疼痛减轻，昨下午其痛又作。现症：左侧臀部酸痛，沿大腿后侧至足踝部，纳食尚可。

方药：鹿角 10g，独活 15g，威灵仙 15g，白芍 40g，甘草 10g，蜈蚣 1 条，熟地 15g，香附 15g，延胡索 10g，鸡血藤 15g，全蝎 5g。6 剂。

2005 年 8 月 17 日诊，腰骶部疼痛明显好转，纳食尚可，舌苔白，脉弦。

方药：鹿角 10g，独活 10g，威灵仙 15g，白芍 30g，甘草 10g，鸡血藤 15g，蜈蚣 1 条，延胡索 15g，熟地 15g，牛膝 10g。6 剂。

7. 郝某某，男，70 岁，三里畈。2011 年 12 月 23 日初诊。

腰痛放射至左臀部沿大腿后侧至足部，该侧肢体怕冷，肌肉微痛，纳食尚可，痛处怕冷，舌苔白。CT 示：腰椎间盘突出。

诊断：腰痹。

方药：鹿角 10g，蜈蚣 2 条，鸡血藤 30g，木瓜 10g，牛膝 10g，熟地 20g，白芍 30g，独活 15g，骨碎补 15g，甘草 10g，威灵仙 20g。6 剂。

2012 年 1 月 6 日诊，症状减轻，前方加鸡血藤 30g。6 剂。

2012 年 1 月 16 日诊，症状明显好转。要求做丸缓调。

方药：鹿角 80g，杜仲 80g，蜈蚣 30 条，独活 60g，鸡血藤 60g，白芍 100g，红参 100g，骨碎补 60g，丹参 60g，当归 50g，黄芪 250g，三七 60g，菟丝子、枸杞子、五味子、覆盆子、补骨脂各 50g，熟地 160g，枣皮 60g，牛膝 60g，太子参 100g，白术、甘草、砂仁、佛手各 50g，乌梢蛇 50g，做小蜜丸。

8. 王某某，男，50 岁，浠水。2017 年 6 月 16 日初诊。

腰骶部左臂下肢至足酸胀不适 2 个月。2017 年 6 月 4 日 MR 平扫：腰椎退行性改变，L4～5、L5～S1 椎间盘变性，L4～5 椎间盘突出，椎骨狭窄，左侧神经根受压，L5～S1 椎间盘膨出。

诊断：腰痹。

方药：熟地 20g，鹿角 10g，全蝎 5g，蜈蚣 3 条，乳没共 16g，白芍 30g，威灵仙 15g，独活 15g，甘草 10g，延胡索 10g，丹参 20g，当归 10g。6 剂。

2017 年 6 月 7 日诊，药后症状明显减轻，守前方加徐长卿。10 剂。

9. 胡某某，女，67 岁，骆驼坳。2005 年 8 月 22 日初诊。

左侧臀部沿大腿后侧痛至足踝部 10 余天，伴心烦，纳食食少，舌苔白，脉弦紧。血压 150/80mmHg。腰椎片示：腰椎退行性改变、老年性骨质疏松。

诊断：腰痹。

方药：独活 12g，鹿角 10g，熟地 18g，白芍 30g，甘草 10g，威灵仙 15g，狗脊 15g，鸡血藤15g,延胡索15g,菟丝子15g,香附15g。6剂。

2005年9月7日诊,左侧臀部疼痛减轻,活动自如,脉缓。

方药:独活12g,鹿角10g,熟地18g,白芍30g,甘草10g,威灵仙15g,狗脊15g,鸡血藤15g,延胡索15g,桑寄生15g,香附15g。6剂。

10. 朱某某,男,50岁,河铺镇。2003年4月7日初诊。

腰痛(左侧为甚),右侧酸痛至足部,以胀痛为甚,微冷,活动加重约3个月。腰椎片示:腰椎增生性改变、第一骶椎隐性裂。

诊断:腰痹。

方药:狗脊20g,牛膝18g,全蝎5g,蜈蚣1条,白芍30g,乳没共15g,甘草10g,熟地18g,鸡血藤20g,威灵仙20g,独活15g,附片10g,生姜5片。5剂。

2003年4月14日诊,臀部疼痛减轻,仍腰部疼痛放射至下肢,有冷感。

方药:狗脊20g,牛膝18g,全蝎5g,蜈蚣1条,白芍30g,乳没共15g,甘草10g,熟地18g,鸡血藤20g,威灵仙20g,独活15g,附片10g,木瓜10g,生姜5片。5剂。

2003年5月12日诊,腰痛又作(左侧为甚),放射至左下肢至足趾,痛处怕冷,纳食差,血压165/100mmHg。

方药:地龙10g,蜈蚣1条,乌梢蛇10g,独活15g,威灵仙20g,白芍20g,延胡索15g,牛膝18g,桑寄生10g,杜仲12g,乳没共10g,甘草10g。7剂。

11. 陈某某,男,69岁,浠水。2010年1月20日初诊。

左侧臀部沿大腿外侧疼痛至足,半月余,甚则不能行走,纳食尚可。素有高血压,冠心病。今血压120/80mmHg。腰椎片示:腰椎骨质增生。

诊断:腰痹。

方药:鹿角10g,杜仲18g,白芍30g,甘草10g,地龙10g,蜈蚣2条,延胡索15g,骨碎补15g,威灵仙15g,牛膝15g,桑寄生10g,香附18g,熟地20g。6剂。

2010年1月29日诊,症状减轻,前方去地龙,加麦冬10g。8剂。

2010年2月26日诊,症状明显减轻,时胸闷,血压180/100mmHg,前方加白芍10g。6剂。12. 李某某,女,55岁,交通局。2003年6月27日初诊。

腰骶部疼痛3个月,起床时有痛感,伴左侧腹股沟处痛,小腹有烧灼感。X光片:腰椎肥大性改变,腰椎曲度向左轻度侧弯,腰3～5椎体前缘上下角骨质增生改变。

诊断:腰痹。

方药:骨碎补10g,补骨脂10g,牛膝10g,狗脊10g,熟地15g,木瓜10g,六一散20g,黄柏10g,知母10g,杜仲12g,赤芍12g,延胡索12g。4剂。

2003年7月7日诊,近感冒咳嗽经治明显好转。又发左侧腰痛放射至下肢后侧至踝部,舌苔白。

方药:全蝎5g,蜈蚣1条,木瓜10g,熟地15g,骨碎补10g,鸡血藤20g,威灵仙20g,甘草10g,秦艽10g,独活12g,延胡索10g,桑寄生10g。5剂。

2003年7月23日诊,左下肢疼痛减轻,头昏肢软乏力,纳食尚佳,下肢微肿,舌苔白。

方药：骨碎补10g，熟地18g，蜈蚣1条，杜仲10g，威灵仙20g，木瓜10g，牛膝10g，鸡血藤20g，独活12g，全蝎5g，延胡索12g，甘草10g。7剂。

13. 李某某，男，28岁，大河岸。2005年1月31日初诊。

右侧腰骶部、臀部疼痛，痛处怕冷，晚间为甚，间断发作年余，前日又增胃胀痛。腰椎片：腰椎骨质增生。

诊断：腰痹。

方药：附片10g，白芍30g，香附15g，狗脊10g，细辛3g，独活15g，威灵仙15g，甘草10g，生姜5片，牛膝10g，蜈蚣1条。5剂。

2005年2月16日诊，症状减轻，仍腰骶部、左臀部酸胀疼痛，日轻夜重(前年因风湿热住院1周，好转出院)，纳食尚可，形寒怕冷，夜垫电热毯，盗汗。

方药：黄芪20g，附片10g，白术10g，鸡血藤20g，威灵仙15g，独活10g，白芍30g，蜈蚣1条，甘草10g，杜仲10g，桑寄生15g，香附15g。6剂。

2005年11月7日诊，右侧臀部疼痛又作5天，伴右膝关节疼痛，痛处有冷感，脉迟，活动不利。血常规正常。

方药：独活12g，威灵仙15g，牛膝10g，鸡血藤20g，附片10g，细辛3g，当归10g，丹参15g，乳没共10g，香附15g，杜仲15g，白芍30g，甘草10g，黄芪20g。6剂。

2005年11月16日诊，症状减轻，现走路其痛不甚，纳食尚可，痛处冷感减轻，前方去杜仲、香附。6剂。

2005年11月28日诊，右侧臀部疼痛好转，腰周疼痛，左腹股沟处疼痛，痛处怕冷，纳食尚可，背心作痛。

方药：附片10g，甘草10g，白芍30g，独活15g，鸡血藤20g，杜仲10g，乳没共10g，丹参15g，当归尾10g，蜈蚣1条，生姜5片，香附15g。5剂。

2005年12月19日诊，时腰骶部疼痛，痛处冷感消失，睡眠差，舌苔白，脉弦。血压120/80mmHg。

方药：附片10g，白芍40g，熟地15g，独活12g，鸡血藤20g，杜仲10g，骨碎补10g，甘草10g，蜈蚣1条，细辛3g，狗脊15g，生姜5片。5剂。

14. 童某某，男，31岁，北丰。2006年2月17日初诊。

腰骶部疼痛、脊柱疼痛4～5年，加重2年，活动不利，休息减轻，形寒怕冷，时颈项不适，背部冷痛，脉缓。

诊断：腰痹。

方药：麻黄10g，附片10g，细辛3g，当归10g，乳没共15g，丹参15g，蜈蚣1条，全蝎5g，熟地20g，白芍30g，甘草10g，生姜5片。6剂。

2006年3月24日诊，腰骶部疼痛，脊柱疼痛，伴颈项、肩胛酸痛。

方药：熟地150g，附片50g，杜仲80g，牛膝80g，鹿角80g，蜈蚣30g，全蝎30g，白芍150g，丹参100g，当归80g，乳没共80g，砂仁80g，补肾气方250g，黄芪200g，独活80g，肉苁蓉 80g，红参 100g，党参 100g，做小蜜丸。

2006 年 7 月 19 日诊，症状明显好转，守前方加白花蛇 4 条、鹿胶 60g、龟胶 60g，去党参，做小蜜丸。

15. 谢某某，男，37 岁，三里桥。1981 年 3 月 16 日初诊。

左侧腰骶疼痛，放射至该侧下肢，伴右侧头痛，甚则欲呕，脉弦缓（MR：腰椎间盘突出）。

诊断：腰痹。

方药：川芎 15g，全蝎 6g，乳没共 10g，白芷 10g，蜈蚣 2 条，白芍 30g，地龙 10g，甘草 10g，牛膝 12g，附片 10g，细辛 5g，羌活 10g，独活 10g。3 剂。

1981 年 3 月 31 日诊，诸症稍减轻。

方药：川芎 15g，全蝎 6g，附片 15g，白芷 10g，蜈蚣 2 条，乳没共 10g，羌活 10g，独活 10g，地龙 10g，白芍 30g，细辛 5g，牛膝 12g，甘草 10g。2 剂。

1981 年 4 月 6 日诊，服药后疼痛基本消除，昨因劳累又复作。

方药：麻黄 10g，全蝎 6g，附片 15g，川芎 15g，蜈蚣 2 条，乳没共 10g，白芷 10g，地龙 10g，白芍 30g，细辛 5g，牛膝 12g，甘草 10g。5 剂。

五、膝痹

膝痹多发于年过半百之人，盖因肝血亏虚，肾精衰少，骨髓生化乏源，不能濡养筋骨，腠理空虚，寒湿乘虚侵袭，致膝部经气不利，气血运行不畅，故而疼痛。临床常见膝部红肿、上下楼梯痛，或坐起立行时酸软不适，甚则肿胀、弹响、积液。若不及时调治，日久必致关节畸形，甚则废用。治膝痹当以补肝益肾为本，强筋健骨为要，兼以活血化瘀、驱寒祛湿。常用鹿角、熟地、骨碎补等温补肝肾，鸡血藤、丹参活血通络，白芍、甘草缓急止痛。若遇寒湿重者，加桂枝、威灵仙散寒除湿；瘀血明显者，佐以乳香、没药行气止痛。此病缠绵，需耐心调养，不可急于求成。

1. 周某某，女，75 岁，北丰。2008 年 9 月 10 日初诊。

左膝关节肿痛 2 个月，活动不利，日轻夜重，痛处怕冷，手足麻，腰酸，纳食尚可，当地打针服药治疗少效，舌苔白，血压 120/80mmHg。膝关节拍片：左膝关节胫骨内侧关节面密度增高硬化，髌骨外上缘骨质增生，关节间隙变狭窄。

诊断：膝痹证。

方药：熟地 20g，鹿角 10g，骨碎补 10g，蜈蚣 1 条，白芍 30g，甘草 10g，威灵仙 10g，牛膝 10g，鸡血藤 20g，丹参 10g，当归 10g，乳没共 10g。6 剂。

2008 年 9 月 22 日诊，疼痛好转，前方继服 6 剂。

2008 年 11 月 4 日诊，昨又痛作（原症状消失）。宗前方加延胡索 10g。5 剂，膝部痛止，活动自如。

2. 周某某，男，60 岁，白庙河。2008 年 7 月 28 日初诊。

左膝关节肿痛间断发作 20 余年，加重年余，甚则不能行走，痛处发凉。县人民医院拍片：骨质增生。曾在白庙河卫生院抽积液 5 次（白色泡沫夹少许血液）。纳食尚可，左下肢轻度怕冷，舌苔白，脉沉弦。

诊断：膝痹。

方药：麻黄 10g，芥子 15g，蜈蚣 2 条，全蝎 5g，威灵仙 18g，当归 10g，川芎 10g，白芍 18g，苍术 10g，枳壳 10g，细辛 3g，甘草 10g，延胡索 10g，黄芪 20g。6 剂。

2008 年 8 月 22 日诊，服前方症状减轻，做丸缓调。

方药：黄芪 150g，鹿角 50g，麻黄 50g，芥子 100g，蜈蚣 10 条，全蝎 25g，威灵仙 150g，川芎 80g，细辛 10g，甘草 50g，桂枝 50g，鸡血藤 80g，白芍 150g，苍术 60g，当归 50g，陈皮 50g，做小蜜丸。

2008 年 9 月 8 日诊，疼痛好转。前丸续服 1 剂，渐愈。

3. 方某某，男，14 岁，平湖乡。2009 年 7 月 8 日初诊。

双侧膝关节疼痛，按压痛甚，加重 2 个月余。膝关节片：右侧胫骨结节软骨炎。

诊断：膝痹。

方药：当归 10g，丹参 10g，乳没共 16g，牛膝 10g，威灵仙 10g，独活 10g，白芍 20g，甘草 10g，鸡血藤 15g，骨碎补 10g，川芎 10g。6 剂。

2009 年 7 月 29 日诊，症状减轻，前方加木瓜 10g、蜈蚣 1 条、白芍 30g。7 剂。

4. 何某某，女，47 岁，凤山镇。1982 年 3 月 2 日初诊。

肢体关节疼痛，双膝关节为甚，四肢麻木发肿，项强连背，饮食尚可，舌淡胖苔白，脉缓细。

诊断：膝痹。

方药：黄芪 18g，川芎 15g，羌活 10g，当归 6g，葛根 15g，细辛 3g，桂枝 10g，甘草 10g，生姜 3 片，白芍 10g，秦艽 10g，红枣 3 枚。3 剂。

1982 年 3 月 8 日诊，手指、膝关节肿痛减轻，仍颈背痛不舒，麻木，饮食少，尿黄，舌淡苔白，脉缓。

方药：黄芪 20g，白芍 10g，熟地 10g，独活，羌活 8g，当归 8g，秦艽 10g，桂枝 10g，乳没共 10g，葛根 15g，细辛 3g，牛膝 10g，甘草 10g，木瓜 10g。2 剂。

1982 年 3 月 24 日诊，膝关节疼痛、肿胀减轻，饮食尚好，舌淡，脉缓。

方药：黄芪 20g，白芍 12g，熟地 10g，当归 8g，秦艽 10g，独活 8g，羌活 8g，桂枝 10g，细辛 3g，牛膝 10g，甘草 10g，木瓜 10g，粉葛 15g。4 剂。

5. 陈某某，男，50 岁，粮站。1984 年 4 月 24 日初诊。

左下肢膝关节以下疼痛麻木 9 个月，经住院治疗未见好转，纳呆食少，睡一般，舌苔白质稍暗，脉缓，武汉医院诊断为“冠心病、动脉硬化”。

诊断：膝痹。

方药：黄芪 60g，牛膝 15g，芥子 15g，地龙 10g，当归尾 8g，杜仲 15g，川芎 8g，赤芍 8g，甘草 10g，红花 6g，生地 8g。4 剂。

1984年6月17日诊，血压130/90mmHg，右膝关节发麻及下肢发麻，纳食不多，睡时差，舌苔中白厚，脉缓。

方药：杜仲18g，当归10g，黄芪30g，牛膝18g，白术10g，芥子15g，地龙10g，葛根15g，甘草10g，木瓜10g，川芎15g，白芍10g。5剂。

1984年6月27日诊，疼痛减轻，纳食尚可，舌质暗，苔白厚，脉弦。血压140/90mmHg。

方药：牛膝20g，附片10g，威灵仙10g，木瓜15g，黄芪30g，当归10g，杜仲15g，芥子10g，白芍10g，独活10g，秦艽10g，细辛3g。5剂。

6. 王某某，女，48岁，凤凰关。1985年6月21日初诊。

右下肢疼痛年余，膝关节为甚，痛肢怕冷，头昏肢软，脉弦。

诊断：膝痹。

方药：地龙10g，桂枝10g，附片10g，蜈蚣2条，白芍30g，威灵仙15g，牛膝15g，甘草10g，秦艽10g，杜仲10g，细辛3g，当归10g。3剂。

1985年7月25日诊，右膝、踝关节疼痛，受冷加重，痛处自觉怕冷，头昏伴颈项痛，肢软乏力，舌苔白，脉弦。

方药：附片10g，全蝎3g，桂枝10g，细辛4g，地龙10g，白芍10g，熟地15g，牛膝15g，甘草10g，威灵仙15g，杜仲15g，独活共10g。3剂。

7. 晏某某，女，55岁，凤山镇。2003年3月24日初诊。

20天前感冒后发热恶寒，经治疗后畏寒好转。现症：双膝关节肿痛，手关节酸痛伴头昏肢软，胃脘部胀塞不适，嗳气，右膝关节片示未见明显异常，血常规正常，血沉108mm/h，ASO<500U/L，类风湿因子(—)。

诊断：膝痹。

方药：麻黄8g，苍术10g，芥子18g，川芎10g，赤芍10g，当归10g，枳实10g，桔梗10g，威灵仙18g，甘草10g，独活12g，黄芪18g，全蝎5g，生姜5片。4剂。

2003年3月29日诊，膝关节痛处发热，微形寒，脉滑细，舌苔白。

方药：威灵仙18g，石膏30g，牛膝18g，地龙10g，芥子18g，海桐皮10g，羌活10g，独活15g，鸡血藤20g，细辛3g，延胡索15g。3剂。

2003年4月1日诊，疼痛明显减轻，发热退，右膝关节仍肿痛(轻)，舌苔白，脉细弦。

方药：威灵仙18g，石膏30g，牛膝18g，地龙10g，芥子18g，海桐皮10g，羌活10g，独活15g，鸡血藤20g，细辛3g，延胡索15g。5剂渐愈。

8. 张某某，女，70岁，石桥铺。2003年3月20日初诊。

右侧膝关节疼痛，双下肢腓肠肌酸痛月余，时形寒，全身皮肤发麻，纳食尚可，舌苔白，脉弦。

诊断：膝痹。

方药：木瓜12g，白芍30g，甘草10g，牛膝10g，薏苡仁20g，鸡血藤18g，附片10g，当归10g，独活15g，熟地15g，威灵仙10g，生姜5片。5剂。

2003年4月3日诊，膝关节疼痛减轻，双下肢腓肠肌酸痛、全身皮肤发麻减轻，纳食尚可,舌苔白。

方药:茯苓40g,白豆蔻3g,木瓜12g,白芍30g,甘草10g,牛膝10g,薏苡仁20g,鸡血藤18g,附片10g,当归10g,独活15g,熟地15g,威灵仙10g,生姜5片。5剂。

9. 叶某某,女,64岁,古庙河。2005年8月29日初诊。

右膝关节疼痛3~4年,加重月余,间断四肢关节酸痛,呈游走性,时腰骶部疼痛放射至右侧大腿后侧至足,起坐不利,时小关节肿痛。血沉25mm/h。腰椎片示:腰椎骨质增生。

诊断:膝痹。

方药:鹿角10g,狗脊15g,鸡血藤15g,威灵仙15g,白芍40g,甘草10g,独活10g,蜈蚣1条,全蝎5g,熟地18g,杜仲15g。6剂。

2005年10月31日诊,服药后右膝关节疼痛基本消除,近周过劳,疼痛又作3~4天,仍右腰膝关节疼痛,活动不利(X线片未见明显异常),又增胃脘疼痛连及背心,舌苔薄黄,脉弦细。

方药:鹿角10g,鸡血藤15g,威灵仙15g,白芍40g,甘草10g,独活10g,蜈蚣1条,全蝎5g,熟地18g,杜仲15g,砂仁10g。6剂。

10. 董某某,女,54岁,肖家坳。2006年4月28日初诊。

两膝关节疼痛4年,现又腰肘等关节酸痛(X线片:膝腰骨质增生),饮食少,头昏肢软乏力,舌苔白,脉弦。

诊断:膝痹。

方药:骨碎补18g,鹿角10g,蜈蚣1条,白芍40g,乳没共15g,全蝎5g,狗脊20g,威灵仙15g,独活12g,甘草10g,鸡血藤20g,熟地20g,牛膝20g。6剂。

2006年5月10日诊,症状稍减,但下肢膝关节酸痛,饮食尚可,舌苔白,前方加鸡血藤20g。6剂。

11. 方某某,男,35岁,大崎乡。2006年5月24日初诊。

双膝关节酸痛,左甚于右,间断发作年余,又作半个月,经治少效。武汉X光片:膝关节骨质增生,抗O<200U/L。

诊断:膝痹。

方药:牛膝20g,骨碎补10g,鸡血藤20g,全蝎5g,蜈蚣1条,威灵仙15g,徐长卿15g,乳没共15g,丹参15g,独活10g,白芍30g,甘草10g。6剂。

2006年6月7日诊,现症:双膝关节酸痛,活动加重,无冷感,饮食尚佳,左膝稍肿,舌苔白厚,脉弦。

方药:牛膝15g,狗脊15g,独活10g,丹参15g,鸡血藤15g,蜈蚣1条,乳没共15g,当归10g,苍术10g,薏苡仁20g,徐长卿15g,细辛3g。6剂。

12. 方某某,女,38岁,石桥铺。2007年7月13日初诊。

左膝关节疼痛肿大,四肢关节时而肿胀,活动不利,已5年。血沉65mm/h,左膝关节片示膝关节退行性骨关节炎。

诊断：膝痹。

方药：麻黄5g，芥子10g，苍术10g，川芎10g，白芍20g，当归10g，全蝎5g，蜈蚣1条，乳没共16g，威灵仙15g，骨碎补10g，牛膝10g。6剂。

2007年7月23日诊，症状时轻时重。

方药：熟地20g，骨碎补15g，麻黄5g，蜈蚣1条，全蝎5g，芥子15g，威灵仙15g，丹参15g，乳没共16g，白芍30g，甘草10g，鸡血藤20g，牛膝10g。6剂。

2007年8月1日诊，现症：左膝关节肿痛，活动不利，日轻夜重，伴四肢关节疼痛。

方药：骨碎补10g，威灵仙15g，牛膝10g，熟地20g，蜈蚣1条，地龙10g，全蝎5g，白芍30g，甘草10g，独活10g，鸡血藤20g。7剂。

2007年8月20日诊，症状减轻，可去拐杖行走，四肢关节疼痛减轻，饮食尚可，舌苔白，脉沉弦。患疾数年，初起病时英山人民医院检查：类风湿性关节炎；服西药1年余，服中药后停用。

方药：骨碎补10g，威灵仙18g，牛膝10g，知母10g，蜈蚣1条，地龙10g，全蝎5g，白芍30g，独活10g，生地20g，鸡血藤20g，甘草10g，松节10g，桑枝10g。6剂。

2007年8月29日诊，仍左膝关节肿痛，无发热或冷感，四肢关节、腰骶部酸痛，饮食尚可，月经尚调。

方药：桂枝10g，白芍20g，知母10g，鸡血藤20g，芥子15g，蜈蚣1条，地龙10g，牛膝15g，丹参15g，乳没共16g，当归10g，威灵仙20g，熟地20g。7剂。

2007年9月10日诊，左膝肿痛减轻，饮食尚可，舌苔白，前方加独活10g。7剂。

2007年9月19日诊，症状减轻。现症：左膝关节肿痛，痛处时有冷感，饮食尚可，精神亦可，末次月经8月初，4天经净。

方药：熟地20g，桂枝10g，白芍20g，知母10g，牛膝15g，芥子15g，地龙10g，蜈蚣1条，威灵仙15g，当归10g，乳没共16g，丹参15g。7剂。

2007年9月28日诊，左膝关节肿痛减轻。现症：左膝关节不走不痛，右足踝疼痛，腰酸不适，时胃胀，气短，舌苔白，脉弦。

方药：桂枝10g，白芍30g，知母10g，鸡血藤20g，芥子15g，蜈蚣1条，地龙10g，乳没共16g，当归10g，威灵仙20g，熟地20g，独活10g。8剂。

2007年10月10日诊，左膝关节仍肿，活动稍久则痛甚，可行走一里路左右，其他关节疼痛减轻，胃脘部时胀而不适，饮食尚可，时心慌，舌苔白稍厚，脉沉迟，月经尚调。

方药：熟地20g，鸡血藤20g，蜈蚣1条，威灵仙20g，芥子20g，独活10g，牛膝10g，全蝎5g，地龙10g，丹参15g，乳没共10g，当归10g。8剂。

2007年10月19日诊，现可伸直腰行走，左膝关节微肿但不僵硬，时而发软，饮食尚可。

方药：熟地180g，蜈蚣30g，乌梢蛇50g，黄芪250g，三七60g，菟丝子50g，枸杞子50g，覆盆子50g，补骨脂50g，全蝎40g，鸡血藤80g，当归60g，杜仲60g，牛膝60g，红参100g，太子参100g，白芍100g，甘草50g，砂仁50g，丹参60g，白术50g，佛手50g，阿胶、龟胶、鹿胶各50g,枣皮50g,做小蜜丸。

2007年12月21日诊,症状减轻,前方去太子参,加芥子50g,做小蜜丸。

13. 夏某某,女,67岁,胜利。2007年7月9日初诊。

右膝关节疼痛3年余,活动受限,起坐不利,外形微肿,痛处有冷感,舌苔白薄,脉沉弦。右膝关节正侧位片:骨质增生。

诊断:膝痹。

方药:鸡血藤20g,狗脊10g,牛膝10g,乳没共16g,当归10g,丹参15g,蜈蚣1条,全蝎5g,威灵仙15g,白芍30g,甘草10g,延胡索15g。6剂。

2007年7月23日诊,疼痛减轻,前方加独活10g、骨碎补10g、熟地20g,去狗脊、延胡索。7剂。

2007年9月3日诊,服药后疼痛好转,近又复发,膝关节微肿,甚则发热,时怕冷,饮食尚可,舌苔白,脉沉弦。

方药:熟地20g,鹿角10g,蜈蚣1条,威灵仙20g,牛膝15g,芥子15g,骨碎补10g,鸡血藤20g,独活10g,知母10g,乳没共16g,丹参15g。7剂。

14. 叶某某,女,44岁,浠水。2008年2月28日初诊。

右膝关节髌骨上方疼痛半年,时伴两上肢酸麻,腰痛,头昏轻,微浮肿,月经停用1年。右膝关节正侧位拍片:髂骨隆起病变,髌骨内缘变尖。尿白细胞0～2,余正常。

诊断:膝痹。

方药:威灵仙20g,牛膝15g,蜈蚣1条,骨碎补15g,乳没共16g,当归10g,丹参15g,杜仲15g,细辛3g,麻黄10g,薏苡仁30g,白芍30g,甘草10g。7剂。

2008年3月13日诊,上肢酸痛减轻,右膝关节仍疼痛,活动不利,痛处怕冷,时而该关节有响声,纳食尚佳。右膝关节正侧位拍片:骨质增生。

诊断:膝痹。

方药:麻黄10g,苍术10g,白芷10g,赤芍10g,当归10g,川芎12g,蜈蚣2条,茯苓30g,枳壳10g,独活10g,赤芍10g,威灵仙15g,全蝎5g,甘草50g,桂枝8g,砂仁10g,共研细末,水冲服,日2次,每次10～12g。

继服:鹿角10g,熟地20g,黄芪20g,蜈蚣2条,全蝎5g,威灵仙20g,牛膝15g,独活10g,白芍30g,甘草10g,乳没共16g,延胡索15g。6剂。

15. 李某某,男,60岁,浠水。2009年9月25日初诊。

双侧膝关节疼痛时肿年余,活动不利,久站则双下肢浮肿,腰痛,纳食正常,膝关节片示退行性改变。

诊断:膝痹。

方药:鹿角10g,蜈蚣2条,骨碎补15g,鸡血藤30g,威灵仙15g,乳没共16g,丹参15g,当归10g,熟地20g,牛膝10g。7剂。

2010年1月9日诊,服前方药后疼痛减轻,昨日又复发,前方加独活15g、白芍30g、甘草10g,去木瓜、当归。7剂。

六、足跟痹

足跟痹者，多以足跟疼痛、麻木为主，行走时加重。此证常见于肝肾精血亏虚之人，或久病气血不足者。《古今医鉴》云："凡足跟痛，皮不肿赤，筋不拘急，遇夜痛甚，凡此气虚而血不荣也。"余临证所见，足跟痹多因髓不充骨，骨质萎弱，或血不荣筋所致。若寒湿凝滞，则痛处怕冷，遇寒加剧；若郁久化热，则足踝灼热肿痛。治此证，余喜用虎潜丸加减，滋肝补肾，养血荣筋。寒湿重者，辅以独活寄生汤散寒除湿；湿热者，则以四妙散清热利湿。此外，足跟痹患者需避免久行久立，宜穿软底鞋，以减轻局部压力。此病虽小，却甚是磨人，需缓缓图之，不可峻攻。

1. 周某某，男，58 岁，大河岸。2012 年 3 月 19 日初诊。

双足疼痛(甚则如刀割)半年，行走不利，甚则不能活动，足掌发凉怕冷，时腰痛，足踝关节以下麻木，纳食尚可，舌苔白腻。

诊断：足跟痹。

方药：牛膝 15g，苍术 10g，附片 10g，细辛 3g，川芎 15g，鹿角 10g，白豆蔻 5g，薏苡仁 30g，茯苓 50g，麻黄 10g，独活 10g，蜈蚣 2 条，生姜 5 片。6 剂。

2012 年 4 月 23 日复诊，足痛、冷感明显减轻，活动稍有不利，舌苔白，前方去白豆蔻，加白芍 30g、甘草 10g。7 剂。

2012 年 6 月 29 日诊，口服药物后症状减轻，昨日气温变化疼痛又作，纳食尚可，舌苔白厚，脉弦。

方药：附片 10g，细辛 3g，白芍 35g，甘草 10g，独活 15g，牛膝 10g，蜈蚣 2 条，熟地 20g，鹿角 10g，延胡索 15g，薏苡仁 3g，骨碎补 15g。7 剂。

2012 年 9 月 18 日诊，药后症状明显减轻，又因过劳仍右足掌疼痛怕冷，走路痛增，纳食稍减。

方药：附片 10g，蜈蚣 2 条，白芍 40g，甘草 10g，徐长卿 20g，鹿角 10g，熟地 20g，独活 15g，牛膝 10g，丹参 15g，细辛 3g，生姜 25g。7 剂。

2012 年 9 月 30 日诊，症状基本消失，守前方继续口服 6 剂告愈。

2. 徐某某，女，41 岁，凤山镇。2003 年 6 月 18 日初诊。

足跟痛，腓肠肌酸痛 2 个月，肢软乏力，纳食尚可，月经 22～25 日 1 次，每次 3～4 天，量稍多，经色黑，白带多，此次月经感冒后症状加重。血常规正常，血沉 10mm/h，抗 O≤500U/L。

诊断：足跟痹。

方药：独活 15g，白芍 30g，木瓜 15g，威灵仙 15g，牛膝 10g，鸡血藤 20g，黄芪 30g，补骨脂 10g，骨碎补 10g，熟地 18g，甘草 10g，狗脊 12g。5 剂。

2003 年 6 月 27 日诊，足跟、腓肠肌酸痛消失，肢软减轻，纳食尚可，白带多，脉细，舌苔白薄。今尿检：隐血±。

方药：黄芪 30g，熟地 15g，狗脊 10g，骨碎补 10g，薏苡仁 20g，茯苓 30g，补骨脂 10g，鸡血藤 20g，威灵仙 15g，木瓜 10g，白芍 30g，甘草 10g。5 剂，渐愈。

3. 潘某某，女，47 岁，凤山镇。2012 年 6 月 19 日初诊。

左足跟疼痛 2 个月(20 天前左侧小腿发肿发紫，现已消除)，前日又增右足跟疼痛，不能着地，走路则疼痛加重(省医院检查均未见明显异常)，纳食尚可，痛处微发热，舌质稍暗，苔白，脉沉弦(去年做子宫全切)。

诊断：足跟痹。

方药：鹿角 10g，熟地 20g，牛膝 10g，白芍 30g，甘草 10g，威灵仙 15g，蜈蚣 2 条，细辛 3g，木瓜 10g，独活 15g，薏苡仁 30g，鸡血藤 20g。6 剂。

2012 年 6 月 25 日诊，足跟疼痛减轻，守前方去鸡血藤、薏苡仁，加丹参 20g、延胡索 15g。6 剂。

4. 何某某，男，61 岁，浠水。2007 年 11 月 12 日初诊。

双踝关节肿痛 2 个月，痛时发热，活动不利，现左膝时痛。2007 年 11 月 4 日血常规、尿酸检查均正常；尿检：隐血+++；B 超：左肾结石。

诊断：足跟痹。

方药：乳没共 18g，当归 10g，丹参 15g，黄柏 10g，知母 10g，牛膝 20g，威灵仙 20g，土茯苓 30g，萆薢 15g，地龙 10g，蜈蚣 1 条，薏苡仁 30g，金银花 20g。6 剂。

2007 年 11 月 23 日诊，双踝关节肿痛明显好转。现症：双踝关节仍肿，发热减轻，活动剧烈则痛增，饮食、精神尚可，大腿内侧亦有时作痛，舌苔白，脉弦。

方药：当归 10g，党参 15g，乳没共 16g，黄柏 10g，知母 10g，萆薢 15g，地龙 10g，海桐皮 10g，牛膝 15g，蜈蚣 1 条，威灵仙 15g，土茯苓 30g，薏苡仁 30g，金银花 20g。7 剂。

2007 年 12 月 14 日诊，双踝关节微肿，疼痛减轻，日轻夜重，痛处微发热，饮食尚可。

方药：苍术 10g，牛膝 18g，芥子 15g，黄柏 10g，蜈蚣 1 条，地龙 10g，丹参 15g，乳没共 16g，当归 10g，知母 10g，萆薢 15g，威灵仙 15g，金银花藤 10g。7 剂疼痛渐除。

5. 徐某某，女，19 岁。1980 年 1 月 7 日初诊。

双下肢酸痛，踝关节时而肿痛，足畏冷发凉，脉沉细。

诊断：足跟痹。

方药：麻黄 10g，附片 10g，细辛 3g，木瓜 10g，秦艽 10g，苍术 10g，牛膝 10g，羌活 10g，蜈蚣 2 条，茯苓 18g，甘草 10g，威灵仙 10g。3 剂。

1980 年 2 月 9 日诊，疼痛好转，仍微肿(踝关节较甚)。

方药：麻黄 10g，苍术 10g，白芍 10g，当归尾 10g，川芎 10g，枳实 10g，桂枝 10g，干姜 10g，地龙 10g，蜈蚣 3 条，薏苡仁 10g，芥子 10g，独活 10g，牛膝 10g，细辛 3g，威灵仙 10g，乳没共 10g，甘草 10g。5 剂(共碾细末，每日 2 次，每次 12g，开水冲服)药后诸症明显好转，宗前方继服一料。

6. 李某某，女，45 岁，张山。2006 年 10 月 18 日初诊。

左足跟疼痛 2 个月，走路加重，伴左侧腰痛，头昏肢软乏力，时耳鸣，月经错乱，多为推后，又2个月未用，白带不多，饮食尚可，血压120/80mmHg。

诊断：足跟痹。

方药：鹿角10g，白芍40g，乳没共10g，丹参15g，当归10g，鸡血藤20g，牛膝15g，熟地20g，枣皮10g，狗脊15g，延胡索15g，甘草10g。6剂。

2006年11月3日诊，症状较前好转，去枣皮、狗脊、丹参，加木瓜10g、威灵仙15g、乳没共10g、白芍30g。6剂。

7. 洪某某，女，34岁，凤山镇。2009年11月25日初诊。

双侧足跟疼痛，以左侧为甚4年，走路停歇后疼痛增加，伴腰背酸痛，头昏，耳鸣，月经规律。左侧足跟X光片未见明显异常。

诊断：足跟痹。

方药：鹿角10g，独活15g，白芍30g，威灵仙15g，骨碎补15g，熟地20g，细辛3g，甘草10g，牛膝10g，鸡血藤20g，川芎10g，延胡索15g。6剂。

2009年12月4日诊，足跟、腰部痛减轻，守前方加乳没共16g、当归10g，去川芎。6剂。

8. 李某某，女，32岁，北丰。1995年3月17日初诊。

双踝后肿痛10余天，时或腕肘关节疼痛，痛处发热，伴肢软乏力，类风湿性关节炎因子(—)，脉弦。

诊断：足跟痹。

方药：威灵仙15g，地龙10g，当归10g，赤芍15g，牛膝10g，知母10g，徐长卿18g，蒲公英30g，附片10g，木瓜10g，海桐皮12g，乳没共10g，黄芪18g。5剂。

1995年3月24日诊，双踝关节肿痛明显减轻，发热退，纳食稍可，伴头昏肢软。

方药：秦艽10g，徐长卿20g，海桐皮10g，黄芪20g，木瓜15g，知母10g，威灵仙18g，地龙10g，附片10g，赤芍20g，牛膝12g，当归10g。4剂。

9. 徐某某，女，47岁，三港。2003年6月2日初诊。

双足肿痛3个月余，伴双手指肿痛、麻木，初期时指端发白，晨起指僵难握，手指发凉，纳呆食少。ASO正常，类风湿因子(—)，血沉26mm/h；血常规：白细胞4.8×10^{9}/L，红细胞2.66×10^{12}/L，血红蛋白93.9g/L。

诊断：足跟痹。

方药：黄芪30g，桂枝10g，当归10g，细辛3g，川芎12g，甘草10g，茯苓50g，鸡血藤20g，羌活10g，附片10g，生姜5片，红枣5枚。5剂。

2003年6月9日诊，足肿消退，手指肿、麻木减轻，仍指端发凉，有冷感，肢软乏力，纳差。血压130/82mmHg。尿检：白细胞(+)，尿蛋白(±)。

方药：丹参18g，黄芪30g，桂枝10g，当归10g，细辛3g，川芎10g，甘草10g，茯苓50g，羌活10g，鸡血藤20g，附片10g，红枣5枚，生姜5片。5剂。

10. 闫某某，女，43岁，电力局。1982年12月20日初诊。

今年3月开始，左足、小腿疼痛，渐渐痛至臀部，坐时有时发麻，经针刺电疗好转，近又发作，双足疼痛，下肢发凉怕冷抽筋，舌苔白薄，脉弦缓。

诊断：足跟痹。

方药：附片 10g，杜仲 15g，熟地 10g，麻黄 10g，白芍 18g，当归尾 10g，细辛 4g，甘草 10g，独活 10g，全蝎 3g，牛膝 10g，地龙 10g。3 剂。

1983 年 1 月 4 日诊，疼痛减轻，仍小腿痛，抽筋，舌苔白，脉缓。

方药：附片 10g，牛膝 10g，地龙 10g，麻黄 10g，杜仲 15g，熟地 12g，北沙参 5g，白芍 18g，当归尾 10g，甘草 10g，独活 10g，全蝎 3g。4 剂。

1983 年 3 月 11 日诊，双足及双下肢疼痛又复作 3 天，阵发抽样疼痛，痛处发冷，舌苔白，脉弦。

方药：麻黄 10g，牛膝 15g，全蝎 4g，附片 10g，杜仲 15g，白芍 15g，细辛 3g，独活 8g，地龙 10g，甘草 10g，熟地 10g，当归 10g。4 剂。

1983 年 5 月 15 日诊，服前方后症状减轻，脉缓。

方药：麻黄 10g，牛膝 10g，全蝎 3g，附片 10g，独活 10g，地龙 10g，细辛 3g，杜仲 15g，白芍 15g，甘草 8g，熟地 15g，当归 10g。5 剂。

11. 丁某某，女，61 岁，三里畈。1992 年 8 月 15 日初诊。

左小腿外侧足跟上约 20cm 处疼痛，活动加重，连及股部，痛处有辣灼感，站立则该下肢发麻，抗 O＞800U/L。

诊断：足跟痹。

方药：牛膝 18g，赤芍 10g，独活 10g，全蝎 4g，乳没共 10g，细辛 3g，威灵仙 18g，甘草 10g，当归 10g，徐长卿 20g，木瓜 10g。4 剂。

1992 年 8 月 23 日诊，疼痛稍减，左侧下肢自腰至足酸胀不适，疼痛，活动不利，伴头昏肢软，麻木，舌苔白。

方药：牛膝 15g，乳没共 10g，全蝎 4g，黄芪 18g，秦艽 10g，细辛 4g，当归 8g，威灵仙 15g，独活 10g，木瓜 10g，杜仲 10g，白芍 10g，赤芍 10g。5 剂。

12. 黄某某，女，24 岁，古庙河。1986 年 4 月 22 日，初诊。

全身关节疼痛，以左侧踝关节疼痛为甚，痛处发热 20 余天，纳呆食少，心悸，舌苔白，脉缓，血沉 49mm/h。

诊断：足跟痹。

方药：桂枝 10g，地龙 10g，威灵仙 10g，白芍 15g，秦艽 10g，甘草 10g，川乌 10g，当归 10g，木瓜 10g，海桐皮 15g，芥子 10g。4 剂。

1986 年 4 月 24 日诊，疼痛、发热减轻，舌苔白，脉缓。

方药：牛膝 15g，防己 10g，全蝎 4g，杜仲 10g，当归 10g，地龙 10g，独活 10g，白芍 10g，海桐皮 12g，威灵仙 15g，芥子 15g，秦艽 10g。3 剂。

13. 乐某某，男，35 岁，三里畈。1999 年 6 月 15 日初诊。

右侧臀部疼痛沿大腿后侧放射至下踝部，足踝冷痛，活动不利，纳食正常，舌苔白。

诊断：足跟痹。

方药：蜈蚣1条，附片10g，白芍30g，全蝎6g，白术10g，甘草10g，木瓜10g，独活10g，牛膝10g，地龙10g，黄芪15g，延胡索10g。4剂。

1999年6月25日诊，服前方后症状明显好转，仍怕冷，晚间加重。

方药：蜈蚣1条，附片10g，白芍30g，全蝎6g，白术10g，甘草10g，木瓜10g，独活10g，牛膝10g，生姜5片，黄芪18g，细辛3g，延胡索10g。4剂。

14. 方某某，女，69岁，凤山镇。2008年3月3日初诊。

左踝外侧肿痛2周，痛处发热，活动不利，纳食尚可。医院血检：尿酸235.7μmol/L，抗O 90.4IU/ml，类风湿因子3.6IU/ml(0～30IU/ml)；血常规：白细胞3.2×10^{9}/L，红细胞3.47×10^{12}/L，血红蛋白120g/L，血小板113×10^{9}/L。

诊断：足跟痹。

方药：黄柏10g，牛膝15g，蜈蚣1条，丹参15g，蒲公英30g，当归10g，乳没共16g，威灵仙20g，地龙10g，芥子10g，金银花藤20g，海桐皮10g，土茯苓30g。5剂。

2008年3月8日诊，肿消，痛减，前方加苍术10g。8剂。

15. 李某某，女，32岁，北丰。1995年3月17日初诊。

左踝后肿痛10余天，时或腕肘关节疼痛，痛处发热，伴肢软乏力，类风湿性关节炎因子(—)，脉弦。

诊断：足跟痹。

方药：威灵仙15g，地龙10g，当归10g，赤芍15g，牛膝10g，知母10g，徐长卿18g，蒲公英30g，附片10g，木瓜10g，海桐皮12g，乳没共10g，黄芪18g。5剂。

1995年3月24日诊，双踝关节肿痛明显减轻，发热退，纳食稍可，伴头昏肢软。

方药：秦艽10g，徐长卿20g，海桐皮10g，黄芪20g，木瓜15g，知母10g，威灵仙18g，地龙10g，附片10g，赤芍20g，牛膝12g，当归10g。4剂。

1995年6月7日诊，关节疼痛又作，伴头昏肢软乏力，纳呆食少，大便结。红细胞沉降率13mm/h。

方药：秦艽10g，徐长卿20g，海桐皮10g，黄芪20g，木瓜15g，知母10g，威灵仙18g，地龙10g，附片10g，赤芍20g，牛膝12g，当归10g。5剂。

七、周身痹

周身痹者，病变发于全身多个关节，疼痛游走不定，此起彼伏。《灵枢》言："周痹之在身者，上下移徙随脉，其上下左右相应，间不容空。"此证多因正气不足，风寒湿邪乘虚侵袭，流注全身经络所致。临床常见于急慢性风湿性关节炎或风湿性肌炎患者。治此证，余常以黄芪桂枝五物汤为基础，补气养血，温经通络。若风邪偏胜，加防风、防己祛风；血虚者，佐以当归、鸡血藤养血；肝肾不足者，配杜仲、牛膝强筋骨；瘀血明显者，加桃仁、红花活血。此病复杂，需辨证施治，兼顾整体与局部，方能收效。

1. 陈某某,女,52岁,骆驼坳。2009年6月8日初诊。

双腕、膝关节酸痛,受凉后加重,时麻木月余,素有便秘,4～5天1次,干结,纳食尚可,时而浮肿,脐腹部疼痛不适,类风湿因子(—),血常规:正常。

诊断:周身痹。

方药:桂枝10g,鸡血藤30g,威灵仙15g,白芍30g,羌活10g,姜黄10g,黄芪30g,甘草10g,薏苡仁30g,苍术10g,木瓜10g,生姜5片。6剂。

2009年6月15日诊,症状减轻,守前方加骨碎补10g。6剂。

2009年7月6日诊,症状轻微,尿正常,守前方,加蜈蚣1条。6剂。

2. 陈某某,女,38岁,酒厂。1990年9月10日初诊。

四肢关节(小关节)肿痛5年,多方治疗未效。自5月14日门诊用泼尼松＋消炎痛(吲哚美辛)已3个月,但仍时发,精神纳食均差,舌红,脉弦细。

诊断:周身痹。

方药:黄芪30g,附片10g,当归10g,党参18g,威灵仙15g,牛膝12g,徐长卿30g,地龙10g,海桐皮10g,木瓜10g,乌梢蛇10g,乳没共10g。4剂。

1990年10月11日诊,仍四肢小关节疼痛,右肢为甚,不能活动,活动则痛甚,纳食尚可,精神转好,舌苔黄,脉弦。

方药:制川乌10g,徐长卿20g,羌活9g,桂枝18g,乳没共10g,细辛4g,芥子18g,黄芪30g,鸡血藤24g,白芍10g,威灵仙15g,益母草18g,全蝎4g。5剂。

1990年11月16日诊,下肢关节痛减轻,右手不能动,关节肿僵,腕关节肿痛,纳食尚可,精神佳,舌苔白,脉弦。

方药:徐长卿20g,羌活9g,桂枝18g,乳没共10g,细辛4g,黄芪30g,鸡血藤24g,白芍10g,威灵仙15g,益母草18g,全蝎4g,制川乌10g,芥子18g。5剂。

3. 邓某某,女,49岁,大河岸。2011年4月21日初诊。

手指、膝、踝关节游走性疼痛,痛处红肿发热,受冷加重,自正月初一始已2个月余,纳食一般,痛甚,活动不利。2011年4月9日医院血检尿酸216.8μmol/L,抗O 35IU/ml,类风湿因子11.6IU/ml。

诊断:周身痹。

方药:桂枝10g,海桐皮15g,蜈蚣2条,全蝎5g,地龙10g,知母10g,牛膝15g,白芍30g,独活15g,当归10g,丹参20g,乳没共16g,甘草10g。6剂。

2011年4月28日诊,症状减,前方加桑枝10g、金银花藤30g、藕节3个。6剂。

2011年6月29日诊,又疼痛5天,前方加延胡索15g。6剂。

4. 柴某某,女,40岁,白莲。1980年11月1日初诊。

全身关节疼痛,右手为甚,疼痛怕冷,活动不便,饮食尚可。

诊断:周身痹。

方药:附片15g,全蝎3g,细辛3g,蜈蚣3条,当归10g,麻黄10g,乳没共10g,白芍10g,甘草10g,川芎10g,黄芪15g,桂枝10g,松节、桑枝各10g。5剂。

1980年11月12日诊，仍右手肘关节痛，疼痛处如冷风吹感，饮食尚可，脉细弦。

方药：附片18g，全蝎3g，细辛4g，蜈蚣3条，当归20g，麻黄10g，乳没共10g，白芍10g，甘草10g，黄芪15g，桂枝10g，川芎10g，松节、桑枝各10g。5剂。

1980年11月27日诊，全身关节疼痛减轻，右手肘关节疼痛较甚，疼痛处如冷风吹感，背心胀痛，饮食增加，脉细弦。

方药：附片18g，蜈蚣2条，生姜3片，细辛5g，地龙10g，白芍10g，麻黄10g，乳没共10g，桂枝10g，甘草10g，川芎10g，黄芪15g，当归10g。10剂。

5. 陈某某，女，45岁，浠水。2011年5月6日初诊。

双腕、指、膝关节间断发作疼痛4年，呈游走性，痛处怕冷，纳食尚可，时头昏，月经尚调，舌苔白，脉弦。

诊断：周身痹。

方药：桂枝10g，羌活10g，牛膝10g，白芍30g，木瓜10g，乌梢蛇10g，蜈蚣2条，当归10g，鸡血藤30g，威灵仙10g，甘草10g，独活10g，松节10g，桑枝10g，附片10g，生姜30g。6剂。

2011年5月25日诊，疼痛减轻，昨又右侧腰痛，纳食不多，前方加独活15g、黄芪20g，去羌活、牛膝。6剂。

6. 徐某某，女，31岁，凤山镇。1998年8月21日初诊。

产后3个月，全身关节酸痛，四肢为甚，呈游走性，畏风，受凉加重，面目浮肿，纳食尚可，舌苔白，脉弦。尿检：正常。抗O＜400U/L，血沉32mm/g。

诊断：周身痹。

方药：黄芪30g，附片10g，细辛5g，白术10g，全蝎5g，牛膝10g，威灵仙2g，徐长卿20g，甘草10g，桂枝10g，当归10g，木瓜10g。5剂。

1998年9月8日诊，仍关节疼痛，呈走窜性，面目微浮肿，头昏肢软，纳差，舌苔白，脉弦。

方药：黄芪30g，附片10g，麻黄10g，细辛3g，当归10g，白术10g，威灵仙20g，秦艽10g，牛膝10g，木瓜10g，羌活10g，甘草10g。4剂。

1999年3月3日诊，服药后诸证减轻，近又发10余天，四肢关节游走性疼痛，右下肢为甚，面目浮肿。

方药：黄芪30g，附片10g，薏苡仁20g，白术10g，全蝎6g，茯苓30g，桂枝10g，当归10g，甘草10g，细辛6g，木瓜10g，独活10g。5剂。

7. 陈某某，女，43岁，大河岸。2003年9月22日初诊。

颈、项、肩胛、左臂部疼痛2个月余，其痛呈游走性，活动不利，休息痛增，形寒怕冷，纳食尚可，舌苔白，脉弦，县医院颈椎、腰椎拍片正常；血常规正常；ASO≤500U/L，类风湿因子(一)，血沉100mm/h。

诊断：周身痹。

方药：葛根18g，全蝎5g，蜈蚣1条，羌活10g，姜黄10g，川芎12g，白芍20g，鸡血藤

20g,桂枝 10g,附片 10g,威灵仙 20g,甘草 10g,生姜 5 片。5 剂。

2003 年 10 月 22 日诊,症状明显好转,形寒,伴头昏肢软乏力(原检查血沉 100mm/h),舌苔白脉弦。

方药:麻黄 10g,附片 10g,细辛 3g,葛根 20g,川芎 12g,黄芪 20g,全蝎 5g,蜈蚣 1 条,鸡血藤 20g,生姜 5 片,威灵仙 15g,甘草 10g。5 剂。

8. 郭某某,女,36 岁,骆驼坳。2004 年 4 月 7 日初诊。

四肢关节疼痛,怕冷,遇寒、气候变化其痛增加已 3 年,时作时止,纳食尚可,月经规律,2003 年 7 月 28 日,血检:ASO≤500U/L,类风湿因子(—),血沉 46mm/h。

诊断:周身痹。

方药:麻黄 10g,细辛 3g,附片 10g,鸡血藤 20g,香附 15g,威灵仙 15g,羌活 10g,独活 15g,白芍 30g,熟地 18g,生姜 5 片,甘草 10g,川芎 10g。6 剂。

2004 年 4 月 19 日诊,双上臂、双膝关节疼痛稍好转。

方药:麻黄 10g,附片 10g,细辛 3g,川芎 10g,羌活 10g,姜黄 10g,白芍 30g,威灵仙 15g,甘草 10g,鸡血藤 10g,木瓜 15g,生姜 5 片。5 剂。

9. 瞿某某,男,62 岁,浠水县。2005 年 3 月 18 日初诊。

关节酸胀痛,两手痛而活动不利,右甚于左,气候变化加重,已 2 个月许,自服“万筋通骨片”少效,咳嗽少许,自觉胸部有痒感,纳食尚可,形寒。

诊断:周身痹。

方药:鸡血藤 20g,黄芪 20g,桂枝 10g,附片 10g,川芎 10g,白芍 20g,威灵仙 15g,独活 10g,甘草 10g,狗脊 10g,蜈蚣 1 条,熟地 18g。6 剂。

2005 年 4 月 8 日诊,肢体关节疼痛减轻,活动自如,已不怕冷,时手心发热,纳食尚可,时咳嗽,胸闷(原 B 超示胆囊炎)。

方药:黄芪 30g,桂枝 10g,白芍 20g,鸡血藤 20g,川芎 10g,威灵仙 15g,蜈蚣 1 条,熟地 15g,独活 10g,丹参 15g,红枣 5 枚,生姜 5 片。5 剂。

10. 徐某某,女,55 岁,浠水县。2006 年 2 月 20 日初诊。

去年 9 月,在医院因胆囊炎作胆囊切除术。现症:四肢关节肌肉酸痛,以手足为甚,形寒怕冷月余,如受凉亦呃馊气,纳食不多,口中味甜,舌苔白稍厚,脉弦。

诊断:周身痹。

方药:黄芪 20g,当归 10g,桔梗 10g,鸡血藤 20g,羌活 10g,秦艽 10g,薏苡仁 20g,苍术 10g,川芎 10g,细辛 3g,甘草 10g,红枣 5 枚,砂仁 10g。5 剂。

2006 年 3 月 8 日诊,症状减轻。现症:四肢肌肉酸胀痛,下肢为甚,纳食尚可,血压 120/80mmHg。

方药:黄芪 30g,桂枝 10g,苍术 10g,白芍 30g,木瓜 10g,薏苡仁 20g,羌活 10g,川芎 10g,当归 10g,丹参 10g,甘草 10g,鸡血藤 20g。6 剂。

2006 年 4 月 7 日诊,现症:手指关节肌肉疼痛,时皮肤有发热感呈走窜,下肢足趾肌肉痛,有沉重,麻木感,纳食尚可,舌苔白稍厚,血压 120/80mmHg。

方药：黄芪30g，当归10g，桂枝5g，丹参15g，牛膝20g，薏苡仁20g，甘草10g，川芎10g，鸡血藤15g，白芍20g。6剂。

11. 高某某，女，49岁，白庙河。2007年1月31日初诊。

周身关节疼痛，痛处怕冷，两侧肩臂部活动（上举时）疼痛不适，右手拇指末节胀痛，如伸懒则如抽筋似疼痛，指关节活动不利，饮食尚可。

诊断：周身痹。

方药：姜黄10g，羌活10g，桂枝10g，白芍30g，威灵仙20g，川芎10g，鸡血藤20g，蜈蚣1条，甘草10g，黄芪30g，乳没共15g，丹参15g。6剂。

2007年3月9日诊，症状明显好转。现症：右手拇指关节活动不利，时痛，腰骶胀痛，伴头昏肢软乏力，口干，饮食正常，舌苔白，脉缓。

方药：黄芪30g，桂枝10g，羌活10g，姜黄10g，乳没共10g，丹参15g，当归10g，威灵仙15g，蜈蚣1条，鸡血藤20g，白芍30g，甘草10g，红枣5枚，生姜5片。6剂。

12. 邢某某，女，50岁，三里畈。2014年5月21日初诊。

手指、腕、肩、足踝关节疼痛，晨指僵不舒，形寒怕冷，时盗汗，饮食尚可，正月始停经，时头昏闷，足心发热，舌苔白，脉弦。

诊断：周身痹。

方药：黄芪30g，鹿角10g，桂枝10g，白芍30g，蜈蚣2条，当归10g，鸡血藤30g，甘草10g，羌活10g，姜黄10g，木瓜10g，生地20g，延胡索15g。7剂。

2014年7月3日诊，服前方后关节疼痛好转，守前方加威灵仙15g、金银花藤30g、细辛3g，去生地、木瓜。8剂。

13. 刘某某，女，75岁，匡河。2007年12月5日初诊。

四肢腕、指、足踝关节肿痛，痛处发热，间断发作3年，又作1个月余，时胃脘不适，饮食稍差，时头昏，舌苔白、薄黄，脉细。类风湿因子31.00IU/ml(0～14)，C反应蛋白8.00mg/dl(0～8)，抗O＜200U/L，血沉89mm/h。

诊断：周身痹。

方药：桂枝10g，知母10g，威灵仙25g，鸡血藤20g，羌活10g，当归10g，丹参15g，乳没共16g，牛膝10g，海桐皮10g，地龙10g，徐长卿15g，金银花20g。7剂。

2008年11月24日诊，手指、足趾关节肿痛，晨起僵木痛，怕冷4年，去年服药后症状明显好转，近1年未服药，天冷又作，饮食尚可，舌中白厚黄。2007年12月5日血沉89mm/h。

方药：桂枝10g，威灵仙15g，地龙10g，徐长卿15g，姜黄10g，羌活10g，黄芪20g，当归10g，丹参15g，乳没共10g，白芍30g，鸡血藤30g，蜈蚣1条。7剂。

14. 张某某，女，49岁，浠水。2011年4月13日初诊。

双手指关节肿痛，时轻时重4年，晨起手指关节僵而不适，痛处怕冷，双肩关节疼痛，不能平举过头，微胸闷，口、鼻、目干。胸片正常；血检：血沉16mm/h，尿素氮8.61mmol/L，肌酐66μmol/L，尿酸297μmol/L；类风湿因子8.4U/ml，抗溶血链球菌

75U/ml,C反应蛋白5mg/L。

诊断:周身痹。

方药:黄芪30g,附片10g,白芍30g,桂枝10g,蜈蚣2条,乌梢蛇15g,独活15g,羌活10g,鸡血藤30g,甘草10g,生姜30g,当归20g。6剂。

2011年4月22日诊,症状减轻,前方加川芎15g、姜黄10g、全蝎5g,去乌梢蛇。7剂。

15. 刘某某,女,40岁,三里桥。1980年11月15日初诊。

四肢关节疼痛,痛甚关节肿,微红,以手足为甚,头昏心慌,肢软乏力,晚间低热,脉弦细。

诊断:周身痹。

方药:地龙12g,白芍15g,芥子20g,全蝎3g,甘草10g,秦艽10g,蜈蚣3条,当归10g,海桐皮10g,木瓜10g,桂枝10g,薏苡仁30g,松节10g,桑枝15g,金银花藤20g。4剂。

1980年11月19日诊,关节肿及发热减轻,但仍疼痛,头昏心慌,饮食尚可,脉细。

方药:桂枝10g,附片5g,白芍10g,生姜15g,甘草6g,蜈蚣2条,麻黄6g,地龙10g,白术10g,芥子20g,知母10g,当归10g。5剂。

八、麻痹

麻痹一证,乃肌肤肢体麻木,甚则不知痛痒。此病总属气血之变,以气血亏虚为本,风寒湿邪及痰瘀为标。余临证所见,麻痹多发于四肢,或见于面部、舌根等处。气虚者,多见肢软乏力,自汗;血虚者,常见面色无华,皮肤干燥;痰瘀阻滞者,则麻木固定,舌质紫暗。治此证,宜益气活血、祛风通络。气虚用黄芪、党参补气;血虚以当归、白芍养血;痰瘀者,佐以白附子、地龙化痰通络。此外,麻痹患者需避风寒,适劳逸,辅以针灸推拿,以助气血流通。此病非一日之疾,需耐心调养,缓缓图之。

1. 毛某某,女,35岁,凤山镇。2001年2月27日初诊。

左侧面部发麻2月,时轻时重,甚则舌齿发麻,经治疗少效,纳食尚可,余正常。

诊断:麻痹。

方药:全蝎6g,僵蚕10g,地龙10g,白芍18g,甘草10g,当归10g,防风10g,葛根12g,川芎8g,白附子8g,蜈蚣2条。4剂。

2001年3月6日诊,左侧面部发麻减轻,时作时止,现以左侧眼眶为主。

方药:全蝎6g,僵蚕10g,地龙10g,白芍18g,甘草10g,当归10g,防风10g,葛根12g,川芎8g,白附子10g,蜈蚣2条,丹参18g。4剂。

2. 史某某,男,72岁,三里畈。2011年10月12日初诊。

双下肢麻木不适2个月,活动自如,稍乏力,纳食尚可,时背心作痛,舌质稍暗,苔白，脉细缓。血压100/80mmHg。

诊断：麻痹。

方药：黄芪60g，水蛭5g，鸡血藤30g，当归10g，丹参15g，川芎10g，独活10g，赤芍10g，杜仲10g，狗脊20g，蜈蚣2条。5剂。

2011年12月7日诊，药后症状明显好转，前方去狗脊，加牛膝10g，木瓜10g。继服6剂。

3. 徐某某，女，58岁，北丰。2007年12月24日初诊。

手指麻木月余，右手指掌麻木至腕，左手时麻木，饮食尚可，口干苦，耳听力下降7～8年，时便秘，血压150/80mmHg。

诊断：麻痹。

方药：黄芪30g，桂枝10g，川芎10g，当归10g，细辛3g，葛根30g，威灵仙15g，白芍15g，丹参15g，鸡血藤20g，红枣5枚，生姜5片。6剂。

2008年1月3日诊，手麻症状减轻，前方加甘草10g。6剂。

2008年1月24日诊，服药后症状略显好转，纳食尚佳，口干，脉缓。

方药：黄芪30g，桂枝10g，细辛3g，当归10g，鸡血藤20g，丹参15g，粉葛20g，白芍10g，甘草10g，红枣5枚，生姜5片。6剂渐愈。

4. 杨某某，女，56岁，武汉。2011年9月24日初诊。

舌面麻木不适，口苦，进食甜、肥肉为甚，约20余年，纳食尚可，口干、咽干甚饮。

诊断：麻痹。

方药：柴胡10g，黄芩10g麦冬10g，生地20g，玄参15g，丹参15g，龙胆草10g，当归10g，甘草10g，前仁30g，茯苓30g，藿香10g。10剂。

2011年10月10日诊，舌尖麻症稍减，口干喜饮，曾多方检查未见异常，口苦，纳食尚可，舌质稍暗，舌苔少，伴裂纹，脉细弦。

方药：沙参20g，麦冬10g，石斛10g，石膏30g，黄芩10g，生地15g，当归10g，甘草10g，玄参15g，茯苓30g，知母10g，藿香10g。10剂。

2011年11月12日诊，舌麻木症消失，现口干喜饮，饮食睡眠尚佳，咽舌干。沙参20g，麦冬10g，五味子10g，乌梅10g，石斛10g，知母10g，甘草10g，枸杞子10g。10剂。

5. 冯某某，女，55岁，河浦镇。2007年2月26日初诊。

腰及双下肢麻木半个月，武汉医院CT、磁共振、血、肌电图多方检查未见异常，考虑为，多发性硬化症，上中腹部亦犹如紧束感，饮食稍差，精神尚可，舌苔白脉浮。

诊断：麻痹。

方药：鸡血藤20g，木瓜15g，牛膝20g，黄芪30g，当归10g，川芎10g，白芍30g，薏苡仁30g，甘草10g，茯苓30g，防己10g，丹参15g，苍术15g。6剂。

2007年3月12日诊，症状减轻，现下肢自觉怕冷，饮食增加，前方加附片10g、细辛3g。8剂。

2007年3月17日诊，前方加牛膝15g、杜仲15g，去麻黄。10剂。

2007年4月11日诊，服药后症状好转，现双膝下麻木(腰至膝部恢复正常，原麻木无知觉，现感觉正常)，中上腹部时有紧束感亦减轻，饮食差，精神尚可，下肢冷感亦减，舌苔白中厚腻，脉沉细弦。

方药：鸡血藤20g，木瓜15g，牛膝20g，黄芪30g，当归10g，鹿角10g，薏苡仁30g，茯苓50g，防己10g，丹参15g，苍术10g，熟地20g。8剂。

2007年4月18日诊，现症：膝以下轻微发麻，知觉、肌力尚可，走路正常，饮食稍减，舌苔少厚，脉沉细。

方药：鹿胶15g，熟地20g，蜈蚣1条，牛膝15g，鸡血藤20g，丹参15g，砂仁10g，当归10g，薏苡仁20g，川芎10g，细辛3g，巴戟天10g，黄芪30g。8剂。

6. 黄某某，男，50岁，财政局。1983年6月21日初诊。

下肢麻木不适，小腹作胀，舌苔白，脉缓。

诊断：麻痹。

方药：黄芪30g，鸡血藤15g，陈皮10g，党参15g，厚朴12g，车前子30g，柴胡6g，牛膝10g，红花6g，升麻3g，木瓜10g，草豆蔻8g。5剂。

1983年7月19日诊，下肢麻木稍减，仍小腹部作胀，舌苔白，脉弦缓。

方药：黄芪30g，鸡血藤15g，车前子30g，太子参15g，厚朴12g，红花6g，柴胡6g，牛膝10g，陈皮10g，升麻3g，木瓜10g，白豆蔻3g。10剂。

7. 王某某，女，44岁，骆驼坳。2011年7月12日初诊。

右侧头部麻木，时作时止，日轻夜重，健忘，纳食尚可，脱发，舌苔白，脉缓，血压100/60mmHg。

诊断：麻痹。

方药：黄芪40g，川芎10g，桂枝10g，丹参20g，赤芍10g，白芍20g，葛根30g，当归10g，甘草10g，蜈蚣1条，僵蚕10g。6剂。

2011年7月29日诊，症状减轻，颈椎拍片正常。前方加川芎至20g，鸡血藤30g。6剂。

8. 刘某某，女，62岁，平湖乡。2010年2月10日初诊。

2007年4月因劳动右手指疼痛发肿，经多方治疗2个月，渐愈，此后右手指发麻，微痛，伴头昏，纳食尚可(原血检乙肝小三阳)。

诊断：麻痹。

方药：黄芪30g，桂枝10g，白芍30g，当归10g，鸡血藤30g，蜈蚣1条，地龙10g，川芎15g，甘草10g，威灵仙15g，红枣5枚，生姜5片，木瓜10g。6剂。

2010年3月24日诊，症状减轻，守前方加蜈蚣2条、细辛3g。8剂。

9. 宋某某，女，37岁，大地坳。2007年3月12日初诊。

左侧耳周围颜面部麻木不舒，左手指微麻，该处时有发烧感，连及耳内不适，月余。

诊断：麻痹。

方药：柴胡10g，葛根30g，川芎10g，丹参15g，僵蚕10g，荆芥10g，防风10g，当归

10g，赤芍 10g，蝉蜕 10g，地龙 10g，白芍 20g。6 剂。

2007 年 3 月 23 日诊，症状减轻，前方加川芎 5g、蜈蚣 1 条，桂枝 8g，去柴胡，防风。6 剂。

10. 冯某某，女，67 岁，骆驼坳。2012 年 2 月 10 日初诊。

从前年 4 月开始舌麻不适，约半年后舌前中部干而发热疼痛，干糙，喜饮，饮水后症状减轻，纳食不多，血糖正常，舌无苔，质地暗红。

诊断：麻痹。

方药：生地 30g，黄连 10g，麦冬 10g，玄参 20g，知母 10g，黄柏 10g，枣皮 10g，丹皮 10g，泽泻 10g，山药 20g，肉桂 3g，延胡索 15g。7 剂。

2012 年 2 月 20 诊，舌麻、口干减轻，守前方加甘草 10g。7 剂。

11. 李某某，女，39 岁，白莲河。2006 年 1 月 2 日初诊。

手指麻木，左手为甚，左手食指、中指第二关节肿痛，早晨为甚，晨僵活动不利 2 个月，纳食尚佳，二便调，舌苔白薄。

诊断：麻痹。

方药：桂枝 10g，当归 10g，细辛 3g，黄芪 30g，鸡血藤 20g，丹参 15g，羌活 10g，姜黄 10g，赤芍 10g，川芎 10g，威灵仙 15g，红枣 5 枚，生姜 5 片。6 剂。

2006 年 1 月 18 日诊，现症：左手手指麻木阵作，早晨手指关节肿胀，握拳不利，活动有痛感，以中、食指为甚，手指发凉。颈椎拍片未见异常。

方药：桂枝 10g，鸡血藤 20g，川芎 10g，细辛 3g，当归 10g，黄芪 30g，羌活 10g，白芍 15g，威灵仙 15g，姜黄 10g，红枣 5 枚，生姜 5 片，葛根 20g。6 剂。

2006 年 2 月 17 日诊，手指麻木减轻。现症：指第二关节肿痛，活动减轻，左甚于右手，痛处有冷感。

方药：桂枝 10g，川芎 10g，黄芪 30g，附片 10g，细辛 3g，当归 10g，羌活 10g，姜黄 10g，鸡血藤 15g，蜈蚣 1 条，白芍 10g，甘草 10g，生姜 5 片，红枣 5 枚。6 剂。

12. 徐某某，女，45 岁，三港。2004 年 12 月 8 日初诊。

双手发麻月余，时轻时重，纳食尚可，右肘关节疼痛。颈椎片示颈椎关节变直。

诊断：麻痹。

方药：黄芪 30g，桂枝 5g，当归 10g，羌活 10g，川芎 10g，芥子 10g，细辛 3g，鸡血藤 20g，地龙 10g，白芍 20g，甘草 10g，蜈蚣 1 条。5 剂。

2004 年 12 月 6 日诊，手麻、手指肿痛有明显好转，仍右肘关节疼痛，纳食尚可，舌苔白。

方药：黄芪 30g，桂枝 5g，当归 10g，羌活 10g，川芎 10g，芥子 10g，细辛 3g，鸡血藤 20g，白芍 20g，甘草 10g，蜈蚣 1 条，姜黄 10g，桔梗 8g，桑白皮 10g。5 剂。

13. 陈某某，女，47 岁，三里畈。2004 年 7 月 2 日初诊。

手指头发麻约 2 个月，右手甚于左手，双侧肩关节酸痛有冷感，时头昏，纳差，血压 170/90mmHg，伴腰痛，经闭 5 个月。颈椎拍片：颈椎骨质增生。

诊断:麻痹。

方药:地龙10g,桑枝10g,全蝎5g,钩藤15g,黄芪20g,川芎10g,葛根20g,丹参15g,当归10g,白芍15g,甘草10g,桂枝5g,羌活10g。5剂。

2004年7月12日诊,手指麻木减轻,但两中指仍麻,肩关节酸痛,手指怕冷,血压140/80mmHg,经闭5个月。

方药:黄芪30g,全蝎5g,桂枝10g,川芎10g,白芍15g,鸡血藤15g,当归10g,甘草10g,葛根15g,桑白皮10g,地龙10g,羌活10g,红枣5枚,生姜5片。6剂。

2004年8月2日诊,手麻明显减轻,右手心时麻,纳食增多,肩关节,肘关节怕风吹,时泛酸。

方药:黄芪30g,全蝎5g,桂枝10g,川芎10g,白芍15g,鸡血藤15g,甘草10g,葛根15g,桑白皮10g,地龙10g,羌活10g,红枣5枚,生姜5片,蜈蚣1条。6剂。

14. 叶某某,男,31岁,白莲乡。2014年11月24日初诊。

面部、双手指发麻不适月余,甚则及掌麻胀不适,遇冷加重,饮食尚可,舌苔白。

诊断:麻痹。

方药:黄芪30g,桂枝10g,白芍30g,鸡血藤30g,羌活10g,当归10g,川芎18g,蜈蚣2条,细辛3g,甘草10g,丹参15g,芥子15g。7剂。

2014年12月2日诊,手麻木明显好转,守前方。7剂。

15. 李某某,男,60岁,大地坳。2002年10月14日初诊。

双手麻木2月余,加重20余天,双肘以下均麻木,时或头皮发麻,1996年元月因胃癌作胃切除,现仍觉腹内嘈杂,晚间时突然胃内液反流而咳嗽,晚间皮肤瘙痒,纳食尚可,舌红少苔,脉细。

诊断:麻痹。

方药:黄芪30g,全蝎5g,当归10g,白芍18g,桂枝8g,甘草10g,川芎10g,丹参12g,红枣5枚,生姜5片,羌活8g,法半夏10g。4剂。

2002年10月25日诊,双手麻木症状有所减轻,手指怕冷,纳食尚可,舌苔白,脉细。

方药:桂枝10g,细辛3g,当归10g,白芍18g,黄芪30g,全蝎5g,甘草10g,大枣5枚,生姜5片,木通5g。5剂。

2002年11月4日诊,左手恢复正常,右手减至肘关节以下,感觉好转,纳食尚可,精神尚佳,手指发凉,脉细。

方药:黄芪40g,桂枝10g,细辛3g,当归10g,川芎10g,甘草10g,全蝎5g,芥子18g,葛根15g,附片10g,生姜5片,红枣5枚。5剂。

九、类风湿性关节炎

类风湿性关节炎,属中医"顽痹""尪痹"范畴。余多年临证,见此病多因正气不足,风寒湿热之邪乘虚而入,深入骨骱,与痰瘀胶结,致关节肿痛、变形。早期邪盛正未虚,当以攻邪为主;中期正虚邪盛,需扶正祛邪;晚期正虚邪恋,宜益肾培本，蠲痹通络。治此证，常用蜈蚣、全蝎搜剔筋骨之邪，黄芪、当归补益气血，桂枝、白芍调和营卫。若关节红肿热痛，加金银花藤、知母清热；寒湿重者，佐以附子、细辛温散。此病顽固，需医患配合，持之以恒，方能缓解。

1. 胡某某，女，49岁，浠水。2012年6月16日初诊。

头昏，颈项酸胀，肩部及肘关节酸痛，手指晨僵，夜间腹胀，纳食一般，月经不调。2011年6月24日罗田县人民医院CT：颈椎3/4、4/5、5/6、6/7椎间盘不同程度后方突出、颈椎退行性改变；类风湿因子252IU/ml(参考范围0～30IU/ml)。

诊断：痹证(类风湿性关节炎)。

方药：葛根30g，桂枝10g，白芍30g，甘草10g，鸡血藤30g，川芎20g，白芷10g，蜈蚣2条，僵蚕10g，丹参20g，威灵仙15g，木瓜10g。7剂。

2012年6月28日诊，前方加黄芪30g、延胡索15g、羌活10g，加白芍为40g，去白芷、丹参。6剂。

2012年9月20日诊，颈椎片：颈椎骨质增生、椎间盘突出。现症：关节呈游走性疼痛，左侧头痛，肩、腕、手关节疼痛，纳食尚可，舌苔白。

方药：葛根30g，桂枝10g，白芍40g，甘草10g，徐长卿15g，川芎20g，黄芪30g，蜈蚣2条，鸡血藤30g，丹参15g，海桐皮15g，僵蚕10g，松节、桑枝、金银花藤各30g。7剂。

2012年10月20日诊，仍左侧颈肩部、肘关节疼痛活动不利(颈椎病、类风湿性关节炎)。

方药：葛根30g，桂枝10g，白芍35g，甘草10g，鸡血藤30g，徐长卿15g，海桐皮18g，全蝎5g，川芎20g，蜈蚣2条，威灵仙15g，黄芪30g，金银花藤30g。6剂。

2012年12月1日诊，颈项及双侧肩关节酸痛，左肩部为甚，不能平举或后展，手指晨僵，舌苔白，脉弦。

方药：葛根30g，威灵仙15g，蜈蚣2条，白芍40g，鸡血藤30g，乌梢蛇10g，甘草10g，羌活10g，徐长卿20g，桂枝10g，鹿角10g，金银花藤30g，川芎15g。7剂。

2013年1月1日诊，左侧肩部疼痛稍减轻，守前方加姜黄10g、乳没共16g、葛根30g，去徐长卿、鹿角。6剂。

2013年4月30日诊，头痛，颈项酸痛，活动不利，双肩关节酸痛，左手不能抬举，饮食尚可。

方药：葛根30g，桂枝10g，白芍40g，蜈蚣2条，鸡血藤30g，川芎20g，白芷10g，甘草10g，熟地20g，乌梢蛇10g，丹参20g，黄芪30g，金银花藤30g，延胡索15g。6剂。

2013年5月30日诊，左肘关节疼痛不能伸屈，活动受限，右肩关节双膝关节酸痛，气候变化加重，常有怕冷感，停经3个月，饮食尚可，舌苔白。

方药：桂枝10g，蜈蚣3条，白芍35g，甘草10g，羌活10g，独活15g，鸡血藤30g，地龙10g，鹿角10g，全蝎5g，熟地20g，川芎15g，金银花藤30g。6剂。

2013年12月3日诊，症状减轻，守前方加黄芪40g、党参10g、羌活10g。7剂后仍宗前方做小蜜丸一料。

2. 张某某，女，57岁，三里畈。2013年5月24日初诊。

四肢关节酸痛，疼痛微肿，不发热6个月，饮食尚可，睡差多梦。2013年4月22日县医院血检：类风湿因子108U/L。血糖6.48mmol/L，总胆固醇5.36mmol/L。

诊断：痹证(类风湿性关节炎)。

方药：桂枝10g，蜈蚣2条，白芍30g，甘草10g，当归10g，威灵仙15g，独活15g，羌活10g，黄芪30g，细辛3g，鸡血藤30g，秦艽10g。6剂。

2013年6月3日诊，症状减轻，守前方加金荞麦20g。6剂。

3. 闻某某，女，55岁，河铺镇。2010年5月6日初诊。

双手指、腕关节肿痛3个月，加重10余天，早起晨僵，腰痛时作，纳食稍差，在当地治疗症状未消。血沉18mm/h，类风湿因子141.9U/ml，C反应蛋白6mg/L。

诊断：痹证(类风湿性关节炎)。

方药：桂枝10g，地龙10g，白芍30g，鸡血藤30g，甘草10g，威灵仙15g，海桐皮10g，蜈蚣2条，知母10g，当归10g，羌活10g，黄芪20g。6剂。

2010年5月21日诊，服前方后症状好转，昨又肿痛，去蜈蚣、鸡血藤，加乌梢蛇10g、丹参15g、乳没共16g。7剂。

4. 陈某某，女，21岁，龚家河。2017年7月18日初诊。

患类风湿性关节炎2年，时作时止。现症：双膝关节肿痛，发热，活动不利，月经量少，舌苔白，脉弦。膝关节片：膝关节未见明显异常；血检：肝功能正常；抗O 42.3U/ml；RF 155.3U/ml，CRP 50.2mg/L。

诊断：痹证(类风湿性关节炎)。

方药：黄芪20g，熟地20g，蜈蚣2条，白芍18g，甘草10g，鸡血藤20g，地龙10g，芥子15g，海桐皮15g，乌梢蛇10g，威灵仙10g，独活15g，金银花藤30g。6剂。

2017年7月31日诊，肿消痛减，活动较前好转，大便时秘，守前方加赤芍12g。8剂。

2017年8月11日诊，右踝关节疼痛，饮食一般，守7月31日方药。8剂。

5. 姚某某，女，34岁，大河岸。2017年7月20日初诊。

患类风湿性关节炎8年，反复发作。现症：双手指关节时痛变形，右足底部如穿高跟鞋则疼痛加重。月经尚调，舌苔白。复旦大学附属医院彩超提示：右侧足底皮下占位(考虑炎性病变可能)。

诊断：痹证(类风湿性关节炎)。

方药：鹿角10g，独活15g，威灵仙10g，芥子15g，蜈蚣3条，白芍30g，甘草10g，熟地20g，川芎15g，羌活10g，海桐皮15g。7剂。

2017年7月28日诊，病情稳定，前方加桂枝10g、二花藤20g。7剂。

6. 高某某，女，51岁，白庙河。2008年6月18日初诊。

肢体关节酸痛，时轻时重3年，经治症状时轻时重，关节不甚肿。经治1年，肛门时出血3个月余，纳食尚可，舌苔白，脉细。2008年3月9日白庙河卫生院血检：血沉

16mm/h 抗 O(+),类风湿因子(+)。

诊断:痹证(类风湿性关节炎)。

方药:黄芪 30g,地榆 10g,旱莲草 15g,仙鹤草 20g,丹参 15g,侧柏炭 10g,枳壳 10g,大黄炭 5g,生地 20g,槐花 10g,当归 10g,杜仲 15g。6 剂。

2008 年 6 月 27 日诊,大便下血止,仍四肢关节胀痛,食指关节僵痛、膝关节酸痛、腰痛,纳食尚可,月经停用 1 年。

方药:黄芪 30g,桂枝 10g,白芍 30g,姜黄 10g,鸡血藤 20g,羌活 10g,乌梢蛇 10g,当归 10g,丹参 15g,乳没共 16g,蜈蚣 1 条,威灵仙 15g,秦艽 10g。8 剂。

2008 年 7 月 7 日诊,疼痛稍减。现症:四肢关节、腰膝酸痛,活动不利,早起指僵而不舒,舌苔白,脉弦。白庙河血检:类风湿因子(+),抗 O(+)。

方药:黄芪 30g,熟地 20g,桂枝 10g,蜈蚣 2 条,威灵仙 15g,海桐皮 10g,全蝎 5g,白芍 30g,甘草 10g,鸡血藤 20g,乳没共 15g,丹参 15g,当归 10g。8 剂。

2008 年 7 月 18 日诊,症稍减,仍手指僵,守前方去乳没共、丹参,加秦艽 15g,松节、桑枝各 10g。7 剂。

7. 王某某,男,54 岁,三里畈。1985 年 6 月 11 日初诊。

四肢小关节游走性疼痛已 4 个月,初起晚间盗汗(已止),痛处不发热,阵作刺痛,纳食尚可,舌苔白,脉弦。罗田县人民医院确诊为类风湿性关节炎。

诊断:痹证(类风湿性关节炎)。

方药:附片 10g,当归 10g,薏苡仁 30g,桂枝 10g,秦艽 10g,黄芪 15g,白芍 10g,木瓜 15g,威灵仙 15g,全蝎 3g,牛膝 10g,海桐皮 10g,地龙 10g。4 剂。

1985 年 7 月 6 日诊,服药后痹痛大减,昨晚又作,足掌微肿、疼痛、怕冷,舌苔白,脉弦。

方药:附片 10g,当归 10g,黄芪 15g,桂枝 10g,秦艽 10g,威灵仙 15g,白芍 10g,木瓜 15g,海桐皮 10g,全蝎 3g,牛膝 10g,地龙 10g,薏苡仁 30g。3 剂。

8. 邢某某,女,49 岁,三里畈。2013 年 11 月 5 日初诊。

指、腕关节肿痛发热呈游走性半年,手麻(颈椎病)。血检:类风湿因子 45.5U/ml。

诊断:痹证(类风湿性关节炎)。

方药:鸡血藤 10g,桂枝 10g,海桐皮 15g,羌活 10g,知母 10g,蜈蚣 2 条,独活 30g,甘草 10g,金银花藤 30g,芥子 15g,姜黄 10g。6 剂。

2013 年 11 月 12 日诊,症状减轻,守前方加秦艽 10g、黄芪 30g。7 剂。

2013 年 11 月 19 日诊,仍关节酸痛,时胃脘作胀。

方药:红参 100g,党参 150g,阿胶、龟胶、鹿胶各 60g,白术 60g,全蝎 30g,蜈蚣 40 条,乌梢蛇 50g,白芍 100g,砂仁 60g,黑蚂蚁 60g,鸡血藤 80g,桂枝 60g,甘草 50g,丹参 60g,独活 80g,羌活 50g,熟地 180g,鹿角 60g,牛膝 50g,秦艽 60g,延胡索 60g,黄芪 250g,三七 60g,肉桂 30g,淫羊藿 50g,附片 50g,做小蜜丸。

2014 年 4 月 16 日诊,服前期间症状明显好转,现又双手指关节肿痛,晨僵,痛处发热，发冷，气候变化加重，关节呈游走性疼痛时或面目浮肿，饮食尚可，时自汗出。

方药：黄芪 30g，桂枝 10g，白芍 30g，蜈蚣 3 条，金银花藤 30g，鸡血藤 20g，甘草 10g，秦艽 10g，当归 10g，附片 10g，鹿角 10g，生姜。7 剂。

9. 陈某某，女，47 岁，三里畈。2013 年 3 月 21 日初诊。

双手指关节肿痛 20 余天（以食指，左中指为甚），痛处怕冷，晨起指僵，饮食尚可，伴头昏手麻。血检：类风湿性关节炎。

诊断：痹证（类风湿性关节炎）。

方药：桂枝 10g，鸡血藤 30g，当归 10g，威灵仙 15g，细辛 3g，白芍 30g，甘草 10g，蜈蚣 2 条，海桐皮 15g，丹参 15g，金荞麦 20g。6 剂。

2013 年 4 月 25 日诊，指痛肿减轻，饮食尚可，RF59.8U/ml。

方药：桂枝 10g，鸡血藤 30g，威灵仙 15g，白芍 30g，甘草 10g，蜈蚣 2 条，金荞麦 25g，羌活 10g，丹参 15g，海桐皮 18g，当归 10g，细辛 3g。7 剂。

10. 王某某，女，50 岁，白庙河。2009 年 12 月 30 日初诊。

四肢关节疼痛 4 年，时轻时重加重半年。现症：脚关节，手指关节及腕关节时肿痛，痛处时发热或怕冷，面目浮肿。2009 年 12 月 16 日胸片：支气管炎伴感染；血检：肾功能正常，类风湿因子（＋）；心电图正常。

诊断：痹证（类风湿性关节炎）。

方药：桂枝 10g，蜈蚣 1 条，地龙 10g，威灵仙 15g，知母 10g，羌活 10g，白芍 20g，甘草 10g，海桐皮 15g，鸡血藤 30g，全蝎 5g，黄芪 20g，金银花藤 20g。8 剂。

2010 年 1 月 11 日诊，症状减轻，前方继服 8 剂。

2010 年 2 月 1 日诊，病情稳定，症状明显好转，前方加芥子 15g。8 剂。

十、强直性脊柱炎

强直性脊柱炎，中医属“骨痹”“督脉病”范畴。《素问》云：“督脉为病，脊强反折。”此病内因肝肾不足，外因风寒湿热侵袭，邪阻督脉，气血不畅，日久则脊柱僵硬。临床常见腰背疼痛，晨僵，活动不利。治此证，以鹿角、熟地补益肝肾，蜈蚣、全蝎搜风通络，白芍、甘草缓急止痛。寒湿重者，加桂枝、附子温阳散寒；瘀血明显者，佐以乳香、没药活血。此病缠绵难愈，需长期调治，患者尤需注意保暖，适度活动，以防脊柱畸形。

1. 童某某，男，34 岁，北丰。2009 年 6 月 1 日初诊。

患“强直性脊柱炎”5 年，在广东省多家医院诊治，症状时轻时重。现症：右侧髋关节疼痛 3 个月，活动不利，纳呆食少，无胃脘部疼痛感，大便日 1 次，干结，舌苔白，脉弦。

诊断：痹证（强直性脊柱炎）。

方药：当归 10g，丹参 15g，乳没共 16g，鸡血藤 30g，威灵仙 15g，蜈蚣 1 条，杜仲 10g，延胡索 10g，白芍 20g，甘草 10g，黄芪 20g，砂仁 10g。5 剂。

2009年6月10日诊，症状稍减轻，加鹿角10g、加骨碎补15g、全蝎5g、白芍改为30g。6剂。

2009年6月20日诊，右侧髋关节疼痛，活动不利，守前方，加全蝎5g、熟地20g，白芍改为30g。6剂。

2009年8月7日诊，右侧髂棘处疼痛减轻，纳食稍差，不发热，脉弦。

方药：熟地20g，骨碎补15g，蜈蚣2条，白芍30g，全蝎5g，威灵仙15g，乳没共16g，当归10g，丹参15g，海桐皮15g，土鳖虫5g。6剂。

2. 董某某，男，30岁，北丰。2008年7月28日初诊。

背脊腰部疼痛5年，武汉诊断为强直性脊椎炎，经多方治疗少效。现症：颈项、两胁、腰脊部疼痛，活动加重，纳食尚可，舌苔白，脉沉弦。

诊断：痹证(强直性脊柱炎)。

方药：熟地20g，乌梢蛇10g，蜈蚣1条，白芍30g，甘草10g，乳没共16g，当归10g，丹参15g，延胡索10g，黄芪30g，杜仲10g，鸡血藤20g。6剂。

2008年8月9日诊，腰背、两胁下(或胸部)疼痛，纳食尚可，晨起腰胁僵胀痛，活动后渐减轻，舌苔白，脉弦。

方药：熟地20g，蜈蚣2条，全蝎5g，杜仲15g，威灵仙15g，白芍30g，甘草10g，鹿角10g，牛膝10g，狗脊20g，鸡血藤20g，海桐皮10g。7剂。

2008年8月25日诊，前方加乳没共18g，当归10g，去狗脊、牛膝、海桐皮。8剂。

2008年9月8日诊，服药后症状减轻，昨服“枣阳”药方一次后，颈胁肋疼痛加重，平卧后减轻，起床时痛增，纳食尚可，二便调。

方药：①柴胡10g，延胡索15g，熟地20g，蜈蚣1条，葛根30g，川芎10g，白芍30g，甘草10g，威灵仙20g，鹿角10g，鸡血藤30g，丹参15g。6剂。②乌梢蛇50g，蜈蚣30g，全蝎50g，熟地50g，红参100g，阿胶、鹿胶、龟胶各50g，川芎50g，鸡血藤60g，白芍100g，太子参100g，白术50g，甘草50g，砂仁50g，佛手50g，牛膝50g，羌活50g，独活50g，杜仲60g，当归80g，蜂房30g，做小蜜丸。

3. 朱某某，女，63岁，三里畈。2009年11月20日初诊。

腰背部(第七胸椎以下)疼痛3年，时轻时重，形寒怕冷(2007年10月9日胸椎片正常)，纳食稍差，气候变化加重。

诊断：痹证(强直性脊柱炎)。

方药：枸杞子10g，羌活10g，威灵仙20g，乳没共16g，丹参15g，当归10g，白芍30g，蜈蚣2条，骨碎补10g，鸡血藤30g，木瓜10g，黄芪30g，鹿角10g。6剂。

2009年12月2日诊，症状减轻，去骨碎补、鸡血藤、木瓜、鹿角，加川芎18g、附片10g、生姜5片。6剂。

4. 江某某，女，38岁，三里畈。2015年6月15日初诊。

背脊疼痛1年，日轻夜重，夜晚3—4时痛甚，起床后活动减，下雨天为甚，月经多提前，量不多。血检：类风湿因子15.8U/ml，C反应蛋白1.7mg/dl，HLA-B27(+)。

诊断：痹证(强直性脊柱炎)。

方药：羌活 10g，蜈蚣 2 条，乌梢蛇 10g，白芍 30g，甘草 10g，鹿角 10g，鸡血藤 30g，黄芪 30g，葛根 20g，独活 10g，威灵仙 15g，桂枝 10g。6 剂。

2015 年 6 月 22 日诊，症状减轻，守前方 10 剂。

5. 童某某，男，34 岁，北丰。2009 年 7 月 11 日初诊。

双侧髂棘上疼痛，活动不利 5～6 年。CT：强直性脊柱炎。

诊断：痹证(强直性脊柱炎)。

方药：熟地 20g，骨碎补 15g，蜈蚣 2 条，白芍 30g，甘草 10g，鸡血藤 30g，威灵仙 15g，鹿角 10g，延胡索 15g，牛膝 10g，狗脊 15g。6 剂。

2009 年 7 月 21 日诊，症同前，前方去狗脊、牛膝，加乳没共 16g、丹参 15g、当归 10g。6 剂。

6. 舒某某，女，45 岁，胜利镇。2017 年 9 月 21 日初诊。

患强直性脊柱炎 5 年(武汉确诊)，坚持口服西药治疗症状稳定，近 7 天腰骶部、臀部，特别是耻骨处疼痛，行动不利，平卧减轻(停经 2 年)，罗田县人民医院 CT、血检未见异常，小腹部时作胀，大便日 1 次正常，舌苔正常，脉沉弦细。

诊断：痹证(强直性脊柱炎)。

方药：鹿角 10g，蜈蚣 2 条，杜仲 10g，白芍 30g，甘草 10g，熟地 20g，独活 15g，丹参 10g，桑寄生 10g，牛膝 10g，威灵仙 10g，金荞麦 15g，乌梢蛇 10g。7 剂。

7. 王某某，男，29 岁，牌形地。2016 年 3 月 29 日初诊。

右侧髋关节疼痛，反复发作 4 年，加重 20 余天，甚则走路痛甚。上海医院 MRI 示双侧骶髂关节病变，符合强直性脊椎炎表现。血检 HLA-B27(＋)。

诊断：痹证(强直性脊柱炎)。

方药：鹿角 10g，蜈蚣 2 条，杜仲 10g，白芍 30g，甘草 10g，熟地 20g，独活 15g，延胡索 10g，桑寄生 10g，牛膝 10g，威灵仙 10g，骨碎补 10g，乌梢蛇 10g。6 剂。

2016 年 4 月 5 日诊，症状减轻，宗前方继服 7 剂。

2016 年 5 月 1 日病情稳定，前方续服 7 剂。

8. 张某，女，38 岁。2022 年 12 月 14 日初诊。

腰背部疼痛数年，加重年余，痛甚放射至臀部，下肢关节酸痛，痛处有冷感，月经周期规律，白带多夹黄，纳食尚可。血沉 20mm/h，类风湿因子(＋)，血检 HLA-B27(＋)。

诊断：痹证(强直性脊柱炎)。

方药：附片 10g，狗脊 12g，牛膝 12g，鸡血藤 20g，独活 10g，威灵仙 20g，杜仲 12g，当归 10g，黄柏 10g，蒲公英 20g，白术 10g，甘草 10g，白芍 20g。5 剂。

2002 年 12 月 24 日诊，症状稍减，仍右臀部、髋关节处疼痛，左侧较右为轻，膝关节疼痛，痛处有冷感，纳食尚可，白带减少。类风湿因子(＋)，血沉、抗 O 正常。

方药：熟地 18g，附片 10g，狗脊 12g，鸡血藤 20g，独活 10g，威灵仙 18g，木瓜 10g，杜仲 10g，苍术 10g，全蝎 5g，土茯苓 30g，当归 10g，生姜 5 片。5 剂。

9. 高某某，女，38岁，叶家河。1981年8月24日初诊。

去年10月起，背部、腰臀及四肢关节肿痛、发热，痛甚出汗，活动不便，饮食尚可，脉缓(怕冷，服药后痛减)。血检HLA-B27(+)。

诊断：痹证(强直性脊柱炎)。

方药：麻黄3g，细辛3g，芥子15g，附片10g，秦艽10g，牛膝30g，鹿胶10g，地龙10g，白芍20g，熟地18g，蜈蚣2条，乳没共10g。5剂。

1981年9月3日诊，症状减轻，仍疼痛夜甚，活动不便，痛处怕冷，遇热痛减，饮食尚可，舌红少苔，脉弦缓。

方药：熟地18g，秦艽10g，乳没共10g，麻黄3g，地龙12g，细辛3g，玉竹10g，附片10g，芥子18g，蜈蚣2条，鹿胶10g，白芍20g，牛膝20g。7剂。

10. 李某某，女，48岁，骆驼坳。2006年7月3日初诊。

背部(第四胸椎处)疼痛4年，日轻夜重，晚间常起床活动数次，饮食尚可，月经20余天一次，经期延长，多为10～15天，量多。县医院CT：骨质增生，韧带发炎；血检HLA-B27(+)。

诊断：痹证(强直性脊柱炎)。

方药：葛根30g，全蝎5g，蜈蚣1条，白芍40g，乳没共15g，当归10g，威灵仙20g，川芎10g，甘草10g，羌活10g，鸡血藤20g。6剂。

2006年7月28日诊，服药后症状减，现其痛又作。现症：背脊疼痛，日轻夜重，晚间时常下床活动走动减轻，饮食尚可，时足心发热。

方药：葛根30g，川芎10g，白芍30g，徐长卿15g，丹参15g，当归10g，乳没共15g，鸡血藤20g，羌活10g。6剂。

2006年8月14日诊，症状减轻，前方加白芍至40g，延胡索18g，蜈蚣两条，去僵蚕。5剂。

【按语】 痹证之辨治，犹如抽丝剥茧，须层层深入，方得真谛。余临证六十春秋，略有所得，今总结数段，以飨后学。

(1) 辨邪之偏胜，须察痛之性、位。痹痛游走不定者，风邪为甚，宜羌活、防风以祛风，然“治风先治血”，当归、川芎不可少；痛如刀割，遇寒加剧者，寒邪偏胜，非附子、川乌不能散其阴凝，然需配甘草、蜂蜜以制其毒；痛处重着，肢体困倦者，湿邪缠滞，当以苍术、薏苡仁燥湿健脾，佐茯苓、泽泻导湿下行；若关节红肿灼热，扪之烫手，必是湿热化火，须用黄柏、知母清泻于下，石膏、金银花藤宣散于上。至于痛处固定，如针刺刀剜，舌见瘀斑，此乃血瘀阻络，需桃仁、红花破血，地龙、土鳖虫通络，甚者加水蛭、虻虫以逐瘀。

(2) 审病程久暂，定虚实之主次。新病多实，久病多虚，然临证鲜有纯虚纯实者。如颈椎病初起，颈项僵痛，手麻头晕，此属外邪痹阻，气血不畅，治宜葛根、桂枝舒筋，川芎、鸡血藤活血；若迁延数载，兼见耳鸣腰酸，则需鹿角、熟地填补肝肾。再如类风湿关节炎，早期关节肿痛，晨僵明显，当以雷公藤、青风藤祛风除湿，兼以白芍、甘草缓急止痛;若晚期关节畸形,肌肉萎缩,则必用龟胶、鹿胶峻补精血,辅以蜈蚣、全蝎透骨搜风。此即“初病在经主气,久病入络主血”之谓也。

(3)察兼证舌脉,明脏腑所伤。痹证虽在肢体,实关五脏。若见气短乏力、自汗纳呆,此脾虚失运,当重黄芪、白术以培土胜湿;若目涩胁痛、爪甲枯槁,乃肝血不足,需白芍、枸杞子以柔肝养筋;若腰膝酸冷、夜尿频多,属肾阳衰微,必投杜仲、巴戟天以温肾壮骨。至若舌绛少苔、五心烦热,此为阴虚络燥,宜生地、石斛滋阴润络。余曾治一老翁,足跟痛如锥刺,舌光无苔,脉细数,断为肾阴亏虚,筋脉失濡,投以左归丸加牛膝、骨碎补,旬日而愈。此皆因脏腑辨证精准也。

(4)用药之道,贵在灵动。治痹之药,草木虫石,各有所长。风邪善行,宜藤类药通络,如鸡血藤、络石藤;寒邪凝滞,需辛热之品破阴,如附子、细辛;湿邪黏腻,当芳香之药化浊,如藿香、佩兰。然顽痹痼疾,非虫蚁搜剔不能奏功。余常用全蝎、蜈蚣直入络脉,白花蛇、乌梢蛇透达筋骨。曾有一强直性脊柱炎患者,脊背僵直如板,痛彻夜半,余以鹿角、狗脊温肾,土鳖虫、蜂房破瘀,调治经年,终得活动如常。此皆虫类药“飞者升,走者降”之妙用也。

(5)内外合治,事半功倍。痹证外治之法,自古有之。余早年得民间“樟姜葱艾温浴方”,屡用屡验。以樟树叶祛风燥湿,老姜、葱白辛温透表,艾叶温经散寒,煎汤熏洗,可使腠理开泄,药力直透病所。曾治一膝痹老妇,双膝肿胀如瓮,内服外洗并施,旬日肿消大半。另有膏贴之法,如以川乌、草乌研末,姜汁调敷痛处,可收温通速效。然外治须辨寒热,热痹忌用辛温,可选黄柏、芒硝研敷,以清热消肿。

(6)调摄之道,不可轻忽。痹证难愈,半在医者,半在患者。余每嘱患者避风寒、节劳倦、忌生冷。颈椎病者,勿久伏案牍;腰痹之人,当卧硬板床;膝痹老弱,宜减负重行走。至于饮食,寒痹者多食羊肉、生姜以温阳;热痹者宜服绿豆、藕粉以清热;痰瘀胶结者,可饮山楂、薏苡仁粥以化瘀利湿。昔有一痛风患者,嗜酒肥甘,屡治屡发,余严令戒酒茹素,辅以土茯苓、萆薢煎服,半载未再复发。可见调摄之重,不亚于药石。

总之,痹证虽繁,不离“虚、邪、痰、瘀”四字;治法虽多,贵在“标本兼顾”一理。吾辈医者,当遵古训而不泥古方,参西学而不忘根本,谨守正气亏虚、外邪侵袭、痰瘀交结之基本病机,内虚当补,外邪宜祛;痰瘀胶结者,需峻药缓图;久病入络者,必虫蚁搜剔。方能于纷繁证候中抽丝剥茧,救患者于沉疴之苦。

51 癌 病

余行医数十载，见癌病患者甚多，每每思之，未尝不感慨万千。癌者，古称“岩”，以其坚硬如石、盘根错节而得名。《内经》有“筋癌、肠癌、骨癌”之分，《周礼》亦载“肿疡”之疾，皆与此病相类。然今之所谓癌，乃西医学名，实为多种恶性肿瘤之总称。其病机复杂，或由正虚邪凑，或因情志郁结，或缘饮食不节，终致气血瘀滞、痰毒互结，积久成块，蚀人脏腑。

余观癌病之成，多因正气先亏。所谓“正气存内，邪不可干”，若禀赋不足，或劳倦过度，或七情内伤，皆可令气血阴阳失调，外邪乘虚而入。初时或为气滞血瘀，或为痰凝湿聚，久则化热成毒，结为癥瘕。其病势缠绵，虚实夹杂，攻补两难。患者常见肿块坚硬、疼痛不休，兼见纳差消瘦、神疲乏力，此皆正虚邪盛之象。

今之治癌，西医有手术、放疗、化疗诸法，虽能速去瘤体，然亦伤正气，患者常因毒副反应而难以耐受。余尝见不少病家，经放化疗后，元气大伤，胃纳全无，奄奄一息，反致病情加重。故中医之道，贵在调和阴阳，扶正祛邪。吾辈用药，当以顾护胃气为先，脾胃乃后天之本，药食皆赖其运化。若胃气一败，纵有灵丹妙药，亦难奏效。

余临证常以四诊合参，细辨虚实。虚者，或气虚，或血弱，或阴亏，或阳衰；实者，或气滞，或血瘀，或痰凝，或毒聚。治法虽多，总不离“扶正固本”四字。扶正者，益气、养血、滋阴、温阳；祛邪者，行气、活血、化痰、解毒。然攻伐之药，不可过峻，当遵“大积大聚，衰其大半而止”之训，免伤根本。

此篇所录病例，患者多为晚期癌病，或术后复发，或转移扩散，或不堪放化疗之苦而转求中医。虽未能尽除瘤体，然通过辨证施治，或减轻痛苦，或延长寿命，或提高生计，亦不失为医者之慰。其中用药，有以黄芪、党参补气，以沙参、麦冬养阴，以白花蛇舌草、半枝莲解毒，以莪术、丹参化瘀，皆随证加减，灵活变通。

癌病虽为恶疾，然患者若能调畅情志，配合治疗，带瘤生存者亦不在少数。余常劝病家：“既来之，则安之。”忧思恐惧，反伤肝脾；乐观豁达，方能助药力而抗病邪。医者之责，不仅在疗疾，更在医心。

1. 尹某某，男，47岁，三里畈。2014年4月29日初诊。

前年9月，发现鼻咽癌，放疗36次，化疗6次。现症：病情稳定，近1个月咳嗽咳痰色黄，饮食尚可，舌苔白。

诊断：鼻咽癌。

方药:沙参 30g,炙麻黄 10g,杏仁 10g,黄芩 10g,桔梗 10g,款冬花 10g,葶苈子 10g,贝母 10g,前胡 10g,紫菀 10g,法半夏 10g,蒲公英 30g,僵蚕 10g。6 剂。

2014 年 5 月 7 日诊,咳嗽消除,听力差,头昏闷。

方药:辛夷 10g,白花蛇舌草 30g,半枝莲 20g,黄芪 30g,莪术 10g,甘草 10g,丹参 15g,蜈蚣两条,僵蚕 10g,赤芍 15g,当归 10g,土茯苓 30g。10 剂。

此后以上方为基础方,随症加减坚持服药,2022 年 10 月 8 日,告知身体基本正常。

2. 陈某某,男,49 岁,七道河。2017 年 5 月 11 日初诊。

5 年前患左侧鼻咽癌,做放、化疗后病情控制,此后鼻塞时出现,耳鸣伴头昏肢软乏力,饮食尚可,目干涩,舌苔白薄,脉细。

诊断:鼻咽癌。

方药:黄芪 30g,当归 10g,白花蛇舌草 20g,白术 10g,蜈蚣 2 条,辛夷 10g,党参 10g,川芎 10g,丹参 10g,莪术 10g,半枝莲 20g,土茯苓 20g。7 剂。

2017 年 5 月 25 日诊,病情稳定,守前方。7 剂。

2017 年 7 月 11 日诊,病情稳定,鼻血止,精神转好,守前方。10 剂。

3. 刘某某,男,74 岁,凤山镇。2002 年 3 月 5 日初诊。

前年在某医院确诊为“食管癌”,经化疗后症状好转。年内服药治疗。现症:进食时自觉食管有梗阻感,饮水、进食时常咳嗽阵作,甚则呕吐痰涎,舌苔白,脉弦。

诊断:食管癌。

方药:代赭石 30g,旋覆花 10g,贝母 10g,枇杷叶 10g,莪术 10g,桃仁 10g,法半夏 12g,茯苓 30g,沙参 15g,麦冬 10g,生姜 5 片,白花蛇舌草 20g。5 剂。

2002 年 4 月 10 日诊,服前方药后症状减轻,近半个月来恶寒发热,目前只能进流食,发热时呕吐,肢软乏力,血压 90/60mmHg,面浮黄,脉细。

方药:青蒿 15g,草果 10g,槟榔 12g,厚朴 10g,黄芩 10g,柴胡 10g,沙参 18g,法半夏 10g,甘草 8g,青皮 10g,茯苓 18g。3 剂。

4. 陈某某,男,72 岁,凤山镇。2009 年 9 月 24 日初诊。

于 2008 年 8 月 24 诊,喝水有梗塞,呃气时作,剑突下疼痛时作,昨日加重,大便干结 3～4 天 1 次;钡餐:食管癌,慢性胃炎,十二指肠球炎。

诊断:食管癌。

方药:代赭石 20g,旋覆花 10g,生地 20g,莪术 10g,黄芪 20g,蜈蚣 2 条,沙参 20g,丹参 18g,法半夏 10g,白花蛇舌草 30g,半枝莲 20g,大黄 8g。7 剂。

2009 年 10 月 6 日诊,症状同前,仍大便干结,前方加延胡索 15g。7 剂。

2009 年 10 月 19 日诊,症状减轻,宗前方。7 剂。

2009 年 11 月 2 日诊,大便干结,2～3 天一次,前方加大黄 10g。8 剂。

5. 徐某某,男,68 岁,三里畈。2008 年 7 月 25 日初诊。

2006 年经县、省医院胃镜、病检诊断为“食管癌”,经服中药,病情稳定。现症:胃脘部胀痛,时泛酸,纳食一般,精神尚可,舌淡苔白。

诊断：食管癌。

方药：黄连10g，吴茱萸3g，延胡索15g，枳实10g，蒲公英30g，砂仁10g，厚朴10g，党参10g，莪术10g，广木香10g，法半夏10g，白花蛇舌草20g。6剂。

2008年9月22日诊，5月再次经省人民医院、协和医院经检查诊断为：食管癌。现症：胃脘胀痛，左侧胸痛，咳嗽痰中时而带血，纳食、精神均可。

方药：黄芪20g，丹参15g，桂枝8g，白芍15g，莪术10g，党参10g，鸡内金10g，白术10g，甘草10g，红枣5枚，蒲公英20g。10剂。

2008年10月3日诊，咯血减轻，胃痛止，饮食正常。全胸片：右肺门占位性病变。9月22日钡餐：食管、膀胱基本正常。前方，加砂仁10g，10剂。

2008年10月23日诊，咯血次数及血量减少。

方药：沙参18g，旱莲草15g，仙鹤草20g，贝母10g，生地15g，杏仁10g，芦根20g，桃仁10g，青黛4g，海浮石6g，黄芩10g，冬瓜子15g，白茅根30g。6剂。

2008年12月5日诊，咯血止，胃脘部自觉不适，饮食尚可，二便调，舌质稍暗，苔白中厚。

方药：黄芪30g，桂枝8g，丹参15g，白芍20g，莪术10g，黄连10g，吴茱萸3g，蒲公英30g，党参10g，甘草10g，红枣5枚，砂仁10g。10剂。

6. 彭某某，男，63岁，骆驼坳。2010年10月14日初诊。

2006年在罗田人民医院做食管癌手术。现症：胃脘时胀，呃气频数，晚间为甚，呃甚泛吐酸水，胸膈梗塞，呃气方舒，纳食一般，睡眠差，大便日3～4次，成形。舌质稍暗，苔薄，脉沉细。

诊断：食管癌。

方药：黄连10g，吴茱萸5g，法半夏10g，代赭石30g，蒲公英30g，刺猬皮10g，旋覆花10g，贝母10g，砂仁10g，党参10g，瓦楞子25g，丁香10g。6剂。

2010年10月19日诊，症状明显好转，少气乏力，守前方加黄芪20g、莪术10g。6剂。

7. 匡某某，男，49岁，匡河。2014年8月25日初诊。

2013年10月19日诊，罗田县人民医院作食管癌手术，术后放疗7个疗程，化疗共5次。现症：脐腹疼痛，肠鸣作响，大便日1次，或不成形，饮食一般，睡眠差，精神稍差。2014年5月23日CT：食管癌术后改变，左肾上腺区占位转移可能。

诊断：食管癌。

方药：党参10g，桂枝10g，白芍30g，甘草10g，黄芪30g，莪术10g，丹参10g，砂仁10g，广木香10g，吴茱萸5g，厚朴10g，苍术10g，石榴皮10g。6剂。

2014年9月1日诊，腹痛止，饮食增加，大便稀溏，守前方。6剂。

2014年9月10日诊，服药时腹泻，腰背痛，前方去苍术、吴茱萸、白芍，加白花蛇舌草、半枝莲各30g。10剂。

8. 徐某某，女，66岁，三港。2012年6月11日初诊。

去年冬月25日在武汉中南医院作食管癌手术。现症：头昏，肢软乏力，厌食，纳呆，舌苔白，脉细。

诊断：食管癌。

方药：黄芪20g，莪术10g，丹参10g，白术10g，鸡内金10g，砂仁10g，佛手10g，炒谷芽、麦芽各20g，党参10g，藿香10g，山楂15g。6剂。

2012年6月26日诊，症状同前，前方加黄芪30g、当归10g、党参20g、茯苓30g，去山楂、谷芽、麦芽。6剂。

9. 李某某，女，65岁，古庙河。2008年5月17日初诊。

4月2日在襄樊空军医院做“贲门癌”手术，术后可进饮食。现症：头昏肢软乏力，心慌气短，多食胃胀，二便调，形体消瘦，舌质稍暗，苔白质厚腻。

诊断：贲门癌。

方药：黄芪30g，丹参10g，莪术10g，白花蛇舌草20g，半枝莲10g，党参15g，金银花18g，白术10g，甘草10g，茯苓30g，当归10g，蒲公英20g。7剂。

2008年6月14日诊，5月27日因肠梗阻在县人民医院住院，症状好转。现症：头昏肢软乏力，时腹胀不适，时呃气，体重较术前下降10kg，足部轻度浮肿，舌苔白，脉细。

方药：黄芪30g，薏苡仁30g，茯苓50g，白术10g，党参15g，当归10g，砂仁10g，炒麦芽30g，鸡内金10g，红枣5枚，厚朴10g。6剂。

10. 李某某，男，64岁，浠水县。1987年6月7日初诊。

素有胃病史，去年9月发现吐血。现胃脘部胀痛，进食减轻，纳食不多，头昏肢软乏力，舌苔白，脉弦，钡餐示为胃窦癌。

诊断：胃癌。

方药：党参20g，黄芪30g，三七10g，半枝莲20g，白术10g，丹参18g，吴茱萸10g，延胡索10g，肉桂4g，白芍20g，白花蛇舌草30g，山豆根15g。5剂。

1987年6月12日诊，仍胃脘部胀塞，时作时止，进食痛减，纳食不多，伴头昏肢软乏力，舌质暗苔白，脉弦。

方药：党参20g，黄芪40g，莪术12g，半枝莲30g，白术10g，丹参18g，吴茱萸10g，延胡索10g，肉桂4g，白芍30g，白花蛇舌草30g，山豆根15g。5剂。

11. 郭某某，男，69岁，凤山镇。2004年2月9日初诊。

胃脘胀塞不适，纳呆食少，不知饥，呃馊酸月余，体重下降。X线钡餐：胃窦部狭窄，僵硬，黏膜破坏，提示胃癌。

诊断：胃癌。

方药：厚朴10g，枳实10g，黄连10g，黄芩10g，干姜8g，大黄8g，砂仁10g，莪术10g，党参10g，法半夏10g，麦芽30g，白花蛇舌草20g，半枝莲20g。5剂。

2004年2月18日诊，呃馊酸减，昨起知饥，今晨进食粥2碗，精神转佳，舌苔白滑，脉弦细。胃镜示：胃癌进展期。

方药：党参10g，法半夏10g，黄芪15g，黄连10g，黄芩10g，莪术10g，炒麦芽30g，白花蛇舌草 20g，半枝莲 20g，厚朴 10g，枳实 10g，干姜 5g，红枣 5 枚。5 剂。

12. 周某某，男，73 岁，白莲乡。2008 年 2 月 19 日初诊。

胃脘部胀塞不适，不知饥 3 个月，两肋胀痛不舒，头昏肢软乏力，下肢浮肿。胃镜：胃底贲门溃疡(癌?)。

诊断：胃癌。

方药：黄连 10g，黄芩 10g，柴胡 10g，党参 10g，法半夏 10g，鸡内金 10g，厚朴 10g，蒲公英 30g，白芨 20g，枳实 10g，广木香 10g，黄芪 30g，麦芽 30g，干姜 3g。5 剂。

2008 年 2 月 28 日诊，胃脘胀痛减轻，纳食增多，前方加白花蛇舌草 20g。5 剂。

2008 年 3 月 15 日诊，胃脘胀塞、浮肿减轻。现症：两肋胀痛，头昏肢软乏力、纳呆食少，腰痛足麻，舌质稍暗，苔白。

方药：黄芪 30g，白芨 30g，柴胡 10g，白花蛇舌草 30g，蒲公英 30g，鸡内金 10g，党参 10g，砂仁 10g，莪术 10g，麦芽 30g，丹参 10g。6 剂。

13. 何某某，男，56 岁，三里畈。2014 年 8 月 21 日初诊。

今年正月确诊为胃癌，转移左锁淋巴结，经放、化疗，病情好转。现症：胃脘隐隐作痛，饮食尚可，口渴喜饮，大便近 2 天，带黏冻，舌苔白，脉沉弦。

诊断：胃癌。

方药：桂枝 10g，白芍 30g，甘草 10g，广木香 10g，党参 10g，延胡索 10g，砂仁 10g，香附 15g，乌药 10g，莪术 10g，丹参 10g，黄芪 30g。6 剂。

2014 年 8 月 27 日诊，症稍减，前方加白花蛇舌草，半枝莲各 20g。7 剂。

14. 吴某某，男，61 岁，白庙河。2016 年 6 月 14 日初诊。

2014 年 9 月作胃癌手术，放疗 4 次后腹泻，持续不愈，现肠鸣，腹胀痛即腹泻水样大便，日 1～3 次，常失禁，饮食不多，舌质暗苔白。

诊断：胃癌。

方药：苍术 10g，乌梅炭 15g，山楂 20g，党参 15g，茯苓 30g，防风 10g，石榴皮 10g，炮姜 8g，黄连 10g，白头翁 15g，葛根 20g，广木香 10g。6 剂。

2016 年 6 月 28 日诊，诸症减轻明显，大便日 1～3 次，不成形，守前方加砂仁 10g。6 剂。

2016 年 7 月 7 日诊，大便日 1～2 次，不成形，可控制，守前方加沉香曲 6g。7 剂。

2016 年 7 月 19 诊，大便日 1～2 次，可控制，稀软便，守前方，加吴茱萸 6g，补骨脂 10g，肉豆蔻 10g，车前子 20g，去黄连、白头翁。6 剂。

2016 年 7 月 29 日诊，大便稍成形，失禁症状消除，守前方。6 剂。

15. 王某某，女，64 岁，河铺镇。2016 年 5 月 10 日初诊。

今年农历正月十三日在罗田县人民医院作“胃底贲门癌”手术，术后化疗 2 次。现症：脐腹胀痛，饮食不多，大便 2～3 日 1 次，或秘或稀。舌苔白，脉细弦。

诊断：胃癌。

方药：党参 15g，砂仁 10g，广木香 10g，厚朴 10g，枳实 10g，法半夏 10g，黄连 10g，黄苓10g,干姜3g,黄芪20g,莪术10g,延胡索15g,吴茱萸3g。6剂。

2016年6月6日诊,症状减轻,守前方加白花蛇舌草20g。7剂。

2016年5月17日诊,舌尖无苔,喜唾,前方加益智10g,去广木香。6剂。

16. 周某某,女,44岁,白庙河。2013年4月10日初诊。

2011年无明显诱因剑突下胀痛不适,进食后加重,伴反酸,口苦。2012年11月7日症状加重,县医院胃镜检查:胃癌。2012年12月7日后化疗6次。现症:饮食少,咽部不适,时呃气,呃吐黄水、涎痰等,消瘦,肢软无力。

诊断:胃癌。

方药:黄芪30g,党参10g,白术10g,砂仁10g,法半夏10g,莪术10g,丹参10g,鸡内金10g,代赭石30g,旋覆花10g,谷芽、麦芽各20g,麦冬10g。5剂。

2013年11月29日诊,4月28日在中南医院做胃癌手术,术后放疗25次、化疗6次。现症:头昏肢软乏力,饮食少,厌食油腻,时欲呕,大便正常。

方药:黄芪30g,莪术10g,党参15g,鸡内金10g,砂仁10g,藿香10g,黄连10g,法半夏10g,谷芽、麦芽各20g,白术10g,丹参15g,陈皮10g,山楂10g。10剂。

17. 瞿某某,男,51岁,白莲乡。2015年11月4日初诊。

去年3月在武汉某医院做贲门癌切除手术,术后又化疗、放疗。现症:头昏不适,泛酸,嘈杂,饮食尚可,多食脘胀,呃气,时有哽噎,舌苔白,脉弦。

诊断:贲门癌。

方药:红参100g,太子参100g,阿胶、龟胶、鹿胶各60g,桃仁50g,白术60g,砂仁60g,法半夏50g,壁虎30g,丹参60g,白芍60g,当归50g,熟地180g,五灵脂60g,枣皮60g,鸡内金50g,莪术60g,黄芪250g,三七50g,甘草50g,白花蛇舌草25g,半枝莲25g,做小蜜丸。

18. 王某某,女,64岁,河铺镇。2016年5月10日初诊。

今年正月十三日在万密斋医院做胃癌手术,术后化疗4次,因副作用大停止,改服中药治疗。现症:进食时有梗塞不适感,纳食不多,小腹作胀,时呃气,精神尚可,舌苔白,脉浮弦。

诊断:胃癌。

方药:黄芪30g,白术10g,车前子30g,莪术10g,白花蛇舌草30g,半枝莲20g,守宫6g,丹参15g,太子参15g,砂仁10g,蜈蚣2条,陈皮10g。7剂。

2017年12月5日诊,症状好转。

方药:党参18g,白术20g,莪术10g,守宫8g,蜈蚣3条,白花蛇舌草30g,半枝莲30g,法半夏10g,砂仁10g,黄芪20g,丹参10g。10剂。

19. 熊某某,男,60岁,三里畈。2017年2月15日初诊。

于2016年12月8日经武汉某医院确诊肺癌,经治咳嗽减轻。今晨咯血4口,右侧胸部及肩部疼痛,咳喘,活动加重,舌红无苔,脉细滑。

诊断:肺癌。

方药：沙参30g，仙鹤草30g，旱莲草20g，葶苈子10g，白花蛇舌草30g，白重楼15g，蜈蚣2条，桑白皮10g，贝母10g，款冬花10g，全蝎5g，炙麻黄8g，白茅根30g。7剂。

2017年3月8日诊，咳嗽白色泡沫痰涎，精神稍差，饮食尚可，舌淡，右侧胸部疼痛，去旱莲草，加黄芪30g，白茅根10g。7剂。

2017年7月6日诊，胸闷咳嗽，痰中带血，肢软乏力舌苔白，脉细。

方药：黄芪30g，白术10g，白花蛇舌草20g，半枝莲20g，贝母10g，仙鹤草30g，沙参30g，旱莲草20g，麦冬10g，丹参15g，莪术10g。6剂。

2017年7月20日诊，胸闷、咳减，血止，常自汗出，前方加浮小麦30g，红枣10枚。6剂。

2017年9月7日诊，自汗止，无特殊不适，宗7月6日方，加车前子30g。6剂。

2017年10月11日诊，病情稳定。现症：咳嗽少许白痰，胸闷，纳食尚可，舌苔白。

方药：白花蛇舌草30g，半枝莲30g，蜈蚣3条，莪术10g，沙参30g，炙麻黄10g，白术10g，丹参15g，杏仁10g，薏苡仁30g，黄芪30g，款冬花10g。7剂。

2017年11月9日诊，昨日又咯血或痰中带血，胸闷，守前方加仙鹤草30g，旱莲草20g，海浮石8g，去丹参、薏苡仁、莪术。7剂。

20. 熊某某，男，60岁，三里畈。2016年12月8日初诊。

咳嗽胸闷，活动加剧5～6年，近年加重。2016年7月2日CT示：①右肺下叶占位，考虑周围型肺癌；②两肺气肿伴多发肺大疱；③纵隔及两肺门淋巴结肿大。病理：确诊为"鳞癌"。现症：咳嗽气喘，胸闷、咳痰不爽，或痰中带血，右肩臂疼痛3个月，舌苔白，脉弦。

诊断：肺癌。

方药：沙参30eg，仙鹤草30g，葶苈子10g，炙麻黄8g，杏仁10g，款冬花10g，白花蛇舌草30g，白重楼15g，蜈蚣2条，旱莲草15g，桑白皮10g。7剂。

2016年12月15日诊，咯血止，前方去旱莲、桑白皮，加全蝎5g，白芍30g，甘草10g，半枝莲20g。7剂。

2017年1月5日诊，宗12月8日方，加苏子15g、芥子15g。7剂。

2017年1月20日诊，症同前，守12月15日方，加贝母10g。7剂。

21. 高某某，男，58岁，凤山镇。2017年11月2日初诊。

今年农历正月初一在湖北省人民医院作右侧肺Ca切除术，术后病情稳定。现症：咳嗽气促，胸闷，活动加剧，痰或稠或稀，纳食尚可，舌苔正常，脉缓。2017年10月26日CT复查：右肺Ca切除术后所见。

诊断：肺癌。

方药：沙参30g，炙麻黄10g，杏仁10g，蜈蚣3条，地龙10g，海蛤粉15g，苏子15g，葶苈子10g，白重楼10g，款冬花10g，白花蛇舌草30g，贝母10g。7剂。

2017年11月10日诊，胸闷气促症状减轻，仍咳嗽白痰。守前方去贝母、苏子，加黄芩10g、蒲公英30g。6剂。

22. 何某某，女，68岁，骆驼坳。2005年1月21日初诊。

咳嗽少痰，乏力肢倦月余，纳食佳，经输液后症状稍减，CT示：右侧肺门占位性病变，左侧肺门占位性病变并阻塞性肺不张、纵隔淋巴肿大。X光片示：双肺感染（不排除占位性病变）生化检查正常。血压110/70mmHg。

诊断：肺癌。

方药：沙参18g，贝母10g，玄参15g，桑白皮10g，杏仁10g，白重楼15g，葶苈子10g，白花蛇舌草15g，麦冬10g，半枝莲15g，丹参15g，桃仁10g，黄芪15g，大枣5枚。5剂。

2005年1月31日诊，仍咳嗽少许痰，痰中带血丝，肢软乏力，纳食尚可，背部胀痛，舌质暗，苔薄黄，脉细。1月4日CT示：肺占位性病变。

方药：沙参15g，白花蛇舌草15g，杏仁10g，麦冬10g，土茯苓10g，桃仁10g，仙鹤草15g，黄芪20g，莪术10g，白重楼15g，大枣5枚。6剂。

23. 郭某某，女，42岁，三里桥。2009年9月23日初诊。

今年2月在武汉确诊为肺癌，因不能手术及放疗，要求服中药。现症：咳嗽胸闷，头昏，鼻干，口干，舌苔白，脉细。

诊断：肺癌。

方药：沙参18g，贝母10g，蒲公英30g，桔梗10g，款冬花10g，生地20g，麦冬10g，黄芪20g，甘草10g，杏仁10g，白花蛇舌草30g。5剂。

2009年10月12日诊，仍鼻口干，不喜饮，加砂仁10g，神曲10g，半枝莲15g。6剂。

2009年10月21日诊，精神差，腰酸痛，前方加蜈蚣1条。6剂。

2009年11月4日诊，腰痛咳嗽少痰，前方加炙麻黄5g、白重楼15g、僵蚕10g、延胡索15g，去桔梗、荆芥。6剂。

24. 雷某某，男，58岁，三里桥。2012年11月16日初诊。

去年5月发现肺癌，2012年5月14日罗田县人民医院CT：左侧肺癌明显进展。现症：咳嗽白色痰，量不多，夹少许血块，胸微闷，咽痒即作，舌苔白中厚，脉弦。

诊断：肺癌。

方药：仙鹤草30g，白花蛇舌草30g，葶苈子15g，蜈蚣2条，沙参20g，款冬花10g，炙麻黄10g，桑白皮10g，黄芩10g，紫菀10g，杏仁10g，红枣5枚。6剂。

2012年12月3日诊，咳嗽症状减轻，守前方加沙参30g，贝母10g，蜈蚣3条。10剂。

25. 方某某，女，75岁，匡河。2012年5月2日初诊。

去年冬月咳喘胸闷，今年2月罗田县人民医院住院，CT确诊为肺癌。现症：声嘶，咳嗽少痰，胸闷气促，每晚睡后出汗，胸痛，口干苦，舌质稍暗。

诊断：肺癌。

方药：沙参20g，蜈蚣2条，壁虎5g，贝母10g，葶苈子15g，桔梗20g，甘草10g，木蝴蝶10g，地龙10g，黄芪20g，莪术10g，桃仁10g。5剂。

2012年5月19日诊，干咳声嘶，右胸痛，前日咯血。守前方加仙鹤草30g、白花蛇舌草30g、延胡索15g，去莪术、木蝴蝶。5剂。

26. 瞿某某，男，56岁，骆驼坳。2015年2月10日初诊。

2014年CT发现右侧肺癌，经武汉住院10天，确诊为肺癌。现症：时咳嗽白黄稠痰，活动稍快，气促胸闷，右胸胁疼痛，2月5日伴发高热（39℃），饮食尚可，口干，舌苔白厚滑。

诊断：肺癌。

方药：沙参30g，炙麻黄10g，蒲公英30g，白花蛇舌草30g，麦冬10g，葶苈子10g，半枝莲20g，杏仁10g，黄芪20g，芥子15g，苏子15g，蜈蚣2条。7剂。

2015年3月30日诊，现症：咳嗽，活动稍喘。2015年3月21日县医院CT复查：双上肺结核、以纤维条索为主，右下肺感染性病变。

方药：沙参30g，炙麻黄8g，葶苈子10g，白花蛇舌草30g，半枝莲20g，仙鹤草30g，杏仁10g，贝母10g，蜈蚣2条，蒲公英30g，白重楼15g，桔梗10g，麦冬10g。8剂。

2015年5月12日诊，咳嗽少许，呛咳连声，较前减少、减轻，走路快则胸闷，饮食稍增，无胸痛，咯血止，舌苔白。

方药：沙参30g，葶苈子10g，炙麻黄10g，蜈蚣2条，杏仁10g，白花蛇舌草30g，半枝莲20g，贝母10g，款冬花10g，僵蚕10g，白重楼10g，黄精15g。8剂。

2015年7月29日诊，守前方加生地10g、麦冬10g，去黄精。10剂。

2015年9月14日诊，症状明显好转，咽中不适，微咳嗽，守前方，10剂。

2015年11月6日诊，干咳少痰，胸闷，前方加百部10g。8剂。

2015年11月24日诊，咳嗽，干咳少痰，活动气促胸闷，晚间平卧不咳，饮食尚可，舌苔白，脉弦。

方药：炙麻黄10g，沙参30g，葶苈子12g，蜈蚣2条，僵蚕10g，黄精15g，贝母10g，款冬花10g，白花蛇舌草30g，半枝莲30g，百部10g，红枣5枚。5剂。

27. 王某某，男，61岁，大河岸。2015年10月28日初诊。

2004年右肾肿瘤切除。2013年转移于肺，在县医院作介入疗法一次，因药物反应大，经主治医生介绍前来中医治疗。现症：咳嗽，咽痒干咳，时咯血或痰中带血，时胸闷胀，饮食尚可，舌尖边红，苔根厚，脉弦滑。

诊断：肺癌。

方药：沙参30g，仙鹤草30g，旱莲草20g，生地20g，海浮石5g，黄芩10g，白花蛇舌草30g，半枝莲30g，贝母10g，栝蒌仁10g，桃仁10g，丹皮10g。6剂。

2015年12月1日诊，昨天今天又咳血，前方加白茅根20g。6剂。

2015年12月22日诊，咯血减少。

方药：沙参30g，炙麻黄6g，黄精18g，杏仁10g，仙鹤草30g，旱莲草20g，海浮石6g，贝母10g，白花蛇舌草30g，半枝莲20g，葶苈子10g，蜈蚣2条，红枣5枚。6剂。

2016年1月19日诊，咯血止，仍咳嗽，前方加海蛤粉10g，生地15g，去海浮石。6剂。

2016年3月3日诊，症状同前，宗1月19日方。7剂。

2016年4月11日诊，病情稍有好转，守前方继服7剂。

2016年5月30日诊，咳嗽少痰，已5个月未咯血，纳差，前方加海蛤粉12g，款冬花10g，百部10g，去旱莲、海浮石。6剂。

2016年11月10日诊，2013年诊断为肺癌，坚持服中药治疗，病情稳定。现症：咳嗽白痰，咯血又作1周，饮食稍差，舌暗红苔白，脉细。

方药：仙鹤草30g，海浮石8g，山栀10g，旱莲草10g，芦根20g，桃仁10g，沙参20g，贝母10g，蜈蚣2条，白花蛇舌草30g，白茅根30g。6剂。

2016年11月21日诊，咯血止，仍咳，饮食少，肢软乏力，守前方加海蛤10g，炙麻黄8g，杏仁10g，葶苈子10g，去海浮石、山栀。6剂。

2017年3月17日诊，咳嗽、咯血又作3天，胸闷胀，饮食尚可，精神稍差，舌质暗红少苔。

方药：沙参30g，仙鹤草30g，贝母10g，海浮石10g，栝蒌皮10g，旱莲草20g，白重楼12g，杏仁10g，白茅根30g，藕节10g，山栀10g，生地20g。6剂。

2017年3月29日诊，仍早晚咯血4～5口，舌红暗。

方药：芦根20g，桃仁10g，杏仁10g，旱莲草20g，仙鹤草30g，大黄炭6g，沙参20g，黄芩10g，海浮石8g，生地20g，藕节10g，丹皮10g，冬瓜子30g。6剂。

2017年4月21日诊，晚间咽痒咳嗽黄稠痰，饮食少。

方药：沙参30g，炙麻黄8g，浙贝10g，杏仁10g，款冬花10g，蜈蚣2条，葶苈子10g，白重楼10g，砂仁10g，百部10g。6剂。

2017年5月16日诊，咯血停9天。

方药：炙麻黄10g，沙参30g，仙鹤草30g，旱莲草10g，葶苈子10g，贝母10g，杏仁10g，海浮石8g，白花蛇舌草30g，半枝莲20g，生地20g。7剂。

28. 陈某某，女，52岁，大崎。2012年1月4日初诊。

6月10日在武汉大学中南医院做右肺癌微创手术，术后化疗3次。现症：胃胀，食管、胃内烧灼，食管内为甚，头昏肢软乏力，舌苔白。

诊断：肺癌术后、胃胀。

方药：黄连10g，吴茱萸3g，煅瓦楞子25g，蒲公英30g，法半夏10g，党参10g，贝母10g，刺猬皮10g，桔梗18g，甘草10g，砂仁10g。6剂。

2017年9月22日诊，自2012年手术后，坚持中药调治，病情稳定。现症：头昏肢软，胸闷咳嗽少痰，背部胀痛，睡差多梦，右胁肋（手术处）阵作疼痛，纳食一般，舌苔白薄。

方药：柴胡10g，黄芪30g，白芍20g，党参15g，甘草10g，白花蛇舌草20g，白术10g，砂仁10g，广木香10g，贝母10g，半枝莲20g，蜈蚣2条。8剂。

29. 郑某某，男，50岁，张山。2003年7月4日初诊。

咯血，间断而作已年余，动则气促胸闷10余天，纳食尚可。7月1日CT示：右上中心肺癌伴右上肺不张。

诊断：肺癌。

方药：沙参15g，白花蛇舌草20g，仙鹤草20g，半枝莲15g，贝母10g，桃仁10g，黄芩20g，麦冬10g，白重楼18g，桑白皮10g，海浮石5g，青黛6g。5剂。

2003年8月18日诊，咳嗽胸闷，咳痰带血，纳食尚可。

方药：沙参18g，仙鹤草20g，白花蛇舌草20g，半枝莲20g，贝母10g，桑白皮10g，杏仁10g，炙麻黄绒8g，白重楼18g，桃仁10g，丹参18g，葶苈子10g，款冬花10g。6剂。

30. 王某某，男，72岁，凤山镇。2017年5月24日初诊。

2015年8月9日诊断为肺癌，化疗5次，坚持中药治疗，病情稳定。目前食欲不振，口中乏力，饮食不多，干咳少痰，易于疲劳，舌苔白，脉缓。

诊断：肺癌。

方药：沙参30g，炙麻黄8g，地龙10g，白花蛇舌草30g，蜈蚣3条，葶苈子10g，百部10g，贝母10g，全蝎5g，半枝莲20g，砂仁10g，黄芪30g，党参15g，炒麦芽20g。6剂。

2017年7月11日诊，肢软乏力，饮食少，咳嗽黄白痰。

方药：党参20g，黄芪30g，炒麦芽15g，砂仁10g，白术10g，广木香10g，神曲10g，鸡内金10g，藿香10g，扁豆10g，莪术10g。6剂。

31. 陈某某，女，53岁，凤山镇。2012年12月14日初诊。

每冬季上午疲倦不适，甚则食欲不振，肢体酸软乏力，腹胀，大便不成形已3年。在武汉中南医院作右肺叶切除术，术后化疗4次。今胸片：右肺野切除术外未见异常。

诊断：肺癌。

方药：党参30g，黄芪30g，白术10g，甘草10g，独活10g，羌活10g，黄连10g，法半夏10g，茯苓30g，防风10g，白术18g，柴胡10g。3剂。

2013年1月23日诊，守前方加水蛭5g、黄芪60g。3剂。

32. 赵某某，男，70岁，石桥铺。2012年7月17日初诊。

咳嗽20余年，加重1年，胸闷胀痛，近3个月间断咯血，咳嗽白痰伴头昏肢软乏力，胃内灼热吐酸，进食梗塞。CT：右下肺部占位性病变；钡餐：上消化道未见明显异常；血常规正常，血沉19mm/h。

诊断：肺癌

方药：沙参20g，仙鹤草30g，贝母10g，款冬花10g，百合30g，蒲公英30g，黄芩10g，葶苈子10g，蒲公英30g，生地20g，麦冬10g，白花蛇舌草30g。5剂。

2012年8月23日诊，咳嗽减轻，仍时咯血，加海浮石5g，旱莲草20g。7剂。

33. 童某某，女，43岁，凤山镇。2017年1月16日初诊。

2016年7月12日在罗田县人民医院因肺癌切除左侧肺叶，放疗25次，化疗4次。现症：肢软乏力，饮食少，微咳嗽，少气，微气促，口干，舌苔白，脉弦细。

诊断：肺癌。

方药：沙参30g，黄芪30g，白术10g，生地20g，桔梗15g，甘草10g，白花蛇舌草30g，半枝莲20g,莪术10g,薏苡仁30g,砂仁10g,麦冬10g,贝母10g。7剂。

2017年4月13日诊,咳嗽减轻,时胸闷,月经2月未来潮,守前方去麦冬,加炙麻黄8g。6剂。

34. 程某某,男,76岁,河东街。2015年5月7日初诊。

咳嗽胸闷,咳白稠痰或稀,时痰中带血,时胸痛,饮食少,头昏,肢软乏力,舌淡苔白稍厚。2015年3月13日CT:慢支肺气肿伴肺大疱形成、左下肺占位。

诊断:肺癌。

方药:仙鹤草30g,沙参30g,炙麻黄6g,杏仁10g,蒲公英30g,黄芩10g,蜈蚣2条,桔梗10g,旱莲草18g,海浮石6g,瓜蒌15g,贝母10g,白花蛇舌草30g。6剂。

2015年9月4日诊,服药后咯血止,症状好转,昨又胸闷痛,前方加葶苈子10g,去仙鹤草。7剂。

35. 周某某,女,62岁,英山。2015年7月6日初诊。

2011年做右下肺癌手术切除后放疗4次,2014年又发作,继续放化疗治疗。现症:咳嗽阵作,干咳少痰,饮食不多,肢软乏力(武汉医院诊断为放射性肺炎),舌质稍暗,苔少,脉滑。

诊断:肺癌。

方药:沙参30g,炙麻黄10g,杏仁10g,仙鹤草30g,款冬花10g,僵蚕10g,桔梗10g,甘草10g,百部10g。6剂。

2015年7月13日诊,症状减轻,前方加黄芩10g,白花蛇舌草30g。6剂。

36. 周某某,男,66岁,白庙河。2015年3月4日初诊。

咳嗽月余,干咳少痰,时痰中带血丝,饮食少,无胸痛,肢软乏力。CT:肺癌;病理:右肺中央支气管活检:鳞状细胞癌(原乙肝小三阳)。

诊断:肺癌。

方药:沙参30g,炙麻黄10g,仙鹤草30g,贝母10g,蜈蚣2条,僵蚕10g,款冬花10g,葶苈子10g,杏仁10g,桔梗10g,白花蛇舌草30g,蒲公英30g,甘草10g。6剂。

2015年3月16日诊,咳嗽明显好转,咳少许白痰,守前方。7剂。

37. 钱某某,女,70岁,凤山镇。2013年9月20日初诊。

咳嗽3年,时轻时重,咳痰白色黏稠伴胸闷气促,活动加重,如闻油烟等加重。2013年8月30日胸片示:①支气管炎伴感染;②肺占位性病变;武汉病理学检查为肺癌。舌苔白。

诊断:肺癌。

方药:沙参30g,炙麻黄10g,蜈蚣2条,僵蚕10g,款冬花10g,葶苈子10g,杏仁10g,五味子10g,干姜3g,细辛3g,蒲公英30g,黄芩10g。5剂。

2013年9月28日诊,症状稍减轻,前方加全蝎5g。5剂。

2013年10月15日诊,症状减轻,加芥子15g,加蜈蚣为3条。5剂。

2013年11月4日诊,口渴喜饮,宗前方加石膏40g、干姜5g,去黄芩。6剂。

38. 张某某，男，52岁，石桥铺。2000年6月21日初诊。

复6月12日诊，症状同前。仍右上腹疼痛，右上腹约15cm×10cm包块较硬，疼痛放射至右背，大便结，厌油。

诊断：肝癌。

方药：黄芪18g，柴胡10g，赤芍18g，莪术10g，延胡索20g，白芍30g，甘草10g，半枝莲20g，白花蛇舌草20g，郁金18g，桃仁10g，大黄8g，广木香10g。5剂。

2001年10月26日诊，现症：消瘦，右侧胁肋胀痛不适，纳食不多，伴头昏肢软乏力，尿黄，右上腹部包块不平，质地硬，舌淡苔白薄，脉细。

方药：茵陈20g，玉竹10g，柴胡10g，莪术10g，丹参18g，白术10g，白花蛇舌草20g，半边莲20g，延胡索10g，赤芍18g，白芍18g，全蝎6g，苦参10g。3剂。

2001年11月5日诊，消瘦，胃脘部不适，食后胀增，肢软乏力，尿黄，大便日3～4次，舌苔白，脉弦。

方药：柴胡10g，莪术10g，白术10g，太子参18g，丹参18g，茵陈20g，半枝莲20g，厚朴8g，麦芽30g，砂仁10g，鸡内金10g，山药18g。4剂。

39. 朱某某，男，34岁，农民。1996年2月1日初诊。

1995年11月底始觉右胁胀痛不适，当地治疗，症状加重。12月中旬经县人民医院B超、CT检查：肝内占位性病变，甲胎蛋白试验阳性。为证实检查结果，随即赴武汉，经广州陆军总医院进一步检查，确诊为原发性肝癌，回县住院化疗，因化疗反应严重，难以忍受而终止，要求中药治疗。现症：形体消瘦，肢软乏力，右胁肋胀痛，胃脘胀塞不舒，纳呆食少，食后胃胀加重。肝大平脐，质硬，表面凸凹不平，舌淡紫，苔薄黄，脉弦细。

诊断：肝癌。

方药：黄芪20g，太子参、赤芍各18g，白花蛇舌草、半枝莲、麦芽、生牡蛎各30g，柴胡、莪术、五灵脂、延胡、当归各10g。煎煮3次，共取药液800ml，每日2次，每次服200ml，服药20天后，患者疼痛减轻，饮食稍增，精神转好，后多次复诊，守前方加减进退，服药10剂。

1997年11月9日诊，右胁肿块局限，质硬，痛轻微，饮食恢复正常，精神转佳，体重较去年增加2.5kg，舌质淡紫，少苔，脉细弦。B超探查：肝上界右5肋间，下界平脐，表面被膜光带不平坦，见驼峰征，切面内光点分布不均，见多个大小不等光团，密布全肝，部分内可见不规则小液暗区，以左内侧叶内者为大：7.6cm×6.5cm×8cm囊样液暗区，提示肝内占位性病变。宗前方加丹参18g、鳖甲20g（醋制），嘱间断服用，加强调养，注意观察病情变化，后复诊多次，病情稳定。

1998年10月30日诊，10月中旬曾右胁肋疼痛，胸闷，服消炎利胆片减轻，肝肿大包块，近来自觉肢软，纳食稍差，消瘦，舌苔白，脉弦。

方药：柴胡10g，丹参18g，白术10g，太子参15g，白花蛇舌草20g，黄芪30g，莪术10g，五灵脂10g，赤芍20g，半枝莲20g，延胡索10g，生牡蛎50g，炒麦芽30g。嘱2日1剂，坚持服用。

1999年7月5日诊，症状同前，仍胃脘部作胀，上腹部肿块仍如前，肿块处时而作痛，纳呆食少。近2个月来，精神稍差，二便调，舌苔光滑，脉细弦。

方药：柴胡10g，太子参18g，白花蛇舌草30g，黄芪20g，白术10g，莪术10g，赤芍12g，丹参15g，当归10g，半枝莲20g，生牡蛎30g，炒麦芽30g。2天1剂。

2000年1月18日大吐血，因地处偏远山区，挽救不及而去世。病友带瘤生存5年余。

40. 徐某某，女，64岁，骆驼坳。2011年8月17日初诊。

右上腹胀痛，按压为甚(其包块硬)，胃内作胀，发热，泛吐酸水，纳呆食少，头昏肢软乏力，舌苔白，脉沉缓。2011年3月人民医院作介入治疗一次，2011年3月25日CT示：原发性肝癌。

诊断：肝癌。

方药：柴胡10g，沙参20g，黄芪30g，莪术10g，黄连10g，吴茱萸3g，刺猬皮10g，丹参20g，白术30g，鸡内金10g，蒲公英20g，生地10g。5剂。

2011年8月25日诊，胃脘胀痛，不能食，吐涎沫，脉缓弦。

方药：代赭石30g，郁金10g，鸡内金10g，莪术12g，柴胡10g，法半夏10g，丹参15g，五灵脂10g，麦冬10g，党参20g，赤芍10g，延胡索10g。2剂。

【按语】 余治癌多年，深感此病之顽固，亦悟出些许心得，愿与同道共勉。

癌病之治，首重情志。患者闻癌色变，多有恐惧绝望之心，此乃大忌。《内经》云："精神内守，病安从来？"情志不畅，则肝气郁结，气血逆乱，反助病势。故余每临诊，必先宽慰病家，导其放下包袱，树立信心。曾见数例患者，本已病入膏肓，然因心境开朗，配合用药，竟得带瘤延年。可见"心药"之功，不亚于草木。

其次，当固护胃气。癌病患者，或因瘤体消耗，或因放化疗损伤，多见脾胃虚弱，纳呆运迟。药虽对症，若胃气不纳，亦如无根之木。余用药，常佐谷芽、麦芽、砂仁、鸡内金等醒脾开胃之品，使药力得行。尤忌峻猛攻伐，如虫类破血之药，虽能散结，然过用则伤正，须中病即止。

再者，需明辨虚实。癌病晚期，多为本虚标实。虚者，脏腑气血之亏；实者，瘀毒痰湿之聚。若一味攻邪，则正气愈衰；若纯然补益，则邪气愈锢。余常以黄芪、党参、白术扶正，以白花蛇舌草、半枝莲、莪术祛邪，二者相伍，方得中和之效。如病例中尹某鼻咽癌，初以宣肺止咳治标，继以益气解毒固本，终得病情稳定，此即"标本兼顾"之例。

另有一法，乃"以毒攻毒"。癌毒深痼，寻常草木难以奏效，故余偶用蜈蚣、全蝎、壁虎等虫类药，取其搜剔络脉、攻坚散结之力。然此类药性猛，须配甘草、红枣缓其毒性，更需察患者体质，虚甚者慎用。

至于抗癌草药，如白花蛇舌草、半枝莲、白重楼等，现代研究证实其有抑瘤之效，然中医用之，仍需辨证。热毒者宜选蒲公英、黄芩；瘀血者当加丹参、桃仁；痰凝者需用法半夏、贝母。不可一见癌证，即堆砌抗癌药，而失中医辨证之精髓。

最后，余强调“三因制宜”。癌证虽同，然因人、因地、因时各异。北方患者，多兼燥寒，用药宜温润；南方病家，常夹湿热，治当清利。春夏阳气升发，可稍佐透散；秋冬阴气敛藏，宜侧重滋补。此乃“天人相应”之理，不可不察。

余晚年愈觉癌病之治，非一方一药可毕其功。需医患同心，缓图其效。若能减轻痛苦，延其天年，便是善果。愿后学者，既习古训，又参新知，于临床中细细体悟，则中医治癌之道，必能发扬光大。

52 多唾证

余行医数十载，遇多唾之证者虽不多见，然其病虽小，却困扰患者甚深。此证古书少有详载，《太平圣惠方》谓之“肾虚多唾”，然依余临证所见，其病机多责之于肺脾阳虚。肺主宣发，若阳气不足，则津液失于温布；脾主运化，若中阳不振，则水湿内生，上泛为唾。患者常见口中唾液较多，清涎频吐，或夜卧流涎，兼见纳差、乏力、舌淡苔白等症，此皆阳虚不摄之象。

余治此证，常以温补肺脾为法，佐以固摄之品。基础方：党参、益智仁、白术、陈皮、甘草、覆盆子、炮姜、红枣、茯苓、薏苡仁、白豆蔻。方中党参、甘草、红枣、炮姜温补脾肺；白术、茯苓、薏苡仁、白豆蔻、陈皮健脾化湿；益智仁、覆盆子固肾摄唾。诸药共奏温肺之阳而津液得以四布，补脾之阳而津输有序，药虽平淡，然配伍得宜，则多唾可止。此篇所录病例，病虽同而证有异，用药亦随证加减，学者当细辨之。

1. 杨某某，女，77 岁，凤山镇。2009 年 12 月 4 日初诊。

口唾白色泡沫，常不停止，口干喜饮（排除糖尿病），纳食一般，已年余，又咳嗽 10 余天，咳嗽白痰，舌质暗苔白，二便调。

诊断：多唾证。

方药：党参 10g，白术 10g，炮姜 3g，益智 10g，甘草 10g，茯苓 30g，砂仁 10g，薏苡仁 20g，麦冬 10g，五味子 10g，红枣 5 枚。5 剂。

2009 年 12 月 14 日诊，症状减轻。

方药：黄精 10g，党参 10g，白术 10g，炮姜 3g，益智 10g，甘草 10g，茯苓 30g，砂仁 10g，薏苡仁 20g，麦冬 10g，五味子 10g，红枣 5 枚。6 剂，告愈。

2. 刘某某，男，49 岁，凤山镇。2009 年 7 月 24 日初诊。

多唾数年，时轻时重，伴肢软乏力，时形寒，时口渴喜热饮，舌苔白滑。

诊断：多唾证。

方药：益智 10g，党参 10g，炮姜 3g，茯苓 30g，陈皮 10g，白术 10g，甘草 10g，覆盆子 10g，砂仁 10g，法半夏 10g，蒲公英 30g，红枣 5 枚。5 剂。

2009 年 7 月 31 日诊，症状基本消失，肢软乏力，前方加黄芪 30g，去覆盆子。6 剂。

2009 年 8 月 7 日诊，多唾已除，现头昏肢软乏力，前方去覆盆子、法半夏、陈皮，加黄芪 30g、当归 10g、熟地 20g。7 剂。

2009 年 11 月 6 日诊，诸症消失，要求巩固效果，前方续服。6 剂告愈。

3. 李某某,女,67岁,三里畈。2009年4月27日初诊。

咽中如有物梗不舒数年,近来加重,微咳嗽,口中涎唾多,频频外唾,纳食尚可,二便调,舌苔白。

诊断:多唾证。

方药:党参10g,白术10g,益智10g,炮姜5g,茯苓30g,甘草10g,佛手10g,覆盆子10g,红枣5枚,山药20g,法半夏10g,砂仁10g。7剂。

2009年5月15日诊,症状明显好转,舌暗红少苔,脉弦细。

方药:党参10g,白术10g,益智10g,炮姜5g,茯苓30g,甘草10g,佛手10g,覆盆子10g,红枣5枚,山药20g,法半夏10g,砂仁10g。10剂渐愈。

4. 胡某某,男,50岁,骆驼坳。2011年11月8日初诊。

口中泛吐清水,频频外唾,晚间流涎3～4年,时泛吐酸水,纳食尚可,二便调,舌质暗苔白厚腐。

诊断:多唾证。

方药:黄连10g,吴茱萸5g,刺猬皮15g,党参15g,炮姜8g,白术10g,益智10g,覆盆子10g,甘草10g,茯苓50g,白豆蔻5g,法半夏10g。6剂。

2011年11月29日诊,药后症消,又作3天。

方药:黄连10g,吴茱萸3g,煅瓦楞子15g,党参15g,炮姜8g,白术10g,益智10g,覆盆子10g,甘草10g,茯苓50g,白豆蔻5g,法半夏10g。7剂。

5. 周某某,男,18岁,凤山镇。2012年6月15日初诊。

口中常泛清水,频频外唾,纳食尚可,大便正常,舌苔白。钡餐:胃炎。

诊断:多唾证。

方药:党参10g,炮姜5g,覆盆子10g,益智10g,茯苓30g,白术10g,甘草10g,陈皮10g,砂仁10g,薏苡仁30g,红枣5枚。6剂。

2012年6月25日诊,症状减轻。

方药:山药20g,党参10g,炮姜5g,覆盆子10g,益智10g,茯苓30g,白术10g,甘草10g,陈皮10g,砂仁10g,薏苡仁30g,红枣5枚。6剂。

6. 张某某,男,18岁,桥南。2008年8月18日初诊。

喜唾口水,数秒一次半年,饮食、睡眠均正常,自觉皮内(血管)作痒,便溏,尿赤,舌苔白厚脉缓。县人民医院口腔科检查未见异常;B超:肝胆脾胰正常;肝功能正常。

诊断:多唾证。

方药:党参10g,益智10g,白术10g,茯苓50g,甘草10g,陈皮10g,白豆蔻8g,薏苡仁20g,炮姜3g,红枣5枚,覆盆子10g。6剂。

2008年11月4日诊,又多唾4天,自觉血管内作痒消失,纳食正常,守前方白豆蔻改砂仁10g,炮姜改干姜5g,加扁豆10g。6剂。

2008年11月11日诊,症状明显好转,前方加益智10g,吴茱萸5g。6剂告愈。

7. 史某某,男,15岁,三里畈。2004年6月7日初诊。

胃脘胀塞不适，时或疼痛，喜唾口水，已6～7个月，纳食尚可，舌苔白薄，脉弦。

诊断：多唾证。

方药：党参10g，益智10g，茯苓30g，陈皮10g，苍术10g，砂仁10g，厚朴10g，甘草10g，山楂15g，神曲10g，红枣5枚，生姜5片。6剂。

2004年6月21日诊，口水多，时唾不净，纳食尚可，胃脘时痛，不呃气。B超示：肝稍大；X胸片：胸肺正常，肝功正常。

方药：党参10g，益智10g，苍术10g，砂仁8g，茯苓15g，山楂18g，覆盆子10g，炮姜3g，五味子5g，厚朴5g，红枣5枚，甘草5g。5剂，诸症明显好转。

8. 朱某某，男，60岁，凤山镇。2001年11月7日初诊。

每晚流口水3年，小腿腓肠肌抽筋不适，纳食尚可，冬季下肢皮肤瘙痒，有吸烟史，苔黄。

诊断：多唾证。

方药：党参10g，益智10g，白术10g，茯苓30g，陈皮10g，甘草8g，黄连3g，砂仁10g，红枣5枚，生姜5片，法半夏10g，藿香8g。3剂。

2001年12月12日诊，睡后流口水，秋后即发，夏季自愈，饮食尚佳，二便正常，冬天下肢皮肤发痒。

方药：党参10g，益智10g，炮姜8g，苍术10g，茯苓30g，薏苡仁18g，山药18g，白豆蔻3g，甘草8g，陈皮10g，红枣5枚。4剂。

9. 叶某某，男，32岁，骆驼坳。2010年11月27日初诊。

口中多涎，喜唾，时欲呕，大便时干结，纳食尚可，舌质稍暗，苔白。

诊断：多唾证。

方药：党参10g，炮姜5g，益智10g，覆盆10g，甘草10g，砂仁10g，白术10g，山药20g，扁豆10g，红枣5枚，茯苓30g，法半夏10g。7剂。

2010年12月21日诊，每早起喜唾，余时甚少，纳食尚可，大便时干结，舌苔白，脉缓。

方药：党参10g，白术10g，益智10g，茯苓30g，砂仁10g，甘草10g，陈皮10g，扁豆10g，藿香10g，红枣5枚。6剂。

10. 陈某某，女，35岁，凤山镇。1988年3月10日初诊。

口中常有水泛感、唾白色似痰涎约半年，时欲呕，胃脘胀，头昏心悸，纳呆食少，舌苔白，脉缓。

诊断：多唾证。

方药：党参15g，陈皮10g，法半夏10g，益智15g，干姜6g，生姜5片，白术10g，甘草10g，茯苓18g，红枣5枚。5剂。

1988年3月23日诊，症状减轻，口中时有水泛，纳食不多，舌苔白。

方药：党参10g，覆盆8g，益智8g，炮姜5g，白术10g，甘草10g，茯苓18g，陈皮10g，砂仁5g，红枣5枚，山药10g。5剂。

11. 刘某某,男,49岁,凤山镇。2010年1月18日初诊。

月余前感冒,经打点滴20余天稍减。现症:口中泛吐白涎沫,常唾常有,上楼胸闷、气促,纳食尚可,口干,苔白。

诊断:多唾证。

方药:党参10g,益智10g,炮姜5g,茯苓30g,法半夏10g,砂仁10g,陈皮10g,甘草10g,白术10g,桔梗10g,贝母10g,炙麻黄8g,蒲公英30g。10剂。

2010年2月20日诊,自觉口水多,喜唾,二便正常,时头昏,舌苔薄白。

方药:党参10g,益智10g,白术10g,炮姜6g,五味子10g,茯苓30g,陈皮10g,甘草10g,覆盆子10g,红枣5枚。6剂。

12. 汪某某,女,82岁,浠水胡河。2011年6月23日初诊。

口中常流口水,多唾,小腹胀痛,皮肤烘热,甚则汗出,大便干结,便秘年余,现服通便药物排便,舌苔白质淡,脉沉细。

诊断:多唾证。

方药:生白术50g,党参10g,益智10g,炮姜5g,甘草10g,茯苓20g,覆盆子10g,厚朴10g,佛手10g,砂仁10g,生地10g,广木香10g。5剂。

13. 胡某某,女,59岁,三里畈。2014年3月25日初诊。

口中泛吐清水,早晨为甚2个月,饮食不多,大便尚调,呃气频数,睡差多梦,伴头昏心慌肢软乏力,夜尿频,舌胖嫩,素有腰腿痛。2013年12月4日,X光片:第二腰椎陈旧性压缩骨折。

诊断:多唾证。

方药:党参10g,益智10g,覆盆子10g,砂仁10g,炮姜10g,白术10g,甘草10g,茯苓40g,乌药10g,桑螵蛸10g,山药20g。6剂。

2014年4月5日诊,症状减轻。

方药:党参15g,益智10g,覆盆子10g,砂仁10g,炮姜8g,苍术10g,甘草10g,茯苓40g,乌药10g,黄芪10g,山药20g。6剂。

14. 罗某某,男,63岁,浠水团坡。2011年10月19日初诊。

口中泛吐清水,纳食尚可,口中乏味,右肋部胀痛,脉沉弦。心电图检查:窦性心动过缓,心率50次/min,心电轴显著左偏,左室高电压脉。

诊断:多唾证。

方药:党参10g,益智10g,炮姜5g,砂仁10g,甘草10g,白术10g,陈皮10g,茯苓30g,覆盆子10g,藿香10g,红枣5枚,法半夏10g。6剂。

2011年11月5日诊,口中泛吐清水明显减轻,饮食睡眠尚佳,脉弦。

方药:益智18g,砂仁10g,党参18g,茯苓30g,炮姜5g,白术10g,甘草10g,法半夏12g,白豆蔻5g,陈皮10g。6剂。

15. 余某某,女,40岁,凤山镇。2001年1月12日初诊。

前年因妇科病手术,今年又因胆石症再次手术,自前年后口中口水多,喜唾,时而尿频尿急，纳食尚可，舌苔白，脉弦。肝功能检查：正常；X线钡餐：胃炎。

诊断：多唾证。

方药：益智14g，党参12g，白术10g，茯苓30g，白豆蔻4g，陈皮10g，法半夏10g，甘草10g，山药18g，炮姜5g，红枣5枚，生姜5片。5剂。

2001年2月17日诊，症状减轻。

方药：党参10g，茯苓30g，益智10g，白术10g，陈皮10g，甘草10g，砂仁10g，扁豆10g，红枣5枚，黄芪20g，山药20g，藿香10g，炮姜5g。6剂。

16. 王某某，男，30岁凤山镇。2004年1月10日初诊。

口中泛清水，频频外唾，日轻夜重月余，纳呆食少，不知饥，舌苔白，脉细。原患有乙肝。

诊断：多唾证。

方药：党参10g，白术10g，益智10g，麦芽30g，砂仁10g，神曲10g，山楂18g，茯苓30g，陈皮10g，鸡内金10g，红枣5枚。5剂。

2004年1月20日诊，唾少，饮食增加，口中乏味，舌苔白厚，脉缓。

方药：党参10g，益智10g，覆盆10g，白术10g，干姜3g，乌药10g，炙甘草10g，乌梅10g，山药30g，茯苓30g，陈皮10g，红枣10枚，浮小麦50g。6剂。

【按语】 多唾一证，看似小疾，然其病机不可不察。余临证多年，深感此病与肺、脾、肾三脏相关，尤以肺脾阳虚为关键。肺为水之上源，脾为水液运化之枢，二者阳虚，则津液不归正化，上泛为唾。故治疗当以温阳化气为主，不可见唾治唾，徒用收敛之品。

余用药注重“温而不燥，补而不滞”。如益智仁、覆盆子，温脾肾而摄津，兼能固涩；党参、白术、茯苓，健脾益气，化湿和中；炮姜、红枣，温中焦而助运化。若兼他证，则随证加减：胃寒者加吴茱萸、砂仁；痰湿者加法半夏、陈皮；兼表证者稍佐麻黄、桔梗。

此外，患者调摄亦至关重要。余常嘱病家避生冷、节饮食、适寒温，以护阳气。尤其小儿患者，多因脾常不足而致多唾，更需饮食清淡，慎用苦寒。

此证虽非重症，然治不得法，亦可迁延难愈。学者当明辨病机，灵活施治，方能药到病除。

53 疰 夏

余行医数十寒暑，每逢夏令，必见疰夏患者来诊。此病虽非重症，然缠绵难愈，年复一年，令患者苦不堪言。《时病论》有云："疰夏者，每逢春夏之交，忽然眩晕头痛，身倦脚软。"诚哉斯言！然其病机，余以为不止于此。

细究疰夏之因，实乃本虚标实之证。患者多禀赋不足，脾胃素虚，复感暑湿之邪，内外相引，遂成此疾。暑为阳邪，其性升散，易耗气伤津；湿为阴邪，其性黏滞，易困阻脾阳。二者相合，如油入面，最难分解。故患者常见头昏乏力、纳呆心烦、肢软多汗等症，甚则低热不退，秋凉方解。

余临证所见，此病有三特点：其一，周期性发作，如候鸟之准时；其二，症状繁杂，似百病缠身；其三，脾胃虚弱者尤易罹患。曾见一刺绣女工，每年入夏即面黄食少，血压低至70/50mmHg，几不能劳作，秋后自愈，如此循环十载。此即典型疰夏之候。

治此疾者，当明标本缓急。急则治标，缓则治本。发作期宜芳香化浊、健脾和胃，常用藿香、白豆蔻、砂仁等醒脾开胃；缓解期当益气健脾、扶正固本，重用黄芪、党参、白术等补益中气。尤需注意，清热不可过用苦寒，化湿不可过于温燥，总以平和为要。

此篇所录病例，虽同属疰夏，然体质有异，兼证不同，故用药亦各有侧重。学者当知常达变，勿执一法以应万变。

1. 戴某某，女，28岁，刺绣厂。1981年7月18日初诊。

每年夏季头昏、心烦，困倦乏力，多汗，食少，思睡面黄，脉缓无力，血压75/50mmHg。

诊断：疰夏。

方药：黄芪15g，五味子6g，制首乌15g，党参15g，黄精10g，陈皮8g，白术10g，甘草10g，藿香6g，麦冬10g，茯神15g，谷芽15g，麦芽15g。3剂。

1981年7月22日诊，服前方后饮食增加，仍头昏肢软心烦，汗较少，舌淡，脉缓无力。血压70/50mmHg。

方药：黄芪15g，五味子6g，制首乌15g，党参15g，黄精10g，藿香6g，白术10g，甘草10g，谷芽15g，麦冬10g，茯神15g，酸枣仁10g。5剂。

1981年7月27日诊，饮食增多，头昏肢倦，心烦，舌淡，脉细缓。

方药：桂枝10g，黄精10g，生姜3片，白芍10g，甘草10g，谷芽15g，党参10g，茯神15g，薏苡仁15g，黄芪20g，白术10g。2剂。

1981年8月2日诊，头昏肢软乏力减轻，饮食增多，舌质淡苔厚稍白，脉细缓（血压较低70/50mmHg）。

方药：桂枝10g，黄精10g，谷芽15g，白芍10g，炙甘草10g，薏苡仁15g，党参10g，茯神15g，酸枣仁10g，黄芪20g，白术10g，生姜3片。3剂。

1981年8月5日诊，诸症明显减轻，饮食恢复正常，舌苔薄白，脉缓细。

方药：桂枝8g，黄精10g，薏苡仁15g，白芍8g，炙甘草10g，酸枣仁10g，党参10g，茯神15g，谷芽15g，黄芪18g，白术10g，生姜5片。4剂渐愈。

2. 龚某某，女，47岁，北丰。1986年5月16日初诊。

头昏心慌，肢软乏力，纳呆食少，气短已月余，面色萎黄，月经8天未尽（量少），腰痛，舌质暗，脉细缓。

诊断：疰夏。

方药：黄芪30g，陈皮10g，麦冬10g，党参15g，白术8g，茯苓18g，藿香10g，甘草6g，当归6g，五味子6g，红枣5枚，神曲10g。3剂。

1986年5月21日诊，症较前减轻，仍心悸、头昏肢软乏力，纳呆食少、腰痛，血压160/90mmHg，舌苔白，脉缓。

方药：黄芪30g，五味子6g，甘草10g，党参15g，藿香10g，杜仲18g，牡蛎30g，菊花10g，牛膝10g，地龙10g，珍珠母30g，麦冬10g，葛根15g。5剂。

3. 张某某，女，23岁，冷库。1988年5月17日初诊。

每年入夏后即头昏心烦，肢软乏力，食欲不振，纳呆欲呕，日渐消瘦，秋后诸症渐渐好转，已10余年，月经正常（已婚），舌苔白，脉弦。

诊断：疰夏。

方药：黄芪30g，藿香10g，白术10g，白豆蔻3g，陈皮8g，党参15g，茯苓18g，麦芽15g，甘草8g，当归8g，红枣5枚。5剂。

1988年5月22日诊，饮食稍增，精神转佳，舌苔白，脉缓细。

方药：炙甘草10g，白豆蔻3g，神曲10g，黄芪30g，茯苓18g，白术10g，党参15g，当归8g，山药18g，藿香10g，麦芽18g，红枣5枚。5剂。

4. 高某某，女，38岁，三里畈。2000年7月4日初诊。

每年入夏即头昏心烦，肢软乏力，恶心欲呕，纳呆食少，经各种检查未见异常，月经正常，不耐劳，手足心发热，已3年之久，舌苔白。

诊断：疰夏。

方药：黄芪30g，藿香10g，茯苓30g，沙参12g，法半夏10g，麦冬10g，苍术10g，厚朴8g，薏苡仁10g，五味子10g，白豆蔻3g，麦芽30g。5剂。

2000年7月21日诊，前症状减轻，舌苔白稍厚，脉细。

方药：黄芪30g，藿香10g，茯苓30g，沙参12g，佩兰10g，法半夏10g，苍术10g，厚朴8g，麦冬10g，五味子10g，砂仁10g，麦芽30g。5剂。

2000年8月5日诊，前症明显好转，精神转佳，饮食增加，舌暗苔白薄黄，脉细。

方药：黄芪 30g，砂仁 10g，麦冬 10g，沙参 12g，厚朴 10g，麦芽 30g，藿香 10g，茯苓 30g，苍术 10g，五味子 10g，法半夏 10g。5 剂渐愈。

5. 方某某，女，39 岁，凤山镇。2002 年 7 月 5 日初诊。

每年进入夏季，头昏肢软乏力，睡差气短，纳差，已 7～8 年，秋后症状渐减，月经尚规律，面颊、眼前多处黄褐斑，舌苔白，脉细。

诊断：疰夏。

方药：黄芪 30g，太子参 10g，白术 10g，柴胡 10g，丹参 10g，砂仁 10g，麦芽 30g，藿香 10g，茯苓 30g，甘草 10g，枸杞子 10g。5 剂。

2002 年 7 月 9 日诊，症状减轻，舌苔白，脉细。

方药：黄芪 300g，太子参 100g，巴戟天 100g，山茱萸 80g，砂仁 100g，石菖蒲 100g，女贞子 80g，白术 100g，山药 180g，熟地 150g，丹参 100g，酸枣仁 100g，阿胶、鹿胶、龟胶各 60g，甘草 60g，肉桂 30g，淫羊藿 50g，当归 10g，白芍 100g，茯苓 150g，枸杞子 100g，三七 60g，菟丝子 80g，五味子 80g，补骨脂 80g，谷芽 50g，麦芽 80g，佛手 50g，做小蜜丸。渐痊。

6. 攀某某，女，32 岁，白莲乡。2002 年 8 月 5 日初诊。

头昏肢软无力，知饥不欲食，纳食少，时欲呕，约 20 天，月经规律，舌淡苔白，脉细。患者告知，每年进入夏天后诸症渐作，秋后气温变凉，食欲变好，饮食增加，各种症状渐减至消除，已 4～5 年。县医院检查：肝、肾功能正常。

诊断：疰夏。

方药：黄芪 20g，苍术 10g，麦芽 30g，砂仁 10g，法半夏 10g，黄连 10g，苏叶 8g，藿香 10g，厚朴 10g，茯苓 30g，陈皮 10g，生姜 3 片。5 剂。

2002 年 8 月 12 日诊，症状稍减，精神稍差，舌苔白，脉细弦。

方药：黄芪 15g，太子参 10g，黄连 8g，苏叶 6g，藿香 10g，麦芽 30g，砂仁 10g，茯苓 30g，山楂 18g，红枣 5 枚，生姜 5 片，白术 10g。7 剂渐愈。

7. 王某某，女，39 岁，建材公司。2005 年 3 月 4 日初诊。

每入夏即头昏肢软乏力，入秋后症状逐渐消失，已 4～5 年。现症：头昏肢软，困倦思睡，但多梦，手足心发热，口干苦，纳呆食少，月经周期尚规律，经前腹痛，目眶暗黑，头额皮肤黄褐斑，舌稍暗苔白。

诊断：疰夏。

方药：黄芪 30g，柴胡 10g，当归 10g，白术 10g，丹皮 10g，白芍 10g，太子参 10g，薄荷 5g，丹参 15g，甘草 10g，红枣 5 枚，生地 15g。5 剂。

2005 年 4 月 25 日诊，服前方后症状减轻，近 1 周来又头昏肢软，心烦，手足心发热，困倦思睡，纳食尚可，下眼眶暗黑，时胃脘胀气，舌淡苔白。

方药：柴胡 10g，生地 15g，当归 10g，黄芪 30g，沙参 15g，砂仁 10g，白术 15g，丹皮 10g，甘草 10g，黄芩 10g，红枣 5 枚，生姜 5 片，五味子 10g。6 剂。

8. 郑某某，女，57 岁，三里畈。2005 年 5 月 9 日初诊。

头昏肢软，手足心发热，纳差食少，胃脘时而作胀，每年入夏后加重，秋后渐减至恢复，已数年，口干，便秘，舌苔白薄，脉弦细，血压170/90mmHg。

诊断：疰夏。

方药：黄芪30g，柴胡10g，黄芩10g，沙参15g，生地15g，升麻3g，白术10g，麦芽20g，陈皮10g，当归10g，砂仁10g，红枣5枚，生姜5片。5剂。

2005年5月23日诊，症状减轻，手足心发热明显好转，仍胃脘胀而不适，胃内有灼烧感，口中乏味，纳食一般，时头昏、舌苔白。

方药：黄芪30g，柴胡10g，黄芩10g，沙参15g，生地15g，白术10g，砂仁10g，当归10g，麦芽20g，升麻5g，甘草10g，陈皮10g，红枣5枚，生姜5片。6剂渐愈。

9. 李某某，男，52岁，凤山镇。2011年8月19日初诊。

每年入夏后头昏肢软乏力，心慌气短，不耐作劳，冬秋后渐轻，血压110/70mmHg。2010年9月13日MRI：颈椎退行性改变，颈5/6、颈6/7椎间盘突出；肝功能正常；HBsAg(—)。

诊断：疰夏。

方药：黄芪30g，砂仁10g，白术10g，党参10g，茯苓30g，甘草10g，藿香10g，陈皮10g，当归10g，前仁20g，鸡内金10g，谷芽、麦芽各20g。6剂。

2011年8月24日诊，症状稍减，舌苔中白稍厚，前方加天麻10g、酸枣仁10g，去甘草。6剂。

10. 王某某，男，40岁，骆驼坳。2013年7月17日初诊。

每年入夏后，头昏闷，肢软乏力，纳差食少，口时苦，心慌，20余年。颈椎MRI颈椎及腰椎间盘退行性改变。舌苔白厚脉缓。

诊断：疰夏。

方药：黄芪30g，党参10g，砂仁10g，白术10g，茯苓30g，车前子30g，陈皮10g，丹参15g，蔓荆子10g，川芎10g，当归10g，藿香10g。6剂。

2013年7月27日诊，症状减轻，饮食增多，前方续服7剂。

2013年9月5日诊，病情稳定，红参100g，党参100g，白术80g，砂仁50g，黄芪200g，车前子80g，茯苓80g，当归50g，佛手50g，鸡内金50g，甘草50g，丹参50g，夜交藤60g，谷芽、麦芽各50g，山药50g，做小蜜丸。

11. 董某某，女，35岁，北丰。2004年7月9日初诊。

每年入夏后即头昏肢软乏力，欲呕，厌油，纳呆，胃脘胀，时泛酸，月经规律，经前腹痛，秋后症状减轻至恢复正常。

诊断：疰夏。

方药：黄芪30g，党参10g，白术10g，甘草10g，砂仁10g，麦芽30g，藿香10g，厚朴10g，陈皮10g，当归10g，红枣5枚，生姜5片。5剂。

2004年7月28日诊，疰夏症状明显减轻；经前腹痛，治疗后减轻。

方药：柴胡10g，五灵脂10g，蒲黄10g，当归10g，川芎10g，丹参15g，香附15g，小茴香3g，乌药10g，山楂8g，益母草20g，延胡索10g，吴茱萸5g。5剂。

12. 周某某，女，24 岁，凤山镇。1980 年 8 月 4 日初诊。

每年夏季即头昏食少，心烦，肢软乏力，右侧胁肋胀痛，舌淡红，脉缓。

诊断：疰夏。

方药：黄芪 15g，党参 10g，法半夏 10g，麦冬 10g，茯苓 18g，草豆蔻 10g，陈皮 10g，白术 10g，藿香 6g，神曲 10g，山楂 15g，红枣 3 枚。4 剂。

1986 年 4 月 2 日诊，原经治后好转，今入夏以后又觉头昏肢软乏力，手心发热，纳呆食少，困倦思睡，月经尚好，舌苔白，脉弦细。

方药：黄芪 20g，当归 10g，红枣 5 枚，党参 18g，车前子 20g，生姜 5 片，白术 10g，茯苓 20g，柴胡 10g，陈皮 10g，甘草 8g，藿香 10g，渐愈。

13. 周某某，女，30 岁，五金公司。1987 年 4 月 9 日初诊。

每入夏后头昏肢软乏力，气短，纳呆，欲呕，心烦，手足心发热，口中乏味，困倦思睡多梦，已 10 余年，秋凉后症状减轻，舌苔白，脉细。

诊断：疰夏。

方药：黄芪 40g，太子参 15g，佩兰 10g，法半夏 10g，茯苓 20g，神曲 10g，山楂 15g，白豆蔻 3g，藿香 10g，苍术 10g，白术 10g，厚朴 10g，红枣 5 枚。6 剂。

1987 年 5 月 10 日诊，头昏肢软乏力减轻，纳食增多，五心发热，面色萎黄，大便秘结，小腹胀痛白带多，舌苔白稍厚，脉滑。

方药：黄芪 40g，神曲 10g，藿香 8g，白术 10g，茯苓 15g，陈皮 8g，佩兰 10g，党参 10g，甘草 8g，砂仁 10g，麦芽 18g，麦冬 10g。5 剂渐愈。

14. 张某某，女，38 岁，三里畈。1987 年 5 月 4 日初诊。

1978 年以来，每年入夏后即头昏心悸，肢软乏力，气短，纳差食少，时有欲呕，五心烦躁，秋凉后诸症渐减轻，月经周期 24 天，经期 3～4 天，量不多，白带多夹黄，口干苦，脉细弦。

诊断：疰夏。

方药：黄芪 40g，炙甘草 12g，酸枣仁 15g，沙参 15g，麦冬 10g，五味子 8g，白术 10g，法半夏 12g，麦芽 18g，丹参 18g，藿香 10g，神曲 10g。5 剂。

1987 年 6 月 3 日诊，头昏肢软乏力，食欲不振，口干苦，手心发热，舌苔白，脉弦细。

方药：黄芪 40g，白豆蔻 3g，麦芽 18g，白术 10g，山楂 15g，红枣 5 枚，神曲 10g，藿香 10g，法半夏 10g，太子参 15g，当归 6g，茯苓 30g。5 剂。

15. 方某某，女，38 岁，凤山镇。1990 年 5 月 17 日初诊。

每年入夏后，纳呆食少，疲倦乏力，头目昏花，五心发热，心悸思睡，消瘦，已持续 5 年，秋后即日渐好转，纳增。1990 年 5 月 15 日肝功能检查正常；血常规正常；舌苔薄白，脉细缓。

诊断：疰夏。

方药：黄芪 30g，砂仁 10g，神曲 10g，党参 15g，茯苓 30g，麦芽 18g，当归 10g，藿香 10g，厚朴 6g，白术 10g，酸枣仁 10g。先后服 10 剂后诸症渐失。

1991年5月17日诊，今年入夏后，又纳呆食少，困倦思睡，消瘦，舌苔薄白，脉细缓，肝功能复检正常。

方药：黄芪30g，砂仁10g，神曲10g，党参15g，茯苓30g，麦芽18g，当归10g，藿香10g，厚朴6g，白术10g，酸枣仁10g，鸡内金10g。5剂。

16. 肖某某，女，35岁，平湖。1990年5月17日初诊。

头昏肢软乏力，纳呆食少，心悸心烦，头昏甚则欲呕，气短，腰痛，白带时多，睡尚佳，易疲倦，近2年入夏症状加重，秋后渐消失，舌淡苔白，脉缓。

诊断：疰夏。

方药：黄芪30g，藿香10g，茯苓18g，党参15g，砂仁10g，甘草10g，当归10g，神曲10g，红枣5枚，白术8g，苍术8g，酸枣仁10g。8剂。

1991年6月17日诊，肢软乏力，纳食稍增，心悸，气短，舌淡苔白，脉缓。

方药：黄芪30g，藿香10g，茯苓20g，党参20g，砂仁10g，五味子10g，当归10g，麦芽10g，白术10g，麦冬10g，酸枣仁10g。6剂渐愈。

17. 李某某，女，26岁，栗子坳。1986年5月29日初诊。

近6年入夏即肢软乏力，面黄肌瘦，气短心慌，纳呆，微呃，胃脘部胀塞不适，秋冬天气凉爽后诸症减轻，脉细。曾在某医院做B超、胃镜、CT及多项血生化检查均未见异常。

方药：苏叶6g，沙参18g，黄芪20g，黄连6g，石斛10g，白豆蔻3g，藿香10g，厚朴10g，法半夏10g，茯苓18g，麦芽15g，生姜5片。先后服用10剂后渐渐恢复。

1987年4月15日诊，头昏肢软，纳呆食少，时欲呕，心烦睡差，口干苦，牙龈时出血，月经尚规律，脉弦。

方药：法半夏10g，藿香10g，厚朴10g，黄芪40g，麦芽15g，酸枣仁10g，党参18g，神曲10g，白豆蔻4g，甘草8g，茯苓30g，当归8g。5剂。

18. 胡某某，女，51岁，教育局。1989年8月11日初诊。

素有疰夏，去年吃药丸后今年症状减轻，上月感冒后，迁延难愈。现症：头昏肢软，纳呆，厌油厌食(知饥)短气无力，大便干结，尿不黄，嗳气，唾白沫，面色萎黄，舌苔白，脉缓。

诊断：疰夏。

方药：柴胡10g，茯苓20g，黄芪18g，法半夏15g，黄芩10g，甘草10g，陈皮10g，生姜3片，藿香10g，党参15g，山楂15g，神曲10g。3剂。

1989年8月15日诊，现症头昏肢软乏力，纳食多欲呕，心烦，困倦，舌苔白，脉细。

方药：黄芪30g，党参10g，法半夏10g，白术10g，苍术10g，麦冬10g，神曲10g，茯苓30g，陈皮10g，藿香10g，薏苡仁18g，白豆蔻3g，甘草6g。5剂。

19. 李某某，女，37岁，古庙河。1987年5月15日初诊。

入夏后即头昏肢软乏力，心烦，纳呆食少，手足心发热，口苦喜饮，秋凉后症状减轻，已8年。

诊断：疰夏。

方药：黄芪40g，丹参18g，陈皮10g，太子参18g，酸枣仁12g，麦芽18g，甘草10g，茯苓 20g，红枣 5 枚，五味子 6g，藿香 10g，白豆蔻 4g。5 剂。

1988 年 4 月 10 日诊，去年经治疗后症状明显好转，今年入夏后又头昏心悸，肢软乏力，纳呆食少，舌苔白，脉缓。

方药：黄芪 35g，甘草 10g，茯苓 18g，党参 18g，酸枣仁 10g，红枣 5 枚，白术 10g，丹皮 15g，砂仁 10g，当归 10g，白芍 10g，麦芽 18g。7 剂渐愈。

20. 潘某某，女，29 岁，一中。1987 年 4 月 22 日初诊。

每年入夏后即头昏肢软乏力，纳差，五心烦躁，易怒，秋季后诸症日渐好转，舌苔白，脉细。

诊断：疰夏。

方药：黄芪 30g，甘草 10g，红枣 5 枚，北沙参 15g，藿香 10g，佩兰 10g，麦芽 15g，神曲 10g，白术 10g，陈皮 10g，茯苓 18g，白豆蔻 4g。3 剂。

1988 年 3 月 21 日诊，头昏肢软乏力，纳呆食少，气短，舌苔白，脉缓。

方药：黄芪 30g，神曲 10g，白术 10g，藿香 10g，麦芽 18g，茯苓 20g，党参 10g，白豆蔻 3g，甘草 10g，麦冬 10g，陈皮 6g。6 剂。

【按语】 疰夏一证，看似小恙，实藏深意。余经年临证，于此略有心得，愿与同道分享。

此病之要，首在脾胃。脾胃者，仓廪之官，后天之本。若中气健旺，则暑湿难侵；若脾胃虚弱，则邪气易袭。故治疰夏，当以健脾益气为主轴。余常用黄芪为君，佐以党参、白术，此即“四君子”之意。然需注意，补脾不可呆补，须佐以行气之品，如陈皮、砂仁，使补而不滞。

其次，当辨暑湿之轻重。若暑重湿轻，多见烦热口干，宜加麦冬、五味子；若湿重暑轻，常见胸闷纳呆，当增藿香、佩兰。曾治一患者，暑湿交蒸，头昏欲呕，余以黄连配苏叶，取“辛开苦降”之意，三剂而症减。此即辨证用药之妙。

再者，需察兼证之有无。有兼肝郁者，见胁胀易怒，可加柴胡、白芍；兼心血不足者，见心悸失眠，宜添酸枣仁、茯神；兼肾虚者，见腰膝酸软，当佐杜仲、牛膝。如病例中王某，既有疰夏，又见黄褐斑，余于健脾方中加入丹参、柴胡，不唯治夏疾，兼调气血，斑亦渐淡。

预防之道，尤为关键。余常嘱患者，于立夏前后服益气健脾汤 10 剂，连用 3 年，多能根治。此即“治未病”之理。曾有一教育局职员，连服 3 年丸药，疰夏竟不再发。

用药之余，调摄亦不可忽。夏令当避暑纳凉，饮食宜清淡，忌生冷肥甘。尤需调畅情志，盖忧思伤脾，郁怒伤肝，皆可加重病情。

此证虽与时令相关，然根本在于体质。治之者，既要着眼当下症状，更需调理根本体质。若只见病治病，不固根本，则年复一年，永无愈期。余晚年愈觉，治病必求于本，此乃中医精髓所在。

后　记

传承名医经验，弘扬中医精髓

——邵金阶临床经验研究和《邵金阶临证实录》整理纪实以及《医林求真医案医话集》编纂始末

一、项目背景与意义

中医药作为中华民族的瑰宝，其传承与创新始终是医学研究的重点。2016年，湖北省卫生计生委启动“中医药中西医结合科研项目”，旨在挖掘、整理并推广名老中医的临床经验。在此背景下，“邵金阶临床经验研究”课题组应运而生。邵金阶主任医师作为第七批全国老中医药专家学术经验继承指导老师、全国基层名老中医药专家传承工作室建设项目专家，行医60余载，积累了逾5万例病案，其诊疗经验兼具传统特色与现代价值。研究团队以罗田县河铺卫生院为协作单位，对邵老1978—2017年的门诊日志进行全面梳理，历时五载，终成《邵金阶临证实录》一书。此项目不仅是对个人经验的总结，更是对中医学术体系的一次系统性梳理，为中医药的传承与发展提供了重要范本。

二、研究历程与挑战

整理邵老40年的临床资料，工作量浩繁，且面临多重挑战。其一，数据庞杂：5万余条病案涵盖内、妇、儿、皮肤、五官等科室，文字量近千万，需通过科学方法分类编码；其二，年代跨度大：早期手写病历字迹模糊，部分术语表述与现代标准存在差异，需结合上下文反复校核；其三，经验提炼：如何从海量病案中筛选出具有普适性的诊疗规律，是研究的核心难点。

课题组采取“三步走”策略：第一阶段，建立数据库，将纸质病历数字化，并标注关键信息（如症状、辨证、方药）；第二阶段，运用数据挖掘技术，分析高频病种、核心方剂及用药规律；第三阶段，结合专家论证，提炼邵老的学术思想与诊疗特色。最终，团队从内科3万余例病案中精选出千余例，编撰为《医林求真医案医话集》，涵盖 50 余病种，系统呈现其“组方严谨、用药灵活”的临床风格。

三、《邵金阶临证实录》内容与特色

《邵金阶临证实录》不仅是病案的简单汇编，更是一部融合理论与实践的中医宝典。其内容特色主要体现在以下 3 个方面。

（1）病案翔实，涵盖广泛。书中病例涉及感冒、咳嗽、胃痛、心悸等常见病，亦包括疑难杂症如噎膈、鼓胀等。每案均按就诊时间、患者信息、症状体征、辨证分析、组方用药及复诊转归完整记录，再现了邵老“四诊合参、审因论治”的诊疗全程。

（2）辨证精准，方药灵活。邵老尤擅从“气机升降”角度辨治内科疾病。例如，对于慢性胃炎患者，他提出“肝郁脾虚、胃失和降”的核心病机，以柴胡疏肝散合香砂六君子汤加减，疗效显著。其用药既遵循经典，又注重因地制宜，如鄂东地区湿气较重，常加苍术、薏苡仁以健脾化湿。

（3）经验方剂，临床实效。书中收录的如保元地黄丸防治易感、益气健脾汤防治疰夏、青安甘桔汤治咽痒干咳、蝉麻镇咳汤治呛咳、清热化瘀汤治急性食管损伤、加味左金丸治嘈杂、芎芪桂葛汤治项痹、鹿角蜈蝎汤治腰腿痛等，经临床验证，疗效确切。

四、《医林求真医案医话集》学术价值与社会影响

（1）临床指导价值。书中病案为基层医生提供了可借鉴的诊疗模板。例如，邵老创新性地提出“初感风毒之邪、感冒失调、反复感冒、感冒后调治、易感冒”的五型分类，并创制“青羌感冒汤”等系列方剂，临床疗效显著。其分型分类及系列方剂在基层医疗机构中广受推崇。

（2）教学科研价值。该书为中医药院校的案例教学提供了丰富素材。同时，其数据挖掘成果为现代研究提供了方向，如“黄芪-当归”药对在气血双虚证中的核心地位，可进一步通过药理学实验验证其作用机制。

（3）文化传承意义。邵老的学术经验是鄂东地区中医流派的重要组成部分。通过系统整理，不仅保存了地方医学特色，更推动了中医学术思想的跨地域传播。

五、未来展望

目前，《医林求真医案医话集》仅收录内科内容，妇科、儿科等科室的整理工作尚待开展。课题组计划引入人工智能技术，建立病案智能分析平台，实现症状—证型—方药的自动关联，进一步提升研究效率。此外，拟与西医团队合作，开展“病证结合”临床研究，探索中医经验方的现代化路径。

邵老的临床经验,是传统医学与现代科学碰撞的结晶。《医林求真医案医话集》的编纂,不仅是对一位医者毕生心血的致敬,更是对中医药守正创新的生动诠释。未来,我们期待更多类似研究,让中医智慧惠及更广泛的人群,为人类健康事业贡献中国方案。